C. Simon · W. Stille
Antibiotika-Therapie in Klinik und Praxis
8. Auflage

Antibiotika-Therapie
in Klinik und Praxis

C. Simon, Kiel
W. Stille, Frankfurt am Main

**Achte, neubearbeitete
und erweiterte Auflage**

Mit 56 Abbildungen und 87 Tabellen

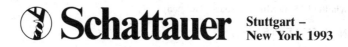 Stuttgart –
New York 1993

Anschriften der Autoren:
Prof. Dr. C. Simon
Klinik für Allgemeine Pädiatrie
Zentrum Konservative Medizin II der Universität
Schwanenweg 20, W-2300 Kiel

Prof. Dr. W. Stille
Infektiologie
Zentrum der Inneren Medizin der Universität
Theodor-Stern-Kai 7, W-6000 Frankfurt/Main 70

Die Wiedergabe von Gebrauchsnamen, Handelsnamen, Warenbezeichnungen usw. in diesem Buch berechtigt auch ohne besondere Kennzeichnung nicht zu der Annahme, daß solche Namen im Sinne der Warenzeichen- und Warenschutzgesetzgebung als frei zu betrachten wären und daher von jedermann benutzt werden dürfen. Die vollständige Aufzählung aller im Handel befindlichen Antibiotika und Chemotherapeutika war aus verschiedenen Gründen nicht möglich. Die fehlende Erwähnung des einen oder des anderen Präparates braucht jedoch nicht zu bedeuten, daß dieses im Vergleich zu einem im Buch genannten Konkurrenzpräparat für die Therapie weniger geeignet ist.

Anmerkung

Nicht alle in diesem Buch aufgeführten Substanzen sind von den staatlichen Gesundheitsbehörden für den Gebrauch bei Kleinkindern oder Kindern unter 6 bzw. unter 12 Jahren freigegeben. Solche Substanzen sollten nicht verwendet werden, solange wirksame Alternativen verfügbar sind. Sie können verwendet werden, wenn keine wirksame Alternativsubstanz zur Verfügung steht oder das bekannte Toxizitätsrisiko einer Alternativsubstanz oder das Risiko einer Nichtbehandlung von den möglichen Vorteilen einer Behandlung aufgewogen werden. Dabei sind die Regeln für klinische Prüfungen nach dem Arzneimittelgesetz zu beachten. Das gleiche gilt sinngemäß für von den Gesundheitsbehörden bisher nicht zugelassene Indikationen von Antibiotika.
Wegen der Möglichkeit eines Irrtums innerhalb des Artikels oder Buches, aus dem eine spezielle Dosierung entnommen wurde, oder wegen der Möglichkeit eines Irrtums innerhalb dieses Buches wird der Leser dringend gebeten, die jeweiligen Referenztexte zu konsultieren, einschließlich des Beipackzettels des Herstellers, besonders dann, wenn eine neue Substanz verschrieben wird oder eine Substanz, mit der er noch nicht vertraut ist.

Die Deutsche Bibliothek – CIP-Einheitsaufnahme
Simon, Claus:
Antibiotika-Therapie in Klinik und Praxis : mit 87 Tabellen /
von C. Simon und W. Stille. – 8., neubearb. und erw. Aufl. –
Stuttgart ; New York : Schattauer, 1993
  ISBN 3-7945-1549-8
NE: Stille, Wolfgang:
2. unveränderter Nachdruck 1994

Alle Rechte, insbesondere das Recht der Vervielfältigung und Verbreitung sowie der Übersetzung in fremde Sprachen, vorbehalten. Kein Teil des Werkes darf in irgendeiner Form (Fotokopie, Mikrofilm oder ein anderes Verfahren) ohne schriftliche Genehmigung des Verlages reproduziert werden.

© 1970, 1973, 1975, 1979, 1982, 1985, 1989 and 1993
by F. K. Schattauer Verlagsgesellschaft mbH, Lenzhalde 3, D-7000 Stuttgart, Germany
Printed in Germany
Satz und Druck: Mayr Miesbach, Druckerei und Verlag GmbH,
Am Windfeld 15, D-8160 Miesbach, Germany

ISBN 3-7945-1549-8

Vorwort zur 8. Auflage

Das Buch wurde in allen Teilen gründlich überarbeitet und neu gegliedert. So sind die früheren Einführungskapitel jetzt in gekürzter Form in dem Abschnitt über Grundbegriffe der Antibiotika-Therapie enthalten. Die allgemeinen Regeln der Antibiotika-Therapie wurden teils in den Therapieteil, teils in den Abschnitt Grundbegriffe übernommen. Geblieben ist die Gliederung in die drei Hauptteile Eigenschaften der Antibiotika, Therapie wichtiger Infektionen und Spezielle Therapieprobleme. Da das Buch überwiegend als Nachschlagewerk benutzt wird, sind Überschneidungen und Wiederholungen in gewissem Umfang unvermeidlich. Eine stärkere Umfangsverminderung war auch deshalb nicht möglich, weil es eine Reihe neuer Antibiotika und neuer Infektionen gibt, die ihrer Bedeutung entsprechend berücksichtigt werden mußten.

Neue Mittel, mit deren Einführung in nächster Zeit zu rechnen ist oder die bereits zugelassen sind, wurden erstmalig oder ausführlicher als in der 7. Auflage besprochen. Dazu gehören die Oralcephalosporine, wie Cefpodoxim-Proxetil, Cefprozil, Cefdinir und Ceftibuten, die Carbapeneme Meropenem und Biapenem sowie die Makrolide Clarithromycin und Dirithromycin. Bei den zyklischen Peptiden sind Pristinamycin, bei den Gyrase-Hemmern Sparfloxacin und Bay Y 3118 hinzugekommen. Unter den antimykobakteriellen Mitteln wurde jetzt auch Rifabutin besprochen. Neue Virustatika gegen Zytomegalie sind Foscarnet, gegen AIDS Didanosin (DDI) und Zalcitabin (DDC). Über Fluconazol und Itraconazol als Pilzmittel liegen jetzt größere Erfahrungen vor. Terbinafin (aus der Gruppe der Allylamine) kann in Zukunft anstelle des toxischen Griseofulvins bei Dermatophytien systemisch angewandt werden. Wichtige Lokalpräparate bei Pilzinfektionen sind Bifonazol und Amorolfin.

Im Therapieteil sind die Krankheiten Myokarditis, Thrombophlebitis, Pankreatitis, Whipple-Krankheit, tropische Sprue, Fournier-Gangrän des Skrotums, infizierte Gangrän, Katzenkratzkrankheit und Zahninfektionen ausführlicher dargestellt. Das Kapitel AIDS wurde unter Berücksichtigung neuer Erkenntnisse aktualisiert und erweitert. Besonderer Wert wurde auf die Darstellung standardisierter Therapieempfehlungen gelegt, nach denen heute in Deutschland und in anderen Ländern die meisten Krankheiten übereinstimmend behandelt werden. Darüber hinaus wurden nach kritischer Wertung der Literatur eigene Therapieerfahrungen aus der Sicht des klinischen Mikrobiologen und Infektiologen verwendet. Im Literaturverzeichnis der einzelnen Kapitel sind nur Veröffentlichungen aus den letzten acht Jahren enthalten (ältere Publikationen sind in früheren Auflagen zitiert). Ein besonderes Anliegen sind uns Therapiestrategien wie

Vorwort zur 1. Auflage

Einmaltherapie, Kurzzeittherapie und Interventionstherapie bestimmter Infektionen. Die Entwicklung hat gezeigt, daß ältere Antibiotika teilweise ihren Wert behalten haben, andererseits neue Mittel die Therapieergebnisse entscheidend verbessern konnten. Bei richtiger Wahl des Antibiotikums lassen sich heute in vielen Fällen die Krankheits- und Therapiedauer erheblich verkürzen und Behandlungskosten sparen.

Inzwischen gibt es von dem Buch mehrere fremdsprachige Ausgaben (zwei englische, drei ungarische, eine spanische, zwei italienische und eine polnische). Wir konnten die persönlichen Erfahrungen unserer Koautoren P. J. Wilkinson, D. Münnich, E. J. Perea und P. B. Heczkov auch bei dieser Auflage nutzen und möchten ihnen auch an dieser Stelle für den wertvollen Erfahrungsaustausch und die gute Zusammenarbeit danken.

Kiel, Frankfurt am Main, Frühjahr 1993 C. Simon und W. Stille

Vorwort zur 1. Auflage

Das vorliegende Buch hat die Aufgabe, dem Arzt in Klinik und Praxis bei der Wahl eines Antibiotikums und seiner richtigen Anwendung als Ratgeber zu dienen. Die Therapieempfehlungen beziehen sich zum größten Teil auf die in der Literatur niedergelegten Erkenntnisse, teilweise auch auf eigene Erfahrungen in der Kinderheilkunde und Inneren Medizin. Dabei haben wir bewußt auf eine ausführliche Besprechung ungelöster wissenschaftlicher Probleme verzichtet und uns vor allem darum bemüht, die sich aus dem gegenwärtigen Stand des Wissens ergebenden praktischen Konsequenzen für die Therapie darzulegen. Wir sind uns darüber im klaren, daß durch die laufende Entwicklung neuer Antibiotika und die raschen Fortschritte der Wissenschaft auf dem Gebiete der Antibiotika-Forschung schon bald ein Wandel unserer derzeitigen Ansichten über die optimale Therapie bestimmter Krankheiten notwendig sein wird. So ist das Buch im wesentlichen als Orientierungshilfe für den behandelnden Arzt und als Zusammenfassung der heute vorhandenen therapeutischen Möglichkeiten zu verstehen.

Kiel, Frankfurt am Main, Herbst 1969 C. Simon und W. Stille

Inhaltsverzeichnis

> GESAMTÜBERSICHT
>
> **Grundbegriffe der Antibiotika-Therapie**
> **Eigenschaften der Antibiotika**
> **Therapie wichtiger Infektionen**
> **Spezielle Therapieprobleme**

Grundbegriffe der Antibiotika-Therapie 1
  1. Wirkungsweise und Resistenz 3
  2. Pharmakokinetik 10
  3. Behandlungsregeln 14

Eigenschaften der Antibiotika 27
    Einteilung der Antibiotika 29
    β-Lactam-Antibiotika 32

  1. Penicilline 35
    Benzylpenicillin (Penicillin G) 39
    Phenoxypenicilline 46
    Isoxazolylpenicilline (Staphylokokken-Penicilline) ... 48
    Aminopenicilline 52
      Ampicillin 52
      Amoxicillin 55
      Bacampicillin 56
    Carboxypenicillin 59
      Ticarcillin 59
      Temocillin 59
    Acylaminopenicilline 61
      Azlocillin 61
      Mezlocillin 63

Piperacillin 65
Apalcillin 67
Mecillinam 68
Penicillin-Kombinationen 70
2. **Cephalosporine** 70
Cefazolin-Gruppe (Basis-Cephalosporine) 72
Cefuroxim-Gruppe (Intermediär-Cephalosporine) 75
Cefoxitin-Gruppe 80
Cefoxitin 81
Cefotetan 83
Cefmetazol 85
Latamoxef 86
Flomoxef 88
Cefotaxim-Gruppe 89
Cefozidim 97
Ceftazidim-Gruppe 98
Ceftazidim 99
Cefpirom 100
Cefepim 102
Übrige Cephalosporine 103
Cefsulodin 103
Cefoperazon 105
Oralcephalosporine der Cefalexin-Gruppe 106
Loracarbef 109
Cefprozil 111
Neuere Oralcephalosporine mit erweitertem Spektrum 112
Cefixim 112
Cefpodoxim-Proxetil 115
Cefuroxim-Axetil 116
Cefetamet 118
Cefotiam-Hexetil 119
Cefdinir 120
Ceftibuten 121
3. **Andere β-Lactam-Antibiotika** 122
Carbamenem 122
Imipenem/Cilastatin 122
Meropenem 127
Biapenem 128
Aztreonam 128
β-Lactamase-Hemmer 131
Clavulansäure/Amoxicillin 131
Clavulansäure/Ticarcillin 134

Sulbactam/Ampicillin 135
Tazobactam/Piperacillin 138
4. **Tetracycline** 141
5. **Chloramphenicol** 147
6. **Aminoglykoside** 153
   Gentamicin 154
   Tobramycin 160
   Netilmicin 162
   Amikacin 163
   Spectinomycin 166
7. **Makrolide** 168
   Erythromycin 168
   Clarithromycin 177
   Roxithromycin 179
   Azithromycin 182
   Dirithromycin 184
   Spiramycin 186
   Josamycin 188
8. **Lincosamide** 189
   Clindamycin 189
9. **Fusidinsäure** 193
10. **Glykopeptid-Antibiotika** 196
    Vancomycin 196
    Teicoplanin 200
11. **Pristinamycin-Derivate** 203
12. **Fosfomycin** 204
    Fosfomycin i. v. 204
    Fosfomycin-Trometamol (oral) 206
13. **Lokalantibiotika** 207
    Bacitracin 207
    Tyrothricin 208
    Polymyxine (Colistin, Polymixin B) 208
    Neomycin 210
    Kanamycin 211
    Paromomycin 212
    Mupirocin 212
14. **Antimikrobielle Folsäureantagonisten** 214
    Sulfonamide 214
    Co-Trimoxazol 219
    Andere Diaminopyrimidin-Sulfonamid-Kombinationen 225
    Trimethoprim 226

15. Nitrofurane ... 227
- Nitrofurantoin ... 227
- Nitrofurazon ... 231

16. Gyrase-Hemmer (Chinolone) ... 231
- Norfloxacin ... 233
- Ciprofloxacin ... 236
- Ofloxacin ... 241
- Sparfloxacin ... 244
- Enoxacin ... 245
- Fleroxacin ... 247
- Pefloxacin ... 249
- Lomefloxacin ... 250
- Bay Y 3118 ... 251

17. Nitroimidazole ... 252

18. Antimykobakterielle Mittel ... 258
- Isoniazid (INH) ... 259
- Rifampicin ... 262
- Rifabutin ... 266
- Ethambutol ... 267
- Pyrazinamid ... 269
- Streptomycin ... 270
- Capreomycin ... 273
- Prothionamid ... 275
- Terizidon ... 276
- Dapson ... 277
- Clofazimin ... 279

19. Antivirale Mittel ... 281
- Acyclovir ... 284
- Ganciclovir ... 289
- Azidothymidin (AZT) ... 292
- Didanosin ... 295
- Zalcitabin ... 298
- Thiacytidin (3 TC) ... 299
- Stavudin (D4T) ... 299
- Ribavirin ... 300
- Idoxuridin ... 302
- Trifluridin ... 303
- Foscarnet ... 304
- Amantadin ... 307
- Interferone ... 308
- Tibol-Derivate ... 312
- Proteinase-Inhibitoren ... 312

20. Antimykotika 313
   Polyene 313
      Amphothericin B 313
      Nystatin 317
      Natamycin 318
   Azole 319
   Azole zur septischen Therapie 319
      Miconazol 319
      Ketoconazol 322
      Itraconazol 325
      Fluconazol 327
      UK-109.496 329
   Azole für lokale Anwendung 329
      Clotrimazol 330
      Econazol 331
      Isoconazol 332
      Oxiconazol 332
      Bifonazol 333
   Flucytosin 333
   Griseofulvin 336
   Ciclopiroxolamin 338
   Tolnaftat 339
   Naftifin 340
   Terbinafin 340
   Amorolfin 341

Therapie wichtiger Infektionen 343

   1. Wahl des Antibiotikums 345
      Vorbemerkungen 345
      Therapieformen 348
      Pharmakokinetische Voraussetzungen 349
      Praxis der Chemotherapie 350
         Parenterale Therapie 350
         Orale Therapie 351
   2. Infektionen durch fakultativ pathogene Bakterien 352
      Infektionen durch Enterobakterien 352
      Serratia-Infektionen 355
      Pseudomonas-Infektionen 356
      Haemophilus-influenzae-Infektionen 358
      Staphylokokken-Infektionen 360
      Streptokokken- und Pneumokokken-Infektionen 363
      Anaerobier-Infektionen 365

Inhaltsverzeichnis

3. Septische Infektionen 370
   Ungezielte Therapie 374
   Gezielte Therapie 379
4. Infektionen des Herzens und der Gefäße 386
   Bakterielle Endokarditis 386
   Bakterielle Perikarditis 395
   Myokarditis 397
   Eitrige Thrombophlebitis 397
5. ZNS-Infektionen 399
   Meningitis 399
      Initialtherapie 404
      Gezielte Chemotherapie 404
   Hirnabszeß 412
   Subdurales Empyem 413
6. Infektionen des Respirationstraktes 415
   Rhinitis 415
   Tonsillitis, Pharyngitis 416
   Peritonsillarabszeß, Retropharyngealabszeß, Mundbodenphlegmone ... 417
   Scharlach 417
   Diphtherie 418
   Infektiöse Mononukleose (Morbus Pfeiffer) 419
   Mundsoor 419
   Akute nekrotisierende Gingivitis 420
   Zahninfektionen 420
   Begleitangina 421
   Laryngitis 421
   Akute Bronchitis 422
   Chronische Bronchitis 423
   Bronchiektasen 424
   Bronchiolitis 425
   Pertussis 425
   Mukoviszidose 427
   Pneumonie 427
      Ungezielte Therapie 431
      Gezielte Therapie 434
   Legionella-Infektionen 439
   Influenza 441
   Lungenabszeß 442
   Pleuraempyem 443
7. Infektionen des Gastrointestinaltraktes 446
   Gastritis und peptische Ulzera 446
   Enteritis 447

Whipple-Krankheit 464
Appendizitis 464
Peritonitis 465
Pankreatitis 466
Leberabszeß 467
Gallenwegsinfektionen 467
8. Infektionen des Urogenitaltraktes 471
   Akute Harnwegsinfektionen 476
   Pyelonephritis 476
   Zystitis 480
   Urethritis 482
   Prostatitis 483
   Epididymitis 484
   Orchitis 484
   Fournier-Gangrän des Skrotums 484
9. Chirurgische Infektionen 486
   Wundinfektionen 486
   Infizierte Verbrennungen 489
   Handinfektionen 491
   Postoperative Sepsis 492
   Postoperative Pneumonie 492
   Infizierte Gangrän 493
10. Infektionen der Knochen und Muskeln 495
   Osteomyelitis 495
   Eitrige Arthritis 498
   Pyomyositis 500
   Nekrotisierende Fasciitis 500
11. Gynäkologische Infektionen 501
   Bartholinitis 501
   Vulvitis 502
   Vulvovaginitis bei Kindern 502
   Vaginitis bei Erwachsenen 503
   Infektionen des inneren Genitales 507
   Infizierter Abortus 508
   Puerperalfieber 510
   Fieber unter der Geburt 510
   Mastitis 511
   Schwangerschafts-Pyelonephritis 512
   Toxic-Shock-Syndrom 512
12. Augeninfektionen 514
   Lidinfektionen 519
   Bindehautinfektionen 521

Inhaltsverzeichnis

    Hornhautinfektionen 525
    Retinitis 528
13. Hals-Nasen-Ohren-Infektionen 529
14. Hautinfektionen 538
    Akute bakterielle Infektionen 541
    Chronische bakterielle Infektionen 543
    Sekundär bakteriell infizierte Virusinfektionen 544
    Virusinfektionen der Haut 544
    Sekundär infizierte Dermatosen 545
    Akne und Rosacea 545
    Pilzinfektionen der Haut 545
15. Geschlechtskrankheiten 547
    Syphilis 547
    Gonorrhoe 551
    Lymphogranuloma venereum 553
    Ulcus molle 554
    Granuloma inguinale (Donovanosis) 555
16. Rheumatisches Fieber 556
17. Katzenkratzkrankheit 558
18. Tetanus 559
19. Gasbrand 560
20. Milzbrand 562
21. Listerien-Infektionen 563
22. Salmonellen-Infektionen 565
    Typhus und Paratyphus 565
    Salmonellen-Enteritis 566
    Salmonellen-Ausscheider 567
    Typhus- und Paratyphus-Dauerausscheider 567
    Enteritis-Salmonellen-Ausscheider 568
23. Brucellosen 569
24. Tularämie 570
25. Borreliose (Lyme-Krankheit) 571
26. Leptospirosen 573
27. Rickettsiosen 574
28. Aktinomykose 575
29. Tuberkulose 576
    Allgemeine Richtlinien 577
    Klinische Formen und Therapie 582
30. Lepra 587
31. AIDS 590
    Pneumocystis-carinii-Pneumonie (PCP) 597
    Toxoplasmose 599

Kryptosporidien-Infektion 601
Candida-Infektionen 601
Cryptococcus-Meningitis 603
Aspergillus-Infektionen .... 604·
Mykobakterien-Infektionen 604
Salmonellen-Septikämie 606
Herpes 607
Zoster und Varizellen 607
Zytomegalie 607
Papova-Viren 608
32. Therapie von Pilzinfektionen 610
33. Toxoplasmose 618
34. Malaria 623

Spezielle Therapieprobleme 631

1. **Behandlung bei unklarem Fieber** 633
2. **Antibiotika-Therapie in der Schwangerschaft** 635
3. **Antibiotika-Therapie in der Neugeborenenperiode** 637
4. **Antibiotika-Therapie bei gestörter Leberfunktion** 640
5. **Antibiotika-Therapie bei Niereninsuffizienz** 642
   Potentiell nephrotoxische Antibiotika 643
   Antibiotika, die bei Niereninsuffizienz zur Dosisreduzierung zwingen ... 645
   Antibiotika, die bei Niereninsuffizienz nicht zur Dosisreduzierung zwingen 645
   Antibiotika-Therapie bei Anurie 646
6. **Antibiotika-Therapie von Infektionen bei myeloischer Insuffizienz** 648

Sachverzeichnis 655

Grundbegriffe der Antibiotika-Therapie

1. Wirkungsweise und Resistenz   3
2. Pharmakokinetik   10
3. Behandlungsregeln   14

1. Wirkungsweise und Resistenz

Zum besseren Verständnis werden einleitend die wichtigsten Begriffe der Antibiotika-Therapie erläutert. Ausführliche Erklärungen der theoretischen Grundlagen sind in größeren Monographien über Mikrobiologie und Pharmakologie nachzulesen.

A

Additive Wirkung: Die Wirkung einer Antibiotika-Kombination entspricht der Summe der Wirkung der Kombinationspartner.

Antagonismus: Bei einer Antibiotika-Kombination werden zur Hemmung eines Bakterienstammes von den Einzelsubstanzen höhere Konzentrationen benötigt als bei Einzelanwendung.

Antibiotika sind von Pilzen oder Bakterien gebildete Stoffe, die schon in geringer Menge das Wachstum von anderen Mikroorganismen hemmen oder diese abtöten. Dem Sprachgebrauch folgend, werden heute auch Chemotherapeutika mit antimikrobieller Wirkung generell als Antibiotika bezeichnet, wenn sie in der Natur nicht vorkommen und synthetisch gewonnen werden.

B

Bakteriostase: Hemmung der Bakterienvermehrung (z. B. durch Sulfonamide, Chloramphenicol und Tetracycline), wobei die Keime nicht abgetötet werden. Die natürliche Absterberate ruhender Bakterien wird hierbei nicht beeinflußt.

Bakterizidie: Abtötung der Bakterienzelle (z. B. infolge Verhinderung der Zellwandsynthese durch Penicillin). Penicilline und Cephalosporine wirken nur in der Vermehrungsphase der Bakterien bakterizid, Aminoglykoside auch in der Ruhephase. Die Bakterizidie ist bei bestimmten Antibiotika konzentrationsabhängig. Sie läßt sich aber bei β-Lactam-Antibiotika oberhalb einer bestimmten Konzentration nicht mehr steigern. Die Auffassung, daß niedrige Konzentrationen bakteriostatisch, hohe Konzentrationen bakterizid wirken, gilt nur für Aminoglykoside. Besonders wichtig ist die bakterizide Wirkung in den ersten 4 Stunden der Einwirkung; von einer klinisch relevanten Bakterizidie kann nur gesprochen werden, wenn in dieser Zeit eine Abtötung von mindestens 99% aller Keime erfolgt ist.

β-Lactamasen: Von bestimmten Bakterien gebildete Enzyme, welche den β-Lactamring (Betalactamring) des Antibiotikums hydrolytisch spalten und das Antibiotikum dadurch unwirksam machen (Abb. 1). Man kennt Dutzende von solchen Enzymen, die von verschiedenen Bakterien stammen und sich in ihrem Substratprofil, in ihrer Potenz und in ihren physikalischen Eigenschaften erheblich unterscheiden. Nach der Klassifikation von Bush

Grundbegriffe der Antibiotika-Therapie

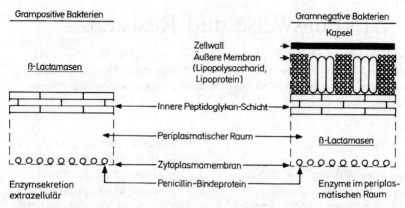

Abb. 1. Struktur von Kapsel, Zellwand und Zellmembran grampositiver und gramnegativer Bakterien.

(Tab. 1) gibt es 4 Hauptgruppen (eingeteilt nach ihrem bevorzugten Substrat und der Hemmbarkeit durch Clavulansäure).

Tab. 1. Klassifikation der β-Lactamasen nach K. Bush (Antimicr. Ag. Chemother. 33: 271, 1989).

Charakteristika	Beispiele
Enzymklasse: Gruppe 1	
Cephalosporinase (nicht gehemmt durch Clavulansäure)	Chromosomale Enzyme von Pseudomonas aeruginosa und Enterobacter cloacae
Enzymklasse: Gruppe 2a–e	
Penicillinasen und/oder Cephalosporinasen (gehemmt durch Clavulansäure)	Plasmid-vermittelter TEM-Typ, chromosomales Enzym von Klebsiella, Staphylokokken-Enzyme
Enzymklasse: Gruppe 3	
Metalloenzyme	Imipenem-hydrolysierendes Enzym von Xanthomonas maltophilia
Enzymklasse: Gruppe 4	
Penicillinasen (nicht gehemmt durch Clavulansäure)	Chromosomales Enzym von Pseudomonas cepacia

Blättchen-Diffusionstest: S. unter Hemmhoftest.

E

Eagle-Effekt: Verschlechterung der bakteriziden In-vitro-Wirkung auf Enterokokken (paradoxe Bakterizidie) durch höhere Penicillinkonzentrationen (Überschreiten einer optimal wirksamen Konzentration). Zur Keimabtötung sind 2–8fach höhere minimale Hemmkonzentrationen erforderlich. Der Eagle-Effekt führt bei Monotherapie (z. B. von Endokarditis) zu Therapieversagen und läßt sich durch Kombination des Penicillins mit einem Aminoglykosid verhindern.

H

Hemmhoftest: Er wird auch als Blättchen-Diffusionstest bezeichnet. Antibiotika-haltige Filterpapierblättchen werden auf den beimpften festen

Nährboden gelegt, und es kommt während der Bebrütung zu einer radiären Diffusion des Antibiotikums (entsprechend dem Konzentrationsgradienten). Sensible Stämme bilden einen mehr oder weniger großen Hemmhof um das Testblättchen. Der Hemmhoftest ist stark abhängig von der Stärke der Einsaat, dem Medium, der Diffundierbarkeit des Antibiotikums in den Agar und von anderen Faktoren. Die Korrelation zwischen minimaler Hemmkonzentration und Hemmhoftest ist relativ schlecht; bei einer MHK von 2 mg/l können Hemmhöfe von 15–25 mm auftreten. Der Hemmhoftest dient nicht der Wertbemessung von Antibiotika, sondern ist ein einfacher Suchtest zur Erkennung einer Bakterienresistenz.

Hemmkonzentration, minimale (MHK, MIC): In vitro gemessene geringste Konzentration, welche das Wachstum aller Bakterien in einem flüssigen oder festen Medium hemmt. Wichtig ist die Standardisierung der Testbedingungen, da die Stärke der Keimeinsaat, die Nährbodenart, die Bebrütungsdauer usw. das Ergebnis beeinflussen. Bei wissenschaftlichen Untersuchungen wird oft die Aktivität verschiedener Antibiotika bei bestimmten Bakterien miteinander verglichen. Dabei festgestellte Unterschiede um 1 oder 2 geometrische Verdünnungsstufen können im Fehlerbereich liegen. Problematisch ist die Festlegung einer Grenzkonzentration (eines Breakpoint), oberhalb derer eine Resistenz angenommen wird. Da die Antibiotikakonzentrationen in Blut und Gewebe dosisabhängig sind und zu verschiedenen Zeiten individuell variieren können, müssen die Ergebnisse von MHK-Bestimmungen vorsichtig interpretiert werden.

Hemmkonzentration, minimale bakterizide (MBK, MBC): Geringste in vitro gemessene Antibiotikakonzentration, welche nach 24 Stunden im flüssigen Nährmedium zum Absterben aller Keime geführt hat (erkennbar am Nichtanwachsen in einer festen Subkultur). Bei stark bakterizid wirkenden Antibiotika sind die Unterschiede zwischen der minimalen bakteriostatischen und der minimalen bakteriziden Hemmkonzentration meist gering (1–3 geometrische Verdünnungsstufen). Zur richtigen Beurteilung der bakteriziden Wirksamkeit eines Antibiotikums benötigt man Untersuchungen der Abtötungskinetik (»killing curves«). Die Bakterizidie ist besonders wichtig bei Fremdkörperinfektionen und bakterieller Endokarditis.

K

Kombinationen von 2 oder mehreren Antibiotika werden zur Erzielung einer synergistischen Wirkung (Steigerung der klinischen Wirksamkeit), zur Erweiterung des Wirkungsspektrums und zur Verzögerung einer Resistenzentwicklung durchgeführt. Ein Synergismus kann auf verschiedene Weise entstehen:

1. Doppelblockade
   (z. B. bei Co-Trimoxazol),

2. Fermentblockade (z. B. durch Penicillinase-Hemmer),

3. Wirkung auf verschiedene Bindeproteine (bei β-Lactam-Antibiotika),
4. Verschiedene Wirkungsorte, wie Bakterienzellwand und Ribosomen (z. B. bei β-Lactam-Antibiotika und Aminoglykosiden).

Kreuzresistenz: Gleichzeitiges Auftreten einer Bakterienresistenz gegen Antibiotika der gleichen Gruppe (meist mit ähnlicher chemischer Struktur und gleichem Wirkungsmechanismus). Bei einer beidseitigen Kreuzresistenz ist mit der Resistenz gegen ein Antibiotikum stets die Resistenz gegen ein anderes Antibiotikum dieser Gruppe verbunden; diese kommt in beiden Richtungen vor und findet sich z. B. bei Tetracyclinen oder nahe verwandten Penicillinen (Penicillin G und V). Bei einseitiger Kreuzresistenz besteht bei Unempfindlichkeit gegen das Antibiotikum A (z. B. Gentamicin) stets auch eine solche gegen das Antibiotikum B (z. B. Amikacin), jedoch sind die Bakterien bei Resistenz gegen das Antibiotikum B immer oder teilweise noch gegen das Antibiotikum A empfindlich.

Kryptizität: Penetrationsfähigkeit eines Antibiotikums durch die äußeren Bakterienzellwandschichten (besonders interessant bei β-Lactam-Antibiotika).

P

Persister: Persister sind morphologisch normale Bakterien, welche letale Penicillin-Konzentrationen eines Antibiotikums überlebt haben. Nach Aufhören der Antibiotika-Einwirkung sind die später gebildeten Tochterzellen weiterhin empfindlich. Eine Erregerpersistenz kommt vor allem bei Einwirkung von β-Lactam-Antibiotika auf nichtwachsende Bakterien vor. Persister spielen besonders bei Fremdkörperinfektionen eine Rolle.

Plasmide: Extrachromosomale DNS-Elemente der Bakterien, welche genetische Informationen über die Antibiotika-Resistenz tragen.

Postantibiotischer Effekt: Man versteht darunter die Nachwirkung eines Antibiotikums auf die Bakterien nach Entfernung des Antibiotikums aus dem Nährmedium. Die Dauer des postantibiotischen Effektes ist je nach Keimart und je nach Antibiotikum verschieden (z. B. bei Aminoglykosiden länger als bei β-Lactam-Antibiotika). Der postantibiotische Effekt kann zur Begründung eines notwendigen Dosierungsintervalles herangezogen werden.

R

Resistenz: Bakterien können durch Chromosomenmutation oder durch Plasmide resistent werden. Mutationen der Antibiotika-Resistenz treten spontan auf und werden durch Antibiotika-Anwendung in der Häufigkeit nicht beeinflußt. Plasmide sind übertragbare extrachromosomale DNS-Elemente von Bakterien (einschließlich R-Faktoren), die wie die Chromosomen genetische Informationen über die Antibiotika-Resistenz tragen. Die Plasmid-vermittelte Resistenz beruht meistens auf der Synthese von Proteinen, die entwe-

1. Wirkungsweise und Resistenz

der enzymatisch wirken oder die Zellwände so verändern, daß Antibiotika nicht mehr penetrieren können.

Resistenz, Mutations-: Sie steht in keiner Beziehung zu einer vorangegangenen Antibiotika-Therapie. Einzelne durch Mutation resistent gewordene Zellen einer Bakterienpopulation vermehren sich erst dann in stärkerem Maße, wenn sie durch eine Antibiotika-Behandlung selektiert werden.

Resistenz, primäre: Genetisch (chromosomal) bedingte Unempfindlichkeit einer Bakterienart gegen ein bestimmtes Antibiotikum, die von Anfang an (primär) vorhanden ist (Beispiel: Unwirksamkeit von Penicillin G auf Pseudomonas aeruginosa).

Resistenz, sekundäre: Sie entsteht erst während der Therapie. Dabei kommt es durch Kontakt mit dem Antibiotikum zur Selektion resistenter Varianten, die in großen Bakterienpopulationen in geringer Zahl vorkommen. Eine sekundäre Resistenz kann sich mit verschiedener Geschwindigkeit entwickeln, welche von der Mutationsrate und der Transferquote für hohe Resistenzgrade abhängt. Die sekundäre Resistenz ist selten und wird in ihrer Bedeutung oft weit überschätzt.

Resistenz, übertragbare: Die Plasmid-vermittelte Resistenz (s. o.) führt im allgemeinen nicht zu Sekundärinfektionen bei antibiotisch behandelten Menschen oder Tieren. Die übertragbare Resistenz tritt meist unbemerkt ein und kommt bei gramnegativen Stäbchen häufiger vor. Hierbei wird extrachromosomal gelagertes Genmaterial durch Konjugation von einer Bakterienart auf die andere unter Einschaltung eines »Resistenz-Transfer-Faktors« übertragen. So kann z. B. die mehrfache Resistenz von Salmonellen oder Shigellen (gegen Sulfonamide, Tetracyclin, Chloramphenicol und Streptomycin) auf einen empfindlichen E.-coli-Stamm transferiert werden. Eine Resistenzübertragung ist auch zwischen Bakterien der gleichen Art möglich. Eine extrachromosomale Resistenzübertragung ist außerdem bei Staphylokokken beobachtet worden. Die Übertragung einer Mehrfachresistenz kann im menschlichen Darm, auf anderen Schleimhäuten oder auf der Haut stattfinden. Sie geht später oft verloren.

Resistenzmechanismen: Es gibt je nach Antibiotikum und Bakterienart verschiedene Resistenzmechanismen. Damit ein Antibiotikum überhaupt wirkt, muß es in ausreichenden Mengen bis zum Ort der molekularen Wirkung penetrieren, mit dem molekularen Wirksubstrat in Kontakt kommen und darf nicht von inaktivierenden Enzymen zerstört werden. Allgemeine Mechanismen der Bakterienresistenz sind
1. verminderte Penetration in die Bakterienzelle oder verminderte Aufnahme,
2. veränderte Wirkmoleküle, die weniger empfindlich gegen das Antibiotikum sind,
3. zusätzliche biochemische Stoffwechselwege, durch die das Antibiotikum nicht wirken kann,
4. inaktivierende Enzyme, welche das Antibiotikum unwirksam machen.

Bei β-Lactam-Antibiotika kann eine Resistenz auf veränderten Penicillin-

Grundbegriffe der Antibiotika-Therapie

Tab. 2. Resistenzmechanismus von Antibiotika.

Mittel	Resistenzmechanismus
β-Lactam-Antibiotika	Verändertes Penicillin-Bindeprotein Verminderte Permeabilität β-Lactamasebildung
Aminoglykoside und Makrolide	Verminderte Ribosomenbindung Verminderte Permeabilität Inaktivierende Enzyme
Chloramphenicol	Verminderte Ribosomenbindung Verminderte Permeabilität Chloramphenicol-Azetyltransferase
Tetracycline	Ribosom-Resistenz Aktive Effluxpumpe
Gyrase-Hemmer	DNS-Gyrase-Resistenz Verminderte Permeabilität Aktiver Efflux
Rifampicin	Verminderte DNS-Polymerasebindung
Sulfonamide, Trimethoprim	Dihydropteroat-Synthetase-Resistenz bzw. Dihydrofolat-Reduktase-Resistenz Verminderte Permeabilität

bindeproteinen, auf verminderter Permeabilität und/oder auf der Bildung von β-Lactamasen beruhen. Wie bei β-Lactam-Antibiotika können auch bei anderen Antibiotika verschiedene Resistenzmechanismen (Tab. 2) zusammenwirken.

S

Synergismus: Potenzierte Wirkung der Einzelsubstanzen einer Antibiotika-Kombination. Ein Synergismus ist in vitro an einem Isobologramm zu erkennen, jedoch klinisch schwer feststellbar.

T

Toleranz: Bestimmte Streptokokken- und Staphylococcus-aureus-Stämme werden von Penicillin (oder einem anderen β-Lactam-Antibiotikum) bei therapeutischen Konzentrationen nur bakteriostatisch gehemmt, aber nicht abgetötet und können sich später wieder vermehren. Dabei besteht in vitro eine größere Diskrepanz zwischen minimaler bakteriostatischer und minimaler bakterizider Antibiotika-Konzentration. Die Erklärung hierfür ist wahrscheinlich ein Mangel oder ein Fehlen autolytischer Enzyme. Inwieweit ein Therapieversagen bei bestimmten Erkrankungen (z. B. Endokarditis) hierdurch erklärt werden kann, ist noch unklar. Die Kombination mit einem anderen bakterizid wirksamen Antibiotikum (z. B. Gentamicin) kann nützlich sein.

V

Virustatika (Synonym: Virostatika) sind antivirale Substanzen mit einem bestimmten Wirkungsspektrum, welche mehr oder weniger selektiv die Virusreplikation hemmen. Dazu gehören die sog. Nukleosid-Analoga, z. B. Acyclovir, Azidothymidin, Idoxuridin und Foscarnet. Interferon α wirkt auf verschiedene Weise hemmend (z. B. auf die Virus-Protein-Synthese, s. S. 281).

W

Wirkungsmechanismus: Antibiotika können auf verschiedene Weise Bakterien hemmen. Wirkungsorte sind die Bakterienzellwand, die Ribosomen, Nukleinsäuren, Zellmembranen und die Folatsynthese (Tab. 3). Bestimmte Antibiotika können mehrere Wirkungsmechanismen haben. Penicilline und Cephalosporine hemmen die Bakterienzellwandsynthese und aktivieren Zellwandautolysine; außerdem werden sie nach Durchdringen der Zellwand an das Penicillin-Bindeprotein (PBP) der Zellmembran gebunden. Andere Antibiotika hemmen die Proteinsynthese in den bakteriellen Ribosomen oder die Nukleinsäuresynthe-

Tab. 3. Wirkungsweise von Antibiotika.

Ort der Wirkung	Mittel	Wirkungsmechanismus
Zellwand	β-Lactam-Antibiotika	Muraminsäuresynthese
	Vancomycin Teicoplanin	Acyl-D-Alanyl-D-Alanin
	Fosfomycin	Pyruvyl-Transferase
	Bacitracin	Phospholipidsynthese
Ribosomen	Chloramphenicol	Peptidyl-Transferase
	Tetracycline	Ribosom A
	Makrolide	Translokation
	Clindamycin	Peptidyl-Transferase (?)
	Fusidinsäure	Elongationsfaktor G
	Aminoglykoside	Abbauende Enzyme
Nukleinsäure	Gyrase-Hemmer	DNS-Gyrase
	Rifampicin	RNS-Polymerase
	Nitroimidazole	DNS-Stränge
Zellmembran	Polymyxine	Phospholipide
	Amphotericin B Azole	Ergosterolsynthese
Folatsynthese	Sulfonamide	Pteroatsynthetase
	Trimethoprim	Dihydrofolat-Reduktase

se (Replikation und Transkription der genetischen Information in der DNS). Einige Antibiotika schädigen die Bakterienzellmembran oder interferieren mit spezifischen Stoffwechselprozessen der Bakterienzelle. Der Wirkungsmechanismus eines Antibiotikums kann je nach Keimart verschieden sein und innerhalb einer Gruppe von Antibiotika identisch sein oder variieren.

Wirkungsspektrum: Man unterscheidet Antibiotika mit schmalem, mittlerem und breitem Wirkungsspektrum. Schmalspektrum-Antibiotika sind zur gezielten Therapie von Infektionen mit bekanntem Erreger geeignet (z. B. Penicillin V bei Scharlach). Antibiotika mit breitem oder sehr breitem Wirkungsspektrum sind vor allem zur ungezielten Therapie schwerer Infektionen mit großem Erregerspektrum oder bei Mischinfektionen wichtig.

2. Pharmakokinetik

B

Bioverfügbarkeit: Unter biologischer Verfügbarkeit versteht man den Anteil eines oral gegebenen Antibiotikums, der im Darm resorbiert wird und nach Passage der Leber in aktiver Form im systemischen Kreislauf erscheint. Bei parenteralen Präparaten gilt eine andere Definition.

C

Clearance, renale: Clearance als Nierenleistung, errechnet nach der Formel

$$\frac{U \times V}{P}$$

(wobei U die Harnkonzentration, V das Harnminutenvolumen und P die Plasmakonzentration ist). Sie wird bestimmt während einer Dauerinfusion zum Erreichen einer konstanten Plasmakonzentration (Steady state). Die extrarenale Clearance ist die Differenz von totaler Clearance minus renaler Clearance. Sie setzt sich aus biliärer Clearance (intestinaler Clearance) und Metabolisierung zusammen.

Clearance, Total-: Entfernung einer bestimmten Substanz aus dem Blut (Summe von renaler und extrarenaler Clearance).

D

Dialysierbarkeit: Durch Hämodialyse werden meistens größere Mengen eines Antibiotikums aus dem Blut entfernt als durch Peritonealdialyse. Allerdings gibt es dabei von Antibiotikum zu Antibiotikum, aber auch bei verschiedenen Dialysetechniken beträchtliche Unterschiede.

E

Eiweißbindung: Der Grad der Eiweißbindung von Antibiotika im Serum ist je nach Wirkstoff verschieden und hängt vom pH, Eiweißgehalt im Blut und von der gleichzeitigen Gabe anderer Medikamente (Verdrängungseffekt) sowie vom Alter ab (bei Neugeborenen teilweise geringer). Es gibt verschiedene Mechanismen der Eiweißbindung (ionogene Bindung, hydrophobe Wechselbeziehung, Bindung an Zellmembranen oder andere Zellbestandteile). Die klinische Bedeutung der Proteinbindung ist weitgehend unklar. Positiv zu werten sind die Transportfunktion im Blut und die Depotfunktion im proteinhaltigen entzündeten Gewebe. Nur irreversible hochgradige Eiweißbindung ist von Nachteil (z. B. bei Sulfonamiden).

G

Gallenspiegel: Hohe Konzentrationen in der Galle erzeugen u. a. Rifampicin, Fusidinsäure, Ceftriaxon und Apalcillin. Von Ceftriaxon z. B. werden ungefähr 40% mit der Galle ausgeschieden. Generell wird starke biliäre Exkretion nicht als Vorteil angesehen, da hohe Spiegel im Darm Durchfälle auslösen können. Bei Niereninsuffizienz ist bei stark biliär ausgeschiedenen Antibiotika meist keine Dosisreduzierung erforderlich.

Gewebespiegel: Lipidlösliche Mittel, wie Ciprofloxacin und Rifampicin, penetrieren gut in Körperzellen (wichtig für intrazelluläre Infektionen, z. B. Legionellose), während lipidunlösliche Mittel, wie Penicilline und Cephalosporine, sich vorwiegend in der interstitiellen Flüssigkeit verteilen. Die Höhe und Kinetik der Gewebespiegel differieren von Organ zu Organ und hängen von einer Reihe von Faktoren ab. Außer von der Lipidlöslichkeit werden die Antibiotika-Konzentrationen beeinflußt von der unterschiedlichen Serumeiweißbindung, der Fensterung (Durchgängigkeit) der Kapillaren in bestimmten Organen und dem Vorhandensein von sog. aktiven Transportmechanismen für organische Anionen, welche das Antibiotikum (z. B. ein β-Lactam-Antibiotikum aus dem Gehirn) herauspumpen (entfernen). Generell gilt, daß sich die Antibiotika-Konzentrationen in der interstitiellen Flüssigkeit denen im Serum angleichen (wegen des schnellen Austausches zwischen Intravasal- und Extravasalraum). Dagegen findet in einem größeren Reservoir (z. B. Pleuraerguß) ein Konzentrationsausgleich langsamer statt (wegen des relativ kleinen Quotienten von Oberfläche zu Volumen). An einer sog. spezialisierten Stelle (z. B. im Hirnliquor) sind die Konzentrationen meist erheblich niedriger als im Serum, weil die Hirnkapillaren nicht gefenstert sind, der Liquor ständig erneuert und das Antibiotikum durch aktiven Transport wieder entfernt wird.

H

Halbwertszeit: Die Serum-Halbwertszeit ist die Zeit in der sog. β-Phase der Elimination (nach Erreichen eines Diffusionsgleichgewichtes zwischen Intra- und Extravasalraum), in welcher sich die Serumkonzentration halbiert. Sie kann mit Hilfe der Eliminationskonstanten K berechnet werden ($t_{1/2} = 0{,}693/K$). Bei renal ausgeschiedenen Mitteln ist die renale Eliminationshalbwertszeit ein gutes Maß für die Verweildauer im Organismus.

L

Liquorspiegel: Die Antibiotikaspiegel im Hirnliquor sind abhängig von der Funktion der Blut-Liquor-Schranke (in den Kapillaren der Plexus choroidei und der Hirnhäute), die bei Meningitis verändert sein kann. Im allgemeinen penetrieren lipidlösliche Mittel besser in den Liquorraum als lipidunlösliche Mittel. Einfluß haben auch die Serumeiweißbindung, die schlechte Permeabilität der nichtgefensterten Kapillaren im Gehirn und der aktive Transport von organischen Anionen aus dem Liquor in den Choroidalplexus.

M

Metabolisierung: Umwandlung eines aufgenommenen Antibiotikums in aktive oder inaktive Metaboliten (meist in der Leber). Eine Identifizierung der Metaboliten ist durch Chromatographie möglich und manchmal auch zur Erklärung von bestimmten Nebenwirkungen wichtig. Meistens sind die Metaboliten besser wasserlöslich als die Muttersubstanz, so daß sie mit dem Urin oder der Galle leichter ausgeschieden werden können. Die Metabolisierung ist bei bestimmten Antibiotika (z. B. bei Chloramphenicol durch Koppelung an Glukuronsäure) mit einer Entgiftung des Antibiotikums verbunden; sie kann aber auch zur Bildung von stärker toxischen Verbindungen führen (z. B. bei Sulfonamiden durch Azetylierung).

Monitoring: Blutspiegelbestimmungen während der Therapie zur Vermeidung von Unter- und Überdosierung (besonders wichtig bei gestörter Nieren- oder Leberfunktion sowie bei Früh- und Neugeborenen). Zur Bewertung von Trough-Spiegeln und Peaks (Tal- und Spitzenspiegeln): s. dort. Bei längerer Verwendung potentiell toxischer Antibiotika, z. B. Aminoglykosiden, sollten die Blutspiegel regelmäßig kontrolliert werden.

R

Resorptionsrate: Nach oraler Gabe werden Antibiotika unterschiedlich resorbiert. Die Resorption erfolgt vorwiegend durch aktiven Transport und findet meist im oberen Dünndarm statt. Gleichzeitige Nahrungsaufnahme kann bei bestimmten Antibiotika die Resorption verzögern, jedoch bleibt die gesamte resorbierte Menge gegenüber Nüchterngabe gleich. Dagegen werden andere orale Mittel bei Aufnahme mit der Nahrung in geringerer Menge resorbiert. Manchmal hat die Nahrungsaufnahme keinen Einfluß auf die Resorption. In Präparationen für Kinder (sog. Kindersäften) werden β-Lactam-Antibiotika aus wäßrigen Suspensionen (hergestellt aus Trockensubstanz oder Granulat) wesentlich besser resorbiert als aus Fertigsuspensionen auf Triglyzerid- oder Ölbasis. Die gleichzeitige Gabe von nichtresorbierbaren Antazida oder H_2-Rezeptorenblockern kann die Resorption z. B. von Ketoconazol durch Reduktion der Magenazidität oder von Tetracyclinen und Gyrase-Hemmern durch Chelatbildung verschlechtern. Bei schweren Erkrankungen sind parenterale Präparate gegenüber oralen Präparaten mit relativ geringer Resorptionsrate zu bevorzugen.

S

Spitzenspiegel: Nach i. v. Kurzinfusion sind die Serumspiegelmaxima (Peaks) höher als nach i. m. Injektion. Nach oraler Gabe werden die höchsten Serumspiegel zu verschiedenen Zeiten erreicht (abhängig von der galenischen Zubereitung, der Dosis und dem Zusammenhang mit einer Nahrungsaufnahme). Sie sind meist wesentlich niedriger als nach i. v. Injektion oder Kurzinfusion. Bei einem Teil der oralen Antibiotika steigen die Spitzenspiegel und die Fläche unter der Blutspiegelkurve nicht dosisproportional an (Begrenzung der Resorptionskapazität). Die klinische Wirksamkeit hängt von vielen Faktoren ab (am wenigsten von der Höhe der Spitzenspiegel).

T

Talspiegel: Am Ende des Dosierungsintervalls gemessene Serumkonzentration (Trough-Spiegel), die bei Unterdosierung zu niedrig, bei Überdosierung oder Ausscheidungsinsuffizienz zu hoch liegt (s. auch bei Monitoring).

U

Urin-Recovery: Wiederfindungsrate im Urin (ausgedrückt in % der verabreichten Dosis). Bei ausschließlich renal ausgeschiedenen und nicht metabolisierten Mitteln (z. B. Cefalexin) ist die Urin-Recovery ein wichtiges Maß für die Resorptionsrate nach oraler Gabe (besonders bei Mitteln mit langer Halbwertszeit). Bei metabolisierten Antibiotika ist die Ausscheidung im Urin ein Maß für den aktiven Anteil des Antibiotikums.

V

Verteilungsvolumen: Errechneter Anteil des Körpervolumens in Litern, in dem sich eine von außen zugeführte Substanz im Körper verteilen kann. Stark lipidlösliche Antibiotika penetrieren gut in die meisten Gewebe und Körperflüssigkeiten; sie haben daher ein großes Verteilungsvolumen und relativ niedrige Serumspiegel. Schwach lipidlösliche Antibiotika dagegen verteilen sich hauptsächlich auf die Extrazellulärflüssigkeit (20–30% des Körpergewichtes) und haben höhere Se-

Grundbegriffe der Antibiotika-Therapie

rumspiegel. Die Berechnung des Verteilungsvolumens ist erschwert, wenn ein Mittel in der Leber stark metabolisiert wird oder wenn ein Mittel (z. B. Amphotericin B) stark an Zellmembranen gebunden wird. Das errechnete Verteilungsvolumen gibt im allgemeinen nur einen Anhalt für die Antibiotikapenetration in die Gewebe. Problematisch sind errechnete Verteilungsvolumina bei stark lipophilen Substanzen (z. B. Gyrase-Hemmern), bei denen durch Anreicherung im Fettgewebe Volumina errechnet werden, die viel größer sind als das Körpergewicht.

3. Behandlungsregeln

A

Applikationsweise: Bei parenteraler Applikation werden meist höhere Spiegel im Blut und Gewebe erreicht als bei oraler Gabe. Bei schweren Infektionen beginnt man die Behandlung mit einem i. v. Präparat und setzt sie nach Eintritt der Besserung mit einem oralen Präparat fort (Sequential-Therapie). Am häufigsten werden i. v. Kurzinfusionen, bei guter Verträglichkeit auch i. v. Injektionen durchgeführt. I. v. Dauerinfusionen und intramuskuläre Injektionen sind lästig und bieten wenig Vorteile. Wichtig ist die ausreichende Verdünnung der Infusions- oder Injektionslösung, um Venenreizungen und andere Unverträglichkeiten zu vermeiden. Leichtere Erkrankungen können von Anfang an durch orale Präparate behandelt werden, wobei die Resorptionsrate und die Magen-Darm-Verträglichkeit zu berücksichtigen sind. Die rektale Verabreichung von antibiotikahaltigen Suppositorien (z. B. Erythromycin) ist wegen der unzuverlässigen und geringen Resorption abzulehnen.

B

Behandlungsdauer: Die Dauer der Behandlung hängt vom Krankheitsverlauf und von der Erregerart ab und darf nicht zu kurz sein. Bei chronischen Infektionen (Tuberkulose, Nagelmykosen u. a.) ist eine lange Behandlung über Monate notwendig. Bei septischen Erkrankungen mit bekannter Rezidivneigung (z. B. Staphylokokken-Sepsis oder Endokarditis) ist eine 3–6wöchige Nachbehandlung erforderlich. Patienten mit Abwehrschwäche (Leukämie, Immunmangelkrankheiten usw.), die nach Absetzen der Behandlung zu Rezidiven neigen, benötigen oft eine längere antibiotische Behandlung. Bei bestimmten Infektionen ist auch eine Einmal- oder Kurzzeittherapie möglich (s. u.).

Bolusinjektion: Rasche i. v. Injektion eines Antibiotikums (nur bei gut verträglichen Mitteln und bei richtiger Verdünnung der Injektionslösung möglich).

3. Behandlungsregeln

D

Darmdekontamination: Reduktion der Darmflora bei neutropenischen Patienten (s. S. 652) sowie bei Patienten vor größeren Operationen mit Eröffnung des Dickdarms (z. B. durch orale Gaben von Neomycin, Polymyxin B und Nystatin).

Dauer der Behandlung: Hierbei gibt es Variationen zwischen einmaliger Gabe eines Antibiotikums bis zur Langzeit- und Dauertherapie. Durch Einmaltherapie (einmalige Gabe parenteraler oder oraler Antibiotika) ist heute eine zunehmende Zahl von Infektionen heilbar. Eine Einmaltherapie ist z. B. Behandlungsstandard bei der unkomplizierten Gonorrhoe und bei der Zystitis jüngerer Frauen. Auch Ruhr und andere Enteritiden, Ulcus molle, Lues und Candida-Kolpitis sind einer Einmaltherapie zugänglich. Für eine Einmaltherapie eignen sich besonders bakterizide Antibiotika mit längerer Halbwertszeit (z. B. Ceftriaxon und Ciprofloxacin). In den Tropen ist eine Einmaltherapie auch bei Indikationen relevant, bei denen in Europa aus Sicherheitsgründen eine längere Behandlung bevorzugt wird (z. B. bei Pneumonie, Meningitis, Rickettiosen, Rückfallfieber, Typhus). Die frühere Empfehlung einer 10–14tägigen Behandlungsdauer stammt aus Zeiten, in denen nur relativ schwache Antibiotika (Sulfonamide, Tetracycline) zur Verfügung standen. Allerdings erfordern große Abszesse, Sequester, Granulome und infizierte Fremdkörper generell eine längere Behandlungsdauer. Eine Langzeittherapie ist notwendig bei chronischer Osteomyelitis, Tuberkulose usw. Bei Infektionen mit Rezidivneigung (z. B. Endokarditis einer Kunstklappe) ist ggf. auch eine Dauersuppressivbehandlung notwendig.

Dosierung (Tab. 4): Bei bestimmten Antibiotika (z. B. β-Lactam-Antibiotika), welche eine große therapeutische Breite haben, gibt es unterschiedliche Dosierungen (je nach Schwere der Erkrankung). Dagegen ist bei Antibiotika mit geringer therapeutischer Breite (z. B. Aminoglykosiden) ein Überschreiten der Normaldosis gefährlich. Die Dosisfindung kann bei neuen Mitteln schwierig sein. Die von den Herstellerfirmen gegebenen Dosierungsempfehlungen entsprechen im allgemeinen den bei klinischen Prüfungen gewonnenen Erkenntnissen und sind manchmal auch von kommerziellen Interessen beeinflußt. So werden nicht selten aus Konkurrenzgründen bei oralen Präparaten zu niedrige Tagesdosen empfohlen, die zwar in vielen Fällen ausreichen, aber nicht die größtmögliche Sicherheit bieten. Andererseits ist z. B. Azidothymidin früher zu hoch dosiert worden (mit einem höheren Risiko von Nebenwirkungen).

Dosierung bei Kindern: In der Praxis werden Antibiotika bei Kindern nach der Körpergewichtsregel dosiert. Die in Tab. 4 (S. 16) angegebenen mittleren Tagesdosen für Kinder beziehen sich in erster Linie auf das frühe Kindesalter. Bei älteren Kindern würden sich bei starrer Anwendung der Körpergewichtsregel zu hohe Dosen ergeben, die teilweise über der Erwachsenendosis liegen. Daher sollte man sich im Schulalter nach der Körperoberflä-

Tab. 4. a) Tagesdosen wichtiger Antibiotika bei Erwachsenen und Kindern.

Antibiotikum	Applikation	Erwachsene	Kinder (außer Neugeborene)
Penicillin G	i. v., i. m.	1–5 (–20) Mill. E	0,04–0,1 (–1) Mill. E/kg
Penicillin V	oral	1,5–3 Mill. E	0,05 (–0,1) Mill. E/kg
Di-, Flucloxacillin	oral, i. v.	2–4 (–10) g	100 (–200) mg/kg
Ampicillin	i. v.	1,5–6 (–20) g	100 (–200–400) mg/kg
Amoxicillin	oral	1–1,5 (–3) g	50 mg/kg
Azlo-, Mezlo-, Piperacillin	i. v.	6 (–15) g	100 (–200) mg/kg
Cefazolin, Cefazedon, Cefoxitin, Cefotiam, Cefotaxim, Ceftazidim	i. v.	3–6 g	60 (–150) mg/kg
Ceftriaxon	i. v.	2–4 g	30–60 mg/kg
Cefaclor, Cefadroxil	oral	1,5–3 g	50(–100) mg/kg
Cefixim	oral	0,4 g	8 mg/kg
Cefuroxim-Axetil	oral	0,5–1 g	20–30 mg/kg
Cefpodoxim-Proxetil	oral	0,4 g	8 mg/kg
Imipenem	i. v.	1,5–2 (–4) g	30–60 mg/kg
Aztreonam	i. v.	3–6 (–8) g	45–90 (–120) mg/kg
Clavulansäure/	oral	1,87 g	45 mg/kg
Amoxicillin	i. v.	3,6 g	60 mg/kg
Genta-, Tobramycin	i. v.	(0,16–)0,24–0,32 g	3–5 mg/kg
Amikacin	i. v.	1 g	15 mg/kg
Spectinomycin	i. m.	2 g (einmalig)	–
Doxycyclin	oral, i. v.	0,1–0,2 g	2–4 mg/kg
Erythromycin	oral, i. v.	1–2 g	30–50 mg/kg
Clarithromycin	oral	0,5–1 g	8–15 mg/kg
Roxithromycin	oral	0,3 g	5 mg/kg
Azithromycin	oral	0,5 g (für 3 Tage)	8 mg/kg (für 3 Tage)
Fusidinsäure	oral	1,5 (–3) g	20 mg/kg
Vancomycin	i. v.	2 g	20–40 mg/kg
Teicoplanin	i. v.	0,4 g	6–10 mg/kg
Clindamycin	oral, i. v.	0,6–1,2 (–2,4) g	10–20 mg/kg
Metronidazol	oral, i. v.	1–1,2 (–3) g	14–21 mg/kg
Rifampicin	oral, i. v.	0,6 g	10 mg/kg
Fosfomycin	i. v.	6–15 g	100–240 mg/kg
Chloramphenicol	oral, i. v.	2–3 g	50 (–80) mg/kg
Ofloxacin	oral	0,4–0,8 g	–
	i. v.	0,4–0,8 g	
Ciprofloxacin	oral	0,5–1 –1,5 g	–
	i. v.	0,4–0,8 g	
Norfloxacin, Enoxacin	oral	0,8 g	–
Co-Trimoxazol*	oral	(0,9–)1,9 (–2,8) g	20–30 mg/kg
Trimethoprim	oral	0,4 g	6 mg/kg

* Bei Pneumocystis-carinii-Pneumonie i. v. höhere Dosierung (s. S. 223)

3. Behandlungsregeln

Tab. 4. b) Tagesdosen wichtiger Virustatika bei Erwachsenen und Kindern.

Virustatika	Applikation	Tagesdosen Erwachsene	Tagesdosen Kinder (außer Neugeborene)
Acyclovir	i. v. Herpes-Enzephalitis	30 mg/kg	30 mg/kg
	Herpes genitalis (mit Immunsuppression) **oral**	15 mg/kg	15 mg/kg
	Zoster (ohne Immunsuppression)	1(–2) g	0,5 g (vor dem 3. Lebensjahr)
Ganciclovir	i. v.	10 mg/kg	10 mg/kg
Foscarnet	i. v. Induktionstherapie Erhaltungstherapie (CMV-Retinitis)	180 mg/kg (über 2 h) 90 mg/kg (über 2 h)	180 mg/kg (über 2 h) 90 mg/kg (über 2 h)
Azidothymidin (Zidovudin = AZT)	i. v., oral	200–600(–1000) mg bzw. 3–12(–15) mg/kg	10 mg/kg
Didanosin (DDI)	oral	(250–)400(–600) mg	6 mg/kg
Zalcitabin (DDC)	oral	2,25 mg	unklar
Interferon alpha-n 3 (Alferon N)	s. c. oder i. m. bei chron. Hepatitis B	5 Mill. E	unklar

che richten. Dementsprechend erhalten 6–9jährige Kinder die Hälfte, 10–12jährige Kinder etwa ⅔ der Erwachsenendosis. Im ersten Lebensmonat ist die Tagesdosis bei renal ausgeschiedenen Antibiotika der individuellen Nierenfunktion anzupassen. Dabei muß die Tagesdosis unter Umständen reduziert oder das Dosierungsintervall zwischen normalen Einzeldosen verlängert werden.

Grundbegriffe der Antibiotika-Therapie

Dosierungsintervall: Zeitabstand zwischen normalen Einzeldosen bei wiederholter Gabe, um gleichbleibende Spitzen- bzw. Talspiegel zu erhalten (nach Eintritt eines Gleichgewichtes zwischen Aufnahme und Elimination). Bei Nieren- oder Leberinsuffizienz können größere Dosierungsintervalle von normalen Einzeldosen notwendig sein (s. S. 644 und 641).

E

Einmaltherapie: Bestimmte Infektionen sind durch einmalige parenterale oder orale Antibiotika-Gabe heilbar (s. auch bei Dauer der Behandlung).

I

Instillationen: Instillationen von Antibiotika-Lösungen in Körperhöhlen sind problematisch, da die lokale Anwendung die Behandlungsergebnisse nicht verbessert. Bei potentiell toxischen Substanzen können durch Resorption gefährliche Nebenwirkungen auftreten. Die meisten systemisch anwendbaren Antibiotika penetrieren gut in Körperhöhlen. Die intrathekale (intralumbale) Instillation von Antibiotika ist gefährlich und heute unnötig. Große Abszeßhöhlen müssen drainiert und mit physiologischen Lösungen gespült werden. Antibiotika-Instillationen bringen dabei keine Vorteile. Die Instillation von Desinfizienzien (z. B. Povidon-Jod) ist schädlich.

Interventionstherapie: Das Konzept einer Interventionstherapie ist wichtig für gefährliche Erkrankungen mit breitem Erregerspektrum, bei denen die Erreger noch nicht isoliert worden sind. Eine Interventionstherapie richtet sich nach dem typischen Erregerspektrum, der vermuteten Lokalisation, den Grundkrankheiten sowie der Vortherapie. Entscheidend ist das klinische Ansprechen auf die Therapie innerhalb weniger Tage (in der Regel als Entfieberung). Auch eine Nichtverschlechterung oder eine Besserung von einzelnen Parametern kann ein günstiges Zeichen sein. Bei Nichtansprechen sollte die initiale Therapie grundsätzlich weitergeführt und durch zusätzliche Antibiotika supplementiert werden. Eine Interventionstherapie muß ggf. modifiziert werden, wenn positive Kulturergebnisse eintreffen. Als Muster einer Interventionstherapie sei auf das Vorgehen bei Neutropenie verwiesen (s. S. 650). Es gibt auch eine Vielzahl andersartiger Interventionstherapien (z. B. bei Gallenwegsinfektionen, Pneumonien, Peritonitis).

K

Kombinationstherapie: Wichtige Indikationen sind Fremdkörperinfektionen, Endokarditis, hochgradige Abwehrschwäche, Mischinfektionen und initiale Chemotherapie bei lebensbedrohenden Krankheiten. Fixe Kombinationen von Antibiotika in Handelspräparaten sind oft ungünstig, da hierdurch die individuelle Dosierung erschwert wird und die Gefahr einer Unterdosierung oder Schematisierung der Antibiotika-Therapie besteht. Zu

Tab. 5. Apothekenverkaufspreise für oral applizierbare Antibiotika (kleinste praktikable Packung nach der Lauer-Taxe 1.10.1992).

Antibiotikum	Tagesdosis bei Erwachsenen	Kosten pro Tag in DM
Penicillin V	1,5 Mill. E	1,25–1,70
Ampicillin	3,0 g	5,50–9,80
Amoxicillin	1,5 g	4,70–5,30
Amoxicillin/Clavulansäure	1,87 g	18,40
Flucloxacillin	2,0 g	16,00
Dicloxacillin	2,0 g	20,00
Cefadroxil	1,5 g	13,10
Cefaclor	1,5 g	19,50
Cefixim	0,4 g	12,70
Cefuroxim-Axetil	0,5 g	10,70
Cefpodoxim-Proxetil	0,4 g	16,80
Tetracyclin	1,0 g	0,95–4,90
Doxycyclin	0,1 g	1,00–3,70
Minocyclin	0,2 g	7,80
Erythromycin	1,5 g	3,80–6,20
Roxithromycin	0,3 g	8,00
Clarithromycin	0,5(–1,0) g	10,90(21,80)
Clindamycin	0,6 g	11,20
Fusidinsäure	1,5 g	49,40
Nitrofurantoin	0,3 g	2,10–4,00
Norfloxacin	0,8 g	7,40
Ofloxacin	0,4 g	10,00
Ciprofloxacin	0,5 g	10,00
Co-Trimoxazol	1,92 g	1,60–4,40
Co-Tetroxacin	0,7 g	4,00
Trimethoprim	0,2 g	0,75–1,50

Bei den angegebenen Preisen (Tab. 5 u. 6) ist zu berücksichtigen, daß diese für eine Krankenhausapotheke durch Kauf von Großpackungen und Rabatte erheblich niedriger sein können. Auch sind die verglichenen Tagesdosen nicht immer äquivalent. Ab 1.1.1993 gelten um 5% niedrigere Herstellerabgabepreise für nicht durch Festbetrag geregelte Präparate.

den sinnvollen Kombinationen, die sich bewährt haben, gehören die Kombination von Trimethoprim und einem Sulfonamid, von Amoxicillin und Clavulansäure sowie von einem β-Lactam-Antibiotikum mit einem Aminoglykosid. β-Lactam-Antibiotika-Kombinationen spielen eine zunehmende Rolle.

Kosten: Man soll die Kostenfrage bei der Antibiotika-Therapie nicht überbewerten. Antibiotika haben eine Sonderrolle; letztlich handelt es sich um eine kurative Therapie. Im Gegensatz zu vielen anderen Erkrankungen wird eine Infektion durch den richtigen Einsatz eines Antibiotikums im Regelfall geheilt. Bei der Wahl eines Antibiotikums gilt nur das Argument: Was hilft in diesem Falle am besten? Das Einsparungspotential der Antibiotika-

Grundbegriffe der Antibiotika-Therapie

Therapie liegt weniger in der Verwendung von billigen Präparaten; wichtiger ist der möglichst frühe Beginn der Therapie. Potente Mittel können die Behandlungsdauer erheblich verkürzen und sind dadurch billiger. Die Möglichkeiten der Einzeit- und Kurzzeittherapie von Infektionen sollten mehr als in der Vergangenheit genutzt werden. Auch die Sequentialtherapie (initial Anbehandlung mit einem parenteralen Antibiotikum, Nachbehandlung mit einem billigeren oralen Antibiotikum) kann die Therapiekosten senken. Nichts kann für den Patienten und einen Kostenträger teurer werden, als wenn sich wegen unzulänglicher Behandlung aus einer ungenügend behandelten akuten Infektion (z. B. Wundinfektion) ein chronischer Prozeß (z. B.

Tab. 6. Preise für parenteral applizierbare Antibiotika (für kleinere Klinikpackungen nach der Lauer-Taxe vom 15. 2. 1993).

Antibiotikum	Tagesdosis bei Erwachsenen	Kosten pro Tag in DM ohne MwSt.
Penicillin G	10 Mill. E	4,50–5,23
Azlocillin	6(–15) g	64,30(–157,35)
Mezlocillin	6(–15) g	50,20(–121,50)
Piperacillin	6(–12) g	61,40(–122,90)
Cefazolin	3(–6) g	30,80(–61,40)
Cefazedon	3(–6) g	36,15(–71,35)
Cefuroxim	2,25(–6) g	30,90(–81,50)
Cefotiam	3(–6) g	38,80(–76,65)
Cefoxitin	3(–6) g	18,90(–37,80)
Cefotaxim	3(–6) g	52,20(–103,40)
Ceftriaxon	2(–4) g	71,35(–142,70)
Ceftazidim	3(–6) g	92,60(–185,20)
Cefsulodin	3(–6) g	114,20(–227,10)
Aztreonam	3–6 g	112,50–223,45
Imipenem	1,5–3 g	108,00(–216,00)
Amoxicillin/Clavulansäure	3,6 g	37,50
Sulbactam/Ampicillin	9(–12) g	50,00(–66,65)
Piperacillin + Flucloxacillin	12 g	99,60
Mezlocillin + Oxacillin	18 g	136,40
Gentamicin	0,24 g	17,60(–24,50)
Tobramycin	0,24 g	42,30
Netilmicin	0,25 g	31,15
Amikacin	1 g	116,20
Doxycyclin	0,1(–0,2) g	3,80(–7,65)
Vancomycin	2 g	221,50
Teicoplanin	0,4 g	149,72
Fosfomycin	6(–15) g	46,70(–104,75)
Ciprofloxacin	0,2(–0,4) g	46,55(–93,10)
Ofloxacin	0,2 g	47,40
Metronidazol	1,0 g	34,76

In Klammern: Preise für höhere Dosis.

Osteomyelitis) entwickelt. Bei billigen oralen Antibiotika sollte berücksichtigt werden, daß erhebliche Qualitätsunterschiede hinsichtlich der Resorption und der Verträglichkeit vorkommen können. Bei den angegebenen Preisen (Tab. 5 u. 6) ist zu berücksichtigen, daß Kosten für eine Krankenhausapotheke durch Kauf von Großpackungen und Rabatte wesentlich niedriger sein können (30–60%). Auch sind die verglichenen Tagesdosen nicht immer äquivalent. Sparsamkeit darf nicht dazu führen, daß Patienten mit ernsten Erkrankungen eine minderwertige Therapie erhalten.

L

Loading-Dosis: Höhere Einzeldosis (meist das Doppelte der normalen Einzeldosis) bei Behandlungsbeginn, um rascher gleichbleibende Spitzen- und Talspiegel zu erreichen (nach Eintritt eines Gleichgewichtes zwischen Aufnahme und Elimination). Bei Mitteln mit kurzer Halbwertszeit (z. B. Penicillin G) gibt es keine Kumulation zwischen den Einzeldosen und hat eine höhere Initialdosis keinen Sinn. Dagegen ist bei Mitteln mit längerer Halbwertszeit (z. B. Teicoplanin) eine höhere Anfangsdosis ratsam, damit die gewünschten Spitzen- und Talspiegel früher erreicht werden.

Lokalantibiotika: Die topische Anwendung von Antibiotika ist möglich bei oberflächlichen Hautinfektionen und bei Schleimhautulzerationen (z. B. bei Ulcus cruris, Impetigo oder Hornhautgeschwüren). Auf die Gefahr toxischer Nebenwirkungen durch Schleimhautschädigung ist zu achten. Im Vertrauen auf Lokalantibiotika darf bei gefährlichen Erkrankungen auf eine systemische Behandlung nicht verzichtet werden.

N

Nebenwirkungen: Es gibt toxische, allergische und biologische Nebenwirkungen (Tab. 7). Auch bei Antibiotika bestehen große Unterschiede in der Häufigkeit von Nebenwirkungen sowie typische Nebenwirkungsprofile. Gefährliche toxische Nebenwirkungen sind nur bei lebensbedrohenden Krankheiten in Kauf zu nehmen, wenn andere, besser verträgliche Antibiotika nicht zur Verfügung stehen. Allergische Nebenwirkungen sind bei Penicillinen und bestimmten anderen Antibiotika relativ häufig; sie müssen vor Beginn einer erneuten Anwendung anamnestisch erfragt werden. Die Erscheinungen sind vielgestaltig (polymorphe Exantheme, Urtikaria, Eosinophilie, Ödeme, Fieber, Konjunktivitis, Photodermatosen, Immunhämatopathie usw.) und können als Frühreaktion bei schon bestehender Allergie oder als Spätreaktion während oder nach einer Antibiotika-Anwendung (frühestens aber nach 9–11 Tagen) auftreten. Es gibt auch Kontaktallergien nach lokaler Anwendung (z. B. von Neomycin). Nicht selten sind allergische oder toxische Nebenwirkungen durch Hilfsstoffe in den Medikamenten (z. B. Parabene als Konservierungsmittel in oralen Sus-

Grundbegriffe der Antibiotika-Therapie

Tab. 7. Nebenwirkungen wichtiger Antibiotika.

Antibiotikum	Nebenwirkungen						
	Allergisch	Hämatotoxisch	Nephrotoxisch	Hepatotoxisch	Neurotoxisch	Biologisch	Sonstige
Penicillin G	++				+	s	
Methicillin	++	s	s				
Flucloxacillin	++			s	s		1, 2
Ampicillin	⊞⊞		s		s	+	3
Amoxicillin/ Clavulansäure	⊞⊞		s		s	+	3
Azlo-, Mezlo-, Piperacillin	++	+			s	+	2
Cefazolin	+	s				s	1, 2
Cefoxitin	+	s				s	1
Cefotaxim	+	s				s	1
Latamoxef	+	s				s	1, 7, 8
Cefoperazon	+	s				s	1, 3, 7, 8
Cefaclor	+	s				s	
Cefixim	+	s				+	3
Aztreonam	+	s				s	2, 3
Imipenem	+	s	s		+	s	2, 3
Tetracycline	s	s	s	+		+	2, 3
Chloramphenicol	s	⊞			s	+	3
Gentamicin	s		+		⊞⊞	s	4
Amikacin	+		+		⊞⊞	s	4
Erythromycin	s			+¹		s	1, 2, 3
Clindamycin	s			s		⊞	3
Fusidinsäure	s			+			1, 3, 5
Vancomycin	++	s	s		+		1, 2
Isoniazid	s	s		+	⊞⊞		5, 8
Rifampicin	+	+	+	⊞⊞	+		3, 5
Ethambutol	s			s	⊞⊞		5
Pyrazinamid	+	s		+			3
Streptomycin	++	s	s		⊞⊞	s	4, 5
Amphotericin B	s	s	⊞⊞	s	s		1, 2
Flucytosin		⊞⊞		++			3, 5
Griseofulvin	+	s	s	s	s		3, 8
Miconazol	++	s		+	+		3
Ketoconazol	+	s		⊞⊞		s	3
Fluconazol	+			s	+		3
Itraconazol	+			s	+		3

3. Behandlungsregeln

Tab. 7. (Fortsetzung)

Antibiotikum	Nebenwirkungen						
	Allergisch	Hämatotoxisch	Nephrotoxisch	Hepatotoxisch	Neurotoxisch	Biologisch	Sonstige
Sulfonamide	++	s	s	s			3
Co-Trimoxazol	++	+	+	+		+	3
Nitrofurantoin	⊞⊞	s		+	⊞⊞		3, 6
Norfloxacin	s				+	s	2, 3, 5
Ofloxacin	s				+	s	2, 3, 5
Ciprofloxacin	s				s	s	2, 3, 5
Metronidazol	s	+			+		2, 3, 8
Acyclovir	+		+		+		2, 3
Ganciclovir	+	⊞⊞	+	+	+		3
Azidothymidin		⊞⊞			⊞⊞		3
Foscarnet		++	⊞⊞		++		3

[1] Als Estolat.
Zeichenerklärung (bezüglich Nebenwirkungen): ++ = relativ häufig, + = selten, s = sehr selten, ⊞⊞ = Hauptkomplikation, häufig limitierender Faktor der Therapie, 1 = lokale Unverträglichkeit bei i. m. oder s. c. Applikation, 2 = Venenreizung bei i. v. Gabe, 3 = gastrointestinale Unverträglichkeit, 4 = Histaminliberation, 5 = sekundäre Resistenzentwicklung, 6 = Lungenfibrose, Pneumonie, 7 = Blutungsneigung, 8 = Alkoholintoleranz.

pensionen oder Lokalpräparaten) verursacht.
Biologische Nebenwirkungen entstehen durch Beeinflussung der normalen Bakterienflora auf der Haut oder Schleimhaut. Sie sind besonders häufig unter der Behandlung mit Breitspektrumantibiotika (z. B. Ampicillin). Durch Überwucherung von Pilzen (Candida albicans) oder resistenten Bakterien (z. B. Staphylokokken, Pseudomonas aeruginosa, Klebsiella pneumoniae) können schwer zu behandelnde Erkrankungen ausgelöst werden.

Nosokomiale Infektionen: Darunter versteht man während eines Krankenhausaufenthaltes erworbene Infektionen (häufig durch mehrfach resistente Bakterien, z. B. Staphylokokken oder Pseudomonas). Übertragungen resistenter Stämme von Patient zu Patient sind gefürchtet. Sie müssen durch hygienische Maßnahmen, aber auch durch sinnvollen Einsatz von Antibiotika verhindert werden.

O

Omnispektrumtherapie: Antibiotika-Therapie, die das Erregerspektrum einer Krankheit möglichst lückenlos erfaßt. Beispiele sind Kombinationen,

Grundbegriffe der Antibiotika-Therapie

wie Cefotaxim + Piperacillin, Ceftazidim + Amikacin oder als Monotherapie Imipenem. Eine orale Omnispektrumtherapie ist möglich durch Kombinationen, wie Ciprofloxacin + Clindamycin oder von Ciprofloxacin + Rifampicin.

P

Prophylaxe: Man unterscheidet (Tab. 8) zwischen einer
1. Infektionsprophylaxe, d. h. Chemoprophylaxe in der Inkubationszeit nach erfolgter Ansteckung (z. B. Keuchhusten).
2. Rezidivprophylaxe, d. h. Rezidivverhütung nach einer bestimmten Krankheit (z. B. rheumatisches Fieber).
3. Komplikationsprophylaxe, d. h. Verhütung häufiger Komplikationen mit Frühbehandlung einer unvermeidlichen Infektion (z. B. bei längeren Operationen am offenen Herzen, kontaminierten Wunden, offenen Frakturen).

Die wichtige Komplikationsprophylaxe in der Chirurgie hat vor allem zwei Ziele:
1. Verhütung seltener katastrophaler Komplikationen, wie Gasbrand oder Endokarditis.
2. Reduktion der Häufigkeit von Wundinfektion (s. S. 488), z. B. nach Hysterektomie.

Tab. 8. Wichtige Formen einer Infektions-, Rezidiv- und Komplikationsprophylaxe.

Infektionsprophylaxe (nach möglicher Ansteckung)	Rezidivprophylaxe (bei Krankheiten mit Rezidivneigung)	Wichtige Komplikationsprophylaxe (bei gefährlichen Infektionen)
Keuchhusten (S. 426)	Rheumatisches Fieber (S. 556)	Kontaminierte Wunden (S. 487)
Tuberkulose (S. 581)	Endokarditis (S. 392)	Kolonchirurgie (S. 489)
Lues (S. 550)	Harnwegsinfektionen (Reaszensionsprophylaxe, S. 479)	Aspiration von Erbrochenem (S. 433)
Scharlach (S. 418)	Rezidivierendes Erysipel (S. 542)	Ertrinken (S. 487)
Meningokokken-Meningitis (S. 405)	Tuberkulose (z. B. bei Abwehrschwäche) (S. 581)	Perioperative Prophylaxe (z. B. bei Op. in infiziertem Gebiet, S. 488)
Haemophilus-influenzae-Meningitis (S. 406)	Langzeittherapie der chronischen Bronchitis (S. 424)	Gasbrand (S. 488)

3. Behandlungsregeln

Für jede operative Disziplin gibt es einen Katalog von Eingriffen, welche eine Antibiotika-Prophylaxe benötigen. Die Auswahl des Antibiotikums ist dabei von sekundärer Bedeutung. Ein häufiger Wechsel der Antibiotika ist durchaus erlaubt. Wichtig ist die richtige Durchführung (nicht zu später Beginn, nicht zu lange Dauer). Eine unkritische weitgestreute prophylaktische Anwendung von Antibiotika ist abzulehnen.

S

Selektionsdruck: Bestimmte lückenhafte Breitspektrum-Antibiotika begünstigen beim Patienten die Selektion resistenter Bakterienarten. Beispiel: Pneumokokken werden im Respirationstrakt eliminiert; an ihrer Stelle erscheinen Klebsiellen. Einen starken Selektionsdruck haben Ampicillin und Amoxicillin, während Cephalosporine einen geringen Selektionsdruck ausüben. Die Selektion resistenter Bakterien spielt beim Auftreten von Sekundärinfektionen eine wichtige Rolle. Daher sollte man besonders im Klinikbereich nach Möglichkeit Antibiotika vermeiden, die zur schnellen Selektion von resistenten Bakterien führen (z. B. Ampicillin, Amoxicillin, Tetracycline).

Eigenschaften der Antibiotika

1. Penicilline — 35
2. Cephalosporine — 70
3. Andere β-Lactam-Antibiotika — 122
4. Tetracycline — 141
5. Chloramphenicol — 147
6. Aminoglykoside — 153
7. Makrolide — 168
8. Lincosamide — 189
9. Fusidinsäure — 193
10. Glykopeptid-Antibiotika — 196
11. Pristinamycin-Derivate — 203
12. Fosfomycin — 204
13. Lokalantibiotika — 207
14. Antimikrobielle Folsäureantagonisten — 214
15. Nitrofurane — 227
16. Gyrase-Hemmer (Chinolone) — 231
17. Nitroimidazole — 252
18. Antimykobakterielle Mittel — 258
19. Antivirale Mittel — 281
20. Antimykotika — 313

Einteilung der Antibiotika

Antibiotika sind von Pilzen oder Bakterien gebildete Stoffe, die schon in geringer Menge das Wachstum von anderen Mikroorganismen hemmen oder diese abtöten, und alle in der Natur nicht vorkommenden synthetisch gewonnenen Substanzen mit antimikrobieller Wirkung.
Eine Einteilung der wichtigsten Antibiotika und Chemotherapeutika ist nach verschiedenen Gesichtspunkten möglich. Aufgrund ihrer chemischen Struktur, ihrer biologischen Herkunft oder nach der therapeutischen Anwendung lassen sich verschiedene Gruppen bilden (Tab. 9–11). Antibiotika der gleichen Gruppe (z. B. die Aminoglykoside) ähneln sich in ihrem Wirkungsmechanismus und Wirkungsspektrum; sie führen in der Regel zu einer partiellen Kreuzresistenz und haben eine ähnliche Toxizität.
Einige Antibiotika, welche selektiv gegen bestimmte Erreger wirken (z. B. Staphylokokken-, Pseudomonas-Antibiotika, Tuberkulostatika) werden auch **Schmalspektrum-Antibiotika** genannt. **Breitspektrum-Antibiotika** haben ein mehr oder weniger breites Erregerspektrum. Eine lückenlose »Omnispektrum-Therapie« ist jedoch mit einzelnen Mitteln nicht zu erreichen und erfordert fast immer

Tab. 9. Einteilung der β-Lactam-Antibiotika.

Gruppe	Untergruppe	Wichtige Derivate
Penicilline	Benzyl-Penicilline	Penicillin-G-Natrium Clemizol-Penicillin G Benzathin-Penicillin G
	Phenoxy-Penicilline	Penicillin V Propicillin
	Aminobenzyl-Penicilline	Ampicillin Amoxicillin Bacampicillin
	Acylamino-Penicilline	Azlocillin Mezlocillin Piperacillin Apalcillin
	Carboxy-Penicilline	Carbenicillin Ticarcillin Temocillin
	Isoxazolyl-Penicilline	Oxacillin Cloxacillin Dicloxacillin Flucloxacillin
	Amidin-Penicillin	Mecillinam

Eigenschaften der Antibiotika

Tab. 9. (Fortsetzung)

Gruppe	Untergruppe	Wichtige Derivate
Cephalosporine	Cefazolin-Gruppe	Cefazolin Cefazedon
	Cefuroxim-Gruppe	Cefuroxim Cefamandol Cefotiam
	Cefoxitin-Gruppe	Cefoxitin Cefotetan Latamoxef Flomoxef
	Cefotaxim-Gruppe	Cefotaxim Ceftriaxon Ceftizoxim Cefmenoxim
	Ceftazidim-Gruppe	Ceftazidim Cefpirom Cefepim
	Cefalexin-Gruppe	Cefalexin Cefaclor Cefadroxil Cefradin Loracarbef Cefprozil
	Cefixim-Gruppe	Cefixim Cefpodoxim-Proxetil Cefuroxim-Axetil Cefetamet-Pivoxil Cefotiam-Hexetil
Carbapeneme	–	Imipenem Meropenem Biapenem
Monobactame	–	Aztreonam
β-Lactamase-Hemmer	–	Clavulansäure Sulbactam Tazobactam

eine Kombination. Einige Antibiotika sind wegen ihrer Toxizität nur lokal applizierbar (z. B. Neomycin, Kanamycin, Bacitracin) und gehören zur Gruppe der **Lokalantibiotika**.

Eigenschaften der Antibiotika

Tab. 10. Einteilung der Antibiotika (ohne β-Lactame).

Gruppe	Untergruppe	Wichtige Derivate
Aminoglykoside	Ältere Aminoglykoside	Streptomycin Neomycin Paromomycin Kanamycin Spectinomycin
	Neuere Aminoglykoside	Gentamicin Tobramycin Netilmicin Amikacin
Bakteriostatische Breitspektrum-Antibiotika	Tetracycline	Tetracyclin Doxycyclin Minocyclin
	Chloramphenicol	Chloramphenicol
Schmalspektrum-Antibiotika	Makrolide	Erythromycin Clarithromycin Roxithromycin Azithromycin Dirithromycin Spiramycin
	Polymyxine	Polymyxin B Colistin
	Lincosamide	Lincomycin Clindamycin
	Glykopeptide	Vancomycin Teicoplanin
	Streptogramine	Pristinamycin

Eigenschaften der Antibiotika

Tab. 11. Einteilung der antibakteriellen Chemotherapeutika.

Gruppe	Derivate
Sulfonamide	Sulfadiazin Sulfamethoxazol Sulfalen
Sulfonamid-Diaminopyrimidin- Kombinationen	Co-Trimoxazol Co-Trimetrol Co-Trimazin Co-Tetroxazin
Nitrofurane	Nitrofurantoin Nitrofurazon
Neuere Gyrase-Hemmer (Fluochinolone)	Norfloxacin Ofloxacin Ciprofloxacin Lomefloxacin Sparfloxacin Bay Y 3118 Fleroxacin Pefloxacin
Nitroimidazole	Metronidazol Tinidazol Ornidazol

β-Lactam-Antibiotika

Penicilline und Cephalosporine sind die wichtigsten Vertreter der β-Lactam-Antibiotika. Sie haben einen prinzipiell gleichen Wirkungsmechanismus und hemmen die Peptidoglykansynthese in der Bakterienzellwand. Die Wirkungsunterschiede zwischen Penicillinen und Cephalosporinen sind bedingt durch eine unterschiedliche Affinität zu den Bindeproteinen der Bakterien, Penetrationsfähigkeit durch die Bakterienzellmembran (Kryptizität) und β-Lactamase-Festigkeit. Neben ringsubstituierten Cephalosporinen, wie Latamoxef, ist in den letzten Jahren eine Reihe neuer β-Lactam-Antibiotika gefunden worden, die weder Penicilline noch Cephalosporine sind (s. Abb. 2). Carbapeneme, β-Lactamase-Hemmer und Monobactame (monozyklische β-Lactame) erweitern die Gruppe.

Heute werden die meisten β-Lactam-Antibiotika halbsynthetisch hergestellt. Der 6-Aminopenicillan-Ring und der 7-Aminocephalosporan-Ring können in verschiedener Weise substituiert werden. Inzwischen kennt man weitgehend die Struktur-Wirkungs-Relationen der β-Lactam-Antibiotika (Abb. 3). So zeigen Acylamino-Derivate (z. B. Mezlocillin, Cefoperazon) eine Aktivität gegen Pseudomonas und Enterobakterien sowie eine gute Gallegängigkeit. Aminothiazol-

Eigenschaften der Antibiotika

Gruppe	Grundstruktur	Vertreter
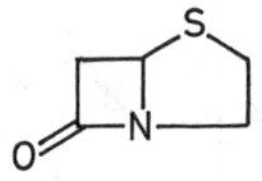 Penam	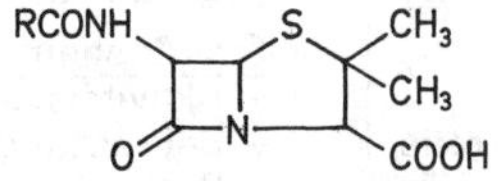	Penicilline (z.B. Penicillin G)
	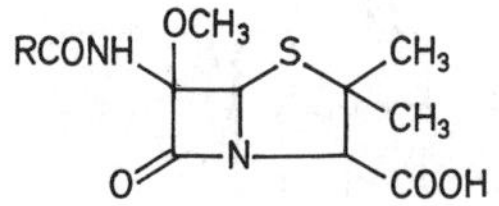	Oxymethyl-Penicilline (z.B. Temocillin)
	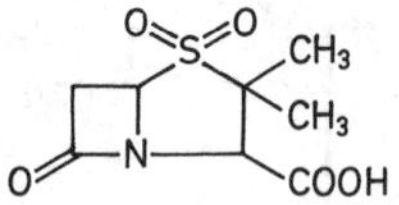	Sulfonpenicilline (z.B. Sulbactam)
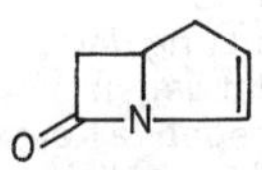 Carbapenem	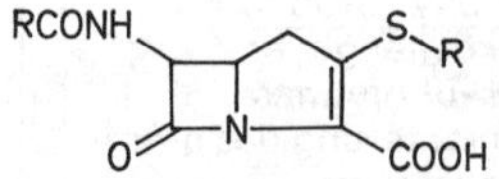	Thienamycine (z.B. Imipenem)
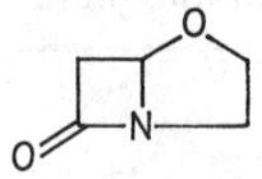 Clavam	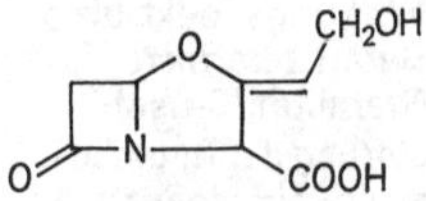	z.B. Clavulansäure
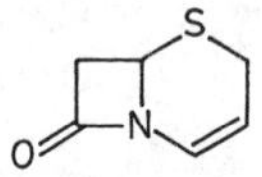 Cephem	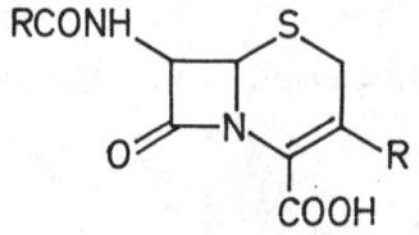	Cephalosporine (z.B. Cefazolin)
	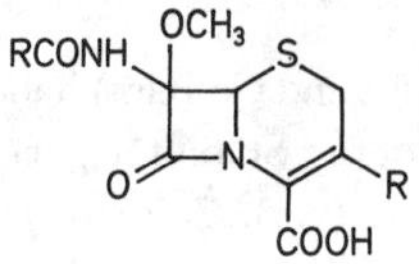	Oxymethyl-Cephalosporine (z.B. Cefoxitin)
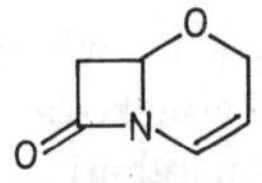 Oxacephem	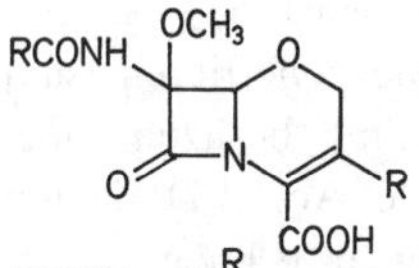	Oxa-Cephalosporine (z.B. Latamoxef)
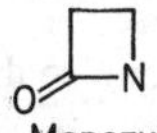 Monozyklische Betalactame	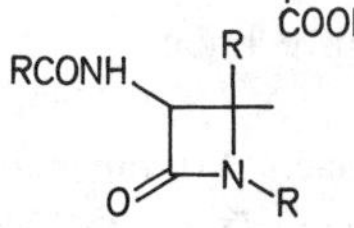	Monobactame (z.B. Aztreonam)

Abb. 2. Strukturformel der β-Lactam-Antibiotika (Penicilline, Cephalosporine, Carbapeneme und Monobactame).

33

Eigenschaften der Antibiotika

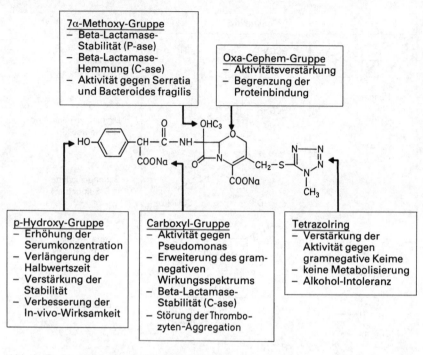

Abb. 3. Struktur-Wirkungs-Beziehung am Beispiel von Latamoxef.

oxim-Cephalosporine (z. B. Cefotaxim und Cefixim) haben eine erheblich stärkere antibakterielle Aktivität mit besonderer Stabilität gegen die β-Lactamasen von Enterobakterien. Oxymethyl-Derivate (z. B. Cefoxitin) sind außerdem sehr stabil gegen die β-Lactamase von Bacteroides fragilis. Da die Oxymethyl-Derivate relativ schlecht in die Bakterienzelle penetrieren, sind sie schwächer wirksam. Tetrazol-Derivate (z. B. Cefmenoxim) besitzen eine gute Pharmakokinetik, führen aber zu Alkoholintoleranz. Bei Acetyl-Derivaten (z. B. Cefalothin) ist mit Inaktivierung durch Metabolisierung zu rechnen.

β-Lactam-Antibiotika können heute nach Art eines Baukastensystems nahezu beliebig synthetisiert werden. Nur wenige Derivate haben gleichzeitig ein gutes Aktivitätsprofil und günstige biologische Eigenschaften. Auch wenn es bereits Derivate gibt, die das Endprodukt der Entwicklung zu sein scheinen, ist es bislang nicht gelungen, die vier Ziele:
– starke Staphylokokken-Aktivität,
– starke Aktivität gegen Enterobakterien,

- starke Pseudomonas-Aktivitität,
- starke Bacteroides-Aktivität

in einem Penicillin oder Cephalosporin zu vereinigen. Das breiteste Wirkungsspektrum von allen β-Lactam-Antibiotika hat Imipenem (s. S. 122).

1. Penicilline

Von der chemischen Struktur her sind alle Penicilline Derivate der 6-Aminopenicillansäure. An die Aminogruppe können saure Radikale (R 1) angehängt werden, wodurch die verschiedenen Penicilline entstehen (Abb. 4). Die Art der Seitenkette beeinflußt vor allem die antibakterielle Wirksamkeit. Die Penicilline sind als schwache Säuren unbeständig; stabiler sind die neutralen Salze (besonders das Natriumsalz) und die Ester, welche auch gut wasserlöslich sind. Nach ihrer chemischen Struktur unterscheidet man verschiedene Gruppen:

1. **Benzylpenicillin** (Penicillin G) hat die stärkste Aktivität gegen grampositive Bakterien, ist aber empfindlich gegen bakterielle β-Lactamasen, die zur Hydrolyse und damit zur Unwirksamkeit führen.
2. Die **Phenoxypenicilline** (Penicillin V, Propicillin) und Azidocillin haben das gleiche Spektrum wie Penicillin G, sind aber relativ stabil gegenüber der Magensalzsäure und daher oral applizierbar.
3. Die **Isoxazolylpenicilline** (Oxa-, Cloxa-, Dicloxa- und Flucloxacillin) sind resistent gegen die von Staphylokokken gebildeten β-Lactamasen und werden daher auch als penicillinasefeste Penicilline oder Staphylokokken-Penicilline bezeichnet. Gegen die übrigen grampositiven Bakterien haben sie eine schwächere Aktivität als Penicillin G und wirken nicht gegen gramnegative Stäbchen.
4. Die **Aminopenicilline** (Ampicillin, Amoxicillin) sind resistent gegen die von gramnegativen Stäbchen gebildete Amidase, welche die Hydrolyse der Seitenkette der Penicilline katalysiert. Ampicillin und Amoxicillin wirken daher auch auf einen Teil der gramnegativen Stäbchen und werden als Mittelspektrum-Penicilline bezeichnet. Sie sind wie Penicillin G nicht penicillinasefest (d. h. empfindlich gegen die von Staphylokokken gebildete β-Lactamase).
5. Die **Acylaminopenicilline** (Azlo-, Mezlo-, Pipera- und Apalcillin) haben ein ähnliches Spektrum wie die Aminopenicilline, besitzen aber teilweise eine stärkere Aktivität gegen gramnegative Stäbchen und sind auch gegen Pseudomonas aeruginosa wirksam. Sie sind nicht penicillinasefest.
6. Die **Carboxypenicilline** (Ticarcillin, Temocillin) ähneln im Spektrum den Acylaminopenicillinen und sind auch Pseudomonas-wirksam, jedoch ist die

Eigenschaften der Antibiotika

R = H : 6-Aminopenicillansäure

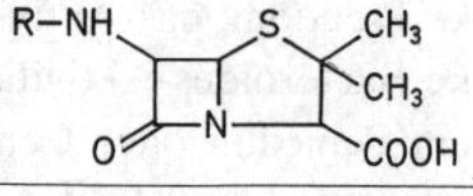

Gruppe	Derivat	R
Benzyl-, Phenoxy-Penicilline	Penicillin G	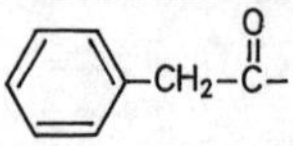 C₆H₅–CH₂–C(=O)–
	Penicillin V	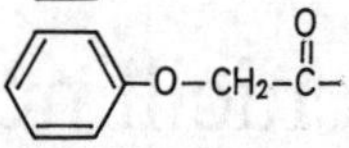 C₆H₅–O–CH₂–C(=O)–
Aminopenicilline	Ampicillin	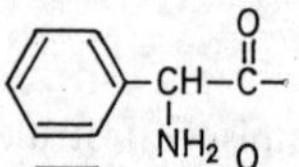 C₆H₅–CH(NH₂)–C(=O)–
	Amoxicillin	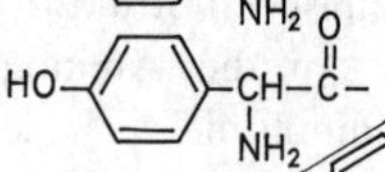 HO–C₆H₄–CH(NH₂)–C(=O)–
Acylaminopenicilline	Mezlocillin	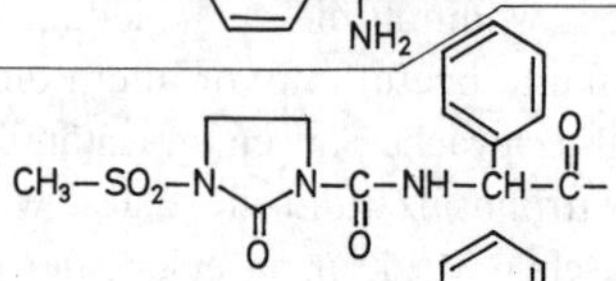 CH₃–SO₂–N(imidazolidinon)–C(=O)–NH–CH(C₆H₅)–C(=O)–
	Azlocillin	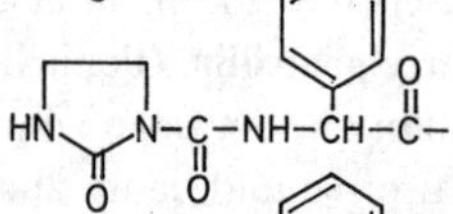 HN(imidazolidinon)–C(=O)–NH–CH(C₆H₅)–C(=O)–
	Piperacillin	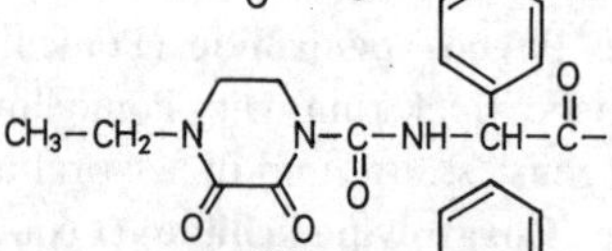 CH₃–CH₂–N(dioxopiperazin)–C(=O)–NH–CH(C₆H₅)–C(=O)–
	Apalcillin	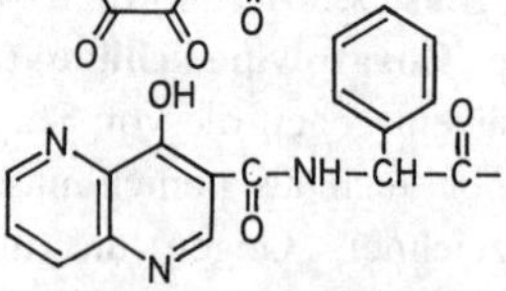 (4-Hydroxy-1,5-naphthyridin-3-yl)–C(=O)–NH–CH(C₆H₅)–C(=O)–
Isoxazolylpenicilline	Oxacillin	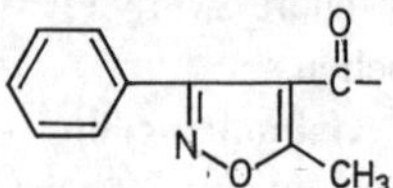 (3-Phenyl-5-methyl-isoxazol-4-yl)–C(=O)–
	Dicloxacillin	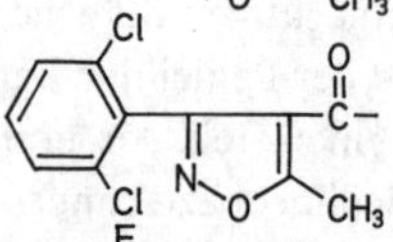 (3-(2,6-Dichlorphenyl)-5-methyl-isoxazol-4-yl)–C(=O)–
	Flucloxacillin	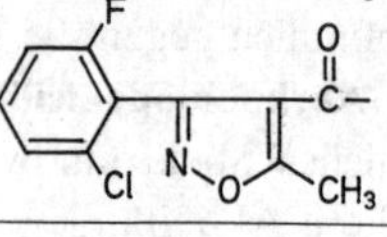 (3-(2-Chlor-6-fluorphenyl)-5-methyl-isoxazol-4-yl)–C(=O)–

Abb. 4. Chemische Struktur der wichtigsten Penicilline.

1. Penicilline

Aktivität von Ticarcillin geringer. Temocillin ist zwar stärker wirksam als Ticarcillin, hemmt jedoch grampositive Bakterien nicht.
7. **Mecillinam** ist ein Derivat der Amidinopenicillansäure. Es wirkt auf andere Weise bakterienhemmend als die übrigen Penicilline. Es bindet nur das Penicillin-Bindeprotein 2 und ist dadurch gegen gramnegative Bakterien stärker wirksam als gegen grampositive Bakterien.

Antibakterielle Wirkung und Resistenz: Die Wirkungsunterschiede zwischen den einzelnen Penicillinen beruhen vor allem auf einer verschiedenen Affinität zu den Bindeproteinen der Bakterien, einer verschiedenen Penetrationsfähigkeit durch die Bakterienzellmembran (Kryptizität) und einer verschiedenen β-Lactamase-Festigkeit. Außerdem spielen die Beschaffenheit der Penicillin-Rezeptoren, der Peptidoglykangehalt der Bakterienzellwand (bei grampositiven Bakterien größer als bei gramnegativen Bakterien) und der Lipidgehalt der Bakterienzellwand eine Rolle.

Eine **Resistenz** der Bakterien gegen Penicilline kann verschiedene Gründe haben:
1. β-Lactamase-Bildung. Bakterien bilden unterschiedliche β-Lactamasen, die den β-Lactamring des Penicillins aufbrechen können. β-Lactamasen können von β-Lactamase-Inhibitoren (z. B. Clavulansäure) gehemmt werden (s. S. 131).
2. Rezeptorenmangel bzw. schlechte Penicillin-Penetration durch die äußeren Zellwandschichten (so daß das Penicillin die Rezeptoren nicht erreicht).
3. Mangelnde Aktivierung autolytischer Bakterienenzyme in der Zellwand (keine Abtötung der Bakterien, sog. Toleranz der Keime).
4. Fehlen einer Bakterienzellwand (z. B. bei Mykoplasmen).
5. Mangelnde Zellwandsynthese (im Ruhestadium der Bakterien).

Hauptindikationen (Tab. 12): Während Penicillin G das Mittel der Wahl bei sensiblen Streptokokken- und Pneumokokken-Infektionen sowie bei Infektionen durch Penicillin-G-empfindliche Staphylokokken ist, findet Amoxicillin in erster Linie bei Enterokokken- und Proteus-mirabilis-Infektionen Verwendung. Oxacillin, Dicloxacillin und Flucloxacillin werden wegen ihrer Stabilität gegenüber Staphylokokken-Penicillinase bei leichteren Staphylokokkeninfektionen verwendet. Pseudomonas-wirksame Penicilline sind Ticar-, Azlo- und Piperacillin.

Penicillin G wird bei akuten und schweren Infektionen parenteral (als i. v. Kurzinfusion oder i. v. Injektion) in mittlerer bis hoher Dosierung (4–20 Mill. E) verabreicht. Nach Eintritt einer Besserung setzt man die Behandlung mit hohen Dosen eines oral applizierbaren Penicillins, wie Phenoxymethylpenicillin (2–4 Mill. E) fort. Bei leichteren Infektionen kann Phenoxymethylpenicillin bereits im Anfangsstadium der Erkrankung verwandt werden. Depotpenicilline bewirken relativ niedrige Serumspiegel und eignen sich daher nur für Infektionen durch hochempfindliche Keime (Streptokokken, Pneumokokken), zur Rheumaprophylaxe sowie zur Behandlung von Patienten, die z. B. wegen Erbrechens ein

Eigenschaften der Antibiotika

Tab. 12. Klinische Wirksamkeit von Penicillinen (Hauptindikationen umrandet).

	Staphylokokken (ohne Penicillinasebildung)	Staphylokokken (mit Penicillinasebildung)	Pneumo-, A-Streptokokken	Enterokokken	E. coli	Klebsiella	Proteus mirabilis	Proteus vulgaris	Pseudomonas aeruginosa	Haemophilus	Serratia marcescens
Penicillin G, Penicillin V	++	∅	++	+	∅	∅	∅	∅	∅	∅	∅
Amoxicillin	++	∅	++	++	++	∅	++	∅	∅	++	∅
Mezlocillin	+	∅	++	++	++	+	++	++	+	++	++
Piperacillin	+	∅	++	++	++	+	++	++	++	++	++
Azlocillin	+	∅	++	++	++	∅	++	++	++	++	∅
Oxacillin, Flucloxacillin	++	++	++	∅	∅	∅	∅	∅	∅	∅	∅
Amoxicillin + Clavulansäure	++	++	++	++	++	+	++	+	∅	++	∅

1. Penicilline

Penicillin nicht oral erhalten können. Die lokale Anwendung von Penicillinen ist wegen häufiger Unwirksamkeit und der beträchtlichen Sensibilisierungsgefahr abzulehnen.

Allgemeine Beurteilung der Penicilline:
Vorteile: Bakterizide Wirkung, gute Verträglichkeit, große Dosierungsspanne, Wirkungssteigerung durch β-Lactamase-Hemmer, keine oder langsame Resistenzentwicklung unter der Therapie.

Nachteile: Lückenhaftes Wirkungsspektrum bei ungezielter Therapie, geringe Stabilität gegen die verschiedenen β-Lactamasen, Sensibilisierungsgefahr, kurze Halbwertszeit.

Benzylpenicillin (Penicillin G)

▶ **Eigenschaften:** Benzylpenicillin ist als leicht wasserlösliches Natrium- oder Kaliumsalz oder als schwer wasserlösliches Depotpenicillin (Procain-Penicillin G, Benzathin-Penicillin G, Clemizol-Penicillin G) im Handel. 1 Internationale Einheit (IE) entspricht 0,6 µg (1 µg = 1,67 IE).

▶ **Wirkungsweise:** Bakterizide Wirkung auf proliferierende Keime (Hemmung der Zellwandsynthese durch Blockierung der bakteriellen Transpeptidase).

▶ **Wirkungsspektrum: Gute** bis **mittlere Empfindlichkeit** (minimale Hemmkonzentration 0,001 bis 0,5 E/ml) haben Streptococcus pyogenes, B-Streptokokken, Streptococcus pneumoniae (Pneumokokken), Streptococcus viridans, anaerobe Streptokokken, Gonokokken, Meningokokken, Diphtheriebakterien, Spirochäten (Treponemen, Borrelien), Actinomyces israeli, Pasteurella multocida. Viele gramnegative Anaerobier (z. B. Bacteroides melaninogenicus, Fusobakterien) sind sehr empfindlich. **Unterschiedliche** Empfindlichkeit zeigen Staphylococcus aureus und epidermidis, Listerien, Clostridien, Bacillus anthracis, Campylobacter-Arten. Die meisten Staphylokokken-Stämme sind resistent, aber Stämme ohne Penicillinasebildung empfindlich.
Nur **schwache Empfindlichkeit** (oder Resistenz) haben Enterokokken (Enterococcus faecalis, Enterococcus faecium), Brucellen, Haemophilus influenzae, Bordetella pertussis.
Resistent sind Enterobakterien, Salmonellen, Bacteroides fragilis, Nocardia asteroides, Vibrio cholerae, Mykobakterien.

▶ **Resistenz:** Häufigkeit von **primärer** Resistenz bei Staphylokokken örtlich verschieden (30–50–90%). Eine Resistenz von Pneumokokken und Gonokokken

Eigenschaften der Antibiotika

ist noch relativ selten, aber im Zunehmen begriffen. Multiresistente Pneumokokken-Stämme sind nicht nur gegen Penicillin G resistent, sondern auch gegen Tetracycline, Erythromycin und Clindamycin, z. T. auch gegen Rifampicin. Penicillin-G-resistente Gonokokken aus Ostasien sind meist auch unempfindlich gegen Tetracycline, Erythromycin und Spectinomycin. **Sekundäre Resistenzentwicklung** möglich, aber selten und langsam (Mehrstufenresistenz) durch Mutation oder Selektion resistenter Varianten. Bei Penicillasebildnern kann eine Induktion der Penicillinasebildung unter Penicillin-Einfluß stattfinden. Durch die von bestimmten Bakterien gebildeten Penicillinasen wird der β-Lactamring des Penicillins hydrolytisch gespalten, wobei unwirksame Penicilloyl-Verbindungen entstehen. Penicillin-G-tolerante Stämme von Staphylococcus aureus und Streptococcus sanguis werden zwar bakteriostatisch gehemmt, aber nicht abgetötet (oder nur sehr langsam). Penicillin-G-tolerante Staphylococcus-aureus-Stämme können gleichzeitig eine Toleranz gegen Cephalosporine und Vancomycin haben (nicht aber gegen Gentamicin) und sprechen schlecht auf eine Therapie an.
Parallele Empfindlichkeit bei Penicillin-G-empfindlichen Keimen zwischen allen Penicillinen.

▶ **Pharmakokinetik:** *Orale Gabe* wegen Säureinstabilität nicht sinnvoll. *Resorption* nach i. m. Gabe von wasserlöslichem Penicillin G rasch und vollständig, von Depotpenicillin verzögert.
Serumspiegel nach i. m. oder i. v. Gabe abhängig von Dosis und Dosierungsintervall, verschieden bei Penicillin-G-Natrium und Depotpenicillinen. Nach *i. v. Injektion* von 1 Mill. E **Penicillin-G-Natrium** betragen die *Serumspiegelmaxima* 75 E/ml, bei 1stündiger *Kurzinfusion* 24 E/ml (Abb. 5). Nach entsprechender Gabe von 5 Mill. E liegen die durchschnittlichen Maxima bei 400 E/ml bzw. 130 E/ml (Abb. 7). *Halbwertszeit* 40 min, *Plasmaeiweißbindung:* 50%.

Nach *i. m. Injektion* von 0,2, 0,5, 1 und 5 Mill. E Penicillin-G-Natrium werden nach 1 h Serumspiegel von 2,8 bzw. 8 bzw. 20 bzw. 70 E/ml erreicht. Bei **Depotpenicillinen** (Procain- und Clemizolpenicillin) langsamer Anstieg und Abfall von relativ niedrigen Konzentrationen.
Nach **Benzathin-Penicillin G** (1,2 Mill. E i. m.) findet man niedrige Serumspiegel von mindestens 0,03 E/ml über 3–4 Wochen (ausreichend zur Rezidivprophylaxe des rheumatischen Fiebers). Benzathin-Penicillin G gibt es auch als Suspension zur oralen Anwendung; nur 30% der oral verabreichten Dosis werden resorbiert.
Liquorgängigkeit gering, bei entzündeten Meningen besser. Bei eitriger Meningitis werden nach höheren Einzeldosen von Penicillin G für Pneumo- und Meningokokken therapeutisch ausreichende Liquorkonzentrationen erreicht (bei 4 Mill. E i. v. 0,08–0,3 E/ml nach 1 h).
Gewebekonzentrationen: Gute Penetration in Niere, Lunge, Leber, Haut, Schleimhäute. Schlechte Diffusion in Muskulatur, Knochen, Nervengewebe,

1. Penicilline

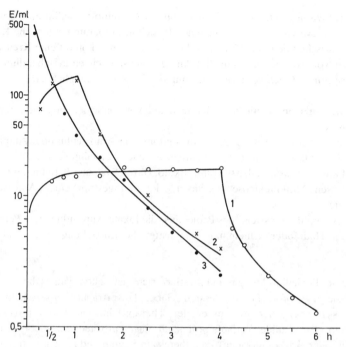

Abb. 5. Blutspiegelwerte nach 4stündiger Dauerinfusion (0,5 Mill. E/h = 12 Mill. E/Tag, Kurve 1), nach 1stündiger Kurzinfusion (5 Mill. E, Kurve 2) und nach intravenöser Injektion (5 Mill. E, Kurve 3) von Penicillin-G-Natrium (eigene Daten).

Gehirn und Kammerwasser des Auges. Keine Penetration in Körperzellen (ungenügende Wirksamkeit bei intrazellulären Infektionen).
Konzentrationen in Pleura-, Perikard-, Peritoneal- und Synovialflüssigkeit bei Entzündung 25–75% der Serumkonzentrationen. Im fetalen Kreislauf finden sich etwa ¼ der Penicillin-Werte des mütterlichen Blutes wieder. Hohe Konzentration im Fruchtwasser. Geringer Übergang in die Muttermilch (5–10% der Serumwerte).
Ausscheidung: Mit dem Urin bei parenteraler Gabe bis zu 85–95% (hohe Harnkonzentrationen). Bei Niereninsuffizienz geringere Urin-Recovery.
Mit der Galle geringe Ausscheidung (Konzentrationen in der Lebergalle etwa gleich hoch wie im Blut).

▶ **Nebenwirkungen:**
1. **Sensibilisierung durch Penicillin:** Häufigste Komplikation einer Penicillin-Therapie (0,5–1%). Als Allergene wirken neben dem intakten Penicillin-Molekül antibakteriell inaktive Umwandlungsprodukte der 6-Amino-Penicillansäure, z. B.

die Penicilloylsäure. Da alle Penicilline von der 6-Amino-Penicillinsäure abstammen, besteht zwischen den verschiedenen Penicillin-Präparaten meist eine Kreuzallergie. Zwischen den Penicillinen und Cephalosporinen kommt eine Kreuzallergie selten vor, so daß bei Penicillin-Allergie meist noch eine Behandlung mit Cephalosporinen (nach vorheriger Testung des Patienten) möglich ist.

Das **Auftreten einer Penicillin-Allergie** hängt von verschiedenen Faktoren ab, zum Beispiel
a) von der Art des Penicillins: nach Anwendung von Amoxicillin oder Ampicillin sind Hautreaktionen wesentlich häufiger als nach Penicillin G oder V;
b) vom Funktionszustand des lymphoretikulozytären Systems: Patienten mit einer infektiösen Mononukleose erkranken viel häufiger an einer Amoxicillin-Allergie;
c) von der Applikationsweise des Penicillins: die lokale Anwendung von Penicillin auf der Haut oder Schleimhaut begünstigt die Entstehung einer Penicillin-Allergie.

Eine echte Penicillin-Allergie manifestiert sich bei schon länger bestehender Sensibilisierung sofort bei der ersten Gabe. Unverträglichkeitserscheinungen können sich aber auch erst unter der Therapie innerhalb von 8–14 Tagen entwickeln. Eine milde Verlaufsform stellt das Auftreten eines polymorphen (morbilli- oder skarlatiniformen) Exanthems am Stamm und an den Extremitäten dar, das manchmal trotz Fortsetzung der Therapie spontan zurückgeht. Die allergische Genese dieser Reaktionen vom »Ampicillin-Typ« ist zweifelhaft; offenbar beruhen sie auch auf kumulativ-toxischen Wirkungen. Milde Formen manifestieren sich oft als Drug-Fieber und allgemeines Unbehagen während der Infusion sowie als Eosinophilie. Schwerwiegender sind urtikarielle oder ödematöse Hauterscheinungen mit oder ohne Fieber, die selten von Gelenkschwellungen, Larynxödem, Hirnödem, Konjunktivitis u. a. begleitet sind. Die Entstehung einer Urtikaria muß immer als ein bedrohliches Zeichen angesehen werden und verbietet strikt jede weitere Penicillin-Anwendung. Sehr selten kommt es bei einer Penicillin-Allergie zu dem gefürchteten **anaphylaktischen Schock,** der in etwa 10% tödlich ausgeht. Er ist durch einen plötzlich auftretenden Vasomotorenkollaps mit Bewußtlosigkeit, Krämpfen und Atemstörungen gekennzeichnet und erfordert eine rasche, intensive Therapie (s. u.). Seltene Nebenwirkungen sind Neutropenie, Thrombozytopenie und hämolytische Anämie sowie interstitielle Nephritis. Nach Gabe von Procainpenicillin kann auch eine Procain-Allergie auftreten.
Eine wirklich zufriedenstellende Nachweismethode für das Bestehen einer Penicillin-Allergie ist bis jetzt nicht bekannt. Der Nachweis spezifischer IgE im Serum (RAST-Test) kann auch bei Personen positiv sein, die niemals allergische Erscheinungen gezeigt haben. Andererseits schließt ein negatives Resultat eine

1. Penicilline

Allergie nicht aus. Wenn ein Patient angibt, gegen Penicillin überempfindlich zu sein, oder der Verdacht auf eine Penicillin-Allergie besteht, können bei Notwendigkeit einer erneuten Penicillin-Therapie folgende **Vorproben** durchgeführt werden:

Scratch-Test: Ein Tropfen einer Penicillin-Lösung (1000–5000 E/ml) wird auf einen frischen Hautkratzer gebracht. Innerhalb von 15 min tritt eine Sofortreaktion mit Erythem und Juckreiz auf.

Intrakutantest mit 0,02 ml einer Lösung von 1000 E/ml: Gefährlich, da bereits hierauf (tödliche) Reaktionen vorgekommen sind. Falsch-positive und falschnegative Reaktionen kommen vor. Bei Verdacht auf Procain-Allergie kann 0,1 ml einer 1%igen Procainlösung streng intrakutan injiziert werden (evtl. Auftreten einer Rötung oder Quaddel, Schockgefahr). Der Wert von Hauttestungen (am besten als Scratch-Test) scheint vor allem in der Erkennung von Personen zu liegen, die bei erneuter Penicillingabe Sofortreaktionen zeigen würden.

Bei negativem Kratz- und Intrakutantest ist ein **Expositionsversuch** gestattet. Dabei läßt man durch i. v. Infusion eine Penicillin-G-Lösung (200 000 E in 500 ml Flüssigkeit) sehr langsam einlaufen und unterbricht sofort, wenn die ersten Zeichen einer allergischen Reaktion beobachtet werden.
Bei Verdacht auf eine Penicillin-Allergie dürfen Depotpenicilline wegen der Gefahr einer protrahierten Allergie auf keinen Fall angewandt werden.

Therapie der Penicillin-Allergie: Bei Exanthemen, die unter der Behandlung auftreten: Absetzen des Penicillins. Bei allergischem Schock (oft verbunden mit Lungen-, Larynx- oder Hirnödem): Injektion von 0,5–1 mg Adrenalin (Suprarenin) i. m. oder subkutan, notfalls auch 0,5 mg langsam i. v., bei Bedarf in 5–10minütigem Abstand bis zu 3mal wiederholen. Ggf. Dauertropfinfusion mit vasokonstriktorischen Substanzen zur Aufrechterhaltung des Blutdruckes, Gabe von 100–500 mg Prednison i. v. Bei Larynxödem Intubation, ggf. mechanische Beatmung. Injektionen von Penicillinase und Antihistaminika sind erfolglos.
Genaue Überwachung des Patienten bis einige Stunden nach Eintreten der klinischen Besserung, da die Erscheinungen rezidivieren können.
Bei schwerem protrahierten Schock nach Injektion von Depotpenicillin (besonders nach Clemizol- oder Benzathin-Penicillin) ist eine Exzision der Injektionsstelle notwendig.

2. **Neurotoxische Reaktionen** mit Krampfanfällen sind möglich bei intrathekalen Instillationen oder bei Meningitis, Krampfbereitschaft (Epilepsie) und Urämie durch sehr hohe Dosen von Penicillin G (über 20 Mill. E). Bei zu großen Mengen von Penicillin-G-Kalium drohen Hyperkaliämie, Krämpfe, Koma und Herzstill-

Eigenschaften der Antibiotika

stand (1 Mill. E Penicillin-G-Kalium enthalten 1,5 mval Kalium); daher sollte Penicillin-G-Natrium bevorzugt werden. In den meisten hochdosierten Penicillin-Präparaten sind jedoch Penicillin-G-Natrium und -Kalium in einem physiologischen Verhältnis gemischt, so daß Elektrolytstörungen kaum auftreten können. Im allgemeinen sollen pro Tag nicht mehr als 20–30 Mill. E Penicillin G, bei Kindern nicht über 12 Mill. E gegeben werden. Bei Patienten mit schweren Ausscheidungsstörungen (im Stadium der dekompensierten Retention oder in der Urämie) genügen 50% der üblichen Dosis von Penicillin G.

3. **Herxheimer-Reaktion** zu Beginn einer Penicillin-Behandlung der Lues, besonders der konnatalen Lues und Neurolues: Fieber, Schüttelfrost, Allgemein- und Herdreaktionen. Therapie: 50–100 mg Prednison i. v.

4. Versehentliche intravaskuläre Injektion von Procain-, Clemizol- oder Benzathin-Penicillin G kann sich durch vorübergehendes Auftreten von Bewußtseinsverlust, Halluzinationen, Sehstörungen, Schwindel, Parästhesien, Stenokardien oder lokaler Ischämie bis Schock äußern, wobei Kristalle zu multiplen Mikroembolien geführt haben (Hoigné- oder Nicolau-Syndrom). Die Symptome bilden sich in 15–30 min vollständig zurück.

▶ **Interaktionen:** Penicillin G kann die Wirksamkeit von Antikoagulantien, Thrombozytenaggregationshemmern und oralen Kontrazeptiva vermindern (sehr selten).

▶ **Indikationen:** Streptokokken-, Pneumokokken-, Meningokokken-Infektionen, Infektionen durch Penicillin-G-empfindliche Staphylokokken; Lues, Gonorrhoe (durch empfindliche Gonokokken). Diphtherie, Scharlach, Angina, Erysipel, rheumatisches Fieber, Endocarditis lenta, Erysipeloid, Lobärpneumonie, Meningitis durch empfindliche Erreger, Milzbrand, Tierbißinfektion (meist durch Pasteurella multocida). Leptospirose, Aktinomykose, Tetanus, Gasbrand, Wundinfektionen (wenn sie außerhalb des Krankenhauses entstanden sind). Penicillin G ist ein Mittel der Wahl bei der Borreliose (Lyme-Krankheit). Depotpenicillin, welches zu niedrigeren Blutspiegeln führt als das schnell resorbierbare Penicillin G, ist allenfalls noch bei Patienten indiziert, die wegen Erbrechens kein Oralpenicillin einnehmen können. Depotpenicilline spielen nach wie vor eine wichtige Rolle bei der Lues-Therapie. Generell sollte bei schweren Infektionen die Penicillin-Therapie mit hochdosierten wäßrigen Präparaten intravenös durchgeführt werden.

▶ **Falsche Indikationen:** Monotherapie mit Penicillin G bei schweren (septischen) Erkrankungen durch unbekannte Erreger (unwirksam bei penicillinasebildenden Bakterien), außerdem Harnwegsinfektionen und atypische Pneumonie (Erreger gegen Penicilline unempfindlich).

▶ **Kontraindikation:** Penicillin-Allergie. Vorsicht mit überhöhten Dosen (>10 Mill. E) bei Niereninsuffizienz und Krampfbereitschaft (Gefahr der Neurotoxizität). Der Natrium- und Kaliumgehalt von Penicillin G sind bei schwerer Herz- oder Niereninsuffizienz zu beachten.

▶ **Applikation:** Bei i.m. Injektion von Penicillin-G-Natrium in 5–10%iger Konzentration, bei i.v. Injektion in bis zu 20%iger Konzentration. Häufige Gaben notwendig (bei kleinen Dosen alle 4–6 h). Bei höheren Dosen und schweren Erkrankungen am besten als i.v. Kurzinfusion (über ½ – 1 h). Bei i.m. Injektion eines Penicillin-Präparates ist immer darauf zu achten, daß das Mittel nicht versehentlich intravenös oder intraarteriell gespritzt wird (vor dem Injizieren durch Aspirieren mit der Spritze prüfen). Das Mittel darf auch nicht in der Nähe peripherer Nerven injiziert werden (daher bevorzugt man bei Erwachsenen den äußeren oberen Quadranten des Gesäßes, bei kleinen Kindern die äußere Seite der Oberschenkel im mittleren Drittel).
Intrathekale Gaben von Penicillin G sind unnötig und gefährlich.

▶ **Dosierung:**
Erwachsene: Bei normal empfindlichen Keimen tgl. 1 Mill. E, bei weniger empfindlichen Keimen tgl. 2–10–20 (–30) Mill. E i.m. und/oder i.v.
Kleinkinder: Tgl. 0,04–0,06 Mill. E/kg bzw. 0,2–0,5 Mill. E/kg i.m. oder i.v.
Säuglinge: Tgl. 0,04–0,1 Mill. E/kg bzw. 0,2–0,5 (–1) Mill. E/kg i.m. oder i.v.
Bei schwerer Niereninsuffizienz nicht mehr als 10 Mill. E Penicillin G (Erwachsene) bzw. 50% der üblichen Tagesdosis, Depotpenicillin nur alle 2(–6) Tage.

▶ **Dosierungsintervall** bei Penicillin-G-Natrium bzw. -Kalium alle 4–6 h, bei Früh- und Neugeborenen alle 8 h (verzögerte Ausscheidung wegen Nierenunreife); bei Depotpenicillinen je nach Präparat und Dosierung verschieden (im allgemeinen alle 12–24 h).
Durch Gaben von **Probenecid** (in Deutschland nicht mehr im Handel) kann die tubuläre Sekretion von Penicillinen verlangsamt werden, so daß höhere Serumspiegel resultieren. Die bessere Alternative ist eine ausreichend hohe Dosierung des Penicillins.

▶ **Instillationen** von Penicillin G im Prinzip möglich, jedoch wegen schneller Resorption nur kurze Zeit wirksam und daher heute nicht mehr zu empfehlen.

▶ **Handelsformen: Penicillin G:** Ampullen à 0,4; 1; 10 und 20 Mill. E. **Clemizol-Penicillin G:** Ampullen à 1 Mill. E (Megacillin). **Benzathin-Penicillin G:** Ampullen à 1,2 Mill. E (Tardocillin 1200). **Procain-Penicillin G** (0,5 Mill. E) + **Penicillin-G-Natrium** (3,5 Mill. E) (Bipensaar 4 Mega, Hydracillin forte). **Clemizol-Penicillin G** (0,4 Mill. E) + **Penicillin-G-Natrium** (3,6 Mill. E) im Megacillin forte.

▶ **Beurteilung:** Große therapeutische Breite, Erzielung maximaler Konzentrationsspitzen bei Injektion, stärkere Wirkungsintensität auf Penicillin-G-empfindliche Keime als andere Penicilline, daher Mittel der Wahl bei Infektionen durch sensible Keime.

Literatur

MENDELSON, L. M., et al.: Routine elective penicillin allergy skin testing in children and adolescents: Study of sensitization. J. Allergy Clin. Immunol. *73:* 76 (1984).
REDELMEIER, D. A., H. C. SOX: The role of skin testing for penicillin allergy. Arch. Intern. Med. *150:* 1939–1945 (1990).
SOGN, D. D., et al.: Interim results of the NIAID collaborative clinical trial of skin testing with major and minor penicillin derivatives in hospitalized adults. J. Allergy Clin. Immunol. *71:* 147 (1983).

Phenoxypenicilline

▶ **Synonyme:** Oralpenicilline, säurefeste Penicilline.

▶ **Handelsnamen: Penicillin V:** Beromycin, Isocillin, Megacillin oral u.v.a. **Propicillin:** Baycillin, Oricillin. **Azidocillin:** Syncillin.

▶ **Eigenschaften:** Penicillin V (Phenoxymethyl-Penicillin) wird biosynthetisch, Propicillin (Phenoxypropyl-Penicillin) und Azidocillin (α-Azidobenzyl-Penicillin) werden halbsynthetisch gewonnen. In Deutschland ist es üblich, Phenoxypenicilline nach Einheiten zu dosieren. 1 Mill. E Penicillin V und Azidocillin entsprechen ungefähr 0,6 g (1 g enthält etwa 1,6 Mill. E). Bei Propicillin entsprechen 1 Mill. E 0,7 g (1 g = 1,42 Mill. E).

▶ **Wirkungsweise und Wirkungsspektrum:** Bei allen Phenoxypenicillinen entsprechend Penicillin G.

▶ **Wirkungsintensität** von Propicillin auf grampositive sensible Bakterien 2–4mal geringer als von Penicillin G und V sowie von Azidocillin, die sich in ihrer Aktivität ungefähr entsprechen. Darüber hinaus besitzt Azidocillin eine gewisse Aktivität gegen Haemophilus influenzae, Bordetella pertussis und Enterokokken.

1. Penicilline

▶ **Resistenzentwicklung** selten und langsam (wie bei Penicillin G). Kreuzresistenz bei penicillinasebildenden Bakterien zwischen Phenoxypenicillinen und Penicillin G bzw. Ampicillin.

▶ **Pharmakokinetik:** Phenoxypenicilline sind weitgehend säurestabil. *Serumspiegelmaxima* in E/ml nach oraler Gabe von
1 Mill. E Propicillin 10,1 (nach 2,50 h),
1 Mill. E Penicillin V (-Kalium) 6,4 (nach 0,75 h),
1 Mill. E Azidocillin 8,8 (nach 0,50 h).
Resorptionsrate bei Propicillin und Penicillin V gleich (etwa 50%), wie entsprechende Vergleiche der Fläche unter der Blutspiegelkurve bei intravenöser und oraler Gabe gezeigt haben. Die höheren Blutspiegel von Propicillin gegenüber Penicillin V erklären sich hauptsächlich durch die geringere Metabolisierungsrate. Bei Azidocillin werden nach oraler Gabe mindestens 75% resorbiert. Bei Dosiserhöhung der Phenoxypenicilline ist eine proportionale Steigerung der Serumkonzentrationen möglich. Nach einer Mahlzeit ist die Resorption von Penicillin V schlechter als bei Nüchterngabe. Halbwertszeit von Penicillin V, Propicillin und Azidocillin 30 min.
Plasmaeiweißbindung: Bei Penicillin V 60%, Propicillin 80–85% und Azidocillin 84%.
Gewebediffusion und *Liquorgängigkeit* ähnlich Penicillin G.
Ausscheidung mit dem Urin bei Penicillin V zu 30–50%, bei Propicillin zu 50%, bei Azidocillin zu 60%. Ausscheidung von inaktiven Metaboliten (Penicilloylsäure) bei Penicillin V stärker als bei Propicillin. Bei Azidocillin sind etwa 5% des im Harn ausgeschiedenen Antibiotikums Ampicillin, das im Organismus aus Azidocillin entsteht.

▶ **Nebenwirkungen:** Sensibilisierungsgefahr geringer als bei parenteraler Gabe von Penicillin G. Keine neurotoxischen Reaktionen.

▶ **Hauptindikationen:** Leichtere Infektionen durch Penicillin-empfindliche Bakterien, z. B. Angina, Erysipel, Scharlach, Borrelieninfektionen, leichtere Wundinfektionen, periodontale Infektionen und andere Zahninfektionen, Endokarditisprophylaxe, Rezidivprophylaxe des rheumatischen Fiebers, Scharlachprophylaxe.

▶ **Falsche Indikationen:** Meningitis, Sepsis, Endokarditis, Infektionen durch schwach empfindliche Keime, bei denen eine hochdosierte i. v. Behandlung notwendig ist.

▶ **Kontraindikation:** Penicillin-Allergie.

Eigenschaften der Antibiotika

▶ **Applikation und Dosierung:** Nur orale Gabe möglich. Bei Kindern ist die Applikation einzelner Handelsformen wegen des schlechten Geschmackes oft problematisch. Folgende Dosen sollen möglichst nicht unterschritten werden: **Erwachsene und Schulkinder** tgl. 3mal 500000 E (Gesamtdosis 1,5 [–8] Mill. E), **Kinder** (1–6 Jahre alt) tgl. 3mal 300000 E (Gesamtdosis 0,9 Mill. E), **Säuglinge** tgl. 3mal 150000 E (Gesamtdosis 0,45 [–0,9] Mill. E), **Neugeborene** tgl. 2–3mal 100000 E (Gesamtdosis 0,2–0,3 Mill. E).
Azidocillin: Erwachsene tgl. 1,5–2 g, Kinder von 2–10 Jahren tgl. 0,75 g, Kinder unter 2 Jahren: tgl. 60 mg/kg (verteilt auf 3 Einzelgaben).

▶ **Handelsformen: Penicillin V:** Tabletten oder Kapseln à 400000, 500000, 600000, 800000, 1, 1,2 und 1,5 Mill. E; Suspension mit 1 ml = 50000 E, 1 ml = 60000 E und 1 ml = 80000 E. **Propicillin:** Tabletten bzw. Dragées à 200000, 400000, 600000 und 1 Mill. E; Suspension (mit 7 ml = 100000 E). **Azidocillin:** Tabletten à 0,75 g, Granulat in Beuteln à 0,25 g.
Aus Fertigsuspensionen auf Triglyzerid- oder Ölbasis wird Penicillin V schlechter resorbiert als aus wäßrigen Suspensionen (hergestellt aus Trockensubstanz oder Granulat).

▶ **Beurteilung:** Trotz geringer Unterschiede in der antibakteriellen Aktivität und Pharmakokinetik sind die verschiedenen Phenoxypenicilline in der klinischen Wirksamkeit praktisch gleichwertig. Mittel der Wahl bei Streptokokken-Angina, Scharlach, Erysipel und Zahninfektionen.

Literatur

BUCHANAN, G. R., J. D. SIEGEL, S. J. SMITH, B. M. DE PASSE: Oral penicillin prophylaxis in children with impaired splenic function: a study of compliance. Pediatrics 70: 926 (1982).

Isoxazolylpenicilline (Staphylokokken-Penicilline)

▶ **Handelsnamen: Dicloxacillin:** Dichlor-Stapenor. **Flucloxacillin:** Staphylex. **Oxacillin:** Cryptocillin, Stapenor. **Cloxacillin:** Standardpräparat der WHO-Liste, aber in Deutschland nicht mehr im Handel.

▶ **Eigenschaften:** Methicillin war das zuerst in die Therapie eingeführte penicillinasefeste Penicillin. Es war aber nur parenteral anwendbar, relativ toxisch und hatte eine geringere In-vitro-Aktivität auf penicillinasebildende Staphylokokken. Daher wurde es durch die später entwickelten penicillinasefesten Isoxazolylpenicilline Oxacillin, Cloxacillin, Dicloxacillin und Flucloxacillin abgelöst. Diese sind gut wasserlöslich, oral anwendbar und unterscheiden sich untereinander in pharmakokinetischer Hinsicht, nicht aber in ihrer antibakteriellen Aktivität.

▶ **Wirkungsspektrum:** Gute Wirksamkeit auf penicillinasebildene Staphylokokken. Auf Penicillin-G-empfindliche Staphylokokken, Streptokokken, Pneumokokken und andere grampositive Keime wirken die Isoxazolyl-Penicilline $^1\!/_{10}$ so stark wie Penicillin G.

▶ **Resistenz:** Methicillin wird traditionell zur Prüfung der Resistenz gegen alle penicillinasestabile Penicilline benutzt. Methicillin-resistente Staphylococcus-epidermidis-Stämme sind in den letzten Jahren häufiger geworden. In vielen Krankenhäusern sind mehr als 50% der Isolate resistent. Die Häufigkeit von Methicillin-resistenten Staphylococcus-aureus-Stämmen (MRSA) zeigt starke regionale Schwankungen. In einigen Krankenhäusern sind Ausbrüche von schweren Infektionen mit virulenten, multiresistenten Epidemiestämmen (EMRSA) beobachtet worden, die eine Behandlung mit Vancomycin oder einem Gyrasehemmer erforderten. In vitro wird eine Methicillin-Resistenz am besten in Kulturmedien nachgewiesen, welche 5% NaCl enthalten oder bei 30 °C bebrütet werden. Keine sekundäre Resistenzentwicklung während der Therapie. Es besteht bei Staphylokokken eine Kreuzresistenz zwischen den penicillinasefesten Penicillinen und Cephalosporinen. Penicillin-G-empfindliche Staphylokokken sind immer Oxacillin-empfindlich.

▶ **Pharmakokinetik:** *Resorption nach oraler Gabe* am besten bei Dicloxacillin und bei Flucloxacillin. Cloxacillin und Oxacillin, die weniger säurestabil sind als Dicloxacillin, werden schlechter resorbiert. Bei Nüchterngabe (1 h vor und 2–4 h nach der Mahlzeit) bessere Resorption als bei gefülltem Magen. Maximale Blutspiegel nach 1–2 h.
Serumspiegel (mg/l) nach oraler Gabe von 0,5 g (1 h nach der Mahlzeit, Abb. 6): Flucloxacillin 7,6 bzw. 2,3 (nach 1½ bzw. 4 h), Dicloxacillin 5,9 bzw. 2,0 (nach 1½ bzw. 4 h).
Serumspiegel (mg/l) nach i. v. Injektion von 0,5 g: Flucloxacillin 15,7 bzw. 2,0 (nach 1 bzw. 4 h), Oxacillin 1,7 bzw. <0,1 (nach 1 bzw. 4 h).
Halbwertszeit von Dicloxacillin und Flucloxacillin 45 min, von Oxacillin 25 min.
Plasmaeiweißbindung kritisch hoch (bei Dicloxacillin 97%, Flucloxacillin 95%, Oxacillin 93%).
Liquorgängigkeit gering, bei Meningitis bis zu 10% der Serumwerte. Übertritt in den fetalen Kreislauf.
Ausscheidung mit dem Harn nach parenteraler Gabe: bei Dicloxacillin zu 65%, bei Flucloxacillin zu 35%, bei Oxacillin zu 25%. Renale Ausscheidung von Oxacillin schneller als von Dicloxacillin. Oxacillin wird im Vergleich zu Dicloxacillin und Flucloxacillin stärker metabolisiert. Ausscheidung inaktiver Metaboliten

Eigenschaften der Antibiotika

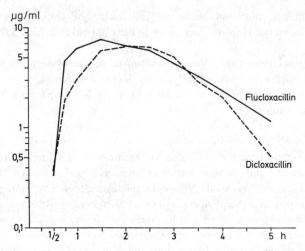

Abb. 6. Mittlere Serumspiegelkurve von 10 gesunden Erwachsenen nach oraler Einzelgabe von 0,5 g Flucloxacillin bzw. Dicloxacillin 1 h nach einem Standardfrühstück (eigene Daten).

(Penicilloylsäure) am stärksten bei Oxacillin, geringer bei Cloxacillin und Flucloxacillin, am geringsten bei Dicloxacillin.

▶ **Nebenwirkungen:** Ähnlich wie Penicillin G. Das heute kaum noch gebrauchte Methicillin hat früher vereinzelt zu allergischer Knochenmarkschädigung (Granulozytopenie) oder Nierenschädigung geführt. Besonders nach Oxacillin- und Flucloxacillin-Gaben wurden starke Erhöhungen der Serum-Transaminasen sowie Neutropenien beobachtet. Lokale Reizerscheinungen sind durch Dicloxacillin sowohl bei i. m. Gabe (Schmerzen) als auch bei i. v. Gabe (Phlebitis) häufig, durch Oxacillin und Flucloxacillin selten.

▶ **Indikation:** Klinisch typische oder nachgewiesene Staphylokokken-Infektionen (bei Penicillin-G-Resistenz).

▶ **Falsche Indikationen:** Infektionen durch Penicillin-G-empfindliche oder Oxacillin-resistente Staphylokokken. Infektionen durch Streptokokken, Pneumokokken, Gonokokken, Meningokokken usw.

▶ **Kontraindikation:** Penicillin-Allergie.

1. Penicilline

▶ **Applikation:** Für orale Anwendung (Nüchterngabe) Dicloxacillin und Flucloxacillin bevorzugen (bessere Resorption, höhere und länger anhaltende Serumspiegel).
Bei parenteraler Anwendung Oxacillin, Cloxacillin und Flucloxacillin lokal besser verträglich als Dicloxacillin. Zur Instillation in erster Linie Oxacillin (1%ige Lösung) verwenden! Bei i.v. Gabe nur sehr langsam injizieren (sonst Venenreizung), besser i.v. Kurzinfusion (innerhalb von 30 min).

▶ **Dosierung:** Niedrigere Tagesdosen als hier angegeben sind nicht ratsam!
Bei oraler Gabe von Dicloxacillin und Flucloxacillin (nüchtern):
Erwachsene und ältere Kinder tgl. 2–3–4 g, Kleinkinder tgl. 1–2 g (50 mg/kg), Säuglinge tgl. 0,5–1 g (50 mg/kg), in 4(–6) Einzelgaben.
Bei i.m. oder i.v. Gabe von Flucloxacillin: Erwachsene und Schulkinder tgl. 3–4 (–10) g, Kleinkinder tgl. 2–3(–6) g, Säuglinge tgl. 1–2(–4) g, Neugeborene tgl. 40 mg/kg, in 4–6stdl. Injektionen oder Kurzinfusionen.
Bei intralumbaler Instillation von Oxacillin: 10–20 mg (Erwachsene) und 5–10 mg (Kinder).

▶ **Handelsformen: Dicloxacillin:** Kapseln à 0,25 g. **Flucloxacillin:** Kapseln à 0,25 und 0,5 g, orale Suspension (25 mg/ml und 50 mg/ml). Ampullen à 0,25, 0,5 g, 1 g. **Oxacillin:** Kapseln à 0,25 g, Ampullen à 0,5 und 1 g.

▶ **Beurteilung:** Spezialpenicilline für leichtere Infektionen durch penicillinasebildende Staphylokokken. Bei ernsten Staphylokokken-Infektionen sollten andere Antibiotika mit sicherer Staphylokokken-Wirksamkeit sowie besserer Pharmakokinetik und Verträglichkeit bevorzugt werden. Bei anderen grampositiven Keimen schwächer wirksam als Penicillin G!

Literatur

BRUCKSTEIN, A. H. A. A. ATTIA: Oxacillin hepatitis. Two patients with liver biopsy, and review of the literature. Amer. J. Med. *64:* 519 (1978).
FARRINGTON, M., A. FENN, I. PHILLIPS: Flucloxacillin concentration in serum and wound exudate during open heart surgery. J. Antimicrob. Chemother. *16:* 253 (1985).
SMITH, A. L., C. A. MEEKS, J. R. KOUP, K. E. OPHEIM, A. WEBER, D. T. VISHWANATHAN: Dicloxacillin absorption and elimination in children. Rev. Pharmacol. Ther. *14:* 35–44 (1990).
SPINO, M., R. P. CHAI, A. F. ISLES et al.: Cloxacillin absorption and disposition in cystic fibrosis. J. Pediatr. *105:* 829 (1984).
TURNER, I. B., R. P. ECKSTEIN, J. W. RILEY, M. R. LUNZER: Prolonged hepatic cholestasis after flucloxacillin therapy. Med. J. Aust. *151:* 701–705 (1989).

Aminopenicilline

Zu den im Handel befindlichen Aminopenicillinen (Aminobenzylpenicillinen) gehören Ampicillin, Amoxicillin, Bacampicillin und Pivampicillin, die sich in den pharmakologischen Eigenschaften, nicht aber in der antibakteriellen Aktivität voneinander unterscheiden. Ampicillin kommt als Leitsubstanz dieser Gruppe nur noch für parenterale Gabe in Frage. Oral sollte das wesentlich besser resorbierbare Amoxicillin verwandt werden. Die Aminopenicilline haben aus Resistenzgründen in letzter Zeit stark an Bedeutung verloren.

Ampicillin

▶ **Handelsnamen:** Amblosin, Binotal u. v. a.

▶ **Eigenschaften:** Halbsynthetisches Penicillin-Derivat (α-Aminobenzyl-Penicillin) mit erweitertem Spektrum. In Lösung relativ unstabil.

▶ **Wirkungsweise:** Bakterizid, Hemmung der Zellwand-Peptidoglykansynthese, inaktiviert durch Penicillinasen von Staphylokokken, Enterobakterien und Bacteroides.

▶ **Wirkungsspektrum:** Wie bei Penicillin G, jedoch zusätzlich gute bis mittlere Empfindlichkeit (Hemmwerte bis 5 mg/l) von Enterokokken, Listerien, Haemophilus influenzae, Campylobacter fetus. Auf grampositive Keime wirkt Penicillin G 2–4fach stärker. Zunehmende Häufigkeit von Ampicillin-resistenten Haemophilus-Stämmen, die aber immer gegen Cefuroxim, Cefotaxim und Cefixim empfindlich sind. Gleichzeitige Resistenz von Haemophilus gegen Chloramphenicol ist selten. Enterokokken sind in einigen Ländern heute gegen Ampicillin teilweise resistent geworden.
Unterschiedlich empfindlich sind Salmonellen, Shigellen, E. coli (Resistenzrate ca. 30%) und Proteus mirabilis (nichtpenicillinasebildende Stämme). Resistent sind Klebsiella, Enterobacter, Citrobacter, Yersinia enterocolitica, Serratia marcescens, Bacteroides fragilis, Pseudomonas aeruginosa, Proteus vulgaris, Proteus rettgeri und Morganella morganii. Bei Kombination mit einem β-Lactamase-Hemmer (wie Sulbactam) synergistische Wirkung auf β-Lactamase-bildende Stämme von E. coli, Klebsiella, Bacteroides fragilis und Staphylococcus aureus.

▶ **Resistenz:** Komplette Kreuzresistenz mit Amoxicillin, Penicillin-G-resistente Gonokokken-Stämme sind auch Ampicillin-unempfindlich. Partielle Kreuzresistenz bei gramnegativen Stäbchen mit Azlocillin, Mezlocillin, Piperacillin, Apalcillin, Temocillin und Cephalosporinen. Resistenzentwicklung unter der Therapie selten (aber bei Haemophilus-Erkrankungen beobachtet). Während der Therapie

1. Penicilline

kann es zur Selektion primär resistenter Bakterien kommen, welche von einer sekundären Resistenzentwicklung zu unterscheiden ist.

▶ **Pharmakokinetik:** *Resorption* bei oraler Gabe 30–40%.

Maximaler Serumspiegel nach 0,5 g oral (nach einer Mahlzeit) durchschnittlich 2 mg/l nach 1½ h, nach 0,5 g i.m. 10 mg/l nach ½ Stunde. *Halbwertszeit* 1 h. *Plasmaeiweißbindung* 18%.
Gute *Gewebediffusion, Liquorgängigkeit* wie bei Penicillin G gering, bei Meningitis nach i.v. Gabe großer Dosen ausreichend. In Lebergalle Konzentrationen im Diffusionsgleichgewicht ebenso hoch wie im Serum, in Blasengalle höher. Übergang in den fetalen Kreislauf und ins Fruchtwasser.
Ausscheidung mit dem Urin nach 24 h 20–30% der oral und 60% der i.v. gegebenen Menge. Außerdem geringe Ausscheidung mit der Galle und den Fäzes.

▶ **Nebenwirkungen:** Toxizität ebenso gering wie von Penicillin G. Typische Allergie in Form von Urtikaria oder anaphylaktischem Schock nicht häufiger als bei Penicillin G. In 5–20% makulöse Exantheme während oder nach einer 8–14tägigen Behandlung. Ein Teil der Exantheme scheint toxisch bedingt zu sein (häufiger bei höherer Dosierung) und kommt offenbar durch Zerfallsprodukte von Ampicillin in Infusionslösungen zustande. Vorsicht bei späterer Anwendung von anderen Penicillinen, da mit einer Kreuzallergie zu rechnen ist. Nach einem typischen Ampicillin-Exanthem werden Penicilline nach längerem Intervall meist wieder vertragen. In 5–20% kommt es zu Magen-Darm-Erscheinungen (Brechreiz, Übelkeit, Durchfälle), teilweise durch Störung der normalen Darmflora bedingt. Wie bei Clindamycin-Behandlung gibt es eine durch Ampicillin ausgelöste pseudomembranöse Enterokolitis, die chronisch verlaufen kann und mit dem Vorkommen von Clostridium difficile im Darm in Zusammenhang steht. Sie wird mit Vancomycin oral (s. S. 459) behandelt. Nicht selten kommt es bei Harnwegsinfektionen zu einem Infektionswechsel mit resistenten Keimen (Klebsiella oder Enterobacter).

▶ **Hauptindikationen:** Haemophilus-Meningitis und andere Haemophilus-Infektionen (bei nachgewiesener Empfindlichkeit), Enterokokken-Endokarditis und andere schwere Enterokokken-Infektionen (in Kombination mit Gentamicin), Listeriose.

▶ **Frühere Indikationen** waren akute und chronische Harnwegsinfektionen mit empfindlichen Erregern, Langzeitbehandlung der chronischen Bronchitis, Gallenwegsentzündungen, Salmonellen- und Shigellen-Enteritis (bei nachgewiesener Empfindlichkeit der Erreger). Für orale Behandlung bevorzugt man heute Amoxicillin (besser resorbierbar).

Eigenschaften der Antibiotika

▶ **Falsche Indikationen:** Typische oder nachgewiesene Staphylokokken-, Streptokokken- und Pneumokokken-Infektionen, Angina, unklares Fieber, Pneumonie, Wundinfektionen, äußerliche Anwendung.

▶ **Kontraindikationen:** Penicillin-Allergie, infektiöse Mononukleose und chronische lymphatische Leukämie (in >50% Exantheme).

▶ **Applikation:** Bei schweren Infektionen oder bei Unfähigkeit zu schlucken parenteral (als 10–20%ige Lösung i.m. oder langsam i.v. oder hochdosiert als i.v. Kurzinfusion). Bei Dauertropfinfusion alle 6–8 h frische Lösung zubereiten, sonst zunehmende Inaktivierung; keine weiteren Zusätze! Bei oraler Gabe schlechte Resorption, daher Amoxicillin bevorzugen.

▶ **Dosierung:** Standarddosis für orale Gabe **bei Erwachsenen** (2–)3–4 g, für parenterale Gabe 1,5–2 g, Dosissteigerungen auf 10–20 g i.v. möglich. Bei eingeschränkter Nierenfunktion wird eine reduzierte Dosierung empfohlen: bei einer Kreatinin-Clearance von 50–10 ml/min übliche Einzeldosis alle 12 h geben, bei einer Kreatinin-Clearance von <10 ml/min alle 24 h. **Bei Kindern** dosiert man 60–100 mg/kg (oral) und 100(–200) mg/kg (parenteral), bei Meningitis 200–400 mg/kg. Tagesdosis auf 3–4 Einzelgaben verteilen.

▶ **Handelsformen:** Kapseln mit 0,25 g, Tabletten mit 0,5 g und 1 g, Ampullen mit 0,5, 1, 2, 5 g, Suspension und Sirup mit 50 mg/ml.

▶ **Beurteilung: Vorteile:** Im Vergleich zu Penicillin G verbreitertes Wirkungsspektrum, gute Gewebegängigkeit. **Nachteile:** E. coli und Haemophilus influenzae sind heute häufig resistent. Keine Wirkung auf Klebsiella- und Enterobacter-Arten, inkomplette Resorption bei oraler Gabe, häufig Exantheme und starker Selektionsdruck. Bei parenteraler Gabe heute durch Piperacillin oder Mezlocillin zu ersetzen, bei oraler Gabe durch Amoxicillin.

Literatur

MacMahon, P., J. Sills, E. Hall, T. Fitzgerald: Haemophilus influenzae type b resistant to both chloramphenicol and ampicillin in Britain. Brit. Med. J. *284:* 1229 (1982).

Mendelman, P. M., D. O. Chaffin, T. L. Stull et al.: Characterization of non-beta-lactamase-mediated ampicillin resistance in Haemophilus influenzae. Antimicrob. Ag. Chemother. *26:* 235 (1984).

Parr, T. R. Jr., L. E. Bryan: Mechanism of resistance of an ampicillin-resistant, beta-lactamase-negative clinical isolate of Haemophilus influenzae type b to beta-lactam antibiotics. Antimicrob. Ag. Chemother. *25:* 747 (1984).

Uchiyama, N., G. R. Greene, D. B. Kitts, L. D. Thrupp: Meningitis due to Haemophilus influenzae type b resistant to ampicillin and chloramphenicol. J. Pediatr. *97:* 421 (1980).

WALTERSPIEL, J. N., S. L. KAPLAN, M. J. KESSLER, L. F. REID: Ampicillin and chloramphenicol resistance in systemic Haemophilus influenzae disease. J. Am. Med. Assoc. *251:* 884 (1984).

Amoxicillin

▶ **Handelsnamen:** Amoxypen, Clamoxyl u. v. a.

▶ **Eigenschaften:** Hydroxyderivat des Ampicillins (Abb. 4, S. 36), als Trihydrat in Wasser schlecht, in Phosphatpuffer (pH 8,0) besser löslich, relativ säurestabil (wie Ampicillin). Mononatriumsalz (zur Injektion) gut wasserlöslich.

▶ **Antibakterielle Wirkung:** Spektrum und In-vitro-Aktivität entsprechend Ampicillin. Bei gramnegativen Stäbchen relativ rasch eintretende Bakterizidie.

▶ **Pharmakokinetik:** Nach oraler Gabe fast vollständige *Resorption. Blutspiegelmaxima* (nach 2 h) mehr als doppelt so hoch wie nach der gleichen Dosis Ampicillin per os (Abb. 7). Keine Beeinträchtigung durch die Nahrungsauf-

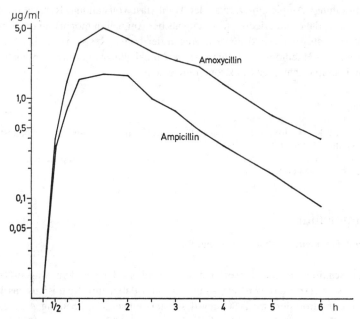

Abb. 7. Mittlere Serumspiegelkurven nach oraler Einzelgabe von 500 mg Amoxicillin und Ampicillin (eigene Daten).

nahme. Nach i.v. Injektion von 1 g *mittlere Serumspiegel* von 20 mg/l (1 h) und 2 mg/l (4 h). *Plasmaeiweißbindung* 17%. *Urin-Recovery* nach oraler Gabe in 6 h 60–70%, nach i.v. Gabe 70–80%.

▶ **Indikationen:** Wie für Ampicillin, außerdem orale Behandlung von unkomplizierten Harnwegsinfektionen bei Frauen, Langzeitbehandlung der chronischen Bronchitis und Gallenwegsentzündungen.

▶ **Nebenwirkungen:** Wie bei Ampicillin. Wegen der fast vollständigen Resorption nach oraler Gabe sind intestinale Störungen seltener.

▶ **Applikation und Dosierung:** Orale Tagesdosis je nach Erregerempfindlichkeit 1–1,5 (–3) g, bei Kleinkindern 50 (–100) mg/kg, verteilt auf 3 (–4) Einzelgaben. Bei schweren Infektionen höhere Dosierung durch i.v. Applikation möglich. I.v. Injektion oder Kurzinfusion (1 g alle 6–8 h) auch zur Einleitung der Behandlung, bei Erbrechen oder Bewußtlosigkeit.

▶ **Handelsformen:** Tabletten à 0,5 g, 0,75 g und 1 g, orale Suspension mit 50 mg/ml, Ampullen mit 0,5 g, 1 g, 2 g.

▶ **Beurteilung:** Ampicillin-Derivat der Wahl (fast vollständige Resorption nach oraler Gabe, daher niedrigere Dosierung als bei Ampicillin möglich und geringere Gefahr von intestinalen Störungen). Wegen der hohen Resistenzrate bei Enterobakterien und Haemophilus influenzae ist Amoxicillin wie Ampicillin zur ungezielten Therapie schwerer Infektionen ungeeignet.

Literatur

HILL, S. A., K. H. JONES, L. J. LEES: Pharmacokinetics of parenterally administered amoxycillin. J. Infect *2:* 320: (1980).
IRVINE, A. E., A. N. D. AGNEW, T. C. M. MORRIS: Amoxycillin induced pancytopenia. Brit. Med. J. *290:* 968 (1985).

Bacampicillin

▶ **Handelsnamen:** Ambacamp, Penglobe.

▶ **Eigenschaften:** Resorptionsester des Ampicillins, der aus dem Magen-Darm-Kanal besser resorbiert wird als Ampicillin und dabei im Organismus rasch zu Ampicillin hydrolysiert wird. 800 mg des Esters entsprechen 556 mg Ampicillin. Bacampicillin ist als Hydrochlorid in Wasser und Chloroform gut löslich und säurestabil (Abb. 8).

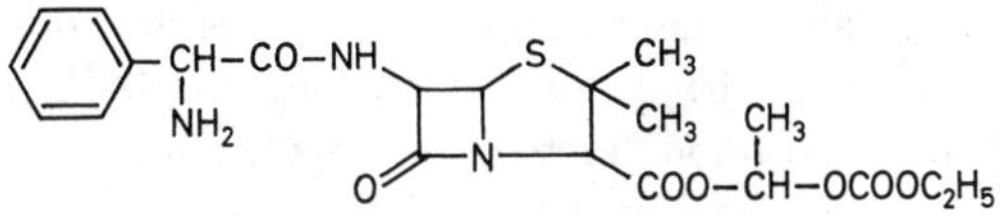

1. Penicilline

Abb. 8. Strukturformel von Bacampicillin.

▶ **Wirkungsweise und -spektrum:** Wie Ampicillin.

▶ **Pharmakokinetik:** *Rasche Resorption* nach oraler Gabe zu etwa 95% (Maximalkonzentration im Serum nach 1 h, bei Ampicillin nach 2½ h).
Maximale Serumkonzentrationen nach 0,8 g oral im Durchschnitt höher als nach der äquimolaren Dosis (0,556 g) von Ampicillin (Abb. 9) mit mittlerer individueller Maximalkonzentration von 15,9 mg/l, die nach 4 h auf 2,0 mg/l, nach 6 h auf 0,5 mg/l abgefallen ist. Nach Bacampicillin oral sind in Hautblasenflüssigkeit 4fach höhere, in Speichel und Tränen 3fach höhere Spiegel nachweisbar als nach

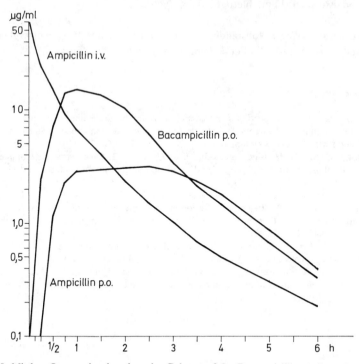

Abb. 9. Mittlere Serumspiegel nach oraler Gabe von 0,8 g Bacampicillin sowie oraler Gabe und i. v. Injektion von 0,556 g Ampicillin (eigene Daten).

Ampicillin oral (bei äquimolarer Dosierung). Ungefähr dosisproportionales Verhalten der Serumspiegel bei Dosisverdoppelung von 0,4 g auf 0,8 g. Keine Beeinträchtigung der Resorption durch Nahrungsaufnahme. Urin-Recovery (in 6 h) bei Bacampicillin oral 57%, bei Ampicillin i. v. 60%, bei Ampicillin oral 30%.

▶ **Nebenwirkungen** wie bei Ampicillin oral, jedoch seltener weiche Stühle oder Durchfall (wegen vollständiger Resorption). Gut magenverträglich.

▶ **Indikationen:** Vor allem Atem- und Harnwegsinfektionen durch empfindliche Erreger.

▶ **Kontraindikationen:** Wie Penicillin G und Ampicillin.

▶ **Applikation und Dosierung:** Als Tabletten 2–3mal tgl. 0,8 g (bei Kindern 2–3mal tgl. 20 mg/kg).

▶ **Handelsformen:** Filmtabletten à 0,4 g und 0,8 g.

▶ **Beurteilung:** Wegen vollständiger Resorption und guter Magenverträglichkeit Alternative zu Amoxicillin bei der oralen Ampicillinbehandlung.

Literatur

EDWARDS, L. D., T. GARTNER: Comparison between bacampicillin and amoxycillin in treating genital and extragenital infection with Neisseria gonorrhoeae and pharyngeal infection with Neisseria meningitidis. Brit. J. Vener. Dis. *60:* 380 (1984).
GINSBURG, C. M., G. H. MCCRACKEN Jr., J. C. CLAHSEN, T. C. ZWEIGHAFT: Comparative pharmacokinetics of bacampicillin and ampicillin suspensions in infants and children. Rev. Infect. Dis. *3:* 177 (1981).
NEU, H. C.: The pharmacokinetics of bacampicillin. Rev. Infect. Dis. *3:* 110 (1981).
SJÖVALL, J.: Tissue levels after administration of bacampicillin, a prodrug of ampicillin, and comparisons with other aminopenicillins: a review. J. Antimicrob. Chemother. *8 (Suppl. C):* 41 (1981).
SJÖVALL, J., L. MAGNI, E. VINNARS: Bioavailability of bacampicillin and talampicillin, two oral prodrugs of ampicillin. Antimicrob. Ag. Chemother. *20:* 837 (1981).
SUM, Z. M., A. M. SEFTON, A. P. JEPSON, J. D. WILLIAMS: Comparative pharmacokinetic study between lenampicillin, bacampicillin and amoxycillin. J. Antimicrob. Chemother. *23:* 861–868 (1989).

Carboxypenicilline

Gruppe von Penicillinen mit relativ schwacher Wirkung auf Enterobakterien und Pseudomonas, die durch neuere Derivate überholt sind. Pioniersubstanz war Carbenicillin. Resorptionsester wie Carindacillin und Carfecillin sind durch besser wirksame Gyrase-Hemmer überflüssig geworden. Einzig verbliebene Derivate dieser Gruppe mit geringer Bedeutung sind Ticarcillin und Temocillin.

Ticarcillin

▶ **Handelsname:** Betabactyl.

▶ **Eigenschaften:** Carbenicillin-Derivat. Nur noch in Kombination mit Clavulansäure im Handel (s. S. 134). Als Einzelsubstanz durch Acylaminopenicilline überholt.

Literatur

DROUET, F. H., T. DAVIES, D. A. LEDERER, G. P. MCNICOL, U. K. LEEDS: The effect of ticarcillin on the haemostatic mechanism. J. Pharm. Pharmacol. *27:* 1964 (1975).
GASTINEAU, D., R. SPECTOR, D. PHILIPS: Severe neutropenia associated with ticarcillin therapy. Ann. Intern. Med. *94:* 711 (1981).
JOHNSON, G. J., H. R. GUNDU, J. G. WHITE: Platelet dysfunction induced by parenteral carbenicillin and ticarcillin. Am. J. Pathol. *91:* 85 (1978).
OHNING, B. L., M. D. REED, C. F. DOERSHUK, J. L. BLUMER: Ticarcillin-associated granulocytopenia. Amer. J. Dis. child. *136:* 645 (1982).
SOMANI, P., M. R. SMITH, A. GOHARA et al.: The effects of mezlocillin, ticarcillin and placebo on blood coagulation and bleeding time in normal volunteers. J. Antimicrob. Chemother. *11 (Suppl. C):* 33–41 (1983).

Temocillin

▶ **Handelsname:** Temopen.

▶ **Eigenschaften:** Temocillin ist das einzige 6-Methoxy-Penicillin mit einer ausgeprägten Stabilität gegen β-Lactamasen von gramnegativen Bakterien. Temocillin hat eine freie Carboxylsäure- und eine Thienyl-Gruppe (ähnlich Ticarcillin). Temocillin kann als 6-Methoxy-Ticarcillin bezeichnet werden. Es wird als Dinatriumsalz verwendet (Strukturformel Abb. 2, S. 33).

▶ **Wirkungsspektrum:** Temocillin wirkt gegen die meisten gramnegativen Bakterien einschließlich Haemophilus influenzae und Neisseria gonorrhoeae. Resistent sind grampositive Bakterien, Pseudomonas aeruginosa, Acinetobacter-Arten, Campylobacter jejuni und Bacteroides fragilis. Bei empfindlichen Bakterien ist die In-vitro-Aktivität im allgemeinen stärker als die anderer Penicilline und Cephalosporine. Einige Stämme von Enterobacter cloacae, Serratia marcescens und Providencia stuartii sind resistent. Es besteht eine partielle Kreuzresistenz mit anderen Penicillinen und Cephalosporinen.

▶ **Pharmakokinetik:** Mittlerer Serumspiegel nach i. v. Infusion von 1 g 90 mg/l (1 h) und 10 mg/l (12 h). Bei oraler Gabe keine Resorption. *Serumeiweißbindung* 85%. *Halbwertszeit* 4,5 h. *Urin-Recovery* 80% (überwiegend glomeruläre Filtration).

▶ **Nebenwirkungen:** Wie Penicillin G, außerdem Blutungsneigung (mit Verlängerung der Blutungszeit).

▶ **Indikationen:** Urologische und gynäkologische Infektionen durch nachgewiesene empfindliche gramnegative Stäbchen.

▶ **Anwendung und Dosierung:** Vorzugsweise als i. v. Injektion oder i. v. Kurzinfusion. Tagesdosis 2–4 g (in 2 Einzelgaben).

▶ **Handelsformen:** Ampullen mit 0,5 g, 1 g.

▶ **Beurteilung:** Aktiv gegen Enterobakterien, aber inaktiv gegen Pseudomonas-Arten, Bacteroides fragilis und grampositive Bakterien. Temocillin kann nur bei Infektionen durch nachgewiesene empfindliche Bakterien eingesetzt werden. Relativ lange Halbwertszeit.

Literatur

BASKER, M. J., R. A. EDMONDSON, S. J. KNOTT et al.: In vitro antibacterial properties of BRL 36650, a novel 6 alpha-substituted penicillin. Antimicrob. Ag. Chemother. *26:* 734 (1984).
BOELAERT, J., R. DANEELS, M. SCHURGERS et al.: The pharmacokinetics of temocillin in patients with normal and impaired renal function. J. Antimicrob. Chemother. *11:* 349 (1983).
BRÜCKNER, O., M. TRAUTMANN, K. BORNER: A study of the penetration of temocillin in the cerebrospinal fluid. Drugs *29 (Suppl. 5):* 162 (1985).
COCKBURN, A., G. MELLOWS, D. JACKSON, D. J. WHITE: Temocillin summary of safety studies. Drugs *29 (Suppl. 5):* 103 (1985).
EDMONDSON, R. A., C. READING: β-Lactamase stability of temocillin. Drugs *29 (Suppl. 5):* 64 (1985).
GUEST, E. A., R. HORTON, G. MELLOWS et al.: Human pharmacokinetics of temocillin (BRL 17421) side chain epimers. J. Antimicrob. Chemother. *15:* 327 (1985).
NUNN, B., A. BAIRD, P. D. CHAMBERLAIN: Effect of temocillin and moxalactam on platelet responsiveness and bleeding time in normal volunteers. Antimicrob. Ag. Chemother. *27:* 858 (1985).

Acylaminopenicilline

Es handelt sich um Ampicillinderivate mit Substitution der Aminogruppe durch modifizierte Ureidoseitenketten. Darauf bezieht sich das Synonym »Ureidopenicilline«.

Alle Verbindungen dieser Gruppe wirken mehr oder weniger intensiv gegen Pseudomonas aeruginosa, Enterobakterien und Enterokokken. Sie penetrieren rasch in die Bakterienzellwand (d. h. sie haben eine gute Kryptizität), sind aber instabil gegen die β-Lactamasen von Staphylokokken und resistenten Enterobacter-, Serratia- und Klebsiella-Stämmen.

Azlocillin

▶ **Handelsname:** Securopen.

▶ **Eigenschaften:** Acylaminopenicillin (s. Abb. 4, S. 36). Als Natriumsalz gut wasserlöslich. Die 10%ige Lösung kann bei Raumtemperatur für mindestens 6 h ohne Wirkungsverlust aufbewahrt werden.

▶ **Wirkungsspektrum:** Im Vergleich zu Ticarcillin und Mezlocillin gegen Pseudomonas aeruginosa 3fach stärker wirksam (S. 354). Bei den übrigen gramnegativen Stäbchen wirkt Mezlocillin deutlich besser (bei E. coli, Proteus-Arten, Klebsiella, Enterobacter, Serratia u. a.). Resistent sind alle Penicillinase-bildenden Staphylokokken und der größte Teil der Enterobacter- und Serratia-Stämme. Synergistische Wirkung mit Aminoglykosiden bei Pseudomonas, Klebsiella, Serratia, Proteus und Enterokokken.

▶ **Resistenz:** Unvollständige Kreuzresistenz mit Piperacillin, Ticarcillin, Mezlocillin und Apalcillin. Ein Teil der Pseudomonas-Stämme ist Ticarcillin-resistent, aber Azlocillin-sensibel. Azlocillin-resistente gramnegative Stäbchen können Mezlocillin- und Piperacillin-empfindlich sein (z. B. bei E. coli, Klebsiella, Serratia). Vollständige Kreuzresistenz mit Penicillin G bei Staphylokokken, Mykoplasmen u. a., mit Ampicillin bei Haemophilus influenzae.

▶ **Pharmakokinetik:** *Keine Resorption* nach oraler Gabe. *Serumkonzentrationen* nach i. v. Injektion von 2 g 47 mg/l (1 h) und 7,4 mg/l (4 h), nach i. v. Infusion von 3 g (in 30 min) 68 mg/l (1 h Infusionsende) und 10 mg/l (4 h danach). *Halbwertszeit* 55–70 min (dosisabhängig). *Plasmaeiweißbindung* 30%. Harnausscheidung in aktiver Form zu 60% (in 6 h). Die Gallekonzentrationen sind ungefähr 15fach höher als die entsprechenden Serumkonzentrationen. Ein kleiner Teil wird im Organismus zu inaktiven Metaboliten umgewandelt.

Eigenschaften der Antibiotika

▶ **Nebenwirkungen:** Wie bei Penicillin G, außerdem Diarrhoe oder weiche Stühle. Eosinophilie oder ein vorübergehender Anstieg der alkalischen Serumphosphatase sind möglich. Während der Therapie können nichtenzymatische Harnzuckerreaktionen und die Urobilinogenprobe falsch-positiv ausfallen. Hautexantheme sind seltener als bei Ampicillin. Eine reversible Neutropenie ist selten.

▶ **Indikationen:** Pseudomonas-Infektionen, wie Ekthyma gangraenosum, Pneumonie bei Beatmung, infizierte Verbrennungen, Septikämie bei Leukämie. Zur ungezielten Therapie schwerer Infektionen sind Kombinationen mit einem der β-Lactamase-stabilen Cephalosporine (z. B. Cefotaxim) wichtig. Auch Kombinationen mit einem anderen Antibiotikum (Clindamycin, Metronidazol, Gyrase-Hemmer) können sinnvoll sein.

▶ **Falsche Indikationen:** Infektionen, bei denen andere Penicilline (Penicillin G, Mezlocillin, Piperacillin) stärker wirken. Infektionen durch Staphylokokken.

▶ **Kontraindikation:** Penicillin-Allergie.

▶ **Applikation und Dosierung:** Am besten als langsame i. v. Injektion oder i. v. Kurzinfusion. I. m. Injektion möglich (manchmal schmerzhaft). Bei schwerem Krankheitsbild 3mal tgl. 5 g (als i. v. Kurzinfusion), bei Kindern 3mal 80 mg/kg; sonst 3–4mal tgl. 2 g, bei Kindern 3mal tgl. 30 mg/kg. Neugeborene (bis 7. Lebenstag) erhalten 2mal tgl. 100 mg/kg. Bei Niereninsuffizienz (Kreatinin-Clearance <10 ml/min) wird die Einzeldosis von 1,5–3,0 g alle 12 h (statt alle 8 h) verabreicht. Zur lokalen Anwendung (Spülung) kommt die 1%ige wäßrige Lösung (1:10 verdünnte Injektionslösung) in Frage (Gefahr einer Allergisierung).

▶ **Handelsformen:** Flaschen à 0,5 g, 1 g, 2 g, 4 g, 5 g, 10 g.

▶ **Beurteilung:** Pseudomonas-Penicillin der Wahl. Wichtiger Kombinationspartner von β-Lactamase-stabilen Cephalosporinen (zur ungezielten Therapie).

Literatur

BEHRENS-BAUMANN, W., R. ANSORG: Azlocillin concentrations in human aqueous humor after intravenous and subconjunctival administration. Graefe's Arch. Clin. Exp. Ophthalmol. *220:* 292–293 (1983).
DELGADO, F. A., R. L. STOUT, A. WHELTON: Pharmacokinetics of azlocillin in normal renal function: single and repetitive dosing studies. J. Antimicrob. Chemother. *11 (Suppl. B):* 79 (1983).
KAFTEZIS, D. A., D. C. BRATER, J. E. FANOURGAKIS: Materno-fetal transfer of azlocillin. J. Antimicrob. Chemother. *12:* 157 (1983).

LANDER, R. D., R. P. HENDERSON, D. R. PYSZCZYNSKI: Pharmacokinetic comparison of 5 g of azlocillin every 8 h and 4 g every 6 h in healthy volunteers. Antimicrob. Agents Chemother. *33:* 710–713 (1989).

Mezlocillin

▶ **Handelsname:** Baypen.

▶ **Eigenschaften:** Acylaminopenicillin (Formel s. S. 36). Das Natrium-Monohydrat ist gut wasserlöslich. Die ca. 10%ige wäßrige Lösung (zur i. v. Injektion) ist farblos oder leicht gelblich und bei Raumtemperatur bis 24 h gut haltbar.

▶ **Wirkungsspektrum** von Ampicillin erweitert um einen Teil der Indol-positiven Proteus-Stämme (Proteus vulgaris u. a.), Providencia-, Serratia-, Klebsiella-, Enterobacter- und Pseudomonas-aeruginosa-Stämme. Im Vergleich zu Azlocillin ist Mezlocillin bei Enterobacteriaceae meist um 2–3 Verdünnungsstufen stärker wirksam – ausgenommen bei Pseudomonas aeruginosa (mittlere MHK von Mezlocillin 32 mg/l, von Azlocillin 8 mg/l). Ein wechselnder Prozentsatz der Stämme ist jedoch bei Mezlocillin-Konzentrationen ≥ 64 mg/l resistent: bei Providencia ungefähr 60%, Klebsiella pneumoniae 40%, Serratia marcescens 40%, Enterobacter aerogenes 20–40%, E. coli 10–20–30%, Pseudomonas aeruginosa 10–20–40%. Mezlocillin wirkt bei Konzentrationen von ≤ 32 mg/l auf den größten Teil der sporenlosen Anaerobier (Bacteroides-Arten, einschließlich Bacteroides fragilis, u. a.). Resistent sind alle penicillinasebildenden Staphylokokken und Ampicillin-resistenten Haemophilus-Stämme. Synergistische Wirkung bei Kombination mit Aminoglykosiden gegen Pseudomonas, Klebsiella, Serratia, Proteus.

▶ **Pharmakokinetik:** *Keine Resorption* nach oraler Gabe. *Serumkonzentrationen* nach i. v. Injektion von 2 g 56 mg/l (½ h) und 4,4 mg/l (4 h), nach 3 g i. v. (in 30 min) im Durchschnitt 57 mg/l (1 h nach Infusionsende) und 4,4 mg/l (4 h nach Infusionsende). *Halbwertszeit* 55 min, *Plasmaeiweißbindung* 30%. *Ausscheidung* in aktiver Form zu 55–60% mit dem Harn und zu 25% mit der Galle. Ein kleiner Teil wird im Organismus zu antibakteriell unwirksamen Metaboliten abgebaut.

▶ **Nebenwirkungen:** Wie bei Penicillin G. Es können Diarrhoe oder weiche Stühle, Hauterscheinungen (Erythem, Exanthem) und Geschmackssensationen während der Verabreichung auftreten. Selten sind ein Anstieg der Transaminasen und alkalischen Phosphatase im Serum sowie eine Eosinophilie. Durch Harnausscheidung von Metaboliten können nichtenzymatische Harnzuckerreaktionen und die Urobilinogenprobe falsch-positiv ausfallen. Hautexantheme nicht häufiger als bei Penicillin G. Passagere Neutropenien wie bei anderen β-Lactam-Antibiotika möglich.

▶ **Indikationen:** Infektionen des Urogenitaltraktes und der Gallenwege durch empfindliche gramnegative Stäbchen, evtl. in Kombination mit Sulbactam. Schwere Allgemeininfektionen (Septikämie, Endokarditis, Meningitis usw.) in Kombination mit einem Aminoglykosid oder mit einem Isoxazolylpenicillin (z. B. Flucloxacillin). Mezlocillin ist gut geeignet zur Kombination mit dem β-Lactamase-Hemmer Sulbactam; hierdurch wird das Wirkungsspektrum stark verbreitert. Auch Kombinationen mit Metronidazol können sinnvoll sein (Verbreiterung des Wirkungsspektrums). Perioperative Prophylaxe in der Bauchchirurgie.

▶ **Falsche Indikationen:** Infektionen durch Penicillin-G-empfindliche Keime, Staphylokokken-Infektionen.

▶ **Kontraindikation:** Penicillin-Allergie.

▶ **Applikation und Dosierung:** Am besten als langsame i. v. Injektion oder i. v. Kurzinfusion (in 30–60 min). Nicht mit anderen Medikamenten in der Spritze oder Infusionslösung mischen, insbesondere nicht mit einem Aminoglykosid. Dosierung bei schweren Allgemeininfektionen: 3mal tgl. 5 g oder 2mal tgl. 10 g (bei Kindern 200–300 mg/kg/Tag), bei Harnwegsinfektionen und nichtlebensbedrohlichen Erkrankungen (durch sensible Keime) 3mal tgl. 2 g (bei Kindern 80–100 mg/kg/Tag). Bei Neugeborenen (bis 6. Lebenstag) gibt man 75 mg/kg alle 12 h. Bei Niereninsuffizienz (Kreatinin-Clearance <30 ml/min) wird die Einzeldosis von 2 g alle 8 h verabreicht.

▶ **Handelsformen:** Flaschen à 0,5 g, 1 g, 2 g, 3 g, 4 g, 5 g, 10 g.

▶ **Beurteilung:** Breitspektrum-Penicillin, das dem Ampicillin in der Wirkungsintensität und im Erregerspektrum überlegen ist und sich daher zur gezielten Therapie von Infektionen durch empfindliche gramnegative Stäbchen eignet, auch für Gallenwegs- und Bauchinfektionen. Wichtiger Kombinationspartner für den β-Lactamase-Hemmer Sulbactam.

Literatur

BALLARD, J. O., S. G. BARNES, F. R. SATTLER: Comparison of the effects of mezlocillin, carbenicillin, and placebo on normal hemostasis. Antimicrob. Ag. Chemother. *25:* 153 (1984).
BEHRENS-BAUMANN, W., R. ANSORG: Mezlocillin concentrations in human aqueous humor after intravenous and subconjunctival administration. Chemotherapy *31:* 169–172 (1985).

COPELAN, E. A., R. K. KUSUMI, L. MILLER et al.: A comparison of the effects of mezlocillin and carbenicillin on haemostasis in volunteers. J. Antimicrob. Chemother. *11 (Suppl. C)* 43–49 (1983).
CUSHNER, H. M., J. B. COPLEY, J. BAUMAN, S. C. HILL: Acute interstitial nephritis associated with mezlocillin, nafcillin, and gentamicin treatment for Pseudomonas infection. Arch. Intern. *145:* 1204 (1985).
GUNDERT-REMY, U., D. FÖRSTER, P. SCHACHT, E. WEBER: Kinetics of mezlocillin in patients with biliary t-tube drainage. J. Antimicrob. Chemother. *9 (Suppl. A):* 65 (1982).
JANICKE, D. M., T. T. RUBIO, F. H. WIRTH Jr. et al.: Developmental pharmacokinetics of mezlocillin in newborn infants. J. Pediatr. *104:* 773 (1984).
MEHTA, P., D. LAWSON, S. GROSS, J. GRAHAM-POLE: Comparative effects of mezlocillin and carbenicillin on platelet function and thromboxane generation in patients with cancer. Am. J. Pediatr. Hematol. Oncol. *11:* 286–291 (1989).
ODIO, C., N. THRELKELD, M. L. THOMAS, G. H. MCCRACKEN Jr.: Pharmacokinetic properties of mezlocillin in newborn infants. Antimicrob. Ag. Chemother. *25:* 556 (1984).

Piperacillin

▶ **Handelsname:** Pipril.

▶ **Eigenschaften:** Acylaminopenicillin (Formel s. S. 36), verwandt mit Azlocillin und Mezlocillin, als Natriumsalz gut wasserlöslich, relativ stabil (10%iger Wirkungsverlust nach 24stündiger Aufbewahrung bei 25° C in gepufferter Lösung). Die 10%ige wäßrige Lösung ist blutisoton.

▶ **Wirkungsspektrum:** Piperacillin hat wie Mezlocillin eine gute Wirksamkeit gegen die meisten Enterobakterien und wie Azlocillin eine gute Pseudomonas-Wirksamkeit. Gegen Enterokokken wirkt Mezlocillin etwas stärker. Bei Haemophilus und Anaerobiern (auch Bacteroides fragilis) gibt es keine wesentlichen Unterschiede zwischen Piperacillin und Azlo- bzw. Mezlocillin. Bei penicillinasebildenden Staphylokokken ist Piperacillin wie alle Acylaminopenicilline unwirksam. Synergistische Wirkung mit Aminoglykosiden bei gramnegativen Stäbchen und Enterokokken.

▶ **Resistenz:** Unvollständige Kreuzresistenz mit Ticarcillin, Azlo-, Mezlo- und Ampicillin. Vollständige Kreuzresistenz mit Penicillin G bei Staphylokokken u. a., mit Ampicillin bei Haemophilus. Piperacillin wird durch β-Lactamasen von Staphylokokken und Bacteroides fragilis inaktiviert.

▶ **Pharmakokinetik:** Nach i. v. Injektion von 2 g *Serumspiegel* von 40 mg/l (1 h), 3,6 mg/l (4 h) und 1 mg/l (6 h). Nach i. v. Infusion von 4 g (in 30 min) Serumspiegel von 60 mg/l (1 h nach Infusionsende), 8 mg/l (4 h) und 2,5 mg/l (6 h). Während i. v. Dauerinfusion (0,33 g/h = 8 g/24 h) konstanter Serumspiegel von

Eigenschaften der Antibiotika

15 mg/l. *Halbwertszeit* 1 h. *Plasmaeiweißbindung* 20%. *Harnausscheidung* in aktiver Form 60–70%. Gallekonzentrationen (Lebergalle) 200–2400 mg/l. Ein kleiner Anteil wird im Organismus metabolisiert. Gute *Gewebegängigkeit, Liquorkonzentrationen* relativ niedrig.

▶ **Nebenwirkungen:** Wie bei Penicillin G. Hautexantheme seltener als bei Ampicillin. Es können gastrointestinale Störungen (Übelkeit, Durchfall), Schmerzen am Ort der i. m. Injektion und Thrombophlebitis bei wiederholter i. v. Injektion auftreten. Ein vorübergehender Anstieg der Leberenzyme wurde in <3% der Patienten beobachtet. Passagere Neutropenien sind wie bei anderen β-Lactam-Antibiotika möglich.

▶ **Indikationen:** Infektionen der Harnwege, des Genitaltraktes und der Gallenwege durch empfindliche gramnegative Stäbchen, außerdem nachgewiesene oder vermutete Pseudomonas-Infektionen (bevorzugt in Kombination mit Tobramycin) sowie schwere Allgemeininfektionen (Septikämie, Meningitis, Pneumonie usw.) in Kombination mit einem Aminoglykosid oder einem Cephalosporin. Auch Kombinationen mit Metronidazol oder einem Gyrase-Hemmer können die Wirkung verbessern. Die Kombination mit einem β-Lactamase-Hemmer (Tazobactam, Sulbactam) ist möglich.

▶ **Falsche Indikationen:** Ungezielte Monotherapie bei lebensbedrohlichen bakteriellen Allgemeininfektionen (besonders wenn mit resistenten Erregern wie Staphylococcus aureus, Enterobacter und Bacteroides fragilis zu rechnen ist).

▶ **Kontraindikation:** Penicillin-Allergie.

▶ **Applikation und Dosierung:** Am besten als langsame i. v. Injektion oder i. v. Kurzinfusion. Nicht mit anderen Medikamenten oder einem Aminoglykosid in der Spritze oder Infusionslösung mischen. Normale Dosierung 3–4mal tgl. 2 g, bei Kindern 3–4mal tgl. 30 mg/kg. Bei schweren lebensbedrohlichen Infektionen kann die Dosis verdoppelt werden (3–4mal tgl. 4 g). Bei schwerer Niereninsuffizienz (Kreatinin-Clearance <20 ml/min) sollten höchstens 4 g alle 12 h verabreicht werden. Eine i. m. Injektion kommt nur bei Einzeldosen bis 2 g in Frage (evtl. Substanz in 0,5%iger Lidocainlösung auflösen).

▶ **Handelsformen:** Ampullen à 1 g, 2 g, 3 g, 4 g, 6 g. Im Handel auch als feste Kombination mit Tazobactam (Tazobac).

▶ **Beurteilung:** Breitspektrum-Penicillin besonders im gramnegativen Bereich (einschließlich Pseudomonas), jedoch mit unvollständiger Staphylokokken-Wirksamkeit. Daher bei lebensbedrohlichen Erkrankungen ungezielt nur in Kombination mit einem Aminoglykosid, einem β-Lactamase-Hemmer oder einem Cephalosporin anwenden.

Literatur

DICKINSON, G. M., D. G. DROLLER, R. L. GREENMAN, T. A. HOFFMANN: Clinical evaluation of piperacillin with observation on penetrability into cerebrospinal fluid. Antimicrob. Ag. Chemother. *20:* 481 (1981).
GENTRY, L. O., J. G. JEMSEK, E. A. NATELSON: Effects of sodium piperacillin on platelet function in normal volunteers. Antimicrob. Ag. Chemother. *19:* 532 (1981).
KUCK, N. A., N. V. JACOBUS, P. J. PETERSEN, W. J. WEISS, R. T. TESTA: Comparative in vitro and in vivo activities of piperacillin combined with the beta-lactamase inhibitors tazobactam, clavulanic acid, and sulbactam. Antimicrob. Agents Chemother. *33:* 1964–1969 (1989).
THIRUMOORTHI, M. C., B. I. ASMAR, J. A. BUCKLEY et al.: Pharmacokinetics of intravenously administered piperacillin in preadolescent children. J. Pediatr. *102:* 941 (1983).
WELLING, P. G., W. A. CRAIG, R. W. BUNDTZEN et al.: Pharmacokinetics of piperacillin in subjects with various degrees of renal function. Antimicrob. Ag. Chemother. *23:* 881 (1983).

Apalcillin

▶ **Handelsname:** Lumota.

▶ **Beschreibung:** Wenig angewandtes Acylaminopenicillin mit ähnlichem Spektrum und ähnlicher Aktivität wie Piperacillin (s. S. 65).

▶ **Wirkungsspektrum:** Die Pseudomonas-Wirksamkeit scheint geringfügig besser zu sein. Keine oder schwache Wirkung auf Bacteroides fragilis und Serratia marcescens sowie Penicillin-G-resistente Staphylokokken-Stämme. Primär resistente Stämme von E. coli, Klebsiella pneumoniae und Proteus-Arten kommen vor.

▶ **Pharmakokinetik:** Nach i. v. Infusion von 2 g und 3 g (in 2 h) fanden sich *maximale Serumspiegel* von 140 mg/l bzw. 190 mg/l. *Plasmaeiweißbindung* 96%. *Halbwertszeit* 80 min. *Urin-Recovery* 20%. Starke Ausscheidung mit der Galle; ein Teil wird im Organismus metabolisiert (daher bei Lebererkrankungen problematisch). Pharmakokinetik ungünstiger als bei Piperacillin.

Als **Nebenwirkung** wurde relativ häufig eine Erhöhung der Serum-Transaminasen beobachtet. In 5–10% traten Durchfälle auf.

Eigenschaften der Antibiotika

▶ **Dosierung:** 3mal tgl. 2–3 g (als i. v. Infusion). Die maximale Tagesdosis von 9 g darf nicht überschritten werden.

▶ **Handelsformen:** Ampullen à 1 g, 3 g.

▶ **Zusammenfassung:** Keine Vorteile gegenüber Piperacillin. Apalcillin hat eine von anderen Penicillinen stark abweichende Pharmakokinetik und häufiger Nebenwirkungen.

Literatur

BARRY, A. L., R. N. JONES, L. W. AYERS et al.: In vitro activity of apalcillin compared with those of piperacillin and carbenicillin against 6797 bacterial isolates from four separate medical centers. Antimicrob. Ag. Chemother. *25:* 669 (1984).
BERGOGNE-BEREZIN, E., J. PIERRE, J. CHASTRE et al.: Pharmacokinetics of apalcillin in intensive-care patients: study of penetration into the respiratory tract. J. Antimicrob. Chemother. *14:* 67 (1984).
BROGARD, J.-M., J.-P. ARNAUD, J. F. BLICKLE, J. LAVILLAUREIX: Biliary elimination of apalcillin in humans. Antimicrob. Ag. Chemother. *26:* 428 (1984).
DUSART, G., M. SIMEON DE BUOCHBERG, M. ZUCCARELLI, M. A. ATTISSO, C. WILLEMIN: Comparative effect of apalcillin and other betalactam antibiotics against the Bacteroides fragilis group. Pathol. Biol. Paris *37:* 523–527 (1989).
GENTRY, L. O., B. A. WOOD, E. A. NATELSON: Effects of apalcillin on platelet function in normal volunteers. Antimicrob. Ag. Chemother. *27:* 683 (1985).
RAOULT, D., H. GALLIAS, P. CASANOVA et al.: Meningeal penetration of apalcillin in man. J. Antimicrob. Chemother. *15:* 123 (1985).

Mecillinam

▶ **Synonyma:** Amdinocillin, Amidinocillin.

▶ **Handelsname** in der Schweiz: Selexid. In Kombination mit dem relativ schlecht verträglichen Ampicillinester Pivampicillin als Miraxid im Handel (auch in Deutschland).

▶ **Wirkungsspektrum:** Breitspektrum-Penicillin (Amidin-Derivat der 6-Aminopenicillansäure) mit Aktivität gegen gramnegative Keime, wie E. coli, Proteus mirabilis, Proteus vulgaris, Klebsiella pneumoniae, Enterobacter cloacae, Yersinien, Citrobacter, Salmonellen und Shigellen. Schwächer wirksam auf grampositive Keime, wie Streptokokken, Pneumokokken, Staphylokokken (Penicillin-G-sensibel). Unwirksam auf Pseudomonas aeruginosa, Enterokokken und Penicillinase-bildende Staphylokokken, meist auch auf Serratia marcescens und Haemophilus influenzae. Mecillinam hat eine von anderen Penicillinen abweichende

1. Penicilline

Wirkungskinetik, da es nur auf ein Bindeprotein wirkt, Sphäroblasten erzeugt und Bakterien langsamer lysiert.

▶ **Pharmakokinetik:** Gute *Resorption* nur als Ester (Pivmecillinam). Nach oraler Gabe von 200 mg und 400 mg Pivmecillinam mittlerer *Serumspiegel* von 3 bzw. 5 mg/l (1 h). Nach i. m. Injektion von 0,4 g liegen die Serumspiegel maximal bei 12 mg/l. *Halbwertszeit* 1 h. *Plasmaeiweißbindung* 10%. *Urin-Recovery* 50% (nach oraler Gabe). Durch die niedrige Dosis relativ gute Verträglichkeit (bis auf allergische Reaktionen sowie gelegentlich Übelkeit und Erbrechen nach oraler Gabe).

▶ **Nebenwirkungen:** Nicht selten Kopfschmerzen, Übelkeit, Erbrechen und Diarrhoe (bei oraler Aufnahme). Sonst wie bei Penicillin G und Ampicillin.

▶ **Indikationen:** Die Mecillinam-Kombination ist allenfalls geeignet zur Behandlung von Harnwegsinfektionen durch gramnegative Stäbchen und kann sowohl parenteral als auch oral (in Form von Pivmecillinam) gegeben werden. Über andere Indikationen liegen noch zu wenig Erfahrungen vor.

▶ **Kontraindikationen:** Penicillin-Allergie, infektiöse Mononukleose und chronische lymphatische Leukämie (Hautausschläge).

▶ **Dosierung:** Von dem Kombinationspräparat Pivmecillinam + Pivampicillin sollen nach Angaben der Hersteller Erwachsene 2mal tgl. 1–2 Filmtabletten (mit mindestens 50–100 ml Flüssigkeit während oder nach dem Essen) erhalten. Diese Dosierung erscheint viel zu niedrig. Eine Kombination von Mecillinam mit Amoxicillin wäre günstiger.

▶ **Handelsformen:** Tabletten à 0,225 g und 0,45 g (0,1 g bzw. 0,2 g Pivmecillinam + 0,125 g bzw. 0,25 g Pivampicillin).

▶ **Beurteilung:** Gefahr der Unterdosierung. Unnötiges Präparat.

Literatur

HARES, M. M., A. HEGARTY, J. TOMKYNS et al.: A study of the biliary excretion of mecillinam in patients with biliary disease. J. Antimicrob. Chemother. *9:* 217 (1982).
IGESUND, A., L. VORLAND: A fixed combination of pivmecillinam and pivampicillin in complicated urinary tract infections. A double-blind comparison with pivmecillinam. Scand. J. Infect. Dis. *14:* 159 (1982).
JODAL, U., P. LARSSON, S. HANSSON, C. A. BAUER: Pivmecillinam in long-term prophylaxis to girls with recurrent urinary tract infection. Scand. J. Infect. Dis. *21:* 299–302 (1989).
MEYERS, B. R., J. JACOBSON, J. MASCI et al.: Pharmacokinetics of amdinocillin in healthy adults. Antimicrob. Ag. Chemother. *23:* 827 (1983).

PATEL, I. H., L. D. BORNEMANN, V. M. BROCKS et al.: Pharmacokinetics of intravenous amdinocillin in healthy subjects and patients with renal insufficiency. Antimicrob. Ag. Chemother. *28:* 46 (1985).
SVENUNGSSON, B., E. EKWALL, H. B. HANSSON: Efficacy of the combination pivampicillin/ pivmecillinam compared to placebo. Infection *18:* 163–165 (1990).

Penicillin-Kombinationen

Früher gab es eine Reihe fester Kombinationen von Ampicillin mit penicillinasefesten Penicillinen, die sich großer Beliebtheit erfreuten. Wegen geringer Aktivität und hohem Selektionsdruck sind diese Präparate heute verlassen. Im Handel befinden sich noch einige fixe Kombinationen von Mezlocillin bzw. Piperacillin mit Oxacillin oder Flucloxacillin (Optocillin bzw. Fluxapril). Wegen der relativ hohen Resistenzquote von Enterobakterien gegen Acylaminopenicilline sowie wegen der Schwächen der Oxacillinderivate müssen auch diese Kombinationen als überholt angesehen werden. Es liegt dabei kein optimales Dosierungsverhältnis vor, und die Pharmakokinetik der Kombinationspartner ist unterschiedlich. Sinnvoller sind Kombinationen von Acylaminopenicillinen mit β-Lactamase-Hemmern, die das Spektrum auf Staphylokokken, Bacteroides fragilis und einen Teil der resistenten Enterobakterien erweitern. Freie Kombinationen von Acylaminopenicillinen (z. B. Azlocillin oder Piperacillin) mit breiten Cephalosporinen (z. B. Cefotaxim) führen zu einem nahezu lückenlosen Wirkungsspektrum und spielen eine wichtige Rolle bei der ungezielten Initialtherapie schwerer Infektionen.

2. Cephalosporine

Einteilung: Die Cephalosporine sind bizyklische β-Lactam-Antibiotika mit naher Verwandtschaft zu den Penicillinen und bestehen aus einem Dihydrothiazinring und einem β-Lactamring (Abb. 10). Die 7-Aminocephalosporansäure bildet den gemeinsamen Kern der Cephalosporine. Die Oxacepheme mit einem Ersatz des Schwefels in Position 1 durch Sauerstoff (z. B. Latamoxef und Flomoxef) gehören wegen ihrer biologischen Ähnlichkeit ebenfalls zu den Cephalosporinen (im weiteren Sinne).

Veränderungen am Grundkörper (der 7-Aminocephalosporansäure) erfolgen als R_1-Substitution in Position 7, als R_2-Substitution in Position 3 sowie bei den Cephamycinen durch eine zusätzliche Methoxygruppe in Position 7 (s. Abb. 2, S. 33).

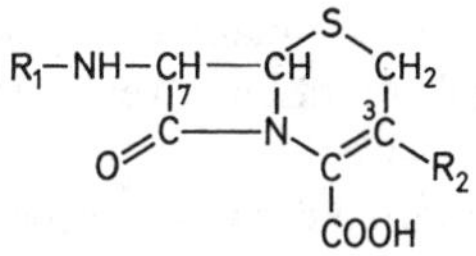

2. Cephalosporine

Freiname	R_1	R_2
7-Aminocephalo-sporansäure	H–	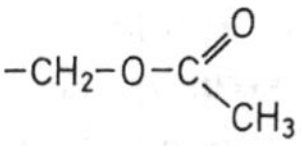 –CH$_2$–O–CO–CH$_3$
Cefalothin	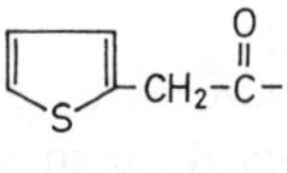 2-Thienyl–CH$_2$–CO–	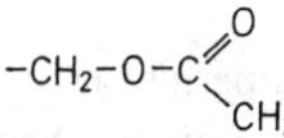 –CH$_2$–O–CO–CH$_3$
Cefaloridin	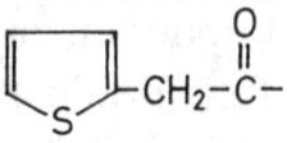 2-Thienyl–CH$_2$–CO–	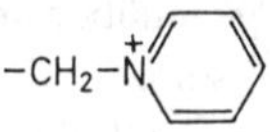 –CH$_2$–N$^+$(pyridinium)
Cefazolin	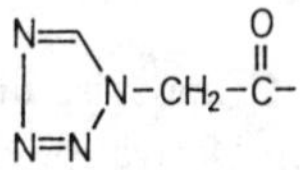 1H-tetrazol-1-yl–CH$_2$–CO–	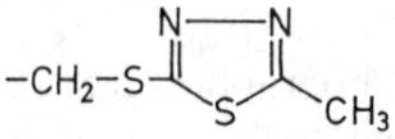 –CH$_2$–S–(5-methyl-1,3,4-thiadiazol-2-yl)
Cefazedon	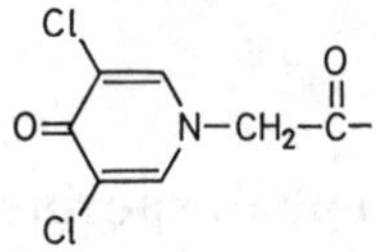 3,5-Dichlor-4-oxo-pyridin-1-yl–CH$_2$–CO–	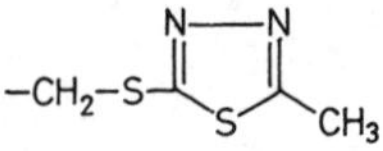 –CH$_2$–S–(5-methyl-1,3,4-thiadiazol-2-yl)
Cefamandol	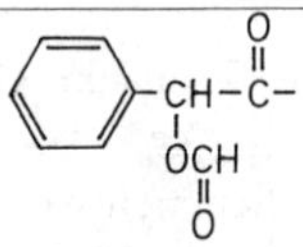 C$_6$H$_5$–CH(OCHO)–CO–	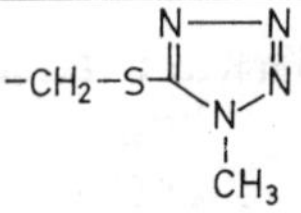 –CH$_2$–S–(1-methyl-1H-tetrazol-5-yl)
Cefuroxim	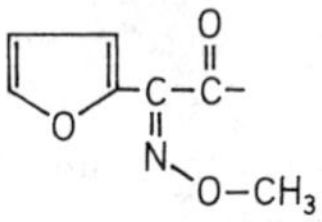 2-Furyl–C(=N–O–CH$_3$)–CO–	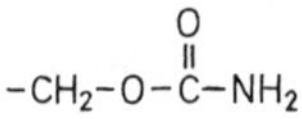 –CH$_2$–O–CO–NH$_2$
Cefotiam	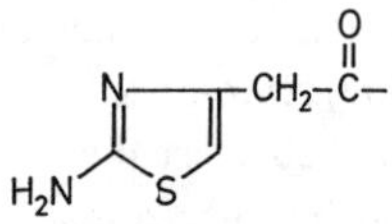 (2-Amino-thiazol-4-yl)–CH$_2$–CO–	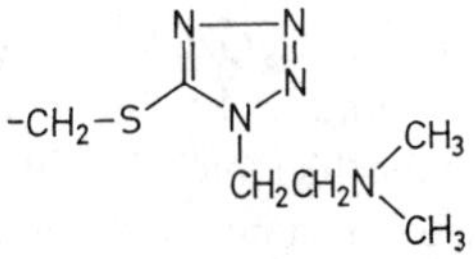 –CH$_2$–S–[1-(2-dimethylaminoethyl)-1H-tetrazol-5-yl] · 2HCl
Cefsulodin	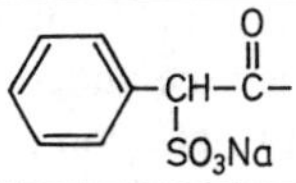 C$_6$H$_5$–CH(SO$_3$Na)–CO–	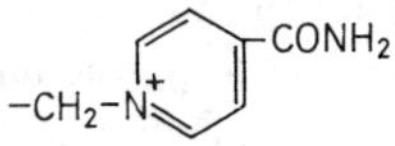 –CH$_2$–N$^+$(4-carbamoylpyridinium)

Abb. 10. Strukturformeln von Cephalosporinen.

Nach ihren biologischen Eigenschaften kann man die Cephalosporine in wichtige Gruppen (mit einer jeweils repräsentativen Verbindung) einteilen:
1. **Cefazolin-Gruppe** (Basis-Cephalosporine).
2. **Cefuroxim-Gruppe** (Intermediär-Cephalosporine).
3. **Cefoxitin-Gruppe** (Cephamycine).
4. **Cefotaxim-Gruppe** (Breitspektrum-Cephalosporine).
5. **Ceftazidim-Gruppe**.
6. **Cefalexin-Gruppe** (ältere Oralcephalosporine).
7. **Cefixim-Gruppe** (neuere Oralcephalosporine).

In jeder Gruppe gibt es bewährte Substanzen, die aufgrund ihres Spektrums und ihrer pharmakokinetischen Eigenschaften für bestimmte Indikationen in Frage kommen und gegenüber anderen Cephalosporinen zu bevorzugen sind.

Die Pioniersubstanzen Cefalothin und Cefaloridin haben nur noch historische Bedeutung; sie sind vollständig durch neuere Derivate (z. B. Cefazolin) zu ersetzen.

Die Orthographie der Cephalosporine-Gruppe ist uneinheitlich. Im folgenden wird die Gruppe mit »ph«, alle einzelnen Derivate werden mit »f« geschrieben.

Cefazolin-Gruppe (Basis-Cephalosporine)

▶ **Handelsnamen: Cefazolin:** Elzogram, Gramaxin. **Cefazedon:** Refosporin.

▶ **Wirkungsweise:** Die Cephalosporine hemmen wie Penicillin die Synthese der Bakterienzellwand und wirken nur in der Wachstumsphase der Bakterien bakterizid.

▶ **Wirkungsspektrum:** Das Wirkungsspektrum umfaßt viele grampositive und gramnegative Bakterien. Im Vergleich zum heute veralteten Cefalothin wirken Cefazolin und Cefazedon auf gramnegative Stäbchen erheblich stärker (besonders auf E. coli und Klebsiella pneumoniae). Infolgedessen ist der Prozentsatz resistenter Stämme hier niedriger. Hervorzuheben ist die gute Staphylokokkenaktivität von Cefazolin und Cefazedon (auch bei β-Lactamase-bildenden Stämmen). Bei Enterokokken (Enterococcus faecalis und E. faecium) sind Cefazedon und die übrigen Cephalosporine unwirksam; gegen die anderen D-Streptokokken (Streptococcus bovis, equi und zymogenes) ist Cefazedon aktiver als Cefazolin.

Resistent sind Pseudomonas aeruginosa, Proteus rettgeri, Morganella morganii, Enterokokken (Enterococcus faecalis), meist auch Proteus vulgaris und Haemophilus influenzae, außerdem Providencia, Serratia, Citrobacter, Edwardsiella,

2. Cephalosporine

Arizona, Acinetobacter, Bacteroides fragilis, Campylobacter, Nocardien, Mykoplasmen, Moraxellen, Brucellen und die meisten Enterobacter-Arten.

▶ **Resistenz: Primär** resistente Stämme kommen bei gramnegativen Bakterien häufiger, bei grampositiven Bakterien selten vor. **Sekundäre** Resistenzentwicklung unter der Therapie langsam und selten. **Kreuzresistenz** bei Staphylococcus aureus mit penicillinasefesten Penicillinen (z. B. Flucloxacillin), nicht jedoch bei Staphylococcus epidermidis (d. h. Oxacillin-resistente Staphylococcus-epidermidis-Stämme können Cefazolin-sensibel sein).

▶ **Pharmakokinetik:** *Keine Resorption* nach oraler Gabe. *Schnelle* Resorption nach i. m. Injektion.
Die *Serumspiegel* von Cefazolin und Cefazedon liegen bei gleicher Dosierung wesentlich höher als die Serumspiegel von Cefalothin. Nach i. v. Injektion von 1 g *Cefazolin* betragen die mittleren Serumspiegel nach 1 h 52 mg/l, nach 2 h 33 mg/l und nach 6 h 5,6 mg/l. Bei *Cefazedon* findet man nach i. v. Injektion von 1 g im Serum 65 mg/l (1 h), 34 mg/l (2 h) und 6,4 mg/l (6 h).
Halbwertszeit von Cefazolin 94 min, von Cefazedon 140 min. *Plasmaeiweißbindung* bei Cefazolin 84%, bei Cefazedon 93%. Gute Gewebediffusion, geringe Liquorgängigkeit. *Urin-Recovery* bei Cefazolin 92%, bei Cefazedon 95%. Die Gallekonzentrationen von Cefazolin und besonders von Cefazedon sind therapeutisch ausreichend, wenn keine stärkere Cholestase besteht.

▶ **Nebenwirkungen:**
1. **Allergische Reaktionen** (Fieber, Exantheme, Urtikaria usw.) in 1–4%, anaphylaktischer Schock möglich, seltener als bei Penicillin-Therapie. In der Regel keine Kreuzallergie mit Penicillinen. Die große Mehrzahl der Patienten, die gegen Penicillin allergisch waren, vertrug Cephalosporine gut, da aus den Cephalosporinen im Organismus keine Penicilloyl-Verbindungen entstehen.
2. **Allergische Neutropenie,** nach Absetzen schnell reversibel. Daher bei längerer Therapie oder Auftreten von allergischen Erscheinungen oder Fieber Blutbildkontrolle ratsam.
3. Die Nierenverträglichkeit ist bei allen neueren Cephalosporinen (auch den Basis-Cephalosporinen) gut. Bei stark eingeschränkter Nierenfunktion kann es unter einer Therapie mit Cefazedon, aber auch mit Cefazolin zu einer stärkeren **Blutungsneigung** kommen (selten). Unter Vitamin-K-Substitution normalisiert sich der Quick-Wert rasch wieder. Unter einer Therapie mit Cefazolin können im Serum die Transaminasen, die alkalische Phosphatase und Bilirubin vorübergehend leicht ansteigen.
4. Während einer Therapie mit Cephalosporinen kann der **direkte Coombs-Test positiv** ausfallen. Man nimmt an, daß die Cephalosporine die Erythrozytenoberfläche schädigen, an welche sich dann normale Serumglobuline anlagern,

Eigenschaften der Antibiotika

oder daß sich an der Erythrozytenoberfläche ein Cephalosporin-Globulin-Komplex anlagert, der mit dem Coombs-Serum reagiert. Trotzdem kommen hämolytische Anämien während einer Cephalosporin-Therapie nur sehr selten vor.

▶ **Indikationen:** Die Indikationen der Basis-Cephalosporine sind durch die neueren β-Lactamase-stabilen Cephalosporine eingeengt worden. Cefazolin und Cefazedon sind weiterhin indiziert bei
1. primären Pneumonien (außerhalb des Krankenhauses erworben),
2. Wundinfektionen (außerhalb des Krankenhauses erworben),
3. Indikationen für Penicillin G, wenn eine Penicillin-Allergie vorliegt (Kreuzallergie mit Penicillinen selten),
4. Staphylokokkeninfektionen (als bessere Alternative zu penicillinasefesten Penicillinen),
5. zur perioperativen Prophylaxe.

▶ **Falsche Indikationen:** Infektionen durch Oxacillin-resistente Staphylococcus-aureus-Stämme (Kreuzresistenz) und schwere Allgemeininfektionen (Sepsis), bei denen mit mehrfach resistenten Enterobakterien zu rechnen ist.

▶ **Kontraindikation:** Cephalosporin-Allergie.

▶ **Applikation und Dosierung:** I. v. Injektion oder i. v. Kurzinfusion, auch i. m. Injektion (bis 1 g) möglich, aber schmerzhaft. Erwachsene erhalten tgl. 3–4(–6) g, Kinder 60(–100) mg/kg, verteilt auf 2–3 Einzelgaben. Bei Niereninsuffizienz Reduktion der normalen Tagesdosis auf 60% (Kreatinin-Clearance 60–40 ml/min), auf 25% (Kreatinin-Clearance 40–20 ml/min) und auf 10% (Kreatinin-Clearance 20–5 ml/min).

▶ **Handelsformen:** Ampullen à 1 g und 2 g. Nur für i. m. Injektion Auflösung in beigefügter Lidocain-Lösung.

▶ **Beurteilung:** Die Basis-Cephalosporine haben weiterhin einen Platz bei der Behandlung leichterer Atemwegs- und Wundinfektionen sowie bei der perioperativen Prophylaxe. Von Vorteil sind die starke Staphylokokken-Aktivität, das breite Spektrum und die gute Verträglichkeit. Im Vergleich zu Cefotaxim sind Cefazolin und Cefazedon gegen gramnegative Stäbchen schwächer wirksam und gegen Pseudomonas unwirksam. Daher sollten Cefazolin und Cefazedon nicht bei lebensbedrohenden Erkrankungen mit unbekanntem Erreger eingesetzt werden. Beide sind aber gut geeignet zur perioperativen Prophylaxe (in der Herzchirurgie, bei der Implantation von Prothesen, in der Traumatologie und Orthopädie).

2. Cephalosporine

Literatur

EL SEFI, T. A., H. M. EEL AWADY, M. I. SHEHATA, M. A. AAL-HINI: Systemic plus local metronidazole and cephazolin in complicated appendicitis: a prospective controlled trial. J. R. Coll. Surg. Edinb. *34:* 13–16 (1989).
MORRIS, D. L., J. A. JONES, J. D. HARRISON et al.: Randomised study of prophylactic parenteral sulbactam/ampicillin and cephalozolin in biliary surgery: significant benefit in jaundiced patients. J. Hosp. Infect. *13:* 261–266 (1989).
PABST, J., G. LEOPOLD, W. UNGETHÜM, E. DINGELDEIN: Clinical pharmacology phase I of cefazedone, a new cephalosporin, in healthy volunteers. II. Pharmacokinetics in comparison with cefazolin. Arzneimittel-Forsch. *29 (I):* 437 (1979).
VAN MEIRHAEGHE, J., R. VERDONK, G. VERSCHRAEGEN et al.: Flucloxacillin compared with cefazolin in short-term prophylaxis for clean orthopedic surgery. Arch. Orthop. Trauma. Surg. *108:* 308–313 (1989).

Cefuroxim-Gruppe (Intermediär-Cephalosporine)

▶ **Handelsnamen: Cefuroxim:** Zinacef. **Cefamandol:** Mandokef. **Cefotiam:** Spizef.

▶ **Eigenschaften:** Zu den Intermediär-Cephalosporinen gehören Cefuroxim, Cefamandol und Cefotiam (Strukturformeln: s. Abb. 10, S. 71). Cefuroxim hat eine Oxim-Seitenkette, Cefotiam eine Aminothiazol-Seitenkette, die zur Verstärkung der antibakteriellen Aktivität führen. Die Natriumsalze von Cefuroxim und Cefamandol-Formiat sind gut wasserlöslich, ebenso das Dihydrochlorid von Cefotiam. Die Cefamandol-Ampullen enthalten je g Cefamandol 63 mg Natriumkarbonat; beim Lösen in Wasser wird der Ester rasch hydrolysiert, wobei CO_2 entsteht.

▶ **Wirkungsspektrum:** Cefuroxim, Cefamandol und Cefotiam sind weitgehend β-Lactamase-stabil. Die β-Lactamase-Resistenz beruht auf Molekülgruppen in der Nachbarschaft des β-Lactamringes (beim Cefuroxim auf der Methyloximgruppe, beim Cefamandol auf der Mandelamido- und Tetrazolgruppe). Im Vergleich zu Cefazolin betrifft die Aktivitätszunahme fast alle gramnegativen Stäbchen (außer Pseudomonas), weniger grampositive Kokken. Cefamandol, Cefotiam und Cefuroxim wirken relativ gut auf Staphylokokken.
Cefuroxim und Cefotiam sind besonders gut wirksam auf A- und B-Streptokokken, Gonokokken (auch Penicillinase-bildende Stämme) und Meningokokken. Cefamandol wirkt relativ gut auf Enterobacter-Arten und Staphylokokken. Hervorzuheben ist die gute Wirksamkeit von Cefuroxim, Cefamandol und Cefotiam auf Haemophilus influenzae (meist bei Konzentrationen von 0,4–1,6 mg/l), auch auf Ampicillin-resistente Stämme. Die Aktivität von Cefuroxim, Cefamandol und Cefotiam bei Enterobakterien geht aus Tab. 13 hervor.

Eigenschaften der Antibiotika

Tab. 13. Wirksamkeit auf 449 Bakterienstämme aus menschlichem Untersuchungsmaterial nach der In-vitro-Testung mit Cefalothin, Cefuroxim, Cefamandol, Cefotiam und Cefoxitin. n = Zahl der untersuchten Stämme. $MHK_{50\%}$ = minimale Hemmkonzentration (mg/l) bei ≤50% der Stämme.

Keimart	n	$MHK_{50\%}$				
		Cefa-lothin	Cefur-oxim	Cefa-mandol	Cefo-tiam	Cefox-itin
E. coli	102	3,1	3,1	3,1	0,1	3,1
Proteus mirabilis	105	25,0	12,5	12,5	3,1	3,1
Proteus vulgaris	60	>200,0	200,0	200,0	25,0	6,2
Klebsiella pneumoniae	65	6,2	3,1	6,2	0,2	3,1
Enterobacter aerogenes	102	>200,0	12,5	0,8	0,4	50,0
Citrobacter freundii	15	50,0	12,5	25,0	25,0	50,0

Völlig resistent sind Pseudomonas aeruginosa, Enterokokken, Mykoplasmen, Chlamydien, Mykobakterien. Eine fehlende oder nur schwache Wirksamkeit haben Cefuroxim, Cefamandol und Cefotiam auf Bacteroides fragilis sowie auf Oxacillin-resistente Staphylococcus-aureus-Stämme.

▶ **Resistenz:** Ein wechselnder Prozentsatz von Enterobakterien ist gegen Cefuroxim, Cefamandol und/oder Cefotiam resistent (verschieden nach Keimart, s. Tab. 35, S. 353). Es besteht eine unvollständige Kreuzresistenz zwischen den älteren und neueren (β-Lactamase-stabilen) Cephalosporinen, aber eine weitgehende Kreuzresistenz zwischen Cefuroxim, Cefamandol und Cefotiam, was bei der Empfindlichkeitsprüfung der Erreger zu berücksichtigen ist.

▶ **Pharmakokinetik:** *Keine Resorption* nach oraler Gabe. *Serumkonzentrationen* nach i. v. Injektion von je 1 g (Abb. 11) bei Cefuroxim 24,1 mg/l (1 h) und 3,7 mg/l (4 h), bei Cefamandol 16,5 mg/l (1 h) und 1,1 mg/l (4 h), bei Cefotiam 19 mg/l (1 h) und 1,1 mg/l (4 h). Während i. v. Dauerinfusion von 0,166 g/h (= 4 g/24 h) betragen die *mittleren Serumspiegel* von Cefuroxim 12,0 mg/l, von Cefamandol 8,1 mg/l. *Halbwertszeit* von Cefuroxim 70 min, Cefamandol 34 min und Cefotiam 45 min. Gute Gewebegängigkeit, schlechte Liquorgängigkeit. Hautblasenspiegel (im Diffusionsgleichgewicht) im Vergleich zu Cefalothin bei Cefuroxim 8fach, bei Cefamandol 3fach höher. *Plasmaeiweißbindung* von Cefuroxim 20%, von Cefamandol 67% und von Cefotiam 40%.

Harnausscheidung durch glomeruläre Filtration und aktive tubuläre Sekretion in 6 h zu 90% in aktiver Form (bei Cefuroxim und Cefamandol) und zu 70% (bei Cefotiam). Ein kleiner Teil wird mit der Galle ausgeschieden. Geringe oder fehlende Matabolisierung. Bei Hämodialyse wird Cefuroxim fast vollständig,

2. Cephalosporine

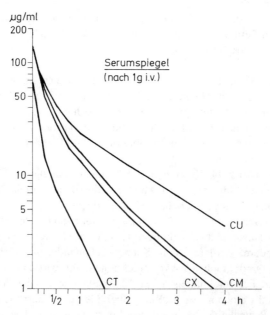

Abb. 11. Mittlere Serumspiegel von Cefuroxim (CU), Cefamandol (CM), Cefoxitin (CX) und Cefalothin (CT) nach i.v. Injektion von je 1 g bei 10 gesunden Erwachsenen im Crossover-Versuch (eigene Daten).

Cefamandol teilweise entfernt, bei Peritonealdialyse nur ein Teil von Cefuroxim und Cefamandol.

▶ **Nebenwirkungen:** Wie bei Cefazolin und Cefazedon. Cefamandol kann außerdem Alkoholunverträglichkeit sowie Hypoprothrombinämie hervorrufen. Die Hypoprothrombinämie läßt sich durch Vitamin-K-Gaben rasch bessern. Sie beruht offenbar auf einem Vitamin-K-Antagonismus und hängt mit der N-Methylthiotetrazol-Seitenkette zusammen, welche außer Cefamandol u.a. auch Cefmenoxim, Cefotetan, Cefoperazon und Latamoxef besitzen. Auch bei diesen Cephalosporinen steht die Alkoholunverträglichkeit mit dem Methylthiotetrazolring in Zusammenhang. Dabei kommt es zu einer Blockierung der Azetaldehyd-Dehydrogenase (bedingt durch die Tetrazol-Seitenkette). Bei Alkoholgenuß steigt die Azetaldehydkonzentration an, und es können Hautrötung, Schweißausbruch, Blutdruckabfall, Tachykardie, Erbrechen, Kopfschmerzen und Schwindel auftreten (auch als Spätreaktion bis zu 72 h nach Antibiotikumgabe). Zur Vermeidung dieses Antabus-(Disulfiram-)ähnlichen Effektes soll 2–4 Tage nach der Therapie kein Alkohol genossen werden. **Cave** alkoholhaltige Infusionslösungen! – Bei Cefuroxim, Cefamandol und Cefotiam ist wie bei anderen β-Lactam-Antibiotika im Serum ein vorübergehender leichter Anstieg von Transaminasen und alkalischer Phosphatase möglich.

▶ **Indikationen:** Ungezielte Therapie (vor Erregeranzüchtung und Empfindlichkeitsprüfung) bakterieller Infektionen, bei denen als Erreger mit Staphylokokken, aber auch mit resistenten gramnegativen Stäbchen gerechnet werden muß. Derartige Indikationen sind sekundäre Pneumonie, postoperative Harnwegsinfektionen, schwere Wund- und Gewebsinfektionen. Die Pseudomonas- und Enterokokken-Lücke kann durch die gleichzeitige Gabe von Azlocillin oder Piperacillin geschlossen werden. Die Kombination mit einem Aminoglykosid (Gentamicin, Amikacin oder Netilmicin) ist bei schweren Infektionen durch Enterobakterien zur Verstärkung des antibakteriellen Effektes möglich.
Cefuroxim, Cefamandol und Cefotiam sind außerdem indiziert zur gezielten Therapie von Haemophilus-Infektionen (bei Ampicillin-Resistenz) und Infektionen durch andere, sonst resistente Keime. Cefamandol und Cefotiam sind bei Enterobacter- und Staphylokokken-Infektionen gut wirksam. Cefuroxim und Cefotiam sind bei Infektionen durch Klebsiella pneumoniae anwendbar. Mit Cefuroxim und Cefotiam ist eine Einmaltherapie der Gonorrhoe möglich (wirksam auch bei Penicillin-G-Resistenz). Die Intermediär-Cephalosporine sind durch ihr Wirkungsspektrum und ihre Pharmakokinetik zur perioperativen Prophylaxe gut geeignet.

▶ **Kontraindikation:** Cephalosporin-Allergie.

▶ **Applikation:** Entweder i.v. Injektion, i.v. Kurzinfusion (30 min) oder i.v. Dauerinfusion. Cefamandol darf nicht in Kalzium- oder Magnesium-haltigen Lösungen zugeführt werden. Nicht mit anderen Medikamenten (z.B. Aminoglykosid) in einer Lösung mischen. Die i.m. Injektion von Cefamandol kann schmerzhaft sein; daher besser in 0,5% Lidocain lösen.

▶ **Dosierung:** Bei **schweren Infektionen** sollten alle Mittel dieser Gruppe gleich dosiert werden: Erwachsene 3mal tgl. 2 g, Kinder 3mal tgl. 50 mg/kg. Eine niedrigere Dosierung ist problematisch. Die optimale Dosierung von 3mal tgl. 2 g ist bei Cefuroxim durch ungeeignete Ampullengröße (0,75 g; 1,5 g) kaum praktikabel.

Bei **Organinfektionen** (ohne schwere Allgemeinerscheinungen) erhalten Erwachsene 3mal tgl. 1 g oder 2mal tgl. 2 g, Kinder 3mal tgl. 25 mg/kg.

Bei **Gonorrhoe** einmalige Gabe von 1,5 g Cefuroxim i.m. (verteilt auf 2 Injektionsstellen) ausreichend.

2. Cephalosporine

Zur **perioperativen Prophylaxe** gibt man Erwachsenen 1–3mal tgl. 2 g i.v. (je nach Eingriff).

Bei Patienten mit **chronischer Niereninsuffizienz** ist das Dosierungsintervall zu verlängern, und zwar bei einer Kreatinin-Clearance von 50–30 ml/min auf 8 h, von 29–10 ml/min auf 12 h, von 9–5 ml/min auf 24 h und von <5 ml/min auf 48 h. Man gibt dann die übliche Einzeldosis (angepaßt der Schwere der Infektion) in einem größeren Abstand. Nur bei einer Kreatinin-Clearance unter 10 ml/min sollte die Einzeldosis von 0,75–1 g nicht überschritten werden.

▶ **Handelsformen: Cefuroxim:** Ampullen à 0,25 g, 0,75 g, 1,5 g. **Cefamandol:** Ampullen à 0,5 g, 1 g, 2 g. **Cefotiam:** Ampullen à 0,5 g, 1 g, 2 g.

▶ **Beurteilung:** Die Intermediär-Cephalosporine haben wegen ihres breiten Spektrums und der günstigen Pharmakokinetik eine wichtige Stellung für die Behandlung nichtlebensbedrohender Infektionen (z.B. von Pneumonien). Die aktivste Substanz ist Cefotiam.

Literatur

Arditi, M., B. C. Herold, R. Yogev: Cefuroxime treatment failure and Haemophilus influenzae meningitis: case report and review of literature. Pediatrics *84:* 132–135 (1989).
Brogard, J. M., J. P. Arnaud, J. F. Blickle et al.: Biliary elimination of cefotiam, an experimental and clinical study. Chemotherapy *32:* 222–235 (1986).
Brogard, J. M., F. Jehl, B. Willemin, A. M. Lamalle, J. F. Blickle, H. Monteil: Clinical pharmacokinetics of cefotiam. Clin. Pharmacokinet. *17:* 163–174 (1989).
Burns, G. P., T. A. Stein, M. Cohen: Biliary and pancreatic excretion of cefamandole. Antimicrob. Ag. Chemother. *33:* 977–979 (1989).
De Los, A., M. Del Rio, D. F. Chrane et al.: Pharmacokinetics of cefuroxime in infants and children with bacterial meningitis. Antimicrob. Ag. Chemother. *22:* 990 (1982).
Freundt, K. J., E. Schreiner, U. Christmann-Kleiss: Cefamandole – a competitive inhibitor of aldehyde dehydrogenase. Infection *13:* 91 (1985).
Konishi, K., Y. Ozawa: Pharmacokinetics of cefotiam in patients with impaired renal function and in those undergoing hemodialysis. Antimicrob. Ag. Chemother. *26:* 647–651 (1984).
Rouan, M.-C., J. B. Lecaillon, J. Guibert et al.: Pharmacokinetics of cefotiam in humans. Antimicrob. Ag. Chemother. *27:* 177 (1985).
Uotila, L., J. W. Suttie: Inhibition of vitamin K-dependent carboxylase in vitro by cefamandole and its structural analogs. J. Infect. Dis. *148:* 571 (1983).

Eigenschaften der Antibiotika

Cefoxitin-Gruppe

Die Cephalosporine dieser Gruppe, die auch als Cephamycine oder Methoxy-Cephalosporine bezeichnet werden, unterscheiden sich von den anderen Cephalosporinen durch eine Methoxygruppe in 7-α-Stellung (Abb. 12). Dazu gehören Cefoxitin, Cefotetan und Cefmetazol. Zu der erweiterten Gruppe der Cephamycine zählen Latamoxef und Flomoxef, bei denen im Cephemring ein Schwefel- durch ein Sauerstoffatom ersetzt ist (Oxacepheme). Gemeinsam ist ihnen eine hochgradige β-Lactamase-Stabilität; auch gegen die von Bacteroides fragilis

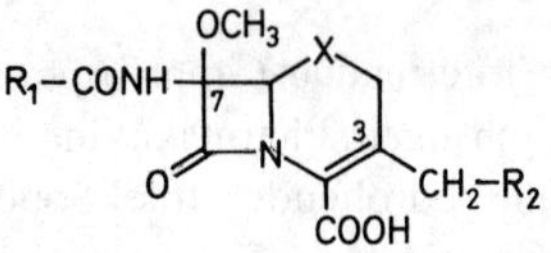

Freiname	R_1	R_2	X
Cefoxitin	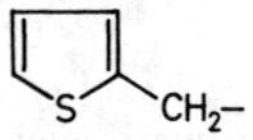 2-Thienyl–CH_2–	–$OCONH_2$	S
Cefmetazol	$N{\equiv}C{-}CH_2{-}S{-}CH_2{-}$	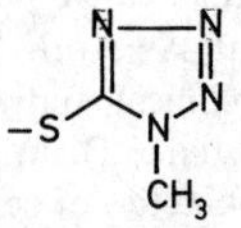 –S–(1-methyltetrazol-5-yl)	S
Cefotetan	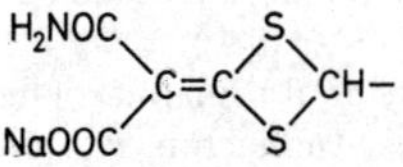 (H_2NOC)($NaOOC$)C=C(S–CH–)(S) (1,3-dithietan)	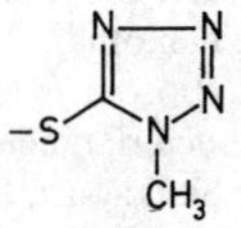 –S–(1-methyltetrazol-5-yl)	S
Latamoxef	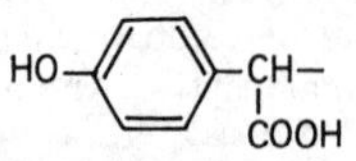 HO–C_6H_4–CH(COOH)–	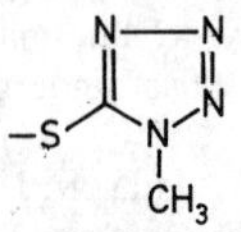 –S–(1-methyltetrazol-5-yl)	O
Flomoxef	$F_2HC{-}S{-}CH_2{-}$	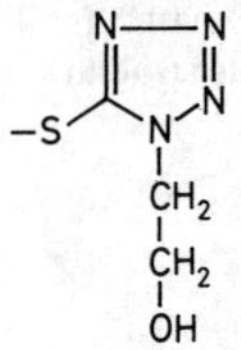 –S–(1-(2-hydroxyethyl)tetrazol-5-yl)	O

Abb. 12. Strukturformeln der 7-Methoxy-Cephalosporine.

2. Cephalosporine

gebildete Lactamase sind sie meist resistent. Man kann sie daher auch als Anaerobier-Cephalosporine bezeichnen. Die Cephamycine besitzen jedoch keine Pseudomonas-Wirksamkeit (mit Ausnahme von Latamoxef).

Cefoxitin

▶ **Handelsname:** Mefoxitin.

▶ **Wirkungsweise:** Hochgradige Resistenz gegen fast alle von Bakterien gebildeten β-Lactamasen. Relativ geringe Kryptizität (Penetrationsfähigkeit durch die Bakterienzellwand). Strukturformel: s. S. 80.

▶ **Wirkungsspektrum:** Im Vergleich zu Cefazolin wirkt Cefoxitin auf gramnegative Stäbchen, z.B. E. coli und Proteus mirabilis, um 1–2 oder mehr geometrische Verdünnungsstufen besser. Darüber hinaus hemmt es den größten Teil der Cefazolin-resistenten Keime (Proteus vulgaris, Proteus rettgeri, Morganella morganii, Klebsiella pneumoniae, Serratia marcescens, Providencia u. a.). Cefoxitin hat außerdem eine stärkere Aktivität gegen Bacteroides-Arten und ist auch gegen die β-Lactamase von Bacteroides fragilis stabil. Eine Resistenz von Bacteroides fragilis gegen Cefoxitin ist selten. Cefoxitin hemmt auch Penicillin-G-resistente Gonokokken. Die Haemophilus-Wirksamkeit ist schwächer als die von Cefuroxim, Cefamandol, Cefotiam und den Cephalosporinen der Cefotaxim-Gruppe. Resistent sind Pseudomonas aeruginosa, Enterokokken, Oxacillin-resistente Staphylokokken, Enterobacter-Arten, alle Mykoplasmen, Chlamydien und Mykobakterien.

▶ **Resistenz:** Primäre Resistenz bei Enterobakterien selten (Ausnahmen bei Citrobacter freundii und Enterobacter cloacae). Keine Resistenzentwicklung unter der Therapie. Partielle Kreuzresistenz mit den anderen Cephalosporinen (daher Bakterienempfindlichkeit gegen diese Mittel gesondert prüfen). Cefoxitin kann in vitro die β-Lactamasen von Pseudomonas aeruginosa induzieren; das hat aber keine klinische Relevanz.

▶ **Pharmakokinetik:** *Keine Resorption* nach oraler Gabe.
Serumkonzentrationen nach i.v. Injektion von 1 g 13,2 mg/l (1 h) und 0,9 mg/l (4 h). Während i.v. Dauerinfusion von 0,166 g/h (= 4 g/24 h) betragen die *mittleren Serumspiegel* 7,5 mg/l (3fach höher als bei Cefalothin). Ebenso sind die Konzentrationen in Hautblasenflüssigkeit 3fach höher (80% der Serumspiegel). Gute *Gewebegängigkeit*, geringe *Liquorgängigkeit*, *Halbwertszeit* 45 min. *Plasmaeiweißbindung* 50%.
Ausscheidung durch die Nieren in aktiver Form zu 90% (in 6 h). Ein kleiner Teil

wird mit der Galle ausgeschieden. Geringe Metabolisierung zu Decarbamoyl-Cefoxitin.

▶ **Nebenwirkungen:** Wie bei allen Cephalosporinen. Meist keine Kreuzallergie mit Penicillinen (Anwendung bei Penicillin-Allergie unter sorgfältiger Überwachung des Patienten gerechtfertigt).

▶ **Indikationen:**
1. **Ungezielte Therapie** bakterieller Infektionen, bei denen mit grampositiven Kokken, aber auch mit resistenten gramnegativen Stäbchen sowie Bacteroides fragilis als Erreger gerechnet werden muß (z.B. sekundäre Pneumonie, gynäkologische Infektionen, schwere Wund- und Gewebsinfektionen). Durch die gute Anaerobierwirksamkeit ist Cefoxitin zur Therapie von leichteren Mischinfektionen mit Anaerobieren (bei Gangrän, Mundbodenphlegmone, Tonsillarabszeß, abszedierender Pneumonie) geeignet. Zur Verstärkung des antibakteriellen Effektes kann die Kombination mit einem Aminoglykosid sinnvoll sein.
2. **Gezielte Therapie** von Infektionen durch sensible Erreger, insbesondere Infektionen durch sonst resistente Erreger, die gegen Cefoxitin empfindlich sind (z.B. Klebsiella, Serratia, Proteus rettgeri).
3. Perioperative Prophylaxe, vor allem in der Gynäkologie.

▶ **Kontraindikation:** Cephalosporin-Allergie.

▶ **Applikation:** Am besten i.v. Injektion oder i.v. Kurzinfusion (in 30 min). Auch i.v. Dauerinfusion und i.m. Injektion möglich (zur i.m. Injektion wegen Schmerzhaftigkeit in 0,5% Lidocain lösen). Nicht mit anderen Medikamenten mischen, vor allem nicht mit Aminoglykosiden (Gefahr der Ausfällung).

▶ **Dosierung:** Bei **schweren Infektionen** 3–4mal tgl. 2 g (Kinder 3–4mal tgl. 40 mg/kg). Bei **leichteren Infektionen** 3mal tgl. 1 g (Kinder 3mal tgl. 20 mg/kg).

Bei Patienten mit **chronischer Niereninsuffizienz** ist das Dosierungsintervall zu verlängern, und zwar bei einer Kreatinin-Clearance von 50–30 ml/min auf 8 h, von 29–10 ml/min auf 12 h, von 9–5 ml/min auf 24 h und von <5 ml/min auf 48 h. Man gibt dann die übliche Einzeldosis (angepaßt der Schwere der Infektion) in einem größeren Abstand. Nur bei einer Kreatinin-Clearance unter 10 ml/min sollte die Einzeldosis von 0,75 g nicht überschritten werden.
Cefoxitin ist dialysabel. Am Ende einer Hämodialyse können 2 g verabreicht werden.

▶ **Handelsformen:** Injektionsflaschen à 1 g und 2 g.

2. Cephalosporine

▶ **Beurteilung:** β-Lactamase-stabiles Cephalosporin mit guter Anaerobier-Wirksamkeit. Unwirksam auf Pseudomonas- und Enterobacter-Arten sowie Enterokokken und Oxacillin-resistente Staphylokokken.

Literatur

DASCHNER, F. D., E. E. PETERSEN et al.: Antibiotic prophylaxis in gynecology: Cefoxitin concentrations in serum, myometrium, endometrium and salpinges. Infection *10:* 341 (1982).
FELDMAN, W. E., S. MOFFITT, N. SPROW: Clinical and pharmacokinetic evaluation of parenteral cefoxitin in infants and children. Antimicrob. Ag. Chemother. *17:* 669 (1980).
FELDMANN, W. E., S. MOFFITT, N. S. MANNING: Penetration of cefoxitin into cerebrospinal fluid of infants and children with bacterial meningitis. Antimicrob. Ag. Chemother. *21:* 468 (1982).
GREAVES, W. L., J. H. KREEFT, R. I. OGILVIE, G. K. RICHARDS: Cefoxitin disposition during peritoneal dialysis. Antimicrob. Ag. Chemother. *19:* 253 (1981).
KAMPF, D., R. SCHURIG, I. KORSUKEWITZ, O. BRÜCKNER: Cefoxitin pharmacokinetics: relation to three different renal clearance studies in patients with various degree of renal insufficiency. Antimicrob. Ag. Chemother. *20:* 741 (1981).
PEREA, E. J., M. C. GARCIA-IGLESIAS, J. AYARRA, J. LOSCERTALES: Comparative concentrations of cefoxitin in human lungs and sera. Antimicrob. Ag. Chemother. *23:* 323 (1983).
SANDERS, C. C., W. E. SANDERS JR., R. V. GOERING: In vitro antagonism of betalactam antibiotics by cefoxitin. Antimicrob. Ag. Chemother. *21:* 968 (1982).
TALLY, F. P. et al.: Susceptibility of anaerobes to cefoxitin and other cephalosporins. Antimicrob. Ag. Chemother. *7:* 128 (1975).

Cefotetan

▶ **Handelsname:** Apatef.

▶ **Wirkungsspektrum:** Bei gramnegativen Stäbchen stärker wirksam als Cefoxitin, bei Staphylokokken schwächer. Die Aktivität gegenüber Bacteroides fragilis und anderen Anaerobiern entspricht etwa der von Cefoxitin. Immer resistent sind Pseudomonas aeruginosa, Acinetobacter, Enterokokken, Clostridium difficile und Bacteriodes thetaiotaomicron. Gegen bakterielle β-Lactamasen ist Cefotetan sehr stabil.

▶ **Pharmakokinetik:** Nach i. v. Injektion von 1 g und 2 g mittlere *Serumspiegel* von 103 bzw. 135 mg/l (1 h) und 9 bzw. 12 mg/l (12 h). Relativ lange *Halbwertszeit* von 3–4 h. *Plasmaeiweißbindung 90%. Ausscheidung* mit dem Harn zu über 70% (unverändert), davon 15% in der tautomeren Form (mit ähnlicher antibakterieller Aktivität). Ein Teil wird mit der Galle ausgeschieden.

Eigenschaften der Antibiotika

▶ **Nebenwirkungen** wie bei anderen Cephalosporinen. Die Methylthiotetrazol-Seitenkette erklärt die beobachtete Verlängerung der Prothrombinzeit (Blutungsneigung) und das Vorkommen einer Alkoholunverträglichkeit (s. S. 77).

▶ **Indikation:** Ähnlich Cefoxitin (s. S. 82).

▶ **Kontraindikation:** Cephalosporin-Allergie.

▶ **Applikation und Dosierung:** Als i. v. oder i. m. Injektion 2mal tgl. 1–2 g. Bei einer Kreatinin-Clearance von 10–30 ml/min gibt man die normale Einzeldosis alle 24 h, bei einer Kreatinin-Clearance von <10 ml/min alle 48 h.

▶ **Handelsformen:** Ampullen à 1 g und 2 g.

▶ **Beurteilung:** Wenig angewandtes Cephalosporin mit Anaerobierwirkung und längerer Halbwertszeit. Als Nebenwirkung der Tetrazolseitenkette können Blutgerinnungsstörungen und Alkoholunverträglichkeit auftreten.

Literatur

BROWNING, M. J., H. A. HOLT, L. O. WHITE et al.: Pharmacokinetics of cefotetan in patients with end-stage renal failure on maintenance dialysis. J. Antimicrob. Chemother. *18:* 103 (1986).
CONJURA, A., W. BELL, J. J. LIPSKY: Cefotetan and hypoprothrombinemia. Ann. Intern. Med. *108:* 643 (1988).
JONES, R. N. Cefotetan: A review of the microbiologic properties and antimicrobial spectrum. Am. J. Surg. *155* (5A): 16 (1988).
JUST, H.-M., E. E. PETERSEN, M. BASSLER, U. FRANK, F. D. DASCHNER: Penetration of cefotetan into serum, myometrium, endometrium and salpinges. Chemotherapy *30:* 305–307 (1984).
KLINE, S. S. et al.: Cefotetan-induced disulfiram-type reactions and hypoprothrombinemia. Antimicrob. Agents Chemother. *31:* 1328, 1987.
MARTENS, M., S. FARO: Cefotetan and the lack of associated bleeding (letter). Am J. Obstet. Gynecol. *163:* 251–252 (1990).
SMITH, B. R., J. L. LE FROCK, P. T. THYRUM et al.: Cefotetan pharmacokinetics in volunteers with various degrees of renal function. Antimicrob. Ag. Chemother. *29:* 887 (1986).
WARD, A., D. M. RICHARDS: Cefotetan: a review of its antibacterial activity, pharmacokinetic properties and therapeutic use. Drugs *30:* 382 (1985).
WATT, B., F. V. BROWN: The comparative in-vitro activity of cefotetan against anaerobic bacteria. J. Antimicrob. Chemother. *15:* 671 (1985).

Cefmetazol

▶ **Handelsnamen:** Cemetol, Zefazone (Ausland).

▶ **Wirkungsspektrum:** In Japan und in den USA viel verwandtes 7-Methoxy-Cephalosporin mit ähnlicher Wirksamkeit wie Cefoxitin. Die Aktivität gegen Staphylokokken ist besser als die anderer Cephalosporine der Cefoxitin- und Cefotaxim-Gruppe. Gegen Enterobakterien wirkt Cefmetazol um 1–2 Titerstufen stärker als Cefoxitin; die Wirkung gegen Bacteroides fragilis ist etwa gleich gut. Unempfindlich sind Pseudomonas, Enterobacter-Arten und Enterokokken. Cefmetazol ist hochresistent gegenüber bakteriellen β-Lactamasen.

▶ **Pharmakokinetik:** Nach i. v. Infusion von 1 g und 2 g über 60 min betragen die mittleren *Serumspiegel* 31 mg/l und 70 mg/l (1 h nach Infusionsende) und 3 mg/l bzw. 6 mg/l (5 h nach Infusionsende). *Halbwertszeit* 60 min, *Plasmaeiweißbindung* 85%. Die *Ausscheidung* erfolgt zu 85% in aktiver Form mit dem Harn. Die Gallenkonzentrationen sind relativ hoch.

▶ **Beurteilung:** Cefmetazol ist eine Parallelentwicklung von Cefoxitin und zeichnet sich durch eine gute Wirkung gegen Staphylokokken aus, enthält aber eine Tetrazol-Seitenkette, die Alkoholunverträglichkeit sowie Hypoprothrombinämie hervorrufen kann.

Literatur

FINCH, R., R. C. MOELLERING, JR., and D. SPELLER. Cefmetazole: A clinical appraisal. J. Antimicrob. Chemother. *23* (Suppl. D): 1 (1989).

GRIFFITH, D. L., E. NOVAK, C. A. GREENWALD: Clinical experience with cefmetazole sodium in the United States: an overview. J. Antimicrob. Chemother. *23:* 21–33 (1989).

JONES, R. N.: Review of the in-vitro spectrum and characteristics of cefmetazole (CS-1170). J. Antimicrob. Chemother. *23:* 1–12 (1989).

KO, H., E. NOVAK, G. R. PETERS, W. M. BOTHWELL, J. D. HOSLEY, S. K. CLOSSON, W. J. ADAMS: Pharmacokinetics of single-dose cefmetazole following intramuscular administration of cefmetazole sodium to healthy male volunteers. Antimicrob. Ag. Chemother. *33:* 508–512 (1989).

Medical Letter. Cefmetazole sodium (Zefazone). Med. Lett. Drugs Ther. *32:* 65 (1990).

PETERS, G. R., C. M. METZLER: The effects of cefmetazole and latamoxef on platelet function in healthy human volunteers. J. Antimicrob. Chemother. *23 (Suppl. D):* 119–123 (1989).

SHIMADA, J., Y. HAYASHI, K. NAKAMURA: Cefmetazole: clinical evaluation of efficacy and safety in Japan. Drugs Exp. Clin. Res. *11:* 181 (1989).

TAN, J. S., S. J. SALSTROM, S. A. SIGNS, H. E. HOFFMAN, T. M. FILE: Pharmacokinetics of intravenous cefmetazole with emphasis on comparison between predicted theoretical levels in tissue and actual skin window fluid levels. Antimicrob. Ag. Chemother. *33:* 924–927 (1989).

Yangco, B. C., V. S. Kenyon, K. D. Halkias: Comparative evaluation of safety and efficacy of cefmetazole and cefoxitin in lower respiratory tract infections. J. Antimicrob. Chemother. *23:* 39–46 (1989).

Latamoxef

▶ **Handelsname:** Festamoxin, Moxalactam.

▶ **Synonym:** Lamoxactam.

▶ **Eigenschaften:** Latamoxef gehört zu den Oxacephemen (das Schwefelatom ist in Position 1 des β-Lactamringes durch ein Sauerstoffatom ersetzt).

▶ **Wirkungsspektrum** ähnlich Cefotaxim. Latamoxef wirkt stärker als Cefotaxim gegen Bacteroides fragilis, Enterobacter cloacae und Citrobacter freundii, aber erheblich schwächer gegen Staphylococcus aureus, Staphylococcus epidermidis und Streptococcus viridans (Tab. 15, S. 91). Ein Teil der Pseudomonas-aeruginosa-Stämme ist resistent gegen Latamoxef.

▶ **Pharmakokinetik:** *Serumspiegel* (nach 1 g i. v.): Tab. 17, S. 92. *Halbwertszeit* 2 h. *Serumeiweißbindung* 40%. *Urin-Recovery* 75%. Galleausscheidung nicht genau bekannt; im Stuhl werden hohe Konzentrationen ausgeschieden, welche die Darmflora beeinflussen (E. coli, andere Enterobakterien und Anaerobier).

▶ **Nebenwirkungen:** Wie bei anderen Cephalosporinen, jedoch sind wegen der Methyltetrazolgruppe, aber auch der Carboxylgruppe Blutungen möglich (durch Hypoprothrombinämie sowie durch Thrombozytenfunktionsstörungen). Sie sind bei kurzfristiger Gabe selten und beherrschbar. Vor der Anwendung wird die prophylaktische Gabe von Vitamin K (10 mg/Woche) empfohlen. Der Prothrombingehalt sollte jeden zweiten Tag kontrolliert werden. Ein erhöhtes Blutungsrisiko haben Patienten mit Niereninsuffizienz, gestörter Leberfunktion, gastrointestinalen Störungen und Patienten während kompletter parenteraler Ernährung. In diesen Fällen sollten zusätzliche Teste durchgeführt werden (Blutungszeit, Thrombozytenzählung und Prüfung der Plättchenaggregation). Bei Auftreten einer Blutung muß die Therapie mit Latamoxef abgebrochen und Frischplasma, Prothrombin-Komplex oder Thrombozytenkonzentrat gegeben werden. Latamoxef kann Alkoholintoleranz hervorrufen (s. auch S. 77).

▶ **Interaktionen:** Die gleichzeitige Gabe von Heparin, oralen Antikoagulantien, Salizylaten und anderen die Blutgerinnung beeinflussenden Medikamenten erhöht das Blutungsrisiko.

2. Cephalosporine

▶ **Indikationen:** Nur bei lebensbedrohenden Infektionen durch Erreger anwenden, die gegen andere, besser verträgliche Antibiotika resistent sind. Geeignet bei intraabdominellen und gynäkologischen Infektionen ohne Erregernachweis, bei Lungenabszessen und Aspirationspneumonie (oft Mischinfektion durch grampositive und gramnegative Bakterien einschließlich Fusobakterien und Bacteroides). Latamoxef ist in klinischen Studien bei Meningitis durch gramnegative Bakterien (Enterobakterien) verwandt worden.

▶ **Dosierung:** 2–4 g tgl. bei Erwachsenen, 50–100 mg/kg bei Kindern. Bei einer Kreatinin-Clearance von 5–25 ml/min gibt man maximal 1,25 g alle 12 h, bei einer Kreatinin-Clearance von <5 ml/min 1 g alle 24 h.

▶ **Handelsformen:** Ampullen mit 1 g, 2 g.

▶ **Beurteilung:** Wegen der bei anderen Cephalosporinen nicht vorhandenen erhöhten Blutungsgefahr wird Latamoxef heute durch andere Cephalosporine ersetzt.

Literatur

BAXTER, J. G., D. A. MARBLE, L. R. WHITFIELD et al.: Clinical risk factors for prolonged PT/PTT in abdominal sepsis patients treated with moxalactam or tobramycin plus clindamycin. Ann. Surg. *201:* 96 (1984).
JOEHL, R., D. RASBACH, J. BALLARD et al.: Moxalactam: Evaluation of clinical bleeding in patients with abdominal infection. Arch. Surg. *118:* 1259–1261 (1983).
KEYSERLING, H., W. E. FELDMAN, S. MOFFITT et al.: Clinical and pharmacokinetic evaluation of parenteral moxalactam in infants and children. Antimicrob. Ag. Chemother. *21:* 898 (1982).
LEE, S., S. SPIRA, E. P. GABOR: Coagulopathy associated with moxalactam. JAMA *249:* 2019 (1983).
LIPSKY, J. J., J. C. LEWIS, W. J. NOVICK Jr.: Production of hypoprothrombinemia by moxalactam and 1-methyl-5-thiotetrazole in rats. Antimicrob. Ag. Chemother. *25:* 380 (1984).
MANTHEY, K. F., U. ULLMANN: Studies on lamoxactam penetration into the aqueous humor of the human eye. Infection *11:* 210–211 (1983).
PAKTER, R., T. RUSSELL, H. MIELKE et al.: Coagulopathy associated with the use of moxalactam. JAMA *248:* 1100 (1982).
PANWALKER, A. P., J. ROSENFELD: Hemorrhage, diarrhea and superinfection associated with the use of moxalactam. J. Infect. Dis. *147:* 171 (1983).
PETERS, G. R., C. M. METZLER: The effects of cefmetazole and latamoxef on platelet function in healthy human volunteers. J. Antimicrob. Chemother. 23 *(Suppl. D):* 119–123 (1989).
SMITH, CR., J. LIPSKY: Hypoprothrombinemia and platelet dysfunction caused by cephalosporin and oxalactam antibiotics. J. Antimicrob. Chemother. *11:* 496–499 (1983).
WHITEKAMP, M. R., G. M. CAPUTO, H. A. B. AL-MONDHIRY, R. C. ABER: The effects of latamoxef, cefotaxime, and cefoperazone on platelet function and coagulation in normal volunteers. J. Antimicrob. Chemother. *16:* 95 (1985).
WHITEKAMP, M. R., R. C. ABER: Prolonged bleeding time and bleeding diathesis associated with moxalactam administration. JAMA *249:* 69–71 (1983).

Flomoxef

▶ **Eigenschaften:** Flomoxef unterscheidet sich von den anderen α-Methoxy-Cephalosporinen (Cephamycinen) durch die Einführung einer Difluoromethylthioacetamid-Gruppe in der Seitenkette. Wie Latamoxef hat Flomoxef im Cephem-Kern ein Sauerstoffatom (anstelle des Schwefelatoms).

▶ Das **Wirkungsspektrum** ist fast identisch mit dem von Latamoxef. Gegen Bacteroides fragilis wirkt Flomoxef gleich stark wie Latamoxef, aber wesentlich stärker als Cefoxitin und Cefotetan (Tab. 14). Bei den übrigen Anaerobiern ist Flomoxef aktiver als die anderen Cephamycine und wirkt als einziges Mittel gegen Clostridium difficile. Bemerkenswert ist die gute Staphylokokken-Wirksamkeit (ähnlich Cefazolin). Wie Latamoxef wirkt Flomoxef bei niedrigeren Konzentrationen als die anderen Cephalosporine gegen Moraxella catarrhalis und Bordetella pertussis. Die Aktivität bei gramnegativen Darmbakterien ist gut, aber schwächer als die von Cefotaxim. Bei Pseudomonas ist es unwirksam.

▶ **Pharmakokinetik:** Nach i.v. Kurzinfusion von 1 g in 60 min werden mittlere *Serumspiegel* von 40 mg/l erreicht. *Halbwertszeit:* 1 h. *Urin-Recovery:* 90% (unverändert).

▶ **Nebenwirkungen** wie bei anderen Cephalosporinen (Hautreaktionen usw.). Sehr selten sind Blutgerinnungsstörungen. Keine Alkoholunverträglichkeit.

Tab. 14. Mittlere minimale Hemmkonzentrationen (MHK) von Flomoxef (FL), Cefoxitin (CX), Cefotetan (CT) und Latamoxef (LT) bei Anaerobiern nach SIMON, C. et al.: Infection *16:* 131 (1988).

Keimart	$MHK_{50\%}$ (mg/l)			
	FL	CX	CT	LT
Clostridium perfringens	0,8	1,6	1,6	0,2
Clostridium difficile	6,2	>100,0	25,0	50,0
Fusobacterium necrophorum	0,02	0,1	0,01	0,04
Fusobacterium fusiforme (nucleatum)	0,2	0,4	0,2	0,4
Eubacterium lentum	3,1	25,0	25,0	25,0
Peptostreptococcus asaccharolyticus	0,05	0,1	0,4	0,2
Peptostreptococcus anaerobius	0,2	0,8	3,1	1,6
Bacteroides fragilis	0,8	12,5	6,2	0,8
Bacteroides thetaiotaomicron	0,4	50,0	50,0	6,2
Bacteroides vulgatus	6,2	25,0	50,0	6,2
Bacteroides ovatus	6,2	50,0	100,0	50,0
Bacteroides eggerthii	1,6	3,1	25,0	0,8
Bacteroides bivius	>100,0	50,0	100,0	>100,0
Veillonella parvula	0,01	0,4	0,1	1,6

▶ **Anwendung:** Flomoxef wurde in zahlreichen klinischen Studien geprüft. Bei Patienten mit Endometritis, Bartholinischem Abszeß, Adnexitis, Beckenperitonitis und Pyometra war es in 85% erfolgreich, bei komplizierten Harnwegsinfektionen in 65%. Bei postoperativen Infektionen führte es in 80% zur Heilung.

▶ **Beurteilung:** Flomoxef hat das günstigste Wirkungsspektrum aller neuen parenteralen Cephalomycine. Die klinischen Erfahrungen in Deutschland sind noch gering.

Literatur

ANDRASSY, K., J. KODERISCH, K. GORGES, H. SONNTAG, K. HIRAUCHI: Pharmacokinetics and hemostasis following administration of a new injectable Oxacephem (6315-S, flomoxef) in volunteers and in patients with renal insufficiency. Infection *19 (Suppl. 5):* 296 (1991).
MATSUDA, S., M. SUZUKI: 6315-S (flomoxef) in obstetrics and gynecology. Chemotherapy *35:* 1189–1195 (1987).
MATSUMOTO, T., S. KITADA: Clinical experience with 6315-S (flomoxef) in urinary tract infection. Chemotherapy *35:* 1102–1120 (1987).
NEU, H. C., N.-X. CHIN: In vitro activity and β-lactamase stability of a new difluoro oxacephem, 6315-S. Antimicrobial Ag. Chemother. *30:* 638–644 (1986).
SAGAWA, T., K. MURE: 6315-S (flomoxef) in obstetrics and gynecology. Chemotherapy *30:* 1164–1171 (1987).
SHAH, P. M., H. KNOTHE: The in vitro activity of flomoxef compared to four other cephalosporins and imipenem. Infection *19 (Suppl. 5):* 279–283 (1991).
SIMON, C., M. SIMON: In vitro activity of flomoxef and cefazolin in combination with vancomycin. Infection *19 (Suppl. 5):* 276–278 (1991).
SIMON, C., M. SIMON, C. PLIETH: In vitro activity of flomoxef in comparison to other cephalosporins. Infection *16:* 131 (1988).
UCHIDA, K., T. MATSUBARA: Effect of flomoxef on blood coagulation and alcohol metabolism. Infection *19 (Suppl. 5):* 284 (1991).

Cefotaxim-Gruppe

▶ **Synonyme:** Aminothiazoloximcephalosporine, Breitspektrum-Cephalosporine.

▶ **Handelsnamen: Cefotaxim:** Claforan. **Ceftriaxon:** Rocephin. **Ceftizoxim:** Ceftix. **Cefmenoxim:** Tacef.

▶ **Eigenschaften:** Die Aminothiazolcephalosporine (Synonym: Cephalosporine der 3. Generation) haben ein erweitertes Spektrum, eine stärkere antibakterielle Aktivität und eine unterschiedliche Wirksamkeit gegen Pseudomonas aeruginosa. Diese Verbesserung ist erreicht worden durch eine Kombination der Aminothiazol-Seitenkette des Cefotiams mit der Oxim-Seitenkette des Cefuroxims. **Cefotaxim** ist die Muttersubstanz dieser Gruppe. **Ceftriaxon, Ceftizoxim** und **Cefmeno-**

Eigenschaften der Antibiotika

xim sind Cefotaxim-Analoga mit Substitution in Position R_2 (Abb. 13), wodurch die Pharmakokinetik verändert wird, aber die Aktivität im wesentlichen erhalten bleibt. Cefmenoxim hat dieselbe Methyltetrazol-Seitenkette wie Cefamandol und Cefoperazon.

▶ **Wirkungsweise:** Es gibt in dieser Gruppe Unterschiede in der β-Lactamase-Stabilität, im Penetrationsvermögen der Bakterienzellwand und in der Affinität zu den sog. Penicillin-Bindeproteinen (PBP), welche mit der verschiedenen Struktur zusammenhängen.

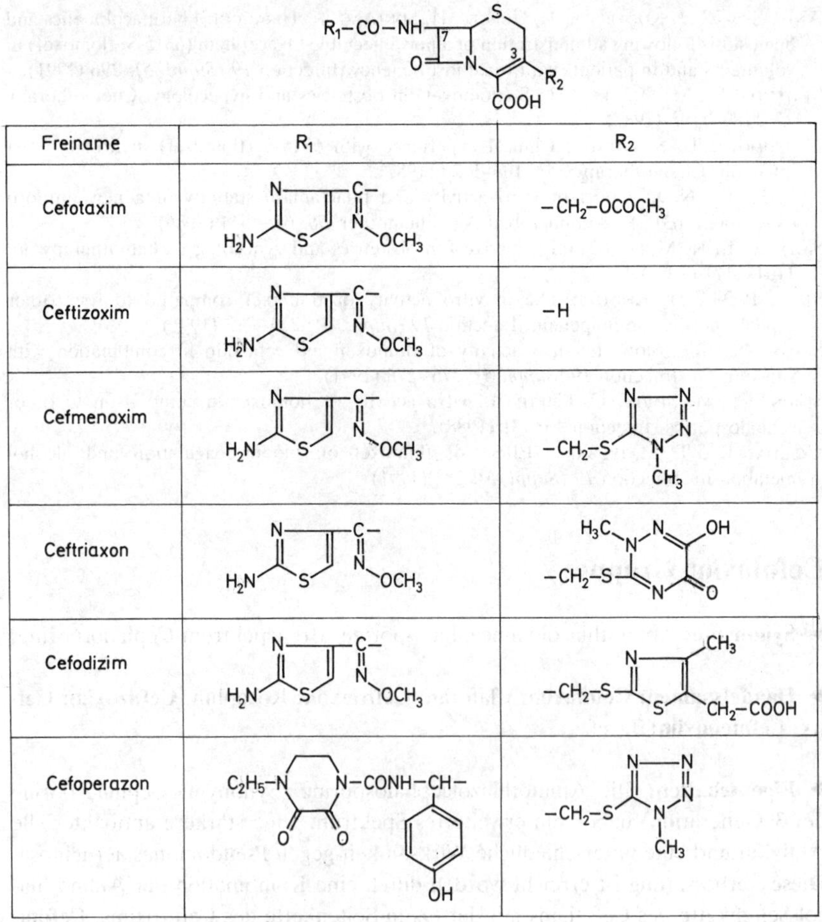

Freiname	R_1	R_2
Cefotaxim	[Aminothiazol-methoxyimino]	$-CH_2-OCOCH_3$
Ceftizoxim	[Aminothiazol-methoxyimino]	$-H$
Cefmenoxim	[Aminothiazol-methoxyimino]	$-CH_2-S-$[Methyltetrazol]
Ceftriaxon	[Aminothiazol-methoxyimino]	$-CH_2-S-$[Methyl-dioxotriazin]
Cefodizim	[Aminothiazol-methoxyimino]	$-CH_2-S-$[Methylthiazol-carboxymethyl]
Cefoperazon	[Piperazindion-hydroxyphenyl]	$-CH_2-S-$[Methyltetrazol]

Abb. 13. Strukturformeln der neueren Cephalosporine.

2. Cephalosporine

▶ Das **Wirkungsspektrum** ist innerhalb der Cefotaxim-Gruppe teilweise identisch und im Vergleich zu den anderen parenteralen Cephalosporinen erheblich verbreitert. Gegen Haemophilus influenzae (Ampicillin-empfindliche und -resistente Stämme) sind alle Mittel der Cefotaxim-Gruppe bei sehr niedrigen Konzentrationen wirksam.

▶ Die **Aktivität** ist je nach Keimart verschieden (Tab. 15). Von den neueren Cephalosporinen sind **Cefotaxim** und analoge Antibiotika gegen Klebsiella pneumoniae und Proteus vulgaris am stärksten wirksam, während sie gegen Enterobacter cloacae relativ schwach wirksam sind. Gegen Staphylokokken wirken Cefotaxim und seine Derivate schwächer als Cefalothin (Tab. 16) und sind unwirksam gegen Oxacillin- und Cefalothin-resistente Staphylokokkenstämme. **Ceftizoxim** ist gegen Pseudomonas aeruginosa nur schwach wirksam. Die Unterschiede sind in Tab. 35 (S. 353 u. 354) zu erkennen, welche die minimalen Hemmkonzentrationen bei 50% und 90% der untersuchten Bakterienstämme enthalten. Gegen Bacteroides fragilis wirken die Mittel der Cefotaxim-Gruppe nicht oder erst bei höheren Konzentrationen. Da der Prozentsatz resistenter Stämme wechseln kann, sind zur Schließung von Wirkungslücken Antibiotika-Kombinationen sinnvoll. Bei empfindlichen Keimen wirken Kombinationen mit einem Aminoglykosid (Gentamicin, Tobramycin) oft synergistisch, Kombinationen mit einem Acylaminopenicillin entweder synergistisch oder additiv.

Tab. 15. Unterschiede der In-vitro-Wirksamkeit bei Mitteln der Cefotaxim-Gruppe im Vergleich zu anderen Cephalosporinen. E. = Enterobacter, Staph. = Staphylococcus, Strept. = Streptococcus, Bact. = Bacteroides.

Mittel	In-vitro-Wirksamkeit	
	relativ gut	relativ schlecht
Cefotaxim Ceftriaxon Ceftizoxim Cefmenoxim	Klebsiella Proteus vulgaris	Pseudomonas Acinetobacter
Ceftazidim	Pseudomonas Acinetobacter E. cloacae Proteus vulgaris	Staph. aureus
Latamoxef	Bact. fragilis E. cloacae Citrobacter	Pseudomonas Staph. aureus Strept. viridans
Cefazolin Cefazedon	Staph. aureus Staph. epidermidis	Enterobakterien

Eigenschaften der Antibiotika

Tab. 16. Staphylococcus-aureus-Wirksamkeit von Cephalosporinen der Cefotaxim-Gruppe (im Vergleich zu Latamoxef, Cefoperazon und Cefalothin). GM = geometrisches Mittel der minimalen Hemmkonzentrationen (mg/l), $MHK_{50\%}$ und $MHK_{90\%}$ = minimale Hemmkonzentrationen bei ≤ 50% bzw. ≤ 90% der untersuchten Stämme (eigene Daten).

Mittel	GM	$MHK_{50\%}$	$MHK_{90\%}$
Cefotaxim	2,0	1,6	3,1
Ceftriaxon	4,1	3,1	6,2
Ceftazidim	6,8	4,0	8,0
Ceftizoxim	2,0	1,5	3,1
Cefmenoxim	2,0	1,6	3,1
Latamoxef	10,0	8,0	16,0
Cefoperazon	3,8	3,1	6,2
Cefalothin	0,2	0,1	0,4

▶ **Resistenz:** Primär resistent sind Enterokokken, Listerien, Campylobacter, Clostridium difficile, Legionella pneumophila, Mykobakterien, Mycoplasma-Arten und Chlamydien. Sekundäre Resistenzentwicklung selten. Mit den Basis- und Intermediär-Cephalosporinen partielle Kreuzresistenz bei gramnegativen Stäbchen. Vollständige Kreuzresistenz bei Oxacillin-resistenten Staphylococcus-aureus-Stämmen. Ampicillin-resistente Haemophilus-Stämme und Penicillin-G-resistente Gonokokken-Stämme sind gegen die Mittel der Cefotaxim-Gruppe empfindlich (nicht aber gegen Cefazolin).

▶ **Pharmakokinetik:** Keine *Resorption* nach oraler Gabe. Nach i. v. Injektion von 1 g (Tab. 17 und Abb. 14) sind die *Serumspiegel* nach 1 h am höchsten bei Ceftriaxon, niedriger bei Ceftizoxim, Cefmenoxim und Cefotaxim. Nach 6 h liegen die Konzentrationen bei Ceftriaxon noch relativ hoch, während sie bei Ceftizoxim auf 2 mg/l, bei Cefmenoxim auf 1 mg/l und bei Cefotaxim auf 0,3 mg/l abgefallen sind. Nach 12 h betragen die Serumspiegel von Ceftriaxon 30 mg/l, während sie bei Ceftizoxim, Cefmenoxim und Cefotaxim unterhalb der Nachweis-

Tab. 17. Mittlere Serumspiegel von Mitteln der Cefotaxim-Gruppe im Vergleich zu anderen Cephalosporinen nach i. v. Injektion von 1 g.

Mittel	Serumspiegel (mg/l) nach			
	1 h	4 h	6 h	12 h
Cefotaxim	12	1,1	0,3	0
Ceftriaxon	120	65	50	30
Ceftizoxim	30	5	2	0
Cefmenoxim	25	4	1	0
Latamoxef	65	16	9	0,9
Cefoperazon	58	14	7	1

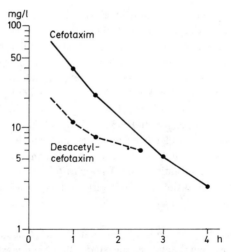

Abb. 14. Mittlere Serumspiegel von Cefotaxim und Desacetyl-Cefotaxim nach i. v. Injektion von 2 g bei 10 gesunden erwachsenen Freiwilligen (eigene Daten).

bargrenze sind. Entsprechende Konzentrationsunterschiede zwischen den einzelnen Mitteln findet man bei i. v. Kurzinfusion, i. v. Dauerinfusion und i. m. Injektion.

Halbwertszeit bei Ceftriaxon 7–8 h, bei Ceftizoxim und Cefmenoxim 70 min sowie bei Cefotaxim 60 min (Tab. 18). *Plasmaeiweißbindung* bei Ceftriaxon 84–97% (konzentrationsabhängig), bei Cefmenoxim 60%, bei den anderen Mitteln <50%. Die hohe Eiweißbindung von Ceftriaxon bedeutet offenbar keine Inaktivierung. Bei allen Mitteln relativ gute *Gewebegängigkeit* und schlechte *Liquorgängigkeit* (bei nichtentzündeten Meningen). Bei eitriger Meningitis werden besonders bei Ceftriaxon und Cefotaxim therapeutisch wirksame Liquorkonzentrationen erreicht.

Tab. 18. Pharmakokinetische Daten von Mitteln der Cefotaxim-Gruppe im Vergleich zu anderen Cephalosporinen.

Mittel	Halbwertszeit (min)	Plasmaeiweißbindung (%)	Urin-Recovery (%)	Tubuläre Sekretion	Gallenexkretion
Cefotaxim	60	40	50	+	(+)
Ceftriaxon	385–480	95	40–60	∅	++
Ceftizoxim	70	30	80	∅	(+)
Cefmenoxim	70	60	80	∅	(+)
Latamoxef	130	40	75	∅	(+)
Cefoperazon	110	90	25	(?)	++

Eigenschaften der Antibiotika

Harnausscheidung in den ersten 24 h in aktiver Form bei Cefotaxim zu 50%, Ceftriaxon zu 40–60%, Ceftizoxim und Cefmenoxim zu 70–80%. Bei Ceftriaxon wird ein großer Teil mit der Galle in den Darm ausgeschieden. Die Gallenspiegel der anderen Cephalosporine sind meist höher als die Serumspiegel. Cefotaxim wird zu etwa ⅓ im Organismus metabolisiert, was die relativ niedrigen Serumspiegel erklärt. Als Metaboliten wurden das schwächer antibakteriell wirksame Desacetyl-Cefotaxim und 2 unwirksame Lactone gefunden. Ein Metabolitennachweis (in geringer Menge) gelang im Tierversuch bei Ceftriaxon und Ceftizoxim. Die renale Ausscheidung erfolgt bei Cefotaxim auch durch tubuläre Sekretion (deshalb erhöht Probenecid die Serumspiegel), bei den anderen Mitteln überwiegend durch glomeruläre Filtration. Bei *Niereninsuffizienz* ist die Halbwertszeit von Ceftriaxon und Cefotaxim nicht so stark verlängert wie bei den anderen Mitteln dieser Gruppe.

▶ **Nebenwirkungen:** Wie bei anderen parenteralen Cephalosporinen. Die Nierenverträglichkeit ist gut. Sehr selten sind Blutgerinnungsstörungen durch Cefmenoxim (mit Verlängerung der Prothrombinzeit). Daher sollte bei blutungsgefährdeten Patienten der Quick-Wert alle 2–3 Tage kontrolliert werden. Bei Ceftriaxon wurden selten sonographisch Verschattungen der Gallenblase beobachtet, die nach Absetzen verschwanden (Pseudocholelithiasis =»Sludge«). Die Schmerzen bei einem derartigen reversiblen »Sludge«-Phänomen (auch ohne Antibiotika-Therapie bei Schwerkranken möglich) werden symptomatisch behandelt (cave Operation).

▶ **Interaktionen:** Bei gleichzeitiger Gabe von Cefmenoxim und hochdosiertem Heparin oder oralen Antikoagulantien sollten die Gerinnungsparameter häufig und regelmäßig überwacht werden. Das gilt auch für die gleichzeitige Gabe von Substanzen, welche Thrombozytenfunktionsstörungen auslösen können.
Bei Alkoholgenuß steigt nach Cefmenoxim-Gabe die Azetaldehydkonzentration an, und es können Hautrötung, Schweißausbruch, Blutdruckabfall, Tachykardie, Erbrechen, Kopfschmerzen und Schwindel auftreten (auch als Spätreaktion bis zu 72 h nach Antibiotikum-Gabe). Zur Vermeidung dieses Antabus-(Disulfiram-) ähnlichen Effektes soll 2–4 Tage nach der Therapie kein Alkohol genossen werden. **Cave** alkoholhaltige Infusionslösungen!

▶ **Indikationen:**
1. **Ungezielte Therapie** schwerer lebensbedrohlicher Infektionen (Sepsis, Pneumonie, Osteomyelitis, Wund- und Gewebsinfektionen), vor allem wenn durch ein schweres Grundleiden die Abwehrkraft geschwächt ist und z. B. nach Vorbehandlung multiresistente gramnegative Stäbchen zu erwarten sind. Geeignet auch zur ungezielten Therapie von urologischen Harnwegsinfektionen (wegen häufig mehrfach resistenter Bakterien). Wenn mit Bacteroides

2. Cephalosporine

fragilis zu rechnen ist, kann mit Metronidazol kombiniert werden. Bei schweren Allgemeininfektionen ist zur Erfassung von Enterokokken und Pseudomonas eine kombinierte Behandlung durchzuführen (mit einem Aminoglykosid oder Acylaminopenicillin).

2. **Gezielte Therapie** schwerer Allgemein- oder Organinfektionen (Pneumonie, Pyelonephritis, Gallenwegsinfektionen) durch Cefazolin-resistente Erreger, die auch gegen Acylaminopenicilline unempfindlich sind.

3. Schwere Infektionen bei **Penicillin-Allergie** (vorher Kreuzallergie ausschließen).

4. **Andere Indikationen** sind Typhus, Salmonellensepsis, Meningitis, Neuroborreliose (besonders Ceftriaxon).

5. Einmalbehandlung der **Gonorrhoe** (am besten mit Ceftriaxon). Einmalbehandlung mit Ceftriaxon auch bei bestimmten anderen bakteriellen Infektionen (z. B. Otitis media) möglich.

▶ **Falsche Indikationen:** Leichtere bakterielle Infektionen, bei denen Penicillin G, Amoxicillin, Cefazolin, Cefazedon oder Cefuroxim ebenso gut wirken.

▶ **Kontraindikation:** Allergie gegen Cephalosporine.

▶ **Applikation und Dosierung:** Am besten 2–3mal tgl. Applikation als i. v. Kurzinfusion (20–30 min) oder langsame i. v. Injektion (5 min). Auch i. v. Infusion möglich. Die i. m. Injektion kann schmerzhaft sein (eventuell in 0,5%iger Lidocain-Lösung auflösen, nie mehr als 1 g). Tagesdosis je nach Schwere der Infektion 3–6 g (Kinder 50–100 mg/kg). Höchstdosis (z. B. bei Meningitis): tgl. 8 g bei Erwachsenen, 200 mg/kg bei Kindern. Bei Ceftriaxon ist die Gabe von 2 g alle 24 h ausreichend (außer bei sehr schweren Infektionen). Bei stark eingeschränkter Nierenfunktion (Kreatinin-Clearance <5 ml/min) gibt man 0,5 g **Cefotaxim** alle 12 h. Keine Dosisbeschränkung bei Ceftriaxon.

▶ **Handelsformen:** Ampullen à 0,5 g, 1 g, 2 g.

▶ **Beurteilung:** Die Cephalosporine der Cefotaxim-Gruppe sind wegen der erheblichen Aktivitätsverbesserung und Spektrumerweiterung ein großer Fortschritt. Die hohe In-vitro-Aktivität von Cefotaxim erlaubt jedoch keine entsprechende Dosisreduzierung. Die Pseudomonas-Wirksamkeit ist bei allen Mitteln unvollständig, die Staphylokokken-Wirksamkeit im Vergleich zu Cefazolin schwächer. Bei lebensbedrohenden Infektionen mit unbekanntem Erreger sind die bestehenden Wirkungslücken (Anaerobier, Enterokokken, Pseudomonas u. a.) durch Kombination mit einem zweiten Antibiotikum zu schließen. Cefotaxim und

Ceftriaxon sind wegen ihrer guten Wirksamkeit und Verträglichkeit zu bevorzugen. Ceftriaxon eignet sich wegen der langen Halbwertszeit auch zur ambulanten Kurzzeitbehandlung bakterieller Infektionen (Verabreichung von 1–2 g alle 24 h möglich).

Literatur

ASMAR, B. I., M. C. THIRUMOORTHI, J. A. BUCKLEY et al.: Cefotaxime diffusion into cerebrospinal fluid of children with meningitis. Antimicrob. Ag. Chemother. *28:* 138 (1985).
BILLSTEIN, S. A., T. E. SUDOL: Ceftriaxone-associated neutropenia (letter). Am. J. Med. *88:* 701–702 (1990).
DAGAN, R. et al.: Outpatient treatment of serious community-acquired pediatric infections using once-daily intramuscular ceftriaxone. Pediatr. Infect. Dis. J. *6:* 1080 (1987).
FRENKEL, L. D., and the Multicenter Ceftriaxone Pediatric Study Group: Once-daily administration of ceftriaxone for the treatment of selected serious bacterial infections in children. Pediatrics *82:* 486 (1988).
GAMBERTOGLIO, J. G., D. P. ALEXANDER, S. L. BARRIERE: Cefmenoxime pharmacokinetics in healthy volunteers and subjects with renal insufficiency and on hemodialysis. Antimicrob. Ag. Chemother. *26:* 845 (1984).
GUNDERT-REMY, U. G., R. HILDEBRANDT, A. STIEHL, P. SCHLEGEL: Pharmacokinetics of ceftizoxime. Eur. J. Clin. Pharmacol. *28:* 463 (1985).
HIGHAM, M., F. M. CUNNINGHAM, D. W. TEELE: Ceftriaxone administered once or twice a day for treatment of bacterial infections of childhood. Pediatr. Infect. Dis. *4:* 22 (1985).
HOOGKAMP-KORSTANJE, J. A. A.: Activity of cefotaxime and ceftriaxone alone and in combination with penicillin, ampicillin and piperacillin against neonatal meningitis pathogens. J. Antimicrob. Chemother. *16:* 327 (1985).
HÖFFKEN, G., H. LODE, P. KOEPPE, M. RUHNKE, K. BORNER: Pharmacokinetics of cefotaxime and desacetyl-cefotaxime in cirrhosis of the liver. Chemotherapy *30:* 7 (1984).
JACOBS, R. F.: Ceftriaxone-associated cholecystitis. Pediatr. Infect. Dis. J. *7:* 434 (1988).
KARACHALIOS, G. N., A. N. GEORGIOPOULOS, S. KANATAKIS: Treatment of various infections in an outpatient practice by intramuscular ceftriaxone: home parenteral therapy. Chemotherapy *35:* 389–392 (1989).
KEARNS, G. L., R. E. JACOBS, B. R. THOMAS, T. L. DARVILLE, J. M. TRANG: Cefotaxime and desacetylcefotaxime pharmacokinetics in very low birth weight neonates. J. Pediatr. *114:* 461–468 (1989).
MOSKOVITZ, B. L.: Clinical adverse effects during ceftriaxone therapy. Am. J. Med. *77 (4C):* 84 (1984).
NAHATA, M. C., M. A. MILLER: Diarrhoea associated with ceftriaxone and its implications in paediatric patients. J. Clin. Pharm. Ther. *14:* 305–307 (1989).
NAQVI, S. H., M. A. MAXWELL, L. M. DUNKLE: Cefotaxime therapy of neonatal Gram-negative bacillary meningitis. Ped. Infect. Dis. *4:* 499 (1985).
PATEL, I. H., S. A. KAPLAN: Pharmacokinetic profile of ceftriaxone in man. Am. J. Med. *77 (4C):* 17 (1984).
QUENTIN, C. D., R. ANSORG: Penetration of cefotaxime into the aqueous humor of the human eye after intravenous application. Graefe's Arch. clin. exp. Ophthalmol. *220:* 245 (1983).
SPRITZER, R., H. J. V. D. KAMP, G. DZOLJIC, P. J. SAUER: Five years of cefotaxime use in a neonatal intensive care unit. Pediatr. Infect. Dis. J. *9:* 92–96 (1990).

TANSINO, G. F., M. R. HAMMERSCHLAG, B. L. CONGENI et al.: Clinical efficacy and safety of cefmenoxime in children. Antimicrob. Ag. Chemother. *28:* 508 (1985).
TRANG, J. M., R. F. JACOBS, G. L. KEARNS et al.: Cefotaxime and desacetylcefotaxime pharmacokinetics in infants and children with meningitis. Antimicrob. Ag. Chemother. *28:* 791 (1985).

Cefodizim

▶ **Handelsname:** Modivid.

▶ **Eigenschaften:** Aminothiazol-Cephalosporin (wie Cefotaxim) mit einer Oxim-Seitenkette und einer Mercaptothiazid-Seitenkette. Breites Wirkungsspektrum und starke In-vitro-Aktivität ähnlich Cefotaxim, jedoch wesentlich schwächer wirksam gegen Staphylokokken, Bacteroides-Arten, Serratia marcescens. Unwirksam gegen Methicillin-(Oxacillin-)resistente Staphylococcus-aureus-Stämme, die meisten Staphylococcus-epidermidis-Stämme, Enterokokken, Listerien, Pseudomonas, Acinetobacter, Fusobakterien, Clostridien, Mycoplasmen und Chlamydien. Cefodizim hat im Tierversuch eine immunmodulatorische Wirkung.

▶ **Pharmakokinetik:** *Serumspiegel* nach 2 g i. v. bei 150 mg/l (1 h) und 20 mg/l (8 h). *Halbwertszeit:* 2,4 h. *Plasmaeiweißbindung* 80%. *Urin-Recovery* 70–80%.

▶ **Nebenwirkungen:** Allergische und gastrointestinale Störungen (wie bei Cefotaxim), auch Thrombozytopenie, Leukopenie, hämolytische Anämie (selten).

▶ **Indikationen:** Die geringe Wirkung gegen Staphylokokken sowie die fehlende Wirkung gegen Pseudomonas aeruginosa schränken die Indikationen für Cefodizim erheblich ein. Cefodizim ist daher nur für Harnwegsinfektionen, Gonorrhoe und untere Atemwegsinfektionen zugelassen (nicht bei schweren Erkrankungen).

▶ **Dosierung:** 1–2 g i. v. alle 12 h, bei eingeschränkter Nierenfunktion (Kreatinin-Clearance 10–30 ml/min) Tagesdosis halbieren.

▶ **Handelsform:** Ampullen à 1 g.

▶ **Beurteilung:** Cefodizim ist den anderen Mitteln der Cefotaxim-Gruppe deutlich unterlegen. Die Möglichkeit der Beeinflussung des Immunsystems erscheint ambivalent; immunmodulierende Eigenschaften eines Antibiotikums können als Nachteil angesehen werden.

Eigenschaften der Antibiotika

Literatur

FIETTA, A., C. BERSANI, R. BERTOLETTI, F. M. GRASSI, G. G. GRASSI: In vitro and in vivo enhancement of non-specific phagocytosis by cefodizime. Chemotherapy *34:* 430–436 (1988).

KORTING, H. C., M. SCHÄFER-KORTING, L. MAASS, N. KLESEL, E. MUTSCHLER: Cefodizime in serum and skin blister fluid after single intravenous and intramuscular doses in healthy volunteers. Antimicrobial Agents and Chemotherapy *31:* 1822–1825 (1987).

Ceftazidim-Gruppe

Die Gruppe besteht aus den Derivaten Ceftazidim, Cefpirom und Cefepim (Abb. 15). Sie zeichnen sich durch eine besondere Pseudomonas-Wirksamkeit aus und haben eine ähnliche Grundstruktur wie Cefotaxim, jedoch in Position 3 der rechten Seitenkette alkalische Substituenten mit positiver Ladung. Cefpirom und Cefepim sind Zwitterion-Cephalosporine. Die Klassifikation als Cephalosporine der 4. Generation erscheint nicht gerechtfertigt.

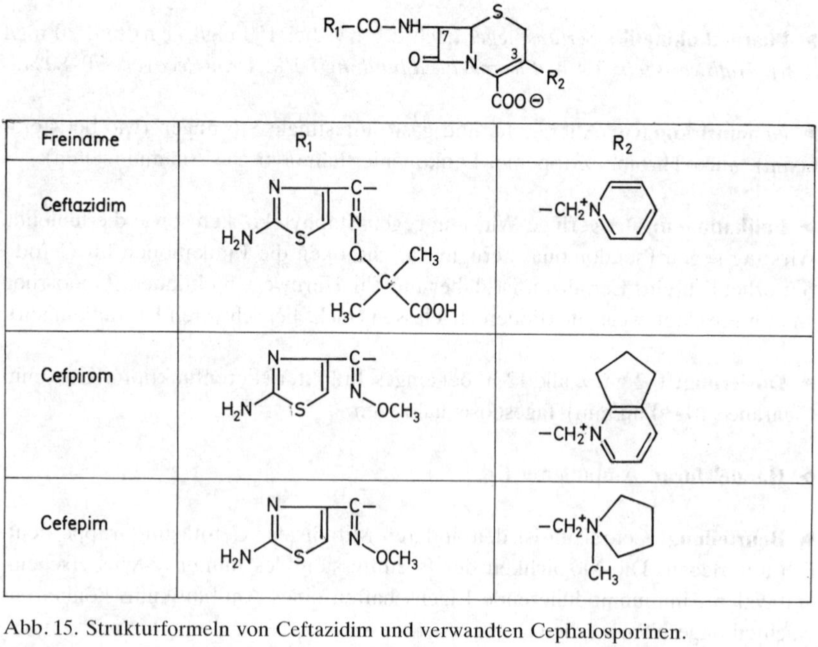

Freiname	R_1	R_2
Ceftazidim	Aminothiazolyl-C(=N-O-C(CH$_3$)$_2$-COOH)	$-CH_2^+N$(Pyridinium)
Cefpirom	Aminothiazolyl-C(=N-OCH$_3$)	$-CH_2^+N$(Cyclopentapyridinium)
Cefepim	Aminothiazolyl-C(=N-OCH$_3$)	$-CH_2^+N$(N-Methylpyrrolidinium)

Abb. 15. Strukturformeln von Ceftazidim und verwandten Cephalosporinen.

2. Cephalosporine

Ceftazidim

▶ **Handelsname:** Fortum.

▶ **Eigenschaften und antibakterielle Aktivität:** Als Pentahydrat (mit Natriumkarbonat) gut wasserlöslich (wobei CO_2 freigesetzt wird). 1 g Ceftazidim enthält etwa 2,3 mval Natrium. Ceftazidim hat fast das gleiche Wirkungsspektrum wie Cefotaxim, wirkt aber gegen Pseudomonas aeruginosa 10fach stärker als Cefotaxim und 2–3fach stärker als Cefsulodin (S. 103). Ceftazidim ist auch gut wirksam gegen Proteus vulgaris, Serratia marcescens, Acinetobacter-Arten und Enterobacter cloacae. Dagegen ist die Aktivität gegen Staphylokokken im Vergleich zu Cefotaxim 3fach schwächer (Tab. 16, S. 92), gegen Bacteroides fragilis im Vergleich zu Latamoxef 15fach schwächer. Bei anderen Anaerobiern sind die Aktivitätsunterschiede geringer. Ceftazidim ist unwirksam gegen Oxacillin- und Cefalothin-resistente Staphylokokken (wie andere Cephalosporine), auch gegen Enterococcus faecalis, Listerien, Campylobacter-Arten und Clostridium difficile.

▶ **Pharmakokinetik:** Mittlere *Serumspiegel* nach i.v. Injektion von 1 g 40 mg/l (1 h), 10 mg/l (4 h) und 0,6 mg/l (12 h). *Halbwertszeit:* 2 h. *Serumeiweißbindung:* 10%. Relativ gute Gewebepenetration. Liquorspiegel niedrig (bei nichtentzündeten Meningen). *Harnausscheidung* unverändert (in aktiver Form) durch glomeruläre Filtration (80–90% in den ersten 24 h). Galleausscheidung <1%. Metaboliten wurden in Galle und Urin nicht nachgewiesen.

▶ **Nebenwirkungen** ähnlich Cefotaxim. Keine Alkoholintoleranz. Es besteht keine erhöhte Blutungsgefahr (Fehlen einer Carboxyl- und Tetrazol-Seitenkette).

▶ **Indikationen:** Gezielt bei Pseudomonasinfektionen (am besten in Kombination mit Tobramycin oder Piperacillin). Ungezielt bei ähnlichen Indikationen wie Cefotaxim. In Kombination auch zur Interventions-Therapie bei neutropenischen Patienten eingesetzt. Wenn eine Beteiligung von Staphylokokken oder Anaerobiern (z. B. Bacteroides) nicht ausgeschlossen ist, kann Ceftazidim mit Clindamycin kombiniert werden.

▶ **Kontraindikation:** Überempfindlichkeit gegen Cephalosporine. Vorsicht bei Penicillin-Allergie (Kreuzallergie möglich, aber selten).

▶ **Applikation und Dosierung:** I. v. oder i. m. Injektion möglich. Für i. m. Injektion Auflösung in 0,5%- oder 1%iger Lidocainlösung. Dosierung abhängig von Schwere und Art der Infektion, Empfindlichkeit der Erreger und Lebensalter. Erwachsene: 1–2 g i.v. alle 8–12 h, höchstens tgl. 6 g. Kinder: Tagesdosis 30–100 mg/kg (in 2–3 Einzeldosen). Bei Neugeborenen und Kindern bis zum 2. Lebensmonat sind 2mal tgl. 25–50 mg/kg ratsam.

Tab. 19. Ceftazidim-Dosierung bei Niereninsuffizienz.

Kreatinin-Clearance (ml/min)	Kreatinin im Serum µmol/l (mg/dl)	Einzeldosis (g)	Dosierungsintervall (h)
50–31	150–200 (1,7–2,3)	1,0	12
30–16	200–350 (2,3–4,0)	1,0	24
15–6	350–500 (4,0–5,6)	0,5	24
<5	> 500 (> 5,6)	0,5	48

Dosierung bei eingeschränkter Nierenfunktion: Tab. 19.
Während Hämodialyse beträgt die Halbwertszeit 2–5 h (Erhaltungsdosis nach jeder Dialyse wiederholen).

▶ **Handelsformen:** Ampullen mit 0,5 g, 1 g, 2 g.

▶ **Beurteilung:** Ceftazidim ist ein Breitspektrum-Cephalosporin mit besonders guter Pseudomonas-Wirksamkeit, sollte aber bei schweren Erkrankungen mit einem Aminoglykosid kombiniert werden.

Cefpirom

▶ **Handelsname:** Cefrom.

▶ **Eigenschaften:** Cefpirom ist mit Ceftazidim und Cefepim strukturell verwandt und hat wie Cefepim und einige andere β-Lactam-Antibiotika Zwitterioncharakter (Abb. 15). Es ist ein Aminothiazolyl-Cephalosporin, das in Position 3 eine quaternäre Ammonium- und eine Cyclopentenopyridingruppe hat. Die stark alkalische Seitenkette und die Struktur als Zwitterion erfordern eine Applikation als Sulfat. Cefpirom hat hierdurch eine Sonderstellung unter den β-Lactam-Antibiotika.

▶ **Wirkungsspektrum** ähnlich Cefotaxim. Cefpirom hat aber im Vergleich zu Cefotaxim eine stärkere Aktivität gegen Pseudomonas aeruginosa, Enterobacter cloacae, Acinetobacter und Citrobacter-Arten sowie gegen Staphylokokken. Resistent sind Cefazolin-(Methicillin-)resistente Staphylokokken, ein Teil der Enterokokken, Xanthomonas maltophilia und Bacteroides fragilis. Gegen Pseudomonas aeruginosa wirkt Cefpirom schwächer als Ceftazidim.

2. Cephalosporine

▶ **Pharmakokinetik:** Nach i. v. Injektion von 1 g werden *Serumspiegel* von 33 mg/l (1 h) und 1 mg/l (12 h) erreicht. *Halbwertszeit:* 2 h. *Urin-Recovery:* 75% (unverändert).

▶ **Nebenwirkungen:** Häufigkeit insgesamt 9%, u. a. kardiovaskuläre, neurologische und allergische Störungen, die eine genaue Überwachung des Patienten erfordern. Auch Thrombozyto- und Neutropenie sind möglich.

▶ **Indikationen:** Ähnlich Ceftazidim (vorwiegend Pseudomonas-Infektionen in Kombination mit Tobramycin).

▶ **Kontraindikationen:** Schwangerschaft, Stillzeit. Für Kinder nicht zugelassen.

▶ **Dosierung:** 1–2 g langsam i. v. alle 12 h. Bei Niereninsuffizienz reduzierte Dosierung (bei Kreatin-Clearance 50–20 ml/min 0,5–1 g alle 12 h, bei Kreatinin-Clearance 20–5 ml/min 0,5–1 g alle 24 h).

▶ **Handelsform:** Ampullen à 0,25 g, 0,5 g, 1 g, 2 g.

▶ **Beurteilung:** Eine klinische Überlegenheit über Cefotaxim, Ceftriaxon und Ceftazidim ist nicht erwiesen. Die publizierten klinischen Erfahrungen mit Cefpirom sind noch gering. Auf Nebenwirkungen ist zu achten.

Literatur

CARBON, C., U. R. GONZALEZ, M. DICTAR: Prospective randomized phase II study of intravenous cefpirome 1 g or 2 g bid in the treatment of hospitalized patients. J. Antimicrob. Chemother. *29 (Suppl. A):* 87–94 (1992).

ENG, R. H. K., C. E. CHERUBIN, S. M. SMITH: In-vitro and in-vivo activity of cefpirome (HR 810) against methicillin-susceptible and -resistant Staphylococcus aureus and Streptococcus faecalis. J. Antimicrob. Chemother. *23:* 373–381 (1989).

GOLDSTEIN, E. J. C., D. M. CITRON: Comparative in vitro inhibitory and killing activity of cefpirome, ceftazidime and cefotaxime against Pseudomonas aeruginosa, enterococci, Staphylococcus epidermidis, and methicillin-susceptible and -resistant and tolerant and nontolerant Staphylococcus aureus. Antimicrob. Ag. Chemother. *28:* 160 (1985).

JONES, R. N., E. H. GERLACH: Antimicrobial activity of HR 810 against 419 strict anaerobic bacteria. Antimicrob. Ag. Chemother. *27:* 413 (1985).

KAVI, J., J. M. ANDREWS, J. P. ASHBY, G. HILLMANN, R. WISE: Pharmacokinetics and tissue penetration of cefpirome, a new cephalosporin. J. Antimicrob. Chemother. *22:* 11–916 (1988).

MAASS, L., V. MALERCZYK, M. VERHO: Pharmacokinetics of cefpirome (HR 810), a new cephalosporin derivative administered intramuscularly and intravenously to healthy volunteers. Infection *15:* 207 (1987).

MEYER, B. H., F. O. MULLER, H. G. LUUS, B. DREES, H. J. RÖTHIG, M. BADIAN, H. G. ECKERT: Safety, tolerance and pharmacokinetic of cefpirome administered intramuscularly to healthy subjects. J. Antimicrob. Chemother. *29 (Suppl. A):* 63–70 (1992).

NORRBY, S. R., L. DOTEVALL, M. ERIKSSON: Efficacy and safety of cefpirome. J. Antimicrob. Chemother. 22: 541–547 (1988).
ROLSTON, K., M. E. ALVAREZ, J. F. HOY, B. LE BLANC, D. H. HO, G. P. BODEY: Comparative *in vitro* activity of cefpirome and other antimicrobial agents against isolates from cancer patients. Chemotherapy 32: 344–351 (1986).
STUDY GROUP: Cefpirome versus ceftazidime in the treatment of urinary tract infections. J. Antimicrob. Chemother. 29 *(Suppl. A):* 95–104 (1992).
VERHO, M., L. MAASS, V. MALERCZYK, H. GRÖTSCH: Renal tolerance of cefpirome (HR 810), a new cephalosporin antibotic. Infection 15: 215 (1987).

Cefepim

▶ **Eigenschaften:** Neues parenterales Aminothiazol-Cephalosporin, das in Position 3 des Dihydrothiazinringes einen quaternisierten N-Methylpyrrolidinring als Seitenkette hat und mit Cefpirom und Ceftazidim strukturell verwandt ist (Abb. 15). Cefepim besitzt wie Cefpirom Zwitterion-Character. Das Präparat enthält Dihydrochlorid, gepuffert mit Arginin.

▶ **Wirkungsspektrum:** Fast identisch mit dem von Ceftazidim. Pseudomonas-Aktivität ähnlich Ceftazidim, Staphylokokken-Aktivität ähnlich Cefotaxim. Keine Aktivität gegen Cefazolin-(Oxacillin-)resistente Staphylokokken. Resistent sind Enterococcus faecalis, Listerien, Clostridium difficile und Bacteroides fragilis. In vitro ist Cefepim stärker wirksam als Cefpirom gegen Proteus vulgaris, Xanthomonas maltophilia und Clostridien. Weitgehende Kreuzresistenz mit Ceftazidim, Cefpirom und anderen Breitspektrum-Cephalosporinen (aber Ceftazidim-resistente Pseudomonas-Stämme können gegen Cefepim empfindlich sein).

▶ **Pharmakokinetik:** Bei i.v. Infusion (30 min) von 1 g liegen die *Serumspiegel* bei 40 mg/l. *Halbwertszeit:* 2 h. *Plasmaeiweißbindung:* 20%. *Urin-Recovery:* 85%.

▶ **Nebenwirkungen** ähnlich Cefotaxim. Es gibt auch bei Cefepim offene Fragen über die Verträglichkeit, insbesondere bei schwerkranken Patienten. Eine genaue Überwachung der Patienten ist angezeigt.

▶ **Indikationen** ähnlich wie bei Ceftazidim: Vorwiegend Infektionen, bei denen auch Pseudomonas eine Rolle spielen kann. Bei nachgewiesener Pseudomonas-Infektion ist eine Kombination mit Tobramycin sinnvoll.

▶ **Dosierung:** 1–2 g langsam i.v. alle 12 h.

▶ **Beurteilung:** Eine klinische Überlegenheit über Ceftazidim, Ceftriaxon oder Cefotaxim ist nicht erwiesen.

2. Cephalosporine

Literatur

BODEY, G. P., D. H. HO, B. LEBLANC: In vitro studies of BMY-28142, a new broad-spectrum cephalosporin. Antimicrob. Agents Chemother. *27:* 265–269 (1985).
DORNBUSCH, K., E. MORTSELL, E. GORANSSON: In vitro activity of Cefepime, a new parenteral cephalosporin, against recent european blood isolates and in comparison with piperacillin/tazobactum. Chemotherapy *36:* 259–67 (1990).
FUNG-TOMC, J., T. J. DOUGHERTY, F. J. DEORIO, V. SIMICH-JACOBSON, R. E. KESSLER: Activity of cefepime against ceftazidime- and cefotaxime-resistant gram-negative bacteria and its relationship to β-lactamase levels. Antimicrob. Agents Chemother. *33:* 498–502 (1989).
FUNG-TOMC, J., E. HUCZKO, M. PEARCE, R. E. KESSLER: Frequency of in vitro resistance of pseudomonas aeruginosa to cefepime, ceftazidime, and cefotaxime. Antimicrob. Agents Chemother. *32:* 1443–1445 (1988).
KESSLER, R. E., M. BIES, R. E. BUCK, D. R. CHISHOLM, T. A. PURSIANO, Y. H. TSAI, M. MISIEK, K. E. PRICE, F. LEITNER: Comparison of a new cephalosporin, BMY 28142, with other broad-spectrum β-lactam antibiotics. Antimicrob. Agents Chemother. *27:* 207–216 (1985).
NEU, H. C., N. X. CHIN, K. JULES, P. LABTHAVIKUL: The activity of BMY-28142, a new broad spectrum beta-lactamase stable cephalosporin. J. Antimicrob. Chemother. *17:* 441–452 (1986).
NYE, K. J., Y. G. SHI, J. M. ANDREWS, et al: Pharmacokinetics and tissue penetration of cefepime. J. Antimicrob. Chemother. *24:* 23–28 (1989).
TSUJI, A., A. MANIATIS, M. A. BERTRAM, L. S. YOUNG: In vitro activity of BMY-28142 in comparison with those of other β-lactam antimicrobial agents. Antimicrob. Agents Chemother. *27:* 515–519 (1985).
VUYE, A., J. PIJCK: In vitro antibacterial activity of BMY-28142, a new extended-spectrum cephalosporin. Antimicrob. Agents Chemother. *27:* 574–577 (1985).

Übrige Cephalosporine

Es gibt eine Reihe wenig angewandter Cephalosporine (Cefsulodin, Cefoperazon) und in Deutschland nicht zugelassener Mittel (Ceforanid, Cefonicid, Cefbuperazon, Cefpiramid, Cefpimazol, Cefminox), die hier nur kurz oder überhaupt nicht besprochen werden.

Cefsulodin

▶ **Handelsname:** Pseudocef.

▶ **Eigenschaften:** Halbsynthetisches Cephalosporin (Carbamoyl-Cephalosporin) mit schmalem Wirkungsspektrum. Als Natriumsalz gut wasserlöslich. Strukturformel: Abb. 10, S. 71.

Eigenschaften der Antibiotika

▶ **Antibakterielle Wirkung:** Am stärksten gegen Pseudomonas aeruginosa (bei relativ niedriger Konzentration). Meist auch gegen Ticarcillin- und Gentamicin-resistente Pseudomonas-Stämme wirksam. Eine **Resistenz** kommt nur in 1–3% vor. Bei Kombination mit einem Aminoglykosid synergistische Wirkung, bei Kombination mit einem Pseudomonas-wirksamen β-Lactam-Antibiotikum meist additive Wirkung. Außerdem werden oft Staphylokokken, Pneumokokken und Gonokokken (bei Konzentrationen zwischen 0,5 und 4 mg/l) gehemmt. Andere gramnegative Stäbchen (Enterobakterien) sind unempfindlich.

▶ **Pharmakokinetik:** Nach i. v. Injektion von 0,5 g, 1 g und 2 g sind die mittleren *Serumspiegel* 20 bzw. 40 bzw. 60 mg/l (1 h). Nach i. v. Kurzinfusion (30 min) von 2 g werden *Serumspiegel* von 100 mg/l erreicht. *Halbwertszeit* 1½ h. *Plasmaeiweißbindung* 30%. *Urin-Recovery* 90%. Gute *Gewebegängigkeit*.

▶ **Nebenwirkungen:** Wie bei anderen parenteral anwendbaren Cephalosporinen. Die Nierenfunktion ist zu überwachen (besonders bei Kombination mit einem anderen Aminoglykosid).

▶ **Indikationen:** Nachgewiesene Pseudomonas-Infektionen, z. B. der Atem- und Harnwege, der Haut und des Knochens (am besten in Kombination mit einem Aminoglykosid).

▶ **Applikation und Dosierung:** Zu bevorzugen ist die i. v. Kurzinfusion (in 30 min). Auch langsame i. v. Injektion möglich. Für i. m. Injektion in 0,5%iger Lidocain-Lösung auflösen. **Erwachsene** erhalten täglich 2–3(–6) g, **Kinder** 50(–100) mg/kg, verteilt auf 2–3 Einzelgaben. Die **Maximaldosis** von 6 g tgl. sollte nicht überschritten werden.

▶ **Handelsformen:** Ampullen à 0,5 g, 1 g, 2 g.

▶ **Beurteilung:** Pseudomonas-Antibiotikum mit fehlender Aktivität gegen andere gramnegative Stäbchen. Zur gezielten Therapie in Kombination mit einem Aminoglykosid anwenden.

Literatur

CABEZUDO, I., R. L. THOMPSON, R. F. SELDEN et al.: Cefsulodin sodium therapy in cystic fibrosis patients. Antimicrob. Ag. Chemother. *25:* 4 (1984).
FURUSAWA, T., T. UETE, T. KAWADA et al.: Resistance to cefsulodin and gentamicin in Pseudomonas aeruginosa strains in five areas of Japan between 1980 and 1983. J. Antimicrob. Chemother. *17:* 755 (1986).
GIBSON, T. P. et al.: Kinetics of cefsulodin in patients with renal impairment. Rev. Infect. Dis. *6:* 689 (1984).

MATZKE, G. R., W. F. KEANE: Cefsulodin pharmacokinetics in patients with various degrees of renal function. Antimicrob. Ag. Chemother. *23:* 369 (1983).
POTTAGE, J. C. Jr., P. H. KARAKUSIS, G. M. TRENHOLME: Cefsulodin therapy for osteomyelitis due to Pseudomonas aeruginosa. Rev. Infect. Dis. *6 (Suppl. 3):* 728 (1984).

Cefoperazon

▶ **Handelsname:** Cefobis.

▶ **Eigenschaften:** Acylaminocephalosporin (Abb. 13, S. 90). Aktivität gegen Pseudomonas aeruginosa besser als die von Cefotaxim, schwächer als die von Ceftazidim. Wirkungsspektrum ähnlich Cefotaxim. Inkomplette β-Lactamasefestigkeit. Cefoperazon ist gegen Acinetobacter calcoaceticus und Enterobacter cloacae nur schwach wirksam.

▶ **Pharmakokinetik** nicht so günstig wie bei den Cefotaxim-Derivaten. *Serumspiegel* (nach 1 g i. v.): Tab. 17, S. 92. *Halbwertszeit* 110 min. *Serumeiweißbindung* 90%. Ausscheidung hauptsächlich mit der Galle in den Darm. *Urin-Recovery* 20–25% (in aktiver Form). Bei stark eingeschränkter Leberfunktion ist die Halbwertszeit 3–4fach verlängert, die extrarenale Clearance auf ⅛ reduziert und die Harnausscheidung verdreifacht.

▶ **Nebenwirkungen:** Wie bei anderen Cephalosporinen, jedoch häufiger Durchfälle (20–30%). Blutungen durch Hypoprothrombinämie und Thrombozytenfunktionsstörung sind relativ häufig. Wegen dieser Nebenwirkungen und der meist schwächeren Wirksamkeit ist Cefoperazon den Breitspektrum-Antibiotika der Cefotaxim-Gruppe unterlegen. Cefoperazon verursacht auch Alkoholunverträglichkeit (s. S. 77).

▶ **Dosierung:** 2–4 g tgl. bei Erwachsenen, 50–100 mg/kg bei Kindern.

▶ **Handelsformen:** Ampullen mit 0,5 g, 1 g, 2 g.

▶ **Beurteilung:** Heute wegen der ungünstigen Nutzen-Risiko-Relation weitgehend entbehrlich.

Literatur

ANDRIOLE, V. T., W. M. M. KIRBY: Overview/introduction: Cefoperazone. Am. J. Med. *85* (Suppl. 1 A): 1 (1988).
CABLE, D., G. OVERTURF, G. EDRALIN: Concentrations of cefoperazone in cerebrospinal fluid during bacterial meningitis. Antimicrob. Ag. Chemother. *23:* 688 (1983).

CARLBERG, H., K. ALESTIG, C. E. NORD, B. TROLLFORS: Intestinal side-effects of cefoperazone. J. Antimicrob. Chemother. *10:* 483 (1982).
GREENFIELD, R. A., A. U. GERBER, W. A. CRAIG: Pharmacokinetics of cefoperazone in patients with normal and impaired hepatic and renal function. Rev. Infect. Dis. *5 (Suppl. 1):* 127 (1983).
LEUNG, J. W., R. C. CHAN, S. W. CHEUNG, J. Y. SUNG, S. C. CHUNG, G. L. FRENCH: The effect of obstruction on the biliary excretion of cefoperazone and ceftazidime. J. Antimicrob. Chemother. *25:* 399–406 (1990).
ROSENFELD, W. N., H. E. EVANS, R. BATHEJA et al.: Pharmacokinetics of cefoperazone in full-term and premature neonates. Antimicrob. Ag. Chemother. *23:* 866 (1983).

Oralcephalosporine der Cefalexin-Gruppe

▶ **Handelsnamen: Cefalexin:** Ceporexin, Oracef. **Cefadroxil:** Bidocef. **Cefaclor:** Panoral. **Cefradin:** Sefril.

▶ **Eigenschaften:** Die älteren Oralcephalosporine sind Varianten des Cefalexins. Sie haben eine weitgehend ähnliche Struktur (Aminocephalosporine) und ähneln sich in ihrem Wirkungsspektrum (mit guter Aktivität gegen grampositive Bakterien und einer relativ geringen Aktivität gegen gramnegative Bakterien). Sie zeichnen sich durch eine günstige Pharmakokinetik ohne stärkere Metabolisierung und eine hohe Urin-Recovery aus. Weiterentwicklungen in dieser Gruppe sind Loracarbef (das Carbacephem-Analogon des Cefaclors) und Cefprozil (s. S. 111). Cefadroxil unterscheidet sich in der chemischen Struktur vom Cefalexin nur durch eine zusätzliche Para-Hydroxylgruppe am aromatischen Ring, Cefradin durch eine fehlende Doppelbindung im Ring (Abb. 16). Cefaclor ist dem Cefalexin sehr ähnlich, jedoch ist eine Methylgruppe durch eine Chlorgruppe substituiert. Alle Verbindungen sind gut wasserlöslich und relativ stabil; nur Cefaclor ist in wäßriger Lösung weniger stabil als Cefalexin.

▶ **Wirkungsspektrum:** Teilweise identisch mit dem von Cefazolin (s. S. 72), jedoch ist die Aktivität meist schwächer (besonders bei gramnegativen Stäbchen). Ein Teil der E. coli-, Klebsiella- und Proteus-Stämme ist resistent. Unwirksam gegen Enterobacter aerogenes, Serratia marcescens, Pseudomonas aeruginosa, Bacteroides fragilis und Enterokokken. Nur schwache Wirksamkeit auf Bordetella pertussis und Haemophilus influenzae. Dagegen wirkt Cefaclor auf Strepto- und Pneumokokken sowie auf empfindliche gramnegative Stäbchen (E. coli, Klebsiella pneumoniae, Proteus mirabilis) 4–8mal stärker als die übrigen Oralcephalosporine. Cefaclor hemmt Haemophilus influenzae (Ampicillin-empfindlich) bei 1,6–3,2 mg/l, Ampicillin-resistente Stämme bei 3,2–6,4 mg/l (im therapeutischen Bereich).

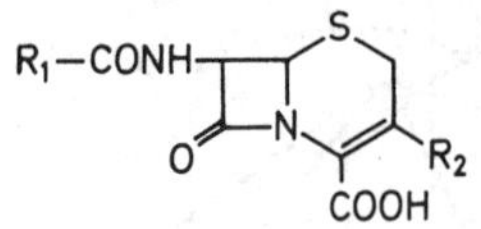

2. Cephalosporine

Freiname	R₁	R₂
Cefalexin	C₆H₅–CH(NH₂)–	–CH₃
Cefradin	C₆H₅–CH(NH₂)–	–CH₃
Cefadroxil	HO–C₆H₄–CH(NH₂)–	–CH₃
Cefaclor	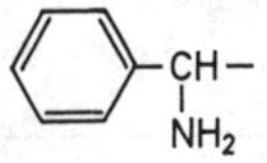 C₆H₅–CH(NH₂)–	–Cl

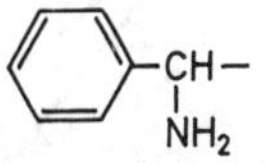

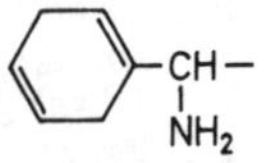

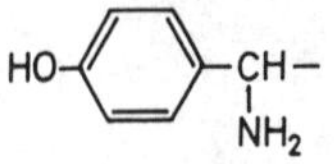

Abb. 16. Strukturformeln der Oralcephalosporine der Cefalexin-Gruppe.

▶ **Pharmakokinetik** (Abb. 17): Bei **Cefalexin** und **Cefradin** weitgehend vollständige Resorption nach oraler Gabe mit Blutspiegelmaxima nach 1½ h (Cefalexin) und 1 h (Cefradin). *Serumspiegel* nach 1 g Cefalexin maximal 24,7 mg/l, nach 4 h 7,5 mg/l, nach 1 g Cefradin oral maximal 23 mg/l, nach 4 h 1,5 mg/l. *Halbwertszeit* bei Cefalexin 60 min, bei Cefradin 32 min. *Eiweißbindung* im Blut bei Cefalexin 12%, bei Cefradin 13%. Gute *Penetration* von Cefalexin und Cefradin in eitriges Bronchialsekret und in Fruchtwasser. *Ausscheidung durch die Nieren* zu >90% in unveränderter Form. Cefalexin wird in geringer Menge mit der Galle ausgeschieden.
Bei **Cefadroxil** sind die maximalen *Serumspiegel* nach 1 g oral höher (28 mg/l) als nach 1 g Cefalexin. Wegen der längeren Halbwertszeit (1½ h) fallen die Serumspiegel langsamer ab als bei Cefalexin (daher nach 6 h 4fach höhere Konzentration). *Plasmaeiweißbindung* 20%. *Urin-Recovery* 85%.
Bei **Cefaclor** finden sich nach 0,5 g oral *Serumspiegel* von 17 mg/l (1 h) und 3,1 mg/l (3 h), nach 1 g 27 mg/l (1 h) und 5,1 mg/l (3 h). *Halbwertszeit* 1 h. *Plasmaeiweißbindung:* 50%. *Urin-Recovery* (in 8 h) 60%. Ein Teil wird im Organismus metabolisiert.

▶ **Nebenwirkungen:** Wie bei parenteral anwendbaren Cephalosporinen, außerdem Magen-Darm-Störungen (Erbrechen, Diarrhoe) in 1–3%. Bei Cefalexin,

Eigenschaften der Antibiotika

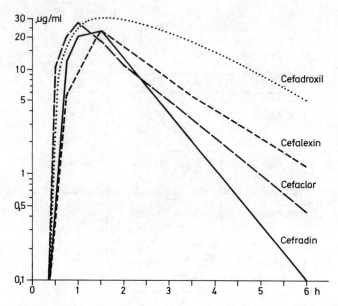

Abb. 17. Mittlere Serumspiegel von 10 gesunden Erwachsenen (Freiwilligen) nach oraler Gabe von je 1 g Cefadroxil (······), Cefalexin (– – – –), Cefaclor (––––) und Cefradin (––––) 1 h nach Standardfrühstück (eigene Daten).

Cefradin und Cefaclor vorübergehende Erhöhung der SGOT, SGPT und alkalischen Phosphatase im Serum möglich, cholestatischer Ikterus selten.

▶ **Indikationen:** Atemwegs-, Harnwegs- und Hautinfektionen durch empfindliche Erreger (insbesondere Staphylokokken, teilweise auch E. coli, Klebsiella und Proteus), bei Cefaclor auch Haemophilus-Infektionen. Reaszensionsprophylaxe von Harnwegsinfektionen.

▶ **Falsche Indikationen:** Schwere Allgemeininfektionen, bei denen β-Lactamase-stabile Cephalosporine (z.B. Cefotaxim) stärker wirken.

▶ **Kontraindikation:** Cephalosporin-Allergie.

▶ **Applikation und Dosierung:** 3mal tgl. 0,5(–1) g, Kinder 50(–100) mg/kg, bei Cefadroxil Erwachsene 2mal tgl. 1 g, Kinder 2mal tgl. 50–100 mg/kg. Bei eingeschränkter Nierenfunktion wird die Einzeldosis von 1 g in größeren Abständen verabreicht, und zwar bei einer Kreatinin-Clearance von 10–25 ml/min alle 24 h, von <10 ml/min alle 36 h. Bei Cefaclor ist keine Dosisreduzierung notwendig (wegen der geringeren Auscheidung durch die Nieren).

2. Cephalosporine

▶ **Handelsformen: Cefalexin:** Kapseln à 0,25 g, Tabletten à 0,5 g und 1 g, Suspension (50 mg/ml), Sirup (50 mg/ml) und Tropfen (100 mg/ml). **Cefadroxil:** Kapseln à 0,5 g, Tabletten à 1 g, Suspension (50 mg/ml und 100 mg/ml). **Cefaclor:** Kapseln à 0,25 g und 0,5 g, Suspension (25 mg/ml und 50 mg/ml), Tropfen (50 mg/ml). **Cefradin:** Kapseln à 0,5 g, Tabletten à 1 g, Suspension (50 mg/ml), Ampullen à 1 g, 2 g.
Neben den aus Granulat oder Trockensubstanz hergestellten Suspensionen (sog. Trockensäften) gibt es wasserfreie Fertigsuspensionen auf Öl- oder Triglyzeridbasis, aus denen β-Lactam-Antibiotika generell schlechter resorbiert werden. Ein Vorteil ist die relativ gute Stabilität. Dennoch sollten wäßrige Präparate bevorzugt werden.

▶ **Beurteilung:** Die Oralcephalosporine der Cefalexin-Gruppe sind erheblich schwächer wirksam als die β-Lactamase-stabilen parenteralen Cephalosporine. Sie sind bei Staphylokokkeninfektionen eine Alternative zu penicillinasefesten Penicillinen. Cefaclor zeichnet sich gegenüber den anderen Oralcephalosporinen durch eine gute Haemophilus-Wirksamkeit aus. Bei Cefadroxil ist die längere Halbwertszeit günstig.

Literatur

GINSBURG, C. M.: Comparative pharmacokinetics of cefadroxil, cefaclor, cephalexin and cephradine in infants and children. J. Antimicrob. Chemother. *10 (Suppl. B):* 27 (1982).
LA ROSA, F., S. RIPA, M. PRENNA et al.: Pharmacokinetics of cefadroxil after oral administration in humans. Antimicrob. Ag. Chemother. *21:* 320 (1982).
LEVIN, R. M., P. H. AZIMI, M. G. DUNPHY: Susceptibility of Haemophilus influenzae type b to cefaclor and influence of inoculum size. Antimicrob. Agents Chemother. *22:* 923–925 (1982).
OBERLIN, J. A., D. L. HYSLOP: Cefaclor treatment of upper and lower respiratory tract infections caused by Moraxella catarrhalis. Pediatr. Infect. Dis. J. *9:* 41–44 (1990).
ROTSCHAFER, J. C., K. B. CROSSLEY, T. S. LESAR et al.: Cefaclor pharmacokinetic parameters: serum concentrations determined by a new high-performance liquid chromatographic technique. Antimicrob. Ag. Chemother. *21:* 170 (1982).
SPYKER, D. A., L. L. GOBER, W. M. SCHEID et al.: Pharmacokinetics of cefaclor in renal failure: effects of multiple doses and hemodialysis. Antimicrob. Ag. Chemother. *21:* 278 (1982).

Loracarbef

▶ **Handelsname:** Lorabid.

▶ **Eigenschaften:** Carbacephem-Analogon des Cefaclor, das im Gegensatz zu Cefaclor in vitro sehr stabil ist. Das Wirkungsspektrum gleicht dem von Cefaclor, ebenso die In-vitro-Aktivität, während Cefalexin schwächer wirkt. Loracarbef ist auch gegen Ampicillin-resistente Haemophilus- und Moraxella-Keime wirksam, nicht aber gegen Enterokokken, Pseudomonas, Serratia und Enterobacter-Arten.

▶ **Pharmakokinetik:** Loracarbef wird bei oraler Gabe fast vollständig resorbiert. Die *Serumspitzenspiegel* sind nach oraler Gabe von 0,2 g und 0,4 g 8 bzw. 14 mg/l (nach 1 h). *Halbwertszeit* 1 h. *Serumeiweißbindung* 25%. *Urin-Recovery* 90% (unverändert).

▶ **Nebenwirkungen** wie bei Cefaclor (s. S. 107).

▶ **Indikationen:** Bakterielle Atemwegs-, Harnwegs- und Hautinfektionen.

▶ **Dosierung:** Bei Erwachsenen 2mal täglich 0,4 g, bei Kindern 2mal täglich 30 mg/kg. Bei unkomplizierten unteren Harnwegsinfektionen kann die halbe Dosierung ausreichen. Bei eingeschränkter Nierenfunktion (Kreatinin-Clearance 10–50 ml/min) Tagesdosis halbieren.

▶ **Handelsformen:** Kapseln à 0,2 g und 0,4 g, orale Suspension (100 mg oder 200 mg in 5 ml).

▶ **Beurteilung:** Schwächer wirksam als die neuen Oralcephalosporine der Cefiximgruppe (außer bei Staphylokokken-Infektionen). Stabilität und Pharmakokinetik günstiger als bei Cefaclor. Niedrigere Dosierung.

Literatur

DERE, W. H.: Acute bronchitis: results of U.S. and European trials of antibiotic therapy. Am. J. Med. *92: (suppl 6A):* 53S–57S (1992).

IRAVANI, A.: Loracarbef versus cefaclor in the treatment of urinary tract infections in women. Antimicrob. Agents Chemother. *35:* 750–752 (1991).

JONES, R. N., A. L. BARRY: Beta-lactamase hydrolysis and inhibition studies of the new 1-carbacephem LY163892. Eur. J. Clin. Microbiol. *6/5:* 570–571 (1987).

KNAPP, C. C., J. A. WASHINGTON: II. In vitro activities of LY 163892. Antimicrob. Ag. Chemother. *32/1:* 131–133 (1988).

KUSMIESZ, H., S. SHELTON, O. BROWN, S. MANNING, J. D. NELSON: Loracarbef concentrations in middle ear fluid. Antimicrob. Agents Chemother. *34:* 2030–2031 (1990).

SHELTON, S., J. D. NELSON: In vitro susceptibilities of common pediatric pathogens to LY 163892. Antimicrob. Ag. Chemother. *32/2:* 268–270 (1988).

SYDNOR, T. A. JR., W. M. SCHELD, R. W. NIELSEN, W. HUCK, J. GWALTNEY JR.: Loracarbef versus amoxicillin/clavulante in the treatment of acute maxillary sinusitis. Ear Nose Throat J. *71 (5):* 225–232 (1992).

THERASSE, D. G.: The safety profile of loracarbef: clinical trials in respiratory, skin, and urinary tract infections. Am. J. Med. *92 (suppl 6A):* 20S–26S (1992).

Cefprozil

▶ **Handelsname:** Cefzil (USA).

▶ **Eigenschaften:** Cefprozil unterscheidet sich vom Cefadroxil durch eine Propenylgruppe anstelle der Methylseitenkette. Cefprozil ist stabil und gut wasserlöslich.

▶ **Wirkungsspektrum** ähnlich Cefaclor, aber weniger aktiv gegen Enterobakterien (E. coli, Klebsiellen usw.). Gegen Pneumokokken, Streptococcus pyogenes, Staphylokokken und Haemophilus influenzae wirkt Cefprozil etwas stärker als Cefaclor. Resistent sind Citrobacter-, Enterobacter-, Pseudomonas-, Serratia- und Indol-positive Proteus-Arten sowie Bacteroides fragilis.

▶ **Pharmakokinetik:** Mittlere *Serumspitzenspiegel* nach 0,25 g und 0,5 g oral 6 bzw. 10 mg/l. *Halbwertszeit:* 1,3 h. *Plasmaeiweißbindung* 35%. *Ausscheidung* mit dem Urin zu 65%.

▶ **Nebenwirkungen** wie bei Cefaclor (s. S. 107).

▶ **Indikationen:** Atemwegs- und Hautinfektionen durch empfindliche Erreger.

▶ **Dosierung:** Oral bei Erwachsenen 2mal täglich 0,5 g, bei Kindern 2mal täglich 15 mg/kg.

▶ **Handelsformen:** Tabletten à 0,25 g und 0,5 g, orale Suspension mit 125 mg/5 ml und 250 mg/5 ml.

▶ **Beurteilung:** Die Erfahrungen sind noch gering. Im Vergleich zu Cefixim und Cefpodoxim ist Cefprozil gegen gramnegative Bakterien erheblich schwächer wirksam.

Literatur

ARGUEDAS, A. G., M. ZALESKA, H. R. STUTTMANN: Comparative trial of cefprozil va. amoxicillin clavulanate in the treatment of children with acute otitis media. Pediatr. Infect. Dis. J. *10:* 375–380 (1991).

NYE, K., P. O'NEILL, J. M. ANDREWS, R. WISE: Pharmacokinetics and tissue penetration of cefprozil. Journal of Antimicrobial Chemotherapy *25:* 831–835 (1990).

SÁEZ-LLORENS, X., W. C. SHYU, S. SHELTON, H. KUMIESZ, J. NELSON: Pharmacokinetics of cefprozil in infants and children. Antimicrob. Ag. Chemother. *34:* 2152–2155 (1990).

Neuere Oralcephalosporine mit erweitertem Spektrum

Nach der Entwicklung von breiter wirkenden parenteralen Cephalosporinen wie Cefotaxim wurden orale Präparate mit erweitertem Spektrum entwickelt, die eine wesentlich stärkere Aktivität gegen gramnegative Stäbchen besitzen. Sie haben aber z. T. eine schwächere Aktivität gegen Staphylokokken sowie eine inkomplette Resorption. Dabei entstanden drei Untergruppen:
1. Orale Cefotaxim-Derivate
   Den Prototyp stellt Cefixim dar. Cefdinir und Ceftibuten gehören in diese Gruppe.
2. Resorptionsester von Cefotaxim-Derivaten.
   Prototyp dieser Gruppe ist Cefpodoxim-Proxetil; dazu gehört auch Cefetamet.
3. Resorptionsester bekannter Cephalosporine der 2. Generation.
   Prototyp dieser Gruppe ist Cefuroxim-Axetil. Cefotiam-Hexetil ist ein weiteres Präparat dieser Gruppe.

Cefixim

▶ **Handelsname:** Cephoral.

▶ **Eigenschaften:** Neues orales Oxim-Cephalosporin (Cefotaxim-Derivat, Abb. 18). Gut löslich in Methanol, Äthanol und 0,1 n Phosphatpufferlösung (pH 7,0).

▶ **Wirkungsspektrum:** Ähnlich dem von Cefalexin und Cefaclor, jedoch erheblich stärkere In-vitro-Wirksamkeit (bei einer Reihe von Keimarten). Im Vergleich zu Cefaclor wirkt Cefixim gegen Haemophilus influenzae 6fach stärker (Tab. 20), gegen Streptococcus pyogenes (A-Streptokokken) 10fach, gegen Klebsiella pneumoniae 30fach und gegen Proteus mirabilis 130fach (Tab. 21). Starke Aktivität auch gegen Moraxella catarrhalis, Meningo- und Gonokokken. Gegen Proteus vulgaris, Morganella morganii und Enterobacter cloacae ist Cefixim gut wirksam, während Cefaclor und Cefalexin unwirksam sind. Bei Pneumokokken ist die Wirksamkeit gleich gut, bei Staphylokokken schwächer. Es besteht eine partielle Kreuzresistenz mit den älteren und neueren Oralcephalosporinen.

▶ **Pharmakokinetik:** Cefixim wird unvollständig resorbiert (zu etwa 40%). Nach oraler Gabe von 0,1 g, 0,2 g und 0,4 g liegen die *Serumspitzenspiegel* nach 4–5 h bei 1,3 bzw. 2,7 bzw. 3,7 mg/l und sind nach 12 h auf 0,4 bzw. 0,7 bzw. 1,1 mg/l abgefallen. *Halbwertszeit* 2,5 h. *Plasmaeiweißbindung* 63%. *Urin-Recovery* 20%. Relativ hohe Gallenkonzentrationen.

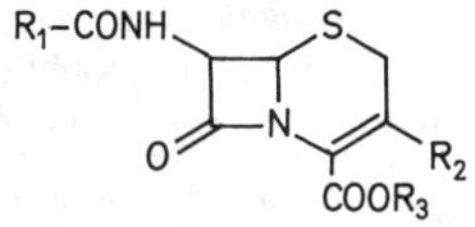

2. Cephalosporine

R_1-CONH — cephem core with $COOR_3$ and R_2 substituent

Freiname	R_1	R_2	R_3
Cefixim	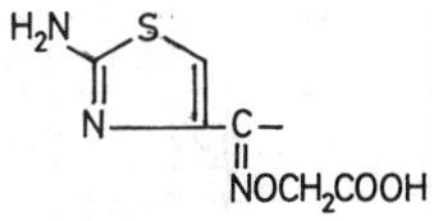 H_2N-thiazolyl-C(=NOCH$_2$COOH)-	$-CH=CH_2$	$-H$
Cefpodoxim-Proxetil	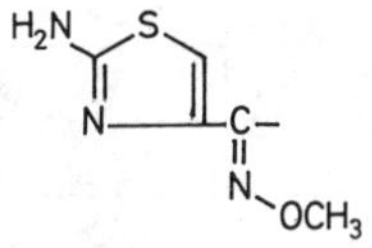 H_2N-thiazolyl-C(=NOCH$_3$)-	$-CH_2-O-CH_3$	$-H_3C-CH-O-COOCH(CH_3)_2$
Cefetamet-Pivoxil	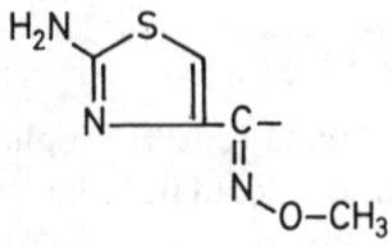 H_2N-thiazolyl-C(=N-O-CH$_3$)-	$-CH_3$	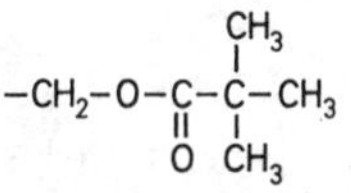 $-CH_2-O-C(=O)-C(CH_3)_3$
Cefuroxim-Axetil	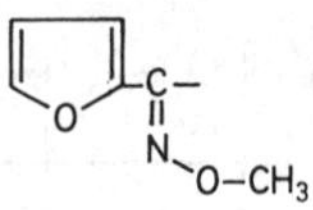 furyl-C(=N-O-CH$_3$)-	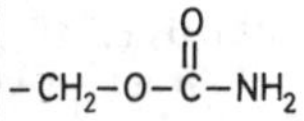 $-CH_2-O-C(=O)-NH_2$	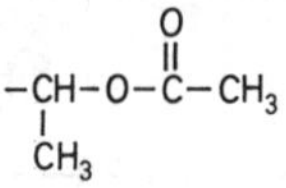 $-CH(CH_3)-O-C(=O)-CH_3$
Cefotiam-Hexetil	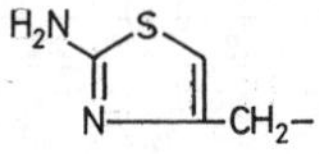 H_2N-thiazolyl-CH$_2$-	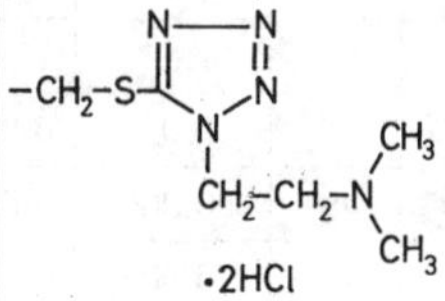 $-CH_2-S$-tetrazolyl-CH$_2$CH$_2$-N(CH$_3)_2$ · 2HCl	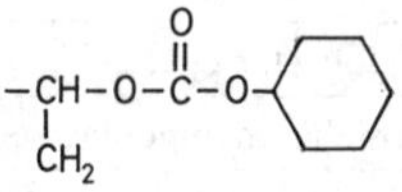 $-CH(CH_2)-O-C(=O)-O$-cyclohexyl

Abb. 18. Strukturformeln der neuen Oralcephalosporine.

▶ Als **Nebenwirkungen** treten gelegentlich Magen-Darm-Störungen (Übelkeit, Erbrechen, Durchfall) auf, selten allergische Reaktionen.

▶ **Indikationen:** Atemwegs- und Harnwegsinfektionen durch empfindliche Erreger (Haemophilus, Pneumokokken, Moraxella, Enterobakterien), auch akute Otitis media und unkomplizierte Gonorrhoe.

▶ **Dosierung:** 0,4 g (Erwachsene) und 8 mg/kg (Kinder) 1mal tgl. oder aufgeteilt in 2 Dosen.

Eigenschaften der Antibiotika

Tab. 20. Vergleich der In-vitro-Aktivität von älteren und neueren Oralcephalosporinen sowie von Cefuroxim und Cefotaxim bei Haemophilus influenzae (eigene Daten). $MHK_{50\%}$ und $MHK_{90\%}$ = minimale Hemmkonzentration bei ≤50 bzw. ≤90% der Stämme.

Mittel	Haemophilus influenzae $MHK_{50\%}$	$MHK_{90\%}$
Cefalexin	25	100
Cefaclor	3,1	12,5
Loracarbef	3,1	12,5
Cefixim	0,05	0,4
Cefpodoxim	0,1	0,2
Cefetamet	0,25	0,5
Cefuroxim	0,8	0,8
Cefotaxim	0,02	0,02

Tab. 21. Vergleich der In-vitro-Aktivität von älteren und neueren Oralcephalosporinen bei verschiedenen gramnegativen Keimarten (eigene Daten). n = Zahl der Stämme; $MHK_{50\%}$ = minimale Hemmkonzentration bei ≤50% der Stämme.

Keimart	n	$MHK_{50\%}$ Cefixim	Cefpodoxim	Cefetamet	Cefaclor	Cefalexin
E. coli	102	0,1	0,2	0,2	0,8	6,2
Enterobacter aerogenes	54	0,2	3,1	0,4	1,6	6,2
Enterobacter cloacae	16	1,6	1,6	1,6	>100	>100
Klebsiella pneumoniae	48	0,05	0,2	0,2	1,6	6,2
Proteus mirabilis	48	<0,006	0,05	0,05	0,8	12,5
Proteus vulgaris	10	0,006	0,1	0,1	50	50
Yersinia enterocolitica	26	0,2	0,4	0,4	3,1	6,2
Bordetella pertussis	38	3,1	1,6	50	25	100
Moraxella catarrhalis	50	0,05	0,4	0,8	0,4	3,1

▶ **Handelsformen:** Tabletten à 0,2 g, Suspension (20 mg/ml).

▶ **Beurteilung:** Wegen des breiteren Spektrums und der stärkeren Wirksamkeit ist Cefixim den älteren Oralcephalosporinen bei bakteriellen Atemwegsinfektionen überlegen und kann erheblich niedriger dosiert werden.

Literatur

CARENFELT, C., I. MELEN, L. ODKVIST et al.: Treatment of sinus empyema in adults. A coordinated Nordic multicenter trial of cefixime vs. cefaclor. Acta Otolaryngol. Stockh. *110:* 128–135 (1990).
CHARDON, H., O. BELLON, E. LAGIER, E. GIRAUD: Activité in vitro du cefixime sur 200 souches de Branhamella catarrhalis. Comparison au cefotaxime. Presse Médicale *18:* 1556–1559 (1989).
DOROW, P.: Safety and efficacy of cefixime versus cefaclor in respiratory tract infections. J. Chemother. *1:* 257–260 (1989).
KUHLWEIN, A., B. A. NIES: Efficacy and safety of a single 400 mg oral dose of cefixime in the treatment of uncomplicated gonorrhea. Eur. J. Clin. Microb. Inf. Dis. *8:* 261–262 (1989).
MORTENSON, J. E., S. L. HIMES: Comparative in vitro activity of cefixime against isolates of Haemophilus influenzae from pediatric patients including amipicillin resistant, non-β-lactamase producing isolates. Antimicrob. Ag. Chemother. *34:* 1456–1458 (1990).
SINGLAS, E., D. LEBREC, C. GAUDIN, G. MONTAY, G. ROCHE: Influence de l'insuffisance hépatique sur la pharmacocinetique du cefixime. Presse Médicale *18:* 1587–1588 (1989).
STONE, J. W., G. LINONG, J. M. ANDREWS, R. WISE: Cefixime, in vitro activity, pharmacokinetics and tissue penetration. J. Antimicrob. Chemother. *23:* 221–228 (1989).
VERGHESE, A., D. ROBERSON, J. H. KALBLEISCH, F. SARUBBI: Randomized comparative study of cefixime versus cephalexin in acute bacterial exacerbations of chronic bronchitis. Antimicrob. Agents Chemother. *34:* 1041–1044 (1990).

Cefpodoxim-Proxetil

▶ **Handelsname:** Orelox, Podomexef.

▶ **Eigenschaften:** Cefpodoxim-Proxetil ist der Resorptionsester des 3-Methoxymethyl-Derivates von Ceftizoxim (s. S. 89), der in der Darmwand vollständig zum aktiven Cefpodoxim hydrolysiert wird. Strukturformel: Abb. 18, S. 113. Durch Nieren und Leber werden in geringer Menge 2 inaktive Metaboliten ausgeschieden.

▶ **Wirkungsspektrum:** Ähnlich Cefixim. Gegen Streptococcus pyogenes und Streptococcus pneumoniae ist Cefpodoxim 10–20fach stärker wirksam als Cefaclor, gegen Haemophilus influenzae 30fach stärker (Tab. 20). Oxacillin-empfindliche Staphylokokken und Moraxella catarrhalis sind gegen Cefpodoxim und Cefaclor gleich empfindlich. Cefpodoxim ist gegen viele gramnegative Bakterien aktiver als Cefaclor (Tab. 21) und wirkt auch gegen Proteus vulgaris und Citrobacter freundii (nicht dagegen Cefaclor). Immer resistent sind Pseudomonas aeruginosa, Serratia marcescens, Bacteroides-Arten, Enterokokken und Oxacillin-resistente Staphylokokken. Zwischen älteren und neueren Oralcephalosporinen besteht eine partielle Kreuzresistenz.

Eigenschaften der Antibiotika

▶ **Pharmakokinetik:** Cefpodoxim wird unvollständig resorbiert (nüchtern etwas besser als nach einer Mahlzeit). Maximale *Serumspiegel* nach 0,2 g oral (nüchtern) 2–2,4 mg/l, die nach 12 h auf 0,1 mg/l abgefallen sind. *Halbwertszeit:* 2,3 h. *Plasmaproteinbindung:* 40%. *Urin-Recovery:* 30–40%. *Gallenkonzentrationen:* 3–4 mg/l (nach 4–8 h).

▶ **Nebenwirkungen:** Diarrhoe und weiche Stühle kommen gelegentlich vor; allergische Erscheinungen sind selten.

▶ **Indikationen:** Bakterielle Atem- und Harnwegsinfektionen durch empfindliche Keime.

▶ **Dosierung:** tägl. (0,2–)0,4 g oral (verteilt auf 2 Dosen).

▶ **Handelsformen:** Tabletten à 0,1 g, Suspension (in Vorbereitung).

▶ **Beurteilung:** Cefpodoxim hat ein breiteres Spektrum und kann wegen der stärkeren Wirksamkeit erheblich niedriger dosiert werden als die älteren Cephalosporine.

Literatur

BORIN, M. T., G. S. HUGHES, C. R. SPILLERS, R. K. PATEL: Pharmacokinetics of cefopodixime in plasma and skin blister fluid following oral dosing of cefopodoxime proxetil. Antimicrob. Ag. Chemother. *34:* 1094–1099 (1990).
HOFFLER, D., P. KOEPPE, M. CORCILIUS, A. PRZYKLINIK: Cefpodoxime proxetil in patients with endstage renal failure on hemodialysis. Infection *18:* 157–162 (1990).
O'NEILL, P., K. NYE, G. DOUCE, J. ANDREWS, R. WISE: Pharmacokinetics and inflammatory fluid penetration of cefpodoxime proxetil in volunteers. Antimicrob. Ag. Chemother. *34:* 232–234 (1990).
SCHAADT, R. D., B. H. YAGI, G. E. ZURENKO: In vitro activity of cefpodoxime proxetil (U-76,252; CS-807) against Neisseria gonorrhoeae. Antimicrob. Ag. Chemother. *34:* 371–372 (1990).
STOBBERINGH, E. E., A. W. HOUBEN, J. H. PHILIPS: In vitro activity of cefpodoxime, a new oral cephalosporin. Eur. J. Clin. Microbiol. Infect. Dis. *8:* 656–658 (1989).

Cefuroxim-Axetil

▶ **Handelsnamen:** Elobact, Zinnat.

▶ **Eigenschaften:** Azetoxyäthylester von Cefuroxim (Abb. 18), der in der Darmwand hydrolysiert wird, wobei Azetaldehyd und Essigsäure freigesetzt werden. Nach Resorption erscheint das freie Cefuroxim im Blut.

2. Cephalosporine

▶ **Wirkungsspektrum:** Cefuroxim (s. S. 75) ist weitgehend β-Lactamase-stabil und wirkt außer gegen Pneumokokken, Streptokokken und Staphylokokken auch gegen Ampicillin-resistente Haemophilus- und Penicillin-G-resistente Gonokokken-Stämme. Im Vergleich zu Cefalexin und Cefaclor ist Cefuroxim stärker wirksam gegen E. coli, Proteus mirabilis und Klebsiella pneumoniae. Cefuroxim ist jedoch unwirksam gegen Pseudomonas, Enterobacter-Arten, Proteus vulgaris und Oxacillin-resistente Staphylokokken.

▶ **Pharmakokinetik:** Unvollständige Resorption. Nach 0,5 g oral ist der *Serumspitzenspiegel* im Durchschnitt 8,6 mg/l. Er ist bei Nüchterngabe niedriger als bei Gabe mit einer Mahlzeit. *Halbwertszeit:* 1,2 h. *Urin-Recovery:* 30–40%.

▶ **Nebenwirkungen:** Gelegentlich treten weiche Stühle oder Durchfälle auf, selten allergische Reaktionen.

▶ **Indikationen:** Bakterielle obere Atemwegsinfektionen, Haut- und Harnwegsinfektionen.

▶ **Dosierung:** Oral 2mal tgl. 0,25–0,5 g (Erwachsene), 2mal tgl. 10–15 mg/kg (jüngere Kinder)

▶ **Beurteilung:** Stärkere Aktivität als Cefaclor, daher geringere Dosierung. Im Vergleich zu Cefuroxim i. v. klinisch schwächer wirksam.

Literatur

ADAMS, D. H., M. J. WOOD, I. D. FARREL et al.: Oral cefuroxime axetil: clinical pharmacology and comparative dose studies in urinary tract infection. J. Antimicrob. Chemother. *16:* 359 (1985).
FONG, I. W., W. LINTON, M. SIMBUL, N. A. HINTON: Comparative clinical efficacy of single oral doses of cefuroxime axetil and amoxicillin in uncomplicated gonococcal infections. Antimicrob. Ag. Chemother. *30:* 321–322 (1986).
GINSBURG, C. M., G. H. MCCRACKEN Jr., M. PETRUSKA, K. OLSON: Pharmacokinetics and bactericidal activity of cefuroxime axetil. Antimicrob. Ag. Chemother. *28:* 504 (1985).
HARDING, S. M., P. E. O. WILLIAMS, J. AYRTON: Pharmacology of cefuroxime as the 1-acetoxyethyl ester in volunteers. Antimicrob. Ag. Chemother. *25:* 78–82 (1984).
SCHLEUPNER, C. J., W. C. ANTHONY, J. TAN: Blinded comparisons of cefuroxime to cefaclor for lower respiratory tract infections. Arch. Intern. Med. *148:* 343–348 (1988).
SOMMERS, D., M. VAN WYK, P. E. O. WILLIAMS, S. M. HARDING: Pharmacokinetics and tolerance of cefuroxime axetil in volunteers during repeated doses. Antimicrob. Ag. Chemother. *25:* 344 (1984).
SYDNOR, A. J., JR., et al.: Comparative evaluation of cefuroxime axetil and cefaclor for treatment of acute bacterial maxillary sinusitis. Arch. Otolaryngol. Head Neck Surg. *115:* 1430 (1989).

WILLIAMS, P. E. O., S. M. HARDING: The absolute bioavailability of cefuroxime axetil in male and female volunteers after fasting and after food. J. Antimicrob. Chemother. *13:* 191 (1984).
WISE, R., S. A. BENNETT, J. DENT: The pharmacokinetics of orally absorbed cefuroxime compared with amoxycillin clavulanic acid. J. Antimicrob. Chemother. *132:* 603–610 (1984).

Cefetamet

▶ **Eigenschaften:** Neues orales Oxim-Cephalosporin (Cefotaxim-Derivat), das als Pivaloyloxymethylester (Cefetamet-Pivoxil) verwendet wird. Strukturformel: s. Abb. 18, S. 113. In der Darmwand wird die Pivaloylgruppe vom Cephalosporan-Ring abgespalten, und die aktive freie Säure erscheint im Blut.

▶ **Wirkungsspektrum:** Teilweise identisch mit dem von Cefaclor und Cefalexin. Cefetamet wirkt zusätzlich gegen Enterobacter cloacae und Proteus vulgaris, nicht aber gegen Staphylokokken. Im Vergleich zu Cefaclor ist seine Aktivität gegen Streptococcus pyogenes (A-Streptokokken) 10fach stärker, gegen Haemophilus influenzae 12fach stärker (Tab. 20). Bei E. coli, Klebsiella pneumoniae und Yersinien beträgt die Differenz das 8fache.

▶ **Pharmakokinetik:** Nach oraler Gabe von 0,5 g lagen die höchsten *Serumspiegel* nach 3,5 h zwischen 4 und 5 mg/l. *Plasmaeiweißbindung:* 20%. *Halbwertszeit:* 4 h. *Urin-Recovery:* 70%.

▶ **Nebenwirkungen:** In 10–15% bei Kindern vorwiegend Bauchschmerzen, Übelkeit und Erbrechen, bei Erwachsenen Durchfälle, selten allergische Reaktionen (Hautausschläge, Urtikaria).

▶ **Indikationen:** Bakterielle obere Atemwegsinfektionen und Harnwegsinfektionen.

▶ **Applikation und Dosierung:** Oral bei Erwachsenen tgl. 1–2 g, bei Kindern tgl. 20–40 mg/kg (verteilt auf 2 Einzelgaben).

▶ **Beurteilung:** Gute Aktivität gegen gram-negative Stäbchen, aber Staphylokokkenlücke. Verträglichkeit problematisch.

Literatur

ANGEHRN, P., P. HOHL, R. THEN: In vitro antibacterial properties of cefetamet and in vivo activity of its orally absorbable ester derivative, cefetamet pivoxil. Eur. J. Clin. Microbiol. Infect. Dis. *8:* 536–543 (1989).

BLOUIN, R. A., J. KNEER, K. STOECKEL: Pharmacokinetics of intravenous cefetamet (Ro 15-8074) and oral cefetamet pivoxil (Ro 15-8075) in young and elderly subjects. Antimicrob. Agents Chemother. *33:* 291–296 (1989).

HAYTON, W. L., J. KNEER, R. A. BLOUIN, K. STOECKEL: Pharmacokinetics of intravenous cefetamet and oral cefetamet pivoxil in patients with hepatic cirrhosis. Antimicrob. Agents Chemother. *34:* 1318–1322 (1990).

KNEER, J., Y. K. TAM, R. A. BLOUIN, F. J. FREY, E. KELLER, C. STATHAKIS, B. LUGINBUEHL, K. STOECKEL: Pharmacokinetics of intravenous cefetamet and oral cefetamet pivoxil in patients with renal insufficiency. Antimicrob. Agents Chemother. *33:* 1952–1957 (1989).

STOECKEL, K., Y. TAM, J. KNEER: Pharmacokinetics of oral cefetamet pivoxil (Ro 15–8075) and intravenous cefetamet (Ro 15–8074) in humans: a review. Curr. Med. Res. Opin. *11:* 432–441 (1989).

SIMON, C.: In vitro activity of Ro 15-8074 and Ro 19-5247 in comparison to cefaclor and cefalexin. Infection *15:* 2, 122–124 (1987).

TAM, Y. K., J. KNEER, U. C. DUBACH, K. STOECKEL: Pharmacokinetics of cefetamet pivoxil (Ro 15-8075) with ascending oral doses in normal healthy volunteers. Antimicrob. Agents Chemother. *33:* 957–959 (1989).

TAM, Y. K., J. KNEER, U. C. DUBACH, K. STOECKEL: Effects of timing of food and fluid volume on cefetamet pivoxil absorption in healthy normal volunteers. Antimicrob. Agents Chemother. *34:* 1556–1559 (1990).

Cefotiam-Hexetil

▶ **Handelsname:** Spizef Oral.

▶ **Eigenschaften:** Resorptionsester von Cefotiam (s. S. 75) für die orale Anwendung. Strukturformel: Abb. 18, S. 113. Der Ester wird in der Darmwand hydrolysiert und als Cefotiam resorbiert (zu etwa 45%).

▶ **Pharmakokinetik:** Nach 0,2 g und 0,4 g oral werden mittlere *Serumspitzenspiegel* von 2,3 mg/l bzw. 4,5 mg/l erreicht. *Halbwertszeit:* 1 h. *Urin-Recovery:* 30% (nach i. v. Gabe von Cefotiam 70%).

▶ **Nebenwirkungen** insgesamt selten. Gelegentlich treten Übelkeit, Erbrechen und Durchfälle, manchmal auch allergische Hautreaktionen auf.

▶ **Indikationen:** Bakterielle obere Atemwegsinfektionen, Harnwegsinfektionen, Haut- und Weichteilinfektionen durch empfindliche Erreger (s. unter Cefotiam, S. 76).

▶ **Gegenindikationen:** Schwangerschaft, Stillzeit, Kindesalter (noch keine Erfahrungen).

▶ **Applikation:** oral (zu den Mahlzeiten mit viel Flüssigkeit).

▶ **Dosierung:** 3mal tgl. 400 mg, bei Harnwegsinfektionen 3mal tgl. 200 mg. Bei stark eingeschränkter Nierenfunktion reduzierte Dosierung.

▶ **Handelsform:** Filmtabletten à 292 mg Cefotiam-Hexetil (entsprechend 200 mg Cefotiam).

▶ **Beurteilung:** Anscheinend gut verträglicher Resorptionsester von Cefotiam. Relativ hohe Dosierung. Im Vergleich zu Cefotiam i.v. klinisch schwächer wirksam.

Literatur

HÖFFLER, D., P. KOEPPE: Pharmacokinetics of cefotiam i.v. in subjects with oral and impaired renal function. Acta Therapeutica *15 (1):* 3–16 (1989).
KOEPPE, P., D. HÖFFLER, M. MATTIUCCI, E. KIENLE: Pharmacokinetics in healthy volunteers and patients with impaired renal function after oral cefotiam hexetil. Acta Therapeutica *15:* 337–354 (1989).
NISHIMURA, T., Y. YOSHIMURA, A. MIYAKE, M. YAMAOKA: Orally active 1-(cyclohexyloxycarbonyloxy)alkyl ester prodrugs of cefotiam. J. Antibiotics *40:* 81–90 (1987).

Cefdinir

Neues Oralcephalosporin (Cefotaxim-Derivat) mit ähnlicher Struktur und ähnlich guter In-vitro-Aktivität wie Cefixim (s. S. 112), das aber gegen Staphylokokken etwas stärker wirksam ist. Mittlere *Serumspitzenspiegel* nach 3 mg/kg und 6 mg/kg: 0,8 mg/l bzw. 1,2 mg/l. *Halbwertszeit:* 2 h. *Urin-Recovery:* 19%. Als Nebenwirkung treten relativ häufig Durchfälle auf. Es wird u. a. in Japan bei Kindern mit einer oberen Atemwegsinfektion klinisch geprüft.

Literatur

BRIGGS, B. M. et al.: In vitro activity evaluations of cefdinir (FK 482, CI-983 and PD 134393). A novel orally administered cephalosporin. Diagn. Microbiol. Infect. Dis. *14:* 425–434 (1991).
NEU, H. C., G. SAHA, N. X. CHIN: Comparative in vitro activity and B-lactamase stability of FK 482, a new oral cephalosporin. Antimicrob. Ag. Chemother. *33:* 1795–1800 (1989).

Ceftibuten

Neues Oralcephalosporin (Aminothiazolyl-Cephalosporin mit einer Butenoyl-amino-Seitenkette). Wirkungsspektrum und In-vitro-Aktivität ähnlich Cefixim. Ceftibuten hemmt in niedrigen Konzentrationen Streptococcus pyogenes, Haemophilus influenzae und Moraxella catarrhalis, aber nicht Staphylokokken und Anaerobier. Pneumokokken sind weniger empfindlich. Der Vorteil von Ceftibuten besteht in der starken Aktivität gegen die meisten Enterobacteriaceae (E. coli, Klebsiella, Proteus-Arten, Morganella, Providencia, Citrobacter). Ein Teil der Enterobacter-, Serratia- und Acinetobacter-Stämme ist resistent. Pseudomonas ist stets resistent. Ceftibuten wird nach oraler Gabe gut resorbiert. Die *Serumspitzenspiegel* liegen nach 0,2 g und 0,4 g oral bei 10 mg/l bzw. 17 mg/l. *Halbwertszeit:* 2,5 h. *Urin-Recovery:* 60–70%. Relativ gute Verträglichkeit. Ceftibuten scheint zur Therapie von Harnwegsinfektionen geeignet zu sein.

Literatur

BRAGMAN, S. G., M. V. CASEWELL: The in-vitro activity of ceftibuten against 475 clinical isolates of gram-negative bacilli, compared with cefuroxime and cefadroxil. J. Antimicrob. Chemother. *25:* 221–226 (1990).

DORNBUSCH, K., G. KRONVALL, E. GOERANSSON, E. MOERTSELL: In-vitro activity of FCE 22101 against respiratory tract pathogens with reference to production of beta-lactamases. J. Antimicrob. Chemother. *23 (Suppl C):* 31–41 (1989).

KAMMER, R. B., R. RESS: Randomized comparative study of ceftibuten versus cefaclor in the treatment of acute lower respiratory tract infections. Diagn. Microbiol. Infect. Dis. *14:* 101–105 (1991).

SHAWAR, R., M. LaRocco, T. G. CLEARLY: Comparative in vitro activity of ceftibuten (SCH 39720) against bacterial enteropathogens. Antimicrob. Agents Chemother. *33:* 781–784 (1989).

WISE, R., K. NYE, P. O'NEILL, M. WOSTENHOLME, J. M. ANDREWS: Pharmacokinetics and tissue penetration of ceftibuten. Antimicrob. Agents Chemother. *34:* 1053–1055 (1990).

3. Andere β-Lactam-Antibiotika

Carbapeneme

Einen wesentlichen Fortschritt der Antibiotika-Therapie stellen die Carbapeneme dar. Es handelt sich um β-Lactam-Antibiotika, die weder Penicilline noch Cephalosporine sind. Sie vereinigen in sich die Wirkung breiter Penicilline mit der Wirkung breiter Cephalosporine. Es wird fast das gesamte Erregerspektrum erfaßt. Carbapeneme haben prinzipiell den gleichen Wirkungsmechanismus wie Penicilline und Cephalosporine. Die Pioniersubstanz ist Thienamycin, aus dem Imipenem entwickelt worden ist. Weitere Carbapeneme sind in Entwicklung.

Imipenem/Cilastatin

▶ **Handelsnamen:** Zienam, Primaxin.

▶ **Eigenschaften: Imipenem** (N-Formimidoyl-Thienamycin) ist ein Amidinderivat des Thienamycins und 5–10fach stabiler als das natürlich vorkommende Thienamycin. Seine antibakterielle Aktivität ist gleich oder etwas stärker als die von Thienamycin. Imipenem ist das erste klinisch angewandte Carbapenem und hat folgende Strukturformel (Abb. 19):

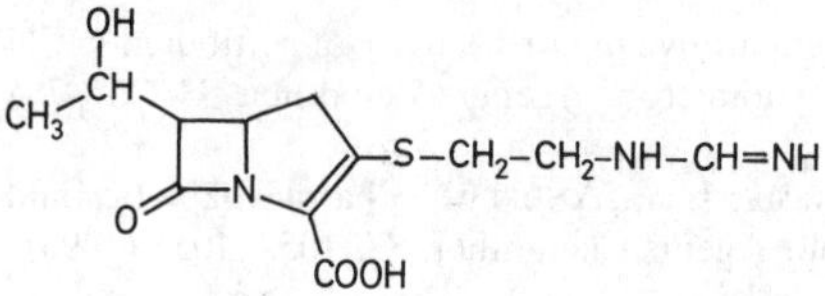

Abb. 19. Strukturformel von Imipenem.

Die Substitution des Schwefelatoms durch eine Methylgruppe verstärkt die Bakterizidie. Die Anheftung einer Hydroxyäthyl-Seitenkette an den β-Lactam-Ring in Transorientation ist verantwortlich für die außergewöhnliche β-Lactamase-Stabilität. Die alleinige Gabe von Imipenem erwies sich als nicht möglich, da es in den Nieren durch das körpereigene Enzym Dehydropeptidase-I rasch abgebaut wird. Es muß daher mit Cilastatin (s. u.) kombiniert werden.

Cilastatin ist ein reversibler kompetitiver Inhibitor der Dehydropeptidase-I, eines renalen Enzyms, welches Imipenem metabolisiert und inaktiviert. Cilastatin ist ein Heptankarbonsäure-Derivat (Strukturformel s. Abb. 20).

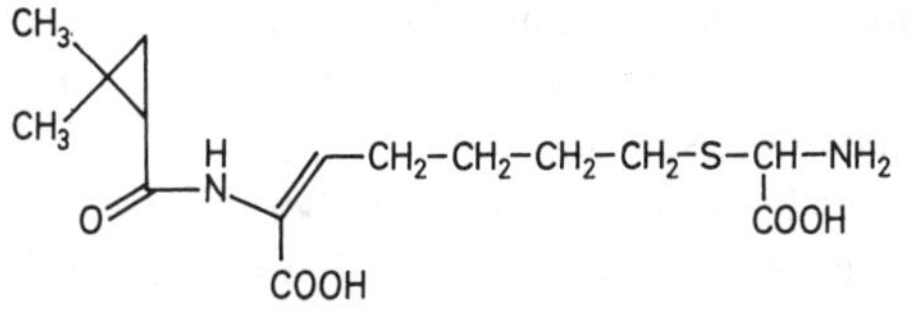

3. Andere β-Lactam-Antibiotika

Abb. 20. Strukturformel von Cilastatin.

Cilastatin hat 2 Funktionen: Erstens reduziert es die Hydrolyse von Imipenem in den Nieren und erhöht die Konzentration des aktiven Antibiotikums; zweitens hemmt es die Nephrotoxizität des Imipenems bei höherer Dosierung (bei Tieren nachweisbar). Cilastatin wirkt nicht auf andere menschliche Dipeptidasen und ist unwirksam gegen Bakterien. Imipenem und Cilastatin-Natrium sind im Handelspräparat im Verhältnis 1:1 gemischt. Die Menge des im Präparat enthaltenen Cilastatins wird bei Dosierungsangaben üblicherweise nicht berücksichtigt.

▶ **Wirkungsspektrum:** Imipenem hemmt die Zellwandsynthese der Bakterien und besitzt in niedrigen Konzentrationen eine starke bakterizide Wirksamkeit. Es hat ein sehr breites Wirkungsspektrum, das alle grampositiven Keime (einschließlich Enterokokken, Listerien, Nocardien, Mycobacterium avium-intracellulare) und gramnegative Bakterien (einschließlich Pseudomonas aeuruginosa, Citrobacter, Serratia, Acinetobacter- und Enterobacter-Arten) umfaßt. Imipenem hemmt auch β-Lactamase-bildende Stämme von Haemophilus influenzae, Streptococcus pneumoniae und Neisseria gonorrhoeae. Es wirkt stärker als Clindamycin und Metronidazol gegen Bacteroides fragilis und die meisten anderen Anaerobier (Clostridien, Peptostreptococcus, Actinomyces, Fusobakterien-Arten etc.). Die Aktivität gegen Proteus vulgaris und Proteus mirabilis ist schwächer als gegen die anderen Enterobakterien. Imipenem ist unwirksam gegen Pseudomonas cepacia und Xanthomonas maltophilia, einige Enterococcus-faecium-Stämme sowie gegen Clostridium difficile. Die Wirkung auf Oxacillin-resistente Staphylococcus-aureus-Stämme ist unsicher. Resistent sind außerdem Mykoplasmen, Chlamydia trachomatis, Legionella-Arten, Mykobakterien-Arten, Korynebakterien. Eine partielle Kreuzresistenz mit Penicillinen und Cephalosporinen ist selten. Eine sekundäre Resistenzentwicklung von Pseudomonas aeruginosa während der Therapie ist möglich.

▶ **Pharmakokinetik:** Nach i.v. Infusion von 250 mg, 500 mg und 1000 mg *Imipenem* (über 20 min) findet man maximale *Serumspiegel* von 14–24 mg/l bzw. 20–60 mg/l bzw. 40–80 mg/l. *Halbwertszeit* 60 min. *Serumeiweißbindung* 25%. *Urin-Recovery* 15–20%, *Liquorgängigkeit* gering.
Cilastatin führt nach i.v. Infusion von 250 mg und 500 mg (über 20 min) zu maximalen *Serumspiegeln* von 15–25 mg/l bzw. 30–50 mg/l. *Halbwertszeit* 45 min. *Serumeiweißbindung* 25%. *Urin-Recovery* 55% (in unveränderter Form) und ca.

Eigenschaften der Antibiotika

15% (als N-Azetyl-Metabolit, der eine ähnliche Hemmwirkung wie die Muttersubstanz hat). Nach Elimination von Cilastatin aus dem Blut normalisiert sich die Dehydropeptidase-I-Aktivität in den Nieren rasch. Die *gleichzeitige Gabe* von Imipenem und Cilastatin erhöht die Serumspiegel in geringem Maße (Abb. 21); Halbwertszeit und Proteinbindung sind im Vergleich zur Einzelgabe fast identisch, jedoch sind die *Harnkonzentrationen* von Imipenem höher (>10 mg/l für 8 h nach 500 mg Imipenem + 500 mg Cilastatin). Urin-Recovery von Imipenem (nach kombinierter Behandlung): 70% (der Rest sind inaktive Metaboliten). Imipenem wird nur in geringer Menge mit der Galle ausgeschieden. Keine Kumulation von Imipenem in Plasma und Urin nach wiederholter Gabe der Kombination. Bei Niereninsuffizienz kumuliert Cilastatin stärker als Imipenem. Sowohl Imipenem als auch Cilastatin sind dialysierbar.

▶ **Nebenwirkungen:** Ernste Nebenwirkungen sind selten. In 5–10% treten leichte gastrointestinale Reaktionen (Übelkeit, Erbrechen, Durchfall) auf, in ≤5% lokale Reaktionen (Thrombophlebitis) und in ≤3% allergische Reaktionen (Exantheme). In 1–2% werden zentralnervöse Nebenwirkungen (Krämpfe, fokaler Tremor, Myoklonus, Verwirrtheitszustände, psychische Störungen, Somnolenz, Schwindel) beobachtet, insbesondere bei höherer Dosierung, eingeschränkter Nierenfunktion und Vorschädigung des ZNS. Als hämatologische Reaktionen wurde häufiger eine Eosinophilie festgestellt, seltener eine Leukozytopenie, Thrombozytopenie und ein Hb-Abfall. Der direkte Coombs-Test kann positiv ausfallen. Eine vorübergehende Verlängerung der Prothrombinzeit kommt in <2% der Fälle vor. Nierenfunktionsstörungen (Oligurie, Harnstoff- und Kreatininanstieg im Serum) sind selten. Gelegentlich treten leichte Erhöhungen der

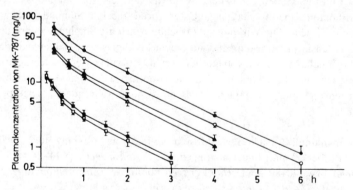

Abb. 21. Mittlere Plasmakonzentration von Imipenem nach i. v. Gabe von 250 mg (□), 500 mg (△) oder 1000 mg (○) allein (offene Symbole) oder in Kombination mit gleichen Dosen Cilastatin (gefüllte Symbole). Nach: S. R. NORRBY et al.: Antimicrob. Ag. Chemother. 23: 300 (1983).

3. Andere β-Lactam-Antibiotika

Serumtransaminasen, des Bilirubins und/oder der alkalischen Phosphatase auf. Bei rascher i. v. Injektion sind Kreislaufreaktionen möglich (daher sollte Imipenem immer infundiert werden).

▶ **Indikationen:** Mischinfektionen und schwere Infektionen (vor dem Erregernachweis), besonders bei gleichzeitiger Abwehrschwäche, Sepsis, intraabdominellen und gynäkologischen Infektionen, Knochen- und Gelenkinfektionen besonders bei Versagen einer Therapie mit anderen Breitspektrum-Antibiotika oder einer Allergie gegen Penicilline und Cephalosporine. Bei schweren Pseudomonas-Infektionen immer mit einem Aminoglykosid kombinieren. Diese Kombination wird im allgemeinen gut vertragen. Durch Kombination mit anderen Antibiotika (z. B. Rifampicin) lassen sich evtl. vorhandene Lücken schließen.

▶ **Kontraindikation:** Überempfindlichkeit gegen Imipenem oder Cilastatin. Bei nachgewiesener Penicillin-Allergie ist eine nur selten vorhandene Kreuzallergie gegen Imipenem auszuschließen. Es gibt noch keine kontrollierten Studien bei Schwangeren; deshalb sollte Imipenem in der Schwangerschaft nur angewandt werden, wenn der mögliche Nutzen das sehr geringe Risiko für den Feten rechtfertigt.

▶ **Applikation und Dosierung:** Auflösung der Substanzen nur in geeignetem Lösungsmittel (darf z. B. kein Laktat enthalten). Tagesdosis 1,5–2 g Imipenem (in 3 oder 4 i. v. Kurzinfusionen über 30 min), maximal 50 mg/kg KG bzw. 4 g. Kinder ab 4. Lebensmonat erhalten tgl. 30–60 mg/kg (in 4 Einzelgaben). Die Einzeldosis von 1 g sollte in 60 min infundiert werden. Über Anwendungsmöglichkeiten und optimale Dosierung bei Neugeborenen liegen relativ wenig Erfahrungen vor.
Bei Niereninsuffizienz mit einer Kreatinin-Clearance von 20–30 ml/min 500 mg alle 12 h, bei einer Kreatinin-Clearance von <5 ml/min 250 mg alle 12 h. Ein Maximum von tgl. 1 g oder 12,5 mg/kg darf nicht überschritten werden. Nach jeder Hämodialyse 500 mg zusätzlich geben.

▶ **Handelsform:** Ampullen von Zienam 500 enthalten 500 mg Imipenem + 500 mg Cilastatin.

▶ **Beurteilung:** Imipenem ist das erste β-Lactam-Antibiotikum aus der Gruppe der Carbapeneme mit starker Aktivität gegen fast alle grampositiven und gramnegativen Bakterien einschließlich Anaerobier. Es wirkt jedoch nicht bei Infektionen durch Chlamydien, Mykoplasmen, Legionellen, Mykobakterien. Eine Kombination mit β-Lactam-Antibiotika ist nicht sinnvoll. Bei der ungezielten Therapie sind jedoch Kombinationen mit anderen Mitteln möglich, die gegen resistente Staphylokokken oder Pseudomonas sowie gegen Erreger von intrazellulären Infektionen wirken.

Imipenem kann lebensrettend sein, wenn eine vorangegangene Behandlung mit Breitspektrumantibiotika versagt hat. Es kann auch bei Patienten mit Penicillin- und Cephalosporin-Allergie (mit Vorsicht) angewandt werden. Die notwendige Kombination mit Cilastatin hat sich als unproblematisch erwiesen.

Literatur

AHONKHAI, V. I., G. M. CYHAN, S. E. WILSON, K. R. BROWN: Imipenem-cilastatin in pediatric patients: an overview of safety and efficacy in studies conducted in the United States. Pediatr. Infect. Dis. J. 8: 740–744 (1989).
ALARABI, A. A., O. CARS, B. G. DANIELSON, T. SALMONSON, B. WIKSTROM: Pharmacokinetics of intravenous imipenem/cilastatin during intermittent haemofiltration. J. Antimicrob. Chemother. 26: 91–98 (1990).
CALANDRA, G. B.: Review of adverse experiences and tolerability in the first 2,516 patients treated with imipenem/cilastatin. Am. J. Med. 78 (6A): 73 (1985).
D'AMATO, C., M. A. ROSCI, G. VISCO: The efficacy and safety of imipenem/cilastatin in the treatment of severe bacterial infections. J. Chemother. 2: 100–107 (1990).
DRUSANO, G. L., H. C. STANDIFORD: Pharmacokinetic profile of imipenem/cilastatin in normal volunteers. Am. J. Med. 78 (6A): 47 (1985).
ERON, L. J.: Imipenem/cilastatin therapy of bacteremia. Amer. J. Med. 78 (6A): 95 (1985).
FREIJ, B. J., G. H. MCCRACKEN Jr., K. D. OLSEN, N. THRELKELD: Pharmacokinetics of imipenem-cilastatin in neonates. Antimicrob. Ag. Chemother. 27: 431 (1985).
GIBSON, T. P. , J. L. DEMETRIADES, J. A. BLAND: Imipenem/cilastatin: pharmacokinetic profile in renal insufficiency. Amer. J. Med. 78 (6A): 54 (1985).
GRUBER, W. C., M. A. RENCH, J. A. GARCIA-PRATS et al.: Single-dose pharmacokinetics of imipenem-cilastatin in neonates. Antimicrob. Ag. Chemother. 27: 511 (1985).
KAGER, L., C. E. NORD: Imipenem/cilastatin in the treatment of intraabdominal infections: A review of worldwide experience. Rev. Infect. Dis. 7 (Suppl. 3): 518 (1985).
KESADO, T., K. WATANABE, Y. ASAHI, M. ISONO, K. UENO: Susceptibilities of anaerobic bacteria to N-formimidoyl thienamycin (MK 0787) and to other antibiotics. Antimicrob. Ag. Chemother. 21: 1016–1022 (1982).
MACGREGOR, R. R., G. A. GIBSON, J. A. BLAND: Imipenem pharmacokinetics and body fluid concentrations in patients receiving high-dose treatment for serious infections. Antimicrob. Ag. Chemother. 29: 188 (1985).
OVERTURF, G. D.: Use of imipenem-cilastatin in pediatrics. Pediatr. Infect. Dis. J. 8: 792 (1989).
PEDERSEN, S. S., T. PRESSLER, N. HIBY et al.: Imipenem/cilastatin treatment of multiresistant Pseudomonas aeruginosa lung infection in cystic fibrosis. J. Antimicrob. Chemother. 16: 629 (1985).
QUINN, J. P., E. J. DUDEK, C. A. DI VICENZO et al.: Emergence of resistance to imipenem during therapy for Ps. aeruginosa infections. J. Infect. Dis. 154: 289 (1986).
REED, M. D., R. C. STERN, C. A. O'BRIEN et al.: Pharmacokinetics of imipenem and cilastatin in patients with cystic fibrosis. Antimicrob. Ag. Chemother. 27: 583 (1985).
REED, M. D., R. M. KLIEGMAN, T. S. YAMASHITA, C. M. MYERS, J. L. BLUMER: Clinical pharmacology of imipenem and cilastatin in premature infants during the first week of life. Antimicrob. Agents Chemother. 34: 1172–1177 (1990).
SOBEL, J. D.: Imipenem and aztreonam. Infect. Dis. Clin. North Am. 3: 613 (1989).
TAUSK, F., M. E. EVANS, L. S. PATTERSON, C. F. FEDERSPIEL, C. W. STRATTON: Imipenem-induced resistance to antipseudomonal β-lactams in Pseudomonas aeruginosa. Antimicrob. Ag. Chemother. 28: 41 (1985).

VERPOOTEN, G. A., L. VERBIST, A. P. BUNTINX et al.: The pharmacokinetics of imipenem (thienamycin formamidine) and the renal dehydropeptidase inhibitor cilastatin sodium in normal subjects and patients with renal failure. Br. J. Clin. Pharmacol. *18:* 183 (1984).
WONG, V. K., H. T. WRIGHT, L. A. ROSS: Imipenem/cilastatin treatment of bacterial meningitis in children. Pediatr. Infect. Dis. J. *10:* 122–125 (1991).
ZAJAC, B. A., M. A. FISHER, G. A. GIBSON, R. R. MAC GREGOR: Safety and efficacy of high-dose treatment with imipenem-cilastatin in seriously ill patients. Antimicrob. Ag. Chemother. *27:* 745 (1985).

Meropenem

Neues Carbapenem (ICI) mit einer Seitenkette bei C_2 (verstärkte Pseudomonas-Aktivität) und einer Methylgruppe bei C_1, welche die bessere Resistenz gegen die menschliche Dehydropeptidase I erklärt (Abb. 22). Daher ist eine Kombination mit Cilastatin (wie bei Imipenem) nicht erforderlich.

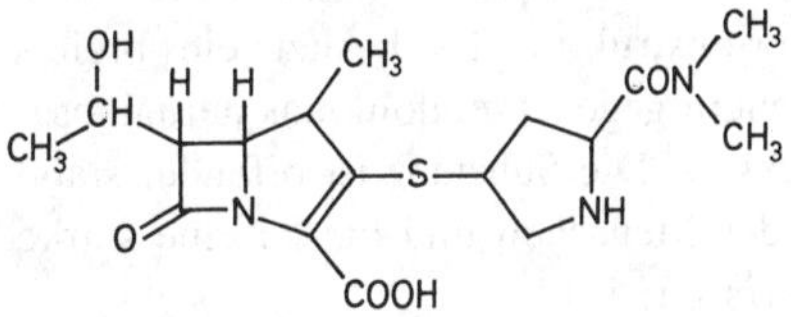

Abb. 22. Strukturformel von Meropenem.

Breites Wirkungsspektrum, aber geringere Aktivität gegen grampositive Kokken (besonders Staphylokokken und Enterokokken). Gegen Pseudomonas aeruginosa wirkt es stärker, gegen Anaerobier gleich stark wie Imipenem. Indikationen und Dosierung ähnlich Imipenem.

Literatur

BAX, R. P., W. BASTAIN, A. FEATHERSTONE, D. M. WILKINSON, M. HUTCHISON, S. J. HAWORTH: The pharmacokinetics of meropenem in volunteers. J. Antimicrob. Chemother. *24 (Suppl. A):* 311–320 (1989).
EDWARDS, J. R., P. J. TURNER, C. WANNOP, E. S. WITHNELL, A. J. GRINDEY, K. NAIRN: In vitro antibacterial activity of SM-7338, a carbapenem antibiotic with stability to Dehydropeptidase I. Antimicrob. Ag. Chemother. *33 (2):* 215–222 (1989).
GARCIA-RODRIGUEZ, J. A., J. E. GARCIA SANCHEZ, I. TRUJILLANO, A. SANCHEZ DE SAN LORENZO: Meropenem: in-vitro activity and kinetics of activity against organisms of the Bacteroides fragilis group. J. Antimicrob. Chemother. *27:* 599–606 (1991).
JONES, R. N., K. E. ALDRIDGE, S. D. ALLEN, A. L. BARRY, P. C. FUCHS, E. H. GERLACH, M. A. PFALLER: Multicenter in-vitro evaluation of SM-7338, a new carbapenem. Antimicrob. Ag. Chemother. *33 (4):* 562–565 (1989).
JORGENSEN, J. H., L. A. MAHER, A. W. HOWELL: Activity of a new carbapenem antibiotic, meropenem, against Haemophilus influenzae strains with β-lactamase and non-enzyme-mediated resistance to ampicillin. Antimicrob. Ag. Chemother. *35 (3):* 600–602 (1991).

JORGENSEN, J. H., L. A. MAHER, A. W. HOWELL: Comparative activity of meropenem and other contemporary antibiotics against antibiotic resistant of infrequently encountered Gram negative bacilli. Antimicrobial Agents and Chemotherapy *35 (11):* 2410–2414 (1991).
NEU, H. C., A. NOVELLI, N. X. CHIN: In-vitro activity and β-lactamase stability of a new carbapenem, SM-7338. Antimicrob. Ag. Chemother. *33 (7):* 1009–1018 (1989).
SENTOCHNIK, D. E., G. M. ELIOPOULOS, M. J. FERRARO, R. C. MOELLERING JR.: Comparative in-vitro activity of SM-7338, a new carbapenem antimicrobial agent. Antimicrob. Ag. Chemother. *33 (8):* 1232–1235 (1989).
TOPHAM, J. C., L. B. MURGATROYD, D. V. JONES, U. R. P. GOONETILLEKE, J. WRIGHT: Safety evaluation of meropenem in animals: studies on the kidney. J. Antimicrob. Chemother. *24 (Supp. A):* 287–306 (1989).
WISE, R., J. P. ASHBY, J. M. ANDREWS: The antibacterial activity of meropenem in combination with gentamicin or vancomycin. J. Antimicrob. Chemother. *24 (Suppl. A):* 233–238 (1989).

Biapenem

Biapenem ist ein Carbapenem wie Imipenem und Meropenem und hat wie einige andere β-Lactam-Antibiotika eine Zwitterionstruktur. Es besitzt ein breites Wirkungsspektrum und ist aktiver als Imipenem gegen Pseudomonas aeruginosa, aber schwächer wirksam gegen Staphylokokken. Die Substanz ist offenbar stabil gegenüber der renalen Dehydropeptidase des Menschen und hat so eine starke Urinausscheidung in aktiver Form. Halbwertszeit: 1 h.

Biapenem wurde bei zahlreichen Indikationen klinisch geprüft und ist offenbar gut wirksam. Die Verträglichkeit entspricht der anderer vergleichbarer β-Lactam-Antibiotika. Vorgesehene Dosierung: 3mal tgl. 0,5 g i. v. Die endgültige Position von Biapenem ist noch unklar.

Aztreonam

▶ **Handelsname:** Azactam.

▶ **Eigenschaften:** Aztreonam ist das erste klinisch angewandte Monobactam, das zu den monozyklischen β-Lactam-Antibiotika gehört und nur noch den halben β-Lactam-Ring hat. Der Kern des Aztreonams ist die α-Methyl-3-amino-monobactamsäure, die mit der typischen Seitenkette des Ceftazidims verbunden ist. Strukturformel s. Abb. 23.

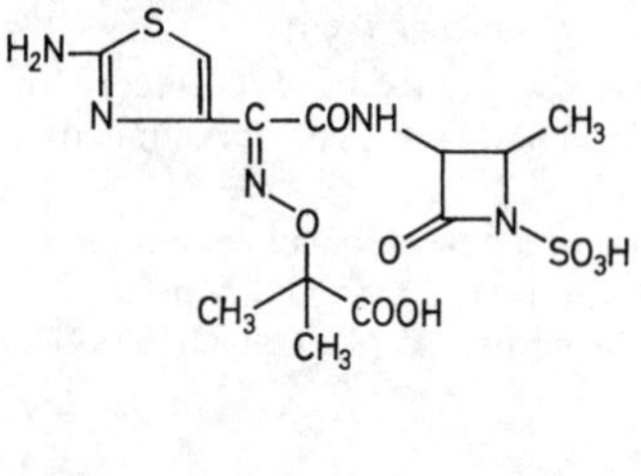

Abb. 23. Strukturformel von Aztreonam.

3. Andere β-Lactam-Antibiotika

▶ **Wirkungsweise:** Aztreonam hemmt als β-Lactam-Antibiotikum die bakterielle Zellwandsynthese. Seine starke Affinität zum Penicillin-Bindeprotein 3 erklärt die Wirksamkeit auf gramnegative Bakterien. Es ist sehr stabil gegenüber β-Lactamasen von gramnegativen Bakterien.

▶ **Wirkungsspektrum:** Aztreonam wirkt auf fast alle gramnegativen Stäbchen, auch Pseudomonas aeruginosa, Serratia marcescens, Enterobacter und Citrobacter, nicht aber gegen Anaerobier (Bacteroides-Arten u. a.), Acinetobacter- und Alcaligenes-Arten. Aztreonam ist unwirksam auf grampositive Bakterien (im Gegensatz zu anderen Penicillinen und Cephalosporinen). Die Pseudomonas-Aktivität entspricht ungefähr der von Cefsulodin. Mit Gentamicin wirkt Aztreonam synergistisch gegen Pseudomonas aeruginosa und Klebsiella pneumoniae. Keine Kreuzresistenz mit anderen β-Lactam-Antibiotika.

▶ **Pharmakokinetik:** Nach i. v. Infusion (in 30 min) von 0,5 g, 1 g und 2 g werden mittlere *Serumspiegel* von 54 bzw. 90 bzw. 204 mg/l erreicht. Nach i. v. Injektion von 1 g und 2 g fallen die initialen Serumspiegel von 125 bzw. 242 mg/l nach 8 h auf 1,3 bzw. 6 mg/l ab. *Halbwertszeit* 1,7 h. *Plasmaeiweißbindung* 56%. *Urin-Recovery* >70% (ein kleiner Teil wird als inaktiver Metabolit im Urin ausgeschieden), *Galleausscheidung* gering. *Liquorgängigkeit* schlecht.

▶ **Nebenwirkungen:** Ähnlich wie bei anderen β-Lactam-Antibiotika (gastrointestinale Störungen, Hautreaktionen). Meist keine Kreuzallergie mit anderen β-Lactam-Antibiotika. Vorübergehender Anstieg der Prothrombin- und partiellen Thromboplastinzeit möglich, selten Anämie und Thrombozytopenie. Manchmal Thrombophlebitis bei wiederholter i. v. Gabe.

▶ **Indikationen:** Komplizierte Harnwegsinfektionen durch sonst resistente Keime (auch als Alternative zu Gentamicin) und bei Allergie gegen andere β-Lactam-Antibiotika. Bei intraabdominellen Infektionen zusammen mit Metronidazol anwenden, bei gynäkologischen Infektionen zusammen mit Clindamycin (Aztreonam wirkt auch gegen Penicillin-G-resistente Gonokokken). Bei Mukoviszidose im Wechsel mit anderen Pseudomonas-wirksamen Mitteln indiziert. Einmaltherapie der Gonorrhoe (einmal 1 g i. m.).

▶ **Falsche Indikationen:** Monotherapie bei bakteriellen Infektionen mit unbekanntem Erreger. Aztreonam ist kein Ersatz für Aminoglykoside!

▶ **Kontraindikation:** Wegen geringer Erfahrungen vorsichtige Anwendung bei Schwangeren und Neugeborenen.

▶ **Applikation und Dosierung:** I. v. Injektion oder i. v. Kurzinfusion, auch i. m. Injektion möglich. Tagesdosis bei Erwachsenen 3–6(–8) g, bei Kindern 45–90(–120) mg/kg, verteilt auf 3–4 Einzelgaben. Bei Niereninsuffizienz reduzierte Dosierung (Kreatinin-Clearance 10–30 ml/min halbe Tagesdosis, unter 10 ml/min ¼ Tagesdosis). Am Ende jeder Hämodialyse ⅛ der normalen Einzeldosis verabreichen.

▶ **Handelsformen:** Ampullen à 0,5 g, 1 g, 2 g.

▶ **Beurteilung:** Gut wirksam bei nachgewiesenen Infektionen durch gramnegative aerobe Bakterien, auch Pseudomonas aeruginosa (Alternative bei Penicillin-Allergie oder Resistenz gegen andere Mittel). Unwirksam bei Anaerobiern und grampositiven Erregern.

Literatur

BIROLINI, D., M. F. MORAES, O. S. DE SOUZA: Aztreonam plus clindamycin vs. tobramycin plus clindamycin for the treatment of intraabdominal infections. Rev. Infect. Dis. 7 (Suppl. 4): 724 (1985).

CHANDRASEKAR, P. H., B. R. SMITH, J. L. LE FROCK, B. CARR: Enterococcal superinfection and colonization with aztreonam therapy. Antimicrob. Ag. Chemother. 26: 280 (1984).

FERIS, J., N. MOLEDINA, W. J. RODRIGUEZ et al.: Aztreonam in the treatment of gramnegative meningitis and other gramnegative infections. Chemother. 35, Suppl. 1: 31–8 (1989).

GREENMAN, R. L., S. M. ARCEY, G. M. DICKINSON et al.: Penetration of aztreonam into cerebrospinal fluid in the presence of meningeal inflammation. J. Antimicrob. Chemother. 15: 637 (1985).

JONES, P., K. ROLSTON, V. FAINSTEIN et al.: Aztreonam plus vancomycin (plus amikacin) vs. moxalactam plus ticarcillin for the empiric treatment of febrile episodes in neutropenic cancer patients. Rev. Infect. Dis. 7 (Suppl. 4): 741 (1985).

McLEOD, C. M., E. A. BARTLEY, J. A. PAYNE: Effects of cirrhosis on kinetics of aztreonam. Antimicrob. Ag. Chemother. 26: 493 (1984).

MIHINGU, J. C. L., W. M. SCHELD, N. D. BOLTON et al.: Pharmacokinetics of aztreonam in patients with varying degrees of renal dysfunction. Antimicrob. Ag. Chemother. 24: 252 (1983).

NEU, H. C. (ed.): Aztreonam's role in the treatment of gram-negative infections. Am. J. Med. 88 (3C): 1–43 (1990).

NEU, H. C.: Aztreonam activity, pharmacology, and clinical uses. Am. J. Med. 88 (Suppl. 3C): 2 (1990).

NEWMAN, T. J., G. R. DRESLINSKI, S. S. TADROS: Safety profile of aztreonam in clinical trials. Rev. Infect. Dis. 7 (Suppl. 4): 648 (1985).

SAXON, A., A. HASSNER, E. A. SWABB et al.: Lack of cross reactivity between the monobactam aztreonam and penicillin in penicillin allergic subjects. J. Infect. Dis. 149: 16 (1984).

SHIBL, A. M., A. H. ISHAG, S. M. DURGHAM: Comparative in vitro antibacterial activity of aztreonam against clinical isolates of gram negative bacteria. Chemotherapy 35 Suppl. 1: 72–76 (1989).

STUTMAN, H. R., M. I. MARKS, E. A. SWABB: Single-dose pharmacokinetics of aztreonam in pediatric patients. Antimicrob. Ag. Chemother. 26: 196 (1984).

3. Andere β-Lactam-Antibiotika

β-Lactamase-Hemmer

Das Konzept der β-Lactamase-Hemmung erscheint aus theoretischer Sicht interessant. Durch Blockade von β-Lactamasen läßt sich das Wirkungsspektrum von Penicillinen erweitern. Dieses Konzept stößt jedoch schnell an seine Grenzen. Es läßt sich nämlich nur ein Teil der β-Lactamasen durch einen β-Lactamase-Hemmer inhibieren. Andere Formen der Resistenz (z. B. bei Oxacillin-resistenten Staphylokokken und Pseudomonas) sind nicht nur durch β-Lactamasen bedingt. Einige β-Lactamase-Hemmer (z. B. Clavulansäure) sind nur in niedrigen Dosen verträglich. β-Lactamase-Hemmer können bei bestimmten Bakterienarten selbst β-Lactamasen induzieren und dadurch die Wirkung von Penicillinen verschlechtern.
Wie bei jeder Kombinationstherapie kommt es auch bei Kombination mit einem β-Lactamase-Hemmer zu einem unterschiedlichen Mischungsverhältnis der beiden Komponenten in den Geweben. Die handelsüblichen Präparate stellen meist nicht die optimalen Kombinationen eines optimalen Penicillins mit einem β-Lactamase-Hemmer in optimaler Dosis dar. Teilweise sind die Mischungsverhältnisse in den Ampullen unterschiedlich. Mit Kombination von Ampicillin-Derivaten werden bestenfalls Effekte von Basis-Cephalosporinen erreicht. Bei Kombination mit minderwertigen oder veralteten Penicillinen (z. B. Ticarcillin) werden die β-Lactamase-Hemmer eher diskreditiert. Die besonders gut penetrierenden Acylaminopenicilline, aber auch Penicillin G erscheinen für eine Kombination mit einem β-Lactamase-Hemmer besser geeignet. Generell zu wünschen ist die Bereitstellung von optimalen β-Lactamase-Hemmern als Einzelsubstanzen, die maßgeschneiderte Kombinationen ermöglichen. Prinzipiell sind jedoch gut wirksame Cephalosporine oder Imipenem den Kombinationen mit β-Lactamase-Hemmern in der Wirksamkeit und therapeutischen Sicherheit überlegen.

Clavulansäure/Amoxicillin

▶ **Handelsname:** Augmentan.

▶ **Eigenschaften:** Clavulansäure wird gewonnen durch Fermentation von Streptomyces clavuligerus und ähnelt in der Struktur dem Penicillin-Kern, hat aber keine Acylamino-Seitenkette und in Position 1 Sauerstoff anstelle von Schwefel. Strukturformel s. Abb. 2, S. 33, und Abb. 24. Ein Synonym für die Kombination Clavulansäure/Amoxicillin ist Co-Amoxiclav.

▶ **Aktivität:** Clavulansäure besitzt nur eine schwache antibakterielle Aktivität, die bei alleiniger Anwendung therapeutisch nicht ausreicht. Die Clavulansäure ist jedoch ein starker irreversibler β-Lactamase-Hemmer (besonders der Typen II, III, IV und V). Gegen β-Lactamase vom Typ I wirkt Clavulansäure nur, wenn sie

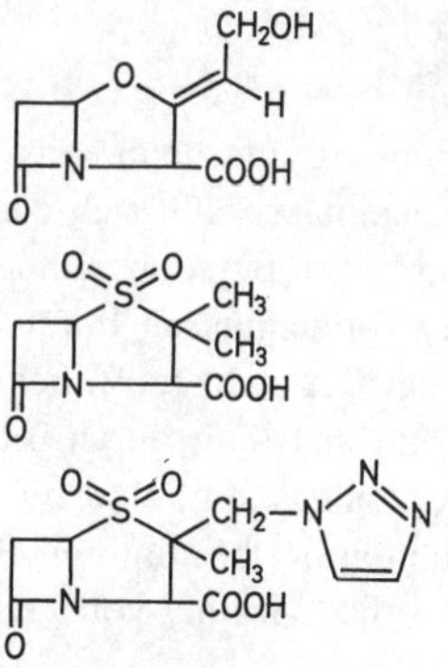

Abb. 24. Strukturformeln von Clavulansäure, Sulbactam und Tazobactam.

von Bacteroides fragilis gebildet wird. In Gegenwart von Clavulansäure sind Amoxicillin-resistente (β-Lactamase-bildende) Stämme von Staphylococcus aureus und epidermidis, Haemophilus influenzae, Moraxella catarrhalis, Gonokokken, E. coli, Klebsiella pneumoniae, Proteus mirabilis, Proteus vulgaris und Bacteroides fragilis meist ebenso empfindlich wie Amoxicillin-sensible Stämme. Clavulansäure schützt Amoxicillin dagegen nicht vor einer Inaktivierung durch β-Lactamasen von Pseudomonas aeruginosa, Serratia marcescens, Enterobacter-Arten, Morganella morganii und Proteus rettgeri. Es gibt aber auch E.-coli-, Klebsiella- und Staphylococcus-epidermidis-Stämme, die durch Clavulansäure nicht Amoxicillin-empfindlich werden (weil sie einen anderen β-Lactamase-Typ bilden). Deshalb ist besonders bei Enterobakterien eine In-vitro-Testung der Erreger ratsam.

Amoxicillin (bei oraler Gabe als Trihydrat) und Clavulansäure (als Kaliumsalz) sind in den Tabletten in verschiedenem Verhältnis gemischt, weil der Clavulansäuregehalt aus Verträglichkeitsgründen begrenzt werden muß. Bei parenteraler Gabe ist das Mischungsverhältnis ebenfalls unterschiedlich (je nach Amoxicillingehalt der Ampulle).

▶ **Pharmakokinetik:** *Clavulansäure* wird als Kaliumsalz nach oraler Gabe gut resorbiert. Bei oraler Gabe von 0,125 g Clavulansäure sind die *Serumspiegel* nach 1,5 h am höchsten (3 mg/l) und liegen nach 4 h bei 0,6 mg/l. Nach i. v. Injektion von 0,2 g Clavulansäure sind nach 1 h im Serum 9,2 mg/l und nach 4 h 0,9 mg/l nachweisbar. *Plasmaeiweißbindung* 20%. *Halbwertszeit* 60 min. *Liquorgängigkeit* gering. *Urin-Recovery* 40% (bei oraler Gabe).

Amoxicillin hat bei oraler und i. v. Gabe eine ähnliche Pharmakokinetik, jedoch ist die prozentuale Urin-Recovery höher (s. S. 56).

3. Andere β-Lactam-Antibiotika

▶ **Nebenwirkungen:** In 10–20% kommen Übelkeit, krampfartige Bauchschmerzen, Erbrechen und Durchfall vor (in erster Linie durch die Clavulansäure bedingt). Eine Überschreitung der empfohlenen oralen Dosis von Clavulansäure ist daher nicht ratsam. Sehr selten treten ein cholestatischer Ikterus und eine reversible Leberfunktionsstörung auf. – Über die Nebenwirkungen von Amoxicillin: s. S. 56.

▶ **Interaktionen:** Bei gleichzeitiger Gabe von Allopurinol treten oft Hautexantheme auf. Die gleichzeitige Gabe von Disulfiram wird schlecht vertragen.

▶ **Indikationen:** Infektionen durch Amoxicillin-resistente Bakterien, deren β-Lactamasen durch Clavulansäure gehemmt werden. In Frage kommen leichtere Atemwegsinfektionen (Sinusitis, Otitis media und eitrige Bronchitis durch β-Lactamase-bildende Haemophilus- und Moraxella-catarrhalis-Stämme), auch Harnwegsinfektionen durch Amoxicillin-resistente E. coli und Klebsiellen sowie Haut- und Weichteilinfektionen durch Penicillin-G- und Amoxicillin-resistente Staphylokokken.

▶ **Falsche Indikationen:** Monotherapie bei lebensbedrohenden Infektionen (relativ geringe Aktivität, unsichere Wirkung). Außerdem Streptokokken- und Pneumokokken- sowie Clostridien-Infektionen (weil hier Penicillin G, Penicillin V oder Amoxicillin allein voll wirksam sind).

▶ **Kontraindikationen:** Infektiöse Mononukleose und lymphatische Leukämie (Exanthembildung), Schwangerschaft, Neugeborene.

▶ **Applikation und Dosierung:** Bei **oraler Gabe** 3mal tgl. 1 Tbl. à 0,625 g (0,5 g Amoxicillin und 0,125 g Clavulansäure), bei Kindern 3mal tgl. 15 mg/kg (am besten mit einer Mahlzeit). Bei Erwachsenen sollte die orale Einzeldosis von 200 mg und die Tagesdosis von 600 mg Clavulansäure nicht überschritten werden. Bei **i. v. Injektion** gibt man bei schweren Erkrankungen 3mal tgl. 1,2 g (1 g Amoxicillin + 0,2 g Clavulansäure), bei Kindern 3mal tgl. 20 mg/kg.

Bei stärkerer Niereninsuffzienz ist eine reduzierte Dosierung erforderlich. Bei einer Kreatinin-Clearance von 30–10 ml/min wird die normale Einzeldosis oral alle 12 h verabreicht, bei einer Kreatinin-Clearance von <10 ml/min die Hälfte der normalen Einzeldosis alle 12 h. Bei i. v. Injektion gibt man 0,6 g alle 12 h bzw. 24 h.

▶ **Handelsformen:** Tabletten à 0,625 g, Suspension (31 mg/ml), Tropfen (62 mg/ml), Ampullen à 0,55 g (pro infantibus), à 0,6 g, 1,2 g und 2,2 g.

Eigenschaften der Antibiotika

▶ **Beurteilung:** Für die orale Antibiotika-Therapie ist die Clavulansäure in der Kombination mit Amoxicillin nützlich durch Erweiterung des Wirkungsspektrums von Amoxicillin auf bestimmte β-Lactamase-bildende Bakterien (Staphylokokken, Haemophilus, Gonokokken, E. coli, Klebsiella pneumoniae, Bacteroides fragilis), jedoch ist die Verträglichkeit relativ schlecht. Die therapeutischen Eigenschaften dieses Kombinationspräparates rechtfertigen nicht seine weite Verbreitung. Es ist allenfalls eine Alternative zu Oralcephalosporinen und Basis-Cephalosporinen (z. B. Cefazolin).

Literatur

BUSH, L. M., J. CALMON, and C. C. JOHNSON: Newer penicillins and beta-lactamase inhibitors. Infect. Dis. Clin. North Am. *3:* 571 (1989).
ENGELHARD, D., D. COHEN, N. STRAUSS, T. G. SACKS, L. JORCZAK-SARNI, M. SHAPIRO: Randomised study of myringotomy, amoxycillin/clavulanate, or both for acute otitis media in infants. Lancet *2 (8655):* 141–143 (1989).
GRANGE, J. D., A. GOUYETTE, L. GUTMANN, X. AMIOT, M. D. KITZIS, S. ISLAM, J. F. ACAR, P. JAILLON: Pharmacokinetics of amoxycillin/clavulanic acid in serum and ascitic fluid in cirrhotic patients. J. Antimicrob. Chemother. *23:* 605–611 (1989).
LAPOINTE, J. R., C. LAVALLÉE: Antibiotic interaction of amoxycillin and clavulanic acid against 132 β-lactamase positive haemophilus isolates: a comparison with some other oral agents. J. Antimicrob. Chemother. *19:* 49–58 (1987).
NILSSON-EHLE, I., H. FELLNER, S.-Å. HEDSTRÖM et al.: Pharmacokinetics of clavulanic acid, given in combination with amoxycillin in volunteers. J. Antimicrob. Chemother. *16:* 491 (1985).
ODIO, C. M., H. KUSMIESZ, S. SHELTON, J. D. NELSON: Comparative treatment trial of Augmentin versus cefaclor for acute otitis media with effusion. Pediatrics *75:* 819 (1985).
TODD, P. A., F. BENFIELD: Amoxicillin/clavulanic acid. An update of the antibacterial activity, pharmacokinetic properties and therapeutic use. Drugs *39:* 264–307 (1990).
WILLIAMS, M. E., D. THOMAS, C. P. HARMAN et al.: Positive direct antiglobulin tests due to clavulanic acid. Antimicrob. Ag. Chemother. *27:* 125 (1985).

Clavulansäure/Ticarcillin

▶ **Handelsnamen:** Betabactyl, Timentin.

▶ **Eigenschaften:** Injizierbares Kombinationspräparat, das Clavulansäure (s. S. 131) und das veraltete Carboxypenicillin Ticarcillin (s. S. 59) enthält. Clavulansäure schützt Ticarcillin vor einer Inaktivierung durch bestimmte bakterielle β-Lactamasen, nicht jedoch durch die β-Lactamasen von Pseudomonas aeruginosa, anderen Pseudomonas-Arten, Serratia, Enterobacter, Morganella morganii und Proteus rettgeri. Clavulansäure/Ticarcillin hemmt die meisten Pseudomonas-Stämme, sofern sie keine β-Lactamase produzieren. Da die Pseudomonas-Aktivität von Ticarcillin im Vergleich zu Azlocillin und Piperacillin erheblich

3. Andere β-Lactam-Antibiotika

schwächer ist und Ticarcillin zur Therapie von Pseudomonas-Infektionen dient, bietet die Kombination von Ticarcillin und Clavulansäure trotz der verbesserten Staphylokokken-, Klebsiellen- und Bacteroides-fragilis-Wirksamkeit keine größeren Vorteile. In der Bundesrepublik Deutschland sind Ampullen mit 1,6 g und 5,2 g im Handel, die 1,5 g bzw. 5 g Ticarcillin und nur 0,1 g bzw. 0,2 g Clavulansäure enthalten.

▶ Die **Nebenwirkungen** von Clavulansäure sind bei parenteraler Gabe selten (evtl. allergische Reaktionen). Bei Ticarcillin sind als Nebenwirkungen besonders die Hypernatriämie, Thrombophlebitis und Blutungsneigung gefürchtet.

▶ **Interaktionen:** Bei gleichzeitiger Gabe von Antikoagulantien evtl. verstärkte Blutungsneigung (Ticarcillinwirkung).

▶ **Applikation und Dosierung:** Erwachsene erhalten 3–4mal tgl. 5,2 g als i. v. Infusion (in 30 min) oder langsame i. v. Injektion (in 5 min), Kinder 3–4mal tgl. 80 mg/kg.

▶ **Beurteilung:** Die Kombination mit Clavulansäure verbessert die Wirkung von Ticarcillin gegen Pseudomonas nicht. Nachteile sind die starke Substanzbelastung durch die notwendige hohe Dosierung und die relativ häufigen Nebenwirkungen. Es gibt u. E. keine echten Indikationen für das Präparat.

Literatur

BENNETT, S., R. WISE, D. WESTON, J. DENT: Pharmacokinetics and tissue penetration of ticarcillin combined with clavulanic acid. Antimicrob. Ag. Chemother. *23:* 831 (1983).
FRICKE, G., M. DOERCK, D. HAFNER, R. HORTON, M. KRESKEN: The pharmacokinetics of ticarcillin/clavulanate acid in neonates. J. Antimicrob. Chemother. *24:* 111–120 (1989).
FUCHS, P. C., A. L. BARRY, C. THORNSBERRY, R. N. JONES: In vitro activity of ticarcillin plus clavulanic acid against 632 clinical isolates. Antimicrob. Ag. Chemother. *25:* 392 (1984).

Sulbactam/Ampicillin

▶ **Handelsnamen:** Unacid, Unacid PD.

▶ **Eigenschaften:** Injizierbares Kombinationspräparat von Sulbactam (einem β-Lactamase-Inhibitor) und Ampicillin (s. S. 52). Die orale Form (Unacid PD) enthält einen Ester von Sulbactam und Ampicillin (Sultamicillin), der im Körper rasch in beide Komponenten gespalten wird. Sulbactam ist ein Penicillansäure-Sulfon. Strukturformel s. Abb. 24, S. 132. Es besitzt selbst eine geringe antibakterielle Aktivität, verbreitet aber das Spektrum von Ampicillin durch Hemmung bestimmter β-Lactamasen (der Typen II, III, IV, V) auf einen Teil der Ampicillin-resistenten Stämme von Staphylococcus aureus und epidermidis, E. coli, Klebsiella pneumoniae, Proteus mirabilis, Proteus vulgaris und Bacteroides fragilis. Auch β-Lactamase-bildende Gonokokken-, Haemophilus- und Moraxella-catarrhalis-Stämme werden durch die Kombination gehemmt. Gegen Sulbactam/ Ampicillin resistent sind alle anderen Keimarten, bei denen Ampicillin unwirksam ist (z. B. Pseudomonas, Serratia, Enterobacter, ein Teil der Oxacillin-resistenten Staphylokokken und alle Enterobakterien, welche den Typ I der β-Lactamasen bilden).

Deshalb ist besonders bei Enterobakterien eine In-vitro-Testung der Erreger ratsam. Insgesamt wird ungefähr die Wirkung eines Basis-Cephalosporins erreicht.

▶ **Pharmakokinetik:** Bei 30minütiger i. v. Infusion von 1,5 g der Kombination (0,5 g Sulbactam + 1 g Ampicillin) beträgt der mittlere *Serumspiegel* von Sulbactam 7 mg/l, von Ampicillin 17 mg/l (1 h nach Infusionsende). Bei 15minütiger i. v. Infusion von 3 g der Kombination (1 g Sulbactam + 2 g Ampicillin) sind die mittleren Serumspiegel von Sulbactam 16 mg/l, von Ampicillin 35 mg/l (1 h nach Infusionsende). *Halbwertszeit* beider Substanzen 1 h. *Liquorgängigkeit* gering. *Urin-Recovery* von Sulbactam 75%, von Ampicillin 60%. In den einzelnen Organen ist mit einer erheblichen Verschiebung des Mischungsverhältnisses beider Komponenten zu rechnen.

▶ **Nebenwirkungen:** Selten Anämie, Thrombozytopenie, Eosinophilie und Leukozytopenie (nach Absetzen der Therapie reversibel). Vereinzelt vorübergehende Erhöhungen der Leberenzymwerte. Selten Übelkeit, Erbrechen und Durchfälle. Bei schweren und anhaltenden Durchfällen an pseudomembranöse Enterokolitis (s. S. 458) denken. Gelegentlich Hautausschlag, Juckreiz und andere Hautreaktionen.
Nach i. m. Injektion Schmerzen an der Injektionsstelle, nach i. v. Anwendung Phlebitis möglich. Bei sehr hohen Serumspiegeln zerebrale Krampfneigung. Allergische Reaktionen und anaphylaktischer Schock wie bei anderen Penicillinen möglich.

▶ **Wechselwirkungen:** Die gleichzeitige Einnahme von Allopurinol begünstigt das Auftreten von allergischen Hautreaktionen.

▶ **Indikationen:** Leichtere Infektionen durch Ampicillin-resistente Bakterien, deren β-Lactamasen durch Sulbactam gehemmt werden. In Frage kommen leichtere Atemwegsinfektionen (Sinusitis, Otitis media und eitrige Bronchitis durch β-Lactamase-bildende Haemophilus- und Moraxella-Keime), auch Harn-

3. Andere β-Lactam-Antibiotika

wegsinfektionen durch Ampicillin-resistente E. coli und Klebsiella sowie Haut- und Weichteilinfektionen durch Penicillin-G- und Ampicillin-resistente Staphylokokken.

▶ **Indikationen für das Monopräparat:** Die freie Kombination von Sulbactam mit Azlocillin, Mezlocillin oder Piperacillin ist wenig untersucht. Die Kombination mit Cephalosporinen ist generell nicht sinnvoll (außer mit dem nur partiell β-Lactamase-stabilen Cefoperazon). Die sinnvolle Kombination mit Penicillin G ist nicht erprobt. Zugelassen ist die Kombination mit Mezlocillin, Piperacillin, Cefotaxim und Cefoperazon. Man gibt als Einzeldosis 0,5–1 g (zusammen mit dem Antibiotikum), d. h. täglich bis zu 4 g.

▶ **Falsche Indikationen:** Monotherapie bei lebensbedrohlichen Infektionen (unsichere Wirkung). Außerdem Streptokokken- und Pneumokokken- sowie Clostridien-Infektionen (weil hier Penicillin G oder Ampicillin allein voll wirksam sind).

▶ **Kontraindikationen:** Infektiöse Mononukleose und lymphatische Leukämie (Exanthembildung), Schwangerschaft, 1. Lebensjahr.

▶ **Applikation und Dosierung von Sulbactam/Ampicillin:** Erwachsene erhalten 3–4mal tgl. 1–3 g als i. v. Kurzinfusion, Kinder über 1 Jahr 3–4mal tgl. 15–45 mg/kg. Da die i. m. Injektion schmerzhaft sein kann, soll die Lösung mit 0,5%iger Lidocainlösung zubereitet werden. Bei eingeschränkter Nierenfunktion muß die Tagesdosis reduziert werden. Man gibt die normale Einzeldosis bei einer
Kreatinin-Clearance von 15–30 ml/min alle 12 h,
Kreatinin-Clearance von 5–14 ml/min alle 24 h,
Kreatinin-Clearance von <5 ml/min alle 48 h.
Sulbactam (in Kombination mit einem anderen β-Lactam-Antibiotikum) tgl. 0,5–1 g (maximal 4 g).

▶ **Handelsformen:** Ampullen à 0,75 g, 1,5 g und 3 g (enthalten zu ⅓ Sulbactam, zu ⅔ Ampicillin). Es gibt auch Ampullen à 1 g, die nur Sulbactam enthalten (Combactam).

▶ **Beurteilung:** Durch die Kombination mit Sulbactam wird das Ampicillin-Spektrum auf β-Lactamase-bildende Stämme von Staphylokokken, Haemophilus, Moraxella catarrhalis, Gonokokken, E. coli, Klebsiella und einigen anderen Keimarten erweitert. Da es auch andere Resistenzmechanismen als β-Lactamasewirkung gibt, ist immer eine vorherige Empfindlichkeitsprüfung der Erreger ratsam. Mit Sulbactam als Monopräparat ist eine Kombination auch mit anderen Penicillinen oder Cephalosporinen möglich. Die endgültige Position von Sulbactam ist noch unklar.

Literatur

ALDRIDGE, K. E. et al.: Variation in the potentation of β-lactam antibiotic activity by clavulanic acid and sulbactam against multiple antibiotic-resistant bacteria. J. Antimicrob. Chemoth. *17:* 463–469 (1986).

CROMBLEHOLME, W. R., M. OHM-SMITH, M. O. ROBBIE et al.: Ampicillin/sulbactam versus metronidazole-gentamicin in the treatment of soft tissue pelvic infections. Am. J. Obstet. Gynecol. *156:* 507–512 (1987).

FRANK, U.: In Vitro Activity of Sulbactam Plus Ampicillin Against Hospital Isolates of Coagulase-negative Staphylococci and Acinetobacter Species. Infection *17:* 272–274 (1989).

FRANK, U.: Concentrations of Sulbactam/Ampicillin in Serum and Lung Tissue. Infection *18:* 307–309 (1990).

JACOBY, G. A.: Pseudomonas cepacia Susceptibility to Sulbactam. Antimicrob. Agents Chemoth. *33:* 583–584 (1989).

KIM, J. H., K.-H. CHOI: Treatment of multi-resistant N. gonorrhoeae infection with sulbactam/ampicillin. Rev. Infect. Dis. *8 (Suppl. 5):* 599–603 (1986).

KULHANJIAN, J., M. G. DUNPHY, S. HAMSTRA, K. LEVERNIER, M. RANKIN, A. PETRU, P. AZIMI: Randomized comparative study of ampicillin/sulbactam vs. ceftriaxone for treatment of soft tissue and skeletal infections in children. Pediatr. Infect. Dis. J. *8:* 605–610 (1989).

OLIVENCIA-YURVATI, A. H., S. P. SANDERS: Sulbactam induced hyperpyrexia. Arch. Intern. Med. *150:* 1961 (1990).

RIPA, S., L. FERRANTE, M. PRENNA: Pharmacokinetics of sulbactam/ampicillin in humans after intravenous and intramuscular injection. Chemotherapy *36:* 185–192 (1990).

SCHAAD, U. B.: Pharmacokinetics of sulbactam in pediatric patients. Rev. Infect. Dis. *8 (Suppl. 5):* 512–517 (1986).

WEXLER, H. M. et al.: In vitro efficacy of sulbactam combined with ampicillin against anaerobic bacteria. Ant. Ag. Chemoth. *Vol. 27, No. 5:* 876–878 (1985).

WRIGHT, N., R. WISE: The elimination of sulbactam alone and combined with ampicillin in patients with renal dysfunction. J. Antimicrob. Chemother. *11:* 583–587 (1983).

Tazobactam/Piperacillin

▶ **Handelsname:** Tazobac.

▶ **Eigenschaften:** Tazobactam ist ein irreversibler β-Lactamase-Inhibitor (ein Derivat des Penicillansäure-Sulfons) mit einem Triazolmethyl-Ring in der 2β-Position, was zu einer im Vergleich zu Sulbactam und Clavulansäure erweiterten und im gramnegativen Bereich verbesserten Hemmwirkung führt. Strukturformel: Abb. 24.

▶ **Wirkungsspektrum:** Tazobactam hemmt die meisten Plasmid-übertragbaren β-Lactamasen und viele chromosomal codierte Cephalosporinasen der Gruppe II–IV. Einen Fortschritt stellt die Inhibition von Cephalosporinasen der Gruppe I dar, die von den bisher verfügbaren β-Lactamase-Inhibitoren nicht beeinflußt werden. Tazobactam wirkt selbst nicht antibakteriell (Ausnahme: Acinetobacter

3. Andere β-Lactam-Antibiotika

calcoaceticus). Bei Kombination mit Piperacillin werden zusätzlich alle β-Lactamase-produzierenden Piperacillin-resistenten Stämme von Staphylococcus aureus und die meisten E.-coli-, Serratia-, Klebsiella-pneumoniae-, Enterobacter-cloacae-, Citrobacter-freundii-, Proteus- und β-Lactamase-produzierenden Pseudomonas-aeruginosa-Stämme erfaßt. Gegen Pseudomonas-Stämme mit penetrationsbedingter Resistenz wirkt die Kombination nicht. Tazobactam hebt die β-Lactamase-bedingte Resistenz von Anaerobiern, besonders Bacteroides fragilis, gegenüber Piperacillin auf.

▶ **Resistenz:** Methicillin-(Oxacillin-)resistente Staphylokokken (S. aureus, S. epidermidis) sowie Enterococcus faecium sind gegen Tazobactam/Piperacillin resistent. Bei Pseudomonas aeruginosa kommt eine Resistenz in 8–15%, bei anderen Pseudomonas-Arten in 8–12% vor. Serratia marcescens, Enterobacter- und Klebsiella-Arten sind in 10–20% resistent, Bacteroides fragilis in 1%.

▶ **Pharmakokinetik:** Nach i. v. Infusion (über 30 min) von 0,5 g Tazobactam findet man mittlere *Serumspiegel* von 24 mg/l, die nach 6 h auf <1 mg/l abfallen. *Halbwertszeit:* 45 min. *Serumeiweißbindung:* 23%. Die Verteilung auf die einzelnen Gewebe und Organe ist unterschiedlich (am höchsten in der Appendix und Gallenblasenwand). *Ausscheidung* mit dem Harn zu 60–70% (unverändert). Galleausscheidung gering. Der metabolisierte Anteil ist nicht bekannt.

Zur Pharmakokinetik von **Piperacillin:** s. S. 65. Sie unterscheidet sich bei Einzelgabe nicht von der bei kombinierter Gabe mit Tazobactam.

▶ **Nebenwirkungen** wie bei Piperacillin (s. S. 66), am häufigsten gastrointestinale Störungen. Häufigkeit insgesamt 4–10%.

▶ **Indikationen** wie bei Piperacillin (s. S. 66), besonders leichtere intraabdominelle Infektionen (Peritonitis, Appendizitis, Cholangitis, Cholezystitis) und Harnwegsinfektionen. Bei lebensbedrohenden Infektionen (z. B. Sepsis und schwerer Peritonitis) darf wegen der Möglichkeit eines Therapieversagens auf die Kombination mit einem Aminoglykosid, mit Metronidazol oder einem Gyrase-Hemmer nicht verzichtet werden.

▶ **Applikation und Dosierung:** 3mal täglich 4,5 g (4 g Piperacillin + 0,5 g Tazobactam) als i. v. Infusion (über 30 min). Bei eingeschränkter Nierenfunktion reduzierte Dosierung durch Verlängerung des Dosierungsintervalles (wie bei Piperacillin, s. S. 66).

▶ **Handelsformen:** Ampullen à 2,5 g (2 g Piperacillin + 0,5 g Tazobactam) und 4,5 g (4 g Piperacillin + 0,5 g Tazobactam).

Eigenschaften der Antibiotika

▶ **Beurteilung:** Die klinischen Erfahrungen mit Tazobactam/Piperacillin sind noch gering. Die Kombination verbessert bei schweren Pseudomonas-Infektionen die Therapie-Ergebnisse nicht. Eine Gleichwertigkeit oder Überlegenheit ist im Vergleich zu optimalen Breitspektrum-Kombinationen (z. B. Piperacillin + Cefotaxim + Gentamicin) nicht erwiesen.

Literatur

Akova, M., Y. Yang, D. M. Livermore: Interactions of tazobactam and clavulanate with inducibly- and constitutively-expressed class I beta-lactamases. J. Antimicrob. Chemother. 25: 199–208 (1990).

Brismar, H., A. S. Malmborg, G. Tunevall: Piperacillin-tazobactam versus imipenem-cilastatin for treatment of intraabdominal infections. Antimicrob. Ag. Chemother. 36: 2766–2773 (1992).

Cullmann, W., M. Stieglitz: Antibacterial activity of piperacillin and tazobactam against beta-lactamase-producing clinical isolates. Chemotherapy 36: 356–64 (1990).

Fass, R. J., R. B. Prior: Comparative in vitro activities of piperacillin-tazobactam and ticarcillin-clavulanate. Antimicrob. Ag. Chemother. 33: 1268–1274 (1989).

Higashitani, F., A. Hyodo, N. Ishida, M. Inoue, S. Mitsuhashi: Inhibition of beta-lactamases by tazobactam and in-vitro antibacterial activity of tazobactam combined with piperacillin. J. Antimicrob. Chemother. 25: 567–574 (1990).

Johnson, C. A., C. E. Halstenson, J. S. Kelloway, B. E. Shapiro, S. W. Zimmermann, A. Tonelli, R. Faulkner, A. Dutta, J. Haynes, D. S. Greene, O. Kuyne: Single-dose pharmacokinetics of piperacillin and tazobactam in patients with renal disease. Clin. Pharmacol. Ther. 51: 32–41 (1992).

Jones, R. N., M. A. Pfaller, P. C. Fuchs, K. Aldridge, S. D. Allen, E. H. Gerlach: Piperacillin/tazobactam (YTR 830) combination. Comparative antimicrobial activity against 5889 recent aerobic clinical isolates and 60 Bacteroides fragilis group strains. Diagn. Microbiol. Infect. Dis. 12: 489–494 (1989).

Kempers, J., D. M. MacLaren: Piperacillin/tazobactam and ticarcillin/clavulanic acid against resistant enterobacteriaceae. J. Antimicrob. Chemother. 26: 598–9 (1990).

Mehtar, S., Y. J. Drabu, P. H. Blakemore: The in-vitro activity of piperacillin/tazobactam, ciprofloxacin, ceftazidime and imipenem against multiple resistant gram-negative bacteria. J. Antimicrob. Chemother. 25: 915–9 (1990).

4. Tetracycline

▶ **Handelsnamen:**
Tetracyclin: Achromycin, Hostacyclin u. v. a.
Oxytetracyclin: Terramycin, Terravenös u. v. a.
Rolitetracyclin: Reverin.
Doxycyclin: Vibramycin u. v. a.
Minocyclin: Klinomycin, Minocin.

▶ **Eigenschaften:** Tetracycline sind nahe verwandte Breitspektrumantibiotika mit einem Naphthacen-Ringsystem. Tetracyclin, Oxytetracyclin, Rolitetracyclin, Minocyclin und Doxycyclin unterscheiden sich zwar in der Zusammensetzung der Seitenketten (Abb. 25), haben jedoch ein identisches Wirkungsspektrum. Die älteren Derivate, wie Tetracyclin und Oxytetracyclin, haben wegen ihrer schlechten Resorption heute nur noch historische Bedeutung.

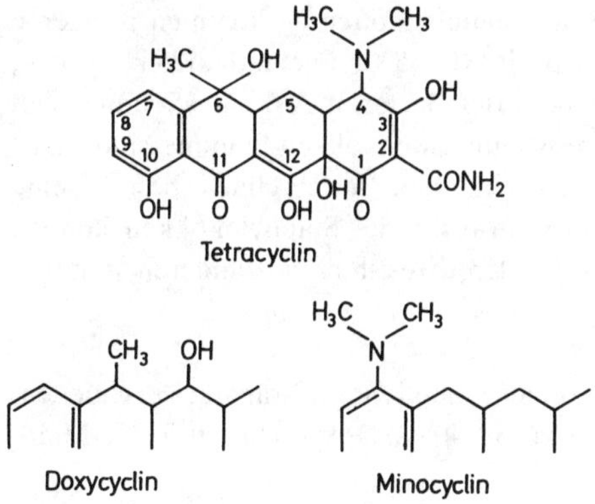

Abb. 25. Chemische Struktur der Tetracycline.

▶ **Wirkungsweise:** Die bakteriostatische Wirkung der Tetracycline beruht auf einer Hemmung der Proteinsynthese in der Bakterienzelle; es wird die Umazylierung neu ins Ribosom eintretender Aminosäuren auf die wachsende Peptidkette verhindert. Die Wirkung erstreckt sich auf extra- und intrazellulär gelagerte Keime. Die Wirkung der Tetracycline ist stark medienabhängig. So gibt es erhebliche Wirkungsverluste in bestimmten Körperflüssigkeiten (z. B. Galle).

▶ **Wirkungsspektrum: Gute** bis **mittlere** Empfindlichkeit von Streptokokken, Pneumokokken, Gonokokken, Meningokokken, Listerien, Aktinomyzeten, Pasteurella multocida, Yersinien, Haemophilus, Brucellen, Pseudomonas mallei

Eigenschaften der Antibiotika

und pseudomallei, Vibrio cholerae und Vibrio parahaemolyticus, Campylobacter jejuni, Treponema pallidum, Leptospiren, Borrelien, Francisella tularensis und Keuchhustenbakterien. Weiterhin gute Wirkung auf Mykoplasmen, Chlamydien (Chlamydia-pneumoniae-Pneumonie, Ornithose, Trachom, Lymphogranuloma inguinale), Rickettsien (Q-Fieber, Fleckfieber).

Unterschiedliche Empfindlichkeit von Enterokokken, Staphylokokken, E. coli, Klebsiella, Enterobacter, Acinetobacter, Salmonellen, Shigellen, Bacteroides-Arten, Clostridien, Korynebakterien, Nocardien, Bacillus anthracis.
Geringe Wirkung auf Mykobakterien (besonders Minocyclin). Minocyclin hat offenbar auch eine Wirkung auf Toxoplasmen, Doxycyclin auf Plasmodium falciparum.
Keine Wirkung auf Pseudomonas aeruginosa, Proteus-Arten, Serratia marcescens u. a.

▶ **Resistenz:** Die Tendenz zu einer Resistenzentwicklung unter der Therapie ist gering. Der Anteil resistenter Staphylokokken-Stämme ist örtlich verschieden (10–30%). Auch unter hämolysierenden Streptokokken, Pneumokokken und Gonokokken sowie Clostridien und Haemophilus influenzae kommen resistente Stämme vor (bei A-Streptokokken z. B. in 10–35%, Pneumokokken 2–30%, Haemophilus influenzae 3%). Nur 40–60% der Bacteroides-fragilis-Stämme sind Tetracyclin-empfindlich. Penicillin-G-resistente Gonokokken-Stämme sind meist auch resistent gegen Tetracycline. Zwischen allen Tetracyclinen besteht eine weitgehende Kreuzresistenz; nur Tetracyclin-resistente Staphylokokken können gegen Minocyclin empfindlich sein. Keine Kreuzresistenz mit anderen Antibiotika.

▶ **Pharmakokinetik:** *Resorption* nach oraler Gabe je nach Präparat verschieden. Tetracyclin und Oxytetracyclin werden zu 30–40%, Doxycyclin zu 75%, Minocyclin nahezu vollständig resorbiert.
Nach 1mal tgl. 0,1 g Doxycyclin oder 0,2 g Minocyclin *oral* werden maximale *Serumspiegel* von 3 mg/l gemessen (Abb. 26). Im Gegensatz zu Minocyclin findet bei Doxycyclin eine geringe, nicht toxisch wirkende Kumulation statt, so daß nach der Initialdosis von 0,2 g eine Erhaltungsdosis von 0,1 g ausreichend sein kann, während bei Minocyclin weiterhin 0,2 g gegeben werden muß.
Mittlere Serumspiegel nach 1maliger i. v. Injektion von 200 mg Doxycyclin: s. Abb. 27. Bei 1stündiger i. v. Infusion von 0,2 g Doxycyclin werden im Serum 3,6 mg/l, von 0,1 g 2,5 mg/l erreicht. Nach 0,2 g Minocyclin i. v. (in 60 min) sinkt der Serumspiegel von 3,5 mg/l (bei Infusionsende) auf 1 mg/l (nach 12 h) und 0,6 mg/l (nach 24 h) ab. *Halbwertszeit* bei Doxycyclin und Minocyclin 15 h. Die Halbwertszeit von Doxycyclin wird bei gleichzeitiger Gabe von Phenytoin oder eines Barbiturates auf 7 h verkürzt (infolge Enzyminduktion in der Leber).

4. Tetracycline

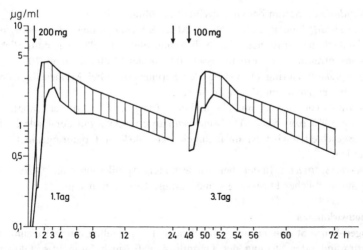

Abb. 26. Bereich der bei 8 Erwachsenen gemessenen Serumspiegel nach oraler Einzelgabe von 200 mg Doxycyclin (links) und nach wiederholter oraler Gabe von 100 mg Doxycyclin (alle 24 h) am 3. Tag (rechts).

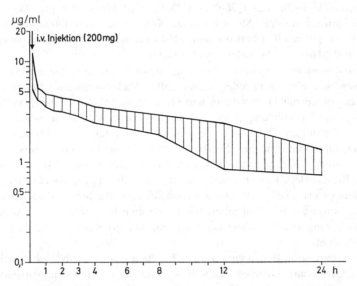

Abb. 27. Bereich der bei 8 Erwachsenen gemessenen Serumspiegel nach i. v. Injektion von 200 mg Doxycyclin.

Eigenschaften der Antibiotika

Eiweißbindung im Serum bei Doxycyclin 96%, Minocyclin 75%.
Gute *Gewebediffusion* in Leber, Niere, Milz, Knochen, Lunge, Genitalorgane.
Hohe Gallenkonzentrationen. Im Nabelschnurblut 50–75% der mütterlichen Serumkonzentrationen, im Fruchtwasser 20%, in der Muttermilch 50–100%.
Liquorgängigkeit: Gering (1–6–10% der Serumwerte), bei Minocyclin jedoch 20–40%, bei entzündeten Meningen besser.
Urin-Recovery von Doxycyclin 70% und 40% (nach i. v. bzw. oraler Gabe), von Minocyclin 5,9% bzw. 5,5%. Da Minocyclin zu etwa 35% mit der Galle in den Darm ausgeschieden wird, ist anzunehmen, daß >40% im Organismus metabolisiert werden.
Bei *Niereninsuffizienz* findet bei wiederholter Applikation von Doxy- und Minocyclin in üblicher Dosierung keine stärkere Kumulation statt.

▶ **Nebenwirkungen:**
1. **Magen-Darm-Störungen** mit Erbrechen und Durchfällen durch Reizung der Darmwand oder Störung der Darmflora, evtl. auch Stomatitis, Glossitis, Ösophagitis, Proktitis, Kolpitis. Die seltene, durch Tetracycline ausgelöste pseudomembranöse Enterokolitis, die auch nach i. v. Gabe auftreten kann, beruht auf einer Selektion von Clostridium difficile, evtl. auch auf einer Selektion von Staphylokokken im Darm.
2. Schwere **Leberschädigung** bei erheblicher Überdosierung (meist nach parenteraler Gabe im letzten Schwangerschaftsdrittel). Aus diesem Grund soll die parenterale Dosis von 0,2(–0,3) g Doxy- und Minocyclin pro Tag nicht überschritten werden. Möglichst keine Kombination von Tetracyclinen mit anderen potentiell lebertoxischen Medikamenten (z. B. Chlorpromazin-, Phenylhydantoin-, Phenylbutazon-Derivate).
3. **Photodermatose** (Photosensibilisierung), besonders nach Demeclocyclin, das daher nicht mehr verwendet werden sollte. Vorkommen auch bei anderen Tetracyclinen mit Hauterythem und Ödemen an belichteten Körperstellen. Langsame Rückbildung (nach 2–4 Wochen), evtl. Restpigmentierung und Nagelablösungen. Daher keine Sonnenbäder unter Tetracyclin-Therapie.
4. **Allergien** (Exantheme, anaphylaktischer Schock) sind nur vereinzelt beobachtet worden. Dabei besteht eine Kreuzallergie zwischen allen Tetracyclinen.
5. Bei Kleinkindern kann bei den älteren Tetracyclinen eine **Gelbfärbung der Zähne** (irreversibel), evtl. mit Schmelzdefekten und erhöhter Kariesanfälligkeit, auftreten. Bei Frühgeborenen wurde eine temporäre, voll reversible Verzögerung des Knochenwachstums nur bei erheblicher Überdosierung beobachtet.
6. Unter Tetracyclin-Behandlung kann sehr selten eine reversible **intrakranielle Drucksteigerung** auftreten, die sich bei Säuglingen durch eine Vorwölbung der großen Fontanelle äußert, bei älteren Kindern und Erwachsenen durch Papillenödem mit Sehstörungen und schweren Kopfschmerzen.

7. **Nierenschädigungen** können in verschiedenen Formen auftreten: als Verschlechterung einer schon vorher bestehenden Nierenfunktionseinschränkung (erkennbar an einem Kreatinin- und Harnstoffanstieg im Serum) oder als Nierenschaden bei einer durch Tetracycline ausgelösten sog. akuten Fettleber. Durch Demeclocyclin (in Deutschland nicht im Handel) kann ein partiell reversibler **nephrogener Diabetes insipidus** hervorgerufen werden, der gegen Vasopressin resistent ist.
8. **Pseudoglukosurie:** Bei höheren Tetracyclin-Konzentrationen können Reduktionsproben im Urin positiv ausfallen und eine Glukosurie vortäuschen.
9. Einige intravenös injizierbare Tetracyclin-Derivate können bei digitalisierten Patienten durch ihren Magnesiumgehalt **Herzrhythmusstörungen** verursachen, welche durch Einhaltung der vorgeschriebenen Injektionsdauer (2 min) vermeidbar sind. Bei Myasthenia gravis sind diese wegen ihres Magnesiumgehaltes kontraindiziert.
10. **Lokale Reizerscheinungen** bei i. v. Gabe möglich. Nach Einnahme von Doxycyclin-Kapseln (nicht Tabletten) wurden vereinzelt Schleimhautulzerationen im Ösophagus beobachtet.
11. Durch Minocyclin wird relativ häufig (besonders bei Frauen) zu Behandlungsbeginn ein **vorübergehender zentraler Schwindel** ausgelöst, der manchmal mit Benommenheit und Übelkeit verbunden ist und die Verkehrstüchtigkeit beeinträchtigen kann. In einem Teil der Fälle ist eine Unterbrechung der Therapie erforderlich.

▶ **Interaktionen:** Da Tetracycline die Plasma-Prothrombinaktivität vermindern können, kann bei einer Antikoagulantientherapie eine Reduktion der Antikoagulantiendosierung erforderlich sein. Bei gleichzeitiger Gabe von Sulfonylharnstoffderivaten (oralen Antidiabetika) kann die Blutzuckersenkung verstärkt werden. Bei gleichzeitiger Gabe von Doxycyclin und Cyclosporin A kann die toxische Wirkung von Cyclosporin A verstärkt werden. Außerdem gibt es Interaktionen mit Methoxyfluran (verstärkte Nephrotoxizität), mineralischen Antazida (verminderte Tetracyclin-Resorption), Amethopterin (verstärkte Amethopterin-Toxizität) und Digoxin (erhöhte Digoxin-Plasmaspiegel).

▶ **Indikationen:** Nach wie vor Mittel der Wahl für bestimmte intrazelluläre Infektionen, z. B. durch Chlamydien (Chlamydia-pneumoniae-Pneumonie, Ornithose, Q-Fieber) sowie die nichtgonorrhoische Urethritis (durch Chlamydia trachomatis oder Ureaplasma urealyticum). Gut geeignet für die Chlamydienbedingte Pelveoperitonitis und Salpingitis, für die Mykoplasmen-Pneumonie und Infektionskrankheiten, wie Brucellose, Yersinien-Infektionen, Tularämie, Pest, Leptospirose, Lymphogranuloma inguinale, Donovanosis, Borrelien-Infektionen, Aktinomykose, Trachom, Cholera, Rickettsiosen (Fleckfieber u. a.), Listeriose, Melioidose (durch Pseudomonas pseudomallei), Akne und Rosacea, Morbus

Whipple. Bei leichteren Atemwegsinfektionen (vor allem durch Haemophilus) weiterhin indiziert. Doxycyclin spielt zunehmend eine Rolle bei der Therapie und Nachbehandlung der Chloroquin-resistenten Malaria.

▶ **Falsche Indikationen:** Klinisch typische oder nachgewiesene Infektionen durch Staphylokokken, Streptokokken, Pneumokokken (häufig resistent) und durch Pseudomonas aeruginosa. Außerdem Angina, Meningitis, Enteritis, Wundinfektionen, perioperative Prophylaxe.

▶ **Kontraindikationen:** Gravidität. Kinder bis zu 7 Jahren (wegen möglicher Gelbfärbung der Zähne). Eine Anwendung bei kleinen Kindern kommt nur bei vitaler Indikation in Frage (z. B. Doxycyclin bei Ornithose). Myasthenia gravis (gilt nur für i. v. Präparate, die zusätzlich Magnesium enthalten).

Vorsicht bei schweren Lebererkrankungen (besonders bei akuter Hepatitis).

▶ **Applikation:** In der Regel als Dragées, Filmtabletten oder Kapseln nach dem Essen, bei Kindern auch als Suspension. Bei Minocyclin genügen 2 Gaben, bei Doxycyclin 1 Gabe pro Tag. Nur bei Schwerkranken oder Patienten, die das Antibiotikum oral nicht einnehmen können, kommt die i. v. Applikation von Doxycyclin in 1–2 Einzeldosen in Betracht.

▶ **Dosierung: Oral:** Doxycyclin am 1. Tag 200 mg (4 mg/kg), später evtl. Reduktion auf 100 mg (2 mg/kg). In schweren Fällen auch Dauerbehandlung mit tgl. 200 mg (4 mg/kg). Minocyclin initial 200 mg, Kinder 4 mg/kg, danach alle 12 h 100 mg, Kinder 2 mg/kg. Bei Akne gibt man 2mal tgl. 50 mg Minocyclin oral.
Intravenös: Doxycyclin 1mal tgl. 200 mg (Initialdosis) und 100(–200) mg (Erhaltungsdosis) als langsame i. v. Injektion, bei Kindern 1mal tgl. 4 bzw. 2 mg/kg. Minocyclin bei Erwachsenen tgl. 200 mg, bei Kindern 4 mg/kg, in 1 oder 2 i. v. Kurzinfusionen.

▶ **Handelsformen: Doxycyclin** und **Minocyclin:** Kapseln und Tabletten à 0,1 g und 0,2 g.
Für Kinder: Suspension oder Sirup (Doxycyclin, Minocyclin).
Zur i. v. Injektion: Ampullen à 0,1 g (Doxycyclin), zur i. v. Infusion: Ampullen à 0,2 g (Minocyclin).
Darüber hinaus gibt es eine Vielzahl von Tetracyclin-haltigen Präparaten zur lokalen Anwendung, die aus Resistenzgründen nur noch zurückhaltend gegeben werden sollten. Eine Vielzahl veralteter Tetracyclin-Präparate ist weiterhin im Handel.

▶ **Beurteilung: Vorteile:** Wirksam gegen Haemophilus und viele intrazelluläre Infektionen (z. B. durch Mykoplasmen, Chlamydien und Rickettsien), gute Gewebegängigkeit, geringe Substanzbelastung, Langzeittherapie möglich, Allergien sehr selten. **Nachteile:** Zunehmende Resistenzraten unter gramnegativen Stäbchen und grampositiven Kokken, keine Bakterizidie bei therapeutisch erreichbaren Konzentrationen.

Doxycyclin soll wegen der guten Resorption und Verträglichkeit sowie der relativ geringen Metabolisierungsrate bevorzugt werden. Doxycyclin i. v. verwendet man heute nur noch bei wenigen Indikationen.

Literatur

AMENDOLA, M. A., T. D. SPERA: Doxycycline-induced esophagitis. JAMA *253:* 1009 (1985).
FANNING, W. L., D. W. GUMP, R. A. SOFFERMAN: Side effects of minocycline: a double-blind study. Antimicrob. Ag. Chemother. *11:* 712 (1977).
PEARSON, M. G., S. M. LITTLEWOOD, A. N. BOWDEN: Tetracycline and benign intracranial hypertension. Brit. Med. J. *282:* 568 (1981).
ROGERS, H. J., F. R. HOUSE, P. J. MORRISON, I. D. BRADBOOK: Interaction of cimetidine with tetracycline absorption. Lancet *2:* 694 (1980).
SIMPSON, M. B.: Hemolytic anemia after tetracycline therapy. N. Engl. J. Med. *312:* 840 (1985).
WHO: Neisseria gonorrhoeae. Emergence of plasmid-mediated tetracycline-resistant strains. Wkly Epidem. Rec. *36:* 277 (1986).

5. Chloramphenicol

▶ **Eigenschaften:** Phenylalanin-Derivat (Abb. 28). Keine Verwandtschaft mit anderen Antibiotika (außer Thiamphenicol). Chloramphenicol ist stark bitter, sehr stabil, schlecht wasserlöslich, aber gut fettlöslich. Durch Veresterung der Alkoholgruppe mit bestimmten höheren Fettsäuren entstehen Ester, wie Stearoylglykolat und Palmitat (im Granulat enthalten) und Succinat (in der Injektionsform). Die Ester wirken selbst nicht antibakteriell, jedoch wird aus ihnen nach hydrolytischer Spaltung durch körpereigene Esterasen und Lipasen das wirksame Chloramphenicol freigesetzt. Chloramphenicol-Succinat ist im Gegensatz zum freien Chloramphenicol gut wasserlöslich und daher für parenterale Anwendung geeignet. Das wasserlösliche Azidamphenicol wird nur in Augentropfen verwen-

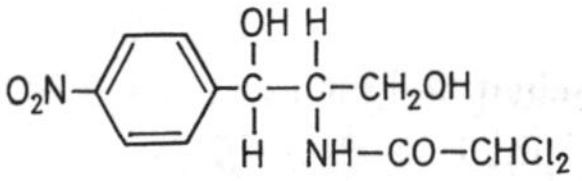

Abb. 28. Strukturformel von Chloramphenicol.

det. In-vitro-Testungen zeigen eine relativ schlechte Wirksamkeit durch den im Nährboden enthaltenen Antagonisten Phenylalanin.

▶ **Wirkungsweise:** Bakteriostatisch. Hemmung der Proteinsynthese der Bakterien (Blockade der Übertragung von löslicher Ribonukleinsäure auf die Ribosomen).

▶ **Wirkungsspektrum:** Das Wirkungsspektrum umfaßt viele grampositive und gramnegative Bakterien sowie die meisten sporenlosen Anaerobier (Bacteroides-, Fusobakterien- und Peptostreptokokken-Arten). Chloramphenicol wirkt besonders gegen Salmonellen, Rickettsien (bei Fleckfieber), Chlamydien, Mykoplasmen und Leptospiren. Die In-vitro-Aktivität ist im allgemeinen relativ schwach. Unempfindlich sind Mykobakterien, Nocardien und Pseudomonas aeruginosa.

▶ **Resistenz:** Salmonellen- und Shigellen-Stämme sind zunehmend gegen Chloramphenicol resistent. Der Anteil resistenter Bakterienstämme bei gramnegativen Darmbakterien variiert von Ort zu Ort und von Klinik zu Klinik. Man muß damit rechnen, daß etwa 20% der E.-coli-Stämme gegen Chloramphenicol resistent sind, etwa die Hälfte der Klebsiella- und Enterobacter-Stämme und 30% der Proteus-Stämme. Bei Serratia marcescens sind 20–40% der Stämme unempfindlich. Bei Haemophilus influenzae, Meningokokken, Pneumokokken und anderen Streptokokken kommt eine Resistenz selten vor. Chloramphenicol-resistente Stämme von Haemophilus influenzae können gleichzeitig gegen Ampicillin unempfindlich sein. Die Resistenz beruht meistens auf der Bildung von Acetyltransferase durch die Bakterien, welche das Chloramphenicol inaktiviert.
Staphylokokken sind seltener gegen Chloramphenicol resistent als gegen Tetracycline. Auch Streptokokken können gegen Chloramphenicol resistent sein. Enterokokken (Enterococcus faecalis) sind meist empfindlich, ebenso Gonokokken. Bei Bacteroides-fragilis-Stämmen ist eine Resistenz vereinzelt beobachtet worden. Geringe Tendenz zur Resistenzentwicklung unter der Therapie. Im allgemeinen keine Kreuzresistenz mit anderen Antibiotika (außer Thiamphenicol).

▶ **Pharmakokinetik:** *Resorption* nach oraler Gabe rasch und fast vollständig (90%). Maximale Blutspiegel nach 2–4 h. Das antibakteriell inaktive Chloramphenicol-Stearoylglykolat (im Granulat) wird vor der Resorption im Magen-Darm-Trakt durch Esterasen und Lipasen gespalten, wodurch das aktive Chloramphenicol freigesetzt wird.
Serumkonzentrationen nach wiederholter oraler Einzelgabe von 0,5 g: 4–6 mg/l, nach wiederholter Einzelgabe von 1 g: 10–16 mg/l.
Nach i. v. Injektion von 0,5 g erhält man Werte zwischen 5–9 mg/l (nach 1–2 h), 4–6 mg/l (nach 3–4 h), 3–4 mg/l (nach 5–7 h) und 3 mg/l (nach 8–10 h). *Halb-*

5. Chloramphenicol

wertszeit 3 h. Bei gleichzeitiger Gabe von Phenobarbital ist die Halbwertszeit infolge Enzyminduktion in der Leber verkürzt. Bindung an *Serumproteine* etwa 50%.
Der größte Teil des Chloramphenicols kommt im Blut in aktiver Form vor. Im Organismus findet eine teilweise Inaktivierung durch Bindung an Glukuronsäure statt, ferner durch Hydrolyse und durch Reduktion der Nitroverbindung zum Amin. *Gute Gewebepenetration* in alle Organe (auch in Zellen). Im Liquor sind etwa 50% der Serumkonzentration enthalten, ebenfalls in der Pleura-, Peritoneal- und Synovialflüssigkeit. Bei Meningitis können die Liquorspiegel bis auf die Höhe der Serumkonzentrationen ansteigen. Auch im Kammerwasser und Glaskörper des Auges werden therapeutisch wirksame Konzentrationen erreicht. Im Nabelschnurblut und in der Amnionflüssigkeit finden sich 30–80% der mütterlichen Serumwerte, in der Muttermilch bis zu 50%.
Ausscheidung: Vorwiegend durch die Nieren (bis zu 90%), und zwar durch glomeruläre Filtration des freien Chloramphenicols zu etwa 5–12% und durch tubuläre Sekretion des inaktiven Glukuronids zu etwa 90%. Harnkonzentrationen an freiem Chloramphenicol bei 6stdl. Gabe von 0,5 g zwischen 70 und 150 mg/l. Bei Ausscheidungsstörungen erfolgt eine Kumulation der inaktiven Metaboliten, während die Serumkonzentrationen an freiem Chloramphenicol nicht wesentlich ansteigen. Bei schwerer Leberschädigung ist die Halbwertszeit des freien Chloramphenicols infolge der herabgesetzten Bindung an Glukuronsäure bis zu 6 Stunden verlängert. Ausscheidung mit der Galle gering (Konzentrationen an aktivem Chloramphenicol etwa 20–50% der Serumkonzentrationen); mit den Fäzes werden nur sehr geringe Mengen ausgeschieden.

▶ **Nebenwirkungen: Aplastische Blutschäden** stellen die gefährlichste Nebenwirkung des Chloramphenicols dar. Sie verlaufen als meist irreversible Panzytopenie oder aplastische Anämie, Neutropenie, Thrombozytopenie (isoliert oder kombiniert). Meist treten sie erst nach 2–8 Wochen langer Latenzzeit auf und gehen in >50% tödlich aus. Die Zahlen über die Häufigkeit aplastischer Blutschäden schwanken zwischen 1:10000 und 1:40000. Die Häufigkeit nahm mit einer Steigerung der verabreichten Gesamtdosis zu, jedoch kamen derartige Störungen auch bei relativ kurzer Behandlungsdauer vor.
Es gibt häufiger auch nicht so schwere Störungen: eine reversible Depression der Erythrozytopoese (hyporegeneratorische Anämie), begleitet von einem Absinken der Retikulozyten und des Hämoglobins, einer Vakuolisierung der Proerythroblasten und Granulozytenvorstufen sowie einer Neutropenie. Die verminderte Eisenutilisation bei der Hämoglobinsynthese führt zu einem Anstieg des Serumeisens. Als Ursache gilt eine toxische Hemmung der Proteinsynthese durch Einwirkung von Chloramphenicol auf die Messenger-RNS (regelmäßig bei Serumkonzentrationen über 25 mg/l).

Eigenschaften der Antibiotika

Gastrointestinale Symptome leichterer Art, wie Aufstoßen und dünne Stühle, sind nicht selten, aber meist ungefährlich.

Allergien kommen nur vereinzelt vor.

Gray-Syndrom: Neugeborene und Frühgeborene, die mit höheren Dosen (über 25 mg/kg) behandelt werden, können mit Erbrechen, Meteorismus, Hypothermie, Atemstörungen, grauer Hautverfärbung und unbeherrschbarem Kreislaufkollaps reagieren. Diese Erscheinungen führen oft in wenigen Stunden zum Tode und gehen auf eine Kumulation des toxisch wirkenden Chloramphenicols zurück, das die unreife Leber nicht ausreichend an Glukuronsäure koppeln und mit dem Harn ausscheiden kann (Halbwertszeit 6–7fach verlängert).

Neuritis nervi optici und **periphere Neuritis:** Früher beobachtete Nebenwirkungen bei Kindern mit Mukoviszidose.

▶ **Interaktionen:** Durch Kombination von Chloramphenicol mit potentiell hämatotoxischen Medikamenten werden häufiger Blutschäden hervorgerufen. Bei Kombination mit einem Sulfonylharnstoff-, Cumarin- oder Phenytoinpräparat kann die Wirkung dieser Substanzen verstärkt werden. Durch gleichzeitige Gabe von Chloramphenicol und Methotrexat kann die Toxizität von Methotrexat erhöht, durch gleichzeitige Gabe von Chloramphenicol und Paracetamol die Halbwertszeit des Chloramphenicols verlängert werden.

▶ **Verbliebene Indikationen:** Schwere Salmonellen-Infektionen (Typhus, Paratyphus, Salmonellen-Sepsis, Salmonellen-Meningitis) sowie lebensbedrohliche intraokuläre Infektionen durch Chloramphenicol-empfindliche Erreger, für die risikoärmere Antibiotika (z. B. Gyrase-Hemmer) unwirksam oder kontraindiziert sind. Eine Anwendung kann in bestimmten Fällen noch bei Hirnabszeß, Melioidose und Rickettsiose indiziert sein. Chloramphenicol wird weiterhin zur Lokalbehandlung von Augeninfektionen verwendet.

▶ **Falsche Indikationen:** Infektionen, bei denen andere (weniger gefährliche) Antibiotika ebenfalls wirksam sind; Infektionen, bei denen eine bakterizide Therapie durchgeführt werden muß (Endokarditis, Osteomyelitis, Salmonellen-Ausscheider); lokale Instillation von inaktivem Chloramphenicol-Succinat, das bei i. v. Gabe erst nach Spaltung in der Leber wirksam wird.

▶ **Kontraindikationen:** Aplastische Blutkrankheiten. Schwere Leberinsuffizienz mit Ikterus. Wegen der Gefahr einer Zytotoxizität sollte man auf Chloramphenicol in der Schwangerschaft und Stillperiode möglichst verzichten.

5. Chloramphenicol

▶ **Applikation:** In der Regel oral, bei Kindern als Suspension. Bei Bewußtlosen und bei Schwerkranken i.v. (als 10–20%ige Chloramphenicol-Succinatlösung). Lokale Anwendung von freiem Chloramphenicol bei Haut-, Augen- und Ohreninfektionen möglich.

▶ **Dosierung: Erwachsene** tgl. 1,5–2–3 g in 3–4 Einzelgaben. Die minimale Dosis von 1,5 g sollte nicht unterschritten werden. Gleiche Dosierung bei oraler und parenteraler Applikation, da Chloramphenicol nahezu vollständig resorbiert wird. **Kinder** und **Säuglinge** tgl. 50(–80) mg/kg, meist als Suspension oder parenteral. **Neugeborene** in der 1.–2. Lebenswoche 25 mg/kg/Tag, in der 3.–4. Lebenswoche 50 mg/kg/Tag. Häufigere Bestimmungen der Serumspiegel sind ratsam bei Patienten, die gleichzeitig mit einem Barbiturat, mit Diphenylhydantoin oder Paracetamol behandelt werden. In der Regel muß die Gesamtdosis auf 25–30 g bei Erwachsenen und 700 mg/kg bei Kindern begrenzt werden. De facto kann also eine Chloramphenicol-Therapie nicht länger als 14 Tage durchgeführt werden. Bei Überschreiten der Gesamtdosis sind in kürzeren Abständen Kontrollen des Blutbildes, der Thrombozyten und Retikulozyten sowie von Hämatokrit und Serumeisen durchzuführen. Die gefürchtete irreversible Knochenmarkaplasie läßt sich allerdings durch Kontrollen nicht verhindern. Für die Lokaltherapie gilt keine Begrenzung der Therapiedauer.

▶ **Handelsformen:** Für **orale Applikation** Kapseln und Dragées mit 0,25 g und 0,5 g, bei Kindern Suspension mit 25 mg/ml Chloramphenicol als Stearoylglykolat.
Parenterale Gabe als Chloramphenicol-Succinat in 10–20%iger Lösung (langsame i.v. Injektion, keine i.v. Infusion).
Gegen eine **lokale Anwendung** als Hautsalbe (2%), Augensalbe (1%) und Augentropfen sowie als Ohrentropfen (5%) bestehen keine Bedenken.

▶ **Beurteilung:** Eine systemische Anwendung kommt wegen der meist irreversiblen Panmyelophthise heute nur noch bei wenigen seltenen Indikationen in der Klinik in Betracht. Die Verabreichung von Chloramphenicol ohne ausreichende Indikation und eine nicht begründete Überschreitung der Gesamtdosis von 25–30 g sind als Kunstfehler anzusehen.

Literatur

ADAMS, G. R., H. A. PEARSON: Chloramphenicol-responsive chronic neutropenia. New Engl. J. Med. *309:* 1039 (1983).
BURCKART, G. J.: Chloramphenicol dosage and pharmacokinetics in infants and children. J. Clin. Pharmacol. *23:* 106–112 (1983).

BURNS, J. L., P. M. MENDELMAN, J. LEVY et al.: A permeability barrier as a mechanism of chloramphenicol resistance in Haemophilus influenzae. Antimicrob. Ag. Chemother. 27: 46 (1985).
CATRY, M. A., M. V. VAZ PATO: Haemophilus influenzae type b resistant to ampicillin and chloramphenicol. Brit. Med. J. 287: 1471 (1983).
EKBLAD, H., O. RUUSKANEN, R. LINDBERG, E. IISALO: The monitoring of serum chloramphenicol levels in children with severe infection. J. Antimicrob. Chemother. 15: 489 (1985).
GARVEY, R. J. P., G. P. MCMULLIN: Meningitis due to beta-lactamase-producing type b Haemophilus influenzae resistant to chloramphenicol. Brit. Med. J. 287: 1183 (1983).
GOH, K.-O.: Chloramphenicol and chromosomal morphology. J. Med. 10: 159–166 (1979).
KESSLER, D. L., A. L. SMITH, D. E. WOODRUM: Chloramphenicol toxicity in a neonate treated with exchange transfusion. J. Pediatr. 96: 140 (1980).
KRASINSKI, K., H. KUSMIESZ, J. D. NELSON: Pharmacologic interactions among chloramphenicol, phenytoin and phenobarbital. Pediatr. Infect. Dis. 1: 232 (1982).
LING, J., P. CHAU: Plasmids mediating resistance to chloramphenicol, trimethoprim and ampicillin in Salmonella typhi strains isolated in South-east Asian region. J. Infect. Dis. 149: 652 (1984).
MACMAHON, P., J. SILLS, E. HALL, T. FITZGERALD: Haemophilus influenzae type b resistant to both chloramphenicol and ampicillin in Britain. Brit. Med. J. 284: 1229 (1982).
MULHALL, A.: The pharmacokinetics of chloramphenicol in the neonate and young infant. J. Antimicrob. Chemother. 12: 629–639 (1983).
MULHALL, A., J. DE LOUVOIS, R. HURLEY: Chloramphenicol toxicity in neonates: its incidence and prevention. Brit. Med. J. 287: 1424 (1983).
PLAUT, M. E., W. R. BEST: Aplastic anemia after parenteral chloramphenicol: Warning renewed. N. Engl. J. Med. 306: 1486 (1982).
ROBIN, E., M. BERMAN, N. BHOOPALAM, H. COHEN, W. FRIED: Induction of lymphomas in mice by busulfan and chloramphenicol. Cancer Res. 41: 3478–3482 (1981).
SHALIT, J., M. J. MARKS: Choramphenicol in the 1980's (Leading Article). Drugs 23: 281–291 (1984).
SHANKARAN, S., R. E. KAUFFMAN: Use of chloramphenicol palmitate in neonates. J. Pediatr. 105: 113 (1984).
SHANN, F., V. LINNEMANN, A. MACKENZIE et al.: Absorption of chloramphenicol sodium succinate after intramuscular administration in children. New Engl. J. Med. 313: 410 (1985).
SILLS, J. A., P. MCMAHON, E. HALL, T. FITZGERALD: Haemophilus influenzae type b resistant to chloramphenicol and ampicillin. Brit. Med. J. 286: 722 (1983).
SKOLIMOWSKI, I. M.: Molecular basis of chloramphenicol and thiamphenicol toxicity to DNA in vitro. J. Antimicrob. Chemother. 12: 535–542 (1983).
UCHIYAMA, N., G. R. GREENE, D. B. KITTS, L. D. THRUPP: Meningitis due to Haemophilus influenzae type b resistant to ampicillin and chloramphenicol. J. Pediatr. 97: 421 (1980).

6. Aminoglykoside

▶ **Chemische Struktur:** Gemeinsamer Bestandteil der Aminoglykoside ist Streptamin oder ein ähnlicher zyklischer Aminoalkohol, der mit zwei Aminozuckern glykosidisch verbunden ist. Aminoglykoside werden auch als Aminocyclitole bezeichnet. Als Beispiel eines typischen Aminoglykosids ist die Strukturformel von Tobramycin in Abb. 29 dargestellt. Zu den Aminoglykosiden gehören u. a. Streptomycin, Kanamycin, Neomycin, Paromomycin, Spectinomycin, Gentamicin, Tobramycin, Netilmicin, Amikacin. Die einzelnen Verbindungen unterscheiden sich durch die Zahl und Art der Aminozucker. Aminoglykoside haben eine unlogische Nomenklatur. Die von Streptomyces-Arten gebildeten Aminoglykoside erhalten die Endsilben »mycin«, die von Micromonospora-Arten gebildeten Aminoglykoside dagegen die Endsilben »micin«.

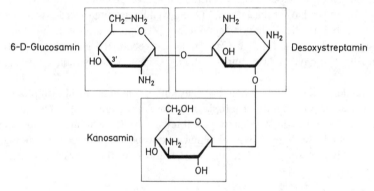

Abb. 29. Strukturformel von Tobramycin, einem typischen Aminoglykosid.

Die Aminoglykoside hemmen vor allem die ribosomale Proteinsynthese in der Bakterienzelle. Es gibt jedoch mehrere Wirkungsmechanismen. Der wichtigste **Resistenzmechanismus** beruht auf der Wirksamkeit von bakteriellen Enzymen, welche die Aminoglykosidwirkung aufheben. Bestimmte Bakterien besitzen Azetylasen, andere Bakterien Phosphorylasen oder Adenylasen. Von den Aminoglykosiden ist Amikacin gegen enzymatische Inaktivierung am widerstandsfähigsten und kann nur an einer Stelle des Moleküls enzymatisch verändert werden. Daher kann Amikacin Bakterien hemmen, welche gegen Gentamicin und Tobramycin resistent sind.

▶ **Wirkungsspektrum:** Aminoglykoside wirken besonders gut gegen Enterobakterien und Staphylokokken, die neueren auch gegen Pseudomonas. Gegen

Streptokokken, Haemophilus und Anaerobier (Bacteroides-Arten, Clostridien) wirken alle Aminoglykoside schlecht. Die älteren Aminoglykoside, wie Streptomycin, Neomycin und Kanamycin, haben eine erheblich schwächere antibakterielle **Aktivität** als die neueren Aminoglykoside, wie Gentamicin, Tobramycin und Amikacin. Aminoglykoside wirken im Gegensatz zu β-Lactam-Antibiotika nicht nur in der Proliferationsphase der Bakterien, sondern auch in der Ruhephase. In Kombination mit bestimmten β-Lactam-Antibiotika können Aminoglykoside bei einigen Bakterienarten (Pseudomonas, Enterobakterien, Enterokokken) stark synergistisch wirken.

▶ **Pharmakokinetik:** Aminoglykoside haben eine ähnliche Pharmakokinetik; sie werden bei oraler Gabe kaum resorbiert und haben eine Halbwertszeit von zwei Stunden. Es gibt aber erhebliche Unterschiede hinsichtlich der antibakteriellen Aktivität und der Verträglichkeit. Alle Aminoglykoside sind gut wasserlöslich, nicht lipidlöslich und sehr stabil (sogar autoklavierbar). Die Applikationsregeln für Aminoglykoside haben sich in den letzten Jahren geändert. Während früher ein 8–12stündiges Dosierungsintervall für notwendig gehalten wurde, wird heute empfohlen, bei der Kombinationstherapie mit β-Lactam-Antibiotika die Aminoglykosid-Tagesdosis nur 1mal alle 24 Stunden zu geben. Bei gleichem antibakteriellen Effekt sind dabei die nephro- und ototoxischen Nebenwirkungen geringer.

▶ **Anwendung:** Das erste klinisch angewandte Aminoglykosid Streptomycin spielt heute nur noch bei der Therapie der Tuberkulose eine Rolle. Die anderen älteren Aminoglykoside werden wegen ihrer Toxizität nicht mehr systemisch, sondern ausschließlich zur Lokalbehandlung verwendet. Die neueren Aminoglykoside sind bei schweren Infektionen (vor allem bei Abwehrschwäche) weiterhin unentbehrlich.

Gentamicin

▶ **Handelsnamen:** Refobacin u. a.

▶ **Eigenschaften:** Gentamicin ist ein Aminoglykosidkomplex aus verschiedenen aktiven Einzelfraktionen (vorwiegend C_1, C_{1a} und C_2), wasserlöslich, schlecht lipidlöslich, stabil.

▶ **Wirkungsweise:** Rasche bakterizide Wirksamkeit sowohl im Proliferations- als auch im Ruhestadium der Bakterien. Gentamicin verstärkt in vitro die Bakterizidie von Penicillinen und Cephalosporinen bereits in niedrigen Konzentrationen.

6. Aminoglykoside

▶ **Wirkungsspektrum:** Gute Wirksamkeit auf Pseudomonas aeruginosa, Staphylokokken, Enterobacter aerogenes, Klebsiella pneumoniae, E. coli, Proteus vulgaris und seltene Enterobakterien, Serratia, Yersinien, Pasteurellen, Brucellen, Campylobacter fetus; mäßige Wirksamkeit auf Gonokokken, Listerien, Haemophilus influenzae, Proteus mirabilis, Salmonellen. Relativ unempfindlich sind A-Streptokokken, Pneumokokken, Enterokokken, Meningokokken, Clostridien, Bacteroides-Arten, Nocardia asteroides sowie Pseudomonas cepacia, Xanthomonas maltophilia und Pseudomonas pseudomallei. Starke synergistische Wirkung mit Azlo- und Piperacillin auf Pseudomonas, mit Ampicillin auf Enterokokken und Listerien, mit Cephalosporinen auf Klebsiellen.

▶ **Resistenz:** Während früher primär resistente Bakterien selten waren, sind heute in manchen Krankenhäusern Staphylococcus-epidermidis-, Serratia- und Pseudomonas-aeruginosa-Stämme in zunehmender Häufigkeit resistent, nicht selten auch Klebsiella-, Enterobacter- und Proteus-Stämme. Resistenzentwicklung unter der Therapie sehr selten. Weitgehende Kreuzresistenz mit Tobramycin, Netilmicin und Amikacin. Gentamicin-resistente Enterobakterien-Stämme sind manchmal noch gegen Amikacin, selten gegen Netilmicin sensibel.

▶ **Pharmakokinetik:** *Resorption* nach oraler und lokaler Gabe minimal (bei Enteritis bis zu 2%), nach i. m. Gabe rasch. Maximale Blutspiegel nach 1 h. *Serumkonzentrationen* (Abb. 30): Nach 40 mg i. m. maximal 2,8 mg/l (nach 6 h 0,5 mg/l), nach 80 mg i. m. maximal 5,1 mg/l (nach 6 h 0,6 mg/l). Bei i. v.

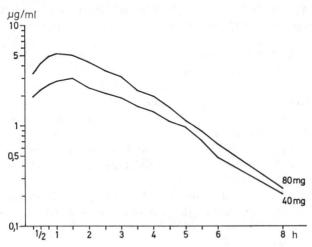

Abb. 30. Mittlere Serumspiegelkurve von Erwachsenen nach i. m. Injektion von 80 mg und 40 mg Gentamicin.

Eigenschaften der Antibiotika

Dauerinfusion von 6,6 mg/h (d. h. 160 mg/24 h) beträgt der *Blutspiegel* 1 mg/l. *Halbwertszeit* 1½–2 h. Keine *Plasmaeiweißbindung*. *Liquorgängigkeit* sehr gering. Gentamicin diffundiert in Bronchialsekret und geht z. T. in den fetalen Kreislauf über. In Pleura-, Perikard-, Peritoneal- und Synovialflüssigkeit 30–50% der Serumspiegel. In der Muttermilch finden sich nur niedrige Konzentrationen. Schlechte Penetration in das Auge und in die Knochen.
Ausscheidung: Durch die Nieren in 24 h zu etwa 85–95% in aktiver Form (vorwiegend durch glomeruläre Filtration). Harnkonzentrationen in den ersten 3 h nach 40 mg i. m. 60–115 mg/l, nach 80 mg i. m. 90–500 mg/l. Gentamicin wird (wie andere Aminoglykoside) in niedrigen Konzentrationen bis zu 1 Monat nach Therapieende mit dem Harn ausgeschieden (Nierenspeicherung). Ein kleiner Teil wird mit der Galle ausgeschieden (Gallenspiegel niedriger als Serumspiegel).

▶ **Nebenwirkungen:**
1. Vestibularisschädigung (Schwindel, Ohrenklingen, Spontan- oder Provokationsnystagmus, Menière-Syndrom) und Akustikusschädigung, besonders bei eingeschränkter Nierenfunktion (Überschreiten der Serumkonzentration von 12 mg/l) oder bei hoher Dosierung (Tagesdosen über 0,45 g). Die kalorische Erregbarkeitsprüfung ergibt Unter- oder Unerregbarkeit, die Audiometrie zuerst nur Hörverlust der hohen Frequenzen (Sprachgehör noch nicht eingeschränkt).
2. Nephrotoxizität (erkennbar an Zylindrurie, Proteinurie, Enzymurie, Oligurie, Kreatinin- und Harnstofferhöhung im Blut) häufiger bei hoher Dosierung und schon bestehender Nierenerkrankung. Durch Ablagerung in der Nierenrinde sind bei höherer Dosierung akute Tubulusnekrosen möglich. Nach neueren Erkenntnissen ist die Gefahr einer Nephro- und Ototoxizität bei wiederholten Gaben kleinerer Einzeldosen größer als bei einmaliger Gabe der Tagesdosis alle 24 h.
3. Allergische Reaktionen (Exantheme, Urtikaria, Larynxödem) selten. Kreuzallergie mit anderen Aminoglykosiden (z. B. Neomycin) möglich.
4. Selten sind Parästhesien, Tetanie und Muskelschwäche (infolge Hypokalziämie, Hypomagnesiämie und Hypokaliämie).
5. Bei rascher i. v. Injektion einer hohen Dosis von Gentamicin ist eine neuromuskuläre Blockade mit Atemstillstand möglich, besonders bei gleichzeitiger Anwendung von Anästhetika und Muskelrelaxantien sowie bei Transfusion größerer Mengen Zitratblut. Als Antidot dient Kalziumglukonat; evtl. ist eine mechanische Beatmung erforderlich.
6. Ein Teil der Präparate für parenterale Anwendung enthält Natriumdisulfit, andere Konservierungsmittel oder Stabilisatoren, die Allergien auslösen können.

▶ **Indikationen:** Ungezielte und gezielte Therapie schwerer Infektionen durch gramnegative Stäbchen (Sepsis, Endokarditis usw.) bevorzugt in Kombination mit

6. Aminoglykoside

einem zweiten wirksamen Antibiotikum, z. B. einem Acylaminopenicillin oder Cephalosporin. Außerdem Monotherapie bei Harnwegsinfektionen durch resistente Keime und Kombinationstherapie bei schweren Infektionen und bei Endokarditis sowie Lokalbehandlung von bakteriellen Augeninfektionen, infizierten Wunden, kleinflächigen Verbrennungswunden usw.

▶ **Falsche Indikationen:** Parenterale Gabe bei Infektionen, die auf weniger toxische Antibiotika ansprechen. Monotherapie bei lebensbedrohlichen Infektionen.

▶ **Kontraindikation:** Für parenterale Anwendung: Gravidität. Keine Kombination mit potentiell nephrotoxischen Antibiotika (z. B. anderen Aminoglykosid-Antibiotika, Amphotericin B, Vancomycin), mit Cisplatin und mit rasch wirkenden Diuretika, z. B. Furosemid oder Ethacrynsäure i. v., welche die Ototoxizität potenzieren können. Vorsicht bei Patienten mit Myasthenia gravis und Parkinsonismus, da Aminoglykoside hier wegen Curare-ähnlichen Wirkungen die Symptome verstärken können. Als Antidot wirkt Kalziumglukonat.

▶ **Applikation und Dosierung:** Langsame i. v. Injektion möglich, besser i. v. Kurzinfusion, notfalls auch i. m. Injektion. Tagesdosis 2–3 mg/kg, verteilt auf 2–3 Einzelgaben, für 7–10 Tage, notfalls länger. Es gibt heute gute Argumente für die einmalige Applikation der üblichen Tagesdosis in einer 30–60minütigen Infusion alle 24 h (s. S. 154). Bei lebensbedrohlichen Infektionen können für 2 oder 3 Tage Tagesdosen bis zu 6 mg/kg (in 3–4 gleichen Einzeldosen) gegeben werden. In Kombination mit einem β-Lactam-Antibiotikum können zur Erzielung eines synergistischen Effektes niedrigere Dosen ausreichend sein. Bei Adipositas dosiert man nach dem Sollgewicht +40% des Übergewichtes. Keine Dosisbeschränkung bei Früh- und Neugeborenen, die ein relativ größeres Verteilungsvolumen haben. Bei höher dosierter und längerer Therapie, auch bei schon bestehender Einschränkung der Nierenfunktion sind die Nieren- und Vestibularisfunktion sowie das Hörvermögen zu überwachen.

Wegen Inaktivierung und Interaktionen soll Gentamicin nicht mit anderen Medikamenten (z. B. Azlocillin, Cephalosporinen, Heparin, Vitaminen) gemischt werden.

Bei **Niereninsuffizienz** muß die Einzeldosis von 1 mg/kg (bei Erwachsenen meist 80 mg) je nach dem Grad der Nierenfunktionseinschränkung in größeren Abständen gegeben werden (Tab. 22). Serumspiegelbestimmungen sind ratsam, um Blutspiegelmaxima (¾–1 h nach i. m. Injektion) von 10 mg/l und Tal-Spiegel (unmittelbar vor der nächsten Gabe) von 2 mg/l nicht zu überschreiten. Bei eingeschränkter Nierenfunktion muß auch die lokale Gabe von Gentamicin (z. B. durch Inhalation oder endotracheale Instillation) bei gleichzeitiger systemischer Anwendung berücksichtigt werden. Gentamicin ist dialysierbar und kann bei

Eigenschaften der Antibiotika

Tab. 22. Gentamicin-Dosierung bei Niereninsuffizienz.

Kreatinin-Clearance (ml/min)	Serum-Kreatinin (µmol/l)	Serum-Harnstoff (µmol/l)	Dosierungs-intervall (h)	Einzeldosis
> 70	<125	<3	8	
35–70	125–170	3–5	12	
24–34	171–250	5–6,5	18	
16–23	251–330	6,5–8	24	1 mg/kg
10–15	331–470	8–12,5	36	
5–9	471–640	12,5–17	48	

wöchentlich zweimaliger Hämodialyse am Ende jeder Dialyse in der Dosierung von 1 mg/kg gegeben werden.

Bei *intraperitonealer* Gabe besteht die Gefahr einer neuromuskulären Blockade mit Atemstillstand.

Die *intralumbale Instillation* muß langsam erfolgen und wird nur ausnahmsweise durchgeführt. Dosierung: Erwachsene 5 mg, Kleinkinder und Säuglinge 0,5–1 mg Gentamicin zur intrathekalen Anwendung (frei von Hilfsstoffen).

Bei Patienten, die eine mechanische Dauerbeatmung benötigen, kann bei bronchopulmonalen Infektionen eine Gentamicin-Lösung *intratracheal* instilliert werden (bei Erwachsenen 2–3mal tgl. 30 mg, bei Kindern 2–3mal tgl. 15 mg in je 2 ml physiologischer NaCl-Lösung).

Subkonjunktivale Injektion (bei Pseudomonas-Infektionen des Auges) möglich (10–20 mg).

Zur *Lokalbehandlung von Knochen- und Weichteilinfektionen* stehen Gentamicin-PMMA-Kugeln zur Verfügung, die aus dem gewebefreundlichen Kunststoff PMMA (Polymethylmethacrylat) und dem Kontrastmittel Zirconiumdioxid bestehen (Septopal). Die in einem Knochen- oder Weichteildefekt implantierten Kugeln enthalten je 7,5 mg Gentamicinsulfat, das allmählich freigesetzt wird. Die Kugeln sind auf Draht zu einer Kette aufgereiht, die man in die Knochenhöhle einlegt. Die letzte Kugel ragt aus der durch Naht verschlossenen Wunde heraus. Eine Redondrainage ohne Sog dient als Überlaufdrain. In den ersten 2 Wochen kann die Kette ohne Narkose entfernt werden. Die Kugeln können in bestimmten Fällen ständig im Knochen bleiben. Anwendung bei chronischer Osteomyelitis, posttraumatischer Osteomyelitis und infizierten Osteosynthesen. Die lose oder als Kette erhältlichen Kugeln können auch in Abszeßhöhlen und infizierte Weichteilverletzungen eingelegt werden. Für die Kiefer- und Handchirurgie gibt es Miniketten. Toxische Nebenwirkungen sind nicht zu erwarten, da im Serum nur sehr geringe Gentamicin-Konzentrationen nachweisbar sind. Da die Kugeln auf

Chrom- und Nickel-haltigem Draht aufgezogen sind, können hierdurch lokale Überempfindlichkeitsreaktionen ausgelöst werden.
Es gibt auch Gentamicin-haltigen Knochenzement für Endoprothesen (Refobacin-Palacos R). Die Basis ist ein Methacrylat-Kunststoff, der im Wundgebiet abhärtet. Er dient zur Fixation von Prothesen der Hüfte, des Knies oder anderer Gelenke. Gentamicin wird an der Implantationsstelle freigesetzt und reduziert das Risiko einer Infektion der Prothese.

Liposomale Präparationen von Gentamicin sind in Entwicklung. Sie haben möglicherweise Vorteile bei der Behandlung intrazellulärer Infektionen durch Mycobacterium avium-intracellulare.

Bei **Vergiftungen** (Überdosierung) wird Gentamicin durch Hämodialyse doppelt so schnell entfernt wie durch Peritonealdialyse. Durch eine 6–8stündige Hämodialyse werden etwa 50% des Gentamicins aus dem Körper entfernt.

▶ **Handelsformen:** Ampullen à 160, 120, 80, 40, 20 und 10 mg, Ampullen zur intrathekalen Instillation à 5 mg und 1 mg (Refobacin-L), Hautsalbe, -creme und -puder, Augentropfen und -salbe, Gentamicin-PMMA-Kugeln, -Ketten und -Miniketten (Septopal) sowie Gentamicin-haltiger Knochenzement (Refobacin-Palacos).

▶ **Beurteilung:** Die Vorteile des Gentamicins bestehen in der raschen bakteriziden Wirksamkeit gegen die meisten gramnegativen Stäbchen (einschließlich Pseudomonas aeruginosa). Es ist unwirksam auf Streptokokken und Anaerobier und nur schwach wirksam auf Haemophilus. Eine Anwendung kommt in Kombination bei Sepsis, Endokarditis und Gramnegativen-Pneumonie, außerdem bei schweren Harnwegsinfektionen in Frage. Ein Nachteil ist, daß Gentamicin im Vergleich zu Penicillinen und Cephalosporinen eine geringe therapeutische Breite und damit eine größere Gefahr von Nebenwirkungen hat. Gentamicin spielt eine große Rolle bei der Lokaltherapie bakterieller Infektionen.

Literatur

CHAN, K. W., W. L. NG: Gentamicin nephropathy in a neonate. Pathology *17:* 514 (1985).
EDWARDS, C., D. C. LOW, J. G. BISSENDEN: Gentamicin dosage for the newborn. Lancet *1:* 508 (1986).
FEE JR., W. E.: Gentamicin and tobramycin: comparison of ototoxicity. Rev. Infect. Dis. *5 (Suppl. 2):* 304 (1983).
GREEN, T. P.: Gentamicin elimination during exchange transfusion. J. Pediatr. *98:* 50 (1981).
KOREN, G., S. LEEDER, E. HARDING et al.: Optimization of gentamicin therapy in very low birth weight infants. Pediatr. Pharmacol. *5:* 79 (1985).

MATZKE, G. R., C. E. HALSTENSON, W. F. KEANE: Hemodialysis elimination rates and clearance of gentamicin and tobramycin. Antimicrob. Ag. Chemother. *25:* 128 (1984).
MIRANDA, J. C., M. M. SCHIMMEL, L. S. JAMES: Gentamicin kinetics on the neonate. Pediatr. Pharmacol. *5:* 57 (1985).
PANCORBO, S., C. COMTY: Pharmacokinetics of gentamicin in patients undergoing continuous ambulatory peritoneal dialysis. Antimicrob. Ag. Chemother. *19:* 605 (1981).
RICHMAN, J., H. ZOLEZIO, D. TANG-LIU: Comparison of ofloxacin, gentamicin, and tobramycin concentrations in tears and in vitro MICs for 90% of test organisms. Antimicrob. Agents Chemother. *34:* 1602–1604 (1990).
SCHENTAG, J. J., M. E. PLAUT, F. B. CERRA: Comparative nephrotoxicity of gentamicin and tobramycin: pharmacokinetic and clinical studies in 201 patients. Antimicrob. Ag. Chemother. *19:* 859 (1981).
TÖRHOLM, C., L. LIDGREN, L. LINDBERG, G. KAHLMETER: Total hip joint arthroplasty with gentamicin-impregnated cement. Clin. Orthop. *181:* 99–106 (1983).
VOGEL, F., M. EXNER, H. v. LILIENFELD-TOAL, N. CATTELAENS, M. EICHELBAUM: Serum gentamicin concentrations during intratracheal administration. Klin. Wschr. *62:* 394–398 (1984).
WAHLIG, H., E. DINGELDEIN, H. W. BUCHHOLZ, M. BUCHHOLZ, F. BACHMANN: Pharmacokinetic study of gentamicin-loaded cement in total hip replacements. J. Bone Joint Surg. *66-B:* 175–179 (1984).

Tobramycin

▶ **Handelsname:** Gernebcin.

▶ **Eigenschaften:** Aminoglykosid-Antibiotikum (Strukturformel: s. Abb. 29, S. 153), als Sulfat gut wasserlöslich.

▶ **Wirkungsspektrum:** Gleiches Wirkungsspektrum wie Gentamicin, jedoch stärkere Aktivität gegen Pseudomonas aeruginosa. Auf Serratia marcescens wirkt Tobramycin schwächer, auf andere Keimarten etwa gleich stark wie Gentamicin. Die Kombination mit Penicillinen (z. B. Piperacillin) oder Cephalosporinen hat eine potenzierende Wirkung (Synergismus).

▶ **Resistenz:** Kreuzresistenz mit Gentamicin und Sisomicin. Tobramycin-resistente Pseudomonas-Stämme sind oft noch Amikacin-empfindlich.

▶ **Pharmakokinetik:** *Blutspiegelmaxima* nach 80 mg i. m. bei 3,7 mg/l (nach 6 h 0,56 mg/l), nach 40 mg i. m. 2,4 mg/l (nach 6 h 0,26 mg/l, Abb. 31). Blutspiegel bei i. v. Dauerinfusion von 6,6 mg/h (160 mg/24 h): 1 mg/l. *Halbwertszeit:* 1½–2 h. *Keine Eiweißbindung. Ausscheidung* durch die Nieren in 24 h zu 93% in aktiver Form.

6. Aminoglykoside

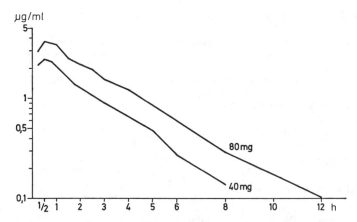

Abb. 31. Mittlere Serumspiegelkurve nach 80 mg und 40 mg Tobramycin i. m.

▶ **Nebenwirkungen:** In der Nephro- und Ototoxizität bestehen keine klinisch relevanten Unterschiede zwischen Tobramycin und Gentamicin.

▶ **Indikationen:** Nachgewiesene oder klinisch vermutete Pseudomonas-Infektionen.

▶ **Kontraindikation:** Wie bei Gentamicin. Keine Kombination mit Gentamicin oder anderen Aminoglykosid-Antibiotika, mit Cisplatin oder rasch wirkenden Diuretika.

▶ **Applikation und Dosierung:** Als i. m. Injektion (alle 6–12 h) oder i. v. Kurzinfusion 2–3mal tgl. 1–2 mg/kg je nach Schwere der Infektion, im allgemeinen nicht länger als 10 Tage. Prinzipiell erscheint es auch bei Tobramycin sinnvoll, die Tagesdosis einmal pro Tag als i. v. Kurzinfusion über 30–60 min zu geben (s. S. 154). Dosisbeschränkung bei Niereninsuffizienz: analog Gentamicin, s. S.158. Früh- und Neugeborene erhalten tgl. 2–3 mg/kg. Tobramycin darf wie alle Aminoglykoside in der Lösung nicht mit anderen Medikamenten gemischt werden (Inaktivierung).

▶ **Handelsformen:** Ampullen à 20 mg, 40 mg und 80 mg; Augentropfen, Augensalbe. Die Ampullen enthalten Sulfit und Phenol als Konservierungsmittel.

▶ **Beurteilung:** Gentamicin-ähnliches Aminoglykosid mit etwas besserer Pseudomonas-Aktivität. Es ist ein wichtiger Kombinationspartner bei schweren Infektionen, insbesondere Pseudomonas-Infektionen.

Literatur

Horrevorts, A. M., J. E. Degener, G. Dzoljic-Damlovic et al.: Pharmacokinetics of tobramycin in patients with cystic fibrosis: implications for the dosing interval. Chest 88: 260 (1985).
Marks, M. I.: Pharmacokinetics of tobramycin in neonates. J. Pediatr. 104: 160 (1984).
Rybak, M. J., S. C. Boike, D. P. Levine, S. R. Erickson: Clinical use and toxicity of high-dose tobramycin in patients with pseudomonal endocarditis. J. Antimicrob. Chemother. 17: 115 (1986).

Netilmicin

▶ **Handelsname:** Certomycin.

▶ **Eigenschaften:** N-Äthyl-Derivat des Sisomicins, als Sulfat im Handel, gut wasserlöslich.

▶ **Wirkungsspektrum:** Weitgehend identisch mit dem von Gentamicin. Darüber hinaus ist ein Teil von Gentamicin-resistenten Enterobakterien (E. coli, Proteus mirabilis, Enterobacter-Arten, Klebsiella pneumoniae, Citrobacter freundii, Serratia marcescens) gegen Netilmicin empfindlich. Dieser Unterschied beruht darauf, daß Netilmicin nur von 4 der 9 vorkommenden Bakterienenzyme inaktiviert wird, Gentamicin dagegen von 6 Enzymen. Dagegen sind Gentamicin-resistente Pseudomonas-Stämme meistens Netilmicin-resistent. Die Aktivität gegen Pseudomonas aeruginosa ist schwächer, gegen Serratia marcescens stärker als die von Gentamicin.

Es besteht eine nicht vollständige **Kreuzresistenz** mit Gentamicin und eine partielle (einseitige) Kreuzresistenz mit Amikacin (Amikacin-resistente Stämme sind stets Netilmicin-resistent, nicht aber umgekehrt).

▶ **Pharmakokinetik und Nebenwirkungen:** Wie bei Gentamicin. Im Tierversuch ist die Oto- und Nephrotoxizität im Vergleich zu Gentamicin geringer, jedoch wurden beim Menschen unter der Therapie ebenfalls Hör-, Gleichgewichts- und Nierenstörungen beobachtet.

▶ Die **Dosierung** sollte entsprechend Gentamicin erfolgen. Wichtig sind Überwachung der Funktion von Nieren und VIII. Hirnnerv während der Therapie sowie Vermeidung von Serumspitzenkonzentrationen über 16 mg/l und Talspiegeln von > 4 mg/l.

▶ **Handelsformen:** Ampullen mit 15 mg, 50 mg, 100 mg, 150 mg, 200 mg. Die Ampullen enthalten 5 Konservierungsmittel mit einem gewissen Risiko von Nebenwirkungen.

6. Aminoglykoside

▶ **Beurteilung:** Netilmicin hat im Vergleich zu Gentamicin nur geringe Vorteile (in der antibakteriellen Aktivität und Verträglichkeit). Bei Gentamicin-Resistenz ist Netilmicin dem Amikacin deutlich unterlegen.

Literatur

BHATTACHARYA, B. K., H. GORRINGE, M. J. FARR: Netilmicin and nephrotoxicity. Lancet *2:* 216 (1983).
BOSSO, J. A., P. L. TOWNSEND, J. J. HERBST, J. M. MATSEN: Pharmacokinetics and dosage requirements of netilmicin in cystic fibrosis patients. Antimicrob. Ag. Chemother. *28:* 829 (1985).
BRAUNER, L., G. KAHLMETER, T. LINDHOLM, O. SIMONSEN: Vancomycin and netilmicin as first line treatment of peritonitis in CAPD patients. J. Antimicrob. Chemother. *15:* 751 (1985).
BRÜCKNER, O., M. TRAUTMANN, D. KOLODZIEJCZYK et al.: Netilmicin in human CSF after parenteral administration in patients with slightly and severely impaired blood CSF barrier. J. Antimicrob. Chemother. *11:* 565 (1983).
FINITZO-HIEBER, T., G. H. MCCRACKEN JR., K. C. BROWN: Prospective controlled evaluation of auditory function in neonates given netilmicin or amikacin. J. Pediatr. *106:* 129 (1985).
GATELL, J. M., J. G. SAN MIGUEL, V. ARAUJO et al.: Prospective randomized double-blind comparison of nephrotoxicity and auditory toxicity of tobramycin and netilmicin. Antimicrob. Ag. Chemother. *26:* 766 (1984).
GRANATI, B., B. M. ASSAEL, M. CHUNG et al.: Clinical pharmacology of netilmicin in preterm and term newborn infants. J. Pediatr. *106:* 664 (1985).
HJELTE, L., A. S. MALMBORG, B. STRANDVIK: Serum and sputum concentrations of netilmicin in combination with acylureidopenicillin and cephalosporins in clinical treatment of pulmonary exacerbations in cystic fibrosis. J. Antimicrob. Chemother. *23:* 885–890 (1989).

Amikacin

▶ **Handelsname:** Biklin.

▶ **Eigenschaften:** Halbsynthetisch gewonnenes Kanamycin-Derivat, als Sulfat im Handel, farblose bis leicht gelbliche Lösung, stabil bei Zimmertemperatur für mindestens 2 Jahre.

▶ **Wirkungsspektrum:** Da Amikacin von den meisten Aminoglykosid-inaktivierenden Bakterienenzymen nicht angegriffen wird, hat es ein breiteres Spektrum als Gentamicin, Tobramycin und Netilmicin. Es hemmt die meisten Gentamicin-resistenten Stämme von E. coli, Klebsiella-, Enterobacter-Arten, Serratia, Proteus-Arten (einschließlich Proteus rettgeri), Providencia, Acinetobacter und Citrobacter freundii sowie Staphylococcus aureus. Viele Mykobakterien (z. B. M. tbc, M. avium, M. fortuitum) und Nocardia asteroides sind ebenfalls sensibel. Synergistische Wirkung von Amikacin mit Azlocillin und Piperacillin bei Pseudo-

Eigenschaften der Antibiotika

monas aeruginosa und anderen Enterobakterien. Bezogen auf das Gewicht, hat Amikacin eine geringere Aktivität als Gentamicin und muß daher wesentlich höher dosiert werden. Streptokokken (einschließlich Pneumokokken) und Haemophilus influenzae sind nur schwach empfindlich. Amikacin ist unwirksam auf die meisten Anaerobier, Pseudomonas-cepacia- und Xanthomonas-maltophilia-Stämme.

▶ **Resistenz:** Resistenzentwicklung während Behandlung nicht so selten wie früher angenommen. Teilweise Kreuzresistenz (ein- oder beidseitig) mit anderen Aminoglykosiden.

▶ **Pharmakokinetik:** *Resorption* nach oraler Gabe gering, nach i. m. Injektion etwas langsamer als bei Gentamicin (Serumspiegelmaxima nach 1½ h).
Serumkonzentrationen: Nach 0,5 g (0,75 mg/kg) i. m. 21 mg/l (1 h) und 2,1 mg/l (10 h). Bei i. v. Kurzinfusion von 0,5 g (in ½ h) Serumkonzentration im Durchschnitt 38 mg/l (Infusionsende), 18 mg/l (1 h später) und 0,75 mg/l (10 h später). Keine Kumulation bei fortgesetzter Therapie und intakter Nierenfunktion. *Halbwertszeit* 2,3 h (bei Neugeborenen in der 1. Lebenswoche 7 h). *Plasmaeiweißbindung* 4–10%. *Liquorgängigkeit* gering (10–20% der Serumspiegel, bei Meningitis bis zu 50%). Plazentapassage möglich (Anreicherung im Fruchtwasser).
Ausscheidung: Durch die Nieren zu mehr als 90% in den ersten 8 h in aktiver Form (vorwiegend glomeruläre Filtration), zu 95–100% in 24 h.

▶ **Nebenwirkungen:** Wie andere Aminoglykoside ist Amikacin potentiell nephro-, oto-, neurotoxisch.
1. Nephrotoxizität (Harnausscheidung von Eiweiß, Zellen, Zylindern, Azotämie, Oligurie) bei üblicher Dosierung und intakter Nierenfunktion sowie ausreichender Flüssigkeitszufuhr meist reversibel und relativ selten.
2. Ototoxizität (Innenohrschwerhörigkeit, Schwindel) vor allem bei Überschreiten der empfohlenen Dosierung (s. unten), längerer Behandlung (mehr als 10 Tage) und Niereninsuffizienz (ohne Dosisreduzierung). Der Serumspiegel von 35 mg/l sollte nicht überschritten werden. Bleibende Hörschäden sind selten. Bezogen auf die übliche therapeutische Dosis ist die Ototoxizität von Amikacin (tgl. 1 g) mit der von Gentamicin (tgl. 0,24–0,32 g) vergleichbar.
3. Neurotoxizität (neuromuskuläre Blockade und Atemlähmung) bei Kombination mit Anästhetika und Muskelrelaxantien, auch bei gleichzeitiger Transfusion einer größeren Menge Zitratblut. Eine neuromuskuläre Blockade ist außerdem möglich nach rascher i. v. Gabe von Amikacin und bei lokaler Instillation (in die Bauch- oder Brusthöhle).
4. Seltene Nebenwirkungen sind Hautexantheme, Medikamentenfieber, Tremor, Übelkeit, Erbrechen, Eosinophilie u. a.

6. Aminoglykoside

▶ **Indikationen:** Schwere infektiöse Erkrankungen bei Versagen anderer Aminoglykoside und in Kliniken mit häufigem Vorkommen Gentamicin-resistenter gramnegativer Stäbchen. Gezielte Therapie schwerer Infektionen durch Gentamicin-resistente Bakterien (insbesondere Proteus rettgeri oder stuartii, Serratia marcescens, Pseudomonas aeruginosa). Initialbehandlung von Septikämien und schweren Organinfektionen besonders bei hochgradiger Abwehrschwäche (Malignomen, Leukämie), auch bei Peritonitis, Neugeborenensepsis oder Säuglingsmeningitis (stets in Kombination). Amikacin kann zur Behandlung von Infektionen durch sonst resistente Mykobakterien verwandt werden. Neuerdings wird es auch zur Therapie von Infektionen durch M. avium-intracellulare bei AIDS eingesetzt.

▶ **Falsche Indikationen:** Leichtere Erkrankungen sowie schwere Infektionen, bei denen auch Gentamicin oder Tobramycin wirksam wäre. Streptokokken, Pneumokokken-, Enterokokken-Infektionen. Monotherapie schwerer Infektionen.

▶ **Kontraindikation:** Schwangerschaft. Vorsicht bei Niereninsuffizienz und unmittelbar vorausgegangener Behandlung mit einem Aminoglykosid und bei bereits bestehender Innenohrschwerhörigkeit. Keine Kombination mit anderen potentiell nephro- oder ototoxischen Medikamenten und mit anderen Aminoglykosiden, auch nicht mit schnell wirkenden Diuretika, wie Ethacrynsäure, Furosemid oder Mannit (wegen erhöhter Gefahr von Otoxizität). Eine Unverträglichkeit anderer Aminoglykoside (Gentamicin usw.) schließt eine Anwendung von Amikacin aus. Über weitere Wechselwirkungen (wie bei allen anderen Aminoglykosiden): s. S. 157.

▶ **Applikation:** In der Regel i. v. Infusion. Auch i. m. Injektion möglich. Keine raschen i. v. Injektionen (wegen Gefahr von Kreislaufreaktionen). In Infusionslösung (am besten 5%ige Glukose) nicht mit anderen Medikamenten mischen.

▶ **Dosierung:** Tagesdosis 15 mg/kg (nie mehr als 1,5 g), verteilt auf 2 oder 3 i. v. Infusionen (7,5 mg/kg alle 12 h oder 5 mg/kg alle 8 h). Prinzipiell ist wie bei allen Aminoglykosiden auch die einmalige Applikation der Tagesdosis von 1 g als i. v. Infusion über 30–60 min alle 24 h sinnvoll (s. S. 154). Behandlungsdauer: 7–10 Tage. Falls längere Therapie notwendig, regelmäßige Kontrolle von Nierenfunktion, Hörvermögen (Audiogramm) und Vestibularisfunktion.
Bei eingeschränkter Nierenfunktion größeres Dosierungsintervall wählen (bei üblicher Einzeldosis von 7,5 mg/kg) nach der Regel: Serumkreatininwert des Patienten mit 9 multiplizieren, ergibt richtiges Dosierungsintervall in Stunden (z. B. Kreatininwert von 2 mg/dl mal 9 = 18, d. h. es sind alle 18 h 7,5 mg/kg zu verabreichen).
Enzymatisch oder immunologisch lassen sich bei stärkerer Niereninsuffizienz die Serumspiegel während der Therapie kontrollieren, die ½–1½ h nach Injektion

nicht über 35 mg/l liegen sollen (die Talspiegel nicht über 10 mg/l). Am Ende einer Hämo- oder Peritonealdialyse gibt man einmalig die Hälfte der gewöhnlichen Einzeldosis (7,5 mg/kg). – Bei Neugeborenen gibt man in der ersten Lebenswoche 7,5 mg/kg alle 12 h (dabei keine Kumulation).

Bei **Überdosierung** oder toxischen Reaktionen ist eine Entfernung von Amikacin durch Hämodialyse (bei Neugeborenen durch Austauschtransfusion) möglich.

▶ **Handelsformen:** Ampullen mit 0,1 g, 0,25 g, 0,35 g und 0,5 g (enthalten Sulfit).

▶ **Beurteilung:** Aminoglykosid der Reserve, das bei schweren Allgemeininfektionen (Verdacht auf Gramnegativen-Septikämie) – vor allem bei Patienten mit Abwehrschwäche – in Kombination mit einem Pseudomonas-Penicillin oder einem Breitspektrum-Cephalosporin lebensrettend sein kann. Wirkt oft noch bei Gentamicin-Resistenz. Bevorzugt bei infektiösem Hospitalismus durch Gentamicin-resistente Bakterien, aber genaue Dosierung wegen Gefahr toxischer Nebenwirkungen. Mittel der Reserve gegen resistente Mykobakterien.

Literatur

BLASER, J., S. RÜTTIMANN, H. BHEND, R. LÜTHY: Increase of amikacin half-life during therapy in patients with renal insufficiency. Antimicrob. Ag. Chemother. *23:* 888 (1983).
FADEN, H., G. DESHPANDE, M. GROSSI: Renal and auditory toxic effects of amikacin in children with cancer. Amer. J. Dis. Child. *136:* 223 (1982).
GOMBERT, M. E., T. M. AULICINO: Amikacin synergism with beta-lactam antibiotics against selected nosocomial pathogens. J. Antimicrob. Chemother. *17:* 323 (1986).
KAOJARERN, S., S. MAOLEEKOONPAIROJ, V. ATICHARTAKARN: Pharmacokinetics of amikacin in hematologic malignancies. Antimicrob. Agents Chemother. *33:* 1406–1408 (1989).
LANAO, J. M., A. S. NAVARRO, A. DOMINGUEZ-GIL et al.: Amikacin concentrations in serum and blister fluid in healthy volunteers and in patients with renal impairment. J. Antimicrob. Chemother. *12:* 481 (1983).
PERLIN, M. H., S. A. LERNER: High-level amikacin resistance in Escherichia coli due to phosphorylation and impaired aminoglycoside uptake. Antimicrob. Ag. Chemother. *29:* 216 (1986).
ZINNER, S. H.: Review of amikacin usage in the EORTC trials. Am. J. Med. *79 (Suppl. A):* 17 (1985).

Spectinomycin

▶ **Handelsname:** Stanilo.

▶ **Eigenschaften:** Mit den Aminoglykosiden nahe verwandt. Als Hydrochlorid wirksamer und lokal besser verträglich als das früher verwendete Sulfat.

6. Aminoglykoside

▶ **Wirkungsweise:** Hemmung der bakteriellen Proteinsynthese.

▶ **Wirkungsspektrum:** Breitspektrum-Antibiotikum mit relativ geringer Aktivität. Von klinischem Interesse ist lediglich die Wirkung auf Gonokokken (minimale Hemmkonzentrationen 7,5–20 mg/l). Empfindlich ist auch Ureaplasma urealyticum, nicht dagegen Chlamydia trachomatis (Erreger der nicht-gonorrhoischen Urethritis).

▶ **Resistenzentwicklung:** Bei Gonokokken möglich. Primär resistente Gonokokken-Stämme kommen in zunehmender Häufigkeit (bis zu 10%) vor. Keine Kreuzresistenz mit Penicillinen und Cephalosporinen bei Gonokokken.

▶ **Pharmakokinetik:** Keine *Resorption* nach oraler Gabe. Nach 2 g i.m. *Serumkonzentrationen* von 100 mg/l (1 h) und 15 mg/l (8 h), nach 4 g i.m. 160 mg/l (2 h) und 31 mg/l (8 h). *Halbwertszeit* 2½ h. Keine oder sehr geringe *Serumeiweißbindung*. Hohe *Harnkonzentrationen*. *Urin-Recovery* >80%.

▶ **Nebenwirkungen** (bei einmaliger Gabe in <1%): Kopfschmerzen, Schwindel, Übelkeit, Erbrechen, Temperaturanstieg, Schmerzen an der Injektionsstelle.

▶ **Indikation:** Einmaltherapie der Gonorrhoe (besonders bei Penicillin-Allergie und Penicillin-Versagen). Unwirksam bei gonorrhoischer Pharyngitis.

▶ **Falsche Indikationen:** Andere Infektionen. Vorsichtshalber nicht bei Graviden und Neugeborenen.

▶ **Dosierung:** Bei unkomplizierter Gonorrhoe des Mannes und der Frau einmalig 2 g (in 3,5 ml Aqua dest.) tief i.m.; früher wurden bei Frauen einmalig 4 g (in 6,5 ml Aqua dest.) i.m., evtl. verteilt auf 2 Injektionsstellen, empfohlen. Eine Lues wird durch Spectinomycin nicht beeinflußt (und daher auch nicht maskiert).

▶ **Handelsform:** Ampullen à 2 g (mit Zusatz von Benzylalkohol).

▶ **Beurteilung:** Veraltetes Antibiotikum für die Einmalbehandlung der Gonorrhoe (in etwa 10% Therapieversager). Wegen zunehmender Resistenz, aber auch durch besser applizierbare Cephalosporine und neue Gyrase-Hemmer hat Spectinomycin heute an Bedeutung verloren.

Literatur

ASHFORD, W. A., O. W. POTTS, H. J. U. ADAMS et al.: Spectinomycin-resistant penicillinase producing Neisseria gonorrhoeae. Lancet 2: 1035 (1981).
CENTERS FOR DISEASE CONTROL: Spectinomycin-resistant penicillinase-producing Neisseria gonorrhoeae. Morbid. Mortal. Wkly Rep. 32: 51 (1983).
GOLLOW, M. M., M. BLUMS, A. ISMAIL: Penicillin-sensitive spectinomycin-resistant Neisseria gonorrhoeae. Med. J. Aust. 144: 651 (1986).
ISON, C. A., K. LITTLETON, K. P. SHANNON et al.: Spectinomycin resistant gonococci. Brit. Med. J. 287: 1827 (1983).
ROUSSEAU, D., D. NADEAU, G. LAFONTAINE: Emergence of spectinomycin-resistant strains of penicillinase-producing Neisseria gonorrhoeae in Quebec. Can. Med. Assoc. J. 141: 423–424 (1989).

7. Makrolide

Makrolide sind eine Gruppe kompliziert aufgebauter Antibiotika mit einem Laktonring und glykosidischen Bindungen an Zucker und/oder Aminozucker. Die einzelnen Makrolide unterscheiden sich in der Größe des Zyklus, dem Grundgerüst sowie der Natur der Zucker. Der zugrundeliegende Laktonring kann 14, 15 oder 16 Atome enthalten. Ring-substituierte Derivate mit gleichem Wirkungsmechanismus werden z. T. auch als Azalide bezeichnet. In der Gruppe der Makrolide sind in letzter Zeit semisynthetische Derivate entwickelt worden (Clarithromycin u.a.). Auch das z. Z. aktivste Anthelmintikum Ivermectin ist ein Makrolid. In Deutschland nicht zugelassene Makrolide sind Midekamycin, Miocamycin, Oleandomycin, Rokitamycin, Rosaramycin, Fluri- und Fludrithromycin), die keine wesentlichen Vorteile haben.

Makrolide werden in starkem Maße in den Geweben gespeichert und reichern sich auch in Körperzellen an (z.B. in Granulozyten und Makrophagen). Das erklärt die schlechte Korrelation zwischen den gemessenen Blutspiegeln und ihrer klinischen Wirksamkeit. Daher haben die Behandlungsergebnisse besondere Bedeutung.

Erythromycin

▶ **Handelsnamen:** Erythrocin, Paediathrocin u. v. a.

▶ **Eigenschaften:** Beim Erythromycin ist der makrozyklische Laktonring mit den Zuckern Desosamin und Cladinose verknüpft (Abb. 32). Erythromycin ist eine

7. Makrolide

Erythromycin A	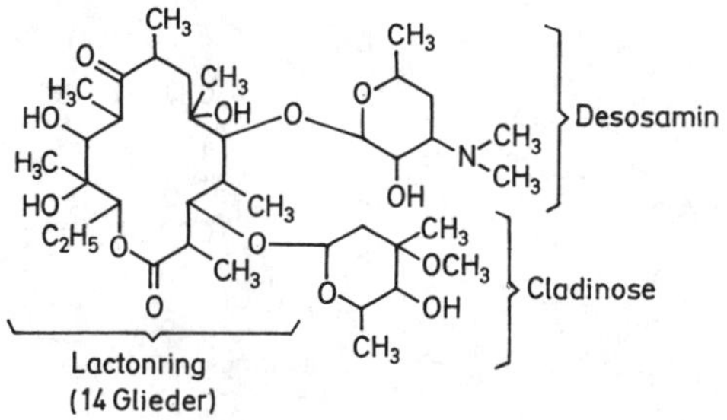 (Struktur mit Lactonring (14 Glieder), Desosamin, Cladinose)
Clarithromycin	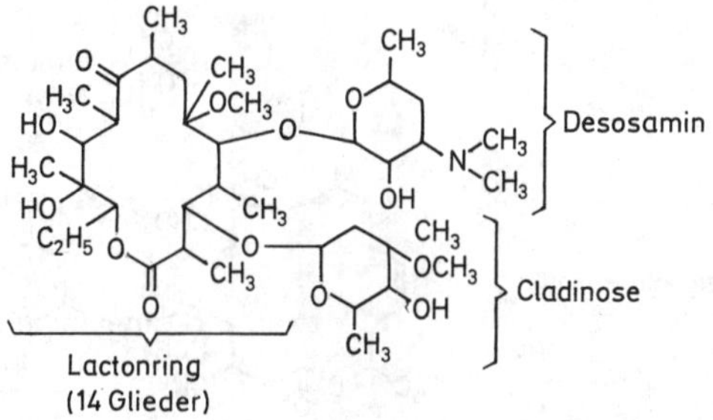 (Struktur mit Lactonring (14 Glieder), Desosamin, Cladinose; OCH_3 statt OH)
Roxithromycin	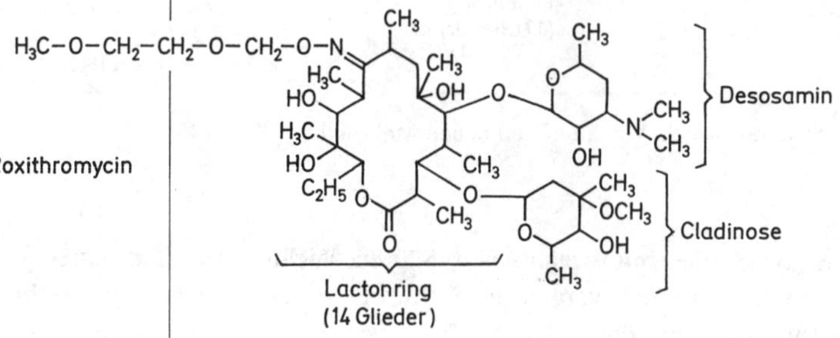 $H_3C-O-CH_2-CH_2-O-CH_2-O-N=$ (Struktur mit Lactonring (14 Glieder), Desosamin, Cladinose)
Azithromycin	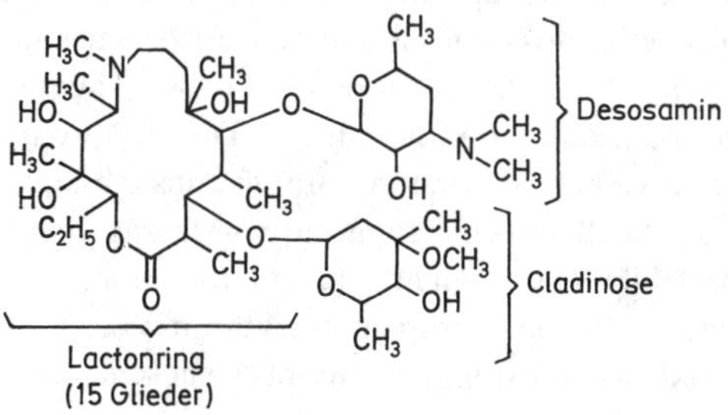 (Struktur mit Lactonring (15 Glieder), H_3C-N im Ring, Desosamin, Cladinose)

Abb. 32.

Eigenschaften der Antibiotika

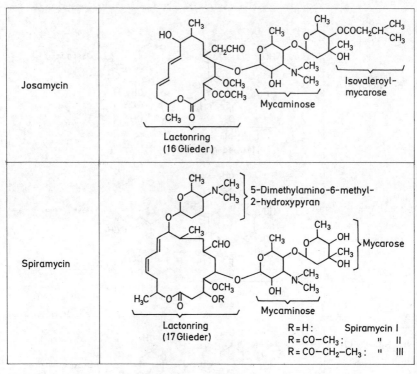

Abb. 32. Strukturformeln von alten und neuen Makroliden.

schwache Base, die mit organischen Säuren leicht Salze und Ester bildet. Therapeutisch verwendet werden die Erythromycin-Base, der Ester Erythromycin-Äthylsuccinat und die Salze Erythromycin-Estolat, Erythromycin-Stearat, Erythromycin-Glukoheptonat sowie Erythromycin-Laktobionat.
Aus den Erythromycinsalzen und dem Ester entsteht im Blut die Erythromycin-Base. Diese löst sich nur gering in Wasser, aber leicht in Äthylalkohol und anderen organischen Lösungsmitteln. Die Erythromycin-Base wird durch Säure inaktiviert, weshalb sie oral in Form von magensaftresistenten Tabletten verwendet werden muß. Auch Erythromycin-Stearat und Erythromycin-Äthylsuccinat sind säurelabil und werden mit einem Pufferzusatz oder als Filmtabletten gegeben. Erythromycin-Estolat (Propionyl-Erythromycinester-Laurylsulfat) ist gegenüber saurem Magensaft resistenter. Zur intravenösen Anwendung stehen die wasserlöslichen Salze Erythromycin-Glukoheptonat und Erythromycin-Laktobionat zur Verfügung, zur intramuskulären Applikation das gut wasserlösliche Äthylsuccinat.

7. Makrolide

▶ **Wirkungsweise:** Hemmung der ribosomalen bakteriellen Proteinsynthese. In therapeutischen Konzentrationen bakteriostatische Wirkung (wie bei allen Makroliden).

▶ **Wirkungsspektrum: Sehr empfindlich** gegen Erythromycin sind Streptococcus pneumoniae (Pneumokokken), Streptococcus pyogenes (hämolysierende Streptokokken der Gruppe A), Bordetella pertussis, Mycoplasma pneumoniae, Ureaplasma urealyticum, Legionella-Arten, Bacillus anthracis, Chlamydia trachomatis und pneumoniae, Actinomyces israeli, Erysipelothrix rhusiopathiae (Rotlaufbakterien) und Listeria monocytogenes (Tab. 23).

Mäßig empfindlich sind Campylobacter jejuni, Moraxella (Branhamella) catarrhalis, Treponema pallidum und Rickettsien sowie unter den Anaerobiern Clostridien, Peptostreptokokken und Propionibacterium acnes.

Tab. 23. In-vitro-Aktivität von Makroliden (eigene Daten). Ery = Erythromycin, Diri = Dirithromycin, Roxi = Roxithromycin, Azi = Azithromycin, Clari = Clarithromycin, C(M) = 14-Hydroxy-Clarithromycin, Spira = Spiramycin

Spezies	n	MHK$_{90\%}$ (mg/l)						
		Ery	Diri	Roxi	Azi	Clari	C(M)	Spira
Staphylococcus aureus	21	0,4	0,8	0,4	0,8	0,2	0,4	6,2
Staphylococcus epidermidis	38	25	50	50	25	12,5	12,5	6,2
Streptococcus pneumoniae	13	0,05	0,1	0,05	0,05	0,025	0,025	0,1
Streptococcus pyogenes	10	0,05	0,1	0,1	0,1	0,025	0,05	0,4
Streptococcus agalactiae	10	0,05	0,2	0,1	0,1	0,05	0,05	0,4
Haemophilus influenzae	27	6,2	12,5	25	1,6	12,5	6,2	>100
Bordetella pertussis	13	0,012	0,025	0,025	0,012	0,006	0,006	0,2
Moraxella catarrhalis	40	0,1	0,1	0,2	0,025	0,05	0,05	1,6
Escherichia coli	56	–	–	–	0,1	–	–	–
Yersinia enterocolitica	16	–	–	–	0,2	–	–	–
Salmonella typhi	1	–	–	–	0,1	–	–	–
Shigella sonnei	1	–	–	–	0,2	–	–	–

Eigenschaften der Antibiotika

Unterschiedlich empfindlich (teilweise resistent) sind Staphylokokken, Enterococcus faecalis (Enterokokken), Neisseria gonorrhoeae (Gonokokken), Neisseria meningitidis (Meningokokken) und Haemophilus influenzae. **Fast immer resistent** sind Brucellen, Nocardia asteroides, Chlamydia psittaci, Mycoplasma hominis, Bacteroides fragilis und Fusobakterien. Enterobakterien und Mykobakterien sind stets resistent.

▶ **Resistenz:** Eine primäre Resistenz gegen Erythromycin ist bei Streptococcus pneumoniae und Streptococcus pyogenes nicht selten, bei Staphylokokken häufiger (20–40%). Bei Enterococcus faecalis beträgt der Prozentsatz von resistenten Stämmen heute 20–50%. Bei Campylobacter jejuni, Mycoplasma pneumoniae und Ureaplasma urealyticum ist eine Resistenz selten beobachtet worden. Penicillin-G-resistente Gonokokken sind meist resistent gegen Erythromycin. Teilweise Kreuzresistenz zwischen Erythromycin und den anderen Makroliden sowie zwischen Erythromycin und Clindamycin. Resistenzentwicklung bei Staphylokokken nach kurzer Zeit möglich; deshalb ist die breit gestreute Anwendung von Makroliden im Krankenhaus riskant.

▶ **Pharmakokinetik:** Die *Resorption* der einzelnen oralen Formen wird kontrovers beurteilt. Oral appliziertes Erythromycin wird überwiegend im Duodenum resorbiert. Die orale Bioverfügbarkeit ist variabel und u. a. abhängig von der Erythromycin-Verbindung, der Säurestabilität der Substanz, dem Füllungszustand des Magen-Darm-Traktes und der galenischen Zubereitung. Die Erythromycin-Base ist sehr säureempfindlich, wird aber als magensaftresistente Tablette nach Passage durch den Magen aus dem Dünndarm relativ gut resorbiert. Diese Resorption unterliegt allerdings erheblichen interindividuellen Schwankungen. Erythromycin-Stearat ist ebenfalls sehr säureempfindlich und wird im Darm zur Base gespalten. Erythromycin-Äthylsuccinat wird als undissoziierter Ester resorbiert. Im Blut wird der Ester teilweise hydrolysiert. Hierbei entsteht die freie aktive Erythromycin-Base. Erythromycin-Estolat ist säurestabil. Es dissoziiert im oberen Dünndarm und setzt den inaktiven Propionatester frei, der nach Resorption im Blut teilweise zu freier Erythromycin-Base hydrolysiert wird. Einzelne orale Dosen der Erythromycin-Verbindungen führen innerhalb von 2–3 h zu Spitzenkonzentrationen im Serum. Die Spitzenkonzentrationen sind bei wiederholter Gabe höher als nach einer Einzeldosis.

Serumkonzentrationen: Nach einmaliger Gabe von 0,5 g Erythromycin-Äthylsuccinat per os liegt der Serumspiegel bei 1,8 mg/l, nach Gabe von 1 g bei 2,4 mg/l (Abb. 33). Bei einmaliger oraler Gabe von 0,5 g Erythromycin-Estolat werden im Serum Spitzenkonzentrationen von 2–3 mg/l erreicht, von denen jedoch nur 20% als antibakteriell aktive Base und 80% als inaktiver Ester vorliegen. Nach oraler Gabe von 0,5 g Erythromycin-Base wird nach 3 h ein Konzentrationsmaximum von 1,7 mg/l erreicht. Erythromycin-Stearat wird individuell sehr unterschiedlich

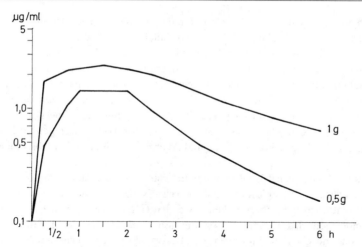

Abb. 33. Mittlere Serumspiegel nach oraler Gabe von 0,5 g und 1 g Erythromycin-Äthylsuccinat 1 h nach Standardfrühstück bei 10 gesunden Erwachsenen (eigene Daten).

resorbiert (von einigen Individuen überhaupt nicht). Wenn man Erythromycin-Laktobionat als einstündige i.v. Infusion verabreicht, findet man nach 0,5 g bei Infusionsende Serumspiegel von 10 mg/l, nach 2 h von 3 mg/l und nach 5 h von 1 mg/l. Ähnliche Werte erhält man bei i.v. Infusion von Erythromycin-Äthylsuccinat.

Bei rektaler Applikation ist die Resorption sehr unsicher. *Halbwertszeit* 2 h, bei Anurie 6 h. *Eiweißbindung* im Serum: etwa 60%. *Liquorgängigkeit:* Gering (2–5%), bei entzündeten Meningen 10–20% der Serumwerte. *Gewebekonzentrationen:* Gute Gewebepenetration (auch hohe intrazelluläre Konzentrationen). Rascher Übertritt in den Mundspeichel (konstantes Verhältnis zum Serum 1:2). In Bronchialsekret sind 30% der Serumspiegel nachweisbar. In der Pleura-, Peritoneal- und Synovialflüssigkeit 15–30% der Serumwerte. Nur 10% des mütterlichen Blutspiegels sind im Nabelschnurblut nachweisbar. Die Erythromycin-Konzentrationen in der Muttermilch betragen etwa 50% der Serumwerte. *Ausscheidung* (je nach Präparat verschieden): Mit der Galle 20–30% (bei normaler Leberfunktion Konzentrationen von 6–20–50 mg/l bei oraler Gabe und von 50–150–300 mg/l bei i.v. Gabe); mit dem Urin 2–5% nach oraler Gabe und 12–15% nach i.v. Gabe bei Harnkonzentrationen von 5–60 mg/l; mit den Fäzes: Konzentrationen von 300–600 µg/g. Hohe Metabolisierungsrate (Demethylierung zum antibakteriell unwirksamen N-Methyl-Erythromycin).

Eigenschaften der Antibiotika

▶ **Nebenwirkungen:** Bei oraler Gabe häufig gastrointestinale Störungen (Leibschmerzen, Übelkeit, dünne Stühle), vor allem bei höherer Dosierung. Bei anhaltenden Durchfällen und Koliken ist die Therapie mit Erythromycin abzubrechen und eine pseudomembranöse Kolitis durch Clostridium difficile auszuschließen. Selten sind Hautexantheme (allergisch). Erythromycin-Estolat (-Laurylsulfat) kann vor allem bei Erwachsenen bei 2–3 Wochen dauernder Therapie infolge Sensibilisierung zu einer intrahepatischen Cholestase mit oder ohne Ikterus, z. T. mit kolikartigen Leibschmerzen, besonders bei schon vorher bestehender Leberschädigung, bei Wiederholungskuren und Allergikern führen. Die Leibschmerzen können so heftig sein, daß eine Gallenkolik, Pankreatitis oder Ulkusperforation vorgetäuscht wird. Nach Weglassen des Estolats bilden sich alle Symptome rasch zurück. Deshalb Therapie mit Erythromycin-Estolat auf 7–10 Tage begrenzen, und Estolat nicht bei Leberkranken anwenden (für Erwachsene ist Estolat nicht im Handel, jedoch für Kinder als Suspension). Bei den anderen Erythromycin-Derivaten sind ebenfalls Störungen der Leberfunktion und Transaminasenerhöhung möglich, aber seltener. Die Erythromycin-Base scheint keine Leberfunktionsstörungen hervorzurufen. Reversible Hörstörungen wurden vereinzelt bei älteren Patienten mit Nieren- oder Leberinsuffizienz und bei höherer Dosierung (>4 g) beobachtet. Die i.v. Präparate führen häufig zu Phlebitis (s.u.).

▶ **Indikationen:** Akute bakterielle Infektionen des Respirationstraktes, besonders Mycoplasmen-Pneumonie, Chlamydia-pneumoniae-Pneumonie, Chlamydia-trachomatis-Pneumonie und -Konjunktivitis, Hautinfektionen durch empfindliche Keime, Erythrasma, Rosacea, Akne vulgaris. Wegen der schlechten Resorption sollte Erythromycin heute durch die besser wirksamen Makrolide Clari- und Roxithromycin ersetzt werden. Erythromycin ist immer noch Mittel der Wahl bei Legionellose (durch Legionella pneumophila) und Pertussis. Wirksam auch bei Campylobacter-Enteritis. Bei Penicillin-Allergie indiziert bei Scharlach, Erysipel, Diphtherie. Wirksam bei Trachom, Lymphogranuloma inguinale und nichtgonorrhoischer Urethritis durch Chlamydien sowie zur Keuchhusten-Prophylaxe (bei Exposition).

▶ **Falsche Indikationen:** Septische Allgemeininfektionen und Osteomyelitis, bei denen Penicilline, Cephalosporine oder Aminoglykoside rascher und sicherer wirken. Ornithose (Psittakose).

▶ **Kontraindikation:** Bei Lebererkrankungen sollten Erythromycin-Verbindungen mit Vorsicht, Erythromycin-Estolat überhaupt nicht gegeben werden.

▶ **Wechselwirkungen:** Bei gleichzeitiger Gabe von Erythromycin und Theophyllin sind die Theophyllinspiegel erhöht, so daß Nebenwirkungen durch Theophyllin auftreten können. Bei gleichzeitiger Gabe von Erythromycin und Dihydroergot-

7. Makrolide

amin oder einem nichthydrierten Mutterkornalkaloid kann es zu einer verstärkten Vasokonstriktion kommen. Erythromycin kann die nephrotoxischen Wirkungen von Cyclosporin A (vor allem bei Niereninsuffizienz) verstärken. Die Elimination von Methylprednisolon, Carbamazepin und Antikoagulantien vom Cumarintyp kann durch Erythromycin verzögert werden. Bei digitalisierten Patienten kann Erythromycin zu Erhöhungen der Digoxin-Spiegel führen.

▶ **Applikation:** Es gibt unterschiedliche Meinungen über die optimale Erythromycin-Verbindung für die orale Anwendung. Nach unserer Auffassung sollten das Erythromycin-Äthylsuccinat und die Erythromycin-Base bevorzugt werden (das Stearat wird unzuverlässig resorbiert, und das Estolat kann die Leberfunktion stärker beeinträchtigen). Die parenterale Gabe von Erythromycin-Glukoheptonat oder Erythromycin-Laktobionat kommt bei schweren Infektionen und bei Unmöglichkeit einer oralen Anwendung in Frage (als i. v. Kurzinfusion oder Dauertropfinfusion, nicht als i. v. Injektion). Bei i. v. Injektion treten häufig Venenschmerzen, Erbrechen, Übelkeit und Kreislaufreaktionen auf. Auflösung der Substanz in Aqua bidest. und Verdünnung mit 5%iger Traubenzuckerlösung genau nach Vorschrift (zu starke Lösungen führen zu Thrombophlebitis). Intramuskuläre Injektion oft schmerzhaft, nicht ratsam. Eine rektale Gabe (durch Suppositorien) ist wegen der schlechten Resorption abzulehnen. Erythromycin gibt es auch als Lösung, Salbe und Gel zur örtlichen Hautbehandlung bei Akne und als Augensalbe.

▶ **Dosierung: Orale Gabe** von Erythromycin: Erwachsene tgl. 1–2 g, Kinder 30–50 mg/kg in 2–4 Einzelgaben. Keine Dosisreduzierung bei Niereninsuffizienz.

Intravenöse Gabe von Erythromycin-Glukoheptonat oder -Laktobionat als Kurzinfusion (250–500 mg in 30 min) oder Dauertropfinfusion (1–2 g in 500–1000 ml Flüssigkeit): bei Erwachsenen tgl. 1–2 g, bei Kindern 20–30 mg/kg.

▶ **Handelsformen:** Tabletten à 0,2 g, 0,5 g Äthylsuccinat.
Suspension oder Tropfen mit 40 mg/ml und 80 mg/ml Äthylsuccinat.
Tabletten à 0,25 und 0,5 g Stearat.
Dragées à 0,25 g als Erythromycin-Base.
Suspension mit 25 mg/ml als Estolat.
Ampullen à 0,25 g als Glukoheptonat, à 1 g als Laktobionat.
Ampullen à 100 mg als Erythromycin-Äthylsuccinat zur i. m. Injektion.

▶ **Beurteilung: Vorteile:** Intrazelluläre Wirkung auf Mycoplasmen, Chlamydien und Legionellen. Auch bei Campylobacter-Enteritis und Pertussis wirksam.
Nachteile: Teilweise Resistenz von Staphylokokken, Pneumokokken, Moraxella catarrhalis und Haemophilus influenzae, daher bei bakteriellen Atemwegsinfek-

Eigenschaften der Antibiotika

tionen unsicher wirksam. Ungünstige Pharmakokinetik (unvollständige und unzuverlässige Resorption, starke Metabolisierung). Heute weitgehend durch Clarithromycin oder Roxithromycin, bei Atemwegsinfektionen evtl. auch durch Azithromycin zu ersetzen.

Literatur

BACHMANN, K., J. I. SCHWARTZ, R. FORNEY, A. FROGAMENI, L. E. JAUREGUI: The effect of erythromycin on the disposition kinetics of warfarin. Pharmacology 28: 171–176 (1984).
BRUMMETT, R. E., and K. E. FOX: Vancomycin- and erythromycin-induced hearing loss in humans. Antimicrob. Agents Chemother. 33: 791 (1989).
CARRANCO, E., J. KAREUS, C. SCHENLEY, V. PEAK, S. AL-RAJEH: Carbamazepine toxicity induced by concurrent erythromycin therapy. Arch. Neurol. 42: 187–188 (1985).
DISSE, B., U. GUNDERT-REMY, E. WEBER, K. ANDRASSY, W. SIETZEN, A. LANG: Pharmacokinetics of erythromycin in patients with different degrees of renal impairment. Internat. J. Clin. Pharmacol. Ther. and Toxicol. 24: 460–464 (1986).
EICHENWALD, H. F.: Adverse reactions to erythromycin. Pediatric Inf. Dis. 5: 147–150 (1986).
GRAFFNER, C., K. JOSEFSSON, O. STOCKMAN: Intra- and intersubject variation of erythromycin in healthy volunteers. Eur. J. Clin. Pharmacol. 28: 231–233 (1986).
HALL, K. W., C. H. NIGHTINGALE, M. GIBALDI, E. NELSON, T. R. BATES, A. R. DI SANTO: Pharmacokinetics of erythromycin in normal and alcoholic liver disease subjects. J. Clin. Pharmacol. 22: 321–325 (1982).
HAYDON, R. C., J. W. THELIN, W. E. DAVIS: Erythromycin ototoxicity: analysis and conclusions based on 22 case reports. Otolaryngol. Head Neck Surg. 92: 678 (1984).
HOVI, T., K. JOSEFSSON, O. V. RENKONEN: Erythromycin absorption in healthy volunteers from single and multiple doses of enteric-coated pellets and tablets. Eur. J. Clin. Pharmacol. 25: 271–273 (1983).
HOVI, T., M. HEIKINHEIMO: Effect of concomitant food intake on absorption kinetics of erythromycin in healthy volunteers. Eur. J. Clin. Pharmacol. 28: 231–233 (1985).
ILOPOULOU, A., M. E. ALDHOUS, A. JOHNSTON, P. TURNER: Pharmacokinetic interaction between theophylline and erythromycin. Brit. J. Clin. Pharmacol. 14: 445–499 (1982).
INMAN, W. H. W., N. S. B. RAWSON: Erythromycin estolate and jaundice. Br. Med. J. 28: 1954 (1983).
JOSEFSSON, K., T. BERGAN, L. MAGNI: Dose-related pharmacokinetics after oral administration of a new formulation of erythromycin base. Brit. J. Clin. Pharmacol. 13: 685–691 (1983).
KROBOTH, P. D., A. BROWN, J. A. LYON, F. J. KROBOTH, R. P. JUHL: Pharmacokinetics of single-dose erythromycin in normal and alcoholic liver disease subjects. Antimicrob. Ag. Chemother. 21: 135–140 (1982).
LAFORCE, C. F., H. CHAI, M. F. MILLER: Effect of erythromycin on theophylline clearance of asthmatic children. J. Pediatrics 99: 153–156 (1981).
LARREY, D., C. FUNCK-BRENTANO, P. BREIL, J. VITAUX, C. THEODORE, G. BABANY, D. PESSAYRE: Effects of erythromycin on hepatic drug-metabolizing enzymes in humans. Biochem. Pharmacol. 32: 1063–1068 (1983).
MALMBORG, A. S.: Bioavailability of erythromycin ethylsuccinate from tablet and mixture forms: A comparison with equivalent doses of erythromycin stearate. Curr. Ther. Res. 27: 733–740 (1980).

MARTELL, R., D. HEINRICHS, C. R. STILLER et al.: The effects of erythromycin in patients treated with cyclosporine. Ann. Intern. Med. *104:* 660 (1986).
MARTIN, J. R., P. JOHNSON, M. F. MILLER: Uptake, accumulation, and egress of erythromycin by tissue culture cells of human origin. Antimicrob. Ag. Chemother. *27:* 314–319 (1985).
MILLER, M. F., J. R. MARTIN, P. JOHNSON, J. T. ULRICH, E. J. RDZOK, P. BILLING: Erythromycin uptake and accumulation by human polymorphonuclear leukocytes and efficacy of erythromycin in killing ingested Legionella pneumophila. J. Infect. Dis. *149:* 714–718 (1984).
OTTERSON, M. F., S. K. SARNA: Gastrointestinal motor effects of erythromycin. Am. J. Physiol. *259:* G 355–363 (1990).
PTACHCINSKI, R. J., B. J. CARPENTER, G. J. BURCKART, R. VENKATARAMANAN, J. T. ROSENTHAL: Effect of erythromycin on cyclosporine levels. New Engl. J. Med. *313:* 1416–1417 (1985).
PUTZI, R., J. BLASER, R. LÜTHY et al.: Side-effects due to the intravenous infusion of erythromycin lactobionate. Infection *11:* 161 (1983).
RICHELMIO, P., C. BALDI, L. MANZO et al.: Erythromycin estolate impairs the mitochondrial and microsomal calcium homeostasis: correlation with hepatotoxicity. Arch. Toxicol. Suppl. *7:* 298 (1984).
SACRISTAN, J. A., J. SOTO, M. A. DE COS: Erythromycin-induced hearing loss (letter). Lancet *336:* 1080 (1990).
SATO, R. I., D. R. GRAY, S. E. BROWN: Warfarin interaction with erythromycin. Arch. Intern. Med. *144:* 2413–2414 (1984).
SCHREINER, A., A. DIGRANES: Absorption of erythromycin stearate and enteric coated erythromycin base after a single oral dose immediately before breakfast. Infection *12:* 345–348 (1984).
SCHWARTZ, J. I., K. BACHMANN: Erythromycin-warfarin interaction. Arch. Intern. Med. *144:* 2094 (1984).
TJANDRAMAGA, T. B., A. VAN HECKEN, A. MULLIE et al.: Relative bioavailability of enteric coated pellets, stearate and ethylsuccinate formulations of erythromycin. Pharmacology *29:* 305 (1984).
WEISBLUM, B.: Inducible resistance to macrolides, lincosamides and streptogramin type B antibiotics: the resistance phenotypes, its biological diversity, and structural elements that regulate expression. A review. J. Antimicrob. Chemother. *16 (Suppl. A):* 63–90 (1985).
WEISBLUM, B.: Inducible erythromycin resistance in bacteria. Br. Med. Bull. *40:* 47 (1984).
WROBLEWSKI, B. A.: Carbamazepine-erythromycin interaction. JAMA *255:* 1165–1167 (1986).
YAKATAN, G. J., C. E. RASMUSSEN, P. J. FEIS, S. WALLEN: Bioequivalence of erythromycin ethylsuccinate and enteric-coated erythromycin pellets following multiple oral doses. J. Clin. Pharmacol. *25:* 36–42 (1985).

Clarithromycin

▶ **Handelsname:** Klacid, Cyllind.

▶ **Eigenschaften:** Clarithromycin (6-0-Methyl-Erythromycin A) ist ein 14gliedriges Makrolid und unterscheidet sich vom Erythromycin durch die Substitution der Hydroxylgruppe durch eine CH_3O-Gruppe in Position 6 im Erythromycin-

Laktonring (Abb. 32). Diese Strukturänderung erklärt die im Vergleich zur Erythromycin-Base bessere Säurestabilität.

▶ **Wirkungsweise:** Bakteriostatisch wie bei anderen Makroliden (durch Hemmung der ribosomalen Proteinsynthese).

▶ **Wirkungsspektrum:** Ähnlich Erythromycin. Die In-vitro-Aktivität gegen die häufigsten bakteriellen Erreger von Atemwegsinfektionen (Tab. 23) ist fast identisch mit der von Erythromycin, jedoch ist Clarithromycin stärker wirksam gegen Legionella pneumophila, Chlamydia trachomatis, Chlamydia pneumoniae, Mycobacterium avium-intracellulare und andere Mykobakterien. Gegen Haemophilus influenzae wirkt Clarithromycin in vitro schwächer als Erythromycin. Der 14-Hydroxy-Metabolit von Clarithromycin hemmt Haemophilus in denselben Konzentrationen wie Erythromycin.

▶ **Resistenz:** Staphylococcus epidermidis und Haemophilus influenzae sind in vitro gegen Clarithromycin teilweise resistent. Es besteht eine partielle Kreuzresistenz mit anderen Makroliden.

▶ **Pharmakokinetik:** Die *Spitzenspiegel im Serum* sind 1–1,5 mg/l (nach 250 mg oral) und 2–3 mg/l (nach 500 mg oral). *Halbwertszeit:* 5 h (verlängert bei eingeschränkter Nierenfunktion und gestörter Leberfunktion). Bei einer Kreatinin-Clearance von 30–80 ml/min steigt die *Halbwertszeit* von Clarithromycin auf 12 h an, bei einer Kreatinin-Clearance unter 30 ml/min auf 32 h. *Plasmaproteinbindung:* 1%. Relativ gute Lungenpenetration. Metabolisierung zuerst durch N-Demethylisation mit stereospezifischer Hydroxylierung in Position 14 des Ringes. Die Halbwertszeit des dabei entstehenden 14-Hydroxy-Metaboliten beträgt 5 h (nach einer 250 mg-Dosis) und 7 h (nach einer 500 mg-Dosis). Die *Aussscheidung* erfolgt vorwiegend mit den Fäzes, aber zu 18% (unverändert) und zu 12% (als 14-Hydroxy-Metabolit) mit dem Harn.

▶ **Nebenwirkungen:** In 5% gastrointestinale Störungen (Übelkeit, Leibschmerzen, Durchfälle), seltener Hautausschläge.

▶ **Interaktionen:** Bei gleichzeitiger Gabe von Theophyllin oder Carbamazepin wird die Ausscheidung dieser Mittel durch Clarithromycin vermindert.

▶ **Indikationen:** Clarithromycin kommt bei nahezu allen Indikationen für orales Erythromycin in Betracht (s. S. 174), außerdem bei Infektionen durch Mycobacterium avium-intracellulare (häufig im Endstadium von AIDS). Interessant ist auch die günstige Wirkung bei Lepra.

▶ **Dosierung:** Bei Erwachsenen oral 2mal täglich 0,25–0,5 g, bei Kindern 2mal täglich 8–12 mg/kg. Bei eingeschränkter Nierenfunktion (Kreatinin-Clearance <30 ml/min) Dosisreduzierung auf die Hälfte. Bei Patienten mit gestörter Leberfunktion wird eine größere Menge von unverändertem Clarithromycin durch die Nieren ausgeschieden; dann ist bei normaler Nierenfunktion eine Dosisänderung nicht notwendig.

▶ **Handelsformen:** Tabletten à 250 mg, Suspension 25 mg/ml.

▶ **Beurteilung:** Vor allem indiziert bei Mycoplasma- und Chlamydia-trachomatis-Infektionen. Wegen der besseren Resorption kann Clarithromycin niedriger dosiert werden als Erythromycin und braucht wegen der längeren Halbwertszeit nur 2mal täglich verabreicht werden. Es ist somit die bessere Alternative zu Erythromycin.

Literatur

CASSELL, G. H., J. DRNEC, K. B. WAITES: Efficacy of clarithromycin against Mycoplasma pneumoniae. J. Antimicrob. Chemother. 27, Suppl. A, 47–59 (1991).
DABERNAT, H., C. DELMAS, M. SEGUY: The activity of clarithromycin and its 14-hydroxy metabolite against Haemophilus influenzae, determined by in-vitro and serum bactericidal tests. J. Antimicrob. Chemother. 27, Suppl. A, 19–30 (1991).
FERNANDES, P. B., D. J. HARDY, D. MCDANIEL, C. W. HANSON, R. N. SWANSON: In vitro and in vivo activities of clarithromycin against Mycobacterium avium. Antimicrob. Agents Chemother. 33: 1531–1534 (1989).
FRASCHINI, F., F. SCAGLIONE, G. PIOTUCCI: The diffusion of clarithromycin and roxithromycin into nasal mucosa, tonsil and lung in humans. J. Antimicrob. Chemother. 26, Suppl. C, (1990).
HARDY, D. J., D. M. HENSEY, J. M. BEYER: Comparative in vitro activities of new 14-, 15-, and 16-membered macrolides. Antimicrob. Ag. Chemother. 32: 1710–1719 (1988).
NEU, H. C.: The development of macrolides: clarithromycin in perspective. J. Antimicrob. Chemother. 27, Suppl. A, 1–9 (1991).
OLSSON-LILJEQUIST, B., B.-M. HOFFMANN: In-vitro activity of clarithromycin with its 14-hydroxy metabolite A-62671 against Haemophilus influenzae. J. Antimicrob. Chemother. 27, Suppl. A, 11–17 (1991).
RIDGWAY, G. L., G. MUMTAZ, L. FENELON: The in-vitro activity of clarithromycin and other macrolides against the type strain of Chlamydia pneumoniae (TWAR). J. Antimicrob. Chemother. 27, Suppl. A, 43–45 (1991).

Roxithromycin

▶ **Handelsname:** Rulid.

▶ **Eigenschaften:** Roxithromycin ist ein Oxim-Derivat des Erythromycins (s. Abb. 32). Die veränderte Struktur bewirkt eine im Vergleich zur Erythromycin-Base bessere Säurestabilität und Resorption.

Eigenschaften der Antibiotika

▶ **Wirkungsspektrum** ähnlich Erythromycin. Die In-vitro-Aktivität ist generell schlechter als die von Erythromycin. Ein Teil der Haemophilus-influenzae-Stämme ist resistent. Es besteht eine partielle Kreuzresistenz mit anderen Makroliden.

▶ **Pharmakokinetik:** Bei oraler Gabe von 150 mg relativ gute *Resorption:* mittlere Spitzenkonzentration im Serum 6 mg/l (nach 12 h 1,8 mg/l). *Halbwertszeit* 10 h (bei Leberinsuffizienz auf das Doppelte verlängert). *Plasmaeiweißbindung* 96%. *Metabolisierungsrate* nicht genau bekannt (3 Metaboliten in Fäzes und Urin nachgewiesen). Relativ gute *Penetration* in die Lungen. *Ausscheidung* vorwiegend mit den Fäzes, zu einem geringen Teil mit dem Harn (unverändert und als Metabolite).

▶ **Nebenwirkungen:** In etwa 4% gastrointestinale Störungen (Übelkeit, Bauchschmerzen, Durchfall) und Hautausschläge. Sehr selten treten eine Leberschädigung mit Cholestase und eine reversible Pankreatitis auf.

▶ **Interaktionen:** Bei gleichzeitiger Gabe von Theophyllin können die Theophyllin-Blutspiegel erhöht sein. Ergotamin-haltige Medikamente sollten nicht gleichzeitig gegeben werden, da es bei gleichzeitiger Gabe von Roxithromycin zu Durchblutungsstörungen (besonders an Fingern und Zehen) kommen kann.

▶ **Indikationen:** Im wesentlichen wie bei Erythromycin.

▶ **Kontraindikationen:** Schwere Leberfunktionsstörung, Schwangerschaft, Neugeborenenperiode.

▶ **Dosierung:** Bei Erwachsenen 2mal tgl. 150 mg oral (möglichst nüchtern). Eine höhere Dosierung ist wegen möglicher Toxizität nicht erlaubt. Bei Kindern gibt man tgl. 5 mg/kg.

▶ **Handelsform:** Tabletten à 0,15 g.

▶ **Beurteilung:** Roxithromycin wird wesentlich besser resorbiert als Erythromycin. Von Vorteil sind die niedrigere Dosierung und das größere Dosierungsintervall. Vor allem indiziert bei Mycoplasmen- und Chlamydien-Infektionen.

7. Makrolide

Literatur

BARLAM, T., H. C. NEU: In vitro comparison of the activity of RU 28965, a new macrolide, with that of erythromycin against aerobic and anaerobic bacteria. Antimicrob. Ag. Chemother. *Vol. 25:* 4: 529–531 (1984).

BÉGUÉ, P., D. A. KAFETZIS, H. ALBIN, CH. SAFRAN: Pharmacokinetics of roxithromycin in paediatrics. J. Antimicrob. Chemother. *20 (Suppl. B):* 101 (1987).

BERGOGNE-BÉRÉZIN, E.: Tissue distribution of roxithromycin. J. Antimicrob. Chemother. *20 (Suppl. B):* 113 (1987).

BLANC, F., J. D'ENFERT, S. FIESSINGER, A. LENOIR, M. RENAULT, Y. REZVANI: An evaluation of tolerance of roxithromycin in adults. J. Antimicrob. Chemother. *20 (Suppl. B):* 179 (1987).

CEVENINI, R., V. SAMBRI, M. LA PLACA: Comparative in vitro activity of RU 28965 against Chlamydia trachomatis in cell culture. Eur. J. Clin. Microbiol. *5:* 598–600 (1986).

CHAN, J., B. LUFT: Activity of roxithromycin (RU 28965), a macrolide, against Toxoplasma gondii infection in mice. Antimicrob. Ag. Chemother. *30:* 323–324 (1986).

CHANG, H. R., J.-C. F. PECHÈRE: Effect of roxithromycin on acute toxoplasmosis in mice. Antimicrob. Ag. Chemother. *31:* 1147–1149 (1987).

CHANTOT, J. F., A. BRYSKIER, J. C. GASC: Antibacterial activity of roxithromycin: a laboratory evaluation. J. Antibiotics *39:* 660–668 (1986).

GENTRY, LAYNE O.: Roxithromycin, a new macrolide antibiotic, in the treatment of infections in the lower respiratory tract: an overview. J. Antimicrob. Chemother. *20 (Suppl. B):* 145–152 (1987).

HALSTENSON, C. E., J. A. OPSAHL, M. H. SCHWENK, J. M. KOVARIK, S. K. PURI, I. HO, G. R. MATZKE: Disposition of roxithromycin in patients with normal and severely impaired renal function. Antimicrob. Agents Chemother. *34:* 385–389 (1990).

HOFFLIN, J. M., J. S. REMINGTON: In vivo synergism of roxithromycin (RU 965) and interferon against Toxoplasma gondii. Antimicrob. Ag. Chemother. *31:* 346–348 (1987).

JORGENSEN, J. H., J. S. REDDING, W. HOWELL: In vitro activity of the new macrolide antibiotic roxithromycin (RU 28965) against clinical isolates of Haemophilus influenzae. Antimicrob. Ag. Chemother. *29:* 921–922 (1986).

LE NOC, P., J. CROIZE, A. BRYSKIER, D. LE NOC, J. ROBERT: Comparative in vitro bacteriostatic and bactericidal effect of 5 macrolides: roxithromycin, erythromycin, oleandomycin, josamycin and spiramycin against 284 hospital bacterial strains. Pathol. Biol. Paris *37:* 553–559 (1989).

LUFT, B. J.: In vivo and in vitro activity of roxithromycin against Toxoplasma gondii in mice. Eur. J. Clin. Microbiol. 479–481 (1987).

NILSEN, O. G.: Comparative pharmacokinetics of macrolides. J. Antimicrob. Chemother. *20 (Suppl. B):* 81 (1987).

PERITI, P., T. MAZZEI: Pharmacokinetics of roxithromycin in renal and hepatic failure and drug interactions. J. Antimicrob. Chemother. *20 (Suppl. B):* 107 (1987).

PURI, S. K., H. B. LASSMAN: Roxithromycin: a pharmacokinetic review of a macrolide. J. Antimicrob. Chemother. *20 (Suppl. B):* 89 (1987).

SAINT-SALVI, B., D. TREMBLAY, A. SURJUS, M. A. LEFEBVRE: A study of the interaction of roxithromycin with theophylline and carbamazepine. J. Antimicrob. Chemother. *20 (Suppl. B):* 121–129 (1987).

TREMBLAY, D., A. BRYSKIER, M. VUCKOVIC, A. STOCKIS, C. MANUEL: RU 28965, nouveau macrolide semi-synthétique. Biodisponibilité et profil pharmacocinétique après administration par voie orale. Path. Biol. *33:* 502–506 (1985).

Azithromycin

▶ **Handelsname:** Zithromax.

▶ **Eigenschaften:** Azithromycin unterscheidet sich vom Erythromycin A durch ein methylsubstituiertes Stickstoffatom in Position 9a des Aglykon-(Azalid-) Ringes (s. Abb. 32), wodurch die Säurestabilität erheblich verbessert wird. In Wasser ist es schlecht löslich, aber gut löslich in Äthanol und Methanol.

▶ **Wirkungsspektrum:** Ähnlich dem von Erythromycin, jedoch erweitert auf E. coli, Salmonellen, Shigellen und Yersinia enterocolitica (Tab. 23). Im Vergleich zu Erythromycin ist die In-vitro-Aktivität von Azithromycin bei Haemophilus influenzae 4–8fach stärker, bei Moraxella catarrhalis 4fach und bei Gonokokken 8fach. Im Gegensatz dazu wirkt Azithromycin auf Staphylococcus aureus und epidermidis 4fach schwächer, auf Streptococcus pyogenes und Streptococcus pneumoniae (Pneumokokken) 8–16fach schwächer. Bei den übrigen Keimarten (auch Campylobacter jejuni, Legionellen und Chlamydia trachomatis) bestehen keine größeren Unterschiede zwischen Azithromycin und Erythromycin. Im Mäuseversuch wird eine Toxoplasmose durch Azithromycin (tgl. 200 mg/kg) geheilt.

▶ **Pharmakokinetik:** Nach oraler Gabe von 0,25 g und 0,5 g Azithromycin betragen die mittleren *Serumspitzenspiegel* nach 2 h 0,2 bzw. 0,4 mg/l. *Halbwertszeit* im Blut 12 h. *Plasmaeiweißbindung* 20%. Hohe Gewebespiegel (mehrfach höher als die gleichzeitigen Plasmaspiegel). *Urin-Recovery* in den ersten 24 h 3–5% (nach oraler Gabe) und 10% (nach i.v. Gabe). Infolge der ungewöhnlich starken Speicherung in den Geweben und der langsamen Freisetzung wird Azithromycin im Urin noch bis zur 4. Woche ausgeschieden.

▶ **Nebenwirkungen:** Ähnlich Erythromycin.

▶ **Indikationen:** Bakterielle Atemwegsinfektionen, besonders Haemophilus-Infektionen (z.B. bei eitriger Otitis media und eitriger Bronchitis) und nichtgonorrhoische Urethritis. Evtl. Toxoplasmose (bei Unverträglichkeit von Pyrimethamin + Sulfonamid).

▶ **Vorgeschlagene Dosierung:** Einmal tgl. 0,5 g (für 3 Tage) oder 1. Tag einmal tgl. 0,5 g, 2.–5. Tag einmal tgl. 0,25 g. Dosierung und Risiken bei längerer Therapie sind noch unklar.

7. Makrolide

▶ **Beurteilung:** Eine endgültige Bewertung ist noch nicht möglich. Die lange Halbwertszeit und die sehr gute Gewebepenetration können vorteilhaft sein, enthalten aber auch Risiken.

Literatur

COOPER, M. A.: The pharmacokinetics and inflammatory fluid penetration of orally administered azithromycin, J. Antimicrob. Chemother. *26:* 533–538 (1990).

DEROUIN, F., C. CHASTANG: Activity in vitro against Toxoplasma gondii of azithromycin and clarithromycin alone and with pyrimethamine. J. Antimicrob. Chemother. *25:* 708–710 (1990).

EDELSTEIN, P. H., M. A. C. EDELSTEIN: In vitro activity of azithromycin against clinical isolates of legionella species. Antimicrob. Ag. Chemother. *35:* 407–413 (1991).

FOULDS, G., R. M. SHEPARD, R. B. JOHNSON: The pharmacokinetics of azithromycin in human serum and tissues. J. Antimicrob. Chemother. *25 (Suppl. A):* 73–82 (1990).

GEVAUDIN, M. J.: Étude de l'activité de l'azithromycine et de la roxithromycine seules et en asociations vis-à-vis de Mycobacterium avium et de Mycobacterium xenopi. Path. et Biologie *38:* 413–419 (1990).

GIRARD, A. E., D. GIRARD, A. R. ENGLISH, T. D. GOOTZ, C. R. CIMOCHOWSKI, J. A. FAIELLA, S. L. HASKELL, J. A. RETSEMA: Pharmacokinetic and in vitro studies with azithromycin (CP-62,993), a new macrolide with an extended half-life and excellent tissue distribution. Antimicrob. Ag. Chemother. *31:* 1948–1954 (1987).

GLADUE, R. P., M. E. SNIDER: Intracellular accumulation of azithromycin by cultured human fibroblasts. Antimicrob. Ag. Chemother. *34:* 1056–1060 (1990).

GOLDSTEIN, F. W., M. F. EMIRIAN, A. COUTROT, J. F. ACAR: Bacteriostatic and bactericidal activity of azithromycin against Haemophilus influenzae. J. Antimicrob. Chemother. *25 (Suppl. A):* 25–28 (1990).

JOHNSON, R. C.: In-vitro and in-vivo susceptibility of Borrelia burgdorferi to azithromycin. J. Antimicrob. Chemother. *25* (Suppl. A): 33–38 (1990).

KITZIS, M. D., F. W. GOLDSTEIN, M. MIEGI, J. F. ACAR: In vitro activity of azithromycin against various Gram-negative bacilli and anaerobic bacteria. J. Antimicrob. Chemother. *25 (Suppl. A):* 15–18 (1990).

LASSUS, A.: Comparative studies of azithromycin in skin and soft-tissue infections and sexually transmitted infections by Neisseria and Chlamydia species. J. Antimicrob. Chemother. *25 (Suppl. A):* 115–121 (1990).

PAULSEN, P., C. SIMON: Influence of azithromycin on the intracellular killing of Staphylococcus aureus by human polymorphonuclear leucocytes. Chemotherapy *38:* 185–190 (1992).

RENAUDIN, H., C. BÉBÉAR: Comparative in vitro activity of azithromycin, clarithromycin, erythromycin and lomefloxacin against Mycoplasma pneumoniae, Mycoplasma hominis and Ureaplasma urealyticum. Europ. J. Clin. Microb. Infect. Dis. *9:* 838–841 (1990).

RETSEMA, J. A., A. E. GIRARD, D. GIRARD, W. B. MILISEN: Relationship of high tissue concentrations of azithromycin to bactericidal activity and efficacy in vivo. J. Antimicrob. Chemother. *25 (Suppl. A):* 83–89 (1990).

STEINGRIMSSON, O., J. H. OLAFSSON, H. THORARINSSON, R. W. RYAN, R. B. JOHNSON, R. C. TILTON: Azithromycin in the treatment of sexually transmitted disease. J. Antimicrob. Chemother. *25 (Suppl. A):* 109–114 (1990).

Eigenschaften der Antibiotika

Dirithromycin

▶ **Eigenschaften:** Erythromycin-ähnliches Makrolid mit einem 14gliedrigen Lactonring (Resorptionsester des Erythromycylamins). Strukturformel: s. Abb. 34. Nach oraler Aufnahme wird Dirithromycin im Darm vollständig in das antibakteriell aktive Erythromycylamin umgewandelt.

▶ **Wirkungsspektrum von Erythromycilamin (EMA):** Ähnlich Erythromycin. Die antibakterielle Aktivität von Erythromycin und EMA unterscheidet sich bei den verschiedenen Keimarten wenig. Im Vergleich zu Erythromycin wirkt EMA bei den meisten grampositiven Keimen, bei Moraxella catarrhalis und Bordetella pertussis gleich stark oder um einer Stufe schwächer. Die meisten Haemophilus-influenzae-Stämme sind sowohl gegen Erythromycin als auch gegen EMA resistent (bezogen auf die Höhe der Blutspiegel). Gegen Chlamydia trachomatis ist EMA 8- bzw. 16fach schwächer wirksam als Erythromycin, gegen Mycoplasma pneumoniae 5–10fach schwächer. Bei Legionellen bestehen zwischen Erythromy-

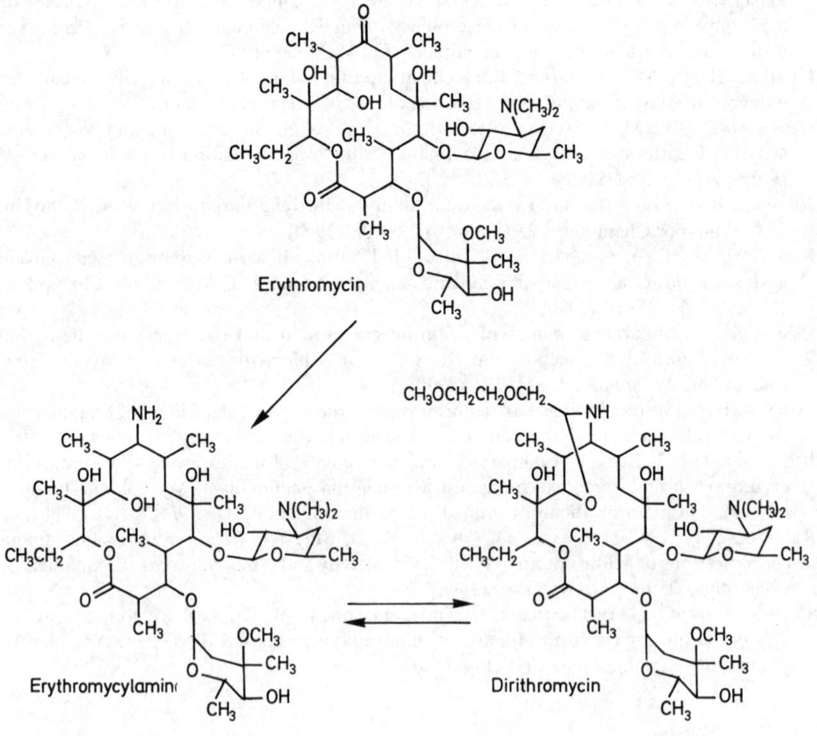

Abb. 34. Strukturformeln von Erythromycin, Erythromycyclamin und Dirithromycin.

cin und EMA keine größeren Aktivitätsunterschiede. Gegen Anaerobier (Clostridien, Bacteroides) ist EMA nur schwach wirksam.

▶ **Resistenz:** Primär resistente Stämme kommen bei Staphylokokken und Streptokokken (auch Enterokokken) in unterschiedlicher Häufigkeit vor. Eine sekundäre Resistenzentwicklung während der Therapie ist bei Staphylokokken-, Streptokokken- und Haemophilus-Infektionen selten. Es besteht eine partielle Kreuzresistenz mit anderen Makroliden.

▶ **Pharmakokinetik:** Etwa 10% der oral gegebenen Dosis werden resorbiert. Nach oraler Gabe von 0,5 g liegen die maximalen *Serumspiegel* bei 0,5 mg/l, jedoch sind die Gewebespiegel beträchtlich höher. Keine Beeinflussung durch die Nahrungsaufnahme. *Halbwertszeit* 40 h. *Plasmaeiweißbindung* 20–30%. *Ausscheidung* zu >90% biliär/fäkal, zu 1–2% mit dem Harn.

▶ **Nebenwirkungen** ähnlich wie bei Erythromycin, hauptsächlich gastrointestinale Störungen (in etwa 5%). Andere Reaktionen, auch Allergien sind selten.

▶ **Interaktion:** Bei gleichzeitiger Gabe von Theophyllin wird die Ausscheidung von Theophyllin vermindert.

▶ **Mögliche Indikationen:** Bakterielle Infektionen der oberen Atemwege, evtl. auch der Haut und der Weichteile.

▶ **Vorgeschlagene Dosierung:** Einmal täglich 0,5 g oral (am besten nach der Mahlzeit). Keine Dosisreduzierung bei Niereninsuffizienz.

▶ **Beurteilung:** Die Erfahrungen sind noch gering. Gegen Haemophilus influenzae ist Dirithromycin schwächer wirksam als Azithromycin. Eine Überlegenheit von Dirithromycin gegenüber anderen Makroliden ist nicht erkennbar.

Literatur

ECKERNAS, S. A., A. GRAHNEN, C. E. NORD: Impact of dirithromycin on the normal oral and intestinal microflora, Eur. J. Clin. Microbial. Infect. Dis. *10 (N8):* 688–692 (1991).

FRED, T., P. COUNTER, W. ENSMINGER, D. A. PRESTON, CH.-Y. E. WU, J. M. GREENE, ANNA M. FELTY-DUCKWORTH, J. W. PASCHAL, H. A. KIRST: Synthesis and antimicrobial evaluation of dirithromycin (AS-E 136; LY237216), a new macrolide antibiotic derived from erythromycin. Antimicrob. Ag. Chemother.: *35, 6:* 1116–1126 (1991).

ROLSTON, K. V., D. H. HO, B. LEBLANC, G. P. BODEY: Comparative in vitro activity of the new erythromycin derivative dirithromycin against Gram-positive bacteria isolated from cancer patients. Eur. J. Clin. Microbiol. Infect. D. *9(1):* 30 (1990).

YU, K.-W., H. C. NEU: In vitro activity of dirithromycin (LY237216) compared with activities of other macrolide antibiotics. Antimicrob. Agents Chemother. *34:* 1839–1842 (1990).

Spiramycin

▶ **Handelsname:** Rovamycine, Selectomycin.

▶ **Eigenschaften:** Spiramycin hat einen 17gliedrigen Laktonring (s. Abb. 32, S. 170). In Wasser ist es schlecht, in organischen Lösungsmitteln gut löslich.

▶ **Wirkungsspektrum:** Spiramycin wirkt wie andere Makrolide bakteriostatisch gegen grampositive Bakterien, wie Staphylococcus aureus, Staphylococcus epidermidis, Streptococcus pyogenes (hämolysierende Streptokokken der Gruppe A), Streptococcus pneumoniae (Pneumokokken) und Enterococcus faecalis (Enterokokken) sowie gegen Moraxella catarrhalis, teilweise auch gegen Neisseria gonorrhoeae (Gonokokken) und Neisseria meningitidis (Meningokokken). Im Vergleich zu Erythromycin wirkt Spiramycin gegen Staphylococcus aureus 16–32fach schwächer, gegen Streptococcus pyogenes 8–16fach schwächer und gegen Streptococcus pneumoniae 4–8fach schwächer (Tab. 23, S. 171). Resistent sind Haemophilus influenzae und alle anderen gramnegativen Stäbchen (einschließlich Enterobakterien). Spiramycin ist im Tierversuch gegen Toxoplasma gondii wirksam (bei sehr hoher Dosierung).

▶ **Resistenzhäufigkeit:** Aus jüngerer Zeit liegen wenige Angaben über die Resistenzhäufigkeit vor. Früher waren 10–20% der Staphylokokken gegen Spiramycin resistent. Bei Staphylokokken besteht teilweise eine Kreuzresistenz mit Erythromycin (es gibt Erythromycin-resistente Staphylokokken, die gegen Spiramycin empfindlich sind). Die Mehrzahl der Meningokokkenstämme ist heute resistent.

▶ **Pharmakokinetik:** Spiramycin wird bei oraler Applikation unvollständig resorbiert. Die höchsten *Serumspiegel* werden nach 2–3 h erreicht. Nach wiederholter oraler Gabe von 1 g Spiramycin alle 6 h werden Serumspiegel von 2–3 mg/l (nach 2 h) und von 1–2 mg/l (nach 6 h) gefunden. *Halbwertszeit* 2–3 h. Im Speichel sind die Konzentrationen von Spiramycin 2–3fach höher als im Serum und anscheinend besonders hoch im Prostatagewebe. Im Harn werden 5–10% der oral gegebenen Dosis ausgeschieden. Die Konzentrationen in der Galle sind höher als im Blut. Das oral resorbierte Spiramycin wird zum größeren Teil im Organismus durch Metabolisierung inaktiviert.

▶ **Mögliche Indikationen:**

1. Staphylokokken-Infektionen bei Unwirksamkeit von Erythromycin und von bakterizid wirkenden Penicillinen und Cephalosporinen. Vor Anwendung sollte die Wirksamkeit von Spiramycin in vitro geprüft werden.

2. Toxoplasmose der Augen (Chorioretinitis), wenn das stärker wirksame Pyrimethamin kontraindiziert ist. Die Wirksamkeit von Spiramycin bei Toxoplasmose anderer Organe ist unsicher.
3. Streptokokken-Infektionen im Bereich der Zähne und des Zahnfleisches (Zahnwurzelentzündung usw.).
4. Cryptosporidium-Infektionen bei AIDS (unsichere Wirkung).

▶ **Nebenwirkungen:** Magen-Darm-Störungen kommen gelegentlich vor: Übelkeit, Erbrechen und Durchfall (besonders bei höherer Dosierung). Allergische Nebenwirkungen, z. B. Hautausschläge, sind selten.

▶ **Wechselwirkungen:** Bei gleichzeitiger Gabe von Dihydroergotamin oder einem anderen Mutterkornalkaloid kann es zu einer verstärkten Vasokonstriktion kommen.

▶ **Dosierung:** Bei Staphylokokkeninfektionen und bakteriellen Infektionen im Bereich der Zähne werden 4mal tgl. 0,5 g per os empfohlen, bei Kindern bis zu 6 Jahren 4mal tgl. 12,5 mg/kg. Bei schweren Erkrankungen ist eine Verdopplung der Dosis möglich: bei Erwachsenen 4mal tgl. 1 g, bei Kindern bis zu 6 Jahren 4mal tgl. 25 mg/kg.
Bei Niereninsuffizienz ist eine Dosisreduzierung nicht notwendig. Bei Leberinsuffizienz liegen keine Erfahrungen vor.
Zur Behandlung der **Toxoplasmose** in der Schwangerschaft wird die orale Tagesdosis von 3 g für 3 Wochen empfohlen (unsichere Wirkung). Nach 2wöchiger Pause kann die gleiche Behandlung wiederholt werden (Fortsetzung der zyklischen Behandlung bis zur Entbindung s. S. 621).

▶ **Beurteilung:** Wegen der Häufigkeitszunahme von Toxoplasmose bei AIDS hat die tierexperimentell nachgewiesene Wirksamkeit von Spiramycin auf Toxoplasmen an Interesse gewonnen. Sie ist jedoch nur schwach und bei Menschen wenig gesichert. Für andere Indikationen wird Spiramycin kaum noch benötigt.

Literatur

CHAN, E. C., W. AL JOBURI, S. L. CHENG, F. DELORME: In vitro susceptibilities of oral bacterial isolates to spiramycin. Antimicrob. Agents Chemother. *33:* 2016–2018 (1989).
COLLIER, A. C., R. A. MILLER, J. D. MEYERS: Cryptosporidiosis after marrow transplantation: person-to-person transmission and treatment with spiramycin. Ann. Intern. Med. *101:* 205 (1984).
POCIDALO, J. J., F. ALBERT, J. F. DESNOTTES, S. KERNBAUM: Intraphagocytic penetration of macrolides: in-vivo comparison of erythromycin and spiramycin. J. Antimicrob. Chemother. *16 (Suppl. A):* (1985).
PORTNOY, D., M. E. WHITESIDE, E. BUCKLEY III, C. L. MACLEOD: Treatment of intestinal cryptosporidiosis with spiramycin. Ann. Intern. Med. *101:* 202 (1984).

Josamycin

▶ **Handelsname:** Wilprafen.

▶ **Eigenschaften:** Josamycin hat einen 16gliedrigen Laktonring mit einem Amino- und einem Neutralzucker (Abb. 32). Es liegt als Propionat vor (antibakteriell inaktiv), welches im Körper zur aktiven Base hydrolysiert wird. Es ist schlecht löslich in Wasser, jedoch gut löslich in Äthanol und anderen organischen Lösungsmitteln.

▶ **Wirkungsspektrum** ähnlich Erythromycin (wirksam auch gegen Bordetella pertussis und Mycoplasma pneumoniae). Resistent sind Campylobacter sowie ein Teil der Clostridien- und Fusobakterien-Stämme. Die In-vitro-Aktivität von Josamycin gegen Staphylokokken, Pneumokokken, andere Streptokokken und Haemophilus ist im Vergleich zu Erythromycin um 1–2 geometrische Verdünnungsstufen schwächer. Ein Teil der Staphylokokken-Stämme und die meisten Haemophilus-influenzae-Stämme sind resistent. Partielle Kreuzresistenz mit anderen Makroliden.

▶ **Pharmakokinetik** ähnlich Erythromycin: Unvollständige *Resorption* nach oraler Gabe, *Halbwertszeit* 1,5 h, niedrige *Urin-Recovery* (<10%), starke *Metabolisierung* in der Leber.

Die **gastrointestinalen Nebenwirkungen** sind gewöhnlich leicht (in 4–5%).

▶ **Kontraindikation:** Eingeschränkte Leberfunktion.

▶ **Dosierung:** Tgl. 1–2 g für Erwachsene, 30–50 mg/kg für Kinder (in 3–4 Einzelgaben).

▶ **Handelsformen:** Suspension (30 mg/ml), Tabletten mit 0,5 g.

▶ **Beurteilung:** Keine Vorteile im Vergleich zu Erythromycin. Unsichere Wirkung bei bakteriellen Atemwegsinfektionen, insbesondere bei Haemophilus-Infektionen.

Literatur

LONG, S. S., S. MUELLER, R. M. SWENSON: In vitro susceptibilities of anaerobic bacteria to josamycin. Antimicrob. Ag. Chemother. *9:* 859 (1976).
REESE, E. R.: In vitro susceptibility of common clinical anaerobic and aerobic isolates against josamycin. Antimicrob. Ag. Chemother. *10 (2):* 253 (1976).

SIMON, C.: Wirksamkeit von Josamycin auf bakterielle Erreger von Atemwegsinfektionen. Pädiat. Praxis *30:* 57 (1984).
STRAUSBAUGH, L. J., W. K. BOLTON, J. A. DILWORTH, R. L. GUERRANT, M. A. SANDE: Comparative pharmacology of josamycin and erythromycin stearate. Antimicrob. Ag. Chemother. *10:* 450 (1976).

8. Lincosamide

Lincosamide sind Antibiotika, die sich von den Makroliden chemisch deutlich unterscheiden, dennoch hinsichtlich des Wirkungsmechanismus, des Wirkungsspektrums und der Pharmakologie mit ihnen viele Gemeinsamkeiten haben. Der erste Vertreter dieser Gruppe ist das Lincomycin, von dem das semisynthetische Derivat Clindamycin abgeleitet worden ist. Lincomycin besteht aus einer Aminosäure, die mit dem Zucker Pyranosid durch eine Amidfunktion verknüpft ist. Es hat keine Ähnlichkeit mit anderen Antibiotika. Lincomycin und Clindamycin sind als Hydrochlorid gut wasserlöslich. Die Pioniersubstanz Lincomycin (Albiotic) wirkt in vitro schwächer und wird schlechter resorbiert als Clindamycin. Lincomycin ist daher nur noch von historischer Bedeutung.

Clindamycin

▶ **Handelsname:** Sobelin.

▶ **Eigenschaften:** Clindamycin ist ein halbsynthetisches Derivat des Lincomycins, von dem es sich durch die Substitution einer 7-Hydroxylgruppe durch ein Chloratom unterscheidet (Chlordesoxy-Lincomycin). Clindamycin ist für orale Anwendung als Hydrochlorid (Kapseln) und Palmitat (Suspension) im Handel, für parenterale und topische Anwendung als Phosphat. Das Palmitat und das Phosphat sind antibakteriell unwirksam und werden erst im Organismus rasch zum wirksamen Clindamycin umgewandelt (durch Hydrolyse). Strukturformel s. Abb. 35.

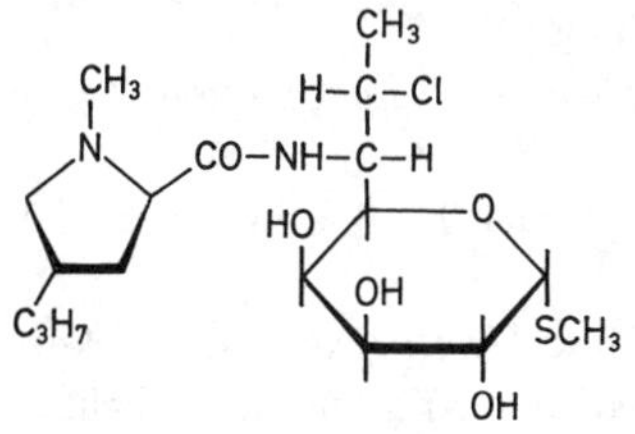

Abb. 35. Strukturformel von Clindamycin (Base).

Eigenschaften der Antibiotika

▶ **Wirkungsweise:** Clindamycin hemmt die Proteinsynthese empfindlicher Bakterien und wirkt bakteriostatisch oder bakterizid (abhängig von der Konzentration am Ort der Infektion und von der Empfindlichkeit der Erreger).

▶ **Wirkungsspektrum:** Clindamycin ist besser wirksam als Lincomycin gegen Staphylokokken, Pneumokokken und Bacteroides fragilis. Clindamycin wirkt gut gegen A-Streptokokken (Streptococcus pyogenes), Streptococcus viridans, Streptococcus durans und Streptococcus bovis, außerdem gegen Diphtheriebakterien, Milzbrandbazillen (Bacillus anthracis) und Nocardien. Unter den Anaerobiern sind empfindlich Bacteroides-, Fusobacterium-, Actinomyces-Arten, anaerobe Streptokokken (Peptostreptokokken) und anaerobe Staphylokokken, außerdem Propionibakterien (Propionibacterium acnes), Campylobacter fetus und die meisten Clostridium-perfringens-Stämme. Resistent sind andere Clostridien-Arten, Enterokokken, Listerien, Neisserien (Gonokokken, Meningokokken), aerobe gramnegative Stäbchen (meist auch Haemophilus) sowie Mycoplasma pneumoniae und Ureaplasma urealyticum. Clindamycin hat eine Wirkung gegen Toxoplasmen, die bei ZNS-Erkrankungen im Rahmen von AIDS genutzt werden kann.

▶ **Resistenz:** Etwa 3% aller Staphylokokkenstämme sind resistent gegen Clindamycin (auch ein Teil der Oxacillin-resistenten Staphylokokkenstämme). Eine Resistenz von A-Streptokokken (Streptococcus pyogenes) und Pneumokokken (Streptococcus pneumoniae) ist selten. Penicillin-G-resistente Pneumokokken sind meist auch gegen Clindamycin unempfindlich. Streptococcus-viridans-Stämme, die gegen Clindamycin und Lincomycin resistent sind, kommen selten vor. Enterokokken sind stets resistent. Einzelne Stämme von Bacteroides fragilis, Fusobacterium-Arten, Clostridium perfringens sind resistent. Eine Resistenzentwicklung von Streptokokken und Staphylokokken während der Behandlung ist möglich, aber selten. Partielle Kreuzresistenz mit Makroliden (z. B. Erythromycin) und mit Lincomycin.

▶ **Pharmakokinetik:** Resorption nach *oraler Gabe* unabhängig von der Nahrungsaufnahme zu 75% (*Blutspiegelmaxima* nach 45–60 min, nach einer Mahlzeit später). Nach 0,15 g (Abb. 36) und 0,3 g oral werden Maxima von 2,8 mg/l bzw. 4,5 mg/l erreicht, die nach 8 h auf Werte von 0,2 mg/l bzw. 0,7 mg/l abgefallen sind. Keine Kumulation bei wiederholter Anwendung.
Nach *i. m. Injektion* von 0,3 g betragen die *maximalen Serumspiegel* 6 mg/l (nach 3 h).
Nach *i. v. Injektion* von 0,15 g finden sich im Serum nach 1 h 3,3 mg/l, nach 8 h 0,5 mg/l.
Halbwertszeit 2½ h. *Plasmaeiweißbindung* 84%. Gute *Gewebegängigkeit*, relativ gute *Penetration* in den Knochen. Übertritt in den fetalen Kreislauf, aber nicht in

8. Lincosamide

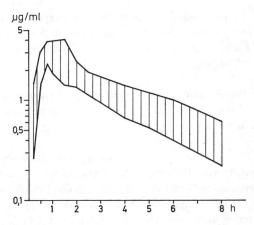

Abb. 36. Bereich der bei Erwachsenen gemessenen Clindamycin-Serumspiegel nach 1maliger oraler Applikation von 0,15 g Clindamycin (eigene Daten).

den *Liquor.* Starke Metabolisierung. Im Urin sind außer Clindamycin aktive Metaboliten (besonders N-Demethyl-Clindamycin und Clindamycin-Sulfoxid) nachweisbar. *Urin-Recovery* 20–40% (gegenüber 15–35% bei oraler Gabe). Nicht dialysierbar.

▶ **Nebenwirkungen:** In 5–20% treten weiche Stühle auf, manchmal verbunden mit Übelkeit, Erbrechen und Bauchschmerzen. Die pseudomembranöse Enterokolitis (s. S. 458) ist eine bei Erwachsenen nicht seltene gefährliche Komplikation einer Clindamycin-Therapie. Sie wird hervorgerufen durch toxinbildende Clostridien (Clostridium difficile), die sich im Darm anreichern können. Die Kolitis ist durch persistierende schwere Durchfälle und starke krampfartige Leibschmerzen mit Abgang von Blut und Schleim im Stuhl charakterisiert. Als Gegenmittel gibt man Vancomycin oral oder Metronidazol und beendet die Clindamycin-Behandlung sofort. Die Gefährlichkeit einer pseudomembranösen Enterokolitis erfordert eine Therapie schon bei klinischem Verdacht.
Allergische Reaktionen durch Clindamycin sind selten. Am häufigsten sind makulopapulöse juckende Exantheme 1–2 Wochen nach der Behandlung; auch Urtikaria, Erythema multiforme und anaphylaktische Reaktionen sind möglich. Nach i. v. Gabe von Clindamycin können (selten) ein Ikterus oder pathologische Leberfunktionsproben auftreten. Bei intramuskulärer Injektion wurden Schmerzen oder Induration an der Injektionsstelle beobachtet, bei intravenöser Injektion Thrombophlebitis, bei rascher intravenöser Injektion einer größeren Dosis Kreislaufkollaps oder Herzstillstand.

Das in der Akne-Lösung zusätzlich enthaltene Propylenglykol kann Unverträglichkeitserscheinungen hervorrufen. Der außerdem in der Lösung enthaltene Isopropylalkohol kann, wenn die Lösung versehentlich auf Schleimhäute gelangt, Reizerscheinungen auslösen.

▶ **Interaktionen:** Clindamycin kann die Wirkung von Ganglienblockern verstärken und muß deshalb bei Patienten, welche diese Medikation erhalten, mit Vorsicht verabreicht werden.

▶ **Indikationen:** Nachgewiesene oder klinisch typische Anaerobier-Infektionen (Empyem, Lungenabszeß, Peritonitis, intraabdominelle Abszesse, Becken-, Tuben-, Ovarialabszeß, Endometritis). Staphylokokken-Infektionen bei Penicillin-Allergie oder Oxacillin-Resistenz. Orale Nachbehandlung bei Staphylokokken-bedingter Osteomyelitis. Manchmal zur Therapie der ZNS-Toxoplasmose bei AIDS verwendet.

▶ **Falsche Indikationen:** Infektionen, bei denen Penicilline besser wirken.

▶ **Kontraindikationen:** Schwangerschaft. Bei jungen Säuglingen Clindamycin nicht parenteral geben, da die Lösung als Konservierungsmittel relativ viel Benzylalkohol enthält, wodurch schwere Atemstörungen und Angioödeme hervorgerufen werden können. Vorsicht bei Myasthenia gravis.

▶ **Applikation und Dosierung:** Oral tgl. 0,6–1,2 (–1,8) g in 3–4 Einzelgaben, Kinder 10–20 mg/kg. Gleiche Dosierung bei parenteraler Gabe (i. m. Injektion, i. v. Kurz- oder Dauerinfusion, nicht als rasche i. v. Injektion). Bei eingeschränkter Leberfunktion ist die Halbwertszeit verlängert, und die Serum- und die Gewebespiegel sind erhöht, so daß die Tagesdosis auf die Hälfte reduziert werden sollte. Bei schwerer Niereninsuffizienz gibt man nur ¼–⅓ der Normaldosis.

Topische Hautbehandlung mit Clindamycin-Akne-Lösung (mehrwöchige Anwendung) möglich.

▶ **Handelsformen:** Kapseln à 0,15 g und 0,075 g, außerdem Suspension (15 mg/ml). Ampullen à 0,3 g, 0,6 g und 0,9 g, Lösung zur äußerlichen Anwendung (bei schwerer Akne).

▶ **Beurteilung:** Wichtiges Antibiotikum für schwere Anaerobier- und Therapieresistente Staphylokokken-Infektionen. Wegen der Gefahr einer pseudomembranösen Enterokolitis genaue Indikationsstellung.

Literatur

AUCOIN, P. A.: Clindamycin-induced cardiac arrest. South. Med. J. *75:* 768 (1982).
BERGER, S. A., M. KUPFERMINC, J. B. LESSING, A. GOREA, I. GULL, M. R. PEYSER: Penetration of clindamycin, cefoxitin, and metronidazole into pelvic peritoneal fluid of women undergoing diagnostic laparoscopy. Antimicrob. Agents Chemother. *34:* 376–377 (1990).
BRAATHEN, L. R.: Topical clindamycin versus oral tetracycline and placebo in acne vulgaris. Scand. J. Infect. Dis. *16 (S43):* 71 (1984).
ENG, R. H. K., S. GORSKI, A. PERSON, C. MANGURA, H. CHARUEL: Clindamycin elimination in patients with liver disease. J. Antimicrob. Chemother. *8:* 277–281 (1981).
FADEN, H., J. J. HONG, P. L. OGRA: In vivo effects of clindamycin on neutrophil function – a preliminary report. J. Antimicrob. Chemother. *12 (Suppl. C):* 29–34 (1983).
KLEMPNER, M. S., B. STYRT: Clindamycin uptake by neutrophils. J. Inf. Dis. *144:* 472–479 (1981).
LEIGH, D. A.: Antibacterial activity and pharmacokinetics of clindamycin. J. Antimicrob. Chemother. *7 (Suppl. A):* 3–9 (1981).
LENNARD, E. S.: Stratified outcome comparison of clindamycin-gentamicin vs. chloramphenicol-gentamicin for treatment of intra-abdominal sepsis. Arch. Surg. *120:* 889 (1985).
LEVISON, M. E., C. T. MANGURA, B. LORBER et al.: Clindamycin compared with penicillin for the treatment of anaerobic lung abscess. Ann. Intern. Med. *98:* 466 (1983).
REIG, M., M. G. CAMPELLO, F. BAQUERO: Epidemiology of clindamycin resistance in the Bacteroides fragilis group. J. Antimicrob. Chemother. *14:* 595 (1984).
SMITH, C. J., F. L. MACRINA: Large transmissible clindamycin resistance plasmid in Bacteroides ovatus. J. Bacteriol. *158:* 739 (1984).

9. Fusidinsäure

▶ **Handelsname:** Fucidine.

▶ **Eigenschaften:** Die Fusidinsäure ist eine oberflächenaktive Substanz mit Steroidstruktur und lipophilen Eigenschaften (ein Cyclopentanperhydrophenantren). Keine Verwandtschaft mit anderen gebräuchlichen Antibiotika. Als Natrium- und Diäthanolaminsalz gut wasser- und lipidlöslich, stabil.

▶ **Wirkungsweise:** Vorwiegend bakteriostatische Wirkung (in therapeutisch erreichbaren Konzentrationen) durch Hemmung der Proteinsynthese.

▶ **Wirkungsspektrum:** Wirksam auf Staphylokokken, auch Penicillinase-bildende und Oxacillin-resistente Stämme (in sehr niedrigen Konzentrationen), ferner auf Diphtheriebakterien, Gonokokken, Meningokokken, Clostridien, Bacteroides fragilis, während die meisten Streptokokken-Stämme sowie Pneumokokken

Eigenschaften der Antibiotika

schwach empfindlich, gramnegative Bakterien resistent sind. Fusidinsäure wirkt in vitro gut auf Mycobacterium tuberculosis; die klinische Bedeutung ist noch unklar.

▶ **Resistenz:** Rasche Resistenzentwicklung in vitro möglich, aber unter der Therapie selten; sie läßt sich durch gleichzeitige Gabe eines anderen Antibiotikums (Penicillin, Vancomycin u. a.) verzögern oder verhindern. Primär resistente Staphylokokken-Stämme kommen vereinzelt vor. Keine Kreuzresistenz mit handelsüblichen Antibiotika.

▶ **Pharmakokinetik:** Nach oraler Gabe etwas verzögerte Resorption mit *Maxima* nach 2–4 h. *Serumkonzentrationen* bei kontinuierlicher Therapie mit 3mal tgl. 0,5 g 20–30 mg/l. Nach i. v. Infusion von 0,5 g Fusidinsäure über 2 h findet man im Serum 20 mg/l. *Plasmaeiweißbindung* 90–97%. *Halbwertszeit* 4–6 h. Gute *Gewebediffusion*. Relativ gute Penetration in entzündetes und nichtentzündetes Knochengewebe. Konzentration in der Synovialflüssigkeit 70–80% der Serumspiegel, in Eiter fast 100%. Geringe bis fehlende *Liquorgängigkeit* bei nichtentzündeten Meningen. Im Augenkammerwasser bei kontinuierlicher Gabe von 3mal tgl. 0,5 g therapeutisch ausreichende Spiegel (bis 1,2 mg/l). Bei wiederholten Gaben Kumulation durch enterohepatischen Zyklus. Ausscheidung vorwiegend über die Galle in hohen Konzentrationen. Nur sehr geringe Ausscheidung mit dem Harn (etwa 1%). Der größte Teil wird in der Leber zu antibakteriell inaktiven Metaboliten umgewandelt. Fusidinsäure ist nicht oder kaum dialysierbar.

▶ **Nebenwirkungen:** Bei oraler Gabe Magenschmerzen, manchmal mit Brechreiz oder Erbrechen, die bei Verabreichung mit einer Mahlzeit seltener auftreten. Selten Ikterus (reversibel). Nach i. v. Infusion können Venenspasmen und Thrombophlebitis auftreten.

▶ **Indikationen:** Staphylokokken-Infektionen (Osteomyelitis, Sepsis, Staphylokokken-Pneumonie, Haut- und Wundinfektionen), besonders bei Penicillin-Allergie und bei Versagen anderer Staphylokokken-Antibiotika. In schweren Fällen kann die Kombination mit einem Penicillin oder Cephalosporin günstig sein.

▶ **Applikation:** Oral oder als 6stdg. i. v. Infusion in ausreichender Verdünnung. Keine i. m. Injektion (Nekrosen)! Lokalbehandlung mit Fucidine-Salbe, -Gel, -Gaze, -Puder oder Augentropfen möglich.

▶ **Dosierung: Erwachsene** tgl. 1,5 g, **Kinder** tgl. 20 mg/kg, in 3 Einzelgaben. Dragées nicht gleichzeitig mit alkalisierenden Substanzen (Natriumbikarbonat,

9. Fusidinsäure

Antazida) geben. Therapiedauer 2–3 Wochen. In schweren Fällen kann die Dosis verdoppelt werden. Bei eingeschränkter Leberfunktion vorsichtige Anwendung (Bilirubin- und Transaminasenkontrolle). Nicht bei Neugeborenen mit Ikterus (Gefahr der Verdrängung von Bilirubin aus der Albuminbindung). Keine Dosisreduzierung bei Niereninsuffizienz.

▶ **Handelsformen:** Dragées à 0,25 g, Ampullen à 0,5 g, Salbe (2%ig), Creme, Gel, Gaze, Puder, Trockensubstanz zur lokalen Anwendung (als Lösung).

▶ **Beurteilung:** Staphylokokken-Antibiotikum der Reserve zur kombinierten Anwendung bei schweren Staphylokokken-Infektionen (auch bei Penicillin-Allergie oder Oxacillin-Resistenz).

Literatur

BERGERON, M. G., D. DESAULNIERS, C. LESSARD et al.: Concentrations of fusidic acid, cloxacillin, and cefamandole in sera and atrial appendages of patients undergoing cardiac surgery. Antimicrob. Ag. Chemother. *27:* 928 (1985).
BRODERSEN, R.: Fusidic acid binding to serum albumin and interaction with binding of bilirubin. Acta Paediatr. Scand. *74:* 874 (1985).
CRONBERG, S., B. CASTOR, A. THOREN: Fusidic acid for the treatment of antibiotic-associated colitis induced by Clostridium difficile. Infection *12:* 276 (1984).
FOLDES, M., R. MUNRO, T. C. SORRELL et al.: In vitro effects of vancomycin, rifampicin and fusidic acid, alone and in combination, against methicillin-resistant Staphylococcus aureus. J. Antimicrob. Chemother. *11:* 21 (1983).
FRIIS-MØLLER, A., C. RECHNITZER, L. NIELSEN, S. MADSEN: Treatment of Legionella lung abscess in a renal transplant recipient with erythromycin and fusidic acid. Eur. J. Clin. Microbiol. *4:* 513 (1985).
HANSEN, S.: Intraocular penetration of fusidic acid with topical Fucithalmic. Eur. J. Drug Metab. Pharmacokinet. *10:* 329 (1985).
KRAEMER, R., U. B. SCHAAD, G. LEBEK et al.: Sputum penetration of fusidic acid in patients with cystic fibrosis. Eur. J. Pediatr. *138:* 172 (1982).

10. Glykopeptid-Antibiotika

Es handelt sich um eine Gruppe großmolekularer Glykopeptide mit ausschließlicher Wirkung auf grampositive Erreger. Die Substanzen haben durch die starke Zunahme von Hospitalinfektionen durch Oxacillin-resistente Staphylokokken sowie von Fremdkörperinfektionen durch Staphylococcus epidermidis größere Bedeutung erlangt. Die Pioniersubstanz stellt Vancomycin dar.

Vancomycin

▶ **Handelsname:** Vancomycin.

▶ **Eigenschaften:** Großmolekulares Glykopeptid. Keine Verwandtschaft mit üblichen Antibiotika. Als Hydrochlorid gut wasserlöslich und stabil.

▶ **Wirkungsweise:** Vancomycin hemmt den Aufbau der Bakterienzellwand und wirkt bakterizid.

▶ **Wirkungsspektrum:** Staphylokokken, Streptokokken (auch Enterokokken und Pneumokokken), Clostridium difficile, Diphtheriebakterien und grampositive Anaerobier (z. B. Propionibakterien) haben eine gute bis mittlere Empfindlichkeit, während gramnegative Keime völlig resistent sind.

▶ **Resistenz:** Keine Resistenzentwicklung unter der Therapie, Vorkommen resistenter Staphylokokken sehr selten, von resistenten Enterokokken häufiger. Partielle Kreuzresistenz mit Teicoplanin und anderen Glykopeptid-Antibiotika, aber keine Kreuzresistenz mit anderen Gruppen von Antibiotika.

▶ **Pharmakokinetik:** Fast keine *Resorption* nach oraler Gabe.

Serumkonzentrationen nach i. v. Infusion von 1 g 30 mg/l und 1 mg/l (1 h bzw. 24 h nach Infusionsende). *Halbwertszeit* 6 h. Bei mehrfachen Gaben Kumulation möglich. *Plasmaeiweißbindung* 55%.
Bei *Ausscheidungsstörung* starker Anstieg auf toxische Serumkonzentrationen (bei wiederholter Gabe).
Liquorgängigkeit gering, bei Meningitis etwa 10–20%. In Pleura-, Perikard- und Gelenkflüssigkeit 50–100% der Serumwerte. Relativ gute Penetration in Lungen, Herz, Leber, Nieren, auch in Abszeßeiter, nicht jedoch in die Knochen.
Ausscheidung nach i. v. Gabe durch die Nieren zu 80–90%. Geringe Ausschei-

10. Glykopeptid-Antibiotika

dung mit der Galle (Gallenkonzentrationen bis zu 50% der Serumwerte). Nicht dialysierbar (weder durch Hämo- noch durch Peritonealdialyse).

▶ **Nebenwirkungen:** Gelegentlich Thrombophlebitis. Nicht selten Allergie mit Fieber, Urtikaria, Exanthemen; auch anaphylaktischer Schock möglich. Ototoxizität besonders bei Kumulation infolge Niereninsuffizienz, daher unbedingt Nierenfunktion vor Therapiebeginn kontrollieren! Selten sind eine reversible Neutropenie, evtl. auch Thrombozytopenie, die 1 Woche oder später nach Behandlungsbeginn und nach Überschreiten der Gesamtdosis von 25 g auftreten können (Blutbild kontrollieren). Bei zu rascher Gabe kann vorübergehend durch Freisetzung von Mediatoren Hautrötung auftreten (»Red-neck-Syndrom«), was häufig als Allergie fehlgedeutet wird. Bei rascher i. v. Injektion sind Blutdruckabfall und Herzstillstand möglich.

▶ **Interaktionen:** Vorsicht bei Kombination mit einem anderen potentiell ototoxischen und nephrotoxischen Medikament (z. B. Cisplatin)!

▶ **Indikationen:** Schwere Staphylokokken-Infektionen, wie Sepsis, Endokarditis, Osteomyelitis, die wegen Penicillin-Allergie oder Oxacillin-Resistenz nicht mit penicillinasefesten Penicillinen oder Cephalosporinen behandelt werden können. Staphylokokken-Infektionen implantierter Fremdkörper (Prothesen, Venenkatheter, Liquor-Shunt usw.). Bei therapieresistenter Staphylokokken- oder Enterokokken-Endokarditis kann eine Behandlung mit Vancomycin erfolgreich sein (bei Staphylokokken-Infektion in Kombination mit Rifampicin, bei Enterokokken-Endokarditis in Kombination mit Gentamicin). Bei Verdacht auf septische Endokarditis sowie bei Endokarditis mit Kunstklappe ist eine ungezielte Behandlung gerechtfertigt. Vancomycin kann auch zur Therapie von Fremdkörperinfektionen durch hoch resistente Korynebakterien (Corynebacterium jeikeium), Propionibakterien oder Staphylokokken indiziert sein (z. B. bei Peritonitis während kontinuierlicher ambulanter Peritonealdialyse). Die orale Gabe ist indiziert bei pseudomembranöser Enterokolitis (durch Clostridium difficile), evtl. auch zur selektiven Darmdekontamination bei onkologischen Patienten (immer in Kombination).

▶ **Kontraindikationen:** Akutes Nierenversagen, bereits bestehende Schwerhörigkeit, Gravidität.

▶ **Falsche Indikationen:** Parenterale Gabe bei Enterokolitis. Gabe der nicht resorbierbaren Kapseln zur systemischen Therapie.

▶ **Applikation:** Da Vancomycin bei oraler Gabe kaum resorbiert wird, muß es durch eine i. v. Dauertropfinfusion oder in 2–4 Kurzinfusionen zugeführt werden

(Venenreizungen möglich). Eine i. v. Injektion ist nicht erlaubt (Wärmegefühl, Brechreiz, Parästhesien, erhöhte Gefahr einer Ototoxizität durch Konzentrationsspitzen). Die intramuskuläre Gabe ist sehr schmerzhaft und kann zu Nekrosen führen. Oral als Kapseln bei Enterokolitis. Bei Vermischen von Vancomycin und Ticarcillin kann es zu sichtbaren Niederschlägen in der Infusionslösung kommen. Generell darf Vancomycin nicht mit anderen Pharmaka gemischt werden.

▶ **Dosierung: Erwachsene** tgl. 2 g in 2–4 i. v. Kurzinfusionen (0,5 g in mindestens 200 ml 5%iger Glukoselösung in mindestens 60 min). **Kinder** tgl. 20–40 mg/kg, in der 1. Lebenswoche höchstens 20 mg/kg, in der 2.–4. Lebenswoche höchstens 30 mg/kg (in 2 bzw. 3 Einzelgaben). Therapiedauer in der Regel nicht über 14 Tage, in Ausnahmefällen länger. Wenn bei Enterokokken-Endokarditis Vancomycin mit Gentamicin kombiniert werden muß, sind wegen der erhöhten Gefahr einer Ototoxizität regelmäßige Blutspiegel- und Audiometriekontrollen erforderlich. Bei Ausscheidungsstörung von Anfang an Dosisreduzierung, audiometrische Untersuchungen und Blutspiegelkontrollen (Spitzenspiegel nicht über 40 mg/l, Talspiegel zwischen 5 und 10 mg/l bei 12stündlicher Gabe, zwischen 10 und 15 mg/l bei 6stündlicher Gabe). Die empfohlene Tagesdosis hängt von der Kreatinin-Clearance ab (Tab. 24). Wenn nur der Serumkreatininwert bekannt ist, läßt sich bei **Männern** die Kreatinin-Clearance wie folgt berechnen:

$$\frac{\text{Gewicht (kg)} \times (140 - \text{Lebensjahre})}{72 \times \text{Serumkreatininwert (mg/dl)}}.$$

Bei **Frauen** wird der errechnete Wert mit 0,85 multipliziert. Danach sollte aber die Kreatinin-Clearance in üblicher Weise bestimmt werden, um einen genaueren Wert zu erhalten. Bei anurischen Patienten, die regelmäßig mit Hämodialyse behandelt werden, ergibt die i. v. Gabe von 1 g Vancomycin alle 1–2 Wochen ausreichende Blutspiegel.

Bei **Peritonitis** durch grampositive Bakterien während kontinuierlicher ambulanter Peritonealdialyse (CAPD) gibt man entweder **1mal wöchentlich** Vancomycin intraperitoneal, und zwar 30 mg/kg in 2 l Dialysat über 6 h oder **kontinuierlich** intraperitoneal 25 mg/l Dialysat.

Bei oraler Gabe genügen 4mal tgl. 0,125 g, bei Kindern 4mal tgl. 5 mg/kg (als Lösung oder Kapseln), um ausreichende Darmspiegel bei Clostridium-difficile-Infektionen zu erreichen.

Tab. 24. Vancomycin-Dosierung bei Niereninsuffizienz.

Kreatinin-Clearance (ml/min)	100	90	80	70	60	50	40	30	20	10
Vancomycin-Tagesdosis (mg)	1545	1390	1235	1080	925	770	620	465	310	155

10. Glykopeptid-Antibiotika

▶ **Handelsformen:** Ampullen à 0,5 g, zur Therapie der Enterokolitis in Deutschland nur Kapseln à 0,25 g, in Großbritannien auch Kapseln à 0,125 g.

▶ **Beurteilung:** Zuverlässig wirksames Staphylokokken-Antibiotikum, das bei der häufig vorkommenden Oxacillin-Resistenz unentbehrlich ist. Mittel der Wahl zur oralen Therapie der pseudomembranösen Enterokolitis (ungerechtfertigt teuer).

Literatur

ACKERMAN, B. H., R. W. BRADSHER: Vancomycin and red necks. Ann. Intern. Med. *102:* 724 (1985).
BAILIE, G. R., R. YU, R. MORTON, S. WALDEK: Vancomycin, red neck syndrome, and fits. Lancet *II:* 279 (1985).
BRAUNER, L., G. KAHLMETER, T. LONDHOLM, O. SIMONSEN: Vancomycin and netilmicin as first line treatment of peritonitis in CAPD patients. J. Antimicrob. Chemother. *15:* 751 (1985).
COLE, D. R., M. OLIVER, R. A. COWARD, C. B. BROWN: Allergy, red man syndrome, and vancomycin. Lancet *II:* 280 (1985).
DEAN, R. P., D. J. WAGNER, M. D. TOLPIN: Vancomycin/aminoglycoside nephrotoxicity. J. Pediatr. *106:* 861 (1985).
GARRELTS, J. C., J. D. PETERIE: Vancomycin and the "red man syndrome". New Engl. J. Med. *312:* 245 (1985).
GOLDSTEIN, F. W., A. COUTROT, A. SIEFFER, J. F. ACAR: Percentages and distributions of teicoplanin- and vancomycin-resistant strains among coagulase-negative staphylococci. Antimicrob. Agents Chemother. *34:* 899–900 (1990).
GREEN, M., R. M. WADOWSKY, K. BARBADORA: Recovery of vancomycin-resistant grampositive cocci from children. J. Clin. Microbiol. 28: 484–488 (1990).
GROSS, J. R., S. L. KAPLAN, W. G. KRAMER, E. O. MASON JR.: Vancomycin pharmacokinetics in premature infants. Pediatr. Pharmacol. *5:* 17 (1985).
GRUER, L. D. et al.: Vancomycin and tobramycin in the treatment of CAPD peritonitis. Nephron. *41:* 279 (1985).
HOLLIMANN, R.: "Red Man Syndrome" associated with rapid vancomycin infusion. Lancet *I:* 1399 (1985).
INGERMAN, M. J., SANTORO, J. VANCOMYCIN: A new old agent. Infect. Dis. Clin. North Am. *3:* 641 (1989).
MACKETT, R. L., D. R. P. GUAY: Vancomycin-induced neutropenia. Can. Med. Assoc. J. *132:* 39 (1985).
MATZKE, G. R., R. W. MCGORY, C. E. HALSTENSON, W. F. KEANE: Pharmacokinetics of vancomycin in patients with various degrees of renal function. Antimicrob. Ag. Chemother. *25:* 433 (1984).
MAYHEW, J. F., S. DEUTSCH: Cardiac arrest following administration of vancomycin. Can. Anaesth. Soc. J. *32:* 65 (1985).
MELLOR, J. A., J. KINGDOM, M. GAFFERKEY, C. T. KEANE: Vancomycin toxicity: a prospective study. J. Antimicrob. Chemother. *15:* 773 (1985).
MOELLERING, R. C., D. J. KROGSTAD, D. J. GREENBLATT: Vancomycin therapy in patients with impaired renal function: A nomogram for dosage. Ann. Intern. Med. *94:* 343 (1981).
MOORE, B. J.: Vancomycin dosage recommendations. Lancet *II:* 39 (1985).

MORDENTI, J., C. RIES, G. F. BROOKS et al.: Vancomycin-induced neutropenia complicating bone marrow recovery in a patient with leukemia: case report and reviews of the literature. Am. J. Med. *80:* 333 (1986).
NAQVI, S. H., W. J. KEENAN, R. M. REICHLEY, K. P. FORTUNE: Vancomycin pharmacokinetics in small seriously ill infants. Amer. J. Dis. Child. *140:* 107 (1986).
ODIO, C., G. H. MCCRACKEN JR., J. D. NELSON: Nephrotoxicity associated with vancomycin-aminoglycoside therapy in four children. J. Pediatr. *105:* 491 (1984).
RANSON, M. R., B. A. OPPENHEIM, A. JACKSON: Double-blind placebo controlled study of vancomycin prophylaxis for central venous catheter insertion in cancer patients. J. Hosp. Infec. *15:* 95–102 (1990).
SAHAI, J. et al.: Influence of antihistamine pretreatment on vancomycin-induced red-man syndrome. J. Infect. Dis. *160:* 876 (1989).
SCHAIBLE, D. H., M. L. ROCCI JR., G. A. ALPERT et al.: Vancomycin pharmacokinetics in infants: relationships to indices of maturation. Pediatr. Infect. Dis. *5:* 304 (1986).
SCHWALBE, R. S., J. T. STAPLETON, P. H. GILLINGAN: Emergence of vancomycin resistance in coagulase-negative staphylococci. New Engl. J. Med. *316:* 927–931 (1987).
SORRELL, T. C., P. J. COLLIGNON: A prospective study of adverse reactions associated with vancomycin therapy. J. Antimicrob. Chemother. *16:* 235 (1985).
WALKER, R. W., A. HEATON: Thrombocytopenia due to vancomycin. Lancet *I:* 932 (1985).
YOUNG, G. P. et al.: Antibiotic associated colitis due to Clostridium difficile. Double-blind comparison of vancomycin with bacitracin. Gastroenterology *89:* 1038 (1985).

Teicoplanin

▶ **Handelsname:** Targocid.

▶ **Eigenschaften:** Teicoplanin ist mit Vancomycin eng verwandt und stellt eine Mischung aus 6 hochmolekularen Glykopeptiden dar. Der Einbau von langen Fettsäurenketten verleiht dem Teicoplanin eine besondere Lipophilie.

▶ **Wirkungsweise:** Bakterizid (Hemmung der bakteriellen Zellwandsynthese).

▶ **Wirkungsspektrum:** Identisch mit dem von Vancomycin. Stärkere In-vitro-Aktivität bei Streptokokken (auch Enterokokken), nicht aber bei Staphylococcus epidermidis. Teicoplanin wirkt auf sämtliche aerobe grampositive Bakterien (auch Oxacillin-resistente Staphylokokken, Enterokokken, Corynebacterium jeikeium und Listerien), nicht aber auf gramnegative Bakterien. Die In-vitro-Aktivität gegen Clostridium difficile ist 10mal stärker als die von Vancomycin. Mit Rifampicin zusammen wirkt Teicoplanin synergistisch auf Staphylococcus epidermidis, mit Gentamicin zusammen synergistisch auf Enterokokken und Streptococcus viridans.

▶ **Resistenz:** Bei Staphylokokken und Enterokokken (besonders E. faecium) sind in einigen Ländern vereinzelt resistente Stämme gefunden worden. Es besteht eine inkomplette Kreuzresistenz mit Vancomycin.

10. Glykopeptid-Antibiotika

▶ **Pharmakokinetik:** Nach i. v. Injektion von 0,2 und 0,4 g betragen die mittleren *Serumspiegel* 14 bzw. 32 mg/l (nach 1 h) und 2,1 bzw. 5,4 mg/l (nach 24 h). *Halbwertszeit* 3,6 h (in den ersten 12 h) mit einer längeren Abklingphase. Bei wiederholten i. v. Gaben liegen die Serumspiegel fast doppelt so hoch wie nach Einzelgabe, und die Halbwertszeit ist 2–4fach verlängert. *Plasmaeiweißbindung* 90%. Gute Gewebediffusion. Die Konzentrationen in Hautblasenflüssigkeit sind 80% der gleichzeitigen Serumspiegel. Kein Übergang in den Liquor. *Ausscheidung* unverändert durch die Nieren zu etwa 50% (in 4 Tagen). Teicoplanin ist nicht dialysierbar.

▶ **Nebenwirkungen:** Teicoplanin wird im allgemeinen gut vertragen. In 4–5% treten meist leichte Nebenwirkungen auf. Relativ häufig sind allergieähnliche Erscheinungen (Juckreiz, Urtikaria, Exanthem) oder Schmerzen an der Injektionsstelle, selten Tremor. In einem Fall wurde ein Hochtonhörverlust festgestellt. Keine ausgeprägte Mediatorfreisetzung (wie bei Vancomycin).

▶ **Interaktionen:** Die Kombination mit potentiell ototoxischen Medikamenten (z. B. Aminoglykosiden) könnte die Ototoxizität verstärken.

▶ **Indikationen:** Schwere Staphylokokken- oder Enterokokken-Infektionen (z. B. bei Fremdkörperinfektionen oder Endokarditis mit Erregernachweis), vor allem bei Unwirksamkeit oder Unverträglichkeit von Cephalosporinen (am besten in Kombination mit Rifampicin).

▶ **Kontraindikationen:** Vorsicht bei akutem Nierenversagen und bei bereits bestehender Schwerhörigkeit. Dosisreduzierung bei Niereninsuffizienz. Bei Neugeborenen, Kleinkindern und Schwangeren liegen noch wenig Erfahrungen vor.

▶ **Applikation und Dosierung:** Langsame i. v. Injektion oder i. m. Injektion der Initialdosis von 2mal 400 mg (im Abstand von 12 h), dann Weiterbehandlung mit 1mal 400 mg alle 24 h. Bei Kindern gibt man initial 3mal 10 mg/kg (im Abstand von 12 h) und behandelt weiter mit 1mal 6–10 mg/kg alle 24 h. Bei einer Kreatinin-Clearance von 40–60 ml/min Tagesdosis halbieren.

▶ **Beurteilung:** Weiterentwicklung des Vancomycins (teilweise stärkere Aktivität, größeres Dosierungsintervall, bessere Verträglichkeit). Resistente Staphylokokken- und Enterokokkenstämme sind bisher selten.

Eigenschaften der Antibiotika

Literatur

AUBERT, G., S. PASSOT, F. LUCHT, G. DORCHE: Selection of vancomycin- and teicoplanin-resistant Staphylococcus haemolyticus during teicoplanin treatment of S. epidermidis infection (letter). J. Antimicrob. Chemother. *25:* 491 (1990).

BIBLER, M. R., P. T. FRAME, D. N. HAGLER et al.: Clinical evaluation of efficacy, pharmacokinetics, and safety of teicoplanin for serious gram-positive infections. Antimicrob. Ag. Chemother. *31:* 207–212 (1987).

BRUNET F., G. VEDEL, F. DREYFUS: Failure of teicoplanin therapy in two neutropenic patients with staphylococcal septicemia who recovered after administration of vancomycin. Eur. J. Clin. Microbiol. Infect. Dis. *9:* 145–147 (1990).

CALAIN, P., K.-H. KRAUSE, P. VAUDAUX et al.: Early termination of a prospective, randomized trial comparing teicoplanin and flucloxacillin for treating severe staphylococcal infections. J. Infect. Dis. *155 (2):* 187–191 (1987).

GOLDSTEIN, F. W., A. COUTROT, A. SIEFFER, J. F. ACAR: Percentages and distributions of teicoplanin- and vancomycin-resistant strains among coagulase-negative staphylococci. Antimicrob. Agents Chemother. *34:* 899–900 (1990).

GRANT, A. C., R. W. LACEY, J. H. BROWNJOHN, J. H. TURNEY: Teicoplanin-resistant coagulase-negative staphylococcus. Lancet *II:* 1166 (1986).

MARTINO, P., M. VENDITTI, A. MICOZZI et al.: Teicoplanin in the treatment of gram-positive-bacterial endocarditis. Antimicrob. Agents. Chemother. *33:* 1329–1334 (1989).

MCELRATH, M. J., D. GOLDBERG, H. C. NEU: Allergic cross-reactivity of teicoplanin and vancomycin. Lancet *I:* 47 (1986).

MCNULTY, C. A. M., G. M. F. GARDEN, R. WISE, J. M. ANDREWS: The pharmacokinetics and tissue penetration of teicoplanin. J. Antimicrob. Chemother. *16:* 743–749 (1985).

SIMON, C., M. SIMON: Antibacterial Activity of Teicoplanin and Vancomycin in Combination with Rifampicin, Fusidic Acid or Fosfomycin against Staphylococci on Vein Catheters. Scand. J. Infect. Dis. Suppl. *72:* 14–19 (1990).

STILLE, W., W. SIETZEN, H.-A. DIETRICH, J. J. FELL: Clinical efficacy and safety of teicoplanin. J. Antimicrob. Chemother. *21 (Suppl. 17):* 69 (1988).

TARRAL, E., F. JEHL, A. TARRAL, U. SIMEONI: Pharmacokinetics of teicoplanin in children. J. Antimicrob. Chemother. *21:* 47–51 (1988).

VERBIST, L., B. TJANDRAMAGA, B. HENDRICKS, A. VAN HECKEN, P. VAN MELLE, R. VERBESSELT, J. VERHAEGEN, P. J. DE SCHEPPER: In vitro activity and human pharmacokinetics of teicoplanin. Antimicrob. Ag. Chemother. *26:* 881–886 (1984).

WILSON, A. P. R., M. D. O'HARE, D. FELMINGHAM, R. N. GRÜNEBERG: Teicoplanin-resistant coagulase-negative staphylococcus. Lancet *II:* 973 (1986).

11. Pristinamycin-Derivate

Pristinamycin ist ein lange bekanntes zyklisches Peptid-Antibiotikum (Streptogramin). Es wurde für viele Jahre in Frankreich als orales Mittel gegen Staphylokokken-Infektionen verwandt. In letzter Zeit wurden semisynthetische Pristinamycin-Derivate hergestellt (z. B. RP 59500), die eine starke Aktivität gegen Staphylokokken, Streptokokken und Pneumokokken besitzen. Gegen Enterokokken sind sie nur schwach wirksam. Sie wirken auch gegen Gardnerella und Legionella sowie gegen einen Teil der Haemophilus-Stämme.

RP 59500 muß parenteral appliziert werden. Bei freiwilligen Probanden wurden hohe Blutspiegel erzielt. Halbwertszeit 1–2 h. Erhebliche Metabolisierung zu aktiven Metaboliten. Klinische Studien mit derartigen Pristinamycin- oder Streptogramin-Derivaten sind im Gange. Diese Mittel könnten einmal eine Alternative zu Vancomycin und Teicoplanin werden.

Literatur

FINCH, R. G., P. M. HAWKEY, K. J. TOWNER: RP 59500: a semi-synthetic injectable streptogramin antibiotic. J. Antimicrob. Chemother. *30 (Suppl. A):* 1–131 (1992).

MUTTON, K. J., J. H. ANDREW: In vitro activity of pristinamycin against methicillin-resistant Staphylococcus aureus. Chemother. (Basel) *29:* 218–224 (1983).

FASS, R. J.: In vitro activity of RP 59500, a semisynthetic injectable pristinamycin, against staphylococci, streptococci, and enterococci. Antimicrob. Ag. Chemother. *35:* 553–559 (1991).

LAFOREST, H., J. FOURGEAUD, H. RICHET, P. H. LAGRANGE: Comparative in vitro activities of pristinamycin, its components, and other antimicrobial agents against anaerobic bacteria. Antimicrobial Agents and Chemotherapy *32:* 1094–1096 (1988).

LEFEVRE, J. C., R. BAURIAUD: Comparative in vitro activities of pristinamycin and other antimicrobial agents against genital pathogens. Antimicrob. Ag. Chemother. *33:* 2152–2154 (1989).

12. Fosfomycin

Fosfomycin i. v.

▶ **Handelsname:** Fosfocin.

▶ **Eigenschaften:** In den USA entwickeltes, aber dort nicht eingeführtes Breitspektrum-Antibiotikum mit folgender Strukturformel (Abb. 37):

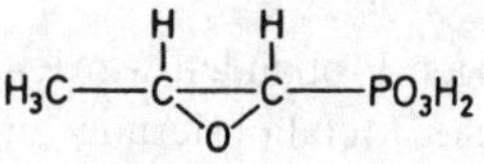

$$H_3C-\underset{H}{\underset{|}{C}}\underset{O}{\diagdown}\underset{H}{\underset{|}{C}}-PO_3H_2$$

Abb. 37. Strukturformel von Fosfomycin.

Ein Epoxyd ohne chemische Verwandtschaft mit anderen Antibiotika. Gut löslich in Wasser, unlöslich in Äthanol. 1 g Fosfomycin enthält 14,5 mval Natrium. Ein Resorptionsester zur oralen Anwendung (Fosfomycin-Trometamol) ist im Handel und eignet sich zur Kurzzeittherapie von Harnwegsinfektionen bei Frauen (s. S. 206).

▶ **Wirkungsweise:** Bakterizid in der Wachstumsphase der Bakterien (Hemmung der Zellwandsynthese über einen anderen Wirkungsmechanismus als bei β-Lactam-Antibiotika).

▶ **Wirkungsspektrum:** Wirksam auf Staphylokokken, Gonokokken, Haemophilus influenzae, E. coli, Proteus mirabilis, Salmonellen, Shigellen, auch auf Streptokokken, Pseudomonas aeruginosa und Serratia marcescens. Bei Morganella morganii, Klebsiella pneumoniae und Enterobacter-Arten ist ein relativ hoher Prozentsatz von Bakterienstämmen resistent. Fosfomycin ist bei Anaerobiern wirksam (Peptostreptokokken, Fusobakterien, Veillonellen und Clostridien, jedoch nicht bei allen Bacteroides-Arten). Aktivität stark abhängig von Nährboden, Keimeinsaat und Testtechnik. Der Zusatz von Glukose-6-Phosphat zum Nährboden verbessert die In-vitro-Wirksamkeit. Fosfomycin gehört somit zu den Antibiotika mit schlechter Korrelation zwischen Testergebnissen in vitro und klinischer Wirksamkeit.

▶ **Resistenz:** Sekundäre Resistenzentwicklung möglich (in vitro und in vivo). Ursache ist der gestörte aktive Transport von Fosfomycin in die Bakterienzellwand. Keine Kreuzresistenz mit anderen Antibiotika.

▶ **Pharmakokinetik:** *Serumspiegel* nach i. v. Infusion von 3 g 40 mg/l und von 5 g 70 mg/l (2 h nach Infusionsende). *Halbwertszeit* 2 h. Keine *Plasmaeiweißbindung*.

12. Fosfomycin

Gute *Gewebegängigkeit*. Übergang in den Liquor und fetalen Kreislauf. *Urin-Recovery* 90%, hohe Harnkonzentrationen. Geringe oder fehlende Metabolisierung. Gut dialysabel.

▶ **Nebenwirkungen:** Lokale Schmerzhaftigkeit bei i. m. Injektion, Venenreizung bei i. v. Gabe, in 8% Brechreiz und Magendruck, seltener Erbrechen, Durchfall, Dyspnoe, Kopfschmerzen und allergische Reaktionen sowie vorübergehende Erhöhung der alkalischen Phosphatase, der GOT und GPT (Transaminasen). Die starke Natriumbelastung bei höherer Dosierung muß beachtet werden.

▶ **Indikationen:** Bakterielle Infektionen durch empfindliche Keime (z. B. bei Allergie gegen Penicilline und Cephalosporine). Bei bedrohlichen Erkrankungen Kombination mit einem Penicillin oder Cephalosporin ratsam.

▶ **Kontraindikation:** Gravidität.

▶ **Dosierung:** Bei **Erwachsenen** 2–3mal tgl. 3–5 g (je nach Empfindlichkeit der Erreger), bei Kindern 2–3mal tgl. 50–80 mg/kg. Bei Niereninsuffizienz reduzierte Dosierung (Tab. 25). Applikation als i. v. Kurzinfusion (in 30 min). Bei höherer Dosierung Serumelektrolyte kontrollieren (wegen der Gefahr einer Hypernatriämie), besonders bei Herzinsuffizienz, Ödemneigung und sekundärem Hyperaldosteronismus. Dabei kann sekundär auch die Kaliumausscheidung vermehrt sein (evtl. ist eine Kaliumsubstitution erforderlich).

▶ **Handelsform:** Ampullen à 2 g, 3 g, 5 g.

▶ **Beurteilung:** Antibiotikum der Reserve (z. B. bei Staphylokokken-Osteomyelitis) mit relativ guter Verträglichkeit. Auf eine Resistenzentwicklung während der Therapie sowie auf eine Hypernatriämie ist zu achten.

Tab. 25. Dosierung von Fosfomycin bei Niereninsuffizienz.

Plasma-Kreatinin (mg/dl)	Dosis (g)	Dosierungs- intervall (h)	% der Normdosis
0,8	3	8	100
2,0	3	12	66
3,5	1,5	8	50
6,0	1,5	12	33
15,0	1,5	24	16

Fosfomycin-Trometamol (oral)

▶ **Handelsname:** Monuril.

▶ **Eigenschaften:** Fosfomycin-Trometamol ist ein oral zu verabreichendes Salz des Fosfomycins, das zu etwa 40% resorbiert wird und eine Halbwertszeit von 3 h hat. Urin-Recovery: 30–40%. Das Wirkungsspektrum von Fosfomycin umfaßt die meisten Erreger von Harnwegsinfektionen (ohne Pseudomonas).

Einzige **Indikation:** Einmaltherapie unkomplizierter Harnwegsinfektionen von Frauen. **Dosierung:** 1mal 1 Beutel mit 5,6 g Fosfomycin-Trometamol (entsprechend 3 g Fosfomycin). Nicht bei Schwangeren und bei Kindern sowie nicht bei eingeschränkter Nierenfunktion anwenden. Als **Nebenwirkung** können Durchfälle und Erbrechen auftreten.

Literatur

BERGAN, T.: Pharmacokinetic comparison between fosmomycin and other phosphonic acid derivatives. Chemotherapy 36 *(Suppl. 1):* 10–18 (1990).
GATERMANN, S., E. SCHULZ, R. MARRE: The microbiological efficacy of the combination of fosfomycin and vancomycin against clinically relevant staphylococci. Infection 17: 35 (1989).
KIRBY, W. M. M.: Pharmacokinetics of fosfomycin. Chemotherapy 23 *(Suppl. 1):* 141 (1977).
MEISSNER, A., R. HAAG, R. RAHMANZADEH: Adjuvant fosfomycin medication in chronic osteomyelitis. Infection 17: 146 (1989).
NABER, K. G., U. THYROFF-FRIESINGER: Fosfomycin trometamol versus ofloxacin/cotrimoxazole as single dose therapy of acute uncomplicated urinary tract infection in females: a multicentre study. Infection 18 *(Suppl. 2):* 70–76 (1990).
SICILIA, T., E. ESTÉVEZ, A. RODRÍGUEZ: Fosfomycin penetration into the cerebrospinal fluid of patients with bacterial meningitis. Chemotherapy 27: 405 (1981).

13. Lokalantibiotika

Die **therapeutische Wirkung** von lokal angewandten Antibiotika ist u. a. abhängig:
1. vom Wirkstoff (Löslichkeit, Wirkungsweise, Wirkungsspektrum, Aktivität, Diffusionseigenschaften),
2. von der Galenik (Freisetzung, Wirkungsdauer, Hilfsstoffe usw.),
3. von der Gefahr einer raschen sekundären Resistenzentwicklung.

▶ **Einteilung:** Es gibt 3 Gruppen von Lokalantibiotika:
1. Die Polypeptide Bacitracin, Tyrothricin, Colistin, Polymyxin B.
2. Die topischen Aminoglykoside Neomycin, Kanamycin und Paromomycin.
3. Mupirocin (Pseudomonic Acid).

Die **Verträglichkeit** ist bei Mitteln begrenzt, die von Wunden und lädierten Schleimhäuten resorbiert werden können und dann toxisch wirken (z. B. Bacitracin). Einige Mittel führen häufig zur Allergisierung (z. B. β-Lactam-Antibiotika und Neomycin). Lokalantibiotika sollten bei vorhandener lokaler bzw. systemischer Toxizität und Gefahr einer sekundären Resistenzentwicklung der Bakterien mit großer Zurückhaltung angewandt werden. Besonders die Anwendung von Antibiotika in der Mundhöhle ist wegen Unwirksamkeit und möglicher Selektion resistenter Keime bedenklich. Zur Lokalbehandlung werden oft Desinfektionsmittel propagiert. Die Konzentrationen am Ort der Wirkung sind schwer abschätzbar; sowohl Resorption als auch Konzentrierung durch Eintrocknung sind gefährlich. Bei schweren Erkrankungen kann nur die systemische Anwendung eines Antibiotikums ernste Komplikationen verhüten. Generell kann man sagen, daß ein großer Nachholbedarf für die Entwicklung und Prüfung genau definierter, seröser Lokaltherapeutika (ohne unnötige Zusätze) besteht.

Bacitracin

▶ **Eigenschaften:** Ausschließlich lokal anwendbares, sehr toxisches Polypeptid-Antibiotikum mit bakterizider Wirkung auf grampositive Bakterien (auch Staphylokokken und Enterokokken), Neisserien, Haemophilus influenzae. Nicht wirksam auf die übrigen gramnegativen Bakterien und auf Pilze. Resistenzentwicklung sehr langsam, keine Kreuzresistenz mit anderen Antibiotika. Nach oraler Gabe keine Resorption. Parenterale Anwendung wegen erheblicher Nephrotoxizität nicht mehr erlaubt.

Eigenschaften der Antibiotika

▶ **Lokale Anwendung:** In Kombination mit Neomycin in Form von Hautsalbe, Puder, Lösung, Augensalbe, Styli. Instillationen von Bacitracin (in Kombination mit Neomycin) wegen Gefahr von Nebenwirkungen abzulehnen und durch systemische Anwendung besser wirksamer Antibiotika zu ersetzen. Die Anwendung in Lutschtabletten ist wegen ungenügender Wirksamkeit bedenklich.

Tyrothricin

▶ **Eigenschaften:** Das bakterizid wirkende Lokalantibiotikum Tyrothricin (Gramicidin und Tyrocidin enthaltend) gehört zur Gruppe der Polypeptid-Antibiotika. Nur z.T. wasserlöslich, aber löslich in Alkohol und Propylenglykol. Wirksam auf grampositive Kokken und Stäbchen. Keine Kreuzresistenz mit anderen Antibiotika. Wegen starker Toxizität keine parenterale Anwendung und keine Instillation in Körperhöhlen möglich.

▶ **Anwendung:** Nur äußerlich bei oberflächlichen Infektionen in Form von Salbe, Puder oder Spray. Die alleinige lokale Behandlung einer Streptokokken-Angina mit Tyrothricin als Lutschtabletten ist keine vollwertige Therapie und verhütet nicht Spätkomplikationen.

Polymyxine (Colistin, Polymyxin B)

▶ **Eigenschaften:** Basische zyklische Polypeptide (keine Verwandtschaft mit anderen Antibiotika). Colistin, identisch mit Polymyxin E, und Polymyxin B sind chemisch nahe verwandt und können wegen ihrer Ähnlichkeit gemeinsam besprochen werden. Colistin gibt es zur oralen Verabreichung als Colistinsulfat, zur parenteralen Anwendung als Colistinmethansulfonat. Polymyxin B befindet sich für orale und parenterale Anwendung als Sulfat im Handel. Wegen ihrer Toxizität, schlechten Verträglichkeit (s.u.) und ungünstigen Pharmakokinetik (schlechte Gewebediffusion) sollte heute auf eine systemische Anwendung völlig verzichtet werden. Es steht jetzt eine Reihe von besser wirksamen und besser verträglichen Medikamenten zur Verfügung. Polymyxine können weiterhin als Lokalantibiotika verwendet werden.
Colistin wird in Deutschland nach Einheiten dosiert (1 E = 0,033 µg Colistin-Base, 1 mg Colistin-Base = etwa 30000 E), Polymyxin B nach Gewicht (1 mg Polymyxin-B-Base = 10000 E). Die Sulfate von Colistin und Polymyxin B sind gut wasserlöslich und relativ stabil.

▶ **Wirkungsweise:** Bakterizide Wirkung auf ruhende und sich vermehrende Keime mit Angriffspunkt an der Zytoplasmamembran (als Kationendetergentien). Die Polymyxine beeinflussen vorwiegend extrazellulär gelegene Keime, nicht oder nur in schwachem Maße intrazellulär gelegene Bakterien.

▶ **Wirkungsspektrum:** Wirkung ausschließlich auf gramnegative Bakterien, wie Pseudomonas aeruginosa, E. coli, Enterobacter, Klebsiella, Brucellen. Bei diesen Keimarten kommen auch resistente Bakterienstämme vor. Stets empfindlich sind Salmonellen, Shigellen, Pasteurellen, Haemophilus influenzae, während Proteus, Gonokokken, Meningokokken und grampositive Bakterien resistent sind.

▶ **Resistenz:** Nur langsame Resistenzentwicklung in vitro, unter der Therapie selten. Komplette Kreuzresistenz zwischen Colistin und Polymyxin B.

▶ **Pharmakokinetik:** Resorption nach oraler Gabe sehr gering, daher hohe Konzentrationen im Darmlumen, jedoch kann bei starker Entzündung der Darmschleimhaut ein Teil der verabreichten Dosis resorbiert werden und toxisch wirken. Bei Haut- und Schleimhautinfektionen mit Geschwürsbildung ist ebenfalls eine Resorption möglich.

▶ **Nebenwirkungen** bei parenteraler Anwendung sind Neuro- und Nephrotoxizität, allergische Reaktionen und neuromuskuläre Blockade. Die Inhalation eines Polymyxin-Aerosols kann zu Histaminfreisetzung und Bronchospasmen führen.

▶ **Indikationen:** Orale Gabe zur Darmdekontamination (bei Leukämikern). Polymyxin B ist in vielen Lokalpräparaten für die Dermatologie, HNO- und Augenheilkunde enthalten.

▶ **Kontraindikationen:** Instillation in Körperhöhlen (außer Harnblase) und Lokalbehandlung von offenen Wunden und Verbrennungen (wegen Resorptionsmöglichkeit Gefahr von toxischen Nebenwirkungen).

▶ **Applikation:** Orale Gabe zur Darmdekontamination. Anwendung in Salben- oder Puderform bei Verbrennungen, Wundinfektionen usw. sowie als Augen- und Ohrentropfen. Instillationen in die Pleurahöhle, in Gelenke usw. nicht ratsam wegen Resorptionsmöglichkeit. Keine intrathekale Applikation wegen der Gefahr eines Cauda-equina-Syndroms.

▶ **Dosierung:** Mittlere Tagesdosen bei **oraler Gabe** von **Colistinsulfat:** Erwachsene 8 Mill. E, Kinder von 1–12 J. 4 Mill. E, Säuglinge 0,25 Mill. E/kg; **Polymyxin-B-Sulfat:** Erwachsene und Kinder von 6–12 J. 300–400 mg, Kinder von 2–5 J. 150–225 mg, Säuglinge 20 mg/kg.
Zur **Inhalationsbehandlung** werden Polymyxin-B-Lösungen von 1–10 mg in 2 ml benutzt (schleimhautreizend).

▶ **Handelsformen:** Colistin-Tabl. à 0,5 Mill. E (= 16,7 mg). Polymyxin-B-Tabl. à 25 mg. Polymyxin B ist Bestandteil in Salbe, Creme, Gel, Puder, Spray, Augensalbe, Augentropfen, Ohrtropfen, Nasenspray, Vaginalkapseln, Lösung für Blasenspülung (oft zusammen mit Neomycin oder Bacitracin oder einem Kortikosteroid).

▶ **Beurteilung:** Anwendung nur noch zur Lokaltherapie bei Infektionen durch gramnegative Stäbchen.

Literatur

GODARD, J., C. GUILLAUME, M. E. REVERDY, P. BACHMANN, B. BUI-XUAN, A. NAGEOTTE, J. MOTIN: Intestinal decontamination in a polyvalent ICU. A double-blind study. Intensive Care Med. *16:* 307 (1990).

Neomycin

▶ **Eigenschaften:** Neomycin B mit Framycetin identisch. Nur noch zur Lokaltherapie brauchbares toxisches Aminoglykosid. Die Wirkung richtet sich vor allem gegen gramnegative Bakterien einschließlich Salmonellen und Shigellen, teilweise auch gegen Proteus und E. coli, selten gegen Pseudomonas aeruginosa, außerdem gegen einen Teil der Staphylokokken-Stämme. Streptokokken und Enterokokken sowie andere Pseudomonaden sind resistent. Stufenweise langsame Resistenzentwicklung möglich. Komplette Kreuzresistenz mit Kanamycin und Paromomycin, teilweise auch mit Streptomycin und Gentamicin.
Keine oder geringfügige **Resorption** nach oraler Gabe.

▶ **Nebenwirkungen:** Wegen erheblicher **Oto-** und **Nephrotoxizität** parenterale Anwendung kontraindiziert. Bei Resorption aus großen Wundflächen oder Darmgeschwüren Gefahr von Nebenwirkungen. Wenn bei Leberkoma Neomycin oral in hoher Dosierung über lange Zeit gegeben wird, können kleine Mengen aus dem Darm resorbiert werden, die bei gleichzeitiger Niereninsuffizienz kumulieren und zur Ertaubung führen. **Allergische** Nebenwirkungen an der Haut sind bei lokaler Anwendung nicht selten (Kontaktdermatitis). In vitro und in vivo setzt Neomycin Histamin aus Mastzellen frei. Bei oraler Gabe kann es zum Überwuchern von Candida (Soor-Enteritis) kommen, daher prophylaktische Gabe von Nystatin ratsam. Eine schwere Enterokolitis durch Neomycin-resistente Staphylokokken wurde nach oraler Gabe beobachtet. Neomycin kann bei hochdosierter oraler Behandlung über längere Zeit durch Schleimhautschädigung ein **Malabsorptionssyndrom** mit Diarrhoe und Steatorrhoe hervorrufen, das nach Absetzen meist reversibel ist.

13. Lokalantibiotika

▶ **Lokale Anwendung:**
1. In Form von **Salbe, Puder, Spray, Lösung, Augen-** und **Ohrentropfen** sowie **Augensalbe** bei oberflächlichen Haut- und Schleimhautinfektionen. Bei topischer Anwendung wegen Resorptionsgefahr Gesamtdosis von 15 mg/kg/Tag nicht überschreiten, Therapiedauer 1–3 Tage, bei längerer Dauer Dosis reduzieren.
2. **Instillation:** Heute nicht mehr empfohlen, seitdem hochwirksame Antibiotika zur systemischen Anwendung zur Verfügung stehen, welche gut in Körperhöhlen penetrieren. Bei intraperitonealer und intrapleuraler Instillation Gefahr der neuromuskulären Blockade (Atemstillstand), besonders bei gleichzeitiger Gabe von Muskelrelaxantien. Gegenmittel: Prostigmin und Kalziumglukonat i. v.
3. **Orale Gabe** bei bakteriellen Darminfektionen nicht mehr gerechtfertigt (klinisch meist wirkungslos, Gefahr von Nebenwirkungen). Auf keinen Fall bei Ileus und Niereninsuffizienz anwenden (Kumulation kleiner, vom Darm resorbierter Neomycin-Mengen möglich). Neomycin wird manchmal noch vor Darmoperationen, bei Leukämie und Leberkoma benutzt. Dosierung: Erwachsene 2–4 g oral, Kinder 30–60 mg/kg, verteilt auf 4–6 Einzelgaben, eventuell in Kombination mit Nystatin (gegen Candida).

▶ **Beurteilung:** Veraltetes toxisches Aminoglykosid, das wegen häufiger Unwirksamkeit, Resistenzentwicklung und Allergisierungsgefahr nicht mehr verwendet werden sollte.

Literatur

BREEN, L. J., R. E. BRYANT, J. D. LEVINSON, S. SCHENKER: Neomycin absorption in man. Ann. Intern. Med. 76: 211 (1972).
WEINSTEIN, A. J., M. MCHENRY, T. L. GAVAN: Systemic absorption of neomycin irrigating solution. JAMA 238: 152 (1977).

Kanamycin

Bei lokaler Anwendung als Aminoglykosid **wirksam auf** Staphylokokken, E. coli, Enterobacter aerogenes, Klebsiella pneumoniae, teilweise auch Proteus und Serratia. Resistent sind Streptokokken (einschließlich Enterokokken), Pseudomonas, Bacteroides, Clostridien, Pilze. Primäre **Resistenz** bei E. coli und anderen gramnegativen Stäbchen häufig. Resistenzentwicklung unter der Therapie möglich. Komplette Kreuzresistenz mit Neomycin und Paromomycin, teilweise auch mit Streptomycin und Gentamicin.
Wegen der **Ototoxizität** heute nicht mehr systemisch angewandt. Nur noch als Hautsalbe, Augentropfen und -salbe im Handel.

Paromomycin

▶ **Handelsname:** Humatin.

▶ **Eigenschaften: Nur lokal** anwendbares, bakterizides Aminoglykosid-Antibiotikum, identisch mit **Aminosidin** und **Catenulin**, als Paromomycin-Base gut wasserlöslich.

▶ **Wirkung** auf E. coli, Enterobacter aerogenes, Klebsiella pneumoniae, Salmonellen, Shigellen, Proteus, Staphylokokken. Gegen Pseudomonas aeruginosa schwach wirksam. Resistent sind Clostridien, Pilze, Viren. Im Krankenhausmilieu sind primär resistente Darmbakterien gefunden worden. Kreuzresistenz mit Kanamycin und Neomycin, teilweise auch mit Streptomycin.

▶ **Resorption:** Nach oraler Gabe sehr gering.

▶ **Nebenwirkungen:** Wegen Oto- und Nephrotoxizität parenterale Anwendung kontraindiziert. Bei oraler Gabe können gastrointestinale Störungen auftreten. Auch ein Malabsorptionssyndrom und ein Überwuchern von Pilzen sind möglich. Vorsicht bei Patienten mit Geschwüren im Magen-Darm-Trakt (stärkere Resorption, Gefahr einer Nierenschädigung).

▶ **Anwendung:** Bei bakterieller Enterokolitis heute nicht mehr gerechtfertigt. **Erwachsene** erhielten früher tgl. 1–2 g, **Kinder** tgl. 50 mg/kg, verteilt auf 3–4 Einzelgaben, Dauer 7 Tage.

Mupirocin

▶ **Handelsname:** Eismycin.

▶ **Eigenschaften:** Von Pseudomonas fluorescens gebildetes Antibiotikum mit ausschließlicher Wirkung gegen Staphylokokken und Streptokokken. Vorwiegend bakteriostatische Wirkung (Hemmung der Proteinsynthese der Bakterien). Keine Verwandtschaft mit anderen Antibiotika. Keine Gefahr von rascher sekundärer Resistenzentwicklung. Primär resistente Staphylokokken-Stämme kommen vor. Bei oraler Gabe wird Mupirocin gut resorbiert, aber im Organismus rasch abgebaut.

▶ **Anwendung** als Hautsalbe bei Staphylokokken- und Streptokokkeninfektionen der Haut. Die Hautsalbe soll 1–3mal tgl. auf die infizierten Hautpartien aufgetragen werden. Als seltene Nebenwirkung können Jucken, Brennen, Rötung und Austrocknung auftreten. Nicht am Auge oder in der Nase applizieren. Es gibt eine spezielle Nasensalbe zur Elimination von Oxacillin-resistenten Staphylokokken (MRSA) bei Trägern.

▶ **Kontraindikationen:** Schwangerschaft. Anwendung auf großen Hautflächen bei eingeschränkter Nierenfunktion.

Literatur

BULANDA, M., M. GRUSZKA, B. HECZKO: Effect of mupirocin on nasal carriage of Staphylococcus aureus. J. Hosp. Infect. *14:* 117–124 (1989).
CASEWELL, M. W., R. L. R. HILL: Mupirocin ("Pseudomonic acid") – a promising new topical antimicrobial agent. J. Antimicrob. Chemother. *19:* 1–5 (1987).
EELLS, L. D., P. M. MERTZ, Y. PIOVANETTI, G. M. PEKOE, W. H. EAGLSTEIN: Topical antibiotic treatment of impetigo with mupirocin. Arch. Dermatol. *122:* 1273–1276 (1986).
GILBERT, M.: Topical 2% mupirocin versus 2% fusidic acid ointment in the treatment of primary and secondary skin infections. J. Am. Acad. Dermatol. *20:* 1083–1087 (1989).
Medical Letter. Mupirocin – a new topical antibiotic. Med. Lett. Drugs Ther. *30:* 55 (1988).
RODE, H., D. HANSLO, P. M. DE WET et al.: Efficacy of mupirocin in methicillin-resistant Staphylococcus aureus burn wound infection. Antimicrob. Agents. Chemother. *33:* 1358–1361 (1989).
WHITE, D. G., P. O. COLLINS, R. B. ROWSELL: Topical antibiotics in the treatment of superficial skin infections in general practice – a comparison of mupirocin with sodium fusidate. J. Infect. *18:* 221–229 (1989).
WUITE, J. et al.: Pseudomonic acid, a new antibiotic for topical therapy. J. Amer. Acad. Dermatol. *12:* 1026–1301 (1985).

14. Antimikrobielle Folsäureantagonisten

Sulfonamide

Sulfonamide sind wichtige Pioniersubstanzen. Wesentliche Prinzipien der antibakteriellen Chemotherapie sind an Sulfonamiden erarbeitet worden. Die geringe Aktivität sowie die schnelle Resistenzentwicklung waren die Gründe, die Sulfonamide in Monotherapie weitgehend zu verlassen. Sulfonamide sind jedoch weiterhin wichtig als Kombinationspartner mit einem Folsäureantagonisten, wie Trimethoprim oder Pyrimethamin zur Therapie von bakteriellen Infektionen bzw. Protozoeninfektionen. Aus der großen Zahl früherer Sulfonamide sind nur noch wenige Derivate erwähnenswert, die sich u. a. in ihrer Halbwertszeit unterscheiden.

▶ **Einteilung: Kurzzeitsulfonamide:** Sulfaharnstoff. **Mittelzeitsulfonamide:** Sulfadiazin, Sulfamethoxazol. **Langzeitsulfonamide:** Sulfamethoxydiazin. **Ultralangzeitsulfonamide:** Sulfametopyrazin = Sulfalen (Longum, Kelfizin W), Sulfadoxin (enthalten in Fansidar). **Schwer resorbierbare Sulfonamide:** Formophthalylsulfacarbamid (Intestin-Euvernil), Sulfaguanol (Enterocura).

▶ **Eigenschaften:** Sulfonamide sind Derivate des p-Amino-benzol-Sulfonamids (Sulfanilamids) und bestehen aus einem Benzolkern mit einer Amino-(NH_2-) und einer Sulfamid-(SO_2NH_2-)Gruppe. Strukturformel des Sulfanilamids s. Abb. 38.

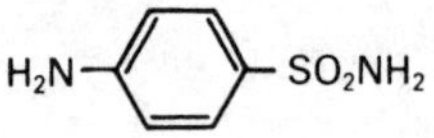

H_2N—⟨⟩— SO_2NH_2

Abb. 38. Strukturformel von Sulfanilamid.

▶ **Wirkungsweise:** Bakteriostatische Wirkung auf proliferierende Keime durch Hemmung der Folsäuresynthese (Blockierung des Fermentes, welches unter Verwendung von Paraaminobenzoesäure die Bildung von Folsäure bewirkt), teilweise auch durch Inaktivierung von anderen Fermenten, z. B. der Dehydrogenase oder Carboxylase (Hemmung der Bakterienatmung). Da alle Bakterien einen gewissen Vorrat an Folsäure haben, tritt die Sulfonamidwirkung stets verzögert ein.

▶ **Wirkungsspektrum:** Gute Wirksamkeit auf Streptokokken (außer Enterokokken), Pneumokokken, Meningokokken, Aktinomyzeten, Nocardien, Chlamydien.

14. Antimikrobielle Folsäureantagonisten

Mittlere, geringe oder unterschiedliche Wirksamkeit auf E. coli, Proteus, Klebsiella pneumoniae, Enterobacter aerogenes, Haemophilus influenzae, Pseudomonas aeruginosa, Brucellen, Enterokokken, Gonokokken, Staphylokokken, Shigellen u. a. Sulfonamide wirken auch auf bestimmte Protozoen (Pneumozystis, Toxoplasmen, Malariaplasmodien). **Resistent** sind Rickettsien, Spirochäten, Mykobakterien, Pilze u. a.

▶ **Resistenz:** Resistenzentwicklung von Streptokokken, Pneumokokken, Gonokokken u. a. während längerer Behandlung (über 3 Wochen) möglich. Meningokokken sind heute zum großen Teil gegen Sulfonamide resistent (bis zu 75%), auch Shigellen, Proteus, E. coli u. a. Fast völlige Kreuzresistenz zwischen den einzelnen Sulfonamidpräparaten, keine Kreuzresistenz mit Antibiotika. Die In-vitro-Testung, besonders mit dem Blättchentest, ist bei Sulfonamiden unzuverlässig (Inokulum-Effekt, Antagonisten im Nährboden).

▶ **Pharmakokinetik:** Gute *Resorption* der üblichen Sulfonamide nach oraler Gabe im Magen und Dünndarm (80–100%), maximale Blutspiegel nach 4–6 h. *Blutspiegel* nach oraler Gabe bei den einzelnen Präparaten verschieden (zwischen 50 und 150 mg/l); entscheidend ist der Gehalt an freiem, nicht azetylierten und nicht an Eiweiß gebundenen Sulfonamid. *Halbwertszeit* im Blut bei den Kurzzeitsulfonamiden weniger als 8 h, bei den Mittelzeitsulfonamiden 8–15 h, bei den Langzeitsulfonamiden zwischen 24 und 48 h, bei Sulfalen etwa 65 h, bei Sulfadoxin 5 Tage.
Plasmaeiweißbindung: Ein Teil der Sulfonamide ist im Blut reversibel an Eiweiß gebunden und hat keine antibakterielle Aktivität, ebenso der irreversibel azetylierte Sulfonamidanteil. Der Grad der Eiweißbindung ist je nach Blutspiegel verschieden und bei Kurzzeitsulfonamiden im allgemeinen geringer als bei den meisten Mittel- und Langzeitsulfonamiden (70–90% und darüber). Bei dem Ultralangzeitsulfonamid Sulfalen allerdings beträgt die Eiweißbindung nur 34%. Der Azetylierungsgrad der Sulfonamide im Blut differiert meist zwischen 5 und 20%.
Liquorgängigkeit relativ gut bei Sulfamethoxydiazin und Sulfadiazin (Verteilungsquotient Liquor/Serum 0,3–0,8). Bei entzündeten Meningen und erhöhtem Eiweißgehalt des Liquors treten die Sulfonamide leichter in den Liquor über.
Gewebekonzentrationen: Höhere Sulfonamidkonzentrationen finden sich in Magen, Niere, Haut, mittlere Konzentrationen in Leber, Lunge, Uterus, Muskulatur, niedrige Konzentrationen in Hirn, Knochen, Nebenniere und Darm. Gute Diffusion in das Kammerwasser des Auges, leichter Übertritt in den fetalen Kreislauf, geringe Konzentrationen in der Muttermilch. Im Pleuraexsudat, Aszites oder Perikarderguß werden 50–70% der Serumwerte gefunden. Konzentrationen in der Galle gering.

Eigenschaften der Antibiotika

Ausscheidung: Hauptsächlich mit dem Urin (bei den meisten Präparaten zwischen 60 und 90%), der Rest mit den Fäzes. Im Urin als freies Sulfonamid, antibakteriell inaktiv als Azetylderivat und als Glukuronid. Vorwiegend glomeruläre Filtration, teilweise tubuläre Sekretion; Rückresorption von freiem Sulfonamid durch die Tubuli möglich. Bei den Kurzzeitsulfonamiden erfolgt eine rasche Ausscheidung und fast keine Rückresorption durch die Nieren, während bei den Langzeitsulfonamiden die Ausscheidung verzögert ist und eine stärkere Rückresorption stattfindet (z. B. bei Sulfamethoxydiazin zu 60–85%). Urinkonzentrationen bei Kurzzeitsulfonamiden (Tagesdosis 3 g) etwa 1–2 g/l, bei Langzeitsulfonamiden (Tagesdosis 0,5 g) etwa 0,1–0,5 g/l.

▶ **Nebenwirkungen:**
1. **Allergische Reaktionen** (Häufigkeit 1–3%) können sich in Fieber, einer Konjunktivitis und einem Exanthem (makulös, nodulär oder urtikariell) äußern und treten meist zwischen dem 5. und 9. Behandlungstag auf. Sie verlaufen bei Mittel- und Langzeitsulfonamiden schwerer als bei den rasch ausgeschiedenen Kurzzeitsulfonamiden und kamen früher, als Sulfonamide oft zur Lokalbehandlung der Haut verwandt wurden, häufiger vor. Auch schwere Photosensibilisierung der Haut, bullöse Dermatitis, Stevens-Johnson-Syndrom, Erythema exsudativum multiforme, Erythema nodosum, Dermatitis exfoliativa oder Epidermolysis toxica (Lyell-Syndrom) können möglicherweise tödliche Folge einer Sulfonamidmedikation sein. AIDS-Patienten haben durch Sulfonamide häufig Hautreaktionen.
2. **Nierenschädigung:** Eine Auskristallisation der schwer löslichen Sulfonamide, besonders ihrer Azetylderivate in den Nieren kann zu kolikartigen Nierenschmerzen, Hämaturie, Albuminurie, Zylindrurie, Oligurie bis Anurie führen. Das Auftreten dieser Nebenwirkungen hängt von der Löslichkeit des Sulfonamidpräparates in dem normalerweise sauren Urin (pH 5,5–6,5), von der Azetylierungsrate im Harn, ferner von der Dosierung und der Flüssigkeitszufuhr ab. Bei den Langzeitsulfonamiden besteht wegen des niedrigen Azetylierungsgrades und der besseren Löslichkeit kaum noch die Gefahr einer Nierenschädigung durch Auskristallisation. Nur bei dem schlecht löslichen Sulfadiazin ist auch weiterhin eine Kristallurie möglich. Vorsicht ist jedoch weiterhin bei Exsikkose und Niereninsuffizienz geboten. Auch Früh- und Neugeborene sollen wegen der noch unreifen Nieren- und Leberfunktion keine Sulfonamide erhalten (außer zur Toxoplasmosebehandlung).
3. **Gastrointestinale Beschwerden** mit Übelkeit und Erbrechen sind bei den Langzeitsulfonamiden infolge der geringeren Dosierung selten.
4. Bei Früh- und Neugeborenen besteht die Gefahr einer **Hyperbilirubinämie** mit Kernikterus, da das Bilirubin während einer Sulfonamidbehandlung nicht in genügendem Maße an Glukuronsäure gekoppelt und in dieser Form ausge-

14. Antimikrobielle Folsäureantagonisten

schieden wird. Daneben wird das Bilirubin durch Sulfonamide aus der Bindung an Albumin verdrängt und kann leichter durch die Gefäßwände diffundieren.
5. **Blutbildungsstörungen** durch toxische oder allergische Knochenmarkschädigungen (Agranulozytose, aplastische Anämie) sind selten; sie treten meist erst nach längerer Behandlung (ab 3. Woche) auf und sind auch nach Einnahme von Langzeitsulfonamiden möglich.
6. **Zyanose** als Folge von Sulf- oder Methämoglobinämie kommt heute praktisch nicht mehr vor.
7. Cholestatische **Hepatose** (selten).

▶ **Interaktionen:** Sulfonamide können bei gleichzeitiger Gabe von Cumarin-Derivaten die Prothrombinzeit verlängern, bei gleichzeitiger Gabe eines Sulfonylharnstoffpräparates die blutzuckersenkende Wirkung verstärken und bei gleichzeitiger Gabe von Amethopterin (Methotrexat) durch Verdrängung aus der Serumeiweißbindung die Toxizität von Amethopterin erhöhen.

▶ **Verbliebene Indikationen:** Toxoplasmose (in Kombination mit Pyrimethamin), Pneumocystis-Pneumonie (in Kombination mit Trimethoprim), lokale und systemische Therapie des Trachoms, Nocardiose (in Kombination mit einem anderen Mittel), Chloroquin-resistente Malaria (in Kombination mit Pyrimethamin u. a.). Therapie bakterieller Infektionen nur in Kombination mit Trimethoprim. Andere Indikationen sind überholt. Die topische Anwendung von Sulfonamiden ist (abgesehen von Augenpräparaten) heute nicht mehr gerechtfertigt. Das gilt auch für Blaseninstillationen von Sulfonamiden. Für die lokale Behandlung von Verbrennungen wird manchmal Silber-Sulfadiazin (Flammazine Creme 1%) verwendet, das aber erhebliche Nebenwirkungen hat. Die antibakterielle Wirkung beruht hauptsächlich auf der Freisetzung von Silberionen.

▶ **Kontraindikationen:** Sulfonamidüberempfindlichkeit, Niereninsuffizienz, Leberparenchymschaden, 1. Schwangerschaftsdrittel (im Tierversuch sind Sulfonamide teratogen) und die letzten 2 Wochen vor dem errechneten Entbindungstermin, außerdem Stillen im 1. Lebensmonat, Früh- und Neugeborene (außer bei Toxoplasmose), angeborener Glukose-6-Phosphat-Dehydrogenase-Mangel, bestimmte Hämoglobinanomalien.

▶ **Dosierung** bei oraler Gabe: Für Kurzzeit-, Mittelzeit- und Langzeitsulfonamide verschieden (Tab. 26). Obere Dosierungsgrenze, besonders bei den Langzeitsulfonamiden, beachten (Kumulationsgefahr). Für ausreichende Flüssigkeitszufuhr sorgen. Die Dosierungsintervalle hängen von der Ausscheidungsgeschwindigkeit ab: bei Kurzzeitsulfonamiden 4–6 h, bei Mittelzeitsulfonamiden 12 h, bei Langzeitsulfonamiden 24 h. Bei Sulfalen ergibt eine einmalige Dosis von 2 g ausreichende Spiegel für 1–2 Wochen.

Eigenschaften der Antibiotika

Tab. 26. Dosierung der Sulfonamide.

	Alter	Mittlere Tagesdosis	Maximale Tagesdosis
Kurzzeitsulfonamide (z. B. Sulfaharnstoff)	Erwachsene	4,0–6,0 g	6,0–8,0 g
Mittelzeitsulfonamide (z. B. Sulfadiazin)	Erwachsene	2,0 g^1	4,0 g
	Kinder von		
	6–12 J.	1,0 g^1	3,0 g
	1– 6 J.	0,5 g^1	2,0 g
	0– 1 J.	0,25 g^1	1,0 g
Langzeitsulfonamide (z. B. Sulfamethoxydiazin)	Erwachsene	0,5 g^1	1,0 g
	Kinder von		
	6–12 J.	0,37 g^1	0,5 g
	1– 6 J.	0,25 g^1	0,25 g
	0– 1 J.	0,06–0,12 g^1	0,12 g
Ultra-Langzeitsulfonamid (Sulfalen)	Erwachsene	2,0 g 1mal/Woche	

^{1} Initial doppelte Dosis.

▶ **Handelsformen:** Tabletten und Dragées à 0,5 g, Brausetabletten à 2 g (Sulfalen). Augentropfen, Augensalbe.

▶ **Beurteilung:** Wegen der wesentlich schwächeren Wirksamkeit und hohen Resistenzrate von Bakterien haben die Sulfonamide stark an Bedeutung verloren und kommen nur noch zur Kombinationstherapie für bestimmte Indikationen in Frage.
Die Sulfonamid-Therapie in der Bundesrepublik Deutschland ist seit 1992 durch die Rücknahme der Zulassung fast aller Sulfonamide stark erschwert worden. Lediglich das schlecht verträgliche Sulfadiazin ist für allgemeine Indikationen zugelassen. Das wesentlich besser verträgliche Sulfalen (Longum) hat offiziell nur noch die Indikation: Therapie der Chloroquin-resistenten Malaria. Bei der Therapie der Toxoplasmose bei AIDS wird daher empfohlen, gut verträgliche Sulfonamide aus dem Ausland einzuführen. Es erscheint im Zusammenhang mit AIDS dringend notwendig, bewährte Langzeit-Sulfonamide wie Sulfamethoxydiazin (Durenat) wieder zuzulassen oder die Indikationen für Sulfalen zu erweitern.

14. Antimikrobielle Folsäureantagonisten

Literatur

BELL, E. T., M. L. TAPPER, A. A. POLLOCK: Sulphadiazine desensitisation in AIDS patients. Lancet *I:* 163 (1985).
BUCHANAN, N.: Sulphamethoxazole, hypoalbuminaemia, crystalluria, and renal failure. Brit. Med. J. *2:* 172 (1978).
BUCKWOLD, F. J., P. LUDWIG, G. K. M. HARDING, L. THOMPSON, M. SLUTCHUK, J. SHAW, A. R. RONALD: Therapy for actue cystitis in adult women – randomized comparison of single-dose sulfisoxazole vs trimethoprim-sulfamethoxazole. JAMA *247:* 1839–1842 (1982).
HORNSTEIN, O. P., K. W. RUPRECHT: Fansidar-induced Stevens-Johnson syndrome. New Engl. J. Med. *307:* 1529 (1982).
LYELL, A.: Sulphonamides and Stevens-Johnson syndrome. Lancet *II:* 1460 (1982).
MÄNNISTÖ, P. T., R. MÄNTYLÄ, J. MATTILA et al.: Comparison of pharmacokinetics of sulphadiazine and sulphamethoxazole after intravenous infusion. J. Antimicrob. Chemother. *9:* 461 (1982).
MANDELL, G. L., M. A. SANDE: Antimicrobial agents – sulfonamides, trimethoprim-sulfamethoxazole, and agents for urinary tract infections. In: GOODMAN GILMAN, A., L. S.: Goodman and Gilman's The Pharmacological Basis of Therapeutics. 8. Aufl., S. 1047–1064. Macmillan, New York 1990.
SELBY, C. D., E. J. LADUSANS, P. G. SMITH: Fatal multisystemic toxicity associated with prophylaxis with pyrimethamine and sulfadoxine (Fansidar). Brit. Med. J. *290:* 113 (1985).

Co-Trimoxazol

▶ **Handelsnamen:** Bactrim, Eusaprim u. v. a.

▶ **Eigenschaften:** Kombination des Chemotherapeutikums Trimethoprim mit dem Sulfonamid Sulfamethoxazol. Trimethoprim ist eine schwache Base (schlecht wasserlöslich) und gehört wie das Malariamittel Pyrimethamin zu den Diaminopyrimidinen. Strukturformel s. Abb. 39.

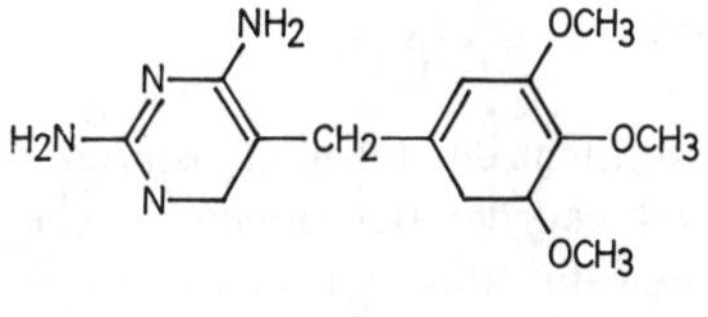

Abb. 39. Strukturformel von Trimethoprim.

Sulfamethoxazol ist ein Mittelzeitsulfonamid. An seiner Stelle können andere Sulfonamide (Sulfadiazin, Sulfametrol) als Kombinationspartner verwendet werden (S. 225).

▶ **Wirkungsweise:** Doppelte Hemmung der bakteriellen Folsäuresynthese, wobei Sulfamethoxazol die Verwendung der p-Aminobenzoesäure inhibiert und Trimethoprim die Reduktion der Dihydrofolsäure zu Tetrahydrofolsäure verhindert. Während Sulfamethoxazol und Trimethoprim allein nur bakteriostatisch wirken, besitzt die Kombination teilweise einen bakteriziden Effekt und steigert die Aktivität um ein Vielfaches. Für die Wirkungssteigerung ist bei den meisten Erregern ein Konzentrationsverhältnis von 1 Teil Trimethoprim zu 20 Teilen Sulfamethoxazol optimal, das im Organismus am ehesten nach oraler Verabreichung der beiden Substanzen im Mischungsverhältnis 1:5 erreicht wird. Die synergistische (potenzierte) Wirkung erklärt sich durch den unterschiedlichen Angriffspunkt im Bakterienstoffwechsel. Der Synergismus ist am stärksten, wenn die Erreger gegen beide Substanzen empfindlich sind. Die Potenzierung der Trimethoprim-Wirkung durch das Sulfonamid (und umgekehrt) variiert in der Stärke je nach Bakterienart und auch innerhalb einer Art (von Stamm zu Stamm). Manchmal fehlt ein Synergismus (trotz Bakterienempfindlichkeit gegen beide Mittel). Beim Menschen entsteht im allgemeinen kein Folsäuremangel, da die benötigte Folsäure aus der Nahrung aufgenommen wird und die menschliche Folsäurereduktase durch Trimethoprim erst bei 50000fach höheren Konzentrationen gehemmt wird.

▶ **Wirkungsspektrum:** Trimethoprim allein ist wirksam auf die meisten aeroben Bakterien, jedoch unwirksam auf Clostridien, Treponema pallidum, Leptospiren, Rickettsien, Chlamydia psittaci, Tuberkelbakterien und Pseudomonas aeruginosa sowie Mykoplasmen und Pilze. Durch die Kombination wird das Wirkungsspektrum des Sulfonamids verbreitert. Allerdings ist heute ein wachsender Anteil der Erreger von Atem- und Harnwegsinfektionen gegen Co-Trimoxazol resistent, weshalb vor Therapiebeginn eine Empfindlichkeitsprüfung ratsam ist. Teilweise resistent sind u. a. Staphylococcus aureus, Enterokokken und Pneumokokken, unter den Enterobakterien Klebsiella- und Enterobacter-Arten. Bei Haemophilus influenzae kommen resistente Stämme selten vor. Co-Trimoxazol wirkt gegen Pseudomonas cepacia und Xanthomonas maltophilia, Nocardia asteroides, Isospora belli und Mikrosporidien (Enterozytozoon bieneusi). Es ist in höherer Konzentration auch auf Pneumocystis carinii wirksam.

▶ **Resistenz:** In vitro läßt sich eine sekundäre Resistenz durch Kulturpassagen in Trimethoprim-haltigen Medien hervorrufen. Während der Behandlung ist eine Resistenzentwicklung bei E. coli- und Haemophilus-Infektionen beobachtet worden. In den letzten Jahren ist es durch die häufige Verwendung von Co-Trimoxazol bei Enterobakterien zu einem Anstieg der Resistenzhäufigkeit gekommen. Zur In-vitro-Testung der Bakterienempfindlichkeit sind antagonistenfreie Nährböden zu verwenden, die einen geringen Thymidingehalt haben.

▶ **Pharmakokinetik:** Nach oraler Gabe nahezu vollständige Resorption von **Trimethoprim.** *Blutspiegelmaxima* nach 1½–3½ h (nach 0,1 g oral 0,9–1,2 mg/l,

14. Antimikrobielle Folsäureantagonisten

nach 0,16 g ungefähr 2 mg/l). Bei i. v. Infusion von 0,16 g Trimethoprim + 0,8 g Sulfamethoxazol (über 1 h) alle 8 h liegen die Serumspiegel von Trimethoprim bei 2 mg/l, von freiem Sulfamethoxazol bei 30 mg/l. *Plasmaeiweißbindung* 45%. *Halbwertszeit* 12 h. Hohe Gewebespiegel (besonders in den Lungen und Nieren). Relativ gute Diffusion in Speichel, Bronchialsekret, Augenkammerwasser, Galle und Prostatasekret. *Liquorkonzentrationen* niedrig, jedoch antibakteriell wirksam. Glomeruläre und tubuläre *Ausscheidung* durch die Nieren bis zu 60% (in 24 h), davon 8% in konjugierten unwirksamen Formen. Harnkonzentrationen etwa 100fach höher als Serumspiegel. Ein kleiner Teil wird mit der Galle ausgeschieden, ein Teil im Organismus metabolisiert. Bei Hämodialyse wird unverändertes Trimethoprim entfernt, nicht aber bei Peritonealdialyse.

Sulfamethoxazol ähnelt Trimethoprim in den pharmakokinetischen Eigenschaften, so daß in der Regel die günstige Wirkungsrelation der beiden Komponenten im Organismus erhalten bleibt. *Halbwertszeit* 10 h, *Plasmaeiweißbindung* 70% (keine Verdrängung durch Trimethoprim oder umgekehrt). Im Harn werden in 24 h 80–90% ausgeschieden, davon ⅓ in unkonjungierter Form. Bei Hämodialyse wird nur unverändertes Sulfamethoxazol entfernt, während die Metaboliten in den Nieren abgelagert werden.

▶ **Nebenwirkungen:** Häufigkeit insgesamt etwa 6–8%. Bei kurzfristiger Anwendung keine Hämatotoxizität, bei längerer Anwendung reversible Knochenmarkdepression (Granulo- oder Thrombozytopenie) möglich. Co-Trimoxazol kann die Granulozytopenie nach Zytostatikagaben verlängern. Sehr selten sind eine Agranulozytose mit tödlichem Ausgang oder Anämien (aplastisch, hämolytisch oder megaloblastär). Bei älteren Menschen, die gleichzeitig Diuretika, besonders Thiazide erhalten, kann es zu Thrombozytopenie mit Purpura kommen. Allergische Reaktionen durch Sulfamethoxazol kommen wie bei anderen Sulfonamiden vor, auch das gefährliche Stevens-Johnson-Syndrom und Lyell-Syndrom. Bei schon vorher bestehender Nierenfunktionseinschränkung oder Exsikkose wurde eine Verschlechterung der Nierenleistung durch Co-Trimoxazol beobachtet, die nach Absetzen in der Regel reversibel war. Gelegentlich treten Magenbeschwerden (Übelkeit, Erbrechen) auf. Bei Infusionen sind Venenschmerzen oder Phlebitis möglich. Nach i. m. Injektion treten nicht selten Schmerzen und eine Infiltration an der Injektionsstelle auf. Bei i. v. Applikation zur Behandlung einer Pneumocystis-Pneumonie von AIDS-Patienten beobachtet man häufig Exantheme, Fieber, Neutropenie, Thrombozytopenie und erhöhte Leberenzymwerte, die eine Weiterbehandlung oft unmöglich machen. Es ist unklar, ob dabei die hohe Dosierung oder diverse Hilfsstoffe in der Infusionslösung die Ursache sind.

▶ **Interaktionen:** Bei gleichzeitiger Gabe von Antikoagulantien vom Dicumaroltyp kann die Hypoprothrombinämie verstärkt, bei gleichzeitiger Gabe von Phenytoin der Phenytoin-Blutspiegel erhöht und bei gleichzeitiger Gabe von

Ciclosporin A die Nierenfunktion verschlechtert sein. Hypoglykämien sind möglich bei gleichzeitiger Gabe von oralen Antidiabetika aus der Gruppe der Sulfonylharnstoffe. Die gleichzeitige Gabe von Pyrimethamin kann zu Blutbildveränderungen führen. Die Toxizität von Trimethoprim kann durch gleichzeitige Gabe von p-Aminosalizylsäure, Barbituraten oder Primidon verstärkt werden. Bei älteren Personen kann unter gleichzeitiger Gabe von Diuretika, besonders Thiaziden, eine Thrombozytopenie mit Purpura auftreten. Sulfamethoxazol kann Amethopterin (Methotrexat) aus der Serumeiweißbindung verdrängen und dessen Toxizität verstärken.

▶ **Indikationen:** Akute und chronische Harnwegsinfektionen (einschließlich Pyelonephritis), chronische bakterielle Prostatitis und Prostataabszeß. Bei eitriger Bronchitis und Sinusitis wirkt Co-Trimoxazol meist gegen Haemophilus, Moraxella (Branhamella) und Pneumokokken. Bei Typhus und Paratyphus ist Co-Trimoxazol wirksam. Auch bei Enteritiden (Ruhr, Cholera, Salmonellosen, Yersiniose, Isospora-belli-Infektionen) hat sich die Kombination bewährt, z. T. auch bei Brucellose und Nocardiose sowie bei Hautgranulomen durch Mycobacterium marinum. Bei der Wegnerschen Granulomatose hat Co-Trimoxazol eine unerklärte günstige Wirkung. Therapie und Prophylaxe der nachgewiesenen oder klinisch typischen Pneumocystis-Pneumonie (zur Therapie 3–4fach höhere Dosierung erforderlich). Die Wirkung von Co-Trimoxazol bei Toxoplasmose ist umstritten. Auch zur selektiven Darmdekontamination verwendet (s. S. 15).

▶ **Falsche Indikationen:** Viruspneumonie, Pseudomonas-Infektionen, Ornithose, Lues, Tuberkulose, Angina, Wundinfektionen, Sepsis.

▶ **Kontraindikationen:** Megaloblastäre Anämie durch Folsäuremangel, akute Hepatitis und schwere Lebererkrankungen. Blutdyskrasien, 1. Schwangerschaftsdrittel (Co-Trimoxazol ist im Tierversuch teratogen), 1. Lebensmonat, Stillperiode (in den ersten 4 Lebenswochen des Kindes). Vorsicht bei Granulozytopenie und schwerer Niereninsuffizienz sowie bei einer Langzeittherapie (regelmäßige Blutbildkontrollen einschließlich Thrombozytenzählung notwendig).

▶ **Applikation und Dosierung:** Oral als Tabletten, Sirup oder Suspension. Bei **Erwachsenen** 2mal tgl. 2 Tabletten à 480 mg (maximal 2mal tgl. 3 Tabletten), zur Langzeitbehandlung 2mal tgl. 1 Tablette (cave Dosierungsfehler!). Auch Sirup für Erwachsene (1 Meßlöffel = 5 ml = 1 Erwachsenentablette) und Forte-Tabletten (= 2 Erwachsenentabletten) erhältlich.

Bei **Kindern** gibt man täglich oral vom Trimethoprim 8 mg/kg und vom Sulfamethoxazol 40 mg/kg, d. h. bei Kindern von 6–12 Jahren 2mal tgl. 4 Kindertabletten, bei Kindern von 2–5 Jahren 2mal tgl. 2 Kindertabletten, bei Säuglingen von

6–12 Monaten 2mal tgl. 1 Meßlöffel Sirup für Kinder, bei Säuglingen von 2–5 Monaten 2mal tgl. ½ Meßlöffel Sirup für Kinder (1 Meßlöffel = 5 ml = 2 Kindertabletten).

Zur **Einmaltherapie** der unkomplizierten Zystitis der Frau verabreicht man einmalig 4 Erwachsenentabletten oder 2 Forte-Tabletten (d. h. einmalig die übliche Tagesdosis von 1,92 g).

Anwendung auch als 1stdg. **i. v. Infusion** (2mal tgl. 2 Amp. in ausreichender Verdünnung) möglich. Kinder erhalten täglich parenteral 10 mg/kg Trimethoprim und 50 mg/kg Sulfamethoxazol (verteilt auf 3 i. v. Infusionen). Keine rasche i. v. Injektion. Die Ampullen enthalten unterschiedliche Zusatzstoffe (z. B. Äthanol, Natriumdisulfit und Benzylalkohol). Der hohe Gehalt an Zusatzstoffen erscheint – besonders bei hoher Dosierung – bedenklich. Die Vermischung der Ampullenlösung mit der Infusionslösung muß unmittelbar vor Gebrauch erfolgen. Bei längerer Therapie (>10 Tage) ist regelmäßig das Blutbild (einschließlich Thrombozyten) zu kontrollieren.

Bei **Niereninsuffizienz** (Kreatinin-Clearance 15–30 ml/min) gibt man die halbe Tagesdosis (1mal tgl. 2 Tbl.); bei stärkerer Niereninsuffizienz sollte man auf Co-Trimoxazol verzichten (ausgenommen Patienten mit intermittierender Hämodialyse, welche die halbe übliche Dosierung bekommen).

Bei **Pneumocystis-carinii-Pneumonie** gibt man die 3–4fache Normaldosis (20 mg/kg Trimethoprim und 100 mg/kg Sulfamethoxazol täglich oral, aufgeteilt in 4 Einzelgaben) für 3 Wochen; zur Prophylaxe genügt die Normaldosis (8 mg/kg Trimethoprim und 40 mg/kg Sulfamethoxazol, verteilt auf 2 Einzelgaben).

▶ **Handelsformen:** Tabletten und Infusionsflaschen mit 80 mg Trimethoprim und 400 mg Sulfamethoxazol, Sirup oder Suspension für Erwachsene (1 Meßlöffel à 5 ml mit 80 mg Trimethoprim und 400 mg Sulfamethoxazol). Forte-Tabletten à 160 mg Trimethoprim und 800 mg Sulfamethoxazol (Bactrim forte, Eusaprim forte u. a.), Kindertabletten mit 20 mg Trimethoprim und 100 mg Sulfamethoxazol, Kindersirup oder Kindersuspension (1 Meßlöffel à 5 ml mit 40 mg Trimethoprim und 200 mg Sulfamethoxazol).

▶ **Beurteilung:** Relativ schwach wirksame Chemotherapeutika-Kombination mit breitem Wirkungsspektrum, mäßiger Verträglichkeit und zunehmenden Resistenzproblemen. Mittel der Wahl bei Harnwegsinfektionen und Pneumocystis-Pneumonie. Therapeutische Alternative bei der chronischen Bronchitis, bei Sinusitis und Enteritiden.

Literatur

ASMAR, B. I., S. MAQBOOK, A. S. DAJANI: Hematologic abnormalities after oral trimethoprim-sulfamethoxazole therapy in children. Amer. J. Dis. Child. *135:* 1100 (1981).
BOWDEN, F. J., P. J. HARMAN, C. R. LUCAS: Serum trimethoprim and sulphamethoxazole levels in AIDS. Lancet *I:* 853 (1986).
CARMICHAEL, A. J., C. Y. TAN: Fatal toxic epidermal necrolysis associated with cotrimoxazole (letter). Lancet *2:* 808–809 (1989).
CRUCIANI, M., E. CONCIA, A. NAVARRA, L. PERVERSI, F. BONETTI, M. ARICO, L. NESPOLI: Prophylactic co-trimoxazole versus norfloxacin in neutropenic children-perspective randomized study. Infection *17:* 65–69 (1989).
DUDLEY, M. N., R. E. LEVITZ, R. QUINTILIANI et al.: Pharmacokinetics of trimethoprim and sulfamethoxazole in serum and cerebrospinal fluid of adult patients with normal meninges. Antimicrob. Ag. Chemother. *26:* 811 (1984).
Editorial: Co-trimoxazole resistance. Lancet *I:* 364 (1986).
GORDIN, F. M. et al.: Adverse reactions to trimethoprim-sulfamethoxazole in patients with the acquired immunodeficiency syndrome. Ann. Intern. Med. *100:* 495 (1984).
GOORIN, A. M., B. J. HERSHEY, M. J. LEVIN et al.: Use of trimethoprim-sulfamethoxazole to prevent bacterial infections in children with acute lymphoblastic leukemia. Pediatr. Infect. Dis. *4:* 265 (1985).
GUTMAN, L. T.: The use of trimethoprim-sulfamethoxazole in children: A review of adverse reactions and indications. Pediatr. Infect. Dis. *3:* 349 (1984).
HEER, M., J. ALTORFER, H. R. BURGER, M. WALTI: Bullous esophageal lesions due to cotrimoxazole: an immune-mediated process? Gastroenterology *88:* 1954 (1985).
JICK, S. S., H. JICK, J. S. HABAKANGAS, B. J. DINAN: Co-trimoxazole toxicity in children. Lancet *II:* 631 (1984).
LIMSON, B., R. LITTAUA: Comparative study of ciprofloxacin versus co-trimoxazole in the treatment of Salmonella enteric fever. Infection *17:* 105–6 (1989).
MURRAY, B. E., T. ALVARADO, K.-H. KIM, M. VORACHIT, P. JAYANETRA, M. LEVINE, I. PRENZEL, M. FLING, L. ELWELL, G. H. MCCRACKEN, G. MADRIGAL, C. ODIO, L. R. TRABULSI: Increasing resistance to trimethoprim-sulfamethoxazole among isolates of Escherichia coli in developing countries. J. Infect. Dis. *152:* 1107–1113 (1985).
RINGDÉN, O., P. MYRENFORS, G. KLINTMALM et al.: Nephrotoxicity by co-trimoxazole and cyclosporin in transplanted patients. Lancet *I:* 1016 (1984).
SIBER, G. R., C. C. GORHAM, J. F. ERICSON, A. L. SMITH: Pharmacokinetics of intravenous trimethoprim-sulfamethoxazole in children and adults with normal and impaired renal function. Rev. Infect. Dis. *4:* 566 (1982).
VERNE-PIGNATELLI, J., G. SPICKETT, A. DALGLEISH, A. DENMAN: Thrombophlebitis migrans following co-trimoxazole therapy. Postgrad. Med. J. *65:* 51–52 (1989).
WELLS, C. L., R. P. PODZORSKI, P. K. PETERSON et al.: Incidence of trimethoprim-sulfamethoxazole-resistant Enterobacteriaceae among transplant recipients. J. Infect. Dis. *150:* 699 (1984).
WHITTINGTON, R. M.: Toxic epidermal necrolysis and co-trimoxazole (letter). Lancet *2:* 574 (1989).
WOODS, W. G., A. E. DAIGLE, R. J. HUTCHINSON: Myelosuppression associated with cotrimoxazole as a prophylactic antibiotic in the maintenance phase of childhood acute lymphocytic leukemia. J. Pediatr. *105:* 639 (1984).

14. Antimikrobielle Folsäureantagonisten

Andere Diaminopyrimidin-Sulfonamid-Kombinationen

▶ **Kombinationen von Trimethoprim mit anderen Sulfonamiden** (Tab. 27): Sulfametrol besitzt eine Halbwertszeit von 8 h, ist zu 80% an Serumeiweiß gebunden und wird zu 90% mit dem Harn ausgeschieden (18% in unveränderter Form). Demgegenüber ist beim Sulfadiazin bei gleicher Halbwertszeit die Serumeiweißbindung geringer (50%), und es werden im Harn 65% unverändert ausgeschieden. In vitro ist die Wasserlöslichkeit (abhängig von Temperatur und pH) bei Sulfamethoxazol und Sulfametrol besser als bei Sulfadiazin. Dagegen ist der Hauptmetabolit von Sulfadiazin bei saurem pH besser wasserlöslich als der von Sulfamethoxazol.

▶ **Tetroxoprim** (enthalten in Sterinor) hat im Vergleich zu Trimethoprim eine kürzere Halbwertszeit (6 h), niedrigere Serumeiweißbindung (15%) und eine höhere Nierenausscheidungsrate von 50% (in aktiver Form); 30% der verabreichten Dosis werden mit den Fäzes ausgeschieden. Tetroxoprim wirkt in vitro auf gramnegative Stäbchen schwächer als Trimethoprim und in der Kombination (Co-Tetroxazin) 2–3mal schwächer als Co-Trimoxazol. Tetroxoprim/Sulfadiazin ist nur für Harn- und Atemwegsinfektionen zugelassen.

Von den Herstellerfirmen werden unterschiedliche Dosierungsempfehlungen (Tab. 27) gegeben. Bei Co-Trimoxazol wird außerdem zur Langzeitbehandlung eine niedrigere Dosierung von 2mal tgl. 1 Tablette (tgl. 0,96 g) empfohlen.

Tab. 27. Diaminopyrimidin-Sulfonamid-Kombinationen. Abkürzungen: Trim. = Trimethoprim, Tetrox. = Tetroxoprim, SA = Sulfonamid, Tbl. = Tabletten.

Handelsname	Kombination	Empfohlene Tagesdosis (g)				
		Trim.	Tetrox.	SA	Insgesamt	Tabl.
Bactrim, Eusaprim	Trim. + Sulfamethoxazol	0,32		1,6	1,92	2 × 2
Lidaprim	Trim. + Sulfametrol	0,32		1,6	1,92	2 × 2
Triglobe	Trim. + Sulfadiazin	0,18		0,82	1,0	1 × 1
Sterinor	Tetrox. + Sulfadiazin		0,2	0,5	0,7	2 × 1

Trimethoprim

▶ **Handelsnamen:** Trimanyl, Trimono.

▶ **Eigenschaften:** Trimethoprim allein wirkt in vitro schwächer als die Kombination mit einem Sulfonamid und ist nur zur Behandlung von unkomplizierten Harnwegsinfektionen zugelassen. Es besteht die Gefahr einer Resistenzentwicklung unter der Therapie.

▶ **Nebenwirkungen** vergleichbar denen von Co-Trimoxazol (s. S. 221), jedoch fehlen die typischen Sulfonamid-Nebenwirkungen (Hautreaktionen).

▶ **Interaktionen:** Trimethoprim kann die Halbwertszeit von Phenytoin verlängern und dessen Wirkung verstärken. Bei gleichzeitiger Gabe von Paraaminosalizylsäure, einem Barbiturat oder Primidon kann die Toxizität von Trimethoprim verstärkt werden.

▶ **Indikationen:** Trimethoprim wird zur Behandlung von unkomplizierten Harnwegsinfektionen und zur Reaszensionsprophylaxe benutzt. Eine Anwendung kann bei der Pneumocystis-Pneumonie erwogen werden, wenn eine Sulfonamid-Allergie besteht.

▶ **Kontraindikationen:** siehe bei Co-Trimoxazol (S. 222).

▶ Die **Dosierung** ist bei Erwachsenen 2mal tgl. 0,1 g für 1 Woche, bei Kindern von 6–12 Jahren 2mal tgl. 0,05 g. Zur **Langzeittherapie** erhalten Erwachsene abends 0,1 g, Kinder von 6–12 Jahren 0,05 g. Bei eingeschränkter Nierenfunktion (Kreatinin-Clearance 15–30 ml/min) gibt man Erwachsenen 2mal tgl. 0,05 g.

Literatur

AHLMÉN, J., J.-E. BRORSON: Pharmacokinetics of trimethoprim given in single daily doses for three days. Scand. J. Infect. Dis. *14:* 143 (1982).
ASHFORD, J. J., L. J. DOWNEY: A multi-centre study comparing trimethoprim with co-trimoxazole in the treatment of respiratory tract infection in general practice. Brit. J. Clin. Prac. *36:* 551 (1982).
GIBSON, J. R.: Recurrent trimethoprim-associated fixed skin eruption. Brit. Med. J. *284:* 1529 (1982).
GOLDSTEIN, F. W. et al.: The changing pattern of trimethoprim resistance in Paris, with a review of worldwide experience. Rev. Infect. Dis. *8:* 725 (1986).
HUOVINEN, P., O.-V. RENKONEN, L. PULKKINEN et al.: Trimethoprim resistance of Escherichia coli in outpatients in Finland after ten years' use of plain trimethoprim. J. Antimicrob. Chemother. *16:* 435 (1985).

Huovinen, P., T. Mattila, O. Kiminki et al.: Emergence of trimethoprim resistance in fecal flora. Antimicrob. Ag. Chemother. *28:* 354 (1985).

Huovinen, P., L. Pulkkinen, H.-L. Helin et al.: Emergence of trimethoprim resistance in relation to drug consumption in a Finnish hospital from 1971 through 1984. Antimicrob. Ag. Chemother. *29:* 73 (1986).

Kraft, C. A., D. J. Platt, M. C. Timburry: Trimethoprim resistance in urinary coliforms from patients in the community: plasmids and R transfer. J. Antimicrob. Chemother. *15:* 311 (1985).

Murray, B. E., E. R. Rensimer, H. L. DuPont: Emergence of high-level trimethoprim resistance in fecal Escherichia coli during oral administration of trimethoprim or trimethoprim-sulfamethoxazole. New Engl. J. Med. *306:* 130 (1982).

Nolan, T., L. Lubitz, F. Oberklaid: Single dose trimethoprim for urinary tract infection. Arch. Dis. Child. *64:* 581–586 (1989).

Nyberg, G., H. Gäbel, P. Althoff et al.: Adverse effect of trimethoprim on kidney function in renal transplant patients. Lancet *I:* 394 (1984).

15. Nitrofurane

Nitrofurantoin

▶ **Handelsnamen:** Furadantin u. v. a.

▶ **Eigenschaften:** Nitrofurantoin ist ein toxisches Harnwegs-Chemotherapeutikum aus der Gruppe der Nitrofurane.

▶ **Wirkungsweise und Wirkungsspektrum:** Nitrofurantoin wirkt vorwiegend bakteriostatisch, vermutlich durch Enzymhemmung im Kohlenhydratstoffwechsel der Bakterien. Nitrofurantoin ist schwach wirksam gegen die meisten üblichen Erreger von Harnwegsinfektionen. E. coli, Citrobacter und die meisten Stämme von Klebsiella und Enterobacter werden durch im Harn erreichbare Konzentrationen gehemmt. Providencia und Serratia sind oft resistent. Proteus, Pseudomonas aeruginosa und Acinetobacter sind fast immer unempfindlich. Weiterhin ist Nitrofurantoin wirksam gegen grampositive Kokken, wie Enterococcus faecalis, Staphylococcus aureus, Staphylococcus epidermidis und Staphylococcus saprophyticus.

▶ **Pharmakokinetik:** Nitrofurantoin wird rasch und nahezu vollständig im Darm resorbiert und in alle Gewebe und Körperflüssigkeiten verteilt, aber es werden weder im Serum noch im Gewebe therapeutisch wirksame Spiegel erreicht.

Die Elimination erfolgt hauptsächlich renal (zu 40%), ein kleiner Teil wird durch die Galle ausgeschieden und der Rest zu inaktiven Metaboliten abgebaut. Bei normaler Nierenfunktion liegen die Urinspiegel zwischen 50–250 mg/l. Bei eingeschränkter Nierenfunktion nehmen die Urinspiegel ab, und die Serumkonzentrationen steigen auf toxische Werte an. In den Fäzes werden nur 2% des aktiven Nitrofurantoins wiedergefunden.

▶ **Indikationen:** Bei Berücksichtigung der Vor- und Nachteile von Nitrofurantoin erscheint es dringend notwendig, die Indikationen von Nitrofurantoin stark zu reduzieren und dieses Präparat nur noch als Reserve-Chemotherapeutikum für therapieresistente Formen von Harnwegsinfektionen zu empfehlen. Problematisch ist auch die Suppressivtherapie chronisch-obstruktiver Harnwegsinfektionen bei Patienten mit angeborener oder erworbener Abflußbehinderung der Harnwege.

▶ **Kontraindikationen:**
1. Niereninsuffizienz jeden Grades, weil jede Kumulation von Nitrofurantoin die Gefahr einer Polyneuropathie erhöht.
2. Bei Schwangeren und stillenden Müttern ist Nitrofurantoin als schlecht verträgliche und potentiell mutagene Substanz kontraindiziert.
3. Frühgeborene und Neugeborene bis zum Ende des 3. Lebensmonats (wegen der Gefahr einer hämolytischen Anämie).
4. Bekannte Überempfindlichkeit gegenüber Nitrofurantoin und anderen Nitrofuranen.
5. Äußerste Vorsicht ist geboten bei Krankheitsbildern, die auch als Nebenwirkung von Nitrofurantoin auftreten können: chronische Lungenfibrose, Cholestase oder chronische Hepatitis, hämolytische Anämie, Polyneuropathie.

▶ **Nebenwirkungen:** Nitrofurantoin kann zu schweren, z. T. tödlichen Reaktionen führen. Die häufigsten Nebenwirkungen sind gastrointestinale Störungen und allergische Hautreaktionen, ferner Polyneuropathien sowie Lungenreaktionen. Übelkeit, Appetitlosigkeit und Erbrechen werden unter Nitrofurantoin-Behandlung häufig beobachtet. Diese Nebenwirkungen beruhen auf einer direkten toxischen ZNS-Wirkung von Nitrofurantoin und sind stark dosisabhängig.

Die **Nitrofurantoin-Polyneuropathie** ist eine gefürchtete Komplikation nach Nitrofurantoin-Therapie, die besonders bei Langzeittherapie auftreten kann. Prädisponierende Faktoren sind hierbei chronische Niereninsuffizienz, aber auch Diabetes mellitus. Nach Therapieabbruch bildet sich die Symptomatik nur teilweise zurück. Es sind Todesfälle beschrieben worden.
Gelegentlich kommt es im Verlauf einer Nitrofurantoin-Behandlung zu gefährlichen **Lungenreaktionen**. Die häufigere **akute** Form tritt einige Stunden nach der

15. Nitrofurane

letzten Nitrofurantoin-Einnahme unter dem Bild eines allergischen Lungenödems auf mit plötzlicher Atemnot, Husten und Fieber sowie Lungeninfiltrationen (»Nitrofurantoin-Pneumonie«). Das Krankheitsbild ist nach Absetzen von Nitrofurantoin reversibel. **Chronische** Lungenreaktionen in Form von interstitieller Pneumonie und Lungenfibrose entstehen nach Langzeittherapie (>6 Monate) und sind nur partiell reversibel. Die Wirksamkeit einer Kortison-Behandlung ist hierbei umstritten.

Allergische Reaktionen, besonders Hautreaktionen, wie Pruritus oder urtikarielle Hautveränderungen, auch Arzneimittelfieber oder angioneurotisches Ödem sind relativ häufig, aber in der Regel relativ harmlos. Einzelfälle von Stevens-Johnson- oder Lyell-Syndrom sowie von anaphylaktischem Schock nach Nitrofurantoin sind beschrieben.

Unter Nitrofurantoin kann es in seltenen Fällen zu **Leberreaktionen** verschiedenen Schweregrades kommen. Das Spektrum dieser Reaktionen reicht von einer reversiblen Cholestase bei Kurzzeittherapie bis zur chronisch aktiven oder granulomatösen Hepatitis mit z. T. letalem Ausgang bei Langzeittherapie. Bei Patienten mit Glukose-6-Phosphat-Dehydrogenase-Mangel können **hämolytische Krisen** auftreten. Vereinzelt sind eine Leukopenie, Thrombozytopenie, aplastische Anämie, **Agranulozytose** oder **megaloblastäre Anämie** beobachtet worden.

In Einzelfällen sind **Autoimmunreaktionen** nach Nitrofurantoin (meistens in Zusammenhang mit chronischen Lungen- oder Leberreaktionen) aufgetreten. Leitsymptome dieses »Lupus-like syndrome« waren Fieber, »rash«, Arthralgien und Eosinophilie. Im Serum waren mindestens drei der folgenden Parameter positiv: antinukleäre Antikörper, Antikörper gegen glatte Muskulatur oder Glomeruli, Coombs-Test. Auch transitorische Alopezie, Kristallurie, Parotitis, Pankreatitis, Asthmaanfälle oder Erythema nodosum sind möglich.

In hohen Dosen (10 mg/kg) kann Nitrofurantoin zu einer reversiblen **Hemmung der Spermatogenese** führen.

Nitrofurantoin wirkt als Mutagen in Bakterien- und menschlichen Fibroblastenkulturen durch Hemmung der DNS-Synthetase und ist stark positiv im Ames-Test (Salmonella/Microsome-Test). Eine karzinogene Wirkung von Nitrofurantoin wurde nicht beobachtet; allerdings wird Nitrofurantoin im Organismus zu einem Metaboliten mit potentiell karzinogenen Eigenschaften abgebaut (= Aminofurantoin). Im Tierexperiment wurde eine erhöhte Mißbildungsrate nachgewiesen.

▶ **Vorsichtsmaßnahmen:** Unter Nitrofurantoin-Therapie sind regelmäßige (wöchentliche) Kontrollen von Blutbild, Leber- und Nierenwerten notwendig. Bei Auftreten von lebensbedrohlichen Nebenwirkungen, wie Atemnot, Fieber, Exanthemen, Cholestase oder Polyneuropathiezeichen, muß Nitrofurantoin sofort abgesetzt werden. Die unkontrollierte Selbstmedikation ist ein häufiger Risikofaktor.

▶ **Wechselwirkungen:** Nitrofurantoin antagonisiert in vitro die Wirkung von Nalidixinsäure und anderen Gyrase-Hemmern. Weiterhin kann Nitrofurantoin zur Leberenzyminduktion führen, wodurch die Wirksamkeit von z. B. Diphenylhydantoin reduziert wird. Die gleichzeitige Gabe von Propanthelin-Bromid fördert die Resorption von Nitrofurantoin. Bestimmte Laborwerte (Glukose, Harnstoff, alkalische Phosphatase, Bilirubin oder Kreatinin) können durch Nitrofurantoin falsch erhöht sein. Es gibt auch eine Interaktion mit Magnesium-haltigen Antazida.

▶ **Applikation und Dosierung:** Nitrofurantoin wird oral als Tabletten, Kapseln oder Dragées gegeben, bevorzugt in makrokristalliner Form (bei Kindern auch als Suspension, Perlen oder Tropfen).
Folgende Dosierungen waren üblich: 300 mg pro Tag (Kinder 5 mg/kg), verteilt auf 3 Einzeldosen während 1–2 Wochen. Zur Suppressivtherapie chronisch-obstruktiver Harnwegsinfektionen wurden empfohlen: 100–150 mg pro Tag (Kinder 2–3 mg/kg), verteilt auf 2–3 Einzeldosen.

▶ **Beurteilung:** Gefährliches Harnwegschemotherapeutikum, das aus dem Handel gezogen werden sollte. Seine Anwendung ist heute nicht mehr zu rechtfertigen.

Literatur

BACK, O., R. LUNDGREN, L.-G. WIMAN: Nitrofurantoin induced pulmonary fibrosis and lupus syndrome. Lancet *I:* 930 (1974).
BLACK, M., L. RABIN, N. SCHATZ: Nitrofurantoin-induced chronic active hepatitis. Ann. Intern. Med. *92:* 62 (1980).
CORAGGIO, M. J., T. P. GROSS, J. D. ROSCELLI: Nitrofurantoin toxicity in children. Pediatr. Infect. Dis. J. *8:* 163 (1989).
ENZENSBERGER, R., W. STILLE: Die Stellung des Nitrofurantoins heute. W. Zuckschwerdt, München 1983.
HOLMBERG, L., G. BOMAN, L. E. BOTTIGER et al.: Adverse reactions to nitrofurantoin: analysis of 921 reports. Am. J. Med. *69:* 733 (1980).
ISRAEL, K. S., R. E. BRASHEAR, H. M. SHARMA, M. N. YUM, J. L. GLOVER: Pulmonary fibrosis and nitrofurantoin. Amer. Rev. resp. Dis. *108:* 353 (1973).
JICK, S. S., H. JICK, A. M. WALKER, J. R. HUNTER: Hospitalizations for pulmonary reactions following nitrofurantoin use. Chest *96:* 512–515 (1989).
MARTIN, W. J.: Nitrofurantoin: evidence for the oxidant injury of lung parenchymal cells. Ann. Rev. Resp. Dis. *127:* 482 (1983).
MEYBOOM, R. H. B., A. VAN GENT, D. J. ZINKSTOK: Nitrofurantoin-induced parotitis. Brit. Med. J. *285:* 1049 (1982).
NELIS, G. F.: Nitrofurantoin-induced pancreatitis: report of a case. Gastroenterology *84:* 1032 (1983).
PELLINEN, T. J., J. KLASKE: Nitrofurantoin-induced parotitis. Brit. Med. J. *285:* 344 (1982).
PENN, R. G., J. P. GRIFFIN: Adverse reactions to nitrofurantoin in the United Kingdom, Sweden, and Holland. Brit. Med. J. *284:* 1440 (1982).

ROBINSON, B. W. S.: Nitrofurantoin-induced interstitial pulmonary fibrosis. Presentation and outcome. Med. J. Aust. *1:* 72 (1983).

SHARP, J. R., K. G. ISHAK, H. J. ZIMMERMAN: Chronic active hepatitis and severe hepatic necrosis associated with nitrofurantoin. Ann. Intern. Med. *92:* 14 (1980).

STEFANINI, M.: Chronic hemolytic anemia association with erythrocyte enolase deficiency exacerbated by ingestion of nitrofurantoin. Amer. J. clin. Path. *58:* 408 (1972).

TOOLE, J. F., M. L. PARRISH: Nitrofurantoin polyneuropathy. Neurology *23:* 554 (1973).

YIANNIKAS, C., J. D. POLLARD, J. G. MCLEOD: Nitrofurantoin neuropathy. Aust. N. Z. J. Med. *11:* 400 (1981).

Nitrofurazon

▶ **Handelsname:** Furacin.

▶ **Eigenschaften:** Lokaltherapeutikum, das von intakter Haut nicht, von Wunden aber in geringen Mengen resorbiert werden kann. Bei lokaler Anwendung bakterizide Wirkung auf Staphylokokken, Streptokokken, E. coli, Enterobacter, Klebsiella und Proteus, nicht dagegen auf Pseudomonas aeruginosa und Candida albicans. Allergisierung (Kontaktekzem) möglich. Keine Dauertherapie wegen möglicher Onkogenität und anderer Nebenwirkungen (wie bei Nitrofurantoin)! In der Schwangerschaft kontraindiziert.

▶ **Anwendung und Indikationen:** Als Sol (Salbe) oder Streusol (Puder) bei Haut- und Wundinfektionen, als Ohrtropfen (Furacin-Otalgicum) bei Otitis.

16. Gyrase-Hemmer (Chinolone)

Die 1962 zur Behandlung von Harnwegsinfektionen eingeführte Nalidixinsäure hat wegen ihrer ungünstigen Pharmakokinetik, geringen Aktivität und Tendenz zur schnellen Resistenzentwicklung heute keine Bedeutung mehr. Auch die **älteren Gyrase-Hemmer** aus der Nalidixinsäure-Gruppe (Pipemidsäure, Cinoxacin und Rosoxacin) sind den **neuen Gyrase-Hemmern** aus der Gruppe der Fluochinolone in ihrer Aktivität und im Wirkungsspektrum deutlich unterlegen und brauchen hier nicht weiter besprochen zu werden. Zu den Fluochinolonen gehören Norfloxacin, Ofloxacin, Ciprofloxacin und Sparfloxacin. Chinolone hemmen die bakteriellen DNS-Topoisomerasen (oder Gyrasen), die zur Nukleinsäure-Synthese benötigt werden.

Die neuen Gyrase-Hemmer (Abb. 40) sind Chinolin-Karbonsäuren mit einer benachbarten Karbonylgruppe und einem Fluor-Atom in der Sechser-Position,

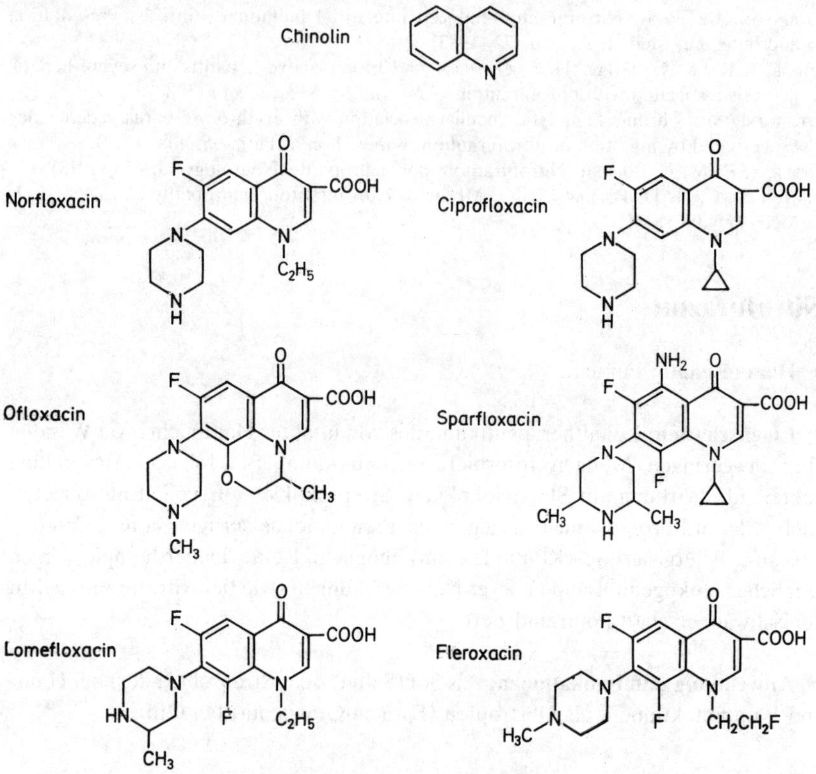

Eigenschaften der Antibiotika

Abb. 40. Strukturformeln von neueren Gyrase-Hemmern.

wodurch die antibakterielle Aktivität erheblich verbessert ist und das Spektrum auf grampositive Bakterien erweitert wird. Sie besitzen meist eine Piperazinylseitenkette. Bei Pefloxacin, Ofloxacin und Fleroxacin handelt es sich dabei um einen N-Methylpiperazin-Ring, der die verlängerte Halbwertszeit bedingt. Die Piperazinylgruppe ist verantwortlich für die Pseudomonas-Wirksamkeit. Ofloxacin hat als Besonderheit einen Oxacin-Ring, der die günstigere Pharmakokinetik, vor allem die geringere Metabolisierung im menschlichen Organismus erklärt. Ciprofloxacin hat keine Äthylgruppe in Position 1, sondern an dieser Stelle einen Cyclopropylrest, wodurch die antibakterielle In-vitro-Wirksamkeit verstärkt wird.

Im Gegensatz zu den älteren Gyrase-Hemmern der Nalidixinsäure-Gruppe wirken die neueren Substanzen bakterizid, können niedriger dosiert werden und sind nicht nur für Harnwegsinfektionen, sondern auch für andere Organinfektionen geeignet. Sie werden bei oraler Gabe mehr oder weniger vollständig resorbiert

16. Gyrase-Hemmer (Chinolone)

und in der Leber in unterschiedlichem Maße metabolisiert. Dadurch kann es zu sehr unterschiedlichen Nebenwirkungen kommen. Ein dreifach fluoriertes Derivat (Temafloxacin) mußte nach kurzem Gebrauch wegen schwerer systemischer Nebenwirkungen aus dem Handel gezogen werden. Generell ist aber das Nebenwirkungsprofil der zugelassenen Gyrase-Hemmer ähnlich. Andere Gyrase-Hemmer (z. B. Tosufloxacin und Bay Y 3115) sind in Entwicklung. In Deutschland nicht zugelassene Derivate von geringer Bedeutung sind Amifloxacin, Difloxacin und Flumequin.

Norfloxacin

▶ **Handelsname:** Barazan.

▶ **Eigenschaften:** Fluoriertes Chinolin-Carbonsäure-Derivat (mit einer Piperazinyl-Gruppe). Muttersubstanz der neuen Gyrase-Hemmer. Schlecht wasserlöslich.

▶ **Wirkungsspektrum:** Norfloxacin wirkt gegen die meisten Erreger einer Harnwegsinfektion (vor allem gramnegative Stäbchen einschließlich Pseudomonas aeruginosa). Gegen Staphylokokken und Enterokokken ist die Aktivität schwächer (Tab. 28). A- und B-Streptokokken (Streptococcus pyogenes bzw. agalactiae) sind unempfindlich. Resistent sind außerdem Anaerobier (z. B. Bacteroides fragilis), Mykoplasmen und Chlamydien.

▶ **Resistenz:** Resistente Stämme von Pseudomonas-, Acinetobacter-, Serratia-, Providencia- und Klebsiella-Arten sowie von Proteus rettgeri und Enterokokken kommen vor. Partielle Kreuzresistenz mit den neuen Gyrase-Hemmern aus der Gruppe der Fluochinolone. Sekundäre Resistenzentwicklung möglich.

▶ **Pharmakokinetik:** Norfloxacin wird nach oraler Gabe zu 35–40% resorbiert. Nach 0,4 g oral beträgt der mittlere *Serumspiegel* 1,5 mg/l (nach 1 h). *Halbwertszeit:* 4 h (Tab. 29). *Plasmaeiweißbindung* 14%. *Ausscheidung* durch die Nieren zu 30–40% (unverändert), zu etwa 20% als Metaboliten. Maximale Harnkonzentrationen nach 0,4 g oral etwa 600 mg/l (nach 6–12 h >60 mg/l).

▶ **Nebenwirkungen:** Häufigkeit insgesamt 5%. Am häufigsten sind gastrointestinale Beschwerden (etwa 3%). Zentralnervöse Störungen (Kopfschmerzen, Schwindel, Benommenheit, Stimmungsveränderungen, Verwirrtheitszustände, Halluzinationen, Parästhesien, Sehstörungen) kommen in <1% vor. Hierdurch kann das Reaktionsvermögen im Straßenverkehr oder bei Maschinenbedienung beeinträchtigt sein. Allergische Reaktionen (Urtikaria, Exantheme) sowie Gelenkschmerzen und Tendovaginitis sind selten, ebenfalls ein Anstieg von

Eigenschaften der Antibiotika

Tab. 28. Minimale Hemmkonzentration von neueren Gyrase-Hemmern bei ≤90% der untersuchten Bakterienstämme ($MHK_{90\%}$) (eigene Daten).

Keimart	$MHK_{90\%}$ (mg/l) von				
	Norfloxacin	Ofloxacin	Ciprofloxacin	Sparfloxacin	Enoxacin
E. coli	0,06	0,06	0,01	0,03	0,5
Klebsiella pneumoniae	0,5	0,5	0,06	0,06	1,0
Enterobacter aerogenes	0,25	0,12	0,03	0,06	0,8
Proteus mirabilis	0,12	0,12	0,03	0,06	1,0
Proteus vulgaris	0,12	0,12	0,03	0,5	0,5
Pseudomonas aeruginosa	2,0	2,0	0,5	2,0	2,0
Serratia marcescens	0,5	0,5	0,12	1,0	2,0
Streptococcus pyogenes	16,0	0,5	0,5	0,5	32,0
Streptococcus pneumoniae	8,0	1,0	1,0	0,5	16,0
Enterococcccus faecalis	8,0	2,0	2,0	2,0	16,0
Staphylococcus aureus	2,0	0,5	0,5	0,25	2,0
Staphylococcus epidermidis	2,0	0,5	0,5	0,25	2,0
Legionella pneumophila	0,25	-	-	0,25	0,25
Mycoplasma pneumoniae	16,0	2,0	2,0	0,06	16,0
Ureaplasma urealyticum	16,0	4,0	4,0	0,5	16,0
Chlamydia trachomatis	16,0	1,0	1,0	0,12	16,0
Bacteroides fragilis	32,0	8,0	8,0	1,0	64,0
Andere Bacteroides-Arten	8,0	4,0	8,0	1,0	64,0

16. Gyrase-Hemmer (Chinolone)

Tab. 29. Pharmakokinetische Daten von neueren Gyrase-Hemmern (nach der Literatur).

Mittel	Maximaler Serumspiegel (mg/l)	Zeit (h)	Halbwertszeit (h)	Urin-Revovery (%)	Serum-Eiweißbindung (%)
Ofloxacin					
0,2 g oral	2,2	1,1	⎫	74	
0,4 g oral	3,5	1,9	⎬ 7	74	25
0,2 g i.v.	5,2	Infusionsende (30 min)	⎭	77	
Ciprofloxacin					
0,25 g oral	1,4	1,0	⎫	40	
0,5 g oral	2,8	1,2	⎪	30	
0,75 g oral	3,6	1,3	⎬ 3–4	28	30
0,1 g i.v.	~3,0	Infusions-	⎪	54	
0,2 g i.v.	~4,0	ende	⎭	56	
Norfloxacin					
0,4 g oral	1,5	1	4	40	14
Enoxacin					
0,2 g oral	1,2	1,0	4–6	60	40
0,4 g oral	3,1	1,5			
Sparfloxacin					
0,2 g oral	0,7	4,0	20	30	40
0,4 g oral	1,4	5,0			

Leberenzymen und Bilirubin im Serum sowie Blutbildveränderungen (Leukozytopenie, Eosinophilie).

▶ **Indikationen:** Infektionen der oberen und unteren Harnwege (Pyelonephritis, Zystitis, Urethritis).

▶ **Kontraindikationen:** Schwangerschaft, Laktationsperiode, Epilepsie, Kinder und Adoleszenten in der Wachstumsperiode (wegen der bei jungen Versuchstieren beobachteten Gelenkveränderungen).

▶ **Dosierung:** 0,4 g oral alle 12 h (für 7–10 Tage). Bei Frauen mit unkomplizierter Zystitis ist eine einmalige Behandlung mit 0,4 g ausreichend. Bei eingeschränkter Nierenfunktion (Kreatinin-Clearance <30 ml/min) gibt man 0,4 g alle 24 h.

▶ **Handelsform:** Tabletten à 0,4 g.

▶ **Beurteilung:** Zuverlässig wirksames Therapeutikum für Harnwegsinfektionen.

Literatur

ADHAMI, Z. N., R. WISE, D. WESTON, B. CRUMP: The pharmacokinetics and tissue penetration of norfloxacin. J. Antimicrob. Chemother. *13:* 87 (1984).
BERGAN, T.: Norfloxacin: a review of clinical experiences. J. Am. Med. Assoc. *(SE Asia Spec. Suppl. April:* 57 (1986).
BERGERON, M. G., M. THABET, R. ROY et al.: Norfloxacin penetration into human renal and prostatic tissues. Antimicrob. Ag. Chemother. *28:* 349 (1985).
CHRISTIANO, P., M. R. IOVENE, R. LOBELLO et al.: Biliary pharmacokinetics of norfloxacin. Chemioterapia *4 (2) (Suppl.):* 494 (1985).
DAVIS, R. L., H. W. KELLY, R. W. QUENZER, J. STANDEFER, B. STEINBERG, J. GALLEGOS: Effect of norfloxacin on theophylline metabolism. Antimicrob. Agents Chemother. *33:* 212–214 (1989).
FILLASTRE, J. P., TH. HANNEDOUCHE, A. LEROY, G. HUMBERT: Pharmacokinetics of norfloxacin in renal failure. J. Antimicrob. Chemother. *14:* 439 (1984).
GIULIANO, M., A. PANTOSTI, G. GENTILE, M. VENDITTI, W. ARCESE, P. MARTINO: Effects on oral and intestinal microfloras of norfloxacin and pefloxacin for selective decontamination in bone marrow transplant patients. Antimicrob. Agents Chemother. *33:* 1709–1713 (1989).
GOLDSTEIN, E. J. C., M. L. ALPERT, B. P. GINSBERG: Norfloxacin versus trimethoprim-sulfamethoxazole in the therapy of uncomplicated, community-acquired urinary tract infections. Antimicrob. Ag. Chemother. *27:* 422 (1985).
PONTICAS, S., D. L. SHUNGU, C. J. GILL: Comparative in vitro activity of norfloxacin against resistant Neisseria gonorrhoeae. Eur. J. Clin. Microbiol. Infect. Dis. *8:* 626–628 (1989).
ROMANOWSKI, B.: Norfloxacin in the therapy of gonococcal infections. Scand. J. Infect. Dis. *48:* 40–45 (1986).
SABBAJ, J., V. L. HOAGLAND, W. J. SHIH: Multiclinic comparative study of norfloxacin and trimethoprim-sulfamethoxazole for the treatment of urinary tract infections. Antimicrob. Ag. Chemother. *27:* 297 (1985).
SIMON, C., U. LINDNER: In vitro activity of norfloxacin against Mycoplasma hominis and Ureaplasma urealyticum. Eur. J. clin. Microbiol. *2:* 479 (1983).

Ciprofloxacin

▶ **Handelsname:** Ciprobay.

▶ **Eigenschaften:** Fluoriertes Chinolincarbonsäure-Derivat mit einer Piperazinyl- und einer Cyclopropyl-Gruppe. Die Tabletten enthalten Ciprofloxacinhydrochlorid, die Ampullen Ciprofloxacinlactat (beide sind in Wasser löslich).

▶ **Wirkungsspektrum:** Wirksam auf fast alle aeroben grampositiven und gramnegativen Bakterien. Die In-vitro-Aktivität ist bei gramnegativen Stäbchen stärker als die von Ofloxacin, bei grampositiven Bakterien ungefähr gleich. Ciprofloxacin wirkt auf gramnegative Bakterien meistens stärker als auf grampositive Bakterien. Mycoplasma pneumoniae und Chlamydia trachomatis sind mäßig empfindlich.

16. Gyrase-Hemmer (Chinolone)

Ciprofloxacin ist teilweise unwirksam auf Xanthomonas maltophilia, Proteus rettgeri, Serratia-Arten und Providencia. Resistent ist ein Teil der Clostridien-Stämme (z. B. Clostridium difficile) und der Bacteroides-Stämme (z. B. Bacteroides fragilis), außerdem Nocardia asteroides und Ureaplasma urealyticum.

▶ **Resistenz:** Ein kleiner Teil der Pseudomonas-, Staphylokokken- und Enterokokken-Stämme ist resistent. Eine sekundäre Resistenzentwicklung ist während einer längeren Ciprofloxacin-Behandlung bei Infektionen durch Staphylokokken, Pseudomonas, Enterobacter cloacae und Klebsiella pneumoniae möglich. Es besteht eine weitgehende Kreuzresistenz zwischen den neuen Gyrase-Hemmern aus der Gruppe der Fluochinolone.

▶ **Pharmakokinetik:** Ciprofloxacin wird nach oraler Gabe zu 70% resorbiert. Nach 0,25 g, 0,5 g und 0,75 g oral finden sich nach 60–90 min mittlere *Serumspiegel* von 1,4 bzw. 2,8 bzw. 3,6 mg/l (Tab. 29). Nach i. v. Kurzinfusion von 0,1 g und 0,2 g liegen die Serumspiegel bei Infusionsende bei 3 bzw. 4 mg/l. *Halbwertszeit* (nach i. v. Gabe) 3–4 h. *Plasmaeiweißbindung* 30%. *Liquorgängigkeit* relativ gut (Liquorkonzentration etwa 20% der Serumspiegel). Gute *Gewebepenetration* (höhere Konzentration vor allem in Genitalgewebe, Muskel, Haut, Lunge, Leber, Darmwand, Gallenblasenwand, Prostata, auch in Bronchial- und Samenflüssigkeit sowie Augenkammerwasser). Ciprofloxacin wird im Körper teilweise metabolisiert.
Ausscheidung vorwiegend durch die Nieren: nach oraler Gabe zu 30–40%, nach i. v. Gabe zu 55% (in unveränderter Form). Im Urin sind mehrere Metaboliten (mindestens 4) nachweisbar. Ein Teil des aufgenommenen Ciprofloxacins wird mit der Galle ausgeschieden, ein erheblicher Teil durch die Darmwand sezerniert und mit den Fäzes eliminiert. Es besteht ein relevanter enterohepatischer Zyklus.

▶ **Nebenwirkungen:** Gesamthäufigkeit ca. 6%. Am häufigsten sind gastrointestinale Reaktionen (Übelkeit, Erbrechen, Diarrhoe, Magenschmerzen), seltener zentralnervöse Reaktionen (Schwindel, Kopfschmerzen, Müdigkeit, Erregtheit, Ängstlichkeit, periphere Empfindungsstörungen, Sehstörungen, Krampfanfälle), Überempfindlichkeitsreaktionen (Exantheme, Juckreiz, Gesichtsödeme) und Kreislaufreaktionen (Blutdruckanstieg, Tachykardie, Hautrötung). Während einer Behandlung mit Ciprofloxacin kann – wie bei allen Gyrase-Hemmern – das Reaktionsvermögen im Straßenverkehr und bei Maschinenbedienung beeinträchtigt sein. Selten sind Gelenkbeschwerden, Schmerzen und Rötung an der Infusionsstelle und Thrombophlebitis. Vorübergehender Anstieg von Transaminasen, alkalischer Phosphatase und Bilirubin im Serum ist möglich, auch Hypercholesterinämie und Hypertriglyzeridämie sowie Blutbildveränderungen (z. B. Eosinophilie). Von den möglichen Nebenwirkungen sind nur die Magen-Darm-Störungen dosisabhängig (bei Tagesdosen von $\geq$1,5 g häufiger). Ein

Eigenschaften der Antibiotika

Zusammenhang aller Fluochinolone mit dem Auftreten von Achillessehnenrupturen wird diskutiert.

▶ **Interaktionen:** Mineralische Antazida vermindern die Resorption von Ciprofloxacin aus dem Magen-Darm-Kanal. Die Theophyllinspiegel im Blut können bei gleichzeitiger Gabe von Ciprofloxacin leicht erhöht sein. Bei gleichzeitiger Verabreichung von Ciprofloxacin und barbiturathaltigen Narkosemitteln sind Herz und Kreislauf zu überwachen. Erhöhte Krampfbereitschaft bei Kombination mit nichtsteroidalen Antirheumatika (nicht Aspirin).

▶ **Indikationen:** Organinfektionen (Harnwege, Atemwege, Darmtrakt) durch nachgewiesene oder vermutete empfindliche Erreger, vor allem wenn ein Gyrase-Hemmer das einzige oral wirksame Mittel ist. Eine orale oder parenterale Anwendung ist außerdem bei Unwirksamkeit oder Unverträglichkeit von anderen Antibiotika indiziert. Sie kommt auch als Alternative zu anderen Mitteln in Frage, die potentiell nephro- oder hepatotoxisch sind. Spezielle Indikationen sind Gonorrhoe, Chlamydien- und Mykoplasmen-Infektionen, außerdem Legionellose und Salmonellose. Bei schweren Pseudomonas-Infektionen kombiniert man Ciprofloxacin mit einem Aminoglykosid (wegen der besseren Wirkung und der Gefahr einer Resistenzentwicklung). Ciprofloxacin eignet sich auch zur Behandlung von Typhus, zur Sanierung von Salmonellen-Dauerausscheidern und zur selektiven Darmdekontamination bei immunsuppressiv behandelten Patienten. Es ist zuverlässig wirksam zur Behandlung von Meningokokkenträgern in der Umgebung von Erkrankten (2mal täglich 0,5 g für 5 Tage). Bei Mykobakterieninfektionen ist Ciprofloxacin wirksam, der Stellenwert noch unklar.

▶ **Falsche Indikationen:** Meningitis, Endokarditis, Sepsis (als Monotherapie), auch Pneumokokken-Infektionen der Atemwege, des Mittelohres und der Nebenhöhlen. Im allgemeinen keine Dauertherapie mit Ciprofloxacin durchführen (aus Gründen der Verträglichkeit und wegen möglicher Resistenzentwicklung). Keine unkritische, breit gestreute Anwendung als Universalmittel (wegen der Gefahr einer Resistenzentwicklung). Unwirksam bei Lues und Borreliose.

▶ **Kontraindikationen:** Epilepsie, Gravidität, Stillzeit, Kinder und Jugendliche in der Wachstumsperiode (wegen Arthropathien bei jungen Versuchstieren).

▶ **Applikation und Dosierung: Oral** (0,25–) 0,5 –0,75 g alle 12 h (bei Gonorrhoe Einmalbehandlung mit 0,25 g), als **i.v. Kurzinfusion** in 30–60 min 0,2–0,4 g alle 12 h. Nicht mit anderen Medikamenten in der Infusionslösung mischen. Für ausreichende Flüssigkeitszufuhr ist zu sorgen (sonst Gefahr der Kristallurie). Behandlungsdauer: in der Regel 1–2 Wochen (bei chronischen Infektionen auch länger).

16. Gyrase-Hemmer (Chinolone)

Bei **Niereninsuffizienz** (Kreatinin-Clearance <20 ml/min) normale Einzeldosis alle 24 h (oder halbe Einzeldosis alle 12 h).
Bei schon länger bestehender **Leberfunktionsstörung** keine Dosisreduzierung, aber Vorsicht bei akuter Leberinsuffizienz oder starker Cholestase.

▶ **Handelsformen:** Tabletten à 0,25 g, 0,5 g, 0,75 g, Infusionsflaschen à 0,1 g, 0,2 g.

▶ **Beurteilung:** Wegen des umfassenden Spektrums vielseitig verwendbares hochaktives antibakterielles Chemotherapeutikum (auch bei sonst schwer zu behandelnden Infektionen) mit gewissen Resistenzproblemen (wie bei anderen Gyrase-Hemmern). Standardsubstanz der Fluochinolone.

Literatur

BOELAERT, J., Y. VALCKE, M. SCHURGERS, R. DANEELS, M. ROSSENEU, M. T. ROSSEEL, M. G. BOGAERT: The pharmacokinetics of ciprofloxacin in patients with impaired renal function. J. Antimicrob. Chemother. *16:* 87–93 (1985).
CHAPMAN, S. T., D. C. E. SPELLER, D. S. REEVES: Resistance to ciprofloxacin. Lancet *II:* 39 (1985).
CHOW, A. W., J. WONG, K. H. BARTLETT, S. D. SHAFRAN, H. G. STIVER: Cross-resistance of Pseudomonas aeruginosa to ciprofloxacin, extended-spectrum beta-lactams, and aminoglycosides and susceptibility to antibiotic combinations. Antimicrob. Ag. Chemother. *33:* 1368–1372 (1989).
COKER, D. M., I. AHMED-JUSHUF, O. P. ARYA, J. S. CHESSBROUGH, B. C. PRATT: Evaluation of single dose ciprofloxacin in the treatment of rectal and pharyngeal gonorrhoea. J. Antimicrob. Chemother. *24:* 271–272 (1989).
COOPER, B., M. LAWLOR: Pneumococcal bacteremia during ciprofloxacin therapy for pneumococcal pneumonia. Am. J. Med. *87:* 475 (1989).
CROOK, S. M., B. SELKON, P. D. McLARDY SMITH: Clinical resistance to long term ciprofloxacin. Lancet *I:* 1275 (1985).
CULLMANN, W., M. STIEGLITZ, B. BAARS, W. OPFERKUCH: Comparative evaluation of recently developed quinolone compounds, with a note on the frequency of resistant mutants. Chemotherapy *31:* 19 (1985).
FALLON, R. J., W. M. BROWN: In vitro sensitivity of legionellas, meningococci and mycoplasmas to ciprofloxacin and enoxacin. J. Antimicrob. Chemother. *15:* 787–789 (1985).
FENLON, C. H., M. H. CYNAMON: Comparative in vitro activities of ciprofloxacin and other 4-quinolones against Mycobacterium tuberculosis and Mycobacterium intracellulare. Antimicrob. Ag. Chemother. *29:* 386 (1986).
FITZGEORGE, R. B., D. H. GIBSON, R. JEPRAS, A. BASKERVILLE: Studies on ciprofloxacin therapy of experimental Legionnaires' disease. J. Infection *10:* 194–203 (1985).
GARLANDO, F., M. G. TÄUBER, B. JOOS et al.: Ciprofloxacin-induced hematuria. Infection *13:* 177 (1985).
GONZALEZ, M. A., A. H. MORANCHEL, S. DURAN, A. PICHARDO, J. L. MAGANA, B. PAINTER, A. FORREST, G. L. DRUSANO: Multiple-dose pharmacokinetics of ciprofloxacin administered intravenously to normal volunteers. Antimicrob. Ag. Chemother. *28:* 235–239 (1985).

HÖFFKEN, G., K. BORNER, P. D. GLATZEL, P. KOEPPE, H. LODE: Reduced enteral absorption of ciprofloxacin in the presence of antacids. Eur. J. Clin. Microbiol. *4:* 345 (1985).
HUDSON, S. J., H. R. INGHAM, M. H. SNOW: Treatment of Salmonella typhi carrier state with ciprofloxacin. Lancet *II:* 1047 (1985).
HUMPHREYS, H., E. MULVIHILL: Ciprofloxacin-resistant Staphylococcus aureus. Lancet *II:* 383 (1985).
KOTILAINEN, P., J. NIKOSKELAINEN, P. HUOVINEN: Emergence of ciprofloxacin-resistant coagulase-negative staphylococcal skin flora in immunocompromised patients receiving ciprofloxacin. J. Infect. Dis. *161:* 41–46 (1990).
LEDERGERBER, B., J. D. BETTEX, B. JOOS, M. FLEPP, R. LÜTHY: Effect of standard breakfast on drug absorption and multiple-dose pharmacokinetics of ciprofloxacin. Antimicrob. Ag. Chemother. *27:* 350–352 (1985).
MILLER, M. R., M. A. BRANSBY-ZACHARY, D. S. TOMPKINS, P. M. HAWKEY, R. MYLES GIBSON: Ciprofloxacin for Pseudomonas aeruginosa meningitis. Lancet *I:* 1325 (1986).
OPPENHEIM, B. A., J. W. HARTLEY, W. LEE, J. P. BURNIE: Outbreak of coagulase negative staphylococcus highly resistant to ciprofloxacin in a leukaemia unit. Br. Med. J. *299:* 294–297 (1989).
ORIEL, J. D.: Ciprofloxacin in the treatment of gonorrhoea and non-gonococcal urethritis. J. Antimicrob. Chemother. *18D:* 129–132 (1986).
PATTON, W. N., G. M. SMITH, M. J. LEYLAND, A. M. GEDDES: Multiple resistant Salmonella typhimurium septicaemia in an immunocompromised patient successfully treated with ciprofloxacin. J. Antimicrob. Chemother. *16:* 667 (1985).
PELOQUIN, C. A., T. J. CUMBO, D. E. NIX, M. F. SANDS, J. J. SCHENTAG: Evaluation of intravenous ciprofloxacin in patients with nosocomial lower respiratory tract infections. Impact of plasma concentrations, organism, minimum inhibitory concentration, and clinical condition on bacterial eradication. Arch. Intern. Med. *149:* 2269–2273 (1989).
ROBERTS, C. M., J. BATTEN, M. E. HODSEN: Ciprofloxacin resistant pseudomonas. Lancet *I:* 1442 (1985).
ROSENBERG-ARSKA, M., A. W. DEKKER, J. VERHOEF: Ciprofloxacin for selective decontamination of the alimentary tract in patients with acute leukaemia during remission induction treatment: the effect on faecal flora. J. Infect. Dis. *152:* 104 (1985).
SHALIT, I., R. B. GREENWOOD, M. I. MARKS, J. A. PEDERSON, D. L. FREDERICK: Pharmacokinetics of single-dose oral ciprofloxacin in patients undergoing chronic ambulatory peritoneal dialysis. Antimicrob. Ag. Chemother. *30:* 152–156 (1986).
SMITH, G. M., C. CASHMORE, M. J. LEYLAND: Ciprofloxacin-resistant staphylococci. Lancet *II:* 949 (1985).
SMITH, M. J., M. E. HODSON, J. C. BATTEN: Ciprofloxacin in cystic fibrosis. Lancet *I:* 1103 (1986).
TEGELBERG-STASSEN, M. J. A. M., J. C. S. VAN DER HOEK, L. MOOI, J. H. T. WAGENVOORT, T. VAN JOOST, M. F. MICHEL, E. STOLZ: Treatment of uncomplicated gonococcal urethritis in men with two doses of ciprofloxacin. Eur. J. Clin. Microbiol. *5:* 244–246 (1986).
VALAINIS, G., D. THOMAS, G. PANKEY: Penetration of ciprofloxacin into cerebrospinal fluid. Eur. J. Clin. Microbiol. *5:* 206–207 (1986).
WOLFSON, J. S., D. C. HOOPER: Bacterial resistance to quinolones: Mechanisms and clinical importance. Rev. Infect. Dis. *11* (Suppl. 5): 960 (1989).

16. Gyrase-Hemmer (Chinolone)

Ofloxacin

▶ **Handelsname:** Tarivid.

▶ **Eigenschaften:** Chinolincarbonsäure-Derivat mit Ringschluß (verantwortlich für die bessere Pharmakokinetik). Gelb opaleszierende Kristalle oder kristallines Pulver, bitterer Geschmack, leicht löslich in Eisessig, schwer löslich in Wasser, Äthylalkohol und Azeton. Die Substanz liegt als Razemat vor; nur die linksdrehende Form ist wirksam (Levofloxacin, L-Ofloxacin).

▶ **Wirkungsspektrum:** Breites Spektrum, das fast alle aeroben grampositiven und gramnegativen Bakterien umfaßt. Die In-vitro-Aktivität ist bei gramnegativen Stäbchen etwa 4fach schwächer als die von Ciprofloxacin. Bei grampositiven Bakterien ist die Wirksamkeit teilweise schwächer als bei gramnegativen Bakterien. Mykoplasmen (außer Ureaplasma) und Chlamydien sind mäßig empfindlich (Tab. 28). Ofloxacin ist z. T. unwirksam auf Proteus rettgeri, Providencia und Pseudomonas cepacia. Resistent sind unter den Anaerobiern bestimmte Clostridien-Arten (z. B. Clostridium difficile) und Bacteroides-Arten (z. B. B. thetaiotaomicron und B. vulgatus). Ofloxacin hat eine relativ gute Aktivität gegen Mykobakterien (einschließlich M. tuberculosis).

▶ **Resistenz:** Primär resistente Pneumokokken und Enterokokken-Stämme kommen vor. Die Häufigkeit einer Resistenz ist jetzt bei Pseudomonas aeruginosa auf 15–20% angestiegen. Eine sekundäre Resistenzentwicklung ist bei Pseudomonas aeruginosa, Pneumokokken und Staphylokokken in vitro und während einer Behandlung möglich. Dabei besteht eine weitgehende Kreuzresistenz zwischen den neuen Gyrase-Hemmern.

▶ **Pharmakokinetik:** Gute Resorption nach oraler Gabe. Nach 0,2 g und 0,4 g oral finden sich mittlere *Serumspitzenspiegel* von 2,2 bzw. 3,5 mg/l (nach 1,1 bzw. 1,9 h), die nach 12 h auf 0,4 bzw. 1,0 mg/l abgefallen sind. Nach i. v. Infusion von 0,1 g und 0,2 g (in 30 min) betragen die mittleren Serumspiegel 2,9 bzw. 5,2 mg/l (bei Infusionsende) und 0,15 bzw. 0,3 mg/l (nach 12 h).
Halbwertszeit 7 h (Tab. 29, S. 235). *Plasmaeiweißbindung* 25%. *Liquorgängigkeit* relativ gut: bei bakterieller Meningitis werden im Liquor nach 2mal tgl. 0,2 g oral 50–60% der Serumspiegel erreicht (1–2 mg/l). Gute *Gewebediffusion* (z. B. in Lungen-, Knochen-, Knorpel- und Prostatagewebe). Hohe Konzentrationen auch in Speichel und Samenflüssigkeit. *Ausscheidung* unverändert durch die Nieren nach oraler Gabe zu 74%, nach i. v. Gabe zu 77% (in 24 h) und zu 86% (in 72 h). Im Urin sind 2 Metaboliten nachweisbar: Desmethyl-Ofloxacin (1,6% der verabreichten Dosis) und Ofloxacin-N-oxid (0,9%), in Galle und Stuhl als weiterer Metabolit das Glukuronid-Derivat (4%).

Eigenschaften der Antibiotika

▶ **Nebenwirkungen:** Häufigkeit 3–4%. Am häufigsten sind gastrointestinale Beschwerden (Übelkeit, Erbrechen, Bauchschmerzen, Durchfall). Nicht selten sind leichte zentralnervöse Störungen (Kopfschmerzen, Schwindel, Alpträume, Schlafstörungen). Selten kommt es zu schwereren Symptomen (Gangunsicherheit, Zittern, Parästhesien, Doppeltsehen, Halluzinationen) und psychotischen Reaktionen. Dabei kann das Reaktionsvermögen im Straßenverkehr oder bei der Maschinenbedienung beeinträchtigt sein. Es können schwere allergische Erscheinungen (Exanthem, Photosensibilisierung, petechiale Hautblutungen, selten Schock und Vaskulitis) auftreten. Sie sind ein Grund, das Mittel sofort abzusetzen. Selten wurde über Gelenkschmerzen, insbesondere bei hoher Dosierung, berichtet. In Einzelfällen wurden Blutbildveränderungen (Leukozytopenie, Thrombozytopenie, Anämie) und vorübergehender Anstieg der Leberenzyme und des Bilirubins festgestellt. Die Toxizität der unwirksamen Komponente des Razemates ist unklar.

▶ **Interaktionen:** Bei gleichzeitiger Gabe von mineralischen Antazida ist mit verminderter Resorption von Ofloxacin zu rechnen. Keine Wechselwirkung mit Coffein, geringe mit Theophyllin.

▶ **Indikationen:** Organinfektionen durch nachgewiesene oder vermutete empfindliche Erreger. Eine Hauptindikation sind urologische Harnwegsinfektionen. Eine Anwendung ist außerem bei Unwirksamkeit oder Unverträglichkeit von anderen Antibiotika indiziert. Spezielle Indikationen können Gonorrhoe, Chlamydien- und Mykoplasmeninfektionen sein, außerdem Legionellose und Salmonellose. Bei schweren Pseudomonas-Infektionen kann Ofloxacin mit einem Aminoglykosid kombiniert werden (wegen der besseren Wirkung und der Gefahr einer Resistenzentwicklung). Der Nutzen bei Mykobakterieninfektionen ist noch nicht völlig geklärt (Mittel der Reserve?).

▶ **Falsche Indikationen:** Meningitis, Endokarditis, Sepsis (als Monotherapie), auch Streptokokken-Angina, Erysipel, Scharlach sowie Pneumokokken-Infektionen der Atemwege, des Mittelohres und der Nebenhöhlen. Im allgemeinen keine Dauertherapie mit Ofloxacin durchführen (aus Gründen der Verträglichkeit und wegen möglicher Resistenzentwicklung). Keine unkritische, breit gestreute Anwendung als Universalmittel.

▶ **Kontraindikationen:** Epilepsie, Gravidität, Stillzeit, Kinder und Jugendliche in der Wachstumsphase (wegen Arthropathien bei jungen Versuchstieren).

▶ **Anwendung und Dosierung:** 0,2 g (maximal 0,4 g) oral alle 12 h für 7–10 Tage (falls erforderlich bis zu 4 Wochen). Bei **eingeschränkter Nierenfunktion** wird die normale Einzeldosis alle 24 h verabreicht (Kreatinin-Clearance 10–30 ml/min);

16. Gyrase-Hemmer (Chinolone)

Patienten mit einer Kreatinin-Clearance von <10 ml/min erhalten die Hälfte der normalen Einzeldosis alle 24 h. Parenteral gibt man 0,2(–0,4) g alle 12 h als i.v. Infusion in 30–60 min.

▶ **Handelsformen:** Tabletten à 0,2 g, Ampullen à 0,1 g und 0,2 g.

▶ **Beurteilung:** Antibakterielles Therapeutikum mit breitem Wirkungsspektrum und günstiger Pharmakokinetik, das nach Entfernung der unwirksamen Komponente des Razemates erheblich aktiver wäre. Der Prozentsatz resistenter Erreger (bei Pseudomonas, Staphylokokken und Enterokokken) ist angestiegen. Auf sekundäre Resistenzentwicklung ist zu achten.

Literatur

ARIYARIT, C., K. PANIKABUTRA, A. CHITWARAKORN, C. WONGBA, A. BUATIANG: Efficacy of ofloxacin in uncomplicated gonorrhoea. Infection *14S:* 311–313 (1986).

CHAN, A. S. C., K. G. TANG, K. K. FUNG, T. K. NG: Single dose ofloxacin in treatment of uncomplicated gonorrhoea. Infection *14S:* 314–315 (1986).

GOLDSTEIN, E. J. C., D. M. CITRON: Comparative activity of the quinolones against anaerobic bacteria isolated in community hospitals. Antimicrob. Ag. Chemother. *27:* 657–659 (1985).

GROSSET, J. H., B. H. JI, C. C. GUELPA-LAURAS, E. G. PERANI, L. N. N'DELI: Clinical trial of pefloxacin and ofloxacin in the treatment of lepromatous leprosy. Int. J. Lepr. Other Mycobact. Dis. *58:* 281–295 (1990).

JUDSON, F. N., B. S. BEALS, K. J. TACK: Clinical experience with ofloxacin in sexually transmitted disease. Infection. *14 (Suppl.):* 309–310 (1986).

KALAGER, T., A. DIGRANES, T. BERGAN, T. ROLSTAD: Ofloxacin: serum and skin blister fluid pharmacokinetics in the fasting and non-fasting state. J. Antimicrob. Chemother. *17:* 795 (1986).

LODE, L., et al.: Pharmacokinetics of ofloxacin after parenteral and oral administration. Antimicrob. Ag. Chemother. *31:* 1338 (1987).

MOELLERING, R. C., JR., H. C. NEU: Ofloxacin: A pharmacodynamic advance in quinolone antimicrobial therapy. Am. J. Med. *87* (Suppl. 6C): 1S–81S (1989).

OSATO, M. S., H. G. JENSEN, M. D. TROUSDALE, J. A. BOSSO, L. R. BORRMANN, J. FRANK, P. AKERS: The comparative in vitro activity of ofloxacin and selected ophthalmic antimicrobial agents against ocular bacterial isolates. Am. J. Ophthalmol. *108:* 380–386 (1989).

SAITO, A., K. SAWATARI, Y. FUKUDA et al.: Susceptibility of Legionella pneumophila to ofloxacin in vitro and in experimental Legionella pneumonia in guinea pigs. Antimicrob. Ag. Chemother. *28 (1):* 15–20 (1985).

STAHL, J. P., J. CROIZE, J. P. AKBARAL, J. P. BRU, A. GUYDI, D. LEDUC, J. B. FOURTILLAN, M. MICOUD: Diffusion of ofloxacin into cerebrospinal fluid of patients with bacterial meningitis. Infection *14 (Suppl. 4):* 256–258 (1986).

STUBNER, G., W. WEINRICH, U. BRANDIS: Study of the cerebrospinal fluid penetrability of ofloxacin. Infection *14 (Suppl. 4):* 250 (1986).

WANG, F., X. J. GU, M. F. ZHANG, T. Y. TAI: Treatment of typhoid fever with ofloxacin. J. Antimicrob. Chemother. *23:* 785–788 (1989).

YEW, W. W., S. Y. KWAN, W. K. MA, M. A. KHIN, P. Y. CHAU: In vitro activity of ofloxacin against Mycobacterium tuberculosis and its clinical efficacy in multiply resistant pulmonary tuberculosis. J. Antimicrob. Chemother. *26:* 227–236 (1990).

Sparfloxacin

▶ **Handelsname:** Zagam.

▶ **Eigenschaften:** Neues Fluochinolon (Rhône-Poulenc) mit 2 Fluoratomen, das Ciprofloxacin in der Struktur ähnelt (Formel: s. Abb. 40).

▶ **Wirkungsspektrum:** Ähnlich dem von Ciprofloxacin, aber stärkere Aktivität gegen Staphylokokken, Pneumokokken und Bacteroides fragilis, schwächere Aktivität gegen Pseudomonas aeruginosa und Serratia marcescens. Stark wirksam gegen Legionellen, Chlamydia trachomatis, Chlamydia pneumoniae und Mycoplasmen (auch M. pneumoniae). Resistent sind Listerien, andere Bacteroides-Arten und ein Teil der Pseudomonas-, Providencia-, Serratia-, Proteus-vulgaris- und Enterokokken-Stämme. Sekundäre Resistenzentwicklung möglich. Unvollständige Kreuzresistenz mit den anderen neuen Gyrase-Hemmern.

▶ **Pharmakokinetik:** Mittlere *Serumspitzenspiegel* nach oraler Gabe von 0,2 g und 0,4 g 0,7 mg/l bzw. 1,4 mg/ml (unabhängig von der Nahrungsaufnahme). *Plasmaeiweißbindung:* 40%. *Halbwertszeit:* 20 h (Tab. 29). *Urin-Recovery:* 30% (davon ⅔ als unverändertes Sparfloxacin, ⅓ als inaktives Glukuronid). Über 60% der verabreichten Dosis werden mit den Fäzes ausgeschieden.

▶ **Nebenwirkungen:** Am häufigsten gastrointestinale Reaktionen (Übelkeit, Erbrechen, Durchfälle) sowie Hautreaktionen (Erytheme, phototoxische Reaktionen, Photosensibilisierung), seltener ZNS-Störungen, Transaminasenvermehrung im Serum, Leukozytopenie, Thrombozytopenie, Eosinophilie. Die Erfahrungen über die Nebenwirkungshäufigkeit sind noch gering.

▶ **Interaktionen:** Die gleichzeitige Gabe von Aluminium- oder Magnesiumhydroxyd sowie von Zink- und Eisensalzen vermindert die Resorption von Sparfloxacin. Keine Veränderung des Theophyllin-Metabolismus durch Sparfloxacin.

▶ **Indikationen:** Akute Sinusitis, außerhalb des Krankenhauses erworbene Pneumonie, Urethritis, komplizierte Harnwegsinfektionen.

▶ **Kontraindikationen:** Schwangerschaft (im Tierversuch teratogen), Stillperiode, Kinder und Jugendliche (bis zum Ende des Längenwachstums), unbehandelte Epilepsie.

▶ **Dosierung:** Initial einmal tgl. 0,4 g oral, ab 2. Tag einmal tgl. 0,2 g (nicht länger als 1–2 Wochen). Bei Harnwegsinfektionen können einmal tgl. 0,1 g

16. Gyrase-Hemmer (Chinolone)

ausreichen. Während der Therapie sind Sonnenbäder und Besuche von Solarien zu vermeiden.

▶ **Beurteilung:** Die klinischen Erfahrungen sind noch gering. Die Substanz wirkt ähnlich wie die anderen Fluochinolone.

Literatur

CHAUDHRY, A. Z., C. C. KNAPP, J. SIERRA-MADERO, J. WASHINGTON: Antistaphylococcal activities of sparfloxacin (CI-978; AT-4140), ofloxacin, and ciprofloxacin. Antimicrob. Agents Chemother. *34:* 1843–1845 (1990).
CHIN, N. X., H. NEU: In-vitro activity of sparfloxacin. Antimicrob. Agents Chemother. *35:* 567–571 (1991).
KENNY, G. E., F. D. CARTWRIGHT: Susceptibility of Mycoplasma pneumoniae to several new quinolones, tetracycline and erythromycin. Antimicrob. Agents Chemother. *35:* 587–589 (1991).
PIDDOCK, L. J. V., M. ZHU: Mechanism of action of sparfloxacin against and mechanism of resistance in gram-negative and gram-positive bacteria. Antimicrob. Agents Chemother. *35, 11:* 2423–2427 (1991).
ROLSTON, K. V. I., H. NGUYEN, M. MESSER, B. LEBLANC, D. H. HO, G. P. BODEY: In vitro activity of sparfloxacin (CI-978; AT-4140) against clinical isolates from cancer patients. Antimicrob. Agents Chemother. *34:* 2263–2266 (1990).
YOSHIDA, S., T. KOJIMA, M. INOUE, S. MITSUHASHI: Accumulation of sparfloxacin by clinical isolates of *Staphylococcus aureus*. Antimicrob. Agents Chemother. *35:* 368–370 (1991).

Enoxacin

▶ **Handelsname:** Gyramid.

▶ **Eigenschaften:** Enoxacin ist kein Fluochinolon, sondern ein fluoriertes Naphthyridin-Karbonsäure-Derivat mit einer Piperazinyl-Gruppe. In den Tabletten als Sesquihydrat enthalten.

▶ **Wirkungsspektrum:** Enoxacin hat den gleichen Wirkungsmechanismus sowie ein ähnlich breites Wirkungsspektrum wie Cipro- und Ofloxacin, aber eine deutlich schwächere antibakterielle Aktivität, so daß der Anteil resistenter Stämme bei einer Keimart höher ist. Enoxacin ist immer unwirksam auf Streptokokken (auch Pneumokokken und Enterokokken), auf Listerien und Gardnerella sowie alle Anaerobier, Mycoplasmen und Chlamydien. Teilweise reisistent sind Proteus rettgeri, Providencia, Pseudomonas aeruginosa, Pseudomonas cepacia und Xanthomonas maltophilia, Acinetobacter-Arten, Enterobacter- und Klebsiella-Arten sowie Arizona.

Eigenschaften der Antibiotika

▶ **Resistenz:** Partielle Kreuzresistenz mit den neuen Gyrase-Hemmern aus der Gruppe der Fluochinolone. Sekundäre Resistenzentwicklung möglich.

▶ **Pharmakokinetik:** Enoxacin wird nach oraler Gabe unvollständig resorbiert. Nach 0,2 g und 0,4 g oral finden sich mittlere *Serumspitzenspiegel* von 1,2 bzw. 3,1 mg/l (nach 1–1,5 h). *Halbwertszeit:* 4–6 h (Tab. 29). *Plasmaeiweißbindung* 40%. Relativ hohe Speichel- und Sputumkonzentrationen. Gallekonzentrationen etwa 5fach höher als im Serum. *Ausscheidung* mit dem Harn zu 60% (unverändert). Ein nicht genau bekannter Teil wird mit der Galle und den Fäzes ausgeschieden. Im Harn sind 4 Metaboliten nachweisbar: Oxo-Enoxacin (14%), Azetyl-Enoxacin (0,4%), Formyl-Enoxacin (0,3%) und Amino-Enoxacin (0,3%), die teilweise antibakteriell schwach wirksam sind.

▶ **Nebenwirkungen:** Häufigkeit insgesamt 6,4%. Enoxacin ruft als Naphthyridin-Carbonsäure-Derivat häufiger als andere Gyrase-Hemmer mit Chinolin-Struktur zentralnervöse Nebenwirkungen hervor. Dazu gehören Schwindel, Kopfschmerzen, Unruhe, Schläfrigkeit, Schlaflosigkeit, Krampfanfälle, Sehstörungen, Photophobie, periphere Empfindungsstörungen, Verwirrtheitszustände, Halluzinationen, Depressionen, psychotische Reaktionen, Gangunsicherheit, Muskelzittern. Hierdurch kann das Reaktionsvermögen im Straßenverkehr und bei Maschinenbedienung beeinträchtigt sein. Außerdem kommen gastrointestinale Störungen, allergische Reaktionen, Blutdruckabfall und Tachykardie, Muskelschmerzen, Gelenkbeschwerden, tubuläre Nierenschädigung, Hypoglykämie, Sehnenscheidenentzündung, Geruchs- und Geschmacksstörungen, Phototoxizität (z. B. bullöse Exantheme an belichteten Stellen), Erhöhung von Leberenzymen und Bilirubin im Serum, Blutbildveränderungen (Anämie, Leukozytopenie, Thrombozytopenie) vor.

▶ **Interaktionen:** Bei gleichzeitiger Gabe von Enoxacin sind die Elimination von Theophyllin sowie von Coffein (aus coffeinhaltigen Getränken oder Schmerzmitteln) stark verzögert und die Blutspiegel dieser Substanzen erhöht. Offensichtlich werden durch Enoxacin Entgiftungsvorgänge in der Leber gehemmt. Die gleichzeitige Einnahme von Enoxacin und Fenbufen kann Krampfanfälle hervorrufen. Die gleichzeitige Gabe von mineralischen Antazida vermindert die Resorption von Enoxacin aus dem Magen-Darm-Trakt beträchtlich.

▶ **Indikationen:** Wegen der relativ häufigen zentralnervösen Nebenwirkungen müssen die Indikationen für Enoxacin (Organinfektionen durch empfindliche Erreger) stark eingeschränkt werden. Es kommt allenfalls zur Kurzzeittherapie unkomplizierter Harnwegsinfektionen in Frage.

16. Gyrase-Hemmer (Chinolone)

▶ **Kontraindikationen:** Epilepsie und Vorerkrankungen des ZNS, schwere Leber- und Niereninsuffizienz, Gravidität, Stillzeit, Kinder und Jugendliche in der Wachstumsphase (wegen Gelenkveränderungen bei jungen Versuchstieren).

▶ **Dosierung:** 0,2–0,4 g alle 12 h für wenige Tage.

▶ **Handelsformen:** Tabletten à 0,2 g, 0,4 g.

▶ **Beurteilung:** Wegen der schwächeren Wirkung und der relativ häufigen zentralnervösen Nebenwirkungen ist Enoxacin den anderen neuen Gyrase-Hemmern unterlegen.

Literatur

PRINCE, R. A., E. CASABAR, C. G. ADAIR, D. B. WEXLER, J. LETTIERI, J. E. KASIK: Effect of quinolone antimicrobials on theophylline pharmacokinetics. J. Clin. Pharmacol. *29:* 650–654 (1989).
RANNIKKO, S., A.-S. MALMBORG: Enoxacin concentration in human prostatic tissue after oral administration. J. Antimicrob. Chemother. *17:* 123 (1986).
ROGGE, M. C., W. R. SOLOMON, A. J. SEDMAN, P. G. WELLING, J. R. KOUP, J. G. WAGNER: The theophylline-enoxacin interaction: II. Changes in the disposition of theophylline and its metabolites during intermittent administration of enoxacin. Clin. Pharmacol. Ther. *46:* 420–428 (1989).
SIMPSON, J. K., M. J. BRODIE: Convulsions related to enoxacin. Lancet *II:* 161 (1985).
SPELLER, D., R. WISE: Enoxacin – a laboratory and clinical assessment. J. Antimicrob. Chemother. *21* (Suppl. B): 1 (1988).
TSUEI, S. E., A. S. DARRAGH, I. BRICK: Pharmacokinetics and tolerance of enoxacin in healthy volunteers administered at a dosage of 400 mg twice daily for 14 days. Antimicrob. Ag. Chemother. *14:* 71 (1984).
VAN DER AUWERA, P., J. C. STOLEAR, B. GEORGE, M. N. DUDLEY: Pharmacokinetics of enoxacin and its oxometabolite following intravenous administration to patients with different degrees of renal impairment. Antimicrob. Agents Chemother. *34:* 1491–1497 (1990).
WIJNANDS, W. J. A., C. L. A. VAN HERWAARDEN, T. B. VREE: Enoxacin raises plasma theophylline concentrations. Lancet *II:* 108–109 (1984).
WIJNANDS, W. J. A., T. B. VREE, C. L. A. VAN HERWAARDEN: Enoxacin decreases the clearance of theophylline in man. Br. J. Clin. Pharmacol. *20:* 583–588 (1985).

Fleroxacin

▶ **Handelsname:** Quinodes.

▶ **Eigenschaften:** Chinolin-Karbonsäure-Derivat mit 3 Fluoratomen am Chinolon-Kern (Abb. 40).

Eigenschaften der Antibiotika

▶ **Wirkungsspektrum:** Ähnlich dem von Ofloxacin und Ciprofloxacin. Fleroxacin wirkt in vitro etwa gleich stark wie Ofloxacin, aber 2–8fach schwächer als Ciprofloxacin. Resistent ist ein kleiner Teil der Pseudomonas-aeruginosa-, Serratia-marcescens-, Proteus-rettgeri- und Enterobacter-Stämme. Unempfindlich sind alle Streptokokken-Arten (einschließlich Pneumokokken und Enterokokken) sowie Anaerobier (einschließlich Bacteroides-Arten), außerdem Treponema pallidum, Gardnerella vaginalis, Nocardia asteroides, Listerien und Mycobacterium avium-intracellulare.

▶ **Resistenz:** Fast vollständige Kreuzresistenz mit den neueren Gyrase-Hemmern (Fluochinolonen). Sekundäre Resistenzentwicklung in vitro möglich (vor allem bei Pseudomonas, Serratia, Klebsiella, Staphylokokken und Enterokokken).

▶ **Pharmakokinetik:** Bei oraler Gabe relativ gute Resorption. Nach 0,4 g oral mittlerer *Serumspitzenspiegel* 4,2 mg/l (nach 1,5 h), nach i. v. Infusion (20 min) von 0,1 g 2,8 mg/l (Infusionsende), die nach 24 h auf 0,6 bzw. 0,1 mg/l abgefallen sind. *Halbwertszeit* 9,5 h. *Plasmaeiweißbindung* 23%. Gute Gewebediffusion. *Ausscheidung* durch die Nieren in 4 Tagen unverändert zu 57% (nach oraler Gabe), zu 73% (nach i. v. Gabe), außerdem als Metaboliten (N-Oxid und N-Demethyl-Derivat).

▶ **Nebenwirkungen:** Häufigkeit bei wiederholten Gaben von 0,2–0,4 g insgesamt 13%. Am häufigsten sind Magen-Darm-Störungen (Übelkeit, Erbrechen, Durchfall) sowie Kopfschmerzen und Schwindel, seltener Schlaflosigkeit oder Hautausschlag. Psychotische Reaktionen kommen sehr selten vor.

▶ **Interaktionen:** Wie bei Ofloxacin und Ciprofloxacin. Die gleichzeitige Gabe von mineralischen Antazida beeinträchtigt die Resorption von Fleroxacin.

▶ **Indikationen:** Harnwegs-, Darm- und Weichteilinfektionen durch empfindliche Erreger (mit den auch bei Ofloxacin und Ciprofloxacin gemachten Einschränkungen).

▶ **Kontraindikationen:** Gravidität, Stillzeit, Kindesalter, Epilepsie. Vorsicht bei bestimmten Vorerkrankungen des ZNS. Keine Anwendung bei Streptokokken- und Pneumokokken-Infektionen (wegen Unwirksamkeit).

▶ **Dosierung:** Einmal tgl. 0,4 g oral oder 0,1–0,2 g i. v. (als Kurzinfusion) für 7–10 Tage.

▶ **Beurteilung:** Fleroxacin ist ein antibakteriell hochwirksames Chemotherapeutikum mit breitem Wirkungsspektrum und Langzeitwirkung. Es ist unklar, womit das erhöhte Risiko von Nebenwirkungen zusammenhängt.

16. Gyrase-Hemmer (Chinolone)

Literatur

CLARKE, A. M., S. J. V. ZEMCOV: In vitro activity of the new 4-quinolone compound RO 23-6240. Eur. J. Clin. Microbiol. *6:* 161–164 (1987).
HIRAI, K., H. AOYAMA, M. HOSAKA, Y. OOMOSI, Y. NIWATA, S. SUZUE, T. IRIKURA: In vivo antibacterial activity of AM-833, a new quinolone derivative. Antimicrob. Ag. Chemother. *29:* 1059–1066 (1986).
KROPEC, A., F. DASCHNER: In vitro activity of fleroxacin and 6 other antimicrobials against Acinetobacter anitratus. Chemotherapy *35:* 360–362 (1989).
MANEK, N., J. M. ANDREWS, R. WISE: In vitro activity of RO 23-6240, a new difluoroquinolone derivative, compared with that of other antimicrobial agents. Antimicrob. Ag. Chemother. *30:* 330–332 (1986).
SINGLAS, E., A. LEROY, E. SULTAN: Disposition of Fleroxacin, a New Trifluoroquinolone, and Its Metabolites. Pharmacokinetics in Renal Failure and Influence of Haemodialysis. Clin. Pharmacokinet. *19:* 67–79 (1990).
WEIDEKAMM, E., R. PORTMANN, K. SUTER, C. PARTOS, D. DELL, P. W. LÜCKER: Single- and multiple-dose pharmacokinetics of fleroxacin, a trifluorinated quinolone, in humans. Antimicrob. Agents Chemother. *31:* 1909–1914 (1987).

Pefloxacin

▶ **Handelsname:** Peflacin.

▶ **Wirkungsspektrum:** Mit Norfloxacin chemisch nahe verwandt. Pefloxacin (Rhône-Poulenc, Nattermann) hat im Vergleich zu Ciprofloxacin und Ofloxacin eine schwächere In-vitro-Aktivität, aber ein ähnliches Wirkungsspektrum. Ein Teil der Pseudomonas-, Serratia-, Streptokoken- und Staphylokokken-Stämme sowie Mycoplasmen und Chlamydien sind resistent. Meist sind auch Bacteroides-Arten und Fusobakterien unempfindlich. Sekundäre Resistenzentwicklung während der Behandlung möglich (bei Pneumokokken- und Pseudomonas-Infektionen).

▶ **Die pharmakokinetischen Daten** sprechen für eine gute Resorption aus dem Magen-Darm-Trakt. *Serumspitzenspiegel* nach 0,4 g oral 4,5–6 mg/l (1 h). Die *Halbwertszeit* beträgt 11 h, die *Serumeiweißbindung* 20–30%. Pefloxacin wird im Organismus stark metabolisiert (vor allem zum Piperazin-N-Oxid-, N-Desmethyl- und Oxo-Piperazin-Derivat, aber auch zu Norfloxacin). Nur etwa 9% werden unverändert im Harn ausgeschieden.

▶ **Nebenwirkungen** sind häufig, auch ZNS-Nebenwirkungen. Bei Langzeitbehandlung kommen Photodermatosen häufiger vor. Durch Pefloxacin wird die Theophyllin-Clearance vermindert. Tierexperimentell kommt es bei längerer Anwendung zu Augenlinsentrübungen. Pefloxacin ist in Frankreich in großem

Umfang bei verschiedenen Infektionen angewandt worden. Bei ausschließlicher Anwendung in der Klinik hielten sich die Nebenwirkungen in vertretbaren Grenzen. Studien der WHO mit Pefloxacin bei Lepra laufen.

▶ **Beurteilung:** Wegen häufiger Nebenwirkungen problematisch. In Deutschland zur Kurzzeittherapie von Harnwegsinfektionen zugelassen. Eine Indikationserweiterung wird diskutiert.

Literatur

BOEREMA, J. B. J., R. PAUWELS, J. SCHEEPERS, W. CROMBACH: Efficacy and safety of pefloxacin in the treatment of patients with complicated urinary tract infections. J. Antimicrob. Chemother. *17:* 103 (1986).
CLARKE, A. M., S. J. V. ZEMCOV, M. E. CAMPBELL: In-vitro activity of pefloxacin compared to enoxacin, norfloxacin, gentamicin and new beta-lactams. J. Antimicrob. Chemother. *15:* 39 (1985).
DELLAMONICA, P., E. BERNARD, H. ETESSE, R. GARRAFFO: The diffusion of pefloxacin into bone and the treatment of osteomyelitis. J. Antimicrob. Chemother. *17:* 93 (1986).
Dow, J., J. CHAZAL, A. M. FRYDMAN et al.: Transfer kinetics of pefloxacin into cerebrospinal fluid after one hour i. v. infusion of 400 mg in man. J. Antimicrob. Chemother. *17:* 81 (1986).
FRYDMAN, A. M., Y. LE ROUX, M. A. LEFEBVRE et al.: Pharmacokinetics of pefloxacin after repeated intravenous and oral administration (400 mg bid) in young healthy volunteers. J. Antimicrob. Chemother. *17 (Suppl. B):* 65 (1986).
LAUWERS, S., W. VINCKEN, A. NAESSENS, D. PIERARD: Efficacy and safety of pefloxacin in the treatment of severe infections in patients hospitalized in intensive care units. J. Antimicrob. Chemother. *17 (Suppl. B):* 111–115 (1986).
LIGTVOET, E. E. J., T. WICKERHOFF-MINOGGIO: In-vitro activity of pefloxacin compared with six other quinolones. J. Antimicrob. Chemother. *16:* 485 (1985).
MAESEN, F. P. V., B. I. DAVIES, J. P. TEENGS: Pefloxacin in acute exacerbations of chronic bronchitis. J. Antimicrob. Chemother. *16:* 379 (1985).
MONTAY, G., J. BARIETY, C. JACQUOT et al.: Pharmacokinetics of the antibacterial pefloxacin in renal and hepatic disease. Chemioterapia *4 (2) (Suppl.):* 501 (1985).
SALVANET, A., A. FISCH, C. LAFAIX et al.: Pefloxacin concentrations in human aqueous humor and lens. J. Antimicrob. Chemother. *18:* 199 (1986).
VACHON, F., M. WOLFF, B. REGNIER, C. DALBOSS, M. NKAM: Penetration of pefloxacin into cerebrospinal fluid of patients with meningitis. Antimicrob. Agents Chemother. *26:* 289–291 (1984).

Lomefloxacin

▶ **Handelsname:** Maxaquin.

▶ **Wirkungsspektrum:** Lomefloxacin (Searle) ist ein zuerst in Japan synthetisiertes Difluorochinolon (Strukturformel Abb. 40). Im Vergleich zu Ofloxacin ist die In-vitro-Aktivität bei gramnegativen und grampositiven aeroben Bakterien meistens schwächer. Mycoplasmen und Chlamydien sind teilweise resistent.

16. Gyrase-Hemmer (Chinolone)

▶ **Pharmakokinetik:** Lomefloxacin wird aus dem Magen-Darm-Kanal gut resorbiert (unbeeinflußt von der Nahrungsaufnahme). Die mittleren *Serumspitzenspiegel* nach 0,1 g, 0,4 g und 0,8 g sind 1,1 mg/l bzw. 4,7 mg/l bzw. 7,5 mg/l. Mit dem Harn werden 70–80% unverändert ausgeschieden. *Halbwertszeit* 7–8 h. Der Hauptmetabolit ist das Glukuronid (im Urin zu etwa 4,5%, in der Galle zu 0,8% ausgeschieden); andere Metaboliten erscheinen in geringen Mengen (zu <0,1%).

▶ **Nebenwirkungen** treten bei Tagesdosen von 200–600 mg in 2–4%, ZNS-Nebenwirkungen in 1% auf. Lomefloxacin beeinflußt nicht die Clearance von gleichzeitig verabreichtem Theophyllin. Die klinischen Erfahrungen sind noch gering.

Literatur

BALDWIN, D. R., D. HONEYBOURNE, J. M. ANDREWS, J. P. ASHBY, R. WISE: Concentrations of oral lomefloxacin in serum and bronchial mucosa. Antimicrob. Agents Chemother. *34:* 1017–1019 (1990).
HIROSE, T.: In vitro and in vivo activity of NY-198, a new difluorinated quinolone. Antimicrob. Ag. Chemother. *31:* 854–859 (1987).
LEBEL, M., F. VALLEE, M. ST. LAURENT: Influence of lomefloxacin on the pharmacokinetics of theophylline. Antimicrob. Ag. Chemother. *34:* 1254–1256 (1990).
LEROY, A., J. P. FILLASTRE, G. HUMBERT: Lomefloxacin pharmacokinetics in subjects with normal and impaired renal function. Antimicrob. Agents Chemother. *34:* 17–20 (1990).
PIDDOCK, L. J. V., M. C. HALL, R. WISE: Mechanism of action of lomefloxacin. Antimicrob. Agents Chemother. *34:* 1088–1093 (1990).
SEGRETI, J., J. A. NELSON, L. J. GOODMAN, R. L. KAPLAN, G. M. TRENHOLME: In vitro activities of lomefloxacin and temafloxacin against pathogens causing diarrhea. Antimicrob. Ag. Chemother. *33:* 1385–1387 (1989).

Bay Y 3118

1992 erstmals vorgestelltes chloriertes Fluochinolon mit neuartiger Seitenkette (Cis-Piperidopyridinol anstelle des üblichen Piperazin-Restes). Bay Y 3118 hat ein breiteres Wirkungsspektrum als alle anderen Gyrase-Hemmer. Neben der starken Aktivität gegen Enterobakterien, Pseudomonas, Haemophilus und andere gramnegative Keime besteht eine außergewöhnlich gute Aktivität gegen Staphylokokken (inklusive Oxacillin-resistente Stämme), Pneumokokken, Enterokokken, grampositive und gramnegative Anaerobier sowie gegen Mykoplasmen. Die Substanz hat damit ein nahezu lückenloses Wirkungsspektrum.
Bei oraler Gabe wird Bay Y 3118 gut resorbiert. Die Blutspiegel sind niedrig, die Gewebespiegel hoch. Halbwertszeit 11–13 h. Die relativ geringe Urin-Recovery hängt anscheinend mit der starken biliären und intestinalen Exkretion zusammen. Die Substanz ist bei tierexperimentellen Infektionen auch durch schwer behandelbare Keime sehr wirksam. Es gibt jedoch noch offene Fragen bezüglich der Verträglichkeit.

17. Nitroimidazole

▶ **Handelsnamen: Metronidazol:** Clont, Flagyl u. v. a. **Tinidazol:** Simplotan, Sorquetan. **Ornidazol:** Tiberal (in Deutschland nicht mehr im Handel). **Nimorazol:** Esclama.

▶ **Eigenschaften:** Nitroimidazole sind eine Gruppe heterozyklischer Verbindungen mit einem 5er-Ring (Abb. 41) ähnlich den Nitrofuranen. Sie haben eine Wirkung auf den anaeroben Stoffwechsel, was ihre Aktivität gegen Protozoen und Anaerobier, auch die Steigerung der Strahlenempfindlichkeit bei Tumorpatienten erklärt. Alle Mittel dieser Gruppe können bei Versuchstieren karzinogen wirken und sind im Ames-Test mutagen; entsprechende Beobachtungen beim Menschen liegen aber nicht vor. Dennoch sollten Nitroimidazole nur streng indiziert eingesetzt werden.

▶ **Wirkungsweise:** Hemmung der Nukleinsäuresynthese (bei anaeroben Bakterien). Stark bakterizide Wirkung.

▶ **Wirkungsspektrum:** Die Protozoen Entamoeba histolytica, Trichomonas vaginalis, Giardia lamblia (Lamblien) werden von Metronidazol, Tinidazol, Ornidazol und Nimorazol bei niedrigen Konzentrationen gehemmt. Diese Mittel wirken außerdem gegen fast alle obligat anaeroben Bakterien (Clostridien und sporenlose Anaerobier) außer gegen Propionibakterien und Aktinomyzeten, jedoch sind mikroaerophile Kokken und grampositive anaerobe Stäbchen resistent. Metronidazol, Tinidazol und Ornidazol haben eine ähnliche antibakterielle Aktivität, während Nimorazol schwächer wirkt. Resistent sind sämtliche aeroben und fakultativ anaeroben Bakterien (mit Ausnahme von Gardnerella vaginalis).

▶ **Resistenz:** Bei Trichomonas vaginalis und Entamoeba histolytica ist eine Resistenz bzw. ein Therapieversagen möglich. Primär resistente Bakterienstämme

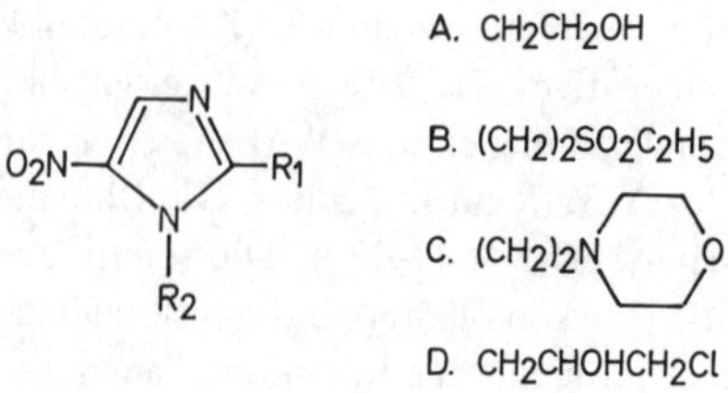

A. CH_2CH_2OH

B. $(CH_2)_2SO_2C_2H_5$

C. $(CH_2)_2N\diagup O$

D. $CH_2CHOHCH_2Cl$

Abb. 41. Struktur von Metronidazol ($R_1 = CH_3$; $R_2 = A$); Tinidazol ($R_1 = CH_3$; $R_2 = B$); Nimorazol ($R_1 = H$; $R_2 = C$) und Ornidazol ($R_1 = H$; $R_2 = D$).

17. Nitroimidazole

kommen unter empfindlichen Anaerobier-Arten selten vor. Fast komplette Kreuzresistenz zwischen den 4 Nitroimidazolen. Keine Kreuzresistenz mit Antibiotika. Keine Resistenzentwicklung während Behandlung.

▶ **Pharmakokinetik:** Gute Resorption nach **oraler** Gabe. Bei Metronidazol *Serumspiegelmaxima* von 8 mg/l (nach 0,4 g), 12 mg/l (nach 0,5 g) und 40 mg/l (nach 2,0 g), bei Tinidazol von 40 mg/l und bei Ornidazol von 37 mg/l (jeweils nach 2 g). Nach 1 g Nimorazol oral sind im Serum maximal 16 mg/l nachweisbar. Die **rektale** Anwendung von 0,5 g Metronidazol ergibt Serumspitzenspiegel von 4–5 mg/l (nach 3–8 h). Nach intravaginaler Applikation von 0,2 g und 0,5 g Metronidazol finden sich Serumspiegel bis 0,4 bzw. 1 mg/l.
Nach 0,5 g Metronidazol i. v. (**Kurzinfusion** in 20 min) werden Serumspiegel von 13–15 mg/l erreicht (keine Kumulation bei wiederholter Gabe). Nach i. v. Infusion von 0,8 g und 1,6 g Tinidazol finden sich bei Infusionsende mittlere Serumspiegel von 15 bzw. 32 mg/l.
Halbwertszeit 7 h (Metronidazol), 13 h (Tinidazol, Ornidazol), 10 h (Nimorazol). *Plasmaeiweißbindung* 15% (Metronidazol), 12% (Tinidazol, Ornidazol), 15% (Nimorazol). Sehr gute *Gewebepenetration* (besonders in Hirn, Leber, Uterus, Fett, Haut, auch Abszeßhöhlen). Hohe Konzentrationen in Liquor, Speichel, Peritonealflüssigkeit, Vaginalsekret, Muttermilch. Metronidazol wird in der Leber in starkem Maße oxidiert und konjugiert zu antibakteriell schwach wirksamen Metaboliten. Tinidazol wird in der Leber geringer metabolisiert als Metronidazol, daher sind die wirksamen Konzentrationen in Geweben und Körperflüssigkeiten höher.
Ausscheidung überwiegend durch die Nieren (unverändert und als Metaboliten). Urin-Recovery (insgesamt): 30% (Metronidazol), 15% (Tinidazol), 63% (Ornidazol), 55% (Nimorazol). Bei Metronidazol rotbraune Harnverfärbung. Metronidazol ist gut dialysierbar. Galleausscheidung von Metronidazol etwa 10%.

▶ **Nebenwirkungen:** Dosisabhängig, nach Tinidazol und Ornidazol anscheinend nicht so häufig wie nach Metronidazol. In 3% gastrointestinale Störungen (Übelkeit, Erbrechen, Diarrhoe). Einige Patienten klagen über einen unangenehmen Metallgeschmack. Bei längerer Therapie und bei höherer Dosierung kommen eine periphere Neuropathie (mit Parästhesien) sowie zentralnervöse Störungen (Schwindel, Ataxie, Bewußtseinsstörungen, Krämpfe u. a.) vor, außerdem Glossitis, Stomatitis, Urtikaria, Exantheme, Juckreiz, Dysurie, Druckgefühl im Becken, reversible Neutropenie. Ausgeprägte Alkoholintoleranz (gilt nicht für Ornidazol). Bei i. v. Gabe Thrombophlebitis möglich. Bei Einnahme in verschiedenen Stadien der Schwangerschaft wurde keine Häufung von Mißbildungen, Frühgeburten oder postnatalen Störungen beobachtet. Wegen karzinogener Wirkung im Tierversuch sollten Nitroimidazole nicht in der Schwangerschaft und möglichst nicht über längere Zeit gegeben werden.

Eigenschaften der Antibiotika

▶ **Interaktionen:** Die Wirkung oraler Antikoagulantien kann verstärkt werden. Bei gleichzeitiger Gabe von Phenytoin oder Phenobarbital kann die Ausscheidung von Metronidazol beschleunigt sein (durch Induktion mikrosomaler Leberenzyme). Cimetidin kann durch Abnahme der Leberenzymaktivität die Halbwertszeit von Metronidazol verlängern (durch verlangsamte Plasma-Clearance).

▶ **Indikationen für Metronidazol:**
1. Anaerobier-Infektionen (oft Mischinfektion mit aeroben Bakterien), z. B. bei Thrombophlebitis, Aspirationspneumonie, Leber-, Hirn-, Lungen-, Beckenabszeß, andere intraabdominelle Abszesse, Peritonitis, Beckeninfektionen, Endometritis, Puerperalsepsis, fieberhafter Abort, Gangrän, fötide Nekrosen. Stets in Kombination mit Aerobier-wirksamen Breitspektrum-Antibiotika geben (Aminoglykosid, Cephalosporin). Außerdem indiziert bei ulzerierender Stomatitis, Gingivitis, Peridontitis, Mundbodenphlegmone, Gasbrand (kombiniert mit Penicillin G).
2. Prophylaktisch vor großen gynäkologischen Operationen und Dickdarmoperationen (zusammen mit einem zweiten Mittel).
3. Trichomoniasis und Vaginitis durch Gardnerella vaginalis (infizierten Partner mitbehandeln). Auch Tinidazol ist geeignet.
4. Amöbenruhr (alle Formen, auch Leberabszeß).
5. Darminfektionen durch Giardia (Lamblien) und Balantidien. Auch Nimorazol ist geeignet.
6. Evtl. bei Antibiotika-induzierter pseudomembranöser Enterokolitis (durch Clostridium difficile), falls Vancomycin oral nicht gegeben werden kann.
7. Bei Crohnscher Krankheit kann eine Langzeitbehandlung mit Metronidazol wirksam sein, jedoch kommt es dabei in 10–20% zu einer peripheren Neuropathie (meist reversibel).

▶ **Kontraindikationen:** ZNS-Erkrankungen, Blutdyskrasien, Schwangerschaft. Vorsicht bei schweren Lebererkrankungen (häufige Blutspiegelkontrollen erforderlich). Keine alkoholischen Getränke während der Behandlung. Bei Therapie der Mutter in der Stillperiode Muttermilch vorübergehend durch Kuhmilchpräparat ersetzen.

▶ **Applikation und Dosierung:** Bei **Amöbenruhr** (alle Formen) 3mal tgl. 0,75 g Metronidazol (Kinder 3mal tgl. etwa 10 mg/kg) für 5–10 Tage nach der Mahlzeit einnehmen. Bei Ornidazol sind 0,5 (–1) g alle 12 h ausreichend. Eine Nachbehandlung mit Diloxanid-Furoat (3mal täglich 0,5 g für 10 Tage) ist ratsam, um alle Amöben im Darmlumen abzutöten (s. S. 461); die Substanz ist aber in der Bundesrepublik Deutschland nicht zugelassen.

17. Nitroimidazole

Bei **Trichomoniasis** und **Giardiasis** für 6 Tage 3mal tgl. 0,25 g Metronidazol (Kinder 3mal tgl. etwa 3 mg/kg) oder Einmal-Therapie der Trichomoniasis mit Metronidazol, Tinidazol oder Nimorazol: 4 Tabl. à 0,5 g in einer Dosis (am besten nach der Mahlzeit). Zur Eindosis-Therapie der Trichomoniasis mit Ornidazol sollen 3 Tabletten à 0,5 g (insgesamt 1,5 g) genügen. Oder orale Kurztherapie mit Metronidazol: am 1. Tag 2mal je 1 g (im Abstand von 6 h), am nächsten Morgen noch einmal 1 g (Gesamtdosis 3 g). Wiederholungskur frühestens nach 4–6 Wochen. Eine zusätzliche lokale Behandlung mit Vaginaltabletten (oder Vaginalzäpfchen oder Vaginalpaste) wird zwar empfohlen, ist aber nicht unbedingt erforderlich. Behandlung abbrechen, wenn Ataxie oder andere Unverträglichkeitserscheinungen auftreten.
Bei **Anaerobier-Infektionen** orale, i. v. oder rektale Gabe möglich. Keine rasche i. v. Injektion! Nur i. v. Kurzinfusion bei ausreichender Verdünnung (in 20–30 min) möglich. Bei rektaler Gabe niedrigere Serumspiegel. Dosierung bei Erwachsenen oral 3mal tgl. 0,4 g (oder 2mal tgl. 0,5 g) **Metronidazol,** Kinder 2–3mal tgl. 7 mg/kg (bei Neugeborenen halbe Dosierung). Bei i. v. Gabe gleiche Dosierung. Zur Prophylaxe bei Dickdarmoperationen oder gynäkologischen Operationen kann man 2 h präoperativ 0,5–1 g Metronidazol und nach der Operation 2–3mal tgl. 0,5 g für 3–5 Tage langsam infundieren. Suppositorien appliziert man 8stdl. je 1 g (für 3 Tage), dann 12stdl. je 1 g (nicht länger als 1 Woche). Bei eingeschränkter Nierenfunktion keine Dosisreduktion notwendig.
Bei **Tinidazol** wird zur Therapie von Anaerobier-Infektionen oral 1mal tgl. 1 g (oder 2mal tgl. 0,5 g) empfohlen, bei **Ornidazol** 2mal tgl. 0,5 g. I. v. gibt man Tinidazol 1mal tgl. 0,8 g und Ornidazol 2mal tgl. 0,5 g. Die Behandlung mit einem Nitroimidazolpräparat soll im allgemeinen nicht länger als 10 Tage dauern.

▶ **Handelsformen:** Tabletten und Kapseln à 0,25 g, 0,4 g und 0,5 g (Metronidazol), à 0,5 g (Ornidazol, Nimorazol), à 1 g (Tinidazol), außerdem Vaginaltabletten oder -kapseln (Metronidazol), Infusionsflaschen à 0,5 g (Metronidazol, Ornidazol), 0,8 g und 1,6 g (Tinidazol).

▶ **Beurteilung:** Zuverlässig wirkende Chemotherapeutika bei Trichomonaden-, Amöben- und Anaerobier-Infektionen mit einem im Tierversuch nachgewiesenen Karzinomrisiko und manchmal ernsten Nebenwirkungen.

Literatur

ALAWATTEGAMA, A. B., B. M. JONES, G. R. KINGHORN et al.: Single dose versus seven-day metronidazole in Gardnerella vaginalis associated non-specific vaginitis. Lancet *I:* 1355 (1984).
ALPER, M. M., N. BARWIN, W. MCLEAN, I. J. MCGILVERAY, S. SVED: Systemic absorption of metronidazole by the vaginal route. Obstet. Gynecol. *65:* 781 (1985).

ALVAREZ, R. S., D. A. RICHARDSON, A. E. BENT, D. R. OSTERGARD: Central nervous system toxicity related to prolonged metronidazole therapy. Am. J. Obstet. Gynecol. *145:* 640 (1983).
ANDERSSON, K. E.: Pharmacokinetics of nitroimidazoles. Spectrum of adverse reactions. Scand. J. Infect. Dis. *Suppl. 26:* 60–67 (1981).
BAILES, J., J. WILLIS, C. PRIEBE, R. STRUB: Encephalopathy with metronidazole in a child. Amer. J. Dis. Child. *137:* 290 (1983).
BARKER, E. M., J. M. AITCHISON, J. S. CRIDLAND, L. W. BAKER: Rectal administration of metronidazole in severely ill patients. Brit. Med. J. *287:* 311 (1983).
BERGAN, T., O. LEINEBØ, T. BLOM-HAGEN, B. SALVESEN: Pharmacokinetics and bioavailability of metronidazole after tablets, suppositories, and intravenous administration. Scand. J. Gastroenterol. *19 (Suppl. 91):* 45–60 (1984).
BLAKE, P., W. E. BUTT: Ototoxicity of metronidazole. N. Z. Med. J. *97:* 241 (1984).
BOLTON, R. P.: Clostridium difficile-associated colitis after neomycin treated with metronidazole. Brit. Med. J. *2:* 1479 (1979).
BROGAN, O., P. A. GARNETT, R. BROWN: Bacteroides fragilis resistant to metronidazole, clindamycin and cefoxitin. J. Antimicrob. Chemother. *23:* 660–662 (1989).
CARMINE, A. A., R. N. BROGDEN, R. C. HEEL, T. M. SPEIGHT, G. S. AVERY: Tinidazole in anaerobic infections. A review of its antibacterial activity, pharmacological properties and therapeutic efficacy. Drugs *24:* 85–117 (1982).
CHAIKIN, P., K. B. ALTON, C. SAMPSON, H. S. WEINSTRAUB: Pharmacokinetics of tinidazole in male and female subjects. J. Clin. Pharmacol. *22:* 562–570 (1982).
CHARUEL, C., J. NACHBAUR, A. M. MONRO, D. DE PALOL: The pharmacokinetics of intravenous tinidazole in man. J. Antimicrob. Chemother. *8:* 343–346 (1981).
CHERRY, R. D., D. PORTNOY, D. S. DALY, D. G. KINNEAR, C. A. GORESKY: Metronidazole: an alternative therapy for antibiotic associated colitis. Gastroenterol. *82:* 849–851 (1982).
DANESHMEND, T. K., C. J. C. ROBERTS: Impaired elimination of metronidazole in decompensated chronic liver disease. Brit. Med. J. *288:* 405 (1984).
EARL, P., P. R. SISSON, H. R. INGHAM: Twelve-hourly dosage schedule for oral and intravenous metronidazole. J. Antimicrob. Chemother. *23:* 619–621 (1989).
EME, M. A., J. F. ACAR, F. W. GOLDSTEIN: Bacteroides fragilis resistant to metronidazole. J. Antimicrob. Chemother. *12:* 523 (1983).
FARRELL, G., L. ZALUZNY, J. BAIRD-LAMBERT et al.: Impaired elimination of metronidazole in decompensated chronic liver disease. Brit. Med. J. *287:* 1845 (1983).
FLUOVAT, B. L., C. IMBERT, D. M. DUBOIS, B. P. TEMPERVILLE, A. F. ROUX, G. C. CHEVALIER, G. HUMBERT: Pharmacokinetics of tinidazole in chronic renal failure and in patients on haemodialysis. Brit. J. Clin. Pharmacol. *15:* 735–741 (1983).
FRYTAK, S., C. G. MAERTEL, D. S. CHILDS: Neurology toxicity associated with high-dose metronidazole therapy. Ann. Intern. Med. *88:* 361–362 (1980).
GILAT, T., G. LEICHTMAN, G. DELPRE, J. ESHCHAR, S. BAR-MEIR, Z. FIREMAN: A comparison of metronidazole and sulfasalazine in the maintenance of remission in patients with ulcerative colitis. J. Clin. Gastroenterol. *11:* 392–395 (1989).
GUAY, D. R., R. C. MEATHERALL, H. BAXTER, W. R. JACYK, B. PENNER: Pharmacokinetics of metronidazole in patients undergoing continuous ambulatory peritoneal dialysis. Antimicrob. Ag. Chemother. *25:* 306–310 (1984).
GUPTE, S.: Phenobarbital and metabolism of metronidazole. New Engl. J. Med. *308:* 529 (1983).
HALLORAN, T. J.: Convulsions associated with high cumulative doses of metronidazole. Drug. Intel. Clin. Pharm. *16:* 409 (1982).
HIBBERD, A. D., R. J. NICOLL, W. A. MACBETH: Deafness is an adverse reaction to the prophylactic use of metronidazole. N. Z. Med. J. *97:* 128 (1984).

17. Nitroimidazole

Hof, H., V. Sticht-Groh, K.-L. Müller: Comparative in vitro activities of niridazole and metronidazole against anaerobic and microaerophilic bacteria. Antimicrob. Ag. Chemother. 22: 332 (1982).

Hunt, P. S., A. J. L. Davidson, J. Alden, S. Cheng: Bile and serum levels of tinidazole after single oral dose. Brit. J. Clin. Pharm. 13: 233–234 (1982).

Jager-Roman, B., P. B. Doyle, J. Baird-Lambert, M. Caejlo, N. Buchanan: Pharmacokinetics and tissue distribution of metronidazole in the newborn infant. J. Pediat. 106: 651–654 (1982).

Jerve, F., T. B. Berdal, P. Bohman et al.: Metronidazole in the treatment of non-specific vaginitis (NSV). Brit. J. Vener. Dis. 60: 171 (1984).

Kulda, J., M. Vojtěchovská, J. Tachezy et al.: Metronidazole resistance of Trichomonas vaginalis as a cause of treatment failure in trichomoniasis. A case report. Brit. J. Vener. Dis. 58: 394 (1982).

Kusumi, R. K., J. F. Plouffe, R. H. Wyatt, R. J. Fass: Central nervous system toxicity associated with metronidazole therapy. Ann. int. med. 93: 59–61 (1980).

Kyrönseppä, H., T. Pettersson: Treatment of giardiasis: relative efficacy of metronidazole as compared with tinidazole. Scand. J. Infect. Dis. 13: 311 (1981).

Ljungberg, B., I. Nilsson-Ehle, B. Ursing: Metronidazole: pharmacokinetic observations in severely ill patients. J. Antimicrob. Chemother. 14: 275 (1984).

McEwen, J.: Hypersensitivity reactions to tinidazole (Fasigyn). Med. J. Aust. 1: 498 (1983).

McWalter, P. W., D. R. Baird: Metronidazole-resistant anaerobes. Lancet I: 1220 (1983).

Mattila, J., P. T. Männistö, R. Mäntylä, S. Nykänen, U. Lamminsivu: Comparative pharmacokinetics of metronidazole and tinidazole as influenced by administration route. Antimicrob. Ag. Chemother. 23: 721–725 (1983).

Mead, P. B., M. Gibson, J. J. Schentag, J. A. Ziemniak: Possible alteration of metronidazole metabolism by phenobarbital. New Engl. J. Med. 306: 1490 (1982).

Packard, R. S.: Tinidazole: a review of clinical experience in anaerobic infections. J. Antimicrob. Chemother. 10 (Suppl. A): 65 (1982).

Pehrson, P., E. Bengtsson: Treatment of non-invasive amoebiasis: a comparison between tinidazole and metronidazole. Ann. Trop. Med. Parasitol. 78: 505 (1984).

Piot, P., E. Van Dyck, P. Godts: A placebo-controlled, double-blind comparison of tinidazole and triple sulfonamide cream for the treatment of nonspecific vaginitis. Amer. J. Obstet. Gynecol. 147: 85 (1983).

Plotnick, B. N., I. Cohen, T. Tsang, T. Cullinane: Metronidazole-induced pancreatitis. Ann. Intern. Med. 103: 891 (1985).

Ralph, E. D.: Clinical pharmacokinetics of metronidazole. Clin. Pharmacokin. 8: 42–62 (1983).

Robson, R. A., R. R. Bailey, J. R. Sharma: Tinidazole pharmacokinetics in severe renal failure. Clin. Pharmacol. 9: 88–94 (1984).

Roux, A. F., E. Moirot, B. Delhotal et al.: Metronidazole kinetics in patients with acute renal failure on dialysis: a cumulative study. Clin. Pharmacol. Ther. 36: 363 (1984).

Scully, B. E.: Metronidazole. Med. Clin. North Am. 72: 613 (1988).

Somogyi, A. A., C. B. Kong, F. W. Gurr et al.: Metronidazole pharmacokinetics in patients with acute renal failure. J. Antimicrob. Chemother. 13: 183 (1984).

Speelman, P.: Single-dose tinidazole for the treatment of giardiasis. Antimicrob. Ag. Chemother. 27: 227 (1985).

Sprott, M. S., H. R. Ingham, J. E. Hickman, P. R. Sisson: Metronidazole-resistant anaerobes. Lancet I: 1220 (1983).

Swedberg, J., J. F. Steiner, F. Deiss et al.: Comparison of single-dose vs. one-week course of metronidazole for symptomatic bacterial vaginosis. JAMA 254: 1046 (1985).

VUTANEN, J., H. HAATAJA, P. T. MÄNNISTÖ: Concentrations of metronidazole and tinidazole in male genital tissues. Antimicrob. Ag. Chemother. *28:* 812 (1985).
VINGE, E., K.-E. ANDERSSON, G. ANDO, E. LUNELL: Biological availability and pharmacokinetics of tinidazole after single and repeated doses. Scand. J. Infect. Dis. *15:* 391 (1983).
WAITKINS, S. A., D. J. THOMAS: Isolation of Trichomonas vaginalis resistant to metronidazole. Lancet *II:* 590 (1981).

18. Antimykobakterielle Mittel

Medikamente zur Behandlung mykobakterieller Infektionen können nach drei Gesichtspunkten eingeteilt werden:
1. Substanzen vorwiegend für die Therapie von Infektionen durch Mycobacterium tuberculosis (Tuberkulostatika).
2. Therapeutika gegen Infektionen durch atypische Mykobakterien (Tab. 30).
3. Substanzen für die Behandlung der Lepra.

Man unterscheidet bei den Tuberkulostatika Substanzen der ersten Wahl mit höherer Effektivität und niedriger Toxizität und Reservesubstanzen mit geringerer Effektivität und/oder größerer Toxizität. Tuberkulostatika der ersten Wahl (z. B. Isoniazid, Rifampicin, Streptomycin) sind bakterizid (mit Ausnahme von Ethambutol). Dazu gehört auch Pyrazinamid, dessen klinische Wirksamkeit lange unterschätzt worden ist.

Tab. 30. In-vitro-Wirksamkeit von antimykobakteriellen Mitteln auf Mykobakterien-Arten.
● = meist wirksam; (+) = teilweise wirksam; ∅ = meist unwirksam. INH = Isoniazid; Rifa = Rifampicin; Etham = Ethambutol; PZA = Pyrazinamid; SM = Streptomycin; Proth = Prothionamid; CM = Capreomycin; Clof = Clofazimin.

Mykobakterienart	In-vitro-Wirksamkeit							
	INH	Rifa	Etham	PZA	SM	Proth	CM	Clof
M. tuberculosis	●	●	●	●	●	●	●	●
M. avium-intracellulare	∅	(+)	(+)	∅	∅	(+)	∅	(+)
M. kansasii	(+)	(+)	(+)	∅	∅	(+)	(+)	∅
M. fortuitum	∅	●	(+)	∅	∅	(+)	(+)	(+)
M. scrofulaceum	∅	(+)	∅	∅	∅	∅	∅	(+)
M. marinum	∅	(+)	(+)	∅	∅	∅	∅	∅
M. ulcerans	∅	∅	(+)	∅	(+)	∅	∅	∅
M. leprae	∅	●	∅	∅	+	∅	∅	●

Isoniazid (INH)

▶ **Handelsnamen:** Isozid, Tebesium.

▶ **Eigenschaften:** Isonicotinsäurehydrazid, synthetisch hergestelltes Chemotherapeutikum, wasserlöslich. Bakterizide Wirkung auf extra- und intrazellulär gelagerte Keime.

▶ **Wirkungsweise:** Hemmung der bakteriellen Nukleinsäure- und Mykolsäuresynthese. Bei niedrigen Konzentrationen bakteriostatische Wirkung auf Tuberkelbakterien, bei 4–5fach höheren Konzentrationen bakterizide Wirkung (in der Wachstumsphase der Bakterien).

▶ **Wirkungsspektrum:** Ausschließlich auf Tuberkelbakterien wirksam, nicht auf atypische Mykobakterien (außer einige Stämme von M. kansasii) und nicht auf andere Bakterien.

▶ **Resistenz:** Primär resistente Tuberkelbakterien in Europa selten (1–4%), bei AIDS-Patienten häufiger (oft mehrfach resistent). Rasche Resistenzentwicklung unter Monotherapie, keine Kreuzresistenz mit anderen Tuberkulostatika.

▶ **Pharmakokinetik:** *Resorption* nach oraler Gabe innerhalb von 1–2 h. *Serumkonzentrationen* bei Langsaminaktivierern (nach 200 mg oral) 2–3 mg/l (nach 1–2 h) und 1,1 mg/l (nach 6 h); (nach 300 mg oral) 3–9 mg/l (nach 1–2 h), 1,4 mg/l (nach 6 h). Bei Schnellinaktivierern sind die Serumspiegel nach 1 und 2 h um 30–40% niedriger. Bei gleichzeitigen PAS-Gaben geringere Azetylierung von INH und höhere Serumspiegel.
Eiweißbindung im Blut 20–30%. *Halbwertszeit* 3 h (bei Langsaminaktivierern) und 1 h (bei Schnellinaktivierern). Im Organismus teilweise Umbau des INH zu Azetyl-INH, Isonicotinsäure, Isonicotinursäure, Hydrazin- und Hydrazonderivaten, die – bis auf die Hydrazone – inaktiv sind. Rasche Inaktivierung durch Azetylierung (besonders häufig bei Japanern und Eskimos): sog. Schnellinaktivierer (niedrigere Blutspiegel, kürzere Halbwertszeit, seltener Neuritis als bei den Langsaminaktivierern). Etwa die Hälfte der weißen und schwarzen Bevölkerung gehört zu den Langsaminaktivierern. Halbwertszeit bei Leberfunktionsstörungen verlängert. Vom Gesamt-INH sind im Organismus nur etwa 30–60% als aktives INH wirksam.

Gute *Liquorgängigkeit,* bei Meningitis im Liquor 50–80% der Serumwerte. In Pleura-, Peritoneal- und Synovialflüssigkeit 50–100% der Serumwerte. Übergang in den fetalen Kreislauf zu etwa 50%. Gute Gewebediffusion. Eindringen auch in verkästes Gewebe und Makrophagen.

Eigenschaften der Antibiotika

Ausscheidung vorwiegend durch die Nieren (glomeruläre Filtration) fast ausschließlich als Metaboliten, in geringer Menge mit den Fäzes. Harnkonzentrationen an aktivem INH 20–80 mg/l.

▶ **Nebenwirkungen** (relativ selten bei Tagesdosen bis 300 mg):

1. Zentralnervöse Störungen und periphere Neuritiden (Schwindel, Kopfschmerzen, Benommenheit, Unruhe, psychische Störungen, Muskelzittern, Krämpfe, Parästhesien, Optikusneuritis), häufiger bei alten Menschen, Alkoholikern, Diabetikern und Langsaminaktivierern sowie bei höherer Dosierung. Gegen INH-Neuritis (auch prophylaktisch) Pyridoxin (Vitamin B_6); bei gleichzeitiger Verabreichung von Barbituraten oder Diphenylhydantoin (verzögerter Abbau) treten oft Somnolenz oder Koordinationsstörungen auf; nicht selten kommt es zu Alkoholintoleranz.

2. Gastrointestinale Störungen und vorübergehender Transaminasenanstieg, in 1% Hepatitis mit oder ohne Ikterus, selten mit tödlichem Ausgang (am ehesten bei Personen über 50 Jahre), bei Kombination mit Rifampicin häufiger als bei gleichzeitiger Gabe von Ethambutol. Bei Initialsymptomen einer Hepatitis Mittel sofort absetzen.

3. Allergische Exantheme, Fieber, Gelenkbeschwerden.

4. Blutbildungsstörungen (Neutropenie, selten Agranulozytose, Anämie, Thrombozytopenie).

5. Blutungsbereitschaft (durch Gefäßwandschädigung), Herz-Kreislauf-Störungen, Pellagrasymptome, Akne.

▶ **Interaktionen:** Bei gleichzeitiger Gabe von Phenytoin kann die Phenytoin-Wirkung durch Isoniazid verstärkt sein (infolge verlangsamter Ausscheidung). Auch Primidon- und Carbamazepinspiegel können während einer Isoniazidbehandlung erhöht sein. Bei gleichzeitiger Gabe von Disulfiram ist die Wirkung dieses Medikamentes verstärkt. Alkohol ist zu meiden (wegen Alkoholintoleranz). Symptome einer Histaminintoxikation können nach Genuß von Käse, Rotwein, Thunfisch und anderen tropischen Fischen auftreten (infolge Hemmung der Diamin- und Monoaminoxidase durch INH).

▶ **Indikationen:** Wichtiges Medikament bei der Kombinationsbehandlung der Tuberkulose, Präventivbehandlung gefährdeter Personen bei festgestellter Tuberkulinkonversion oder Tuberkulinpositivität (besonders bei immunsuppressiver Therapie, längerer Kortikosteroidbehandlung, Leukämie, M. Hodgkin, AIDS), Chemoprophylaxe bei Exponierten (besonders Säuglingen).

Falsch ist eine initiale Monotherapie mit INH bei klinisch manifester Tuberkulose.

▶ **Kontraindikationen:** Akute Hepatitis. Vorsichtige Dosierung bei alten Menschen, Alkoholikern, Epileptikern und Diabetikern sowie Patienten mit chronischen Lebererkrankungen und schwerer Niereninsuffizienz.

▶ **Applikation:** In der Regel orale Applikation; i. v. Gabe selten erforderlich.

▶ **Dosierung: Bei oraler Gabe:** 1mal tgl. 4–5 mg/kg bzw. 200–300 mg, Kinder 6 (–10) mg/kg. Bei Niereninsuffizienz, älteren Menschen, Diabetikern und Alkoholikern zusätzlich Pyridoxin (tgl. 25–50 mg). Regelmäßige Kontrollen von Leberfunktion, Blutbild und neurologischem Status.
Bei **intravenöser Gabe** langsame Injektion der 2–5%igen Lösung. Einzeldosis nicht über 200 mg, am besten als Dauertropfinfusion.
Intralumbale Gabe (selten erforderlich): bei Erwachsenen tgl. 20–40 mg, bei Kindern 5–10–30 mg (etwa 1 mg/kg).
Lokale Instillation: Intrapleural etwa 300 mg alle 2–4 Tage, intraartikulär 50–100 mg, intravesikulär 50–100 mg. Menge des instillierten INH bei Berechnung der Gesamtdosis berücksichtigen.

▶ **Handelsformen:** Tabletten à 0,05 g, 0,1 g, 0,2 g; Lösung (0,5 g und 1 g); Ampullen mit 0,1 g und 0,25 g (Tebesium).

▶ **Beurteilung:** Gut wirksames Standard-Tuberkulostatikum mit relativ guter Verträglichkeit. Wegen Tendenz zu rascher Resistenzentwicklung nur in Kombination mit anderen Tuberkulostatika anwenden.

Literatur

ALEXANDER, M. R., S. G. LOUIE, B. G. GUERNSEY: Isoniazid-associated hepatitis. Clin. Pharm. *1:* 148 (1982).
BERNSTEIN, R. E.: Isoniazid hepatotoxicity and acetylation during tuberculosis chemoprophylaxis. Amer. Rev. Respir. Dis. *121:* 429 (1980).
BISTRITZER, T., Z. BARZILAY, A. JONAS: Isoniazid-rifampicin-induced fulminant liver disease in an infant. J. Pediatr. *97:* 480 (1980).
BLOCK, S. H.: Carbamazepine-isoniazid interaction. Pediatrics *69:* 494 (1982).
CLAIBORNE, R. A., A. K. DUTT: Isoniazid-induced pure red cell aplasia. Amer. Rev. Respir. Dis. *131:* 947 (1985).
ELLARD, G. A.: The potential clinical significance of the isoniazid acetylator phenotype in the treatment of pulmonary tuberculosis. Tubercle *65:* 211 (1984).
GURUMURTHY, P., M. S. KRISHNAMURTHY, O. NAZARETH et al.: Lack of relationship between hepatotoxicity and acetylator phenotype in three thousand South Indian patients during treatment with isoniazid for tuberculosis. Am. Rev. Respir. Dis. *129:* 58 (1984).
ISHII, N., Y. NISHIHARA: Pellagra encephalopathy among tuberculous patients: its relation to isoniazid therapy. J. Neurol. Neurosurg. Psychiatry *48:* 628 (1985).
LAUTERBERG, B. H., C. V. SMITH, E. L. TODD et al.: Pharmacokinetics of the toxic hydrazine metabolites formed from isoniazid in humans. J. Pharm. Exp. Ther. *235:* 566 (1985).

LIVENGOOD, J. R., T. G. SIGLER, L. R. FOSTER et al.: Isoniazid-resistant tuberculosis. A community outbreak and report of a rifampicin prophylaxis failure. JAMA 253: 2847 (1985).
MOTION, S., M. J. HUMPHRIES, S. M. GABRIEL: Severe "flu"-like symptoms due to isoniazid – a report of three cases. Tubercle 70: 57–60 (1989).
O'BRIEN, R. J., M. W. LONG, F. S. CROSS et al.: Hepatotoxicity from isoniazid and rifampin among children treated for tuberculosis. Pediatrics 72: 491 (1983).
PELLOCK, J. M., J. HOWELL, E. L. KENDIG JR. et al.: Pyridoxine deficiency in children treated with isoniazid. Chest 87: 658 (1985).
VALSALAN, V. C., G. L. COOPER: Carbamazepine intoxication caused by interaction with isoniazid. Brit. Med. J. 285: 261 (1982).

Rifampicin

▶ **Handelsnamen:** Rimactan, Rifa, Rifoldin u. a.

▶ **Eigenschaften:** Zur Gruppe der Ansamycine gehörendes Antibiotikum, gut löslich in organischen Lösungsmitteln, bei saurem pH auch in Wasser löslich, gelbrote Farbe, keine Verwandtschaft mit anderen Antibiotika-Gruppen. International oft auch Rifampin genannt.

▶ **Wirkungsweise:** Hemmung der bakteriellen RNS-Polymerase. Ausgeprägte bakterizide Wirkung auf proliferierende Keime einschließlich Tuberkelbakterien.

▶ **Wirkungsspektrum:** Starke Empfindlichkeit von Tuberkelbakterien und grampositiven Bakterien (Staphylokokken, Streptokokken, Enterokokken u. a.), Bacteroides, Gonokokken und Meningokokken, auch Haemophilus influenzae, Legionella pneumophila, Brucellen und Chlamydia trachomatis. Mäßige Empfindlichkeit von bestimmten atypischen Mykobakterien (M. kansasii, M. avium-intracellulare, M. scrofulaceum u. a.) und relativ geringe Empfindlichkeit von gramnegativen Enterobakterien. Auch bei Lepra wirksam. Oxacillin-resistente Staphylokokken sowie Penicillin-G-resistente Pneumokokken sind gewöhnlich empfindlich gegen Rifampicin.

▶ **Resistenz:** Primäre Resistenz von Tuberkelbakterien in Europa selten (<1%), bei AIDS-Patienten in den USA häufiger. Rasche Resistenzentwicklung vom Streptomycin-Typ (Einstufenresistenz) bei Staphylokokken, Meningokokken, Gonokokken und anderen Keimen, dagegen bei Tuberkelbakterien erst nach mehrwöchiger Monotherapie. Meningokokken können gegen Rifampicin resistent sein. Keine Kreuzresistenz mit anderen Tuberkulostatika.

18. Antimykobakterielle Mittel

▶ **Pharmakokinetik:** *Resorption* nach oraler Gabe gut. *Blutspiegelmaxima* nach 2–4 h. *Serumkonzentrationen* nach 0,6 g oral 7–14 mg/l (2 h) und 2 mg/l (12 h). Nach 3stündiger i. v. Infusion von 0,3 g und 0,6 g liegen die Serumspiegel bei Infusionsende bei 4 bzw. 13 mg/l. *Halbwertszeit* 3 h, bei kontinuierlicher Therapie kürzer (infolge verstärkter Metabolisierung), bei gestörter Leberfunktion auf 4–7 h verlängert, bei Niereninsuffizienz im Normbereich. Keine Kumulation. *Plasmaeiweißbindung* 75–80%. Rasche Diffusion des stark lipophilen Antibiotikums in die Lungen, Nieren, Nebennieren, Leber (Konzentrationen teilweise höher als im Blut, abhängig vom Zeitpunkt der Gabe). *Penetration* auch in Körperzellen (z. B. Leukozyten) sowie in Bronchialsekret, Pleura- und Peritonealflüssigkeit. *Liquorgängigkeit* gering (0–11%), bei Meningitis besser (10–20%). Orangefärbung von Speichel, Sputum, Tränenflüssigkeit, Schweiß, Stuhl und Harn.
Ausscheidung (nach 900 mg oral) zu etwa 40% mit der Galle und bis zu 30% mit dem Harn (davon 30–50% in unveränderter Form). Hauptmetabolit ist das antibakteriell wirksame Desazetyl-Rifampicin. Bei kleineren Dosen verringert sich die Urin-Recovery, und ein größerer Teil wird mit der Galle ausgeschieden. Das in hohen Konzentrationen mit der Galle ausgeschiedene Rifampicin wird teilweise aus dem Darm zurückresorbiert. Nicht dialysabel.

▶ **Nebenwirkungen:** In etwa 5–20% läßt sich ein Transaminasenanstieg feststellen. Oft kommt es trotz Fortsetzung der Therapie wieder zur Normalisierung der Werte. Bei Zunahme der Transaminasen über 100 U/l, Bilirubinvermehrung oder entsprechender klinischer Symptomatik ist sofortiges Absetzen des Rifampicins geboten, da tödliche Leberdystrophien beobachtet worden sind. Nach längerer Pause wird die erneute Gabe von Rifampicin von den meisten Patienten vertragen. Wegen der hepatotoxischen Nebenwirkungen sind unter jeder Therapie mit Rifampicin regelmäßige Transaminasenkontrollen notwendig. Selten sind gastrointestinale Störungen, Hautsymptome (Pigmentierung, Gesichtsödem, Juckreiz) und vorübergehende Neutropenie oder Thrombozytopenie (regelmäßig Blutbild kontrollieren). Zentralnervöse Störungen äußern sich durch Schläfrigkeit, Ataxie, Sehstörungen, Muskelschwäche, Schmerzen in den Extremitäten und Taubheitsgefühl. Rifampicin führt sehr selten – offenbar durch Überempfindlichkeit – zu Nierenversagen, das durch eine interstitielle Nephritis, durch akute Tubulusnekrosen oder schwere Rindennekrosen bedingt ist. Auslösend kann die Unterbrechung oder Wiederaufnahme einer Rifampicin-Behandlung sein. Verfärbung von weichen Kontaktlinsen möglich.

▶ **Interaktionen:** Durch Wirkung auf Cytochrom-P-450-abhängige Stoffwechselvorgänge in der Leber wird der Metabolismus vieler Pharmaka beeinflußt. Der Konzeptionsschutz durch Ovulationshemmer kann während einer Rifampicin-Therapie unsicher sein. Auch die Wirksamkeit von Antikoagulantien ist manchmal vermindert; daher sind bei gleichzeitiger Dicumarol-Langzeitbehandlung häufige Gerinnungskontrollen erforderlich. Durch Enzyminduktion kann der Abbau von oralen Antidiabetika, Digitalis-Präparaten, Chinidin und Kortikosteroiden während einer Rifampicin-Behandlung verkürzt sein; ebenso können bei Personen, die regelmäßig Methadon erhalten, Entzugserscheinungen auftreten, welche auf einem gesteigerten Abbau von Methadon in der Leber beruhen. Bei gleichzeitiger Gabe von hepatotoxischen Substanzen, z. B. Ketoconazol, besteht ein erhöhtes Risiko für eine Leberschädigung.

▶ **Indikationen:** Tuberkulose aller Stadien (auch Erstbehandlung in Kombination mit INH und Ethambutol oder Streptomycin), außerdem Infektionen durch empfindliche atypische Mykobakterien, Lepra. Bei anderen Infektionen ist – trotz guter Aktivität bei grampositiven Kokken und Neisserien – die Gefahr einer raschen Resistenzentwicklung so groß, daß zu ihrer Verhinderung ein zweites wirksames Mittel gegeben werden sollte. Rifampicin wird häufig bei Fremdkörperinfektionen durch Staphylokokken (z. B. Herzklappenprothese oder Hydrozephalus-Shunt) in Kombination mit Vancomycin eingesetzt. Rifampicin ist ein vollwertiges Mittel bei Legionellose. Bei Brucellose sind Rifampicin-haltige Kombinationen gut wirksam (z. B. Rifampicin + Doxycyclin). Rifampicin kann evtl. auch bei Leukämie und bei AIDS zur Therapie bakterieller Infektionen im Rahmen einer Kombination eingesetzt werden. Mittel der Wahl zur Prophylaxe der Meningokokken- und Haemophilus-Meningitis.

▶ **Kontraindikationen:** Akute Hepatitis, schwere Lebererkrankungen, Verschlußikterus, Gravidität (vor Behandlungsbeginn Schwangerschaft ausschließen).

▶ **Vorsicht** bei Kombination mit hepatotoxischen Tuberkulostatika (Prothionamid, Pyrazinamid), Vorschädigungen der Leber, Alkoholismus und früherer Unverträglichkeit von Rifampicin. Ovulationshemmer wirken unsicher.

▶ **Applikation und Dosierung:** Bei Erwachsenen und Kindern bei oraler Gabe oder i. v. Infusion tgl. 10 mg/kg (bei Erwachsenen im allgemeinen 0,6 g) in 1–2 Gaben 1 h vor dem Essen. Bei Neugeborenen nur bei strenger Indikationsstellung (Blutungsgefahr!) anwenden und einschleichend dosieren (bis auf tgl. 10 mg/kg). Maximaldosis bei Erwachsenen 0,75 g (oral) und 0,6 g (i. v.). Keine Dosisreduzierung bei Niereninsuffizienz.
Bei Wiederaufnahme einer Behandlung nach Langzeittherapie ist zur Vermeidung von Nebenwirkungen eine einschleichende Dosierung ratsam (Initialdosis 75 mg/Tag, Steigerung um 75 mg/Tag bis zur gewünschten Dosis). Dabei soll vor allem die Nierenfunktion überwacht werden.

18. Antimykobakterielle Mittel

Zur Prophylaxe einer Haemophilus-Meningitis wird bei exponierten Kleinkindern die orale Gabe von 2mal tgl. 10 mg/kg für 4 Tage empfohlen. Zur Prophylaxe einer Meningokokken-Meningitis gibt man Erwachsenen 600 mg, Kindern 10 mg/kg alle 12 h für 2 Tage.

▶ **Handelsformen:** Kapseln, Dragées und Tabletten à 0,05 g, 0,15 g, 0,3 g, 0,45 g, 0,6 g; Sirup (20 mg/ml); Ampullen à 0,3 g und 0,6 g. Kombinationspräparate mit 0,3 g Rifampicin + 0,15 g INH oder 0,15 g Rifampicin + 0,1 g INH.

▶ **Beurteilung:** Rifampicin ist ein hochaktives Tuberkulostatikum der ersten Wahl, das immer in Kombination mit 1 oder 2 Tuberkulostatika zu geben ist. Die therapeutischen Qualitäten von Rifampicin können auch bei schweren oder schwer zugänglichen Infektionen (z. B. Fremdkörperinfektionen) sowie bei Legionellose und zur Prophylaxe der Meningokokken-Meningitis genutzt werden.

Literatur

ACOCELLA, G.: Pharmacokinetics and metabolism of rifampin in humans. Rev. Infect. Dis. 5 *(Suppl. 3):* 428 (1983).
BACIEWICZ, A. M., T. H. SELF, W. B. BEKEMEYER: Update on rifampin drug interactions. Arch. Intern. Med. *147:* 565 (1987).
COHN, J. R., D. L. FYE, J. M. SILLS, G. C. FRANCOS: Rifampicin-induced renal failure. Tubercle *66:* 289 (1985).
DANIELS, N. J., J. S. DOVER, R. K. SCHACHTER: Interaction between cyclosporin and rifampicin. Lancet 2: 639 (1984).
GROSSET, J., S. LEVENTIS: Adverse effects of rifampin. Rev. Infect. Dis. 5 *(Suppl. 3):* 440 (1983).
GRÜNEBERG, R. N., A. M. EMMERSON, A. W. CREMER: Rifampicin for non-tuberculosis infections? Chemotherapy *31:* 324 (1985).
HACKBARTH, C. J., H. F. CHAMBERS, M. A. SANDE: Serum bactericidal activity of rifampin in combination with other antimicrobial agents against Staphylococcus aureus. Antimicrob. Ag. Chemother. *29:* 611 (1986).
HEIFETS, L. B.: Synergistic effects of rifampin, streptomycin and ethambutol on Mycobacterium intracellulare. Am. Rev. Respir. Dis. *125:* 43 (1982).
KAY, L., J. P. KAMPRANN, T. L. SVENDSEN et. al.: Influence of rifampin and isoniazid on the kinetics of phenytoin. Br. J. Clin. Pharmacol. *20:* 323 (1985).
KHALIL, S. A. K., L. K. EL-KHORDAGUI, Z. A. EL-GHOLMY: Effect of antacids on oral absorption of rifampicin. Int. J. Pharm. *20:* 99 (1984).
LOWY, F. D., D. S. CHANG, P. R. LASH: Synergy of combination of vancomycin, gentamicin, and rifampin against methicillin-resistant, coagulase-negative staphylococci. Antimicrob. Ag. Chemother. *23:* 932 (1983).
MARIETTE, X., M. T. MITJAVILA, J. P. MOULINIE, A. BUSSEL, J. C. BROUET, W. VAINCHENKER, J. P. FERMAND: Rifampicin-induced pure red cell aplasia. Am. J. Med. *87:* 459–460 (1989).
MURPHY, T. V., D. F. CHRANE, G. H. MCCRACKEN JR., J. D. NELSON: Rifampin prophylaxis vs. placebo for household contacts of children with Haemophilus influenzae type b disease. Am. J. Dis. Children. *137:* 627 (1983).

Nicolle, L. E., B. Postl, E. Kotelewetz et al.: Emergence of rifampin-resistant Haemophilus influenzae. Antimicrob. Ag. Chemother. *21:* 498 (1982).
Pezzia, W., J. W. Raleigh, M. C. Bailey et al.: Treatment of pulmonary disease due to Mycobacterium kansasii: recent experience with rifampin. Rev. Infect. Dis. *3:* 1035 (1981).
Powell-Jackson, P. R., A. P. Jamieson, B. J. Gray et al.: Effect of rifampicin administration on theophylline pharmacokinetics in humans. Am. Rev. Respir. Dis. *131:* 939 (1985).
Raghupati Sarma, G., C. Immanuel, S. Kailasam et al.: Rifampicin-induced release of hydrazine from isoniazid: a possible cause of hepatitis during treatment of tuberculosis with regimens containing isoniazid and rifampin. Am. Rev. Respir. Dis. *133:* 1072 (1986).
Skakun, N. P., V. V. Shamanko: Synergistic effect of rifampicin on hepatotoxicity of isoniazid. Antibiot. Med. Biotechnol. *30:* 185 (1985).
Varaldo, P. E., E. Debbia, G. C. Schito: In vitro activities of rifapentine and rifampin, alone and in combination with six other antibiotics, against methicillin-susceptible and methicillin-resistant staphylococci of different species. Antimicrob. Ag. Chemother. *27:* 615 (1985).
Wilkins, E. G., E. Hnizdo, A. Cope: Addisonian crisis induced by treatment with rifampicin. Tubercle *70:* 69–73 (1989).

Rifabutin

▶ **Eigenschaften:** Rifabutin ist ein Ansamycin mit langer Halbwertszeit, das bei Tuberkelbakterien in der In-vitro-Aktivität und in der therapeutischen Aktivität dem Rifampicin entspricht. Es wird von der Firma Farmitalia klinisch geprüft.

▶ **Wirkungsspektrum:** Ansamycin wirkt teilweise auch gegen Tuberkelbakterien und Mycobacterium leprae, wenn diese gegen Rifampicin resistent sind. Rifabutin hemmt außerdem Mycobacterium avium-intracellulare, M. kansasii, M. marinum und M. xenopi, z. T. auch M. fortuitum und M. chelonei (grundsätzlich in Kombination mit anderen Mitteln).

▶ **Pharmakokinetik:** Nach oraler Gabe von 0,3 g Ansamycin werden im Serum mittlere *Spitzenspiegel* von 0,5 mg/l erreicht. Die Gewebekonzentrationen sollen aber wesentlich höher sein. Rifabutin penetriert auch in Makrophagen. *Halbwertszeit:* 16 h. Hauptmetabolit ist das aktive Desazetylrifabutin. *Ausscheidung* teils renal, teils biliär.

▶ **Nebenwirkungen** ähnlich Rifampicin.

▶ **Indikationen:** wie bei Rifampicin, besonders Infektionen durch M. avium-intracellulare (bei AIDS-Patienten) und Infektionen durch M. tuberculosis (Rifampicin-resistente Stämme). Die klinische Position ist noch unklar.

▶ **Dosierung:** 1mal täglich 0,3–0,45 g oral.

18. Antimykobakterielle Mittel

Literatur

HAWKINS, J. E., W. M. GROSS, F. S. VADNEY: Ansamycin (LM 427) activity against mycobacteria in vitro. Am. Rev. Respir. Dis. *129 (Suppl.):* 187 (1984).
HASTINGS, R. C., V. R. RICHARD, R. R. JACOBSON: Ansamycin activity against rifampicin-resistant Mycobacterium leprae. Lancet *1:* 1130 (1984).
HEIFETS, L. B., M. D. ISEMAN: Determination of in vitro susceptibility of mycobacteria to ansamycin. Am. Rev. Respir. Dis. *132:* 710 (1985).
PERUMAL, V. K., P. R. J. GANGADHARAM, L. B. HEIFETS et al.: Dynamic aspects of the in vitro chemotherapeutic activity of ansamycin (rifabutine) on Mycobacterium intracellulare. Am. Rev. Respir. Dis. *132:* 1278 (1985).
WOODLEY, CL., J. O. KILBURN: In vitro susceptibility of Mycobacterium avium complex and Mycobacterium tuberculosis to a spiro-piperidyl rifamycin. Am. Rev. Respir. Dis. *126:* 586 (1982).

Ethambutol

▶ **Handelsnamen:** EMB, Etibi, Myambutol.

▶ **Eigenschaften:** Rechtsdrehendes Äthylendiamin-Derivat, synthetisch gewonnen, gut wasserlöslich, stabil.

▶ **Wirkungsweise:** Nur bakteriostatische Wirkung auf proliferierende Keime (nicht im Ruhestadium).

▶ **Wirkung** auf Tuberkelbakterien, teilweise auch auf Mycobacterium kansasii, Mycobacterium avium-intracellulare und Mycobacterium marinum. Langsame Resistenzentwicklung unter der Therapie. Keine Kreuzresistenz mit anderen Tuberkulostatika. Primär resistente Tuberkelbakterien kommen in etwa 4% vor, bei AIDS-Patienten häufiger.

▶ **Pharmakokinetik:** *Resorption* nach oraler Gabe zu 70–80%, maximale Blutspiegel nach 2 Stunden.
Serumkonzentrationen (nach 15 mg/kg per os) 2–4 mg/l (2 h). *Halbwertszeit* 4 h. Speicherung in den Erythrozyten, die 2–3mal so viel Ethambutol enthalten wie das Plasma. Geringe *Plasmaeiweißbindung. Liquorkonzentration* bei tuberkulöser Meningitis 1–2 mg/l.
Langsame *Ausscheidung* zu 50% unverändert und zu 8–15% als inaktive Metaboliten mit dem Harn, zu etwa 20% mit den Fäzes. Durch Hämodialyse wird Ethambutol wenig, durch Peritonealdialyse in stärkerem Maße entfernt.

▶ **Nebenwirkungen:** Retrobulbäre Neuritis nervi optici (zuerst Störung des Grünsehens, dann Sehschwäche, Gesichtsfeldausfälle, Sehnervenatrophie) häufiger bei höherer Dosierung, fast nie bei der Dosierung von 15 mg/kg. Beginnende Störung meist reversibel, langsame Rückbildung, selten irreversibel. Häufigkeit bei der unten angegebenen Normaldosierung 0–3–6%. Selten sind periphere Neuritis, zentralnervöse Störungen, allergische Exantheme, Gichtanfälle (Harnsäureanstieg) und vorübergehende Leberfunktionsstörungen.

▶ **Indikationen:** Kombinationsbehandlung der Lungentuberkulose, auch bei therapieresistenten Erkrankungen, Infektionen durch empfindliche atypische Mykobakterien.

▶ **Kontraindikationen:** Optikusatrophie, früher überstandene Neuritis nervi optici. Reduzierte Dosierung bei Niereninsuffizienz.

▶ **Applikation und Dosierung:** Orale Gabe von 1mal tgl. 15 mg/kg, jedoch stets in Kombination mit 1 oder 2 anderen wirksamen Tuberkulostatika. Höherdosierung (tgl. 25 mg/kg) bei Notwendigkeit erneuter Behandlung für 2 Monate möglich, danach Tagesdosis auf 15 mg/kg reduzieren. Bei i. m. Injektion oder i. v. Infusion gleiche Dosierung wie bei oraler Gabe. Augenärztliche Untersuchung vor der ersten Gabe und während der Behandlung alle 4 Wochen: Prüfung des Farbensinnes, des Gesichtsfeldes, der Sehschärfe und des Fundus (Fundusprüfung allein genügt nicht). Bei einer Kreatinin-Clearance von 10–50 ml/min gibt man 15 mg/kg alle 36 h, bei einer Kreatinin-Clearance von <10 ml/min alle 48 h.

▶ **Handelsformen:** Tabletten à 0,5 g, 0,4 g, 0,25 g, 0,1 g. Kombinationspräparat mit 0,5 g Ethambutol und 0,1 g INH (Myambutol-INH I) und mit 0,3 g Ethambutol und 0,1 g INH (Etibi-INH, Myambutol-INH II). Ampullen à 1 g und 0,4 g.

▶ **Beurteilung:** Gut wirksames Tuberkulostatikum der ersten Wahl.

Literatur

GULLIFORD, M., A. D. MACKAY, K. PROWSE: Cholestatic jaundice caused by ethambutol. Brit. Med. J. *292:* 866 (1986).
KHANNA, B. K. I., V. P. GUPTA, M. P. SINGH: Ethambutol-induced hyperuricemia. Tubercle 65: 195 (1984).
PÖSÖ, H., L. PAULIN, E. BRANDER: Specific inhibition of spermidine synthase from mycobacteria by ethambutol. Lancet *2:* 1418 (1983).
PRASAD, R., P. K. MUKERJI: Ethambutol-induced thrombocytopenia. Tubercle *70:* 211–212 (1989).

18. Antimykobakterielle Mittel

Pyrazinamid

▶ **Handelsnamen:** Pezetamid, Pyrafat, Pyrazinamid.

▶ **Eigenschaften:** Pyrazinkarbonsäureamid, bakterizides Tuberkulostatikum, mäßig wasserlöslich, stabil.

▶ **Wirkung:** Bakterizide Wirkung auf humane, nicht jedoch auf bovine Tuberkelbakterien und meist auch nicht auf atypische Mykobakterien. Wirkung pH-abhängig (im sauren Bereich stärker, d. h. besonders gut in verkäsenden Nekrosen). Keine Kreuzresistenz mit anderen Tuberkulostatika.

▶ **Pharmakokinetik:** *Resorption:* Maximale Blutspiegel nach 1–2 h. *Serumkonzentrationen* (nach einmaliger oraler Gabe von 1 g) etwa 20 mg/l (nach 2 h). *Halbwertszeit* 10–12 h. Hohe Metabolisierungsrate. Gute *Gewebediffusion* und *Liquorgängigkeit*. Ausscheidung durch die Nieren unverändert zu 5–10%, im übrigen als antibakteriell schwach wirksame Pyrazinoylsäure. Bei Hämo- und Peritonealdialyse gut dialysierbar.

▶ **Nebenwirkungen:** Bei normaler Dosierung geringe Gefahr einer Leberschädigung. Außer einem Ikterus können gastrointestinale Beschwerden, Hyperurikämie mit Gichtanfällen, Thrombozytopenie oder sideroblastische Anämie auftreten. Photosensibilisierung möglich.

▶ **Interaktionen:** Es sind verschiedene metabolische Interaktionen möglich; so kann bei gleichzeitiger Gabe von Allopurinol die Harnsäureausscheidung vermindert, bei gleichzeitiger Gabe eines oralen Antidiabetikums die Blutzuckersenkung verstärkt sein.

▶ **Indikation:** Initialtherapie einer verkäsenden Tuberkulose (im Rahmen einer Viererkombination). Eine längere Behandlung als 2 Monate ist nicht sinnvoll.

▶ **Kontraindikationen:** Schwere Leberschäden sowie Gicht. Dosisreduktion bei Niereninsuffizienz.

▶ **Applikation und Dosierung:** Oral bei **Erwachsenen** 1mal tgl. 1,5–2 g, bei **Kindern** tgl. 25–30 mg/kg. Während der Therapie Kontrolle der Serumtransaminasen im Abstand von 2–3 Wochen, sofortiges Absetzen bei beginnender Leberschädigung. Auch intermittierende Gaben sind möglich (2mal wöchentlich je 2–3 g).

▶ **Handelsform:** Tabletten à 0,5 g.

▶ **Beurteilung:** Bakterizides Tuberkulostatikum für die initiale Therapie, das in den letzten Jahren eine gewisse Renaissance erlebt hat.

Literatur

PILHEU, J. A., M. C. DE SALVO, O. R. KOCH et al.: Effect of pyrazinamide on the liver of tuberculosis patients: electron microscopic study. Bull. Int. Union Tuberc. *59:* 115 (1984).
SALFINGER, M., A. J. CROWLE, L. B. RELLER: Pyrazinamide and pyrazinoic acid activity against tubercle bacilli in cultured human macrophages and in the BACTEC system. J. Infect. Dis. *162:* 201–207 (1990).
SARMA, G. R., G. S. ACHARYULU, M. KANNAPIRAN et al.: Role of rifampicin in arthralgia induced by pyrazinamide. Tubercle *64:* 93 (1983).

Streptomycin

▶ **Handelsnamen:** Streptomycinsulfat-Heyl, Streptothenat.

▶ **Eigenschaften:** Aminoglykosid, gut wasserlöslich, stabil.

▶ **Wirkungsweise:** Im Proliferationsstadium der Bakterien bakterizide Wirkung stärker als im Ruhestadium (bei vorhandener Stoffwechselaktivität).

▶ **Wirkungsspektrum**: Gute bis mittlere Empfindlichkeit von Tuberkelbakterien, Brucellen, Francisella tularensis, Yersinia pestis.
Unterschiedliche Empfindlichkeit (teils sensibel, teils resistent) von Mycobacterium xenopi und M. ulcerans, Staphylokokken, E. coli, Klebsiellen, Proteus-Arten, Pseudomonas aeruginosa, Actinomyces israeli u. a.
Resistent sind andere atypische Mykobakterien, Clostridien, Bacteroides und Rickettsien.

▶ **Resistenz:** Primär resistente Tuberkelbakterien kommen in wechselnder Frequenz (2–30%) vor, bei AIDS-Patienten in den USA häufiger. Rasche Resistenzentwicklung innerhalb weniger Tage (Einstufenresistenz). Einseitige Kreuzresistenz bei Tuberkelbakterien zwischen Streptomycin einerseits und Kanamycin, Viomycin und Capreomycin andererseits. Streptomycin-resistente Tuberkelbakterien sind in der Regel gegen diese Mittel noch empfindlich, nicht aber umgekehrt.

▶ **Pharmakokinetik:** *Resorption* nach oraler Gabe minimal. *Serumkonzentrationen* nach i. m. Gabe von 0,5 g: 14–30 mg/l (nach 1–2 h), 2–3 mg/l (nach 11–12 h); 1 g: 20–45 mg/l (nach 1–2 h), 4–6 mg/l (nach 11–12 h) (Abb. 42). *Halbwertszeit* 2½ Stunden, verlängert bei Ausscheidungsstörungen und Neugeborenen. *Eiweiß-*

18. Antimykobakterielle Mittel

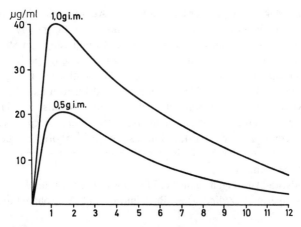

Abb. 42. Blutspiegel nach einmaliger i. m. Gabe von Streptomycin.

bindung im Serum 30%. *Liquorgängigkeit:* Gering (2–4%, bei Meningitis 10–20% der Serumwerte).
Gewebediffusion: Ausreichende Konzentrationen in Lungengewebe, Muskulatur, Uterus, Darmschleimhaut, Nebennieren, Lymphknoten. Schlechte Diffusion in Knochen, Gehirn, Kammerwasser des Auges. In Pleura-, Peritoneal-, Perikard- und Synovialflüssigkeit bei wiederholter Gabe ansteigende Konzentrationen (30–50–100% der Plasmaspiegelmaxima). Keine Penetration in Körperzellen. Muttermilch hat den gleichen Gehalt wie Serum. Im Nabelschnurblut und in der Amnionflüssigkeit des Kindes finden sich 50% der mütterlichen Serumwerte.
Ausscheidung: Mit dem Urin 50–60% (vorwiegend glomeruläre Filtration), Harnkonzentrationen 200–1500 mg/l (nach 0,5 g i. m. in den ersten 6 h). Ausscheidung mit der Galle und den Fäzes etwa 2% der verabreichten Menge. Durch Hämo- und Peritonealdialyse entfernbar.

▶ **Nebenwirkungen:**
1. **Neurotoxizität:** Durch Streptomycinsulfat kann vor allem eine Vestibularisschädigung (in etwa 30%), durch Dihydrostreptomycin eine Kochlearisschädigung (in etwa 26%) hervorgerufen werden, die von der Dosierung und von der Behandlungsdauer abhängen. Sie sind bei Überschreiten der Tagesdosis von 1 g und der Gesamtdosis von 60 g häufiger. Dihydrostreptomycin wird wegen seiner stärkeren Ototoxizität heute nicht mehr verwendet. Streptomycinsulfat kann ebenfalls, allerdings wesentlich seltener (in ungefähr 6%), zu Schwerhörigkeit führen. Während einer Streptomycin-Therapie müssen daher regelmäßig (alle 2 Wochen) die Nierenfunktion, Vestibularisfunktion und Hörfähigkeit

(Audiometrie) kontrolliert werden. Falls eine Audiometrie nicht möglich ist (z. B. bei Kleinkindern), sollte nach Möglichkeit eine Streptomycin-Blutspiegelbestimmung durchgeführt werden, um eine Kumulierung von Streptomycin durch eine Ausscheidungsstörung rechtzeitig zu erkennen. Die Konzentration von 25 mg/l sollte nicht überschritten werden. Vorsichtige Dosierung, regelmäßige oto- und neurologische Untersuchungen und rechtzeitiges Absetzen von Streptomycin bei den ersten Anzeichen einer Gleichgewichts- oder Hörstörung schützen den Patienten vor einem Dauerschaden. Wenn Streptomycin in der Schwangerschaft gegeben wird, kann es zu Schwerhörigkeit des Kindes kommen, weswegen das Mittel in der Gravidität nur bei vitaler Indikation angewandt werden sollte.
2. **Nephrotoxische Wirkungen** (akut bei Überdosierung auftretend) sind an einer Harnstoffsteigerung, Zylindrurie, Proteinurie und Mikrohämaturie zu erkennen.
3. **Allergische Reaktionen,** die relativ häufig sind, äußern sich als Eosinophilie, Exanthem, selten als anaphylaktischer Schock oder Dermatitis exfoliativa; beim Pflegepersonal tritt manchmal ein Kontaktekzem auf.
4. **Sofortreaktionen** (periorale Parästhesien, Schleiersehen, Schwindel, Benommenheit) sind harmlos und beruhen wahrscheinlich auf einer Freisetzung von Histamin aus Gewebsmastzellen.
5. Eine **neuromuskuläre Blockade** mit Atemstillstand kann durch intraperitoneale Injektion ausgelöst werden, aber auch im Rahmen einer Narkose bei Gabe von Muskelrelaxantien oder bei Myasthenia gravis auftreten. Zur Therapie kommen künstliche Beatmung sowie die i. v. Injektion von Prostigmin (alle 2 min 0,1 mg bis zur Gesamtdosis von 1 mg) und Kalziumglukonat in Frage.

▶ **Indikationen:** Kombinationsbehandlung der Tuberkulose, Tularämie, Brucellose.

▶ **Falsche Indikationen:** Monotherapie bei Tuberkulose.

▶ **Kontraindikationen:** Anurie und schwere Niereninsuffizienz, Gravidität. Vorsicht in höherem Lebensalter (Tagesdosis reduzieren)! Keine Verwendung von Dihydrostreptomycin! Keine Kombination von Streptomycin mit anderen Aminoglykosiden (Capreomycin, Gentamicin u. a.), auch nicht mit rasch wirkenden Diuretika, wie Ethacrynsäure (ebenfalls ototoxisch) oder Furosemid.

▶ **Applikation: Parenterale Gabe:** Bevorzugt als langsame i. v. Infusion 1mal täglich. Auch i. m. Injektion möglich. Keine intraperitoneale Instillation von Streptomycin (Gefahr von Atemstillstand!).

18. Antimykobakterielle Mittel

▶ **Dosierung:** Erwachsene: tgl. (0,7–)1(–1,5) g (15 mg/kg) i. v. oder i. m., Kinder (¼–12 J.): tgl. 20–30 mg/kg (nie mehr als 1 g). Bei älteren Menschen (über 50 Jahre) täglich nicht mehr als 0,5 g. Behandlungsdauer: bei Tuberkulose 1–2 Monate (Gesamtdosis im allgemeinen nicht mehr als 30–60 g bei Erwachsenen, 15–20 g bei Kindern, 10 g bei Säuglingen). Bei regelmäßiger Audiometrie und Vestibularisprüfung auch längere Behandlung möglich bis zur Feststellung einer beginnenden Innenohrschädigung, die meist noch reversibel ist. Bei nicht zu schwerer Niereninsuffizienz Dosierungsintervall verlängern auf
48 h (Kreatinin-Clearance 60 ml/min),
72 h (Kreatinin-Clearance 40 ml/min),
96 h (Kreatinin-Clearance 30 ml/min).
Zur **intrapleuralen** oder **intraartikulären** Instillation verwendet man folgende Konzentrationen: 0,5–1 g in 20–25 ml (25–50 mg/ml), bei Kindern dem Alter entsprechend weniger.
Eine **intralumbale** Gabe ist gefährlich und unnötig.

▶ **Handelsform:** Ampullen à 1 g.

▶ **Beurteilung:** Bei Durchführung einer Kombinationstherapie bakterizide Wirksamkeit auf Tuberkelbakterien. Rasche Resistenzentwicklung, Neurotoxizität, Sensibilisierungsgefahr möglich.

Literatur

Farber, B. F., G. M. Eliopoulos, J. I. Ward et al.: Resistance to penicillin-streptomycin synergy among clinical isolates of viridans streptococci. Antimicrob. Ag. Chemother. *24:* 871 (1983).
Sarkar, S. K., S. D. Purohit, T. N. Sharma et al.: Stevens-Johnson syndrome caused by streptomycin. Tubercle *63:* 137 (1982).

Capreomycin

▶ **Handelsname:** Ogostal.

▶ **Eigenschaften:** Aminoglykosid. Als Sulfat gut wasserlöslich, stabil. Bakteriostatische Wirkung auf Tuberkelbakterien (auch Streptomycin-resistente Stämme). Im Vergleich zu Streptomycin schwächer oder gleich gut wirksam.

▶ **Resistenz:** Primäre Resistenz selten. Relativ rasche Resistenzentwicklung. Partielle Kreuzresistenz mit Kanamycin und Amikacin.

Eigenschaften der Antibiotika

▶ **Pharmakokinetik:** Keine *Resorption* nach oraler Gabe. *Maximale Blutspiegel* 1–2 h nach i. m. Gabe. *Serumkonzentrationen* (nach 1 g i. m.) 30 mg/l (nach 2 h), 4 mg/l (nach 10 h). *Halbwertszeit* 5 h. *Ausscheidung* zu etwa 50–70% in aktiver Form mit dem Urin.

▶ **Nebenwirkungen:** Otoxizität möglicherweise etwas schwächer als bei Streptomycin und Kanamycin, auch Nephrotoxizität geringer. Fieber, Hautausschläge oder Eosinophilie möglich.

▶ **Indikation:** Tuberkulose durch Streptomycin-unempfindliche Tuberkelbakterien, evtl. auch Initialtherapie bei Rezidivtuberkulose. Der Einsatz bei Infektionen durch atypische Mykobakterien (M. kansasii, M. fortuitum) ist noch unklar.

▶ **Kontraindikationen:** Schwere Niereninsuffizienz, bereits bestehende Innenohrschädigung, Gravidität.

▶ **Dosierung: Erwachsene** tgl. 1 g, **Kinder** tgl. 20 mg/kg, für 1–2 Monate, später 2–3mal wöchentlich. Regelmäßige audiometrische und nephrologische Untersuchungen notwendig. Im allgemeinen nur in Kombination mit zwei anderen Tuberkulostatika verwenden, jedoch nicht zusammen mit Streptomycin (additive Toxizität). Bei nicht zu schwerer **Niereninsuffizienz** Verlängerung des Dosierungsintervalles auf 48 h (Kreatinin-Clearance 60 ml/min), 72 h (Kreatinin-Clearance 40 ml/min), 96 h (Kreatinin-Clearance 30 ml/min).

▶ **Handelsform:** Ampullen à 1 g.

▶ **Beurteilung:** Tuberkulostatikum der Reserve mit der Gefahr von ototoxischen Nebenwirkungen. Heute nur noch von sehr geringer Bedeutung.

Literatur

ANDREWS, R. H., P. A. JENKINS, J. MARKS, A. PINES, J. B. SELKON, A. R. SOMNER: Treatment of isoniazid-resistant pulmonary tuberculosis with ethambutol, rifampicin and capreomycin: A co-operative study in England and Wales: Tubercle 55: 105 (1974).

McCLATCHY, J. K., W. KANES, P. T. DAVIDSON, T. S. MOULDING: Cross-resistance in M. tuberculosis to kanamycin, capreomycin and viomycin. Tubercle 58: 29 (1977).

Prothionamid

▶ **Handelsnamen:** Ektebin, Peteha.

▶ **Eigenschaften:** Derivat der Isonicotinsäure. Schlecht wasserlöslich. Das nahe verwandte Ethionamid ist in England, aber nicht in Deutschland im Handel.

▶ **Wirkungsweise:** In therapeutischen Konzentrationen bakteriostatisch, in höheren Konzentrationen bakterizid.

▶ **Wirkungsspektrum:** Wirksam auf Tuberkelbakterien, M. leprae und einige atypische Mykobakterien (z. B. M. kansasii).

▶ **Resistenz:** Rasche Resistenzentwicklung. Keine Kreuzresistenz mit INH.

▶ **Pharmakokinetik:** *Serumspiegel* nach 0,5 g oral 5,7 mg/l (1 h) und 0,9 mg/l (6 h). *Halbwertszeit* 3 h. Gute *Gewebediffusion* und gute *Liquorgängigkeit* (30–60%). Starke Penetration in Körperzellen. Fast vollständige Metabolisierung (> 95%). Einer der zahlreichen Metaboliten ist Sulfoxyd, das zu Ethionamid zurückverwandelt oder zum inaktiven Nicotinamid abgebaut wird.
Ausscheidung hauptsächlich durch die Nieren, jedoch in aktiver Form <1%; durchschnittliche Harnkonzentrationen 10–20 mg/l (nach 0,5 g oral).

▶ **Nebenwirkungen:** Gastrointestinale Störungen bei Prothionamid nicht so häufig wie bei Ethionamid, außerdem neurotoxische und psychische Störungen (Kopfschmerzen, Schwindel, Unruhe, Schlafstörungen, periphere Neuritis, Depressionen, Krämpfe bei Epileptikern), Akne und Pellagrasymptome, Photosensibilisierung der Haut, Leberschädigung (besonders bei Diabetikern), Hypoglykämie bei Diabetikern, Hypothyreose, Eosinophilie, Neutropenie, Gynäkomastie, Menstruationsstörungen. Therapie und Prophylaxe mit Pyridoxin (Vitamin B_6) möglich (tgl. 50–150 mg).

▶ **Indikationen:** Kombinationsbehandlung der Tuberkulose (besonders bei INH-Resistenz) sowie der Lepra.

▶ **Kontraindikationen:** Gravidität, schwere Leberschäden, Magenleiden. Vorsicht bei Epilepsie und Psychosen. Kein Alkoholgenuß. Möglichst keine Kombination mit Isoniazid und Cycloserin (Potenzierung der Nebenwirkungen).

▶ **Dosierung:** Bei oraler Gabe von Prothionamid (einschleichende Dosierung): Erwachsene täglich 0,5–1 g, Kinder 8–10 mg/kg, verteilt auf 2–3 Einzelgaben. Bei jeder Therapie mit Prothionamid sind häufige Kontrollen der Serumtransaminasen auf eine beginnende Leberschädigung notwendig.

▶ **Handelsformen:** Tabletten und Dragées à 0,25 g.

▶ **Beurteilung:** Tuberkulostatikum der Reserve mit guter Gewebediffusion, jedoch häufigen Nebenwirkungen und Gefahr einer raschen Resistenzentwicklung der Bakterien, daher nur bei Versagen oder Unverträglichkeit anderer Mittel in vorsichtiger Dosierung und in Kombination anwenden.

Literatur

BAOHONG, J. I., C. JIAKUN, W. CHENMIN, X. GUANG: Hepatotoxicity of combined therapy with rifampicin and daily prothionamide for leprosy. Lepr. Rev. *55:* 283 (1984).
CARTEL, J. L., Y. NAUDILLON, J. C. ARTUS, J. H. GROSSET: Hepatotoxicity of the daily combination of 5 mg/kg prothionamide plus 10 mg/kg rifampin. Int. J. Leprosy *53:* 15 (1985).
DRUCKER, D., M. C. EGGO, I. E. SALIT, G. N. BURROW: Ethionamide-induced goitrous hypothyroidism. Ann. Intern. Med. *100:* 837 (1984).
JENNER, P. J., G. A. ELLARD, P. J. K. GRUER, V. R. ABER: A comparison of the blood levels and urinary excretion of ethionamide and prothionamide in man. Antimicrob. Ag. Chemother. *13:* 267 (1984).

Terizidon

▶ **Handelsname:** Terizidon.

▶ **Eigenschaften:** Cycloserin-ähnliche Struktur (Prodrug von Cycloserin). Bakteriostatisch wirksam gegen Mycobacterium tuberculosis, bovis und avium. Keine Kreuzresistenz mit anderen Tuberkulostatika (außer Cycloserin).

▶ **Pharmakokinetik:** Nach oraler Gabe fast vollständige Resorption. Halbwertszeit: 21 h, bei Niereninsuffizienz verlängert. Ausscheidung überwiegend renal. Hämodialysierbar.

▶ **Nebenwirkungen:** Häufig treten zentralnervöse Störungen in Form von Kopfschmerzen, Schwindelgefühl, Erregbarkeit, Zittern, Schlaflosigkeit und Trunkenheitsgefühl auf. Selten sind epileptoide Krampfanfälle und an Psychosen erinnernde Zustände sowie gastrointestinale Störungen (Bauchschmerzen, Meteorismus und Durchfälle).

▶ **Interaktion:** Bei gleichzeitiger INH-Gabe ist mit erhöhter Krampfbereitschaft zu rechnen.

18. Antimykobakterielle Mittel

▶ **Indikation:** Anwendung bei Tuberkulose in Kombination mit anderen wirksamen Mitteln nur, wenn infolge Resistenz oder Unverträglichkeit nicht genügend Kombinationspartner zur Verfügung stehen.

▶ **Kontraindikationen:** Niereninsuffizienz, Zerebralsklerose, Alkoholismus, Epilepsie, psychische Störungen. In der Schwangerschaft liegen keine ausreichenden Erfahrungen vor.

▶ **Dosierung:** Erwachsene erhalten oral täglich 0,75–1 g in 3–4 Einzeldosen (am besten mit der Mahlzeit) unter laufender Überwachung des Patienten (hinsichtlich Nebenwirkungen).

▶ **Handelsform:** Kapseln à 0,25 g.

▶ **Beurteilung:** Relativ schwach wirksames Tuberkulostatikum der Reserve mit erheblicher Neurotoxizität.

Dapson

▶ **Handelsname:** Dapson-Fatol.

▶ **Eigenschaften:** Diaminodiphenylsulfon. Pioniersubstanz der Chemotherapie der Lepra. Wirkung auch auf andere Mykobakterien, Pneumocystis und Malariaerreger. Kristallines Pulver (unlöslich in Wasser). Sekundäre Resistenzentwicklung nach jahrelanger alleiniger Anwendung bei niedriger Dosierung möglich. Daher heute möglichst nur noch in Kombination mit Rifampicin und/oder Clofazimin anwenden. Strukturformel s. Abb. 43.

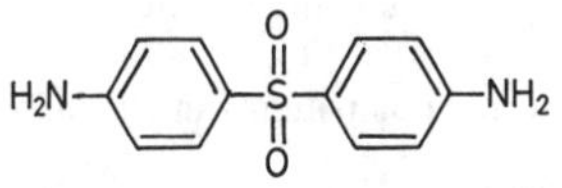

Abb. 43. Strukturformel von Dapson.

▶ **Pharmakokinetik:** Gute Resorption nach oraler Gabe mit maximalen Serumkonzentrationen nach 4–8 h. Bei langer Halbwertszeit von 1–2 Tagen und langsamer Ausscheidung durch den Urin (als wasserlösliche Metaboliten) nahezu konstante Blutspiegel und hohe Gewebekonzentrationen (besonders in erkrankter Haut).

▶ **Nebenwirkungen** sind häufig. Wegen der Gefahr einer Hämolyse (besonders bei G6PD-Mangel), Methämoglobinämie oder Blutdyskrasie sind regelmäßige

Blutkontrollen erforderlich. Gelegentlich treten Magen-Darm-Störungen und allergische Reaktionen auf. Selten sind eine periphere Neuropathie und eine Nierenschädigung. Oft kommt es zu einem sog. Erythema nodosum leprosum, das meist Kortikosteroidgaben (bei Fortsetzung der Dapson-Behandlung) erfordert.

▶ **Interaktionen:** Rifampicin erniedrigt die Dapson-Blutspiegel (infolge verminderter Plasma-Clearance). Pyrimethamin erhöht die Gefahr von Blutschäden.

▶ **Indikationen:** Lepra. Die Kombination von Dapson mit Trimethoprim ist eine Alternative zur Prophylaxe und Therapie der Pneumocystis-Pneumonie bei Sulfonamid-Allergie. Das Kombinationspräparat Dapson + Pyrimethamin (Maloprim) wird in den Tropen zur Malariaprophylaxe verwandt. Unspezifisches Therapeutikum bei der Dermatitis herpetiformis.

▶ **Dosierung:** Bei Lepra gibt man tgl. 100 mg Dapson oral, kombiniert mit 600 mg Rifampicin. Als 3. Mittel kommt evtl. Clofazimin (s. S. 279) in Frage. Clofazimin kann auch bei sulfonresistenter Lepra anstelle von Dapson gegeben werden. Dauer der Behandlung unterschiedlich (je nach Krankheitsbild, meist jahrelang, unter Umständen lebenslang).

Literatur

Cartel, J.-L., J. Millan, C. C. Guelpa-Lauras, J. H. Grosset: Hepatitis in leprosy patients treated by a daily combination of dapsone, rifampin, and a thiomide. Int. J. Lepr. *51:* 461 (1983).
Foucauld, J., W. Uphouse, J. Berenberg: Dapsone and aplastic anemia. Ann. Intern. Med. *102:* 139 (1985).
Imkamp, F. M. J. H., R. Anderson, E. M. S. Gatner: Possible incompatibility of dapsone with clofazimine in the treatment of patients with erythema nodosum leprosum. Lepr. Rev. *53:* 148 (1982).
Leoung, G. S., J. Mills, P. C. Hopewell et al.: Dapsone-trimethoprim for Pneumocystis carinii pneumonia in the acquired immunodeficiency syndrome. Ann. Intern. Med. *105:* 45 (1986).
Levy, L.: Primary resistance to dapsone among untreated lepromatous patients in Bamako and Chingleput. Leprosy Rev. *54:* 177 (1983).
Pellil, J. H. S.: Dapsone-induced haemolytic anaemia. Brit. J. Dermatol. *102:* 365 (1980).
Poulsen, A., B. Hultberg, K. Thomasen, G. L. Wantzing: Regression of Kaposi's sarcoma in AIDS after treatment with dapsone. Lancet *1:* 560 (1984).
Waldinger, T. P., R. J. Siegle, W. Webert, J. J. Voorhees: Dapsone induced peripheral neuropathy: case report and review. Arch. Dermatol. *120:* 356 (1984).
Yawalkar, S. J., A. C. McDougall, J. Languillon, S. Ghosh, D. V. A. Opromolla et al.: Once-monthly rifampicin plus daily dapsone in initial treatment of lepromatous leprosy. Lancet *I:* 1199 (1982).

18. Antimykobakterielle Mittel

Clofazimin

▶ **Handelsname:** Lampren (in Deutschland nicht mehr im Handel).

▶ **Eigenschaften:** Phenazin-Farbstoff mit spezieller Wirkung gegen Leprabakterien (Mycobacterium leprae), das nur in Kombination mit einem oder zwei anderen Lepramitteln gegeben werden soll. Während einer Langzeitbehandlung mit Dapson dient Clofazimin bei Lepra zur Verhinderung einer sekundären Resistenzentwicklung der Erreger. Es wirkt aber auch gegen bestimmte atypische Mykobakterien, z. B. M. avium-intracellulare.

▶ **Pharmakokinetik:** Unvollständige Resorption. *Serumspitzenspiegel* nach 0,2 g oral 0,5 mg/l. *Halbwertszeit:* 70 Tage. Die lipophile Substanz reichert sich in Fett, Knochenmark, Haut und RES an, auch in Makrophagen, penetriert aber nicht in das Gehirn. *Ausscheidung* in geringer Menge mit dem Harn, in größerer Menge mit der Galle.

▶ **Nebenwirkungen:** Clofazimin ist in niedriger Dosis im allgemeinen gut verträglich. Häufig sind rote bis braunschwarze Verfärbung der Haut und der leprösen Läsionen, besonders an lichtexponierten Stellen bei hellhäutigen Patienten, Verfärbung der Haare, der Augenbindehaut und der Tränen, Verfärbung von Schweiß, Sputum, Urin und Stuhl. Seltener sind trockene Haut, Ichthiosis, Photosensibilität, Akne-ähnliche Eruptionen, unspezifische Hautausschläge. Nicht selten sind Nausea, Erbrechen, heftige Bauchschmerzen, Durchfall, Appetitlosigkeit, Gewichtsverlust, vor allem wenn hohe Dosen über längere Zeit (> 3 Monate) verabreicht werden.

▶ **Indikationen:**
1. Vorbeugung einer sekundären Sulfonresistenz bei Lepra.
2. Vorbeugung von Leprareaktionen bei lepromatöser und Borderline-Lepra.
3. Behandlung von sulfonresistenter Lepra.
4. Behandlung von Leprareaktionen (z. B. Erythema nodosum).
5. Therapie von Infektionen durch empfindliche atypische Mykobakterien.

▶ **Kontraindikationen:** Schwangerschaft, schwere Leber- oder Niereninsuffizienz.

▶ **Applikation und Dosierung:**
1. Zur **Prävention einer Sulfonresistenz** und von Leprareaktionen kann man 50–100 mg tgl. oder 100 mg 3mal wöchentlich oral geben (während der ersten 4–6 Monate der Langzeittherapie mit Dapson).

2. Bei **Sulfonresistenz der Lepra** sind tgl. 100 mg oral zu nehmen (in Kombination mit tgl. 600 mg Rifampicin während der ersten 2–3 Monate).
3. Bei **Leprareaktionen** werden tgl. 300 mg oral für die Dauer bis zu 3 Monaten empfohlen. Sobald die Leprareaktion unter Kontrolle ist, reduziert man bis zur gerade noch wirksamen Suppressivdosis.
4. Bei disseminierten **Infektionen durch M. avium-intracellulare** (bei AIDS-Patienten) gibt man täglich 0,1–0,3 g oral (stets in Kombination mit einem zweiten wirksamen Mittel).

Die Kapseln sollen immer mit der Mahlzeit oder mit etwas Milch eingenommen werden. Bei Magen-Darm-Beschwerden soll man die Dosis reduzieren. Bei Langzeitbehandlung und bei vorangegangenen Leber- und Nierenerkrankungen sind die Leber- und Nierenfunktion in 4wöchigen Abständen zu kontrollieren.

Literatur

ANDERSON, R.: Enhancement by clofazimine and inhibition by dapsone of production of prostaglandin E_2 by human polymorphonuclear leukocytes in vitro. Antimicrob. Ag. Chemother. *27:* 257 (1985).
BROWNE, S. G., D. J. HARMAN, H. WAUDBY, A. C. McDOUGALL: Clofazimine in the treatment of lepromatous leprosy in the United Kingdom. Int. J. Lepr. *49:* 167 (1981).
CUNNINGHAM, C. A., D. N. FRIEDBERG, R. E. CARR: Clofazimine-induced generalized retinal degeneration. Retina *10:* 131–134 (1990).
FARB, H., D. P. WEST, L. A. PEDVIS: Clofazimine in pregnancy complicated by leprosy. Obstet. Gynaecol. (USA) *59:* 122 (1982).
JOB, C. K., L. YODER, R. R. JACOBSON, R. C. HASTINGS: Skin pigmentation from clofazimine therapy in leprosy patients: a reappraisal. J. Am. Acad. Dermatol. *23:* 236–241 (1990).
KAUR, I., J. RAM, B. KUMAR et al.: Effects of clofazimine on eye in multibacillary leprosy. Indian. J. Lepr. *62:* 87–90 (1990).
MERRET, M. N., R. W. KING, K. E. FARRELL, H. ZEIMER, E. GULI: Orange/black discolouration of the bowel (at laparotomy) due to clofazimine. Aust. N. Z. J. Surg. *60:* 638–639 (1990).
OOMMEN, T.: Clofazimine-induced lymphoedema (letter). Lepr. Rev. *61:* 289 (1990).
O'SULLIVAN, S., M. CORCORAN, M. BYRNE et al.: Absorption and analysis of clofazimine and its derivatives. Biochem. Soc. Trans. *18:* 346–347 (1990).
PAVITHRAN, K.: Exfoliative dermatitis after clofazimine. Int. J. Leprosy *53:* 645 (1985).
SCHAAD-LANYI, Z., W. DIETERLE, J.-P. DUBOIS, W. THEOBALD, W. VISCHER: Pharmacokinetics of clofazimine in healthy volunteers. Int. J. Leprosy *55, 1:* 9–15 (1987).
VENKATESAN, K., A. MATHUR, B. K. GIRDHAR, V. P. BHARADWAJ: The effect of clofazimine on the pharmacokinetics of rifampicin and dapsone in leprosy. J. Antimicrob. Chemother. *18:* 715–718 (1986).
WARNDORFF-VAN DIEPEN, T.: Clofazimine resistant leprosy, a case report. Int. J. Leprosy *50:* 139 (1982).

19. Antivirale Mittel

Virustatika sollen möglichst selektiv wirken, d.h. bei der Virusvermehrung nur virusspezifische Prozesse hemmen, ohne die körpereigenen Zellen zu schädigen. Virustatika greifen an verschiedenen Stellen in den Vermehrungszyklus der Viren ein (Abb. 44). Die Wirksamkeit richtet sich auch nach der Art einer Virusinfektion. Man unterscheidet:

a) **Lytische Infektion,** bei der die virusinfizierten Zellen absterben.

b) **Persistierende Infektion,** bei der sich die Viren in der Zelle vermehren, die Zelle aber überlebt.

c) **Latente Infektion,** bei der die Virusvermehrung ruht (Abb. 45).

Bei lytischen Virusinfektionen (z.B. Influenza) kommt es darauf an, die Penetration des Virus in die Zelle zu verhindern (z.B. durch Amantadin). Bei persistierenden Virusinfektionen (z.B. AIDS) kann ein Virustatikum (z.B. Azidothymidin) zwar die Virusvermehrung hemmen, die in den Zellen vorhandenen Viren aber nicht abtöten. Bei latenten Virusinfektionen wirken Nukleosid-Analoga nicht, weil sich die Viren nicht vermehren.

Von den verfügbaren Virustatika wirken Amantadin auf die Virus-Penetration, Acyclovir und die anderen Nucleosid-Analoga auf die Virus-Replikation, die Interferone vorwiegend auf die Ansammlung und Freisetzung der Viren (Tab. 31). Die meisten eingeführten Virustatika sind **Nukleosid-Analoga.** Einige Nukleosid-Analoga, wie Idoxuridin und Trifluridin, können nur topisch verwandt werden. Eine systemische Therapie von Herpesvirusinfektionen ist mit Acyclovir

Tab. 31. Wirkungsweise und Wirkungsspektrum relevanter Virustatika. Uncoating = Entfernung der Eiweißhülle, DDI = Didanosin, DDC = Zalcitabin, VZV = **V**arizella-**Z**oster-Virus, CMV = **C**yto**m**egalie-**V**irus.

Wirkung auf	Mittel	Hemmung von
Penetration, Uncoating	Amantadin	Influenza A
Replikation	Idoxuridin Trifluridin Acyclovir Ganciclovir Azidothymidin, DDI, DDC	Herpes simplex Herpes simplex Herpes simplex, VZV CMV HIV
Virus-Protein-Synthese	Interferon	DNS- und RNS-Viren
Ansammlung, Freisetzung	Interferon	RNS-Tumorviren

Eigenschaften der Antibiotika

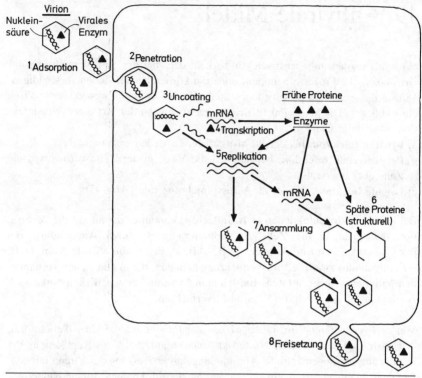

1. Adsorption an die Zellmembran.
2. Penetration.
3. Uncoating (Entfernung der Eiweißhülle).
4. Transkription von Virusproteinen und frühe Genexpression.
5. Replikation und Synthese von DNS-Strängen.
6. Späte Genexpression, Transkription von Messenger-RNS und Übertragung der späten Proteinsynthese.
7. Reifung und Ansammlung.
8. Freisetzung von Viruspartikeln.

Abb. 44. Schritte der Virusvermehrung in der Zelle (nach BRYSON, Y. J.: Antiviral Agents. In: FEIGIN, R. D., CHERRY, J. D. [Hrsg.]: Textbook of Pediatric Infectious Diseases. Saunders, Philadelphia 1992).

möglich. Ganciclovir hat eine Wirkung gegen das Zytomegalievirus. Ribavirin wirkt gegen das RS-Virus und das Lassa-Fieber-Virus.
Virustatika gegen HIV sind von den anderen Virustatika abzutrennen. Auch hier gibt es Nukleosid-Analoga, die überwiegend als Chain-Terminator wirken. Die Pioniersubstanz ist Azidothymidin (AZT). Größere Erfahrungen liegen außerdem

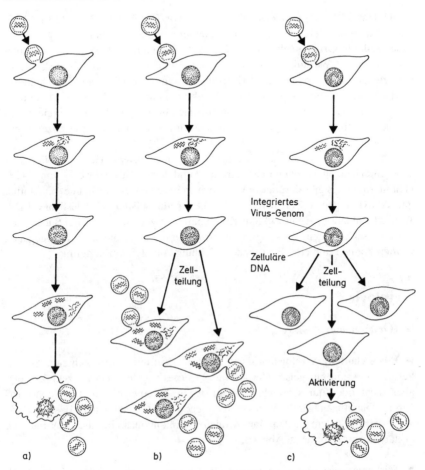

Abb. 45. Der Ablauf einer Virusinfektion ist je nach Virus- und Zelltyp verschieden:
a) Bei einer **lytischen Infektion** sterben die betroffenen Zellen schließlich ab. Nachdem das ins Zellinnere eingedrungene Virus seine Eiweißhülle abgestreift hat, funktioniert sein genetisches Material den Stoffwechselapparat der Zelle so um, daß es virale Proteine und Nukleinsäuren produziert, die dann zu neuen Viruspartikeln zusammengesetzt werden. Die Zelle platzt schließlich und entläßt die neuen Viren in die Umgebung.
b) Bei einer **persistierenden Infektion** vermehren sich die Viren auch, aber die Zelle überlebt und teilt sich, während sie unablässig Viren freisetzt.
c) Bei einer **latenten Infektion** ruht die Virusvermehrung. Das Virusgenom kann in die Chromosomen der Zelle eingebaut werden. Wann immer die Zelle sich teilt, wird es dann mitkopiert und an die Tochterzellen weitergegeben.

mit Didanosin (DDI) und Zalcitabin (DDC) vor. Zukünftige Derivate sind D4T und 3 TC. Eine Vielzahl von Experimentalderivaten ist bekannt.
Einer anderen Gruppe gehören die **TIBO-Derivate** an. Sie haben einen gleichen oder ähnlichen Wirkungsmechanismus und hemmen die reverse Transkriptase. Das zuerst beschriebene TIBO-Derivat war ein Benzodiazepin. Die späteren Derivate haben keine Benzodiazepin-Struktur mehr. Sie sollten als TIBO-like-Substanzen (TIBOL-Substanzen) zusammengefaßt werden. Diese Gruppe zeichnet sich durch gute Verträglichkeit, aber auch durch schnelle Resistenzentwicklung aus.
Eine dritte Gruppe von Virustatika gegen HIV sind **Protease-Hemmer.** Sie haben eine unterschiedliche chemische Struktur und leiten sich teilweise von ACE-Hemmern ab. Es gibt darüber hinaus noch weitere vielversprechende Virustatika mit Aktivität gegen Retroviren, z. B. **TAT-Antagonisten** oder **lösliches CD4.** Wahrscheinlich werden in Zukunft Kombinationen von zwei oder drei Substanzen mit unterschiedlichem Wirkungsmechanismus angewandt, die lange Zeit gegeben werden können und eine Resistenzentwicklung von HIV verhindern.

Acyclovir

▶ **Handelsname:** Zovirax.

▶ **Eigenschaften:** Acycloguanosin (Guanin-Derivat mit einer azyklischen Seitenkette). Wirksam nur gegen Herpesviren (Herpes simplex und Varizella/Zoster), aber nicht oder nur schwach wirksam gegen Zytomegalie- und Epstein-Barr-Viren. Die ungenügende Wirksamkeit gegen Zytomegalie- und Epstein-Barr-Viren wird mit dem Fehlen einer viralen Thymidinkinase bei diesen Virusarten erklärt. Strukturformel s. Abb. 46.

▶ **Wirkungsweise:** Acyclovir wird nach Aufnahme in die infizierte Zelle durch eine virale Thymidinkinase in Acycloguanosin-Monophosphat umgewandelt. Aus dem Monophosphat entsteht durch zelleigene Kinasen das Triphosphat. Dieses Triphosphat ist die eigentliche Wirksubstanz. Die virale DNS-Polymerase, welche die Synthese der viralen DNS katalysiert, lagert das Medikament an, als wäre es ein normales Nukleosid-Triphosphat (der natürliche DNS-Baustein), und hängt es an das Ende einer wachsenden DNS-Kette. Eine der Phosphatgruppen am Acyclovir geht eine Bindung mit der 3'-Hydroxylgruppe (OH) am letzten Zuckerring der DNS-Kette ein, während die beiden anderen Phosphatreste abgespalten werden. Im Gegensatz zu einem normalen Nucleosid besitzt Acyclovir keinen Zuckerring und keine 3'-Hydroxylgruppe. Damit kann kein weiteres Nucleotid mehr an die Kette angefügt werden. So wirkt Acyclovir als »Chain-Terminator«. Außerdem bleibt die virale DNS-Polymerase, die normalerweise

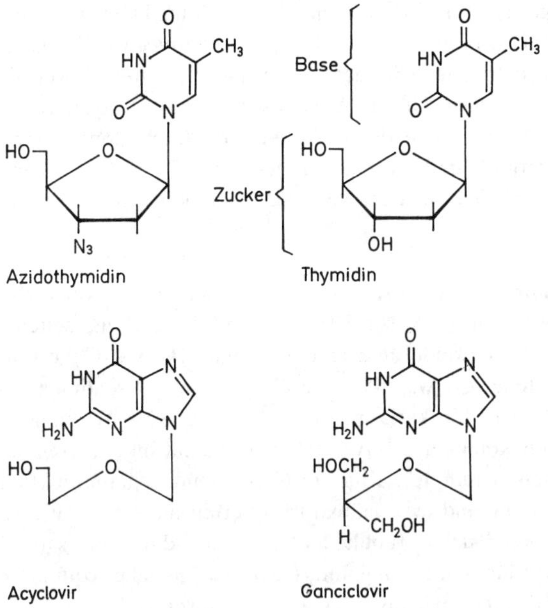

Abb. 46. Strukturformeln von Nukleosid-Analoga.

den Zusammenbau weiterer Ketten katalysieren würde, fest in dem Komplex mit der DNS und dem Medikament gebunden und wird auf diese Weise inaktiviert. Acyclovir hat keine Wirkung bei latenten Infektionen (wenn die Herpesviren sich nicht vermehren) und reduziert nicht die Rezidivhäufigkeit.

Auf nichtinfizierte Körperzellen wirkt Acyclovir deshalb so wenig toxisch, weil es nur in geringer Menge in die Zellen aufgenommen und dort lediglich ein kleiner Teil in die aktive Form umgewandelt wird; außerdem ist die menschliche DNS-Polymerase gegen Acyclovir nicht so empfindlich wie die virale DNS-Polymerase.

▶ **Resistenz:** Es gibt selten Herpes-simplex- und Varizella-Zoster-Stämme, die gegen Acyclovir resistent sind (infolge Fehlens der viralen Thymidinkinase). Solche Stämme wurden auch von Patienten während der Behandlung isoliert. Acyclovir-resistente Herpes-simplex-Viren können gegen Foscarnet (s. S. 304) empfindlich sein.

▶ **Pharmakokinetik:** Acyclovir wird nach oraler Gabe nur zu 20% resorbiert. Nach 0,2 g und 0,4 g oral liegen die *Serumspitzenspiegel* bei 0,6 bzw. 1,2 mg/l,

nach 1stündiger i. v. Infusion von 5 mg/kg bei 10 mg/l (Infusionsende). *Halbwertszeit* 2,5 h (bei Anurie 5fach verlängert). *Plasmaeiweißbindung* 9–33%. Die *Liquorspiegel* betragen 50% der Serumspiegel. Gute Gewebediffusion (hohe Spiegel auch in Gehirn, Uterus, Vaginalschleimhaut, Sekreten).
Ausscheidung überwiegend durch die Nieren (durch glomeruläre Filtration und tubuläre Sekretion), und zwar unverändert zu 15% (nach oraler Gabe) und zu 75% (nach i. v. Gabe), der Rest als Metabolit (9-Carboxymethoxymethyl-Guanin).

▶ **Nebenwirkungen:** Acyclovir ist im allgemeinen gut verträglich. Bei oraler Gabe kommt es in <3% zu Übelkeit und Erbrechen, selten zu Durchfall, Kopfschmerzen, Schwindel und Hautausschlag. Bei i. v. Gabe sind Phlebitis (an der Infusionsstelle in etwa 14%), vorübergehender Kreatininanstieg im Serum, Hautausschlag oder Urtikaria möglich. Zentralnervöse Wirkungen bei i. v. Gabe höherer Dosen kommen in etwa 1% vor (Schläfrigkeit, Tremor, Verwirrtheit, Halluzinationen, Krämpfe). Eine vorübergehende Nierenfunktionsstörung (mit Kreatininerhöhung und evtl. Hämaturie) beruht auf einer Auskristallisation von Acyclovir in den renalen Tubuli, läßt sich aber durch langsame Infusion einer ausreichend verdünnten Lösung und reichliche Flüssigkeitszufuhr vermeiden. Auf keinen Fall darf Acyclovir rasch i. v. injiziert werden.
Die Hautcreme, welche zusätzlich Propylenglykol und Cetylstearylalkohol enthält, kann an den behandelten Hautstellen zu Brennen, Rötung, Eintrocknung und Abschuppung führen. Bei längerer Anwendung der Augensalbe können oberflächliche entzündliche Reaktionen des unteren Hornhautrandes und der angrenzenden Bindehaut auftreten.

▶ **Indikationen:**
Acyclovir i. v.:
1. Herpes-simplex-Enzephalitis (früher Therapiebeginn wichtig).
2. Zoster, Varizellen und Herpes simplex bei allen HIV-infizierten Personen.
3. Herpes-simplex- und Varizella-Zoster-Infektionen bei immunsupprimierten Patienten (mit Leukämie, Lymphom, Organtransplantation).
4. Schwere erstmalige Erkrankung an Herpes genitalis bei nichtimmunsupprimierten Patienten.
5. Herpes-simplex-Virusinfektionen des Neugeborenen (schlechte Prognose).
6. Evtl. Prophylaxe von Varizella-Zoster-Infektionen bei angesteckten Patienten nach Organtransplantation (zusammen mit spezifischem Hyperimmunglobulin).

Acyclovir oral:
1. Primärer Herpes genitalis oder Rezidiv.
2. Prophylaxe von Herpes-simplex-Infektionen nach Organtransplantation.
3. Therapie persistierender Herpes-Erkrankungen bei AIDS.

19. Antivirale Mittel

4. Ekzema herpeticatum.
5. Zoster bei nichtimmunsupprimierten Patienten (zur Verkürzung der Krankheitsdauer).

Acyclovir-Augensalbe:
1. Herpes-simplex-Keratitis.
2. Zoster der Hornhaut.

Acyclovir-Hautcreme:
Unterstützende Behandlung bei Herpes genitalis und Herpes labialis (unsichere Wirkung). Die alleinige Behandlung der Haut mit Acyclovir genügt bei onkologischen Patienten mit Zoster nicht.

▶ **Falsche Indikation:** Die Kombination von Acyclovir mit Azidothymidin bei AIDS ist umstritten.

▶ **Kontraindikationen:** Gravidität, Stillperiode. Die Hautcreme darf nicht am Auge, im Mund und in der Scheide angewandt werden.

▶ **Applikation und Dosierung:**
Als **i. v. Infusion** (in 60 min) 10 mg/kg alle 8 h für 10 Tage (bei Herpes-Enzephalitis, bei Varizella-Zoster-Infektionen von immunsupprimierten Patienten sowie bei allen Neugeboreneninfektionen), aber 5 mg/kg alle 8 h für 5 Tage (bei den übrigen Indikationen, s. o.).
Bei **eingeschränkter Nierenfunktion** Dosis reduzieren:
5 mg/kg alle 12 h (Kreatinin-Clearance 25–50 ml/min),
5 mg/kg alle 24 h (Kreatinin-Clearance 10–25 ml/min),
2,5 mg/kg alle 24 h (Kreatinin-Clearance <10 ml/min).

Als **Tabletten:** Bei Erwachsenen und Kindern ab 3. Lebensjahr 5mal tgl. 0,2 g (bei immunsupprimierten Patienten 0,4 g) für 5–10 Tage, bei Kindern vor dem 3. Lebensjahr 5mal tgl. 0,1 g. Zur Prophylaxe kann 2mal tgl. 0,2 g ausreichend sein.
Bei Zoster von nichtimmunsupprimierten Patienten kann man 5mal tgl. 0,8 g oral für 7 Tage geben.
Bei einer *Kreatinin-Clearance von <10 ml/min* wird 0,2 g oral alle 12 h empfohlen.

▶ **Handelsformen:** Tabletten à 0,2 g, 0,4 g, 0,8 g, Ampullen à 0,25 g, 0,5 g, Suspension (40 mg/ml), Augensalbe, Hautcreme.

▶ **Beurteilung:** Selektiv wirkendes, gut verträgliches Virustatikum für schwere Herpes-simplex- und Varizella-Zoster-Infektionen. Auch zur Prophylaxe geeignet. Rezidive sind möglich.

Literatur

BALFOUR JR., H. H.: Acyclovir therapy for herpes zoster: advantages and adverse effects. J. Am. Med. Assoc. *255:* 387 (1986).
BALFOUR JR., H. H.: Intravenous acyclovir therapy for varicella in immunocompromised children. J. Pediatr. *104:* 134 (1984).
BEAN, B., D. AEPPLI: Adverse effects of high-dose intravenous acyclovir in ambulatory patients with acute herpes zoster. J. Infect. Dis. *151:* 362 (1985).
BIRON, K. K., J. A. FYFE, J. E. NOBLIN, G. B. ELION: Selection and preliminary characterization of acyclovir-resistant mutants of Varicella zoster virus. Amer. J. Med. *73 (Acyclovir Symposium):* 383 (1982).
COBO, I. M.: Oral acyclovir in the treatment of acute herpes zoster ophthalmicus. Ophthalmology *93:* 763 (1986).
DE MIRANDA, P., M. R. BLUM: Pharmacokinetics of acyclovir after intravenous and oral administration. J. Antimicrob. Chemother. *Suppl. B12:* 29 (1983).
DOUGLAS, J. M. et al.: A double-blind study of oral acyclovir for suppression of recurrences of genital herpes simplex virus infection. N. Engl. J. Med. *310:* 1551 (1984).
ENGLUND, J. A., et al.: Herpes simplex virus resistant to acyclovir. Ann. Intern. Med. *112:* 416 (1990).
FINN, R., M. A. SMITH: Oral acyclovir for herpes zoster. Lancet *2:* 575 (1984).
HANN, I. M., H. G. PRENTICE, H. A. BLACKLOCK et al.: Acyclovir prophylaxis against herpes virus infections in severely immunocompromised patients: randomised double blind trial. Brit. Med. J. *6:* 384 (1983).
HINTZ, M., J. D. CONNOR, S. A. SPECTOR et al.: Neonatal acyclovir pharmacokinetics in patients with herpes virus infections. Am. J. Med. *73 (1A):* 210 (1982).
KINGHORN, G. R., M. JEAVONS, M. ROWLAND et al.: Acyclovir prophylaxis of recurrent genital herpes: randomised placebo controlled crossover study. Genitourin. Med. *61:* 387 (1985).
LASKIN, O. L. et al.: Effects of probenecid on the pharmacokinetics and elimination of acyclovir in humans. Antimicrob. Ag. Chemother. *21:* 804 (1982).
LASKIN, O. L. et al.: Acyclovir kinetics in end-stage renal disease. Clin. Pharmacol. Ther. *31:* 594 (1982).
LJUNGMAN, P., M. N. ELLIS, R. C. HACKMAN, D. H. SHEPP, J. D. MEYERS: Acyclovir-resistant herpes simplex virus causing pneumonia after bone marrow transplantation. J. Infect. Dis. *162:* 244 (1990).
MCLAREN, C., M. S. CHEN, I. GHAZZOULI et al.: Drug resistance patterns of herpes simplex virus isolates from patients treated with acyclovir. Antimicrob. Ag. Chemother. *28:* 740 (1985).
MCKENDRICK, M. W., J. I. MCGILL, A. M. BELL et al.: Oral acyclovir for herpes zoster. Lancet *2:* 925 (1984).
NOVELLI, V. M. et al.: Acyclovir administered perorally in immunocompromised children with varicella-zoster infections. J. Infect. Dis. *149:* 478 (1984).
O'BRIEN, J. J., D. M. CAMPOLI-RICHARDS: Acyclovir. An updated review of its antiviral activity, pharmacokinetic properties, and therapeutic efficacy. Drugs *37:* 233 (1989).
OLIVER, N. M., F. COLLINS, J. VAN DER MEER, J. W. VAN'T WOUT: Biological and biochemical characterization of clinical isolates of herpes simplex virus type 2 resistant to acyclovir. Antimicrob. Ag. Chemother. *33:* 635 (1989).
PERREN, T. J., et al.: Prevention of herpes zoster in patients by long-term oral acyclovir after allogeneic bone marrow transplantation. Am. J. Med. *85 (2A):* 99 (1988).
PETERSLUND, N. A., V. ESMANN, J. IPSEN et al.: Oral and intravenous acyclovir are equally effective in herpes zoster. J. Antimicrob. Chemother. *14:* 185 (1984).

19. Antivirale Mittel

ROBINSON, G. E., G. S. UNDERHILL, G. E. FORSTER et al.: Treatment with acyclovir of genital herpes simplex virus infection complicated by eczema herpeticum. Brit. J. Vener. Dis. *60:* 241 (1984).
RUHNEK-FORSBECK, M., E. SANDSTRÖM, B. ANDERSSON et al.: Treatment of recurrent genital herpes simplex infections with oral acyclovir. J. Antimicrob. Chemother. *16:* 621 (1985).
RUSSLER, S. K., M. A. TAPPER, D. R. CARRIGAN: Susceptibility of human herpesvirus 6 to acyclovir and ganciclovir. Lancet *2:* 382 (1989).
SCHALM, S. W., R. A. HEYTINK, H. R. VAN BURREN et al.: Acyclovir enhances the antiviral effect of interferon in chronic hepatitis B. Lancet *2:* 358 (1985).
SHEPP, D. H. et al.: Oral acyclovir therapy for mucocutaneous herpes simplex virus infection in immunocompromised recipients. Ann. Intern. Med. *102:* 783 (1985).
SKÖLDENBERG, B., M. FORSGREN, K. ALESTIG et al.: Acyclovir versus vidarabine in herpes simplex encephalitis. Randomised multicentre study in consecutive Swedish patients. Lancet *2:* 707 (1984).
SYLVESTER, R. K., W. B. OGDEN, C. A. DRAXLER, F. B. LEWIS: Vesicular eruption: a local complication of concentrated acyclovir infusions. J. Am. Med. Assoc. *255:* 385 (1986).
TOMSON, C. R., T. H. J. GOODSHIP, R. S. C. RODGER: Psychiatric side-effects of acyclovir in patients with chronic renal failure. Lancet *2:* 385 (1985).
WADE, J. C., J. D. MEYERS: Neurologic symptoms associated with parenteral acyclovir treatment after marrow transplantation. Ann. Intern. Med. *98:* 921 (1983).

Ganciclovir

▶ **Handelsname:** Cymeven.

▶ **Eigenschaften:** Ganciclovir ist ein azyklisches Nucleosid-Analogon des Guanins (Abb. 46, S. 285). Chemisch handelt es sich um Dihydroxy-Propoxymethyl-Guanin (DHPG). Ganciclovir hemmt in der phosphorylierten Form die Nucleinsäure-(DNS-)Synthese von Zytomegalie-Viren (CMV) in der infizierten Zelle. Die antivirale Aktivität von Ganciclovir gegen CMV ist im Vergleich zum nahe verwandten Acyclovir 8–20fach stärker, aber gegen Herpes-simplex- und Varizella-Zoster-Virus schwächer. Außerdem hat Ganciclovir eine Wirkung gegen Epstein-Barr-Virus. Die Ampulle enthält Ganciclovir-Natrium als lyophilisiertes Pulver.

▶ **Wirkungsweise:** Ganciclovir wird erst antiviral wirksam, wenn es in virusinfizierten Körperzellen durch körpereigene zelluläre Kinasen phosphoryliert (d. h. in das Triphosphat umgewandelt) worden ist. Das gebildete Ganciclovir-Triphosphat, welches einem echten Nucleosid ähnelt, wird von der viralen DNS-Polymerase, welche die DNS-Synthese katalysiert, gebunden und nach Abspaltung von zwei Phosphatgruppen als Monophosphat an eine wachsende DNS-Kette angehängt. Da Ganciclovir aber keine 3'-Hydroxylgruppe hat wie ein normales Nucleotid, fehlt ihm die Ankopplungsstelle für das nächste Nucleotid. Dadurch kann die DNS-Kette nicht weiter wachsen. Eine andere Wirkung des Ganciclovirs besteht darin, daß es sich als gefälschtes Nucleotid dauerhaft mit der viralen Polymerase verbindet, welche nun zur DNS-Synthese nicht mehr zur Verfügung steht. Die gute CMV-Wirksamkeit von Ganciclovir wird auch damit erklärt, daß das phosphorylierte Ganciclovir in den virusinfizierten Zellen langsamer abgebaut wird und damit länger wirksam bleibt als Acyclovir. Ganciclovir-resistente CMV wurden bei Patienten mit trotz Behandlung persistierender Virämie und klinischer Verschlechterung gefunden.

▶ **Pharmakokinetik:** Keine ausreichende Resorption bei oraler Gabe. Nach einstündiger i. v. Infusion von 5 mg/kg betragen die mittleren *Serumspiegel* 10 mg/l (bei Infusionsende), 5 mg/l (1 h danach) und 1,5 mg/l (7 h danach).
Halbwertszeit etwa 4 h (bei eingeschränkter Nierenfunktion bis zu 16 h verlängert). *Plasmaeiweißbindung* 1–2%. *Ausscheidung* überwiegend durch die Nieren (unverändert).

▶ **Nebenwirkungen:** Meist reversible Neutropenie (bei 50% der Patienten), Thrombozytopenie (24%), Anämie (4%), Exantheme (7%), Fieber (6%), Übelkeit, Erbrechen und Durchfälle (4%), Krämpfe und Denkstörungen (je 3%), Kopfschmerzen und Psychosen (je 2%). Im Serum können die Transaminasen, die alkalische Phosphatase und das Kreatinin vorübergehend ansteigen. Im Tierversuch ist Ganciclovir teratogen und hemmt die Spermatogenese (bei höheren Dosen kommt es sogar zu Hodenatrophie). Bei weiblichen Tieren wird die Fertilität unterdrückt.

▶ **Wechselwirkungen:** Bei Kombination mit zytotoxischen Medikamenten kann die Hämatotoxizität von Ganciclovir verstärkt werden. Azidothymidin kann wegen ähnlicher Nebenwirkungen nicht gleichzeitig mit Ganciclovir gegeben werden.

▶ **Indikationen:** Lebens- und Augenlicht-bedrohende Zytomegalie-Virusinfektionen bei immunsupprimierten Patienten (bei AIDS, Zytostatikatherapie, Zustand nach Transplantation). Am besten sind die Erfolge (klinische Besserungen und Negativwerden der Kulturen) bei CMV-Retinitis (in 80%) und CMV-Kolitis (in 80%), während bei CMV-Pneumonie eine Besserung nur in 50% eintritt. Ein großer Teil der Patienten bekommt 2–14 Wochen nach Therapieende ein Rezidiv, weshalb bis zum Rückgang der Abwehrschwäche eine Erhaltungstherapie notwendig ist. Bei CMV-Pneumonie ist die Kombination mit dem CMV-Immunoglobulin umstritten. Die meisten Patienten sprechen bei einem Rezidiv auf die erneute Behandlung mit Ganciclovir an.

19. Antivirale Mittel

▶ **Kontraindikationen:** Stärkere Neutropenie (<500 Neutrophile/µl) und Thrombozytopenie. Gravidität.

▶ **Applikation und Dosierung: Initial** alle 12 h einstündige i.v. Infusion von 5 mg/kg für 10–14 Tage. Beim Absinken der Neutrophilen unter 500/µl und bei stärkerer Abnahme der Thrombozyten soll die Behandlung unterbrochen werden.

Zur evtl. notwendigen **Erhaltungstherapie** gibt man einmal tgl. 5–6 mg/kg als 1stündige i.v. Infusion an 5–7 Tagen in der Woche (Rezidivprophylaxe für die Dauer der Immunsuppression).

Bei **eingeschränkter Nierenfunktion** reduzierte Dosierung:
3 mg/kg alle 12 h (Kreatinin-Clearance 50–25 ml/min),
3 mg/kg alle 24 h (Kreatinin-Clearance 25–10 ml/min),
1,5 mg/kg alle 24 h (Kreatinin-Clearance <10 ml/min).

Literatur

Bach, M. C., S. P. Bagwell, N. P. Knapp et al.: 9-(1,3-dihydroxy-2-propoxymethyl)-guanine for cytomegalovirus infections in patients with the acquired immunodeficiency syndrome. Ann. Intern. Med. *103:* 381 (1985).

Cantrill, H. L., K. Henry, N. H. Melroe, W. H. Knobloch, R. C. Ramsay, H. H. Balfour Jr.: Treatment of cytomegalovirus retinitis with intravitreal ganciclovir. Long-term results. Ophthalmology *96:* 367 (1989).

Chachoua, A.: Ganciclovir in the treatment of cytomegalovirus gastrointestinal disease with AIDS. Ann. Intern. Med. *107:* 133 (1987).

Collaborative DHPG Treatment Study Group: Treatment of serious cytomegalovirus infections with 9-(1,3-dihydroxy-2-propoxymethyl)guanine in patients with AIDS and other immunodeficiencies. N. Engl. J. Med. *314:* 801–805 (1986).

D'Alessandro, A. M., J. D. Pirsch, R. J. Stratta, H. W. Sollinger, M. Kalayoglu, F. O. Belzer: Successful treatment of severe cytomegalovirus infections with ganciclovir and CMV hyperimmune globulin in liver transplant recipients. Transplant. Proc. *21:* 3560 (1989).

Erice, A. et al.: Progressive disease due to ganciclovir-resistant cytomegalovirus in immuncompromised patients. N. Engl. J. Med. *320:* 289 (1989).

Faulds, D., R. C. Heel. Ganciclovir: A review of its antiviral activity, pharmacokinetic properties, and therapeutic efficacy in cytomegalovirus infections. Drugs *39:* 597 (1990).

Fletcher, C., R. Sawchuk, B. Chinnock et al.: Human pharmacokinetics of the antiviral drug DHPG. Clin. Pharmacol. Ther. *40:* 281 (1986).

Gudnason, T., K. K. Belani, H. H. Balfour Jr.: Ganciclovir treatment of cytomegalovirus disease in immunocompromised children. Pediat. Infect. Dis. *8:* 436 (1989).

Henderly, D. E. et al.: Cytomegalovirus retinitis and response to therapy with ganciclovir. Ophthalmology *94:* 425 (1987).

Holland, G. N., W. C. Buhles, B. Mastre, H. J. Kaplan, The Ucla, CM Retinopathy Study Group: A controlled retrospective study of ganciclovir treatment for cytomegalovirus retinopathy use of a standardized system for the assessment of disease out come. Arch. Ophthalmol. *107:* 1759–1766 (1989).

KAULFERSCH, W., C. URBAN, C. HAUER et al.: Successful treatment of CMV-retinitis with ganciclovir after allogeneic marrow transplantation. Bone-Marrow Transplant *4:* 587 (1989).
LAKE, K. D. et al.: Ganciclovir pharmacokinetics during renal impairment. Antimicrob. Ag. Chemother. *32:* 1899 (1988).
MAI, M., J. NERY, W. SUTKER, B. HUSBERG, G. KLINTMALM, T. GONWA: DHPG (gancyclovir) improves survival in CMV pneumonia. Transplant. Proc. *21:* 2263 (1989).
ROBINSON, M. R., C. TEITELBAUM, C. FINDLAY-TAYLOR: Thrombocytopenia and vitreous hemorrhage complicating ganciclovir treatment. Amer. J. Ophthal. *107:* 560 (1989).
WEISENTHAL, R. W., S. H. SINCLAIR, I. FRANK, D. H. RUBIN: Long term outpatient treatment of CMV retinitis with ganciclovir in AIDS patients. Br. J. Ophthalmol. *73:* 996–1001 (1989).

Azidothymidin (AZT)

▶ **Synonym:** Zidovudin.

▶ **Handelsname:** Retrovir.

▶ **Eigenschaften:** Azidothymidin ist ein Analogon des DNS-Nucleosids Thymidin (Abb. 46, S. 285), bei dem die 3'-Hydroxygruppe durch eine Azido-(N_3H-)Gruppe ersetzt ist. Es wirkt als Virustatikum, indem es bei der Virusvermehrung das sog. Rückschreiben der viralen RNS in DNS während der reversen Transkription verhindert und damit das Kettenwachstum beendet.

▶ **Wirkungsmechanismus:** Nach Resorption wird Azidothymidin von den Körperzellen aufgenommen und dort von körpereigenen zellulären Kinasen durch dreifache Phosphorylierung aktiviert. Das Azidothymidin-Triphosphat lagert sich an die reverse Transkriptase an, für die es eine 100fach stärkere Affinität hat wie für die zellulären DNS-Polymerasen. Bei der Transkription der viralen RNS in die virale DNS, die Thymidin-abhängig ist, wird Azidothymidin von der reversen Transkriptase als Thymidin anerkannt und in das DNS-Molekül eingebaut. Hierdurch wird die Replikation der Virus-DNS abgebrochen.

▶ **Pharmakokinetik:** Azidothymidin wird bei oraler Gabe zu 70% resorbiert. Nach wiederholter oraler Verabreichung von 0,25 g (alle 4 h) werden mittlere *Serumspitzenspiegel* von 1 mg/l gefunden. *Halbwertszeit* im Serum: 1 h; intrazelluläre Halbwertszeit viel länger. *Plasmaeiweißbindung* 34–38%. Die *Liquorspiegel* betragen 50% der Serumspiegel. Gute Penetration in Hirngewebe. *Ausscheidung* überwiegend durch die Nieren (durch glomeruläre Filtration und tubuläre Sekretion), und zwar nach i.v. Gabe zu 25% unverändert, zu 60% als Glukuronid.

19. Antivirale Mittel

▶ **Nebenwirkungen:** Eine dosisabhängige Knochenmarkdepression findet regelmäßig statt. Eine ausgeprägte makrozytäre Anämie tritt etwa nach sechswöchiger Behandlung, eine Neutropenie nach vierwöchiger Behandlung auf. Die Blutbildveränderungen sind bei AIDS-Patienten häufiger als bei ARC-Patienten. Bei starker Anämie und Neutropenie muß die Azidothymidin-Dosis vermindert werden. Relativ häufig sind Bluttransfusionen erforderlich. Dann ist auch die Gabe von GCSF (Granulozyten stimulierender Faktor) oder Erythropoetin sinnvoll. Manchmal muß die Therapie auch einige Zeit unterbrochen werden. Während der Behandlung sind regelmäßige Blutbildkontrollen notwendig. Als weitere Nebenwirkung kommen Übelkeit, Erbrechen, Bauchschmerzen, Fieber, Myalgien, Parästhesien, epileptiforme Krämpfe und Gewichtsabnahme vor. Bei ZNS-Erkrankungen kann sich durch AZT das Krankheitsbild dramatisch verschlechtern, so daß es abgesetzt werden muß.

▶ **Interaktionen:** Die gleichzeitige Gabe von Paracetamol kann die Hämatotoxizität von Azidothymidin verstärken. Eine Verstärkung der Azidothymidin-Nebenwirkungen ist durch Medikamente möglich, welche in der Leber glukuronisiert oder durch andere Leberenzyme abgebaut werden. Dazu gehören u.a. Azetylsalizylsäure, Morphin, Indomethacin, Ketoprofen, Oxazepam, Cimetidin und Clofibrat. Auch potentiell nephrotoxische oder knochenmarkschädigende Medikamente (z.B. Ganciclovir) können das Risiko von Azidothymidin-Nebenwirkungen erhöhen. Evtl. besteht eine Alkoholintoleranz. Interaktionen mit anderen Medikamenten, die in der Leber stark metabolisiert werden, sind möglich. Besonders relevant erscheinen hierbei Rifampicin und Ketoconazol. Genauere Untersuchungen hierzu fehlen jedoch.

▶ **Indikationen:** Schwere Manifestationen einer HIV-Infektion (AIDS oder AIDS-related complex = ARC), insbesondere
1. wenn die T4-Lymphozyten unter 250/µl absinken,
2. bei klinischem Fortschreiten der HIV-Infektion,
3. bei Erstmanifestation des Vollbildes von AIDS.

▶ **Mögliche Indikationen** sind Inokulation mit kontaminiertem Blut, Neuro-AIDS, Frühstadium ohne schwerere Symptome.
Die Auswahlkriterien für eine Therapie sind z.T. noch umstritten. Möglicherweise wurden bislang Patienten in einem zu späten Krankheitsstadium behandelt. So ist es sinnlos, bei moribunden AIDS-Patienten noch eine AZT-Therapie zu beginnen. Prinzipiell sinnvoll ist eine Anwendung in einer früheren Erkrankungsphase. Gegen eine frühe Behandlung wird eingewandt, daß der positive Effekt von AZT in einem frühen Krankheitsstadium nicht lange anhält. Die Wirkung von AZT bei Kindern wird z.Z. in kontrollierten Studien untersucht. Die prophylakti-

sche Gabe von AZT nach akzidenteller Inokulation (z.B. durch eine infizierte Kanüle) wirkt unsicher.
Interessant sind Studien über eine Kombinationstherapie mit DDI (Didanosin, s. S. 295) oder DDC (Zalcitabin, s. S. 298) oder anderen retroviralen Mitteln. Eine große Studie über die Kombination mit Acyclovir erbrachte kein eindeutiges Ergebnis.

▶ **Kontraindikationen:** Gravidität, Stillzeit, Terminalstadium von AIDS, Neutropenie (<750/µl), Hämoglobingehalt unter 7,5 g/dl, Leber- oder Niereninsuffizienz. Frauen dürfen während der Behandlung nicht schwanger werden, Männer sollen während und nach der Behandlung keine Kinder zeugen. Das Reaktionsvermögen im Straßenverkehr und bei Maschinenbedienung kann eingeschränkt sein.

▶ **Applikation und Dosierung:** Die ersten Erfahrungen mit AZT wurden mit kritisch hohen Dosen gewonnen. Inzwischen ist die orale Tagesdosis bei Erwachsenen auf 200–800 (−1000) mg gesenkt worden. Bei Hb-Werten zwischen 7,5 und 9 g/dl und bei Neutrophilenzahlen zwischen 750 und 1000 pro µl wird die Tagesdosis reduziert, bei weiterem Absinken der Werte die Therapie unterbrochen. Im allgemeinen bessert sich dann das Blutbild nach 2 Wochen, und die Behandlung kann mit einer niedrigen Dosis fortgesetzt werden. Dabei kann Erythropoetin oder GCSF (Granulozyten stimulierender Faktor) zusätzlich gegeben werden. Eine normale AZT-Dosierung ist oft erst 2–4 Wochen nach Besserung des Blutbildes möglich. Die notwendige Behandlungsdauer variiert individuell. Es kann auch eine intermittierende Behandlung durchgeführt werden (mit tgl. 500–800 mg jeden 2. Monat). Azidothymidin kann auch als i.v. Infusion über 60 min in geeigneter Verdünnung appliziert werden.

▶ **Handelsformen:** Kapseln à 0,1 g und 0,25 g, Infusionsflasche mit 0,2 g.

▶ **Beurteilung:** Heilungen durch Azidothymidin sind nicht möglich, jedoch länger anhaltende Besserungen. Azidothymidin führt initial meist zu einer Zunahme des Körpergewichtes, einem Anstieg der Helferzellen, einer verminderten Häufigkeit opportunistischer Infektionen sowie einer Besserung der körperlichen und intellektuellen Verfassung. Auch die Häufigkeit der oralen Candidiasis geht zurück. In kontrollierten Studien konnte die Letalität deutlich gesenkt werden. Die positive Wirkung von AZT läßt bei den meisten Patienten nach 12–18 Monaten nach. Trotz eindeutiger klinischer Besserung können Pneumocystis-Pneumonien und Toxoplasmose-Erkrankungen auftreten. Wenn eine Behandlung mit Pyrimethamin und Sulfonamiden, Ganciclovir oder Zytostatika notwendig wird, muß die Therapie mit Azidothymidin unterbrochen werden. Azidothymidin wirkt nicht auf das Kaposi-Sarkom und auf Lymphome. Insgesamt gesehen bleibt Azidothymidin das Standardmedikament der antiretroviralen Chemotherapie.

19. Antivirale Mittel

Literatur

FISCHL, M. A., et al.: The safety and efficacy of zidovudine (AZT) in the treatment of subjects with mildly symptomatic human immunodeficiency virus type 1 (HIV) infections. Ann. Intern. Med. *112:* 727 (1990).
FISCHL, M. A., D. D. RICHMAN, M. H. GRIECO et al.: The efficacy of 3'-azido-3'-deoxythymidine (azidothymidine) in the treatment of patients with AIDS and AIDS-related complex: a double-blind placebo-controlled trial. N. Engl. J. Med. *317:* 185–191 (1987).
HENDERSON, D. K., J. L. GERBERDING: Prophylactic zidovudine after occupation exposure to the human immunodeficiency virus and interim analysis. J. Infect. Dis. *160:* 321 (1989).
LANGTRY, H. D., D. M. CAMPOLI-RICHARD. Zidovudine: A review of its pharmacodynamics and pharmacokinetic properties, and therapeutic efficacy. Drugs *27:* 408 (1989).
LARDER, B. A., G. DARBY, D. D. RICHMAN: HIV with reduced sensitivity to zidovudine *(AZT)* isolated during prolonged therapy. Science *243:* 1731 (1989).
LASKIN, O. L., P. DE MIRANDA, M. R. BLUM: Azidothymidine steady-state pharmacokinetics in patients with AIDS and AIDS-related complex. J. Infect. Dis. *159:* 745 (1989).
LHAISSON, R. E., J.-P. ALLAIN, P. A. VOLBERDING: Significant changes in HIV antigen level in the serum of patients treated with azidothymidine. New Engl. J. Med. *315:* 1610–1611 (1986).
MITSUYA, H., K. J. WEINHOLD, P. A. FURMAN et al.: 3'-azido-3'-deoxythymidine (BW A509U): an antiviral agent that inhibits the infectivity and cytopathic effect of human T-lymphotropic virus type III/lymphadenopathy-associated virus in vitro. Proc. Nat. Acad. Sci. USA *82:* 7096–7100 (1985).
RICHMAN, D. D., M. A. FISCHL, M. H. GRIECO et al.: The toxicity of azidothymidine (AZT) in the treatment of patients with AIDS and AIDS-related complex: a double-blind, placebo-controlled trial. N. Engl. J. Med. *317:* 192–197 (1987).
TABURET, A.-M., et al.: Pharmacokinetics of zidovudine in patients with liver cirrhosis. Clin. Pharmacol. Ther. *47:* 731 (1990).
WARRIER, I., J. M. LUSHER: Retrovir therapy in hemophilic children with symptomatic human immunodeficiency virus infection: efficacy and toxicity. Am. J. Pediatr. Hematol. Oncol. *12:* 160–163 (1990).
YARCHOAN, R. et al.: Clinical pharmacology of 3'-azido-2,3'-dideoxythymidine (zidovudine) and related dideoxynucleosides. N. Engl. J. Med. *321:* 726 (1989).
YARCHOAN, R., S. BRODER: Development of antiretroviral therapy for the acquired immunodeficiency syndrome and related disorders. New Engl. J. Med. *316:* 557 (1987).
YARCHOAN, R., R. W. KLECKER, K. J. WEINHOLD et al.: Administration of 3'-azido-3'-deoxythymidine, an inhibitor of HTLV-III/LAV replication, to patients with AIDS or AIDS-related complex. Lancet *1:* 575–580 (1986).

Didanosin

▶ **Synonyma:** Didesoxyinosin, DDI, ddI.

▶ **Handelsname:** Videx (Bristol-Meyers Squibb).

▶ **Eigenschaften und Wirkungsweise:** Didanosin gehört wie Azidothymidin zur Gruppe der Nukleosid-Analoga, welche die Replikation von HIV in Zellkulturen hemmen. Durch verschiedene körpereigene Enzyme wird Didanosin intrazellulär in das aktive Didesoxyadenosin-Triphosphat (ddATP) umgewandelt. Die Inkorporation von ddATP in die virale Desoxyribonukleinsäure terminiert die DNS-Kettenverlängerung und damit die Virus-Replikation. Zusätzlich kann ddATP die Aktivität der reversen Transkriptase von HIV hemmen (durch Verdrängung des natürlichen Nukleosid-Triphosphats). Didanosin wirkt klinisch wie Azidothymidin, erhöht die Zahl der Helferzellen, vermindert das p24-Virusantigen im Blut und verlangsamt das Fortschreiten der Krankheit. Es wirkt auch noch bei Resistenz gegen Azidothymidin.

▶ **Pharmakokinetik:** Da Didanosin säureinstabil ist, müssen alle oralen Präparationen zusätzlich Puffersubstanzen enthalten, welche das pH im Magen erhöhen. Die *Resorption* aus den gepufferten Brausetabletten ist deutlich besser als aus der mit gepuffertem Pulver hergestellten Lösung (Bioverfügbarkeit bei Nüchterngabe 30–40%, bei Aufnahme mit einer Mahlzeit schlechter). *Serumeiweißbindung:* <5%. *Halbwertszeit:* 0,5–1,2 h (aber intrazellulär 12–24 h). Liquorkonzentrationen ungefähr 50% der Serumspiegel. *Urin-Recovery* etwa 17%.

▶ **Nebenwirkungen:** Nebenwirkungen sind stark dosisabhängig und relativ selten bei niedriger Dosis; sie treten meist erst nach längerer Einnahme auf. Eine **Pankreatitis** kommt bei längerer Therapie in bis zu 9% vor und äußert sich zuerst in Bauchschmerzen, Übelkeit, Erbrechen und erhöhten Amylasewerten im Serum; sie kann tödlich enden. Eine **periphere Neuropathie** wird in 30–40% beobachtet, ist aber nicht gefährlich, da die meisten Patienten nach Therapieunterbrechung niedrigere Dosen wieder vertragen. Die Neuropathie wird an distalem Taubheitsgefühl, Prickeln und Schmerzen in den Füßen oder Händen erkannt. Relativ häufig sind auch **Durchfälle** und **Hautausschläge**. Das Risiko einer Pankreatitis und Neuropathie ist bei gestörter Nieren- oder Leberfunktion sowie bei Alkoholabusus erhöht. Seltenere Nebenwirkungen sind ZNS-Depression, Obstipation, Stomatitis, Myalgien, Arthritis, Alopezie, Depigmentierung der Retina, Hyperurikämie, Transaminasenerhöhung im Serum, Diabetes mellitus, Leukopenie, Anämie, Thrombozytopenie.

▶ **Interaktionen:** Der Gehalt von Didanosin-Brausetabletten an Puffersubstanzen kann die Resorption eines gleichzeitig verabreichten Tetracyclinpräparates oder Gyrase-Hemmers beeinträchtigen (daher erst 2 Stunden später verabreichen). Vorsicht bei gleichzeitiger Gabe von Medikamenten (z. B. Pentamidin i. v. oder Sulfonamiden), die als Nebenwirkung ebenfalls eine Pankreatitis hervorrufen können.

▶ **Indikationen:** Fortschreitende AIDS-Erkrankung bei vorangegangener Azidothymidin-Behandlung oder -Unverträglichkeit von Erwachsenen und Kindern. Die klinischen Erfahrungen sind noch gering.

▶ **Mögliche Indikationen:** Primäre Therapie von AIDS-Patienten mit einer Helferzellzahl von <200/µl. Kombinationstherapie mit AZT oder anderen antiretroviralen Therapeutika.

▶ **Kontraindikationen:** Vorsicht oder keine Anwendung bei bereits bestehender Pankreaserkrankung, Alkoholismus, Neuropathie, Leber- oder Niereninsuffizienz, auch bei Gravidität und in der Laktationsperiode.

▶ **Applikation und Dosierung:** Die optimale Dosis ist unklar. Cave: kritiklose Hochdosierung. Orale Nüchterngabe in 12stündigem Intervall, bei Erwachsenen 2mal tgl. 200 mg (als Brausetabletten). Erwachsene über 75 kg Körpergewicht nehmen 2mal tgl. 300 mg (als Brausetabletten). Erwachsene unter 50 kg Körpergewicht erhalten 2mal tgl. 125 mg (als Brausetabletten). Bei Kindern erfolgt die Dosierung nach der Körperoberfläche.

▶ **Handelsformen:** Brausetabletten à 25 mg, 50 mg, 100 mg, 150 mg.

▶ **Beurteilung:** Gegen HIV andersartig wirksam als Azidothymidin. Auch bei Unwirksamkeit oder Unverträglichkeit von AZT anwendbar. Interessant als Kombinationspartner. Gefährlichste Nebenwirkung: Pankreatitis.

Literatur

BULLER, K. M.: Dideoxyinosine in children with symptomatic human immunodeficiency virus infection. New Engl. J. Med. *324:* 137–144 (1991).

COOLEY, T. P., L. M. KANCHES, C. A. SAUNDERS: Oncedaily administration of 2′,3′-dideoxyinosine (ddI) in patients with the acquired immunodeficiency syndrome or AIDS-related complex. New Engl. J. Med. *322:* 1340–1345 (1990).

HARTMAN, M. R., R. YARCHOAN, J. M. PLUDA: Pharmacokinetics of 2′,3′-dideoxyadenosine and 2′,3′-dideoxyinosine in patients with severe human immunodeficiency virus infection. Clin. Pharmacol. Ther. *47:* 647–654 (1990).

KNUPP, CATHERINE, A. WEN CHYI SHYU, R. DOLIN: Pharmacokinetics of didanosine in patients with acquired immunodeficiency syndrome or acquired immunodeficiency syndrome – related complex. Clin. Pharmacol. Ther. *49:* 523–535 (1991).

LAMBERT, J. S., M. SEIDLIN, R. C. REICHMAN: 2′,3′-Dideoxyinosine (ddI) in patients with the acquired immunodeficiency syndrome or AIDS-related complex. New Engl. J. Med. *322:* 1333–1340 (1990).

ROZENCWEIG, M., C. MCLAREN, M. BELTANGADY: Overview of phase I′ trials of 2′,3′-dideoxyinosine (ddI) conducted on adult patients. Rev. Infect. Dis. *12:* 5570–5575 (1990).

Eigenschaften der Antibiotika

Zalcitabin

▶ **Synonyma:** Didesoxycytidin, DDC oder ddC.

▶ **Handelsname:** Hivid (Roche).

▶ **Eigenschaften und Wirkungsweise:** Zalcitabin gehört wie Azidothymidin und Didanosin zur Gruppe der Nukleosid-Analoga. Nach Umwandlung durch körpereigene Enzyme zum Didesoxycytidin-Triphosphat (ddCTP) wird die reverse Transkriptase von HIV gehemmt und die virale DNS-Synthese durch Kettenabbruch beendet. Dagegen ist die menschliche DNS-Polymerase gegen die Wirkung des phosphorylierten Didesoxynukleosids (ddCTP) weniger empfindlich. Eine gleichzeitige oder alternierende Anwendung von Didesoxycytidin und Azidothymidin scheint auf HIV synergistisch zu wirken. Außerdem wird durch die dabei mögliche Dosisreduzierung die Toxizität der Einzelsubstanzen vermindert und eine Resistenzentwicklung der Viren gegen AZT verzögert oder verhindert.

▶ **Pharmakokinetik:** Didesoxycytidin wird nach oraler Gabe zu etwa 80% resorbiert. Die Kinetik ist im Dosierungsbereich zwischen 0,03 und 0,5 mg/kg dosisproportional. Nach 1stdg. i.v. Infusion von 0,06 mg/kg finden sich *Spitzenspiegel* im Serum von 0,5 µM/l. Die *Halbwertszeit* im Blut ist 1–2 h. Die Liquorspiegel betragen 10–35% der Serumspiegel (2–3,5 h nach Infusionsende). *Urin-Recovery:* 75% (unverändert).

▶ **Nebenwirkungen:** In den ersten Wochen der Behandlung sind eine mäßige Dermatitis und Mukositis häufig, die auch ohne Therapieunterbrechung zurückgehen können. Im 2. und 3. Monat treten oft Zeichen einer schweren peripheren Neuropathie auf (Taubheitsgefühl, Kribbeln, Schmerzen an Füßen und Händen), die dosisabhängig sind und zum Abbruch der Therapie zwingen. Eine Pankreatitis ist sehr selten. Die ersten Studien wurden mit zu hohen Dosen durchgeführt. Da sich die Nebenwirkungsprofile von Didesoxycytidin und Azidothymidin kaum überlappen, ist eine Kombinationstherapie bei reduzierter Dosierung bezüglich Nebenwirkungen möglich.

▶ **Interaktionen:** Bei gleichzeitiger Anwendung von potentiell neurotoxischen Medikamenten (z.B. Isoniazid) ist Vorsicht geboten.

▶ **Indikation:** Fortschreitende AIDS-Erkrankung (bevorzugt in Kombination mit AZT). Im allgemeinen kommt es zu einem Abfall des p24-Antigens im Blut und zu einem Anstieg der T-Helferzellen (vorübergehend).

▶ **Dosierung:** Oral 3mal tgl. 0,75 mg. Bei Neuritis oder in Kombination mit Azidothymidin halbe Dosierung.

▶ **Beurteilung:** Nucleosid-Analogon mit günstiger Wirkung gegen HIV. Besonders interessant als Kombinationspartner von Azidothymidin.

Literatur

MERIGAN, T. C., G. SKOWRON, S. A. BOZZETTE: Circulating p24 antigen levels and responses to dideoxycytidine in human immundeficiency virus (HIV) infections. Ann. Int. Med. *110:* 189–194 (1989).

MITSUYA, H., S. BRODER: Strategies for antiviral therapy in AIDS. Nature *325:* 773–778 (1987).

YARCHOAN, R., C. F. PERNO, R. V. THOMAS: Phase I studies of 2',3',-dideoxycytidine in severe human immunodeficiency virus infection as a single agent and alternating with zidovudine. Lancet *1:* 76–81 (1988).

Thiacytidin (3 TC)

3 TC (Glaxo) ist ein neues Nukleosid-Analogon. Es hat in vitro eine ähnliche Aktivität gegen HIV wie Azidothymidin (AZT). Die Toxizität von 3 TC bei Versuchstieren ist gering. Es wird hier in hohen Konzentrationen ohne Schädigung vertragen. Im Gegensatz zu AZT besteht offenbar keine Knochenmarkstoxizität. Die Resorption ist fast vollständig. 3 TC hat eine lange Halbwertszeit, welche eine 1–2malige tägliche Anwendung erlaubt. Die Penetration in das Zentralnervensystem ist gut. Die Nebenwirkungen in den Phase-I-Studien waren minimal. Die klinische Position von 3 TC ist noch unklar, die Dosisfindung noch nicht abgeschlossen. Die sehr gute Verträglichkeit könnte auch eine Frühbehandlung einer HIV-Infektion ermöglichen. Besonders interessant ist die Kombination mit anderen antiretroviralen Mitteln. 3 TC wirkt außerdem gegen Hepatitis-B-Viren.

Stavudin (D4T)

Stavudin (BMY 27857) ist ein Nukleosid-Analogon mit Thymidin-Struktur. Die Wirkung gegen HIV wird durch das Triphosphat erzielt und beruht im wesentlichen auf einer Inhibition der reversen Transkriptase. Die körpereigenen DNS-Polymerasen werden wenig gehemmt.

Beim Menschen hat Stavudin eine gute orale Bioverfügbarkeit, ist säurestabil und wird vorwiegend im Harn ausgeschieden. Es ist offenbar gut hirngängig. Stavudin wurde bereits bei vielen AIDS-Patienten klinisch geprüft. Hauptnebenwirkungen sind periphere Neuropathien und Transaminasen-Erhöhungen. Stavudin wird auch von Patienten toleriert, die vorher AZT nicht vertragen haben. Die wirksamen Dosen liegen zwischen 0,5–4 mg/kg/Tag. Stavudin führt vergleichbar mit AZT zu einem Anstieg der Helferzellen sowie zu einem Rückgang des p24-Antigens im Blut. Die klinische Position von Stavudin ist noch unklar. Vorteilhaft ist die niedrige Dosierung und die relativ gute Verträglichkeit. Von besonderem Interesse ist seine Verwendung als Kombinationspartner bei der AIDS-Therapie.

Ribavirin

▶ **Handelsnamen:** Virazol (BRD, USA), Virazid (Großbritannien).

▶ **Eigenschaften:** Nukleosid-Analogon. Die Ampulle enthält das lyophilisierte Pulver, welches leicht wasserlöslich ist und nach Auflösung als Aerosol verwendet wird. Ribavirin hat ein relativ breites Wirkungsspektrum und hemmt in Gewebekulturen sowohl DNS- als auch RNS-Viren, hat aber keine klinische Aktivität gegen HIV-Viren. Von klinischem Interesse ist seine Aktivität gegen RS-(Respiratory-Syncytial-)Virus und gegen Arenaviren (Erreger des afrikanischen Lassafiebers).

▶ **Wirkungsweise:** Ribavirin wird nach Aufnahme in die Körperzellen phosphoryliert und hemmt dann ein virales Enzym (Inosin-Monophosphat-Dehydrogenase), das zur Synthese des Guanosin-Triphosphates benötigt wird. Dadurch kommt es zur Verarmung des intrazellulären Nucleotid-Pools. Das phosphorylierte Ribavirin kann außerdem verhindern, daß bei der Virusvermehrung am Ende der Transkription (s. S. 282) ein modifiziertes Guanosin-Molekül an die neugebildete virale mRNS angehängt wird. Die Hemmung der Verkappung viraler mRNS beeinträchtigt die Bildung viraler Proteine und wirkt auf diese Weise virustatisch. Die Verkappung menschlicher mRNS dagegen wird nur wenig beeinflußt.

▶ **Pharmakokinetik:** Bei Inhalation des Aerosols über tgl. 2,5 h (oder 20 h) wird ein geringer Teil Ribavirin von der Schleimhaut resorbiert. *Halbwertszeit* im Blutplasma 9 h, in den Erythrozyten 40 Tage. *Ausscheidung* des resorbierten Anteiles überwiegend durch die Nieren (unverändert und als Metabolit).

▶ **Nebenwirkungen:** Die praktische Durchführung der Aerosolinhalationen ist bei schwerkranken Säuglingen schwierig. Während der Aerosolbehandlung sind Verschlechterungen der Lungenfunktion, Apnoe und Ventilatorabhängigkeit möglich, außerdem Blutdruckabfall und Herzstillstand. Bei mechanisch beatmeten Säuglingen kann es durch Niederschläge von Ribavirin im Beatmungsgerät zu Schwierigkeiten kommen. Andere Nebenwirkungen sind Hautreaktionen, Konjunktivitis und Retikulozytenanstieg im Blut (infolge Hämolyse). Bei systemischer Gabe wird Ribavirin relativ gut vertragen. Bei hoher Dosis kann sich eine reversible Anämie entwickeln.

Ribavirin wirkt im Tierversuch teratogen, karzinogen und kann Mutationen hervorrufen. Auch Hodenatrophie ist tierexperimentell nachgewiesen worden.

▶ **Interaktionen:** Ribavirin darf bei der Inhalation nicht mit anderen Medikamenten gemischt werden. Es muß für die Aerosolinhalation ein spezielles Aerosolgerät benutzt werden.

▶ **Indikationen:** Nur schwerkranke Kinder im 1. Lebensjahr mit Bronchiolitis oder Pneumonie durch RS-Viren sollen behandelt werden, vor allem bei Grundleiden, wie bronchopulmonaler Dysplasie und schwerem angeborenen Herzfehler. Daß eine RS-Virusinfektion vorliegt, ist durch einen Schnelltest mit Nasen- oder Rachenschleim des Kindes in 90 min nachweisbar (im direkten Antigennachweis für RSV).

Die Aerosolbehandlung darf nur im Krankenhaus bei sorgfältiger Überwachung der Lungenfunktion stattfinden. Die i. v. Anwendung ist gerechtfertigt bei gesicherten Infektionen durch Arenaviren (Lassa, Junin, Machupo, lymphozytäre Choriomeningitis). Die Bedeutung von Ribavirin bei anderen Virusinfektionen (z. B. Masern, Hepatitis) wird geprüft. AIDS wird offenbar nicht beeinflußt.

▶ **Kontraindikationen:** Gravidität. Mechanische Beatmung durch ein Beatmungsgerät.

▶ **Applikation und Dosierung:** Vorschriftsmäßige Auflösung und Verdünnung des Ribavirins bis zur Endkonzentration von 20 mg/ml. Das **Aerosol** wird in den USA aus dem mitgelieferten SPAG-2-Vernebler in eine Sauerstoffhaube für Säuglinge geleitet und vom Kind tgl. 12–18 h lang für 3(–7) Tage inhaliert. Anstelle einer Sauerstoffhaube kann auch eine Gesichtsmaske oder ein Sauerstoffzelt benutzt werden. Ein Therapieerfolg ist meist am 3. Behandlungstag an einer Besserung der Atemstörung, der Retraktion, der Rasselgeräusche und des Hustens sowie einem Anstieg des pO_2 erkennbar. Die RS-Viren verschwinden durch die Behandlung aus den Sekreten, können aber mehrere Tage nach Aufhören der Inhalationen wieder nachweisbar sein. Eine Resistenzentwicklung von RS-Viren gegen Ribavirin ist nicht zu befürchten.

Bei Lassafieber und anderen Arenavirusinfektionen ist eine **i. v. Applikation** von Ribavirin erforderlich; dabei gibt man 4mal tgl. 1 g für 4 Tage, anschließend 3mal tgl. 0,5 g für 6 Tage.

Literatur

COSGROVE, M., H. R. JENKINS, P. H. ROWLANDSON, O. P. GRAY: Idiosyncratic reaction to nebulised ribavirin in an artificially ventilated neonate. J. Infect. *19:* 85 (1989).
EVERARD, M., A. D. MILNER, A. CLARK: Ribavirin and acute bronchiolitis in infancy. Brit. med. J. *298:* 323 (1989).
HALL, C. B., J. T. BCBRIDE, E. E. WALSH et al.: Aerosolized ribavirin treatment of infants with respiratory syncytial viral infection. A randomized double-blind study. New Engl. J. Med. *308:* 1443 (1983).
KNIGHT, V., B. E. GILBERT: Ribavirin aerosol treatment of influenza. Infect. Dis. Clin. North Am. *1:* 441 (1987).
Leading article: Ribavirin and respiratory syncytial virus. Lancet *1:* 362 (1986).
MCCLUNG, H. W., V. KNIGHT, B. E. GILBERT et al.: Ribavirin aerosol treatment of influenza B virus infection. JAMA *249:* 2671 (1983).
MCCORMICK, J. B., I. J. KING, P. A. WEBB et al.: Lassa fever. Effective therapy with ribavirin. New Engl. J. Med. *314:* 20 (1986).
PARONI, R., M. DEL PUPPO, C. BORGHI, C. R. SIRTORI, M. GALLI-KIENLE: Pharmacokinetics of ribavirin and urinary excretion of the major metabolite 1,2,4-triazole-3-carboxamide in normal volunteers. Int. J. Clin. Pharmacol. Ther. Toxicol. *27:* 302 (1989).
SHARLAND, M., N. WHITEHOUSE, S. QURESHI: Ribavirin in respiratory syncytial virus infection. Arch. Dis. Childh. *64:* 425 (1989).
TABER, L. H., V. KNIGHT, B. E. GILBERT et al.: Ribavirin aerosol treatment of bronchiolitis associated with respiratory syncytial virus infection in infants. Pediatrics *72:* 613 (1983).
WHITE, P. A., N. DUNNE: Ribavirin and acute bronchiolitis in infancy (letter). BMJ *298:* 752–753 (1989).
WILSON, S. Z., B. E. GILBERT, J. M. QUARLES et al.: Treatment of influenza A (H_1N_1) virus infection with ribavirin aerosol. Antimicrob. Ag. Chemother. *26:* 200 (1984).

Idoxuridin

▶ **Eigenschaften:** Idoxuridin (5-Jod-2'-Desoxyuridin) war das erste klinisch angewandte Virustatikum gegen Herpes-simplex-Virus. Es ist ein halogeniertes Nucleosid-Analogon und hemmt die Virussynthese infolge eines kompetitiven Antagonismus zu Thymidin durch den Einbau abgeänderter Nukleotidbasen. Da es auch in nichtinfizierten Zellen eine ähnlich toxische Wirkung hat und im Körper schnell abgebaut wird, kommt es für die allgemeine Therapie nicht in Frage.

▶ **Anwendung:** Eine Hautsalbe mit 0,2% Idoxuridin (Virunguent) ist zur Therapie von **Herpes-simplex-Infektionen der Haut** und des Übergangsepithels im Handel, aber wegen der schlechten Löslichkeit von Idoxuridin problematisch und bei der meist selbstheilenden Erkrankung unnötig. Eine Lösung mit 0,1% Idoxuridin soll bei Herpes-simplex-Infektionen der Haut mehrmals täglich auf die befallenen Stellen aufgetragen werden.
Bei **Zoster** und Herpes simplex der Haut kann eine 5%ige Idoxuridinlösung in Dimethylsulfoxid (Iducutit, Zostrum) 4mal tgl. auf die erkrankten Hautstellen gepinselt werden (Nebenwirkung: starkes Brennen).

Idoxuridin wird auch zur lokalen Behandlung der oberflächlichen **Herpes-simplex-Keratitis** in Tropfenform angewendet: Man träufelt je 1–2 Tropfen auf die erkrankte Kornea, zunächst jede Std. am Tag, alle 2 Std. nachts und nach Eintritt einer Besserung alle 2 Std. tags, alle 4 Std. nachts (für 3–5 Tage). Die Augensalbe bringt man alle 4 Std. (etwa 5mal tgl.) in den Konjunktivalsack. Bei zu häufiger Anwendung können Reizerscheinungen auftreten (Schmerzen, Jucken, Ödem, Lichtscheu, sogar kleine oberflächliche Ulzerationen). Da Acyclovir, Vidarabin und Trifluridin von der Hornhaut eindeutig besser vertragen werden als Idoxuridin, kann dieses Mittel zur Keratitisbehandlung heute nicht mehr empfohlen werden.

Handelsformen: Augentropfen (0,1%), Augensalbe (0,1%), Gel (0,3%) und Lösung zur subkonjunktivalen Injektion (0,5%).

Literatur

COLLUM, L. M. T., A. BENEDICT-SMITH, I. R. HILLARY: Randomized, double-blind trial of acyclovir and idoxuridine in dendritic corneal ulceration. Br. J. Ophthalmol. *64:* 766 (1980).

COSTER, D. J. et al.: A comparison of acyclovir and idoxuridine as treatment for ulcerative herpetic keratitis. Br. J. Ophthalmol. *64:* 763 (1980).

HASUMI, K., T. KOBAYASHI, M. ATA: Topical idoxuridine for genital condyloma acuminatum. Lancet *1:* 968 (1984).

Trifluridin

Trifluridin (Trifluorothymidin) ist ein halogeniertes Pyrimidin mit ähnlicher Struktur wie Idoxuridin und Thymidin. Es ist bei herpetischen Hornhautgeschwüren stärker und rascher wirksam als Idoxuridin und Vidarabin und heute dabei das Mittel der Wahl. Trifluridin kommt wegen seiner Toxizität nur zur lokalen Therapie einer Herpes-simplex-Keratitis in Frage. Als Nebenwirkungen können leichte Konjunktivalreizung und Epithelschäden auftreten. Trifluridin ist als Augentropfen und Augensalbe im Handel (TFT, Trifluorthymidin). Vorsicht ist geboten bei gleichzeitiger lokaler Anwendung von Kortikosteroiden (Beeinträchtigung der Regenerationsfähigkeit möglich).

Literatur

DE KONING, E. W. J., O. P. VAN BIJSTERVELD, K. CANTELL: Kombinationstherapie der Keratitis dendritica mit Humanleukozyten-Interferon und Trifluorthymidin. Br. J. Ophthalmol. *66:* 509–512 (1982).

Eigenschaften der Antibiotika

La Lau, C., L. A. Oosterhuis, J. Versteeg et al.: Multicenter trial of acyclovir and trifluorothymidine in herpetic keratitis. Amer. J. Med. *73 (Acyclovir Symposium):* 305 (1982).
Nesburn, A. B., G. H. Lowe 3rd, N. J. Lepoff, E. Maguen: Effect of topical trifluridine on Thygeson's superficial punctate keratitis. Ophthalmology *91:* 1188 (1984).
Shearer, D. R., W. M. Bourne: Severe ocular anterior segment ischemia after long-term trifluridine treatment for presumed herpetic keratitis. Amer. J. Ophthal. *109:* 346 (1990).

Foscarnet

▶ **Handelsname:** Foscavir.

▶ **Eigenschaften:** Foscarnet (Phosphonoformat) ist ein Analagon von Pyrophosphat (Strukturformel: Abb. 47). Die Infusionsflaschen enthalten eine wasserklare isotone Lösung (24 mg/ml) mit einem pH von 7,4. Mit 1 g Foscarnet (Trinatriumsalz) werden 0,6 g NaCl zugeführt.

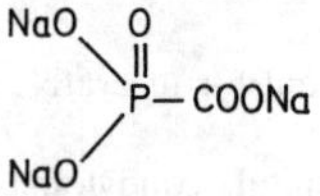

$$\begin{array}{c} NaO \\ \diagdown \\ P-COONa \\ \diagup \\ NaO \end{array}$$

Abb. 47. Strukturformel von Foscarnet.

▶ **Wirkungsweise und -spektrum:** Foscarnet hemmt direkt (ohne vorhergehende Phosphorylierung) nicht nur die DNS-Polymerase von Cytomegalie-Virus (CMV) und anderen Herpesviren (Herpes-simplex-Virus Typ 1 und 2, humanem Herpes-Virus Typ 6, Varizella-Zoster-Virus und Epstein-Barr-Virus), sondern evtl. auch die reverse Transkriptase von HIV-1. Foscarnet ist zur Behandlung von Infektionen durch Acyclovir-resistente Herpes- und Varizella-Zoster-Viren geeignet.

▶ **Pharmakokinetik:** Geringe Resorption nach oraler Gabe. Nach i. v. Dauerinfusion von tgl. 230 mg/kg liegen die *Serumspiegel* zwischen 100 und 500 mmol/l, bei intermittierender Gabe von 60 mg/kg alle 8 h bei 500 mmol/l (Peak) und 100 mmol/l (Talspiegel). *Plasmaeiweißbindung:* ca. 15%. *Halbwertszeit:* 2–6 h. Relativ gut liquorgängig (bei HIV-Patienten). Überwiegend renal ausgeschieden (unverändert). Dialysabel.

▶ **Nebenwirkungen:** Foscarnet ist stärker nephrotoxisch, aber weniger hämatotoxisch als Ganciclovir und kann daher gleichzeitig mit Azidothymidin (AZT) gegeben werden (im Gegensatz zu Ganciclovir). In etwa 30% werden meist reversible Nierenfunktionsstörungen beobachtet: Anstieg des Serumkreatinins, Abnahme der Kreatinin-Clearance, metabolische Azidose, Polyurie, akutes Nierenversagen (in 2%) und Urämie (in 1%). Elektrolytstörungen treten in

19. Antivirale Mittel

ca. 15% auf (Hypokalziämie, Hypomagnesiämie und Hypokaliämie, seltener Hypophosphatämie oder Hyperphosphatämie). Foscarnet cheliert mit Metallionen (Ca, Mg, Fe, Zn). Die Verminderung des ionisierten Kalziums im Blut kann zu Parästhesien und Krämpfen führen und steht in Beziehung zur Infusionsgeschwindigkeit. Krämpfe können sich auch als Grand mal äußern. Andere Nebenwirkungen sind Hämoglobinabfall, Thrombophlebitis (bei Infusion in periphere Venen), Übelkeit, Erbrechen, Kopfschmerzen, Tremor, unwillkürliche Muskelkontraktionen, Schüttelfrost und schmerzhafte Ulzerationen am Penis (lassen sich teilweise durch sorgfältiges Waschen nach der Miktion verhindern). Leukopenie (in 9%) und Granulozytopenie (in 17%) sind möglich, aber bei AIDS-Patienten oft schon vor der Behandlung mit Foscarnet vorhanden.

▶ **Interaktionen:** Foscarnet ist unverträglich mit folgenden i. v. Präparaten: 30%ige Glukoselösung, Ringer-Azetat-Lösung, Amphotericin B, Acyclovir, Ganciclovir, Pentamidin-Isothionat, Co-Trimoxazol und Vancomycin. Foscarnet soll in der Infusionslösung nicht mit anderen Medikamenten gemischt werden. Die Infusionslösung darf kein Kalzium enthalten.

▶ **Indikation:** CMV-Retinitis bei AIDS-Patienten. Eine Kombination mit AZT ist möglich.

▶ **Kontraindikationen:** Schwere Niereninsuffizienz, Gravidität und Laktationsperiode. Bei Kindern liegen noch keine ausreichenden Erfahrungen vor. Foscarnet darf nicht während einer Therapie mit Pentamidin i. v. oder Amphotericin B i. v. gegeben werden (die Mittel sind potentiell nephrotoxisch und können Hypokalziämien hervorrufen).

▶ **Anwendung und Dosierung:** Foscarnet wird i. v. infundiert (entweder unverdünnt über einen zentralen Venenkatheter oder notfalls nach Verdünnung durch eine periphere Vene). Die Verdünnung der Infusionslösung erfolgt mit 5%iger Glukose- oder physiologischer NaCl-Lösung bis zur Konzentration von 12 mg/ml. Die Dosierung erfolgt individuell nach dem Körpergewicht des Patienten.
Die **Induktionstherapie** besteht aus 1–2stündigen i. v. Infusionen von je 60 mg/kg alle 8 h oder einer i. v. Dauerinfusion von 200 mg/kg über 24 h. Behandlungsdauer: 2–3 Wochen. Die renale Toxizität kann durch ausreichende Hydrierung des Patienten reduziert werden. Bei i. v. Dauerinfusion von Foscarnet gibt man zusätzlich 2,5 l physiologische NaCl-Lösung über 24 h, bei alle 8 h wiederholten i. v. Infusionen jeweils 0,5 l physiologische NaCl-Lösung oder 5%ige Glukoselösung. Alle 2 Tage sind der Kreatinin- und Kalziumgehalt im Serum zu kontrollieren.

Zur **Erhaltungstherapie** erhält der Patient entweder 1mal täglich eine i.v. Infusion von 90 mg/kg über 2 h. Kreatinin und Kalzium im Serum sind mindestens 1mal wöchentlich zu kontrollieren. Auf Nebenwirkungen (s.o.) ist zu achten.

▶ **Handelsformen:** Infusionsflaschen à 250 ml (6 g) und 500 ml (12 g).

▶ **Beurteilung:** Bei weitgehend normaler Nierenfunktion ist Foscarnet eine Alternative zu Ganciclovir bei AIDS-Patienten mit Zytomegalievirus-Retinitis (verhindert während der Therapie das Fortschreiten der Retinitis und eine Erblindung). Keine viruzide Wirkung (Rezidivgefahr nach Aufhören der Behandlung). Gleichzeitige Behandlung mit AZT gegen die HIV-Infektion möglich (wegen nichtüberlappender Nebenwirkungen).

Literatur

APPERLEY, J. F., R. E. MARCUS, J. M. GOLDMAN, D. G. WARDLE, P. J. GRAVETT, A. CHANAS: Foscarnet for cytomegalovirus pneumonitis. Lancet *1:* 1151 (1985).

AWEEKA, F., J. GAMBERTOGLIO, J. MILLS: Pharmacokinetics of intermittently administered intravenous foscarnet in the treatment of AIDS patients with serious cytomegalovirus retinitis. Antimicrob. Ag. Chemother. *33:* 742–745 (1989).

CACOUB, P., G. CERAY: Acute renal failure induced by foscarnet: 4 cases. Clin. Nephrol. *29:* 315–318 (1988).

CHATIS, P. A., C. H. MILLER, L. E. SCHRAGER: Successful treatment with foscarnet of an acyclovir resistant mucocutaneous infection with herpes simplex in a patient with AIDS. New Engl. J. Med. *320:* 297–300 (1989).

DERAY, G.: Foscarnet nephrotoxicity. Mechanisms, incidence and prevention. Am. J. Nephrol. *9:* 316–321 (1989).

ERLICH, K. S., M. JACOBSON, J. KOEHLER: Foscarnet therapy for severe acyclovir resistant herpes simplex type 2 in patients with AIDS. Ann. Intern Med. *111:* 710–713 (1989).

GÜMBEL, H., C. OHRLOFF, R. SCHALNUS, E. B. HELM: Therapeutische Alternative oder Mittel der 2. Wahl. Trisodium Phosphonoformat bei Zytomegalievirusretinitis. Fortschr. Ophthalmol. *88:* 731–734 (1991).

JACOBSON, M., J. O'DONELL, J. MILLS: Foscarnet treatment of cytomegalovirus retinitis in patients with the acquired immunodefiency syndrome. Antimicrobial. Ag. Chemother. *5:* 736–741 (1989).

LE HOANG, P., B. GIRARD, M. ROBINET: Foscarnet in the treatment of cytomegalovirus retinitis in accquired immune deficiency syndrome. Ophthalmology *96:* 865–874 (1989).

SJÖVALL, J., G. MOVIN, S. BERGDAHL, S. OGENSTAD, M. SAARIMÄKI: Pharmacokinetics of foscarnet after intravenous infusion to patients with HIV-infection. Antimicrob. Ag. Chemother. *33:* 736–741 (1989).

SJÖVALL, J., A. KARLSSON, S. OGENSTAD, E. SANDSTRÖM, M. SAARIMÄKI: Pharmacokinetics and absorption after i.v. and oral dosing of foscarnet to HIV-infected patients. Clin. Pharmacol. Ther. *44:* 65–73 (1988).

WALMSLEY, S., E. CHEW, M. FANNING, R. A. COATES, I. S. SALIT, F. A. SHEPGERD, A. RACHLIS, S. E. READ: Treatment of cytomegalovirus retinitis with trisodium phosphonoformate. J. Infect. Dis. *157:* 569–572 (1988).

YOULE, M., D. HAWKINS, P. COLLINS: Acyclovir resistant herpes in AIDS treated with foscarnet. Lancet *2:* 342 (1988).

19. Antivirale Mittel

Amantadin

▶ **Handelsname:** Symmetrel u. a.

▶ **Eigenschaften:** Amantadin (1-Adamantanamin-Hydrochlorid) verhindert die Penetration von Viren in die Zelle und wirkt bei rechtzeitiger Gabe prophylaktisch gegen eine Influenza-A_2-Virusinfektion (nicht gegen Influenza-B-Virus). Der Wirkungsmechanismus ist noch unklar. Vielleicht beruht die Wirkung darauf, daß die Influenza-A-Viren daran gehindert werden, beim Eindringen in die Zelle ihre Eiweißhülle abzustreifen. Ob aber Amantadin noch in den ersten 2 Tagen einer Erkrankung an Influenza A_2 wirksam ist, wird unterschiedlich beurteilt. Das Mittel wird sonst wegen seiner ZNS-Wirkung in erster Linie zur Therapie des Parkinson-Syndroms verwendet.

▶ **Pharmakokinetik:** Amantadin wird nach oraler Gabe gut resorbiert. Die *Blutspiegelmaxima* werden nach 4 h erreicht. Die *Halbwertszeit* ist 15 h. Die *Urin-Recovery* beträgt 90% (unverändert).

▶ **Nebenwirkungen** sind Unruhe, Tremor, Ataxie, Konzentrationsschwäche, Mattigkeit, Depression, Trockenheit im Mund, Sprach- oder Sehstörungen, auch Herzinsuffizienz, Blutdruckabfall, Harnretention.

▶ **Interaktionen:** Durch gleichzeitige Gabe von Anticholinergika werden die anticholinergischen Nebenwirkungen des Amantadins verstärkt, durch gleichzeitige Gabe von Sympathikomimetika die zentralnervösen Wirkungen. Amantadin vermindert die Alkoholtoleranz.

▶ **Indikationen:** Amantadin kommt zur Prophylaxe und Therapie während einer Epidemie bei besonders gefährdeten Personen in Frage (unsichere Wirkung).

▶ **Kontraindikationen:** Gravidität, Stillperiode, Engwinkelglaukom. Vorsicht bei Patienten mit Epilepsie und Rechtsherzinsuffizienz sowie Nierenkrankheiten.

▶ **Dosierung:** Man gibt Erwachsenen tgl. 0,2 g per os (in 1–2 Einzelgaben), Kindern von 5–9 Jahren tgl. 0,15 g, Kindern von 1–5 Jahren tgl. 0,05–0,1 g (für mindestens 10 Tage nach einer Ansteckung). Wenn bei Behandlungsbeginn aktiv geimpft worden ist, setzt man die Behandlung bis zum Eintritt des Impfschutzes nach 3 Wochen fort.

Eigenschaften der Antibiotika

Literatur

Aoki, F. Y., D. S. Sitar: Amantadine kinetics in healthy elderly men: Implications for influenza prevention. Clin. Pharmacol. Ther. *37:* 137 (1985).
Dolin, R., R. C. Reichman, H. P. Madore et al.: A controlled trial of amantadine and rimantadine in the prophylaxis of influenza A infection. New Engl. J. Med. *307:* 580 (1982).
Hayden, F. G., J. M. Gwaltney Jr., R. L. Van de Castle et al.: Comparative toxicity of amantadine hydrochloride and rimantadine hydrochloride in healthy adults. Antimicrob. Ag. Chemother. *19:* 226 (1981).
Hayden, F. G., H. E. Hoffman: Comparative single dose pharmacokinetics of amantadine HCl and rimantadine HCl in young and elderly adults. Antimicrob. Ag. Chemother. *28:* 216 (1985).
Hayden, F. G., H. E. Hoffman, D. A. Spyker: Differences in side-effects of amantadine hydrochloride and rimantadine hydrochloride relate to differences in pharmacokinetics. Antimicrob. Ag. Chemother. *23:* 458 (1983).
Heider, H., B. Adamczyk, H. W. Presber et al.: Occurrence of amantadine- and rimantadine-resistant influenza A virus strains during the 1980 epidemic. Acta virol. *25:* 395 (1981).
Horadam, V. W. et al.: Pharmacokinetics of amantadine hydrochloride in subjects with normal and impaired renal function. Ann. Intern. Med. *94:* 454 (1981).
Millet, V. M., M. Dreisbach, Y. J. Bryson: Double-blind controlled study of central nervous system side-effects of amantadine, rimantadine, and chlorpheniramine. Antimicrob. Ag. Chemother. *21:* 1 (1982).
Payler, D. K., P. A. Purdham: Influenza A prophylaxis with amantadine in a boarding school. Lancet *1:* 502 (1984).
WHO Consultation Meeting, Vienna, 1983: Current status of amantadine and rimantadine as anti-influenza-A agents: Memorandum from a WHO Meeting. Bull. WHO *63:* 51 (1985).
Younkin, S. W., R. F. Betts, F. K. Roth, R. G. Douglas Jr.: Reduction in fever and symptoms in young adults with influenza A/Brazil/78 H1N1 infection after treatment with aspirin or amantadine. Antimicrob. Ag. Chemother. *23:* 577 (1983).

Interferone

Handelsnamen: Interferon alpha: Intron A, Roferon-A 3, Berofor-Augentropfen.
Interferon beta: Fiblaferon.
Interferon gamma: Polyferon.

▶ **Eigenschaften:** Interferone sind natürlich vorkommende, von Körperzellen gebildete, artspezifische Zytokine mit komplexen Wirkungen auf die Immunität und Zellfunktion. Sie wirken auf verschiedene Weise **antiviral,** hemmen die Proliferation von Tumorzellen (**antiproliferative** Wirkung) und beeinflussen die Immunität und Phagozytose (**immunmodulatorische** Wirkung). Das von infizierten Körperzellen gebildete Interferon schützt die Nachbarzellen und auf humora-

19. Antivirale Mittel

lem Weg auch weiter entfernte Zellen vor der fortschreitenden Virusinfektion. Interferone haben ein breites antivirales Wirkungsspektrum. Das hängt damit zusammen, daß Interferone die Viren nicht direkt hemmen, sondern nur die Abwehrleistung der Zellen verbessern. Adenoviren sind aber meist resistent. Nach ihrer chemischen Struktur unterscheidet man 3 Interferon-Typen:
1. **Interferon alpha**, das aus Blut-Leukozyten oder aus lymphoblastoiden permanenten Zellinien gewonnen wird.
2. **Interferon beta**, das von diploiden Fibroblastenkulturen produziert wird.
3. **Interferon gamma** (sog. Immun-Interferon), das aus T-Lymphozytenkulturen gewonnen wird.

Alle Interferon-Typen können heute gentechnologisch in größeren Mengen hergestellt werden. Ihre Bildung im menschlichen Organismus kann durch Viren oder natürliche nichtvirale Induktoren (z. B. Pilz- und Bakterienbestandteile) ausgelöst werden.
Interferon alpha steigert vor allem die zytotoxische Aktivität der natürlichen Killerzellen, welche lytisch auf virusinfizierte Zellen wirken (ohne vorhergehende Sensibilisierung).
Das natürliche, durch Stimulation humaner Fibroblasten gewonnene **Interferon beta** greift die Viren nicht direkt an, sondern wirkt durch Stimulation zellulärer Abwehrmechanismen antiviral. Es erhöht wie Interferon alpha die Aktivität der natürlichen Killerzellen und hat auch eine antiproliferative Wirkung.
Interferon gamma und andere Lymphokine beeinflussen die zytotoxische Aktivität thymusabhängiger sensibilisierter T-Lymphozyten, die gegen virale Antigene auf Zellmembranen gerichtet ist.

▶ **Kinetik:** Nach Virusinduktion dauert es im Körper 6–18 h, bis Interferon von der infizierten Zelle freigesetzt wird. Die Bildung hält aber nur wenige Stunden an. Es genügen kleinste Mengen von Interferon, um viele Zellen vor einem Virusbefall zu schützen. Parenteral zugeführtes Interferon ist nur wenige Stunden im Blut nachweisbar (Halbwertszeit 2–4 h, Interferon gamma 24 min), jedoch hält die antivirale Aktivität in den Geweben bis zu 24 h an. Die Serumspitzenspiegel von Interferon alpha werden 5–8 h nach i. m. Injektion und 8–10 h nach s. c. Injektion erreicht. Die Penetration in den Liquor ist gering. Bei lokaler Anwendung, z. B. am Auge, wird Interferon alpha nicht resorbiert.

▶ **Nebenwirkungen:** Häufigkeit und Schwere der Nebenwirkungen hängen von der parenteral zugeführten Dosis und der Reinheit des Interferonpräparates ab. Fieberreaktionen und Schüttelfrost sind häufig und offenbar durch die Substanz bedingt. Nicht selten kommen Übelkeit, Erbrechen, Durchfälle vor, auch Kopf- und Muskelschmerzen. Vorübergehende Blutbildveränderungen (Neutropenie, Thrombozytopenie, Retikulozyten- und Hb-Abfall), auch Verlängerung der partiellen Thromboplastinzeit und Anstieg der Leberenzyme im Serum sind möglich. Selten sind Blutdruckabfall und Hyperventilation. Bei höheren Dosen von Interferon alpha sind neurotoxische Reaktionen beobachtet worden (Persönlichkeitsveränderung, Verwirrtheit, paranoide Störungen).

▶ **Interaktion:** Es ist möglich, daß durch i.v. verabreichtes Interferon beta die Wirkung oraler Antikoagulantien verstärkt wird.

▶ **Anwendungsmöglichkeiten:**
Interferon alpha wird zur systemischen Behandlung der Haarzell-Leukämie sowie des Kaposi-Sarkoms bei AIDS verwandt. Bei chronisch-aktiver Hepatitis B erwachsener Patienten kann durch Interferon alpha die Dane-DNS-Polymerase abnehmen und die Hepatitis-B-Core-Antigenämie zurückgehen. Auch bei chronisch-aktiver Hepatitis C werden teilweise Remissionen erreicht.
Die lokale Anwendung von Interferon alpha am Auge bei der epithelialen Herpes-Keratitis (Keratitis dendritica) kann die Heilung beschleunigen und Komplikationen verhüten. Sie reicht aber allein nicht aus, sondern muß stets mit einer antiviralen Chemotherapie (mit Trifluridin oder Acyclovir) oder mit einer Epithelabrasio kombiniert werden. Eine Prophylaxe am gesunden Auge ist nicht möglich, weil dabei die krankheitsbedingte Auflockerung des Epithels und die hierdurch eintretende Permeabilitätssteigerung fehlen, die notwendig sind, damit das Interferon auf die basalen Zellen des Hornhautepithels wirkt.

Interferon beta kann zur Therapie schwerer unbeherrschbarer Virusinfektionen (z.B. Virusenzephalitis, generalisierter Herpes zoster und Varizellen bei immunsupprimierten Patienten) eingesetzt werden. Mit einer günstigen Wirkung (Verhinderung des Fortschreitens und Abkürzung der Erkrankung) ist am ehesten im Frühstadium zu rechnen. Dabei darf man bei einer Herpesvirusinfektion auf die gleichzeitige Behandlung mit Acyclovir nicht verzichten. Interferon beta kann auch lokal am Auge zur Behandlung der Herpes-Keratitis angewendet werden (stets gleichzeitig mit einem Virustatikum, wie Trifluridin). Interferon beta wird als Fiblaferon zur Therapie des primären und des metastasierenden Nasen-Pharynx-Karzinoms benutzt (nach Abschluß der Strahlenbehandlung).

Interferon gamma hat vor allem eine immunmodulatorische Wirkung. Eine Anwendung kommt bei chronischer Polyarthritis unter bestimmten Voraussetzungen in Frage. Bei angeborener chronischer Granulomatose (CGD) kann die prophylaktische Anwendung (3mal wöchentlich) die Häufigkeit bakterieller Infektionen beträchtlich reduzieren.

▶ **Kontraindikationen:** Gravidität (für parenterale Anwendung), außerdem Überempfindlichkeit gegen humane Proteine.

19. Antivirale Mittel

▶ **Applikation und Dosierung: Interferon beta** (Fiblaferon) kann in der Tagesdosis von 0,5 × 10^6 IE/kg durch i.v. Dauerinfusion 3–10 Tage lang gegeben werden. Während der Therapie sollten regelmäßig die partielle Thromboplastin-Zeit sowie die Thrombozyten- und Leukozytenzahl bestimmt werden. Gleichzeitig sollen keine gerinnungshemmenden Substanzen (z.B. Heparin) verabreicht werden.

Die **Interferon-alpha-2-Augentropfen** (Berofor Alpha 2) werden 2mal tgl. in das erkrankte Auge geträufelt (je 1 Tropfen im Abstand von 10 min). Die Augentropfen sollen nicht gleichzeitig mit lokalen antiviralen Chemotherapeutika, sondern etwa 30 min vorher appliziert werden. Die lokale Anwendung am Auge, die dem vorbeugenden Schutz noch nicht infizierter Zellen dient, muß immer mit einer Grundtherapie (lokale antivirale Chemotherapie oder Thermoabrasio corneae) kombiniert werden. Behandlungsdauer: 6 Tage.

Literatur

DAVIS, G. L., et al.: Treatment of chronic hepatitis C with recombinant interferon alpha. N. Engl. J. Med. *321:* 1501 (1989).
DE KONING, E. W. J., O. P. VAN BUSTERVELD: Combination therapy for dendritic keratitis with acyclovir and alpha interferon. Arch. Ophthalmol. *101:* 1866 (1983).
DIBISCEGLIE, A. M., et al.: Recombinant interferon alfa therapy for chronic hepatitis C. A. randomized, double-blind, placebo-controlled trial. N. Engl. J. Med. *321:* 1506 (1989).
DOUGLAS, R. M., B. W. MOORE, H. B. MILES et al.: Prophylactic efficacy of intranasal alpha-2-interferon against rhinovirus infections in the family setting. N. Engl. J. Med. *314:* 65 (1986).
FRASCA, D., L. ADORINI, S. LANDOLFO, G. DORIO: Enhancing effect of interferon-γ on helper T cell activity and IL2 production. J. Immunol. *134:* 3907 (1985).
HAYDEN, F. G., J. K. ALBRECHT, D. I. KAISER, J. M. GWALTNEY: Prevention of natural colds by contact prophylaxis with intranasal alpha-2-interferon. N. Engl. J. Med. *314:* 71 (1986).
Ho, M.: Interferon for the treatment of infections. Ann. Rev. Med. *38:* 51 (1987).
KRIGEL, R. I., C. M. ODAJUYK, L. J. LAUBENSTEIN et al.: Therapeutic trial of interferon-γ in patients with epidemic Kaposi's sarcoma. J. Biol. Resp. Modif. *4:* 358 (1985).
PERRILLO, R. P., et al.: A randomized, controlled trial of interferon alpha-2b alone and after prednisone withdrawal for the treatment of chronic hepatitis B. N. Engl. J. Med. *323:* 295 (1990).
SACKS, S. L. et al.: Antiviral treatment of chronic hepatitis B virus infection: Pharmacokinetics and side-effects of interferon and adenine arabinoside alone and in combination. Antimicrob. Ag. Chemother. *21:* 93 (1982).
SCHONFELD, A. et al.: Intramuscular human interferon-β injections in treatment of Condylomata acuminata. Lancet 1038–1042 (1984).
SCULLARD, G. H., R. B. POLLARD, J. L. SMITH et al.: Antiviral treatment of chronic hepatitis B virus infection. I. Changes in viral markers with interferon combined with adenine arabinoside. J. Infect. Dis. *143:* 772 (1981).
TROFATTER, K. F., JR.: Interferon. Obstet. Gynecol. Clin. North Am. *14:* 569 (1987).

Tibol-Derivate

Gruppe hochspezifischer Inhibitoren der reversen Transkriptase mit ausschließlicher Wirkung gegen HIV 1, nicht gegen HIV 2. Das erste Derivat TIBO gehörte zu den Benzodiazepinen. Weitere Mitglieder dieser Gruppe haben eine stark variierende chemische Struktur, dennoch einen gleichen oder sehr ähnlichen Wirkungsmechanismus. Alle Substanzen sind hochaktiv, werden aber schlecht resorbiert. Wegen der guten Verträglichkeit eignen sie sich auch zu einer Therapie asymptomatischer Patienten. Ein Problem ist die schnelle Resistenzentwicklung (bedingt durch die nach einigen Wochen einsetzenden Mutationen des Virus). Zwischen den einzelnen Derivaten besteht eine inkomplette Kreuzresistenz. Die wichtigsten TIBOL-Derivate sind L 697,661 (MSD), Nevirapin (Boehringer, Ingelheim) und die Substanzen der Alpha-APA-Gruppe (Janssen). Durch die Kombination von Azidothymidin und L 697,661 wird das Auftreten hochresistenter HIV-1-Stämme beim Menschen weitgehend verhindert. Die relativ inhomogene Gruppe der TIBOL-Derivate ist ein Beispiel dafür, daß sich die Vermehrung von HIV schon in sehr geringer Konzentration hemmen läßt. Der klinische Stellenwert der TIBOL-Derivate ist noch unklar.

Proteinase-Inhibitoren

Die Proteinase-Inhibitoren (Synonym: Protease-Inhibitoren) stellen eine neue Gruppe von antiretroviralen Substanzen dar. Sie wurden bisher vorwiegend in vitro untersucht. Im Unterschied zu den im klinischen Einsatz befindlichen Nukleosid-Analoga (AZT, DDi, DDC), die ausschließlich die Neuinfektion von bisher nicht infizierten Zellen verhindern, unterdrücken die Proteinase-Inhibitoren den viralen Reifungsprozeß in bereits infizierten Zellen und verhindern dadurch die Formation neuer Viren.
Angriffspunkt für die Proteinase-Inhibitoren ist die HIV-1- bzw. -2-spezifische Proteinase. Die Bedeutung dieses Enzyms bei der Virusvermehrung besteht in der Abspaltung der einzelnen gag (p17, p24, p15, p9, p6) und pol (reverse Transkriptase, Ribonuklease H, Integrase) – Produkte aus den Vorläuferproteinen P55(gag) und P160 (gag-pol). Zuvor spaltet sich die Proteinase autokatalytisch aus P160 (gag-pol) ab. Bei Hemmung der Proteinase entstehen nur unreife, nichtinfektiöse Viren ohne die entsprechenden Core-Proteine.
Die Proteinase-Inhibitoren zeichnen sich durch eine hohe antiretrovirale Wirkung auch gegen AZT-resistente Isolate und durch eine gute Verträglichkeit aus. Anfängliche Probleme, die sich dem klinischen Einsatz entgegenstellten, waren die schlechte Wasserlöslichkeit und die unzureichende orale Bioverfügbarkeit der vorhandenen Derivate. Durch Veränderungen an den Molekülstrukturen konnten diese Probleme teilweise gelöst werden. Zur Zeit werden klinische Prüfungen mit Proteinase-Inhibitoren in Kombination mit Nukleosid-Analoga geplant.

20. Antimykotika

Polyene

Amphotericin B

▶ **Handelsnamen:** Ampho-Moronal, Amphotericin B.

▶ **Eigenschaften:** Amphoteres Heptaen, das wie Nystatin und Pimaricin zur Gruppe der Polyene gehört (Abb. 48). Zur i. v. Gabe verwendet man den Amphotericin-B-Natrium-Desoxycholat-Komplex mit Phosphatpuffer, der besser wasserlöslich ist. Daneben gibt es unterschiedliche neuartige liposomale Applikationsformen, bei denen Amphotericin B von Liposomen aus Phospholipiden verkapselt ist. Handelsüblich ist bisher AmBisome. Von Interesse ist auch die kolloidale Dispersion von Amphotericin B, die z. Z. klinisch geprüft wird. Die Erfahrungen mit den neuen galenischen Formen sind noch gering.

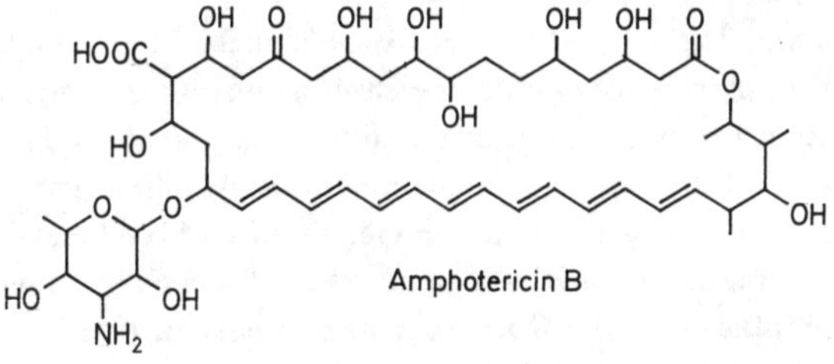

Abb. 48. Strukturformel von Amphotericin B.

▶ **Wirkungsweise:** Veränderung der Permeabilität der Zytoplasmamembran (Antagonisierung der Sterolsynthese).

▶ **Wirkungsspektrum:** Wirksam bei Candidiasis (Candida albicans und andere Candida-Arten), Histoplasmose, Sporotrichose, Cryptococcose, Blastomykose, Mucormykose, Aspergillose, Coccidioidomykose, unwirksam auf Dermatophyten (Microsporum, Trichophyton- und Epidermophyton-Arten) sowie Bakterien, Viren und die meisten Protozoen. Die Kombination mit Flucytosin kann in vitro synergistisch, mit Miconazol und Ketoconazol antagonistisch wirken.

▶ **Resistenz:** Resistenzentwicklung unter der Therapie sehr selten. Primär resistente Candida-Stämme kommen selten vor. Kreuzresistenz mit anderen Polyenen (Nystatin, Candidin u. a.), jedoch nicht immer mit Pimaricin.

▶ **Pharmakokinetik:** Nach oraler Gabe keine *Resorption*. Nach i. v. Infusion *Serumkonzentrationen* von etwa 2–3 mg/l (bei einer Dosierung von 0,7–1 mg/kg). Langsamer Abfall der Serumwerte. *Halbwertszeit* 20 h. *Plasmaeiweißbindung* >90%. In der Leber höhere, in den Lungen und Nieren niedrigere Konzentrationen. Geringere Penetration in Hirngewebe, Augenkammerwasser, Pleura- und Peritonealflüssigkeit. Liquorgängigkeit gering, bei Meningitis gesteigert (0,1–0,5 mg/l). *Ausscheidung* durch die Nieren sehr langsam (5% in 24 h, 20–40% in 1 Woche), Harnkonzentrationen zwischen 1 und 5 mg/l. Trotz schwerer Niereninsuffizienz Serumspiegel nicht erhöht. Nicht dialysabel. Liposomale Präparationen haben eine andere Pharmakokinetik.

▶ **Nebenwirkungen:**

1. **Nephrotoxizität:** Harnstoffanstieg zunächst reversibel, bei höherer Dosierung bleibende Nierenschädigung. Symptome: Hämaturie, Proteinurie, Hyposthenurie, Azotämie, Hyperkaliurie und Hypokaliämie sowie Hypomagnesiämie (bei tubulärer renaler Azidose).
2. **Allgemeinerscheinungen:** Fieber, Schüttelfrost, Erbrechen, Kreislaufkollaps.
3. **Thrombophlebitis** an der Injektionsstelle.
4. Selten: **Anämie,** Thrombozytopenie, Konvulsionen, Leberschädigung, reversible Paresen, Leukozyten-Stase bei gleichzeitiger Leukozytentransfusion (kann plötzliche Atemstörungen und Lungeninfiltrate hervorrufen), Herzarrhythmien bei zu schneller Infusion. Die Inhalation eines Amphotericin-Aerosols kann Bronchospasmen auslösen (durch den Gehalt an Desoxycholat).
5. Liposomales Amphotericin B wird zwar generell besser vertragen, kann aber während der Infusion starke **Rückenschmerzen** hervrrufen, die schnell vergehen, wenn die Infusion angehalten wird. Sie lassen sich durch langsamere Infusionsgeschwindigkeit vermeiden.

▶ **Indikationen:** Lebensbedrohende Pilzerkrankungen, wie invasive Aspergillose und Mucormykose, Candida-Sepsis und -Meningitis, Cryptococcus-Meningitis, Candidiasis granulomatosa, Coccidioidomykose. Bei Pilzinfektionen, die als Meningitis, Endokarditis, Pneumonie oder mit Leber- und Milzbeteiligung verlaufen, möglichst mit Flucytosin kombinieren (bei Candidainfektionen nach vorheriger Testung). Notfalls auch ohne Erregernachweis verwenden (z. B. bei Leukämie mit Verdacht auf Pilzsepsis).

▶ **Falsche Indikationen:** Parenterale Gabe bei oberflächlichen Pilzerkrankungen der Haut, leichtfertige Anwendung bei nicht nachgewiesenen Infektionen.

▶ **Kontraindikationen:** Drohendes Nierenversagen (**cave** Nephrotoxizität!), Therapie mit einem anderen potentiell nephrotoxischen Medikament.

20. Antimykotika

▶ **Applikation: Intravenöse Infusion** streng nach Vorschrift: Zunächst Stammlösung herstellen durch Zugabe von 10 ml Aqua dest., weiter verdünnen mit 5%iger Glukoselösung bis zur Konzentration von 0,1 mg/ml, keine anderen Lösungen als Verdünnungsmittel verwenden, Infusionsdauer mindestens 2 h, besser 6 h. Die Infusionslösung muß vor Licht geschützt werden (während der Infusion). Die liposomalen Präparationen sind schwierig aufzulösen (Aufgabe des Krankenhausapothekers).
Lokale Anwendung als Salbe, Creme, Ovula, Vaginalcreme, Tabletten möglich.

▶ **Dosierung bei parenteraler Anwendung:** Zunächst Testdosis von 1 mg in 100 ml über 30 min infundieren (Monitorkontrolle über 5 h). Bei Verträglichkeit langsame Dosissteigerung: Initialdosis 0,1 mg/kg, dann tgl. Steigerung um 0,25 mg/kg bis zur Tagesdosis von 0,75–1 mg/kg. Bei Kombination mit Flucytosin kann auch eine geringere Dosierung (0,4–0,6 mg/kg/Tag) ausreichend sein (vorher Erregerempfindlichkeit gegen Flucytosin testen). Dosierungsintervall 24 h, nach Eintritt einer Besserung 48 h. Laufende Kontrolle (2–3mal wöchentlich) von Harnstoff, Kreatinin, Kalium und Magnesium im Serum, außerdem Blutbild, Harn und Leberfunktion. Der Ausgleich einer Hyponatriämie vermindert die Nephrotoxizität. Bei Fieberreaktionen kann kurz vor erneuter Gabe ein Kortikosteroid verabreicht werden, oder man fügt der Infusionslösung Hydrocortison (anfangs 50 mg) oder Prednison zu. Zusatz kleiner Heparinmengen (1000 E) zur Infusionslösung verringert die Gefahr einer Thrombophlebitis. Bei Anzeichen für Nierenschädigung (Serum-Kreatinin >3 mg/dl) Therapie bis zur Normalisierung der Befunde unterbrechen. Bei neuem Therapiebeginn wieder einschleichende Dosierung. Bei Niereninsuffizienz oder Leberfunktionsstörung ist keine Dosisreduzierung erforderlich, da Amphotericin B im Gewebe abgebaut und nur langsam (in niedrigen Konzentrationen) mit dem Harn und der Galle ausgeschieden wird.
Liposomales Amphotericin B kann höher dosiert werden (tgl. 1–3 mg/kg) für 3–4 Wochen, evtl. länger.
Intralumbale Gabe bei Meningitis: Zunächst 10 mg Prednison, dann langsame Injektion von 0,5 mg Amphotericin B nach Verdünnung mit Liquor in der Spritze. Wiederholung nach 2 oder 3 Tagen notwendig. Am besten ist ansteigende Dosierung (1. Tag 0,1 mg, dann alle 2 Tage Steigerung um 0,1 mg auf 0,5 mg). Als Nebenwirkungen können Parästhesien, passagere Lähmungen, Arachnitis oder Radikulitis auftreten.
Intrapleurale und **intraperikardiale Instillation** möglich (2 mg), auch intraartikulär (5–20 mg alle 48 h), zur besseren Verträglichkeit evtl. gleichzeitig mit 25 mg Hydrocortison.
Instillation in die Harnblase (bei Candida-Zystitis) heute nur noch selten notwendig: 50 mg in 1 l sterilem Wasser auflösen und durch einen 3-Wege-Katheter im Laufe eines Tages einlaufen lassen. Man kann auch 3 ml der

Stammlösung (50 mg Amphotericin B gelöst in 10 ml Aqua dest.) mit 100 ml Aqua dest. verdünnen und in die Blase instillieren.
Eine **peritoneale Spülung** mit Amphotericin B (1 mg/l) ist bei Candida-Peritonitis möglich.
Als **Aerosol** benutzt man die Stammlösung (50 mg Amphotericin B gelöst in 10 ml Aqua dest.) und läßt bei Pilzbefall der Luftwege und Pilzpneumonie 2–4mal tgl. 2 ml inhalieren. Amphotericin B wird von der Schleimhaut nicht resorbiert. Zur Inhalation muß ein spezielles Inhaliergerät benutzt werden, das ein Eindringen in den Bronchialbaum ermöglicht. Die Erfahrungen damit sind gering. Evtl. ist damit eine Prophylaxe von Aspergillus-Infektionen bei Abwehrschwäche möglich.
Zur **lokalen Anwendung** (Ampho-Moronal) gibt man bei Darmsoor 4mal tgl. 1 Tablette (Säuglingen 4mal tgl. 1 ml Suspension), bei Mundsoor 4mal tgl. 1 Lutschtablette, bei Vaginalsoor 1–2mal tgl. 1 Ovulum oder läßt 1–2mal tgl. 1 Applikatorfüllung Vaginalcreme tief in die Vagina einführen.

▶ **Handelsformen:** Ampullen à 0,05 g, zur Lokalbehandlung Tabletten à 0,1 g, Lutschtabletten à 0,01 g und Suspension (100 mg/ml) sowie Lotio, Creme, Salbe, Trockensubstanz (mit Lösungsmittel), Ovula und Genitalcreme (Ampho-Moronal), als Salbe und Creme in Kombination mit Triamcinolon, Neomycin und Gramicidin (Ampho-Moronal V). Die Liposomenpräparate erfordern z. T. komplizierte Zubereitungsverfahren unter Mitarbeit des Krankenhausapothekers.

▶ **Beurteilung:** Parenterales Standardantimykotikum. Liposomenpräparationen mit wesentlich besserer Wirksamkeit und Verträglichkeit in Entwicklung. Lokaltherapie unproblematisch.

Literatur

BALEY, J. E., C. MEYERS, R. M. KLIEGMAN, M. R. JACOBS, J. L. BLUMER: Pharmacokinetics, outcome of treatment, and toxic effects of amphotericin B and 5-fluorocytosine in neonates. J. Pediatr. *116:* 791–797 (1990).
BERLINER, S., M. WEINBERGER, M. BEN-BASSAT et al.: Amphotericin B causes aggregation of neutrophils and enhances pulmonary leukostasis. Am. Rev. Resp. Dis. *132:* 602 (1985).
BOW, E. J., M.-L. SCHROEDER, T. J. LOUIE: Pulmonary complications in patients receiving granulocyte transfusions and amphotericin B. Can. Med. Assoc. J. *130:* 593 (1984).
CRAVEN, P. C., D. H. GREMILLION: Risk factors of ventricular fibrillation during rapid amphotericin B infusion. Antimicrob. Ag. Chemother. *28:* 868 (1985).
DE GREGORIO, M. W., W. M. F. LEE, C. A. RIES: Pulmonary reactions associated with amphotericin B and leukocyte transfusions. New Engl. J. Med. *305:* 585 (1981).
FISHER, J. F., A. T. TAYLOR, J. CLARK et al.: Penetration of amphotericin B into the human eye. J. Infect. Dis. *147:* 164 (1983).
FEELY, J., H. HEIDEMANN, J. GERKENS et al.: Sodium depletion enhances nephrotoxicity of amphotericin B. Lancet *I:* 1422 (1981).

HEIDEMANN, H. TH., J. F. GERKENS, W. A. SPICKARD et al.: Amphotericin B nephrotoxicity in humans decreased by salt repletion. Amer. J. Med. *75:* 476 (1983).
HUGHES, C. E., C. HARRIS, J. A. MOODY et al.: In vitro activities of amphotericin B in combination with four antifungal agents and rifampin against Aspergillus species. Antimicrob. Ag. Chemother. *25:* 560 (1984).
KOREN, G., et al.: Pharmacokinetics and adverse effects of amphotericin B in infants and children. J. Pediatr. *118:* 559 (1988).
LOPEZ-BERESTEIN, G., V. FAINSTEIN, R. HOPFER et al.: Liposomal amphotericin B for the treatment of systemic fungal infections in patients with cancer: a preliminary study. J. Infect. Dis. *151:* 704 (1985).
MEHTA, R., G. LOPEZ-BERESTEIN, R. HOPFER et al.: Liposomal amphotericin B is toxic to fungal cells but not to mammalian cells. Biochim. Biophys. Acta *770:* 230 (1984).
MILLER, M. A.: Reversible hepatotoxicity related to amphotericin B. Can. Med. Assoc. J. *131:* 1245 (1984).
RAHKO, P. S., W. P. DAVEY, J. WHEAT, M. BARTLETT: Treatment of Torulopsis glabrata peritonitis with intraperitoneal amphotericin B. JAMA *249:* 1187 (1983).
RODENHUIS, S., F. BEAUMONT, H. F. KAUFFMAN, H. J. SLUITER: Invasive pulmonary aspergillosis in a non-immunosuppressed patient: successful management with systemic amphotericin and flucytosine and inhaled amphotericin. Thorax. *39:* 78 (1984).
SORENSEN, L. J., E. G. MCNALLY, T. H. STERNBERG: The development of strains of Candida albicans and Coccidioides immitis, which are resistant to amphotericin B. Antibiot. Annual *1958–1959:* 920 (1959).
WRIGHT, D. G.: Lethal pulmonary reactions associated with the combined use of amphotericin B and leukocyte transfusions. N. Engl. J. Med. *304:* 1185 (1981).

Nystatin

▶ **Handelsnamen:** Biofanal, Candio-Hermal, Moronal.

▶ **Eigenschaften:** Amphoteres Tetraen, zur Gruppe der Polyene gehörend, in Wasser fast unlöslich, löslich in Propylenglykol.

▶ **Wirkungsweise:** Nystatin verändert wie das nahe verwandte Amphotericin B die Permeabilität der Zytoplasmamembran von Pilzen.

▶ **Wirkungsspektrum:** Wirksam gegen Candida albicans und andere Candida-Arten, Blastomyces dermatitidis und brasiliensis, Coccidioides immitis, Cryptococcus neoformans, Histoplasma capsulatum, Geotrichum, Aspergillus. Unwirksam gegen Dermatophyten, Bakterien, Viren, Aktinomyzeten.

▶ **Resistenz:** Resistenzentwicklung unter der Therapie selten. Primär resistente Candida-albicans-Stämme sind selten, bei anderen Candida-Arten häufiger (z. B. Candida krusei). Kreuzresistenz mit Amphotericin B.

Eigenschaften der Antibiotika

▶ **Pharmakokinetik:** Keine oder nur sehr geringe *Resorption* nach oraler und lokaler Gabe. Parenterale Gabe wegen Toxizität nicht möglich.

▶ **Nebenwirkungen:** Gering und sehr selten (bei hoher oraler Dosierung Brechreiz, Erbrechen, dünne Stühle).

▶ **Indikationen:** Candidiasis (Soor) der Haut, Mund-, Genital- oder Darmschleimhaut, Candida-Fluor oder -Balanitis, andere lokale Pilzerkrankungen (s. Wirkungsspektrum), Lokalbehandlung bei generalisierten Mykosen, Langzeittherapie bei disponierten Personen (Frühgeborene, antibiotisch behandelte Säuglinge, Diabetiker, Tumor- und Leukämiepatienten) wegen der Gefahr einer Generalisierung.

▶ **Applikation:** Als Suspension oder Dragées bei oraler Gabe, als Puder oder Salbe zur Anwendung an der Haut, als Ovula bei Candida-Kolpitis. Für Spülungen kann aus steriler Reinsubstanz eine Suspension hergestellt werden (aufschütteln in der Ampulle mit 5 ml physiologischer NaCl-Lösung).

▶ **Dosierung:** Bei oraler Gabe zur Behandlung eines intestinalen Soor-Befalles tgl. 1,5–3 Mill. E (Erwachsene und Kinder), 0,5–1 Mill. E (Säuglinge), verteilt auf 3 Einzelgaben. Bei Candida-Vaginitis tgl. 1–2 Ovula für mindestens 2 Wochen, in der Gravidität (zur Prophylaxe des Neugeborenen-Soors) 3–6 Wochen vor dem Geburtstermin.

▶ **Handelsformen:** Filmtabletten, Dragées, Suspension, Tropfen, Salbe, Paste, Puder, Ovula, Vaginaltabletten, Genitalcreme, sterile Reinsubstanz, in Kombination mit Neomycin, Gramicidin und Triamcinolon-Acetonid als Gel und Salbe, mit Zinkoxyd als Paste.

▶ **Beurteilung:** Nur lokal anwendbares Antimykotikum bei Candidiasis der Haut und Schleimhäute mit geringer Gefahr von Nebenwirkungen.

Natamycin (Pimaricin)

▶ **Eigenschaften:** Gehört als fungistatisch wirkendes Tetraen zur Gruppe der Polyene. Lichtempfindlich, wasserunlöslich, nicht resorbierbar. Bei Pilzinfektionen der Haut durch Candida-, Trichophyton- und Mikrosporum-Arten anwendbar. Auch gegen Trichomonaden wirksam.

▶ **Lokale Applikation:** Als Creme, Puder, Lotio, Lutschpastillen, Dragées, Suspension, Ovula und Vaginaltabletten (Pimafucin), als Augensalbe in Kombination mit Chloramphenicol (Pima Biciron), als Creme in Kombination mit Benzalkoniumchlorid und Hydrocortison (Pimarektal) bei Analmykosen und Analfissuren.

Azole

Eine wichtige Gruppe von Antimykotika sind die sog. Azole – chemisch sehr unterschiedliche Derivate mit Imidazol- oder Triazol-Struktur, aber gleicher Wirkungsweise (Hemmung der Ergosterolsynthese der Pilze). Die zuerst entwickelte Substanz ist Clotrimazol. Wirkungsspektrum und Nebenwirkungen sind verschieden. Alle Azole hemmen auch das Cytochrom-P-450-System und z. T. auch die Steroidsynthese des Menschen. Ein Teil der Derivate ist systemisch anwendbar. Aus praktischen Gründen ist eine Unterscheidung in systemische und topische Azole (Tab. 32) sinnvoll. Systemische Azole können auch lokal angewendet werden.

Tab. 32. Systemische und topische Azole.

Systemische Behandlung	Lokale Behandlung
Miconazol	Clotrimazol
Ketoconazol	Econazol
Fluconazol	Isoconazol
Itraconazol	Oxiconazol u. a.

Azole zur systemischen Therapie

Miconazol

▶ **Handelsnamen:** Daktar i. v., Daktar und Gyno-Daktar, Epi-Monistat u. a.

▶ **Eigenschaften:** Miconazol ist ein wenig wasserlösliches Imidazol-Derivat. Es besitzt ein breites Wirkungsspektrum unter Einschluß von Epidermophyton- und Trichophyton-Arten, Candida- und Aspergillus-Arten sowie Malassezia furfur (Erreger der Tinea versicolor). Auch Histoplasma capsulatum, Coccidioides immitis, Pseudallescheria boydii und andere seltene Pilze sind empfindlich. Miconazol wirkt gegen Nocardien und Streptokokken, nicht aber gegen gramnegative Bakterien. Strukturformel s. Abb. 49:

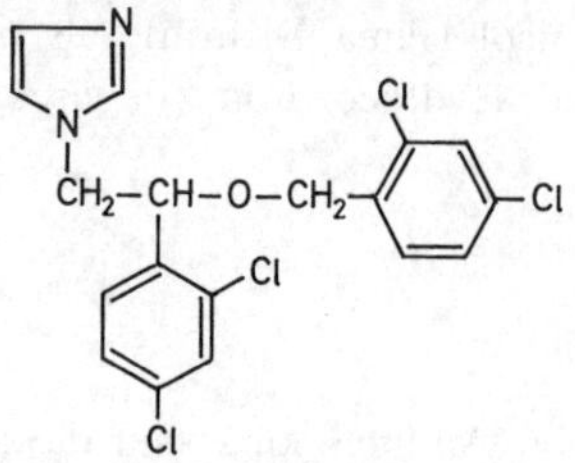

Eigenschaften der Antibiotika

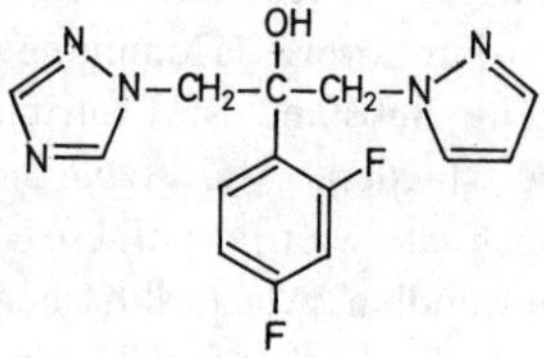

Abb. 49. Strukturformel von Miconazol, Keto-, Flu- und Itraconazol.

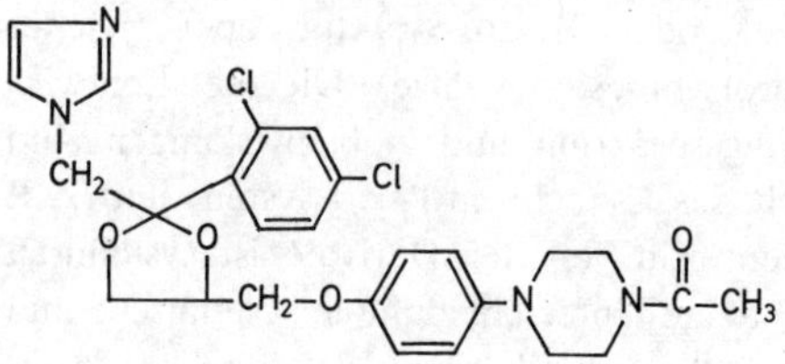

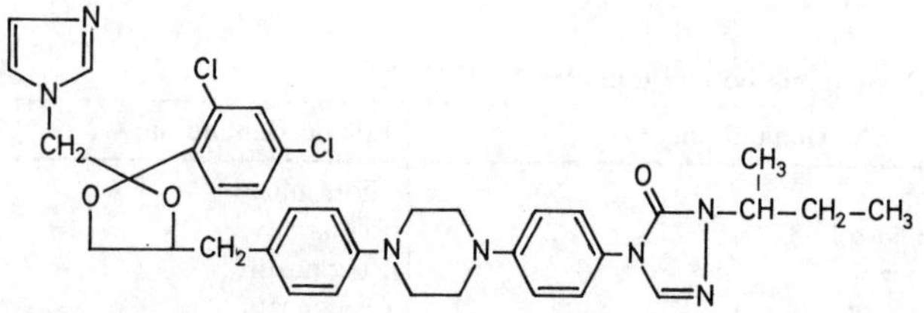

▶ **Pharmakokinetik:** Bei topischer Anwendung auf der Haut und Schleimhaut erfolgt keine Resorption. Bei oraler Gabe wird Miconazol wenig resorbiert und ist daher bei Tabletteneinnahme nur zur Behandlung von Mund- oder Darmsoor geeignet. Das i. v. Präparat ergibt 10fach höhere Maximalkonzentrationen als bei oraler Gabe (nach 0,8 g i. v. 5–7 mg/l). *Halbwertszeit* 2–4 h (in den ersten 12 h) und 24 h (danach). *Plasmaeiweißbindung* 90%. *Urin-Recovery* 10% (unverändert nur 1%). Starke Metabolisierung im Organismus. Niedrige Konzentrationen in Liquor und Augenkammerwasser. Bei Niereninsuffizienz Halbwertszeit nicht verlängert. Dialysierbarkeit gering.

▶ **Nebenwirkungen:** Bei i. v. Anwendung nicht selten Thrombophlebitis. Auch Erbrechen, Diarrhoe, allergische Reaktionen, Fieber und Hitzegefühl sind möglich. Bei rascher Injektion können Tachykardie und Arrhythmie auftreten. Durch das Detergens Cremophor (in der Ampulle) können eine Hyperlipämie

20. Antimykotika

und Blutbildveränderungen (Geldrollenbildung der Erythrozyten, Anämie und Thrombozytose), außerdem Juckreiz und ein allergischer Schock hervorgerufen werden (selten). Bei lokaler Behandlung der Vagina kann Brennen oder Jucken auftreten.

▶ **Interaktionen:** Miconazol hemmt mehrere Leberenzyme, so daß gleichzeitig verabreichte Medikamente, wie Antidiabetika, Antiepileptika und Antikoagulantien, stärker wirken können (evtl. Dosis reduzieren).

▶ **Indikationen:** Lokalbehandlung von Infektionen durch Dermatophyten und Candida. Systemische Behandlung von Organmykosen und generalisierten Pilzinfektionen sowie tiefen Hautmykosen, vor allem Candidiasis, auch Blastomykose und Coccidioidomykose. Mittel der Wahl bei den seltenen systemischen Infektionen durch Pseudallescheria boydii. Bei systemischer Gabe möglichst nicht mit Amphotericin B kombinieren (in vitro Antagonismus möglich).

▶ **Applikation und Dosierung:** Zur **Lokalbehandlung von Hautinfektionen** stehen Puder und Creme zur Verfügung. Bei **Nagelinfektionen** ist eine lang dauernde Therapie mit Okklusivverbänden notwendig. Bei **Vaginalsoor** ist – trotz schneller Besserung – eine Behandlung über 2 Wochen erforderlich, um Rezidive zu verhindern. Bei **Mundsoor** verwendet man Miconazol-Gel (Säuglinge 4mal ¼ Meßlöffel, ältere Kinder 4mal ½ Meßlöffel) nach der Mahlzeit für 1–2 Wochen. Erwachsene können bei Mundsoor mehrmals tgl. 1 Tablette im Mund zergehen lassen.
Bei **System- und Organmykosen** verabreicht man Erwachsenen einmal tgl. 0,6 g als i. v. Infusion (in 60 min), Kindern 15 mg/kg. Dosissteigerungen bis auf 1,8 g tgl., bei Kindern auf 20–30 mg/kg sind ohne größeres Risiko möglich (dann auf 2–3 Einzelgaben verteilen). Zur Vermeidung einer Venenreizung ist ausreichende Verdünnung wichtig, evtl. Infusion durch zentralen Venenkatheter. Therapiedauer mindestens 12 Tage. Keine Dosisreduzierung bei Niereninsuffizienz, aber vorsichtige Dosierung bei eingeschränkter Leberfunktion.

Blaseninstillationen:
2–4mal tgl. 20 ml unverdünnte Daktar-Lösung i. v. (200 mg).
Nebenhöhleninstillationen:
2mal tgl. 20 ml unverdünnte Daktar-Lösung i. v. (200 mg).

▶ **Handelsformen:** Puder, Creme, Lotio, Lösung, Vaginal-Creme, -Ovula, Daktar i. v. (Lösung zur Infusion) in Ampullen à 0,2 g, Tabletten à 0,25 g, Mundgel.

▶ **Beurteilung:** Breitspektrumantimykotikum zur lokalen und systemischen Anwendung. Ausreichend lange Behandlung wegen Rezidivgefahr. Therapieversagen bei systemischen Pilzinfektionen möglich. Unsichere Wirkung bei Aspergillose. Heute durch Fluconazol und Itraconazol weitgehend ersetzbar, aber immer noch indiziert bei Infektionen durch Pseudallescheria boydii.

Literatur

FEINSTEIN, V., G. P. BODEY: Cardiorespiratory toxicity due to miconazole. Ann. Intern. Med. *93:* 432 (1980).
HOLT, R. J., A. AZMI: Miconazole-resistant Candida. Lancet *1:* 50 (1978).
ROLAN, P.E., A. A. SOMOGYI, M. J. R. DREW et al.: Phenytoin intoxication during treatment with parenteral miconazole. Brit. Med. J. *287:* 1760 (1983).

Ketoconazol

▶ **Handelsname:** Nizoral, Terzolin.

▶ **Eigenschaften:** Imidazol-Derivat mit ähnlichem Wirkungsspektrum wie Miconazol (gegen Dermatophyten, Candida-Arten und andere pathogene Pilze). Unwirksam gegen Schimmelpilze und Cryptococcus. Schwer wasserlöslich (außer bei pH <3,0), stark lipophil, Strukturformel s. Abb. 49, S. 320.

▶ **Pharmakokinetik:** *Resorption* am besten nüchtern, vermindert bei Anazidität (da sich Ketoconazol nur in saurem Milieu lösen kann). Nach 0,2 g oral maximaler *Serumspiegel* 1,5–3 mg/l (nach 1–2 h). *Halbwertszeit* in den ersten 10 Stunden 2 h, danach 8 h. *Plasmaeiweißbindung* 99%. *Urin-Recovery* 2–4% (unverändert). Ausscheidung mit der Galle in den Darm zu 20–65%. Starke Metabolisierung. Liquorgängigkeit gering. In der Regel keine Resorption nach lokaler Anwendung.

▶ **Nebenwirkungen:** Häufig sind Juckreiz, Übelkeit, Erbrechen und Bauchschmerzen sowie Urtikaria, seltener Kopfschmerzen, Schwindel, Somnolenz, Photophobie, Fieber mit Schüttelfrost, Diarrhoe. Vorübergehender Anstieg der Leberenzyme und cholestatischer Ikterus möglich, aber auch schwere tödlich endende **Leberschädigung** (Häufigkeit 1:10000). Daher immer vor Behandlungsbeginn Leberfunktion prüfen und während der Behandlung häufig Leberwerte kontrollieren. Bei stärkerem Anstieg der Transaminasen Ketoconazol sofort absetzen. Höhere Dosen von Ketoconazol können die Kortisol- und die Testosteronbildung hemmen und so eine Oligospermie und eine Gynäkomastie erzeugen. Selten sind eine Anämie, Leukozytopenie und Thrombozytopenie. Bei lokaler Anwendung der Creme können Reizerscheinungen (Brennen, Jucken usw.) auftreten.

20. Antimykotika

▶ **Interaktionen:** Antazida, Anticholinergika und H_2-Blocker beeinträchtigen die Resorption von Ketoconazol. Ketoconazol beeinflußt Cytochrom-P-450-abhängige Stoffwechselvorgänge in der Leber, wodurch die Wirkung von Antikoagulantien, Phenytoin und oralen Antidiabetika verstärkt werden kann. Ketoconazol kann die Blutspiegel von Ciclosporin A und Theophyllin erhöhen. Die gleichzeitige Gabe von Rifampicin oder INH kann die Blutspiegel von Ketoconazol erniedrigen.

▶ **Indikationen:** Leichtere bis mittelschwere Erkrankungen an Blastomykose, Histoplasmose und Coccidioidomykose (bei lebensbedrohenden Erkrankungen jedoch Amphotericin B verwenden). Bei schwerer Trichophytie soll Ketoconazol nur bei Versagen der Lokalbehandlung angewandt werden. Bei Aspergillose unsichere oder fehlende Wirkung. Die Creme oder Waschlösung (Terzolin) kann zur Lokalbehandlung einer schweren Tinea, Mikrosporie oder Pityriasis versicolor sowie der seborrhoischen Dermatitis (s. S. 613) benutzt werden. Bei oraler Candidiasis sollten die besser verträglichen Azole (Fluconazol, Itraconazol) bevorzugt werden. Die chronische mukokutane Candidiasis sowie schwere rezidivierende Vaginalmykosen behandelt man heute mit Fluconazol (besser verträglich).

▶ **Kontraindikationen:** Gravidität (im Tierversuch wirkt Ketoconazol teratogen und embryotoxisch). Daher sind während der Behandlung schwangerschaftverhütende Maßnahmen erforderlich. Da Ketoconazol in die Muttermilch übertritt, ist Stillen nicht erlaubt. Keine Anwendung in den ersten 2 Lebensjahren. Vorsicht bei Patienten mit bereits bestehender Leberschädigung und bei Patienten, die in den letzten 4 Wochen Griseofulvin erhalten haben. Nicht systemisch bei unkomplizierten oberflächlichen Infektionen, die auf die topische Behandlung ansprechen!

▶ **Dosierung:** Standard-Dosis bei Epidermophytie 1mal tgl. 200 mg per os (stets mit der Mahlzeit), bei Kindern 3 mg/kg. Bei schweren Erkrankungen Dosissteigerung auf 1mal tgl. 400 mg (6 mg/kg) möglich. Therapiedauer: bei Mundsoor 10 Tage, bei tiefen Hautmykosen und bei generalisierter Candidiasis 1–2 Monate, bei Coccidioidomykose und Histoplasmose 2–6 Monate. Die Creme (enthält zusätzlich Propylenglykol und Cetylalkohol) soll 1mal tgl. auf die infizierten Hautflächen aufgetragen werden. Behandlungsdauer bei Tinea je nach Lokalisation 2–4 Wochen, bei Tinea pedis bis zu 6 Wochen. Bei Pityriasis und seborrhoischer Dermatitis ist eine Behandlung mit Ketoconazol-Shampoo (Terzolin) gut wirksam.

▶ **Handelsformen:** Tabletten à 0,2 g, Creme, Shampoo.

Eigenschaften der Antibiotika

▶ **Beurteilung:** Wegen der seltenen, aber ernsten Nebenwirkungen und starken metabolischen Interaktionen sollte Ketoconazol heute durch besser verträgliche Mittel, wie Fluconazol und Itraconazol, weitgehend ersetzt werden.

Literatur

AYUB, M., M. J. LEVELL: The effect of ketoconazole related imidazole drugs and antiandrogens on [3H] R 1881 binding to the prostatic androgen receptor and [3H] 5 alpha-dihydrotestosterone and [3H] cortisol binding to plasma proteins. J. Steroid Biochem. *33:* 251–255 (1989).

BLATCHFORD, N. R., M. B. EMANUEL, G. CAUWENBERGH: Ketoconazole resistance. Lancet *II:* 770 (1982).

DANESHMEND, T. K.: Ketoconazole-cyclosporin interaction. Lancet *II:* 1342 (1982).

DE FELICE, R., D. G. JOHNSON, J. N. GALGIANI: Gynecomastia with ketoconazole. Antimicrob. Ag. Chemother. *19:* 1073 (1981).

DIEPERINK, H., J. MØLLER: Ketoconazole and cyclosporin. Lancet *II:* 1217 (1982).

ENGELHARD, D., H. R. STUTMAN, M. I. MARKS: Interaction of ketoconazole with rifampin and isoniazid. New Engl. J. Med. *311:* 1681 (1984).

FIREBRACE, D. A. J.: Hepatitis and ketoconazole therapy. Brit. Med. J. *283:* 1058 (1981).

GROSSO, D. S., T. W. BOYDEN, R. W. PAMENTER et al.: Ketoconazole inhibition of testicular secretion of testosterone and displacement of steroid hormones from serum transport proteins. Antimicrob. Ag. Chemother. *23:* 207 (1983).

HEIBERG, J. K., E. SVEJGAARD: Toxic hepatitis during ketoconazole treatment. Brit. Med. J. *283:* 825 (1981).

HORSBURGH JR., C. R., C. H. KIRKPATRICK, C. B. TEUTSCH: Ketoconazole and the liver. Lancet *I:* 860 (1982).

JANSSEN, P. A. J., J. E. SYMOENS: Hepatic reactions during ketoconazole treatment. Amer. J. Med. *74:* 80 (1983).

MACNAIR, A. L., E. GASCOIGNE, J. HEAR et al.: Hepatitis and ketoconazole therapy. Brit. Med. J. *283:* 1058 (1981).

MAKSYMIUK, A. W., H. B. LEVINE, G. P. BODEY: Pharmacokinetics of ketoconazole in patients with neoplastic diseases. Antimicrob. Ag. Chemother. *22:* 43 (1982).

MORGENSTERN, G. R., R. POWLES, B. ROBINSON, T. J. MCELWAIN: Cyclosporin interaction with ketoconazole and melphalan. Lancet *II:* 1342 (1982).

National Institute of Allergy and Infectious Diseases Mycoses Study Group: Treatment of blastomycosis and histoplasmosis with ketoconazole. Results of a prospective randomized clinical trial. Ann. Intern. Med. *103:* 861–872 (1985).

PILLANS, P. I., P. COWAN, D. WHITELAW: Hyponatraemia and confusion in a patient taking ketoconazole. Lancet *I:* 821 (1985).

PONT, A., J. R. GRAYBILL, P. C. GRAVEN et al.: High-dose ketoconazole therapy and adrenal and testicular function in humans. Arch. Intern. Med. *144:* 2150 (1984).

PONT, A., P. L. WILLIAMS, S. AZHAR et al.: Ketoconazole blocks testosterone synthesis. Arch. Intern. Med. *142:* 2137 (1983).

PONT, A., E. S. GOLDMAN, A. M. SUGAR et al.: Ketoconazole-induced increase in estradiol-testosterone ratio. Probable explanation for gynecomastia. Arch. Intern. Med *145:* 1429 (1985).

SCHURMEYER, TH., E. NIESCHLAG: Ketoconazole-induced drop in serum and saliva testosterone. Lancet *II:* 1998 (1982).

SMITH, A. G.: Potentiation of oral anticoagulants by ketoconazole. Brit. Med. J. *288:* 188 (1985).

TAVIHAN, A., J.-P. RAUFMAN, L. E. ROSENTHAL et al.: Ketoconazole-resistant Candida esophagitis in patients with acquired immunodeficiency sydrome. Gastroenterology 90: 443 (1986)
TUCKER, W. S., B. B. SNELL, D. P. ISLAND, C. R. GREGG: Reversible adrenal insufficiency induced by ketoconazole. J. Am. Med. Assoc. 253: 2413 (1985).
VAN DEN BOSSCHE, H., G. WILLEMSENS, W. COOLS et al.: In vitro and in vivo effects of the antimycotic drug ketoconazole on sterol synthesis. Antimicrob. Ag. Chemother. 17: 922 (1980).
VAN DUKE, C. P. H., F. R. VEERMAN, H. CH. HAVERKAMP: Anaphylactic reactions to ketoconazole. Brit. Med. J. 287: 1673 (1983).
WATANABE, H., J. A. MENZIES: Depression of ovarian estradiol-17beta following single oral dose of ketoconazole. Res. Commun. Chem. Pathol. Pharmacol. 48: 141 (1985).
WHITE, M. C., P. KENDALL-TAYLOR: Adrenal hypofunction in patients taking ketoconazole. Lancet I: 44 (1985).

Itraconazol

▶ **Handelsname:** Sempera.

▶ **Eigenschaften:** Neues systemisch wirksames Azolderivat (Triazol, s. Abb. 49, S. 320), das im Vergleich zu den anderen Azolen (auch Ketoconazol) erheblich stärker gegen Aspergillus (einschließlich Aspergillus fumigatus) wirkt. Als Breitspektrum-Antimykotikum ist es auch gegen Dermatophyten, Candida-Arten, Cryptococcus, Sporothrix, Cladosporium und Phialophora wirksam. Itraconazol kann bei systemischen und schweren lokalen Pilzinfektionen oral gegeben werden.

▶ **Pharmakokinetik:** Resorption während und nach einer Mahlzeit besser als nüchtern. Bei wiederholter Dosierung von täglich 0,1 g oder 0,2 g sind nach 1 Woche gleichbleibende Serumspiegel von 0,6 mg/l nachweisbar. Halbwertszeit: 24 h. Plasmaeiweißbindung: 99%. Hohe Gewebespiegel (auch im Gehirn). Keine Penetration in den Liquor und das Augenkammerwasser. Starke Metabolisierung in der Leber (im Harn kein unverändertes Itraconazol nachweisbar). Niereninsuffizienz, Hämodialyse und Peritonealdialyse beeinflussen die Serumspiegel nicht. Die gleichzeitige Gabe von Rifampicin oder Phenytoin erniedrigt die Serumspiegel von Itraconazol. Bei Mundsoor wirkt oft noch Itraconazol, wenn Fluconazol versagt hat.

▶ **Nebenwirkungen:** Selten sind Übelkeit, Erbrechen, Leibschmerzen, Hautausschläge, Kopfschmerzen, Schwindel und Herzschmerzen.

▶ **Indikationen:** Pityriasis versicolor, Dermatomykosen, Pilz-Keratitis (z. B. durch Candida oder Fusarium). Schwere Pilzinfektionen bei AIDS (durch Candida, Histoplasma, Cryptococcus und andere Pilze). Bei leichteren Aspergillusinfektionen ist ein Behandlungsversuch gerechtfertigt. Der Wert für eine Aspergillus-Prophylaxe ist noch unklar.

▶ **Kontraindikationen:** Schwangerschaft (wegen Teratogenität in Tierversuchen), Laktationsperiode, schwere Leberfunktionsstörungen. Bei gleichzeitiger Gabe von Ciclosporin A müssen die Serumspiegel von Ciclosporin A kontrolliert werden.

▶ **Dosierung:** 1mal täglich 0,2 g für 1 Woche (Pityriasis) oder 3 Wochen (Pilz-Keratitis) und 1mal täglich 0,1 g für 2–4 Wochen (Dermatomykosen). Keine Dosisbeschränkung bei Niereninsuffizienz.

▶ **Beurteilung:** Relativ neues orales Breitspektrum-Antimykotikum mit systemischer Wirkung (auch gegen Aspergillus) und guter Verträglichkeit.

Literatur

BORELLI, D.: A clinical trial of itraconazole in the treatment of deep mycoses and leishmaniasis. Rev. Infect. Dis. *9:* 57–63 (1987).
BORGERS, M., M. A. VAN DE VEN: Degenerative changes in fungi after itraconazole treatment. Rev. Infect. Dis. *9:* 33 (1987).
CAUWENBERGH, G., P. DE DONCKER: Itraconazole (R 51.211): a clinical review of its antimycotic activity in dermatology, gynecology, and internal medicine. Drug. Dev. Res. *8:* 317–323 (1986).
DEL PALACIO HERNANZ, A., S. V. DELGADO, F. R. MENENDEZ, A. B. RODRIGUEZ-NORIEGA: Randomized comparative clinical trial of Itraconazole and selenium sulfide shampoo for the treatment of pityriasis versicolor. Rev. Infect. Dis. *9* (Suppl. 1): 121–127 (1987).
DENNING, D. W. et al.: Itraconazole therapy for cryptococcal meningitis and cryptococcosis. Arch. Intern. Med. *149:* 2301, 1989.
DUPONT, B., E. DROUHET: Early experience with itraconazole in vitro and in patients – pharmacokinetic studies and clinical results. Rev. Infect. Dis. *9:* 71–76 (1987).
ESPINEL-INGROFF, A., S. SHADOMY, R. J. GEBHARDT: In vitro studies with R 51.211 (itraconazole). Antimicrob. Ag. Chemother. *26:* 5–9 (1984).
GANER, A., E. ARATHOON, D. A. STEVENS: Initial experience in therapy for progressive mycoses with itraconazole, the first clinically studied triazole. Rev. Infect. Dis. *9:* 77–88 (1987).
McEWEN, J. G., G. R. PETERS, T. F. BLASCHKE, E. BRUMMER, A. M. PERLMAN, A. RESTREPO, D. A. STEVENS: Treatment of paracoccidioidomycosis with itraconazole in a murine model. J. Trop. Med. Hyg. *88:* 295–299 (1985).
NEGRONI, R., O. PALMIERI, F. KOREN, I. N. TIRABOSCHI, R. L. GALIMBERTI: Oral treatment of paracoccidioidomycosis and histoplasmosis with itraconazole in humans. Rev. Infect. Dis. *9:* 47–50 (1987).
ODDS, F. C., C. E. WEBSTER, A. B. ABBOTT: Antifungal relative inhibition factors: BAY 19139, bifonazole, butoconazole, isoconazole, itraconazole (R 51211), oxiconazole. Ro 14-4767/002, sulconazole, terconazole and vibunazole (BAY n-7133) compared in vitro with nine established antifungal agents. J. Antimicrob. Chemother. *14:* 105–114 (1984).

20. Antimykotika

PERFECT, J. R., D. V. SAVANI, D. T. DURACK: Comparison of itraconazole and fluconazole in treatment of cryptococcal meningitis and candida pyelonephritis in rabbits. Antimicrob. Agents. Chemother. *29:* 579–583 (1986).
RESTREPO, A., I. GOMEZ, J. ROBLEDO, M. M. PATINO, L. E. CANO: Itraconazole in the treatment of paracoccidioidomycosis: a preliminary report. Rev. Infect. Dis. *9:* 51–56 (1987).
SACHS, M. K., R. G. PALUZZI, J. H. MOORE: Amphotericin-resistant aspergillus osteomyelitis controlled by itraconazole (letter). Lancet. *335:* 1475 (1990).
VAN CAUTEREN, H., J. HEYKANTS, R. DE COSTER, G. CAUWENBERGH: Itraconazole: pharmacologic studies in animals and humans. Rev. Infect. Dis. *9:* 43–46 (1987).
VAN CUTSEM, J., F. VAN GERVEN, M.-A. VAN DE VEN, M. BORGERS, P. A. J. JANNSEN: Itraconazole, a new triazole that is orally active in aspergillosis. Antimicrob. Ag. Chemother. *26:* 527–534 (1984).
VAN'T WOUT, J. W., E. J. RAVEN, J. W. VAN DER MEER: Treatment of invasive aspergillosis with itraconazole in a patient with chronic granulomatous disease. J. Infect. *20:* 147–150 (1990).
WARNOCK, D. W.: Itraconazole and fluconazole: new drugs for deep fungal infection. J. Antimicrob. Chemother. *24:* 275–277 (1989).

Fluconazol

▶ **Handelsnamen:** Diflucan, Fungata.

▶ **Eigenschaften:** Systemisch wirksames Azolderivat (Triazol) mit guter Aktivität gegen Candida-Arten und Cryptococcus neoformans. Gut wasserlöslich. Strukturformel: Abb. 49, S. 320.

▶ **Wirkungsspektrum:** In vitro wirksam gegen Candida-Arten (jedoch nicht gegen Candida krusei) und Cryptococcus neoformans. Aspergillus-Arten und Dermatophyten sind resistent. Sekundäre Resistenzentwicklung von Candida möglich.

▶ **Pharmakokinetik:** Relativ gute Resorption nach oraler Gabe. Mittlerer maximaler *Serumspiegel* nach 2,5–3,0 mg/kg oral 1,3 mg/l, nach i.v. Infusion von 0,05 oder 0,1 g (in 30 min) 0,9 mg/l bzw. 2,1 mg/l (15 min nach Infusionsende). *Halbwertszeit:* 25 h. *Plasmaeiweißbindung:* 12%. Gute Gewebegängigkeit (auch in die Haut). Relativ hohe Konzentrationen in Urin, Speichel, Sputum, Augenkammerwasser und Liquor (Liquorkonzentrationen fast so hoch wie im Serum). *Urin-Recovery:* 60–75% (unverändert) nach oraler Gabe und 80% nach i.v. Gabe.

▶ **Nebenwirkungen:** Im allgemeinen gut verträglich. Gastrointestinale Störungen (Übelkeit, Bauchschmerzen, Durchfall) sind häufiger als Hautausschläge und

ZNS-Störungen (Kopfschmerzen, Schwindel, Krämpfe, Somnolenz). Selten sind Leberfunktionsstörungen.

▶ **Interaktionen:** Wirkungsverstärkung von Cumarinderivaten und oralen Antidiabetika vom Sulfonylharnstoff-Typ. Bei gleichzeitiger Gabe von Rifampicin können die Fluconazolspiegel erniedrigt sein.

▶ **Indikationen:** Systemische Infektionen durch Candida albicans, Meningitis durch Cryptococcus neoformans, schwere mukokutane Candida-Infektionen (Stomatitis, Ösophagitis), besonders bei AIDS und anderen Immundefekten. Geeignet zur Candida-Prophylaxe bei immunsupprimierten Patienten. Die Prophylaxe von Cryptococcus-Infektionen bei AIDS durch eine Dauerbehandlung mit Fluconazol wird diskutiert, ist aber noch nicht bewiesen.

▶ **Kontraindikationen:** Schwangerschaft, Laktationsperiode.

▶ **Anwendung und Dosierung:** Bei systemischen Candida-Infektionen und Cryptococcus-Meningitis 0,2 g einmal täglich als i. v. Infusion (30 min) oder oral. Am ersten Behandlungstag kann einmalig 0,4 g gegeben werden. Bei Kindern über 3 Jahren werden 3–6 mg/kg/Tag empfohlen. Bei Schleimhautinfektionen (auch der Harnwege) und zur Prophylaxe sind 0,05 g oral (einmal täglich) ausreichend. Bei vaginaler Candida-Infektion ist eine systemische Einmaltherapie möglich mit 0,15 g oral als Tablette (Fungata).

Reduzierte Dosierung bei **Niereninsuffizienz:** bei Kreatinin-Clearance von 21–40 ml/min normale Einzeldosis alle 48 h geben, bei Kreatinin-Clearance von 10–20 ml/min alle 72 h. Bei Dialysepatienten gibt man 1 Dosis nach jeder Dialyse.

▶ **Behandlungsdauer:** Bei systemischen Infektionen und Meningitis bis zu 3 Monaten, bei schweren Schleimhautinfektionen bis zu 2 Wochen. Cryptococcus-Infektionen bei AIDS erfordern eine lebenslange Suppressionstherapie in hoher Dosierung (bis 400 mg täglich).

▶ **Handelsformen:** Kapseln à 0,05 g, 0,1 g und 0,2 g, Suspension für orale Anwendung (0,5%), Infusionsflaschen à 0,1 g und 0,2 g.

▶ **Beurteilung:** Wirksam bei systemischen Candida- und Cryptococcus-Infektionen. Intravenös und oral anwendbar. Gute Verträglichkeit, aber relativ schwache Aktivität.

Literatur

BRAMMER, K. W., P. R. FARROW, J. K. FAULKNER: Pharmacokinetics and tissue penetration of fluconazole in humans. Rev. Infect. Dis. *12 Suppl. 3:* S 318–326 (1990).
COLLIGNON, P.: Interaction of fluconazole with cyclosporin. Lancet *1:* 1262 (1989).
DAVE, J., M. M. HICKEY, E. G. L. WILKINS: Fluconazole in renal candidosis. Lancet *1:* 163–164 (1989).
EBDEN, P., P. NEILL, P. R. FARROW: Sputum levels of fluconazole in humans. Antimicrob. Agents. Chemother. *33:* 963–964 (1989).
ESPOSITO, R., C. U. FOPPA, S. ANTINORI: Fluconazole for cryptococcal meningitis. Ann. Intern. Med. *110:* 170 (1989).
LARSEN, R. A., M. A. LEAL, L. S. CHAN: Fluconazole compared with amphotericin B plus flucytosine for cryptococcal meningitis in AIDS. A randomized trial. Ann. Intern. Med. *113:* 183–187 (1990).
LAZAR, J. D., K. D. WILNER: Drug interactions with Fluconazole. Rev. Inf. Dis. *12* (Suppl. 3): 327–333 (1990).
MEUNIER, F., M. AOUN, M. GERARD: Therapy for oropharyngeal candidiasis in the immunocompromised host: a randomized double-blind study of fluconazole vs. ketoconazole. Res. Infect. Dis. *12 Suppl. 3:* S 364–368 (1990).
STERN, J. J. et al.: Fluconazole therapy for patients with acquired immunodeficiency syndrome and cryptococcosis: Experience with 22 patients. Am. J. Med. *85:* 477 (1988).
TUCKER, R. M., J. N. GALGIANI, D. W. DENNING et al.: Treatment of coccidioidal meningitis with fluconazole. Rev. Infect. Dis. *12 Suppl. 3:* S 380–389 (1990).

UK-109.496

Es handelt sich um ein neues Antimykotikum aus der Triazol-Gruppe. Nur die linksdrehende Form ist aktiv. UK-109.496 der Firma Pfizer hat eine wesentlich stärkere Aktivität als Fluconazol gegen Candida, Cryptococcus und Aspergillus. Die Substanz wird bei oraler Gabe relativ gut resorbiert. Wie bei anderen Azolen erfolgt eine erhebliche Metabolisierung und Induktion des Cytochrom-P450-Systems der Leber. Die Ausscheidung mit dem Urin erfolgt fast nur als inaktive Metaboliten. Halbwertszeit 5 h. UK-109.496 wird anscheinend gut vertragen. Die Substanz ist eine mögliche Alternative zu Itraconazol für die Behandlung von Candida- und Aspergillus-Infektionen. Die optimale Dosierung ist noch unklar (50–400 mg täglich).

Azole für lokale Anwendung

Es gibt eine Vielzahl von sehr ähnlichen Azolen zur topischen Therapie oberflächlicher Pilzinfektionen der Haut und der Vagina. Die zuerst eingeführten Derivate Clotrimazol und Miconazol sind weiterhin wertvolle Therapeutika. Die neueren Derivate unterscheiden sich teilweise im Wirkungsspektrum und in der Verträglichkeit. So mußte z. B. das topische Azol-Derivat Terconazol wegen unerwünschter systemischer Nebenwirkungen (Fieber, Kreislaufreaktionen) zurückgezogen werden.

Eigenschaften der Antibiotika

Clotrimazol

▶ **Handelsnamen:** Canesten u. v. a.

▶ **Eigenschaften:** Pioniersubstanz der Imidazol-Derivate (Abb. 50), schwach basisch, wasserunlöslich, aber gut löslich in Lipoidlösungsmitteln.

▶ **Wirkungsspektrum:** Fungistatische Wirkung auf Dermatophyten (Trichophyton- und Microsporon-Arten, Epidermophyton floccosum), Sproßpilze (Candida), Chromomyzeten (Hormodendrum- und Phialophora-Arten) sowie bestimmte Erreger von generalisierten Pilzinfektionen. Unwirksam auf die meisten Bakterien und alle Viren.

▶ **Resistenz:** Primär resistente Stämme von Candida albicans und Trichophyton scheinen kaum vorzukommen. Sekundäre Resistenzentwicklung bisher nicht beobachtet.

▶ **Nebenwirkungen:** Selten sind Hautreizung (Rötung, Schwellung, Brennen, Jucken) oder Hautreaktionen auf Zusatzstoffe (z. B. Propylen- oder Polyäthylenglykol, Isopropanol oder Cetylstearylalkohol). Bei Gebrauch von Vaginaltabletten sind ebenfalls Reizsymptome möglich.

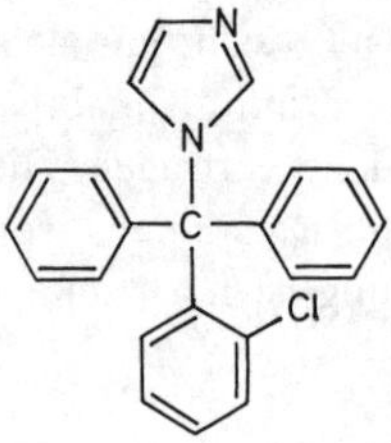

Clotrimazol
(Canesten)

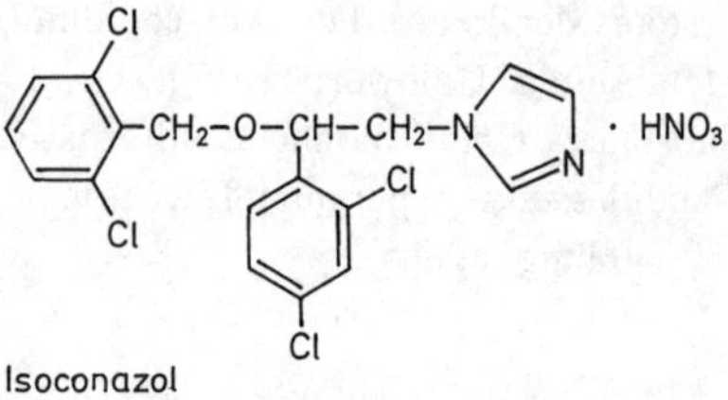

Isoconazol
(Travogen)

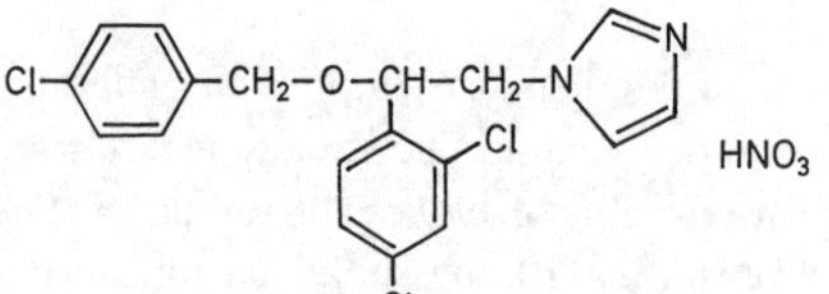

Econazol
(Epi-Pevaryl, Gyno-Pevaryl)

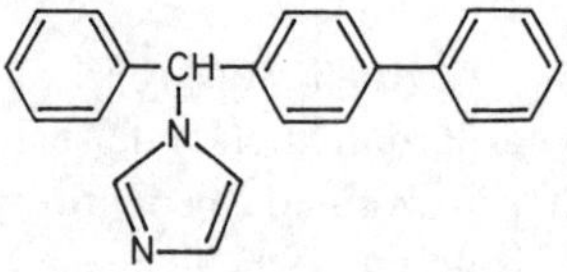

Bifonazol
(Mycospor)

Abb. 50. Strukturformeln topischer Azole.

20. Antimykotika

▶ **Indikationen:** Geeignet zur Lokalbehandlung (mit 1%iger Lösung oder Creme oder mit Spray) von Dermatomykosen durch Candida-, Trichophyton-, Microsporon-Arten, Epidermophyton floccosum und Malassezia furfur, weiterhin von Erythrasma und Pityriasis versicolor. Lokale Anwendung bei Candida-Kolpitis in Form von Vaginaltabletten und Vaginalcreme möglich. Anwendung in der Schwangerschaft erlaubt.

▶ **Dosierung und Behandlungsdauer:** Hautcreme oder -salbe 2–3mal tgl. auf die erkrankte Stelle dünn auftragen und einreiben. Spray 2mal tgl. dünn aufsprühen. Vaginaltabletten à 0,1 g tgl. 1–2mal abends (für 7 Tage), à 0,2 g tgl. 1mal abends (für 3 Tage), à 0,5 g (nur 1 Dosis einmal) einführen (bei Schwangerschaft ist eine 3- oder 7-Tage-Behandlung sicherer wirksam). Bei Candida- und Trichophyton-Infektionen der Haut 4–6 Wochen, bei Erythrasma und Pityriasis versicolor etwa 3 Wochen, bei Onychomykose nicht unter 4 Monaten.

▶ **Handelsformen:** Lösung, Creme, Salbe, Puder, Vaginaltabletten, Vaginalcreme und Spray.

▶ **Beurteilung:** Gut wirksames Lokalantimykotikum mit breitem Spektrum und guter lokaler Verträglichkeit.

Literatur

COHEN, L.: Single dose treatment of vaginal candidosis: comparison of clotrimazole and isoconazole. Brit. J. Vener. Dis. *60:* 42 (1984).
MILSOM, I., L. FORSSMAN: Treatment of vaginal candidosis with a single 500-mg clotrimazole pessary. Brit. J. Vener. Dis. *58:* 124 (1982).
OWENS, N. J., C. H. NIGHTINGALE, R. T. SCHWEIZER et al.: Prophylaxis of oral candidiasis with clotrimazole troches. Arch. Intern. Med. *144:* 290 (1984).
RITTER, W. K. PATZSCHKE, U. KRAUSE, S. STETTENDORF: Pharmacokinetic fundamentals of vaginal treatment with clotrimazole. Chemotherapy *28 (Suppl. 1):* 37–42 (1982).
ROLLER, J. A.: Contact allergy to clotrimazole. Brit. Med. J. *II:* 737 (1978).
SCHECHTMAN, L. B., L. FUNARO, T. ROBIN et al.: Clotrimazole treatment of oral candidiasis in patients with neoplastic disease. Amer. J. Med. *76:* 91 (1984).

Econazol

▶ **Handelsnamen:** Epi-Pevaryl, Gyno-Pevaryl.

▶ **Eigenschaften:** Imidazol-Derivat, dem Miconazol chemisch nahe verwandt (1 Chloratom fehlt). Strukturformel s. Abb. 50.
Econazol ist in vitro auf Pilze etwas stärker wirksam als Miconazol. Gut geeignet zur Lokalbehandlung von Hautmykosen und Vaginalsoor.

▶ **Applikation:** Lokal als Puder, Creme, Lotio, Lösung, Ovula, Spray. Als Nebenwirkung können Rötung, Brennen oder Jucken auftreten.

Literatur

BENIJTS, G., M. VIGNALLI, W. KREYSING, S. STETTENDORF: Three-day therapy of vaginal candidiasis with clotrimazole vaginal tablets and econazole ovules: a multicentre comparative study. Curr. Med. Res. Opin. *7:* 55 (1980).
BINGHAM, J. S., C. E. STEELE: Treatment of vaginal candidosis with econazole nitrate and nystatin. A comparative study. Brit. J. Vener. Dis. *57:* 204 (1981).

Isoconazol

▶ **Handelsnamen:** Travogen, Gyno-Travogen.

▶ **Eigenschaften:** Lokales Azol (Abb. 50) mit Wirkung gegen Candida, Dermatophyten und Schimmelpilze. Anwendung bei oberflächlichen Mykosen der Haut (auch bei Erythrasma und Pityriasis versicolor) als 1%ige Creme (Travogen) oder 1%ige Lösung. Überempfindlichkeit gegen Cetylstearylalkohol (in der Creme) oder Propylenglykol (im Spray) möglich. Kontakt mit den Augen vermeiden. Gyno-Travogen als Vaginaltabletten (à 300 mg) und Creme wird zur Lokalbehandlung von vulvovaginalen Mykosen angewandt. Nicht am Auge anwenden.

▶ **Kontraindikation:** 1. Schwangerschaftsdrittel. Keine großflächige oder langfristige Anwendung.

Als **Nebenwirkung** können Reizerscheinungen der Haut und Schleimhaut auftreten.

Literatur

COHEN, L.: Single dose treatment of vaginal candidosis: Comparison of clotrimazole and isoconazole. Brit. J. Vener. Dis. *60:* 42–44 (1984).
TAEUBER, U.: Availability of isoconazole in human skin after dermal application as free base and as nitrate in vitro. Arzneim.-Forsch. *37/1, 4:* 461–463 (1987).

Oxiconazol

▶ **Handelsname:** Oceral.

▶ **Eigenschaften:** Azol zur lokalen Anwendung mit breitem Wirkungsspektrum gegen Trichophyton-, Epidermophyton- und Mikrosporum-Arten, Candida-

20. Antimykotika

Arten, Malassezia furfur (Erreger der Pityriasis versicolor) und Schimmelpilze. Oxiconazol wirkt auch auf grampositive Bakterien (Staphylokokken und Streptokokken). Von der Haut wird Oxiconazol kaum resorbiert. Als seltene Nebenwirkung kann an der behandelten Haut Brennen und Juckreiz, bei längerer Anwendung Austrocknung auftreten.

▶ **Anwendung:** Die Creme, der Puder oder die Lösung (zum Auftragen oder Aufsprühen) soll für mindestens 3 Wochen auf die erkrankten Hautstellen gebracht werden. Um Rückfälle zu verhüten, wird empfohlen, die örtliche Behandlung nach vollständiger Abheilung der Hauterscheinungen noch 1–2 Wochen fortzusetzen.

Bifonazol

▶ **Handelsname:** Mycospor.

▶ **Eigenschaften:** Topisches Breitspektrum-Antimykotikum (Azol, Abb. 50) mit Wirkung gegen Dermatophyten, Candida-, Aspergillus-Arten, Malassezia furfur (Pityriasis versicolor) und gegen Corynebacterium minutissimum (Erythrasma). Ein Vorteil ist die besonders lange Persistenz des Wirkstoffes auf der Haut, die eine einmal tägliche Anwendung ermöglicht.

▶ **Anwendung:** Als Creme oder Lotio (enthält Cetylstearylalkohol), Puder, Lösung oder Spray zur Lokalbehandlung von Pilzinfektionen der Haut.

▶ **Dauer der Behandlung:** 2–4 Wochen. Als seltene **Nebenwirkung** können Hautrötung, -brennen und Juckreiz auftreten.

▶ **Handelsformen:** Creme, Lösung, Puder, Spray, Nagelsalbe.

▶ **Beurteilung:** Stark wirksames Antimykotikum mit breitem Spektrum und guter Verträglichkeit.

Flucytosin

▶ **Handelsname:** Ancotil.

▶ **Eigenschaften:** Flucytosin (5-Fluorocytosin) gehört zu den fluorierten Pyrimidinen (Strukturformel: s. u.) und wirkt bei empfindlichen Pilzen als Antimetabolit des Cytosins. Die fungistatische Wirkung beruht auf der Umwandlung in das Zytostatikum 5-Fluorouracil in der Pilzzelle. Beim Menschen findet keine stärkere

Metabolisierung von Flucytosin statt. Im Urin wird der Metabolit nur in geringer Menge ausgeschieden. Strukturformel s. Abb. 51.

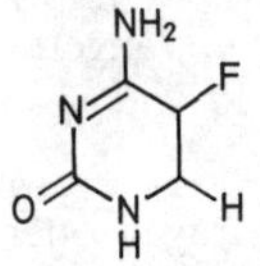

Abb. 51. Strukturformel von Flucytosin.

▶ **Wirkungsspektrum:** Gute bis sehr gute Wirksamkeit auf Candida albicans und die meisten anderen Candida-Arten, auf Cryptococcus neoformans, Geotrichum candidum, einen Teil der Aspergillus-Arten (besonders Aspergillus fumigatus) und die Erreger der Chromoblastomykose (Phialophora, Cladosporium). Synergistische Wirkung mit Amphotericin B auf Candida, Cryptococcus und Aspergillus. Resistent sind Histoplasma capsulatum, Blastomyces dermatitidis, Coccidioides immitis, Sporotrichon, Epidermophyton, Mucor u. a. Unwirksam auf Bakterien.

▶ **Resistenz:** Primär resistente Candida-, Cryptococcus- und Aspergillus-Stämme kommen vor (bei Candida in 20–50%). Empfindlichkeitsprüfung vor Therapiebeginn ratsam, auch mit dem Blättchentest möglich; antagonistenfreien Nährboden verwenden, sonst falsch negative Resultate. Nicht selten sekundäre Resistenzentwicklung unter der Behandlung (Rezidivgefahr), besonders bei Infektionen durch Candida-Arten und Cryptococcus neoformans. Keine Kreuzresistenz mit anderen Antimykotika.

▶ **Pharmakokinetik:** Resorption aus dem Magen-Darm-Kanal zu 80–90%. Bei oraler Gabe von täglich 100 mg/kg (Einzeldosis 2 g) werden *Serumspiegel* von 10–30 mg/l (für 6–10 h) und Liquorspiegel von 8–20 mg/l gefunden. Gutes Penetrationsvermögen mit Übergang auch in Augenkammerwasser, Peritonealexsudat und Synovialflüssigkeit. Bei i. v. Gabe von 1,5–2 g maximale Serumkonzentrationen von 30–50 mg/l. *Halbwertszeit* 3–4 h. Geringe *Plasmaeiweißbindung*. *Urin-Recovery* 90% (in unveränderter Form). Ausscheidung in den Fäzes zu 1–10%. Bei Niereninsuffizienz erhebliche Kumulation.

▶ **Nebenwirkungen:** Im allgemeinen relativ gute Verträglichkeit trotz hoher Dosierung. In ungefähr 10%, bei AIDS-Patienten in 30–50% reversible Blutschäden (Leukozytopenie, Thrombozytopenie und/oder Anämie) sowie vorübergehender Anstieg der Leberenzyme im Serum, selten gastrointestinale Störungen, Halluzinationen, Schwindel, Kopfschmerzen, Müdigkeit. Es sind Todesfälle durch Agranulozytose und Lebernekrosen beschrieben.

▶ **Interaktion:** Durch gleichzeitige Gabe des Zytostatikums Cytosin-Arabinosid wird die antimykotische Wirkung von Flucytosin aufgehoben.

20. Antimykotika

▶ **Indikationen:** Generalisierte Infektionen und schwere Organmykosen durch Cryptococcus neoformans, Candida albicans, Aspergillus fumigatus, Torulopsis glabrata u. a., auch Chromoblastomykose. Pilzinfektionen bei myeloischer Insuffizienz (Leukämie usw.) müssen manchmal auch ohne vorherige Testung behandelt werden. Die Kombinationsbehandlung mit Amphotericin B verhindert bei Kryptokokkose, Aspergillose und Candidiasis die sekundäre Resistenzentwicklung, ermöglicht eine niedrigere Dosierung von Amphotericin B und führt zu den relativ besten klinischen Resultaten. Eine Monotherapie mit Flucytosin erscheint nur bei Chromoblastomykose berechtigt.

▶ **Kontraindikationen:** Gravidität. Vorsicht bei Niereninsuffizienz (erhöhte Gefahr einer Hämatotoxizität), bei Leberschädigung sowie bei schon vorher bestehender Knochenmarkdepression (durch Tumorleiden).

▶ **Applikation und Dosierung:** Orale Gabe von tgl. 100–150 mg/kg Körpergewicht (bei Erwachsenen 6–10 g) in 4 Einzelgaben. Durch Verteilung der Tabletteneinnahme auf 15 min lassen sich Übelkeit und Erbrechen vermeiden. Behandlungsdauer 4–6 Wochen, bei Kryptokokkose bis zu 12 Wochen (Rezidivgefahr). Regelmäßige Blutbildkontrollen und Überwachung der Leber- und Nierenfunktion erforderlich. Die Tabletten zerfallen leicht in Wasser und können dann als geschmacksneutrale Suspension eingenommen werden.
Bei i. v. Kurzinfusion (30 min) Dosierung wie bei oraler Gabe; die niedrige Konzentration (1%) bedingt ein großes Infusionsvolumen. Der Infusionslösung dürfen keine anderen Medikamente beigemischt werden. Bei eingeschränkter Nierenfunktion Dosisreduzierung: Einzeldosis von 50 mg/kg alle 12 h (Kreatinin-Clearance 40–20 ml/min) und alle 24 h (Kreatinin-Clearance 20–10 ml/min). Bei stärkerer Einschränkung der Nierenfunktion richtet sich das Dosierungsintervall nach wiederholten Serumspiegelbestimmungen (gewünschter Bereich 25–40 mg/l). Die Konzentrationen sollen 100 mg/l nicht überschreiten. Flucytosin ist gut dialysabel. Bei Candida-Peritonitis (die sich manchmal bei wiederholten Peritonealdialysen entwickelt) kann eine Peritonealspülung mit Flucytosin (50 mg/l) durchgeführt werden.
Bei Kombination mit Amphotericin B gibt man 150 mg Flucytosin/kg/24 h am 1. Tag mit 0,05 mg Amphotericin B/kg/24 h, am 2. Tag mit 0,10 mg/kg/24 h und ab 3. Tag mit 0,3 mg/kg/24 h. Eine 10%ige Salbe kommt zur lokalen Zusatzbehandlung (neben der oralen oder i. v. Anwendung) bei Chromoblastomykose in Frage (am besten mit Okklusivverband).

▶ **Handelsformen:** Tabletten à 0,5 g, Infusionsflasche (2,5 g in 250 ml).

▶ **Beurteilung:** Antimykotikum zur systemischen Anwendung bei generalisierten Pilzinfektionen mit relativ guter Verträglichkeit, aber Gefahr von sekundärer

Resistenzentwicklung, die eine prophylaktische Anwendung ausschließt. Gut liquorgängig. Prinzipiell nur in Kombination mit Amphotericin B anwenden.

Literatur

DeFever, K. S., W. L. Whelan, A. L. Rogers et al.: Candida albicans resistance to 5-fluorocytosine: frequency of partially resistant strains among clinical isolates. Antimicrob. Ag. Chemother. 22: 810 (1982).
Smego, R. A., J. R. Perfect, D. T. Durack: Combined therapy with amphotericin B and flucytosine for Candida meningitis. Rev. Infect. Dis. 6: 791 (1984).
Speller, D. C. E., R. Y. Cartwright, E. G. V. Evans et al.: Laboratory methods for flucytosine (5-fluorocytosine): report of a working group of the British Society for Mycopathology. J. Antimicrob. Chemother. 14: 1 (1984).
Washburn, R. G., D. M. Klym, M. H. Kroll, J. E. Bennett: Rapid enzymatic method for measurement of serum flucytosine levels. J. Antimicrob. Chemother. 17: 673 (1986).
White, C. A., J. Traube: Ulcerating enteritis associated with flucytosine therapy. Gastroenterology 83: 1127 (1982).

Griseofulvin

▶ **Handelsnamen:** Fulcin S, Likuden M, Polygris.

▶ **Eigenschaften:** Benzofuran-Derviat (Abb. 52), schlecht wasserlöslich, im sauren pH-Bereich gut haltbar.

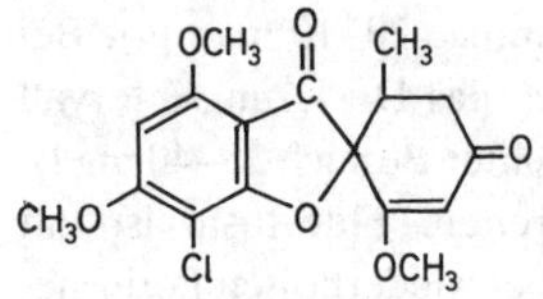

Abb. 52. Strukturformel von Griseofulvin.

▶ **Wirkungsweise:** Fungistatische Wirkung (Beeinflussung des Guaninstoffwechsels der Pilze), keine antibakterielle Aktivität.

▶ **Wirkungsspektrum:** Wirksam auf alle Trichophyton-Arten, auf Microsporum audouinii, M. canis, M. gypseum, M. distortum, Epidermophyton floccosum und Tinea-Arten außer Tinea (Pityriasis) versicolor. Unwirksam bei allen anderen Pilzarten.

▶ **Resistenz:** Resistenzentwicklung unter der Therapie selten. Kreuzresistenz mit anderen Antibiotika nicht bekannt.

20. Antimykotika

▶ **Pharmakokinetik:** *Resorption* nach oraler Gabe von der Partikelgröße abhängig (optimal bei einem Durchmesser zwischen 0,8 und 2,7 µ), nach fettreicher Mahlzeit besser als bei Nüchterngabe. *Maximale Blutspiegel* 4–5 h nach oraler Gabe.

Serumkonzentrationen: Maximale Serumspiegel nach 0,5 g Griseofulvin mikrofein 0,5–2,0 mg/l (4 h), bei Gabe der gleichen Dosis Griseofulvin ultramikronisiert etwa 50% höher. *Halbwertszeit* etwa 20 h. Teilweise Metabolisierung zu unwirksamem Demethyl-Griseofulvin.

Selektive Einlagerung in das neugebildete Keratin der Haarwurzel, Nagelmatrix und Epidermis, aber erst allmähliches Vordringen des Griseofulvins aus den unteren Schichten an die Oberfläche der Haut, so daß nur bei ausreichend langer Therapiedauer ein Fortschreiten der Pilzerkrankung verhindert werden kann. *Ausscheidung* zu einem beträchtlichen Teil mit den Fäzes, zu etwa 1% mit dem Harn.

▶ **Nebenwirkungen** relativ selten, aber schwer zu beeinflussen:
1. Zentralnervöse Störungen, wie Kopfschmerzen, Schwindelgefühl, Müdigkeit, psychische Störungen, Sehstörungen, Parästhesien, Alkoholintoleranz.
2. Gastrointestinale Beschwerden.
3. Allergische Exantheme oder Photosensibilisierung.
4. Reversible Neutropenie, Monozytose.
5. Passagere Albuminurie.
6. Störung der Spermatogenese.
7. Lupus-erythematodes-Syndrom.

Im Tierversuch stark onkogen und teratogen.

▶ **Interaktionen:** Die gleichzeitige Gabe von Barbituraten kann (infolge Enzyminduktion in der Leber) die Griseofulvin-Wirkung verhindern, die gleichzeitige Gabe von Cumarin-Derivaten die Antikoagulantien-Wirkung beeinträchtigen. Während einer Griseofulvin-Behandlung kann die Wirkung oraler Kontrazeptiva unsicher sein (infolge verstärkter Metabolisierung). Alkoholintoleranz. Männer sollten unter der Therapie und 6 Monate danach keine Kinder zeugen.

▶ **Frühere Indikationen:** Infektion durch Fadenpilze, Trichophytie, Onychomykose, Favus, Epidermophytie durch empfindliche Pilzarten. Heute wegen fehlender Therapiesicherheit Anwendung nicht mehr gerechtfertigt.

▶ **Falsche Indikationen:** Candida-Infektionen (Soor usw.), Tinea versicolor und leichtere Dermatophytien, die auf eine Lokalbehandlung mit Tolnaftat oder Miconazol ansprechen.

Eigenschaften der Antibiotika

▶ **Kontraindikationen:** Gravidität (Teratogenität), schwere Lebererkrankungen, Porphyrie.

▶ **Dosierung:** Bei Gabe von ultramikronisiertem Griseofulvin scheint eine Tagesdosis von 0,33 g auszureichen. Therapiedauer 1–3–6 Monate, abhängig von Lokalisation und Ausdehnung der Pilzinfektion: bei Tinea capitis ungefähr 4–6 Wochen, Tinea corporis 2–4 Wochen, Tinea pedis 4–8 Wochen, Fingernägel 4 Monate, Fußnägel 6 Monate. Behandlungserfolg durch mykologische Untersuchungen kontrollieren. Stets ist eine zusätzliche lokale Therapie mit Antimykotika und Keratolytika notwendig, evtl. auch eine Nagelextraktion und Entfernung pilzhaltiger Haare. Wegen der Möglichkeit einer Photosensibilisierung der Haut keine intensive Lichteinwirkung während der Behandlung. Die Reaktionsfähigkeit im Straßenverkehr und bei Maschinenbedienung kann beeinträchtigt sein.

▶ **Handelsformen:** Tabletten à 0,125 g, 0,33 g, 0,5 g.

▶ **Beurteilung:** Unzuverlässige Resorption. Ungünstiges Nutzen-Risiko-Verhältnis (Onkogenität, Teratogenität, Allergie usw.). Heute fast immer durch stärker wirksame Azole oder Terbinafin zu ersetzen.

Literatur

ARTIS, W. M., B. M. ODLE, H. E. JONES: Griseofulvin-resistant dermatophytosis correlates with in vitro resistance. Arch Dermatol. *117:* 16 (1981).
COTE, J.: Interaction of griseofulvin and oral contraceptives. J. Am. Acad. Dermatol. *22:* 124–125 (1990).

Ciclopiroxolamin

▶ **Handelsname:** Batrafen.

Lokalantimykotikum, Pyridon-Derivat ohne Verwandtschaft mit anderen Antimykotika (kein Azol), Verwendung als Aminoäthanolsalz, wirkt sowohl gegen Dermatophyten als auch gegen pathogene Hefepilze und Schimmelpilze. Starkes Penetrationsvermögen in die tieferen Hornhautschichten, auch in Nägel.
Perkutane **Resorption** etwa 1%. Bei Anwendung auf der Vaginalschleimhaut stärkere Resorption (daher in der Schwangerschaft aus Sicherheitsgründen nicht anwenden). Im allgemeinen gut verträglich, selten Juckreiz und Brennen auf der Haut. Ein Kontakt mit den Augen ist zu vermeiden. Die Creme und Vaginalcreme enthalten Cetyl- und Stearylalkohol (auf Überempfindlichkeit achten).

20. Antimykotika

Günstige Therapieergebnisse bei oberflächlichen Pilzinfektionen der Haut, bei Nagelmykosen und bei Vaginalsoor. Im Handel als Lösung, Creme, Puder, Vaginalcreme (2–3mal tgl. dünn auftragen). **Anwendungsdauer** bei Dermatomykosen 2 Wochen, bei Vaginalsoor 6 Tage. Nur bei Nagelmykosen ist eine Langzeittherapie gerechtfertigt.

▶ **Beurteilung:** Breitspektrum-Antimykotikum zur ungezielten lokalen Therapie von Dermatomykosen (auch Nagelmykosen).

Literatur

ALPERMANN, H. G., E. SCHÜTZ: Zur Pharmakologie und Toxikologie von Ciclopiroxolamin. Arzneimittel-Forsch. *31:* 1328 (1981).
GOUDARD, M., P. REGLI, N. LUBRANO: In vitro antifungal spectrum of ciclopiroxolamine. Pathol. Biol. Paris *37:* 621–623 (1989).
JUE, S. G., G. W. DAWSON, R. N. BROGDEN: Ciclopirox Olamine 1% cream; a preliminary review of its antimicrobial activity and therapeutic use. Drugs *29:* 330–341 (1985).
ROLLMAN, O., S. JOHANSSON: Hendersonula toruloidea infection: Successful response of onychomycosis to nail avulsion and topical Ciclopiroxolamine. Acta derm.-venereol. *67:* 506–510 (1987).
SZEPES, E., I. SCHNEIDER: Ciclopiroxolamine in the treatment of dermatomycoses. Mykosen *29:* 382–386 (1986).

Tolnaftat

▶ **Handelsnamen:** Tonoftal u. a.

▶ **Eigenschaften:** Geruch- und farbloses topisches Antimykotikum, synthetisch gewonnen, fungizid wirksam auf Trichophyton-, Mikrosporon-Arten, Epidermophyton, Aspergillus niger, aber nicht auf Candida-Arten.

▶ **Indikationen:** Dermatomykosen durch Fadenpilze, Pityriasis versicolor, Erythrasma sowie Onychomykose. Bei Hyperkeratose alternierende Behandlung mit 10%iger Salizylsäuresalbe. Als Creme, Lösung, Spray und Puder im Handel. In Tonoftal N ist zusätzlich Nystatin (gegen Candida) enthalten. Nicht am Auge anwenden.

Naftifin

▶ **Handelsname:** Exoderil.

Lokalantimykotikum aus der Allylamingruppe. Keine Verwandtschaft mit anderen Antimykotika (außer Terbinafin). Gut wirksam bei Dermatomykosen durch Dermatophyten, Hefen, Schimmelpilze. Creme, Gel und Lösung enthalten Naftifin in 1%iger Konzentration. Naftifin ist gut verträglich. In seltenen Fällen können vorübergehende lokale Reizungen, Brennen und Trockenheit der Haut auftreten. Diese Erscheinungen können auch durch Cetyl- und Stearyl-Alkohol in der Creme und Propylenglykol in der Lösung bedingt sein. Keine Anwendung am Auge. Naftifin sollte 1–2mal tgl. dünn aufgetragen werden. Bei Onychomykosen verwendet man die Lösung.

Literatur

GEORGOPOULOS, A., G. PETRANYI, H. MIETH, J. DREWS: In vitro activity of naftifine, a new antifungal agent. Antimicrob. Ag. Chemother. *39:* 386 (1981).
HAAS, P. J., H. TRONNIER, G. WEIDINGER: Naftifin bei Fußmykosen – Doppelblinder Therapievergleich mit Clotrimazol. Mykosen *28:* 33 (1985).

Terbinafin

▶ **Handelsname:** Lamisil.

Neu entwickeltes systemisches Antimykotikum aus der Gruppe der Allylamine. Gute klinische Wirksamkeit bei Dermatomykosen, die durch Dermatophyten verursacht sind (Trichophyton, M. canis, E. floccosum). Daneben besteht eine In-vitro-Aktivität gegen Candida- und Schimmelpilze, deren klinische Bedeutung fraglich ist. Schnelle und vollständige Resorption mit starker Anreicherung in der Kutis, in Nägeln und im Fettgewebe. Halbwertszeit 22 h. Starke Metabolisierung, aber kaum metabolische Interaktionen. Gute Verträglichkeit (nur selten Allergien, intestinale Beschwerden, Kopfschmerzen, Geschmacksstörungen). Die Sicherheit bei Schwangeren und Kindern ist noch nicht erwiesen. Terbinafin ist zugelassen für die systemische Therapie schwerer therapieresistenter Infektionen der Füße und des Kopfes durch Dermatophyten. Es stellt ein Ersatzpräparat für das in letzter Zeit zunehmend bedenklich gewordene Griseofulvin dar. Dosis für Erwachsene 1mal täglich 250 mg oral. Therapiedauer 4–6 Wochen.

Literatur

GOODFIELD, M. J. D., N. R. ROWELL, R. A. FORSTER, E. G. V. EVANS, A. RAVEN: Treatment of dermatophyte infections of the finger or toe nails with terbinafine (SF86–327, Lamisil), an orally active fungicidal agent. Brit. J. Dermatology *121:* 359–366 (1989).
JENSEN, J. C.: Clinical pharmacokinetics of terbinafine (Lamisil). Clin. Exp. Dermatol. *4:* 110–113 (1989).

Amorolfin

▶ **Handelsname:** Loceryl.

▶ **Eigenschaften:** Neues topisches Antimykotikum. Morpholin-Derivat. Keine Verwandtschaft mit anderen Antimykotika. Sehr stabil.

▶ **Wirkung:** Fungizid (Hemmung der Sterolsynthese der Pilze). Breites Wirkungsspektrum (Dermatophyten, Candida). Keine Wirkung auf übliche Schimmelpilze. Starke Aktivität. Nahezu keine Resorption aus den topischen Präparationen.

▶ **Anwendung:** Nagellack 1–2mal wöchentlich auf die befallenen Nägel auftragen (vorher erkrankte Nägel abfeilen). Behandlungsdauer: etwa 6 Monate (bis gesunder Nagel nachgewachsen ist). Die Creme wird bei Dermatophytien und Candidiasis der Haut angewandt. Als Nebenwirkung sind geringfügige lokale Reizerscheinungen beschrieben.

▶ **Beurteilung:** Alternative zur oft problematischen Therapie von Hautmykosen.

Literatur

HAY, R. (Ed.): Amorolphin. An Innovation in Antimycotic Therapy. Clin. & Exptl. 17, Suppl. 1 (1992).
POLAK, A., D. M. DIXON: Antifungal activity of amorolfine (Ro 14-4767/002) in vitro and in vivo. In: Fromtling R A (ed): Recent Trends in the Discovery, Development and Evaluation of Antifungal Agents. pp 555–573. Prous Science Publishers, Barcelona, 1987.

Therapie wichtiger Infektionen

1. Wahl des Antibiotikums 345
2. Infektionen durch fakultativ pathogene Bakterien 352
3. Septische Infektionen 370
4. Infektionen des Herzens und der Gefäße 386
5. ZNS-Infektionen 399
6. Infektionen des Respirationstraktes 415
7. Infektionen des Gastrointestinaltraktes 446
8. Infektionen des Urogenitaltraktes 471
9. Chirurgische Infektionen 486
10. Infektionen der Knochen und Muskeln 495
11. Gynäkologische Infektionen 501
12. Augeninfektionen 514
13. Hals-Nasen-Ohren-Infektionen 529
14. Hautinfektionen 538
15. Geschlechtskrankheiten 547
16. Rheumatisches Fieber 556
17. Katzenkratzkrankheit 558
18. Tetanus 559
19. Gasbrand 560
20. Milzbrand 562
21. Listerien-Infektionen 563
22. Salmonellen-Infektionen 565
23. Brucellosen 569
24. Tularämie 570
25. Borreliose (Lyme-Krankheit) 571
26. Leptospirosen 573
27. Rickettsiosen 574
28. Aktinomykose 575
29. Tuberkulose 576
30. Lepra 587
31. AIDS 590
32. Therapie von Pilzinfektionen 610
33. Toxoplasmose 618
34. Malaria 623

1. Wahl des Antibiotikums

Vorbemerkungen

Die Wahl des Antibiotikums und die Durchführung der Antibiotika-Therapie (Tab. 33) richten sich nach verschiedenen Gesichtspunkten.

Tab. 33. Klinische Anwendung wichtiger Antibiotika bei selteneren Erregern.

Keimart	Penicillin G	Ampicillin	Cefazolin	Cefoxitin	Ceftriaxon	Imipenem	Gentamicin	Doxycyclin	Chloramphenicol	Erythromycin	Clindamycin	Ciprofloxacin	Co-Trimoxazol
Acinetobacter-Arten	∅	∅	∅	∅	±	+	+	±	∅	∅	∅	⊞	∅
Actinomyces israeli	⊞	+	+	+	+	+	∅	+	±	+	+	±	+
Aeromonas hydrophilia	∅	∅	∅	+	+	+	+	+	+	∅	∅	⊞	+
Bacillus anthracis	⊞	+	+	+	+	+	+	+	+	+	+	+	+
Bordetella pertussis	∅	+	∅	∅	∅	?	∅	⊞	+	⊞	∅	+	+
Borrelia burgdorferi	⊞	+	+	+	⊞	+	?	+	+	+	∅	∅	∅
Borrelia recurrentis	+	+	+	+	+	+	?	⊞	+	+	∅	∅	+
Brucellen	∅	∅	∅	∅	∅	∅	+	⊞	+	∅	∅	+	∅
Campylobacter jejuni	∅	+	∅	∅	±	+	+	+	+	⊞	∅	+	∅
Citrobacter	∅	∅	∅	∅	±	+	⊞	+	+	∅	∅	⊞	⊞
Corynebacterium diphtheriae	⊞	+	+	+	+	+	+	+	+	+	+	+	∅
Erysipelothrix rhusiopathiae	⊞	+	+	+	+	∅	+	+	+	+	+	+	+
Francisella tularensis	∅	∅	∅	∅	?	?	⊞	⊞	+	∅	∅	?	∅
Fusobakterien	⊞	+	+	+	+	+	∅	+	+	∅	⊞	+	+
Haemophilus ducreyi	∅	+	+	+	+	?	?	+	+	+	∅	⊞	⊞
Legionellen	∅	∅	∅	∅	+	+	∅	+	∅	⊞	∅	+	∅
Leptospiren	⊞	+	+	+	+	+	?	⊞	+	?	?	∅	∅
Listerien	+	⊞	∅	∅	∅	+	±	+	±	+	+	+	+
Moraxella	∅	∅	+	+	⊞	⊞	+	⊞	±	±	∅	+	+
Nocardia asteroides	∅	∅	∅	∅	+	+	∅	+	∅	∅	+	?	⊞
Pasteurella multocida	⊞	+	+	+	+	+	+	⊞	+	+	O	+	+
Pseudomonas cepacia	∅	∅	∅	∅	∅	∅	∅	⊞	∅	∅	∅	+	+
Pseudomonas mallei	∅	∅	∅	∅	?	?	+	⊞	+	∅	∅	+	+
Pseudomonas pseudomallei	∅	∅	∅	∅	?	?	∅	+	+	∅	∅	+	+
Rickettsien	∅	∅	∅	∅	∅	∅	∅	⊞	+	+	∅	+	∅
Salmonella	∅	+	∅	∅	⊞	+	∅	∅	+	∅	∅	⊞	⊞
Xanthomonas maltophilia	∅	∅	∅	∅	∅	∅	∅	+	∅	∅	∅	±	+
Yersinia	∅	∅	∅	∅	+	+	+	+	+	∅	∅	⊞	⊞

⊞ = am besten wirksam; + = wirksam; ± = fraglich wirksam; ∅ = nicht wirksam; ? = unbekannt.

Therapie wichtiger Infektionen

Tab. 34. Fakultativ pathogene Bakterien, häufige Erkrankungen und Antibiotika-Therapie.

Name und Synonyma	Normales Vorkommen	Typische Erkrankungen	Geeignete Antibiotika
Staphylococcus aureus	Haut, oberer Respirationstrakt	Furunkel, Wundeiterungen, Mastitis, eitrige Parotitis, abszedierende Pneumonie, Fremdkörperinfektionen, Osteomyelitis	**Cefazolin, Clindamycin,** bei Sensibilität **Penicillin G,** Erythromycin, Fusidinsäure, Flucloxacillin, Vancomycin
Staphylococcus epidermidis	Haut, Nasenschleimhaut	Endokarditis, Fremdkörperinfektionen	Wie bei Infektionen durch Staphylococcus aureus (s. o.)
Streptococcus pyogenes (A-Streptokokken)	Rachen	Erysipel, Scharlach, Angina, rheumatisches Fieber, Puerperalfieber, Phlegmone, Sepsis	**Penicillin G oder V,** bei Allergie Erythromycin, Cefazolin, ein Oral-Cephalosporin
Streptococcus pneumoniae (Pneumokokken)	Oberer Respirationstrakt	Lobärpneumonie, Bronchitis, Nebenhöhleninfektionen, Ulcus corneae, Meningitis, Pleuraempyem, Sepsis, Otitis media	Wie bei Infektionen durch Streptococcus pyogenes (s. o.)
Streptokokken der Gruppe B (B-Streptokokken, Str. agalactiae)	Genitaltrakt, Intestinaltrakt, Erreger von Tierinfektionen	Neonatale Sepsis und Meningitis, gynäk. Infektionen, Pyelonephritis	**Penicillin G** (evtl. + Gentamicin), Cefuroxim, Cefotaxim
Enterococcus faecalis, Enterococcus faecium	Intestinaltrakt, Urethra	Harnwegsinfektionen, vom Darm ausgehende Mischinfektionen, Sepsis, Endokarditis	**Amoxicillin,** Mezlocillin, Vancomycin
Andere aerobe Streptokokken (vergründende und nichthämolysierende Streptokokken)	Oberer Respirationstrakt, Intestinaltrakt	Subakute bakterielle Endokarditis, Organabszesse (Str. milleri)	**Penicillin G,** Cefazolin, Clindamycin, Vancomycin
Anaerobe Streptokokken (Peptostreptokokken)	Intestinaltrakt, Mundhöhle, Vagina	Vom Darm oder Genitale ausgehende Mischinfektionen, Zahninfektionen, Hirn-, Lungenabszeß	**Penicillin G** oder Clindamycin (bei Mischinfektion mit Staphylokokken)

1. Wahl des Antibiotikums

Tab. 34. (Fortsetzung)

Name und Synonyma	Normales Vorkommen	Typische Erkrankungen	Geeignete Antibiotika
Escherichia coli	Intestinaltrakt, evtl. auch Mund, Vagina	Harnwegsinfektionen, Urosepsis, Säuglingsmeningitis, Cholangitis, Diarrhoe	**Amoxicillin, Ciprofloxacin, Piperacillin, Co-Trimoxazol,** Cephalosporine, Gentamicin
Keime der Klebsiella-Enterobacter-Gruppe	Intestinaltrakt, auch Respirationstrakt	Wie durch E. coli (aber keine Diarrhoe), auch als Klebsiellen-Pneumonie	**Cefotaxim, Gentamicin, Ciprofloxacin, Co-Trimoxazol, Imipenem**
Proteus mirabilis	Intestinaltrakt	Unkomplizierte Harnwegsinfektionen	**Amoxicillin,** Co-Trimoxazol, Ciprofloxacin
Proteus vulgaris, M. morganii, Pr. rettgeri	Intestinaltrakt	Harnwegsinfektionen, seltener Urosepsis, Verbrennungen, Wundinfektionen, chronische Otitis	**Mezlocillin, Cefoxitin, Amikacin,** Gentamicin, Co-Trimoxazol, Ciprofloxacin
Pseudomonas aeruginosa	Normalerweise nicht auf Haut oder Schleimhaut, häufig in Abwasser und Schmutz, z. T. auch Intestinaltrakt	Wundinfektionen, besonders Verbrennungen, chronische Otitis, Harnwegsinfektionen, Sepsis, Ecthyma gangraenosum	**Tobramycin, Gentamicin, Amikacin, Azlocillin, Piperacillin,** Ceftazidim, Cefsulodin, Ciprofloxacin, Imipenem
Haemophilus influenzae	Respirationstrakt	Chronische Bronchitis, Bronchopneumonie, HNO-Infektionen, Konjunktivitis, Meningitis, Sepsis	**Amoxicillin, Cefuroxim,** Cefotaxim, Ciprofloxacin, Cefixim, Cefpodoxim, Doxycyclin
Bacteroides melaninogenicus	Oberer Respirationstrakt, selten auch Darm	Zahneiterungen, Lungenabszeß, Pleuraempyem, Hirnabszeß	**Penicillin G, Metronidazol** u. v. a.
Bacteroides fragilis	Intestinaltrakt, Mundhöhle	Vom Darm ausgehende Mischinfektionen, Appendizitis, Pylephlebitis, septische Thrombophlebitis, Genitalinfektionen, Abszesse mit fötidem Eiter	**Metronidazol, Cefoxitin, Clindamycin, Imipenem**, z. T. auch Mezlocillin oder Piperacillin (in höherer Dosis)

Dazu gehören:
1. Die klinische Situation des Patienten (z. B. Vollbild einer akuten Pyelonephritis).
2. Die nachgewiesenen oder hierfür typischen Erreger und ihre Empfindlichkeit (»Kultur und Resistenz«).
3. Die Grundkrankheit des Patienten (auch Vorkrankheiten, eingeschränkte Nierenfunktion, Alter, Allergie-Anamnese).
4. Die Eigenschaften des Antibiotikums (Wirkstoff, Toxizität, Kinetik, Darreichungsform, mögliche Nebenwirkungen).

Diese Faktoren bestimmen Wahl, Dosierung und Erfolgsaussichten des Antibiotikums. Entgegen einem weit verbreiteten Irrtum ist die Auswahl des Antibiotikums eine Entscheidung des behandelnden Arztes. Das Antibiogramm sagt ihm nur, welche Antibiotika nicht gegeben werden dürfen; es stellt jedoch keinen Befehl zur Gabe eines bestimmten Antibiotikums dar.

Therapieformen

Die **gezielte Behandlung** ist die Idealform jeder Therapie. Zuerst wird der ursächliche Erreger isoliert, danach das Antibiogramm erstellt (Tab. 34).
Generell wählt man wegen der geringeren Gefahr von biologischen Nebenwirkungen das wirksame, gut verträgliche Antibiotikum mit dem schmalsten Wirkungsspektrum (z. B. bei Pneumokokken-Infektionen Penicillin G). Eine gezielte Chemotherapie ist bei akuten Infektionen eher die Ausnahme. Sie ist jedoch wichtig bei chronischen Infektionen durch hochresistente Erreger (z. B. Pseudomonas oder Staphylokokken).
Im klinischen Alltag wird meist eine **kalkulierte Therapie** durchgeführt. Dabei wählt man ein Antibiotikum, das zum erwarteten Erregerspektrum paßt und die notwendigen pharmakokinetischen Eigenschaften hat. So müssen z. B. Wundinfektionen, die meist durch Staphylokokken oder Streptokokken verursacht werden, anders behandelt werden als Harnwegsinfektionen, die fast immer durch Enterobakterien bedingt sind. Die richtige Einschätzung der klinischen Situation sowie die genaue Kenntnis des hierbei vorkommenden Erregerspektrums sind für die kalkulierte Chemotherapie besonders wichtig.
Bei nicht lebensbedrohenden Infektionen ohne nachweisbaren Erreger kann die kalkulierte Therapie als Stufentherapie **(Interventionstherapie)** nach einem bestimmten Schema erfolgen. Dabei wird die Initialtherapie bei Nichtansprechen durch weitere Medikamente ergänzt. Als Beispiel sei auf das Therapieschema bei Leukämie-Patienten mit Fieber verwiesen (s. Abb. 56, S. 649). Ähnliches gilt für Sekundärinfektionen mit vieldeutiger Symptomatik bei AIDS oder bei der Pneumonie (s. S. 431).

1. Wahl des Antibiotikums

Bei lebensbedrohenden Infektionen ist eine **Omnispektrumtherapie** notwendig. Mit geeigneten Antibiotika-Kombinationen (z. B. Cefotaxim + Piperacillin) oder mit bestimmten Mitteln, wie Imipenem oder Ciprofloxacin, erfaßt man fast das ganze Erregerspektrum einer Krankheit. Besonders wichtig ist die Omnispektrumtherapie bei Sepsis, Peritonitis, infizierter Gangrän, schweren infizierten Verbrennungen, gefährlichen postoperativen Infektionen, Endometritis, Adnexitis und fieberhaftem Abort.

Pharmakokinetische Voraussetzungen

Ein Antibiotikum sollte für seine klinische Wirksamkeit bestimmte pharmakokinetische Voraussetzungen erfüllen. Generell muß die aktive Konzentration am Wirkort die minimale Konzentration des vorliegenden Erregers überschreiten. Die Beziehungen lassen sich stark vereinfacht in der sog. »chemotherapeutischen Formel« darstellen:

minimale Hemmkonzentration < Konzentrationen am Wirkort
= Therapie wirksam
minimale Hemmkonzentration = Konzentration am Wirkort
= Erfolg fraglich
minimale Hemmkonzentration > Konzentration am Wirkort
= Therapie unwirksam

Dieses vereinfachte Modell der Chemotherapie hat jedoch viele Schwächen. So wird die Wirkung subinhibitorischer Konzentrationen vernachlässigt; Antibiotika haben aber auch unterhalb der voll wirksamen Hemmkonzentration eine Wirkung (z. B. Verlangsamung des Bakterienwachstums). Außerdem ist zu bedenken, daß die Aktivität in der von Bakteriologen benutzten Pepton-Bouillon bei der In-vitro-Testung keineswegs mit der Aktivität in Körperflüssigkeiten identisch ist. Andererseits ist bekannt, daß höhere Konzentrationen als die minimalen Hemmkonzentrationen meist eine gesteigerte Wirkung haben. Bei bakterizid wirksamen Antibiotika ist es nicht notwendig, daß der Wirkspiegel ständig auf einer bestimmten Höhe gehalten wird. Bei manchen Infektionen sind die genauen Wirkorte nicht bekannt. Auch kennt man die Wirkstoffspiegel in den Zellen nicht, welche für die Therapie intrazellulärer Infektionen wichtig sind. In vitro wirksame Substanzen können bei der Therapie einer infektiösen Erkrankung versagen. Ein Beispiel hierfür ist die Unwirksamkeit der Tetracycline beim Typhus.
Aus der Kenntnis der Pharmakokinetik und der Verträglichkeit leiten sich die Dosierungsempfehlungen des Antibiotikums ab. Dosierungsprobleme können besonders bei Patienten mit Organversagen (z. B. Niereninsuffizienz) auftreten.

Praxis der Chemotherapie

Die Antibiotika-Therapie wird in der Klinik bei schweren Erkrankungen bevorzugt parenteral durchgeführt. In der Praxis des niedergelassenen Arztes ist die orale Behandlung bei weniger schweren Erkrankungen ausreichend.

Parenterale Therapie

In der Klinik müssen oft schwere lebensbedrohende Infektionen behandelt werden. Die wichtigsten sind Sepsis, sekundäre Pneumonien, schwere Wundinfektionen, Meningitis, Peritonitis, Gallenwegsinfektionen. Hinzu kommt das große Gebiet der perioperativen Prophylaxe.

Parenterale Standard-Antibiotika für die Klinik sind:
Penicillin G   Cefotaxim/Ceftriaxon
Piperacillin   Imipenem
Cefazolin/Cefazedon   Gentamicin/Tobramycin
Cefuroxim/Cefotiam   Ciprofloxacin
Cefoxitin

Die moderne Antibiotika-Therapie stützt sich also in der Klinik weitgehend auf **β-Lactam-Antibiotika** und **Aminoglykoside**.

Reserve-Antibiotika für die Klinik sind:
1. Mezlocillin (Enterobakterien)
2. Azlocillin (Pseudomonas)
3. Aztreonam (Cephalosporin-Allergie, Enterobakterien, Pseudomonas)
4. Ceftazidim (Pseudomonas)
5. Flucloxacillin, Dicloxacillin (Staphylokokken)
6. Ampicillin (Enterokokken, Listerien)
7. Vancomycin (Staphylokokken)
8. Clindamycin (Staphylokokken, Anaerobier)
9. Metronidazol (Anaerobier)
10. Fosfomycin (β-Laktam-Allergie, Staphylokokken)
11. Amikacin und Netilmicin (resistente Keime).

In der Klinik gibt es aber nicht nur komplizierte Infektionen, sondern auch leichtere Infektionen, die mit oralen Standard-Antibiotika behandelt werden können.

Orale Therapie

In der Praxis des niedergelassenen Arztes hat man ein anderes Erregerspektrum als in der Klinik (bei Harnwegsinfektionen, Atemwegsinfektionen, leichten Wundinfektionen und Enteritis), das oft mit oralen Antibiotika behandelt werden kann. Parenterale Antibiotika sind in der Praxis kaum anwendbar (allenfalls Einmalgabe und nachfolgende orale Therapie).

Orale Standard-Antibiotika für die Praxis sind:

Antibiotikum:	Alternativen:
Penicillin V	Propicillin, Azidocillin
Amoxicillin	Bacampicillin
Doxycyclin	Minocyclin
Co-Trimoxazol	Trimethoprim mit einem anderen Sulfonamid

Der niedergelassene Arzt sollte seine Patienten je nach Krankheit zunächst mit einem dieser Standard-Antibiotika behandeln.

Wichtige Mittel der zweiten Linie sind:

Medikament	Alternativen
Ciprofloxacin	Ofloxacin, Norfloxacin
Clarithromycin	Roxithromycin, Erythromycin
Cefixim	Cefpodoxim, Cefuroxim-Axetil
Cefalexin	Cefadroxil, Cefaclor

Reserve-Antibiotika sind weiterhin Flucloxacillin, Dicloxacillin, Amoxicillin/Clavulansäure, Clindamycin und Metronidazol. Ihre Anwendung kommt aber nur relativ selten in Betracht.

Literatur

MANDELL, G. L., R. GORDON, D., J. E. BENNETT: Principles and Practise of Infectious Diseases. Third edn. Churchill Livingstone, London 1989.
WHO EXPERT COMMITTEE: The Use of Essential Drugs – Model List of Essential Drugs. WHO Publications, Geneva 1990.

2. Infektionen durch fakultativ pathogene Bakterien

Die meisten Antibiotika werden zur Therapie von Infektionen durch fakultativ pathogene Bakterien verwendet. Hierbei gelten andere Regeln als bei den klassischen Infektionskrankheiten.

Organinfektionen können durch verschiedene fakultativ pathogene Bakterien verursacht werden. Nicht selten handelt es sich um Mischinfektionen. Bestimmte Organinfektionen (z. B. Pyelonephritis) haben ein typisches Erregerspektrum; so sind die Haupterreger der akuten Pyelonephritis E. coli (vor Proteus mirabilis und Enterokokken); Staphylokokken verursachen fast nie eine Pyelonephritis.

Endogene Infektionen durch die körpereigene Bakterienflora sind häufiger als exogene Infektionen durch Erreger aus der unbelebten Umwelt. Infektionsketten (Übertragungen von Mensch zu Mensch) sind daher selten, jedoch können sich die Haut- und Schleimhautflora von Personen, die eng zusammenleben, angleichen. Bei behandelten Patienten spielt der Selektionsdruck von bestimmten Antibiotika eine Rolle. So können während einer Ampicillin-Behandlung in der Mundhöhle Klebsiellen (die Ampicillin-resistent sind) auftreten. Die einzelnen Erregerarten können unterschiedlich pathogen sein. Gefürchtet sind besonders Hospital-Staphylokokken. Die Antibiotika-Empfindlichkeit differiert vor allem bei Staphylokokken, Enterobakterien und Pseudomonas. Bei diesen Keimen ist das Antibiogramm für eine optimale Therapie besonders wichtig.

Infektionen durch Enterobakterien

E. coli, Klebsiellen, Enterobacter und **Proteus-Bakterien** kommen normalerweise im menschlichen Darm vor. Bei einer Ansiedlung in anderen Organen können sie zu schweren Krankheitserscheinungen führen (Pyelonephritis, Cholezystitis oder Cholangitis, Wundinfektionen, Sepsis, Meningitis). Es handelt sich dabei meist nicht um eine Fremdinfektion, sondern um die Autoinfektion eines funktionell beeinträchtigten Organs (Mißbildung, Steinleiden, Abwehrschwäche). Eine Fremdinfektion kann durch medizinisch-technische Geräte, wie Inhalatoren, Luftbefeuchter oder Narkosegeräte, stattfinden. Eine erfolgreiche Antibiotika-Therapie setzt die Kenntnis der Erregerart und der Bakterienempfindlichkeit voraus, da diese Keime in ihrer Sensibilität gegen die in Frage kommenden Mittel stark variieren.

2. Infektionen durch fakultativ pathogene Bakterien

Tab. 35 zeigt die Unterschiede in der In-vitro-Wirksamkeit wichtiger β-Lactam-Antibiotika bei gramnegativen Stäbchen.

Vergleicht man die 3 Gruppen der β-Lactam-Antibiotika bezüglich ihrer **Aktivität** untereinander, so ergibt sich bei den meisten Keimarten eine wesentlich stärkere Wirksamkeit der Mittel der Cefotaxim-Gruppe und von Imipenem. Penicilline mit erweitertem Spektrum sowie Basis- und Intermediär-Cephalosporine haben eine geringere Aktivität.

▶ **E.-coli-Infektionen:** Die meisten Stämme von E. coli sind nur fakultativ pathogen; es gibt aber auch obligat pathogene Stämme, die Enteritiden hervorrufen (s. S. 455). Ca. 30–40% aller E.-coli-Stämme bilden β-Lactamasen und sind gegen Ampicillin resistent. Azlocillin und Piperacillin können die β-Lactamasen teilweise durch eine sehr gute Penetration in die Bakterienzelle überspielen; die Wirkung der Acylaminopenicilline bleibt hierbei jedoch unsicher. β-Lactamasen von E. coli lassen sich durch β-Lactamase-Hemmer (z.B. Sulbactam und Clavulansäure) hemmen, ohne daß dadurch die Aktivität der Penicilline verbessert

Tab. 35. Unterschiede in der In-vitro-Aktivität verschiedener β-Lactam-Antibiotika bei gramnegativen Stäbchen (nach eigenen Untersuchungen mit Isolaten von Patienten der Univ.-Kinderklinik Kiel). MHK = minimale Hemmkonzentration bei ≤50 und bei ≤90% der untersuchten Bakterienstämme.

Mittel	E. coli MHK		Klebsiella pneumoniae MHK		Enterobacter aerogenes MHK		Proteus vulgaris MHK	
	50%	90%	50%	90%	50%	90%	50%	90%
Ampicillin	3,1	200	100	>200	>200	>200	25	50
Mezlocillin	1,6	50	6,2	>200	3,1	12,5	0,8	3,1
Azlocillin	6,2	200	100	>200	25	>200	3,1	50
Piperacillin	1,6	50	6,2	200	1,6	6,2	0,4	0,8
Temocillin	1,6	1,6	3,1	6,2	3,1	6,2	1,6	6,2
Cephalothin	3,1	6,2	6,2	50	>200	>200	>200	>200
Cefuroxim	3,1	3,1	3,1	6,2	12,5	50	200	>200
Cefoxitin	3,1	3,1	3,1	6,2	50	200	6,2	12,5
Cefotiam	0,1	0,4	0,2	0,4	0,4	1,6	25	50
Cefotaxim	0,05	0,1	0,05	0,1	0,2	0,8	<0,05	0,05
Ceftriaxon	0,02	0,1	<0,05	0,1	0,2	0,8	<0,05	0,05
Ceftizoxim	0,02	0,1	0,02	0,05	0,2	0,8	0,05	0,1
Latamoxef	0,1	0,1	0,1	0,5	0,1	0,2	<0,02	0,2
Cefotetan	0,1	0,1	0,8	0,2	0,2	0,5	>200	>200
Cefoperazon	0,1	1,6	0,2	6,2	0,2	0,8	<0,8	1,6
Ceftazidim	0,1	0,2	0,1	0,4	0,2	0,4	<0,05	0,1
Imipenem	0,1	0,2	0,4	1,6	0,4	0,8	1,6	6,2

Therapie wichtiger Infektionen

Tab. 35. (Fortsetzung)

Mittel	Citrobacter freundii MHK		Serratia marcescens MHK		Pseudomonas aeruginosa MHK	
	50%	90%	50%	90%	50%	90%
Ampicillin	6,2	>200	>200	>200	>200	>200
Mezlocillin	3,1	100	3,1	12,5	50	200
Azlocillin	6,2	>200	>200	>200	12,5	100
Piperacillin	1,6	50	1,6	12,5	6,2	12,5
Temocillin	3,1	6,2	3,1	6,2	>200	>200
Cefalothin	50	>200	>200	>200	>200	>200
Cefuroxim	12,5	100	50	100	>200	>200
Cefoxitin	50	200	12,5	25	>200	>200
Cefotiam	50	>200	100	>200	>200	>200
Cefotaxim	0,4	25	0,2	12,5	25	100
Ceftriaxon	0,4	25	0,2	25	25	100
Ceftizoxim	0,4	100	0,4	25	50	200
Latamoxef	0,1	3,1	0,2	12,5	25	50
Cefotetan	0,2	0,4	0,2	0,4	>200	>200
Cefoperazon	0,8	12,5	0,4	12,5	6,2	12,5
Ceftazidim	0,4	25	0,2	12,5	1,6	6,2
Imipenem	0,4	0,4	1,6	3,2	0,8	1,6

wird. Dagegen besitzen Cefotaxim, Aztreonam und Imipenem, welche gegen die β-Lactamasen von E. coli stabil sind, eine wesentlich stärkere Aktivität. Diese Mittel sind daher bei schweren Infektionen durch E. coli zu bevorzugen.
Trotz guter In-vitro-Aktivität ist die Wirkung moderner Aminoglykoside auf E. coli klinisch oft enttäuschend. Aminoglykoside spielen jedoch eine wichtige Rolle bei der Kombinationstherapie. Gyrase-Hemmer ermöglichen eine stark wirksame orale Therapie. Für leichtere Infektionen durch E. coli kommen nach wie vor Amoxicillin (allein oder in Kombination mit Clavulansäure) sowie Co-Trimoxazol in Frage. Nach über 20jährigem häufigen Gebrauch ist aber die Frequenz von Co-Trimoxazol-resistenten Stämmen von E. coli stark angestiegen.

▶ **Infektionen durch Keime der Klebsiella-Enterobacter-Gruppe:** Klebsiella pneumoniae, Enterobacter aerogenes und Enterobacter cloacae zeigen eine beträchtliche Resistenz gegen zahlreiche Antibiotika. Durch meist vorhandene β-Lactamasen besteht eine Resistenz gegen Ampicillin und Amoxicillin. Auf den größeren Teil der **Klebsiellen** wirken Mezlocillin und Piperacillin, die mit einem β-Lactamase-Hemmer kombiniert werden können. Klebsiellen sind stark sensibel gegen Cefotaxim und Imipenem. **Enterobacter aerogenes** wird durch Cefotaxim, Aztreonam und Imipenem fast immer gehemmt. **Enterobacter cloacae** dagegen ist resistent gegen Acylaminopenicilline, meist auch gegen Cephalosporine, nicht aber gegen Imipenem. Aminoglykoside sind zwar in vitro gegen Stämme der Klebsiella-Enterobacter-Gruppe wirksam, versagen aber häufig bei Monotherapie und kommen nur für eine Kombinationstherapie in Frage. Norfloxacin, Ofloxacin und Ciprofloxacin sind bis auf seltene Ausnahmen wirksam. Enterobacter cloacae ist in den letzten Jahren zu einem wichtigen Hospitalkeim geworden. Gehäuftes Auftreten kann Zeichen einer Selektion bei Anwendung von bestimmten Cephalosporinen sein. Die Pathogenität von Enterobacter cloacae ist relativ gering, schwere Infektionen sind selten, und hochresistente Stämme sind in der Regel noch gegen Co-Trimoxazol, Aminoglykoside und Gyrase-Hemmer empfindlich.

▶ **Proteus-Bakterien:** Proteus mirabilis verursacht häufig Harnwegsinfektionen und ist fast immer Ampicillin- und Cefazolin-empfindlich. Eine Vielzahl anderer Antibiotika ist ebenfalls wirksam. Die Therapie bereitet im allgemeinen keine Schwierigkeiten.

Indol-positive Proteus-Stämme (insbesondere Proteus vulgaris) sind typische sekundäre Infektionserreger bei Nekrosen (Dekubitalulzera, Ulcus cruris, nekrotisierende Tumoren). Dabei versagen Ampicilline und Basis-Cephalosporine, während Cefoxitin, Cefotaxim, Ceftriaxon und Imipenem fast immer wirksam sind. Die β-Lactamasen von Proteus vulgaris werden durch β-Lactamase-Hemmer gehemmt; günstigster Kombinationspartner ist Mezlocillin. Gyrase-Hemmer wirken gegen alle Proteus-Stämme. Manchmal ist auch eine Behandlung mit Cefixim möglich.

Serratia-Infektionen

Vorkommen: Serratia marcescens gehört zu den opportunistischen Keimen, welche normalerweise apathogen sind, aber bei Vorliegen prädisponierender Faktoren (Abwehrschwäche) klinische Bedeutung erlangen. Einige Stämme von Serratia marcescens (keineswegs alle) bilden ein rotes Pigment und lassen sich dann leicht identifizieren. Serratia marcescens kommt z. T. in der Darmflora gesunder Menschen vor. Bei länger liegenden Blasenkathetern können Serratia-Keime schwer zu behandelnde Harnwegsentzündungen erzeugen. Bakteriämien durch Serratia marcescens entstehen nicht selten durch Infektionen von Venenkathetern (s. Serratia-Sepsis, S. 483). Nekrotisierende Pneumonien durch Serratia marcescens kommen bei Patienten mit schweren Grundkrankheiten (chronischen Lungen- und Nierenkrankheiten) und unter der Therapie mit Kortikosteroiden und Immunsuppressiva vor.

Resistenzrate und Antibiotika-Therapie: Serratia marcescens ist gegen viele Antibiotika und Chemotherapeutika resistent. Ein Teil der Stämme wird von Co-

Trimoxazol, Piperacillin, Mezlocillin, Temocillin und Mecillinam gehemmt. Meistens wirksam sind Cefotaxim, Aztreonam, Imipenem und Amikacin, auch Gyrase-Hemmer. Der Prozentsatz Gentamicin-resistenter Serratia-Stämme hat in letzter Zeit zugenommen. Oft ist zur Sanierung eine Kombinationsbehandlung erforderlich. Die früher als »Enterobacter liquefaciens« bezeichneten Stämme werden heute zu den Serratien gerechnet. Auch sie sind gegen viele Antibiotika häufig resistent.

Pseudomonas-Infektionen

Vorkommen (Tab. 34): Pseudomonas aeruginosa verursacht Wund- und Harnwegsinfektionen, selten eine Pneumonie, Sepsis, Hauterkrankungen, Augen- und Fremdkörperinfektionen. Diese Keime sind wegen häufiger Therapieresistenz, der Fähigkeit zur Toxin- und Schleimbildung sowie der leichten Übertragbarkeit gefürchtete Infektionserreger, deren Bekämpfung in manchen Krankenhäusern ein Problem darstellt (Pseudomonas-Hospitalismus). Bei myeloischer Insuffizienz sowie bei Mukoviszidose ist Pseudomonas aeruginosa weiterhin ein gefürchteter Erreger von Sekundärinfektionen. Vor allem in chirurgischen Kliniken und Intensivstationen können sich die ubiquitär vorkommenden und gegen Desinfektionsmittel widerstandsfähigen Pseudomonas-Bakterien leicht ausbreiten. Dabei spielt die Trachealbesiedlung beatmeter Patienten eine wichtige Rolle. Erregerreservoire sind u. a. Ausgüsse, Waschbecken, Abfalleimer, Urinflaschen und Katheter. Ein kleiner Prozentsatz der Patienten scheidet Pseudomonas aeruginosa mit dem Stuhl aus. Auch Krankenhauskost (z. B. Salat) kann Pseudomonas-Keime enthalten. Die Keime müssen daher durch intensive hygienische Maßnahmen (strenge Asepsis und Antisepsis, Isolierung usw.) unter Kontrolle gebracht werden. Eine systemische Chemoprophylaxe mit Antibiotika bleibt immer erfolglos.

Resistenzrate und Antibiotika-Therapie: Heute ist bei allen in Frage kommenden Mitteln mit dem Vorkommen resistenter Stämme zu rechnen. Bei nachgewiesenen Infektionen ist eine gezielte Antibiotika-Therapie ratsam, die sich nach der Lokalisation der Erkrankung und der Erregerempfindlichkeit richten muß (s. a. Tab. 36). Bei schweren Infektionen sollte bevorzugt ein β-Lactam-Antibiotikum mit einem Aminoglykosid kombiniert werden.

Das gut wirksame Gentamicin (Resistenzrate bis zu 10%) wird in seiner Aktivität von Tobramycin übertroffen. Amikacin, in geringerem Umfang Netilmicin, wirkt auch auf Gentamicin-resistente Pseudomonas-Stämme. Eine Resistenz von Pseudomonas aeruginosa gegen Azlo- und gegen Piperacillin kommt in 5–10% der Stämme vor.

2. Infektionen durch fakultativ pathogene Bakterien

Tab. 36. Minimale Hemmkonzentrationen von Antibiotika (geometrisches Mittel) und Resistenzhäufigkeit bei Pseudomonas aeruginosa (eigene Daten).

Mittel	MHK (mg/l)	Resistenzhäufigkeit (%)
Azlocillin	4	5–10
Piperacillin	4	5–10
Ticarcillin	8	10–20
Ceftazidim	2	2– 5 (–10)
Cefsulodin	4	2– 5 (–10)
Cefoperazon	4	2– 5 (–10)
Cefotaxim	16	20–30
Ceftriaxon	16	20–30
Imipenem	0,8	2– 5
Aztreonam	4	2– 5 (–10)
Tobramycin	1	2– 5
Gentamicin	4	2– 5 (–10)
Amikacin	4	2– 4
Netilmicin	8	5–10
Ciprofloxacin	0,5	10–20
Ofloxacin	2	10–30
Sparfloxacin	2	10–30

Cephalosporine mit Pseudomonas-Wirksamkeit haben die therapeutischen Möglichkeiten erweitert. Cefsulodin und Ceftazidim haben von allen Cephalosporinen die stärkste Pseudomonas-Aktivität. Auch Aztreonam und Imipenem sind gut wirksam. Resistente Stämme sind selten.

Von den Gyrase-Hemmern hat Ciprofloxacin die stärkste Pseudomonas-Aktivität. Bei Harnwegsinfektionen durch Pseudomonas ist auch Norfloxacin günstig. Resistente Stämme sind jedoch bei chronischen Infektionen nicht selten.

Polymyxine (Colistin und Polymyxin B) haben eine schlechte Gewebediffusion, sind toxisch und wirken unzuverlässig; sie sollen daher nur zur Lokaltherapie angewendet werden. Zur Lokalbehandlung kommen außerdem Povidon-Jod und Silbersulfadiazin (Flammazine) in Frage, evtl. auch Gentamicin.

Andere Pseudomonaden (Ps. cepacia, Xanthomonas maltophilia, Ps. putida, Ps. fluorescens) führen gelegentlich zu Wundinfektionen, Septikämien und Harnwegsinfektionen. Einige Arten haben eine starke Antibiotikaresistenz (besonders Ps. cepacia). Sie können unter einer Therapie mit Penicillinen und Cephalosporinen selektiert werden. Zur Antibiotika-Wirksamkeit s. Tab. 37. Gegen Xanthomonas wirken meist Ciprofloxacin und Doxycyclin.

Tab. 37. Antibiotika-Empfindlichkeit von Pseudomonas-Arten.

Pseudomonas-Arten	Azlocillin, Piperacillin	Ceftazidim, Cefsulodin	Aztreonam, Imipenem	Gentamicin, Tobramycin	Trimethoprim/ Sulfamethoxazol
Ps. aeruginosa	●	●	●	●	∅
Ps. cepacia	∅	(+)	●	∅	●
Ps. fluorescens	∅	●	●	(+)	?
Ps. putida	∅	●	●	●	?
Ps. alcaligenes	(+)	●	●	●	(+)
Ps. stutzeri	●	●	●	●	●
Xanthomonas maltophilia	(+)	∅	∅	∅	●

Symbole: ● = ≥ 90 sensibel, (+) = variabel sensibel, ∅ = > 50% resistent.

Haemophilus-influenzae-Infektionen

Vorkommen und Bedeutung: Bei Erwachsenen (vor allem älteren Personen) ist Haemophilus influenzae ein häufiger Erreger der akuten Exazerbation einer chronischen Bronchitis. Besonders bei jüngeren Kindern kommt Haemophilus influenzae als Erreger von akuter Otitis media und Sinusitis, auch von Epiglottitis vor. Gefährlich sind septische Erkrankungen durch Haemophilus influenzae (manchmal mit Waterhouse-Friderichsen-Syndrom), die Haemophilus-Meningitis und -Osteomyelitis. Bei jüngeren Kindern und älteren Menschen können Haemophilus-Keime außerdem eine Bronchopneumonie oder Lobärpneumonie hervorrufen. Selten sind eine Haemophilus-Endokarditis und -Perikarditis sowie eine Haemophilus-Arthritis. Eitrige oder katarrhalische Konjunktivitiden können durch Haemophilus influenzae bedingt sein.

Resistenzrate: Wie Tab. 38 zeigt, ist nur ein kleiner Teil der Haemophilus-Stämme gegen Tetracycline, Co-Trimoxazol und Chloramphenicol resistent. Aus Spanien jedoch werden Resistenzraten bis zu 60% berichtet. Die Häufigkeit einer Ampicillin-Resistenz nimmt überall zu. Sie ist in Deutschland zwar noch relativ gering (5–10%), in den USA aber bereits auf 30% angestiegen. Eine Ampicillin-Resistenz kann bei üblicher Technik übersehen werden. Gegen Erythromycin, Clarithromycin und Roxithromycin sind die meisten Haemophilus-Stämme nur schwach empfindlich, gegen Josamycin unempfindlich. Am stärksten unter den Makroliden wirkt Azithromycin. Von den Cephalosporinen sind Cefazolin, Cefazedon, Cefoxitin, Cefalexin, Cefadroxil und Cefradin immer unwirksam, während Cefotaxim, Ceftriaxon, Cefuroxim, Cefotiam, Cefixim, Cefpodoxim auch auf Ampicillin-resistente Haemophilus-Stämme gut wirken. Imipenem und die Gyrase-Hemmer Ofloxacin und Ciprofloxacin sind stets wirksam.

2. Infektionen durch fakultativ pathogene Bakterien

Tab. 38. Mittlere minimale Hemmkonzentration (MHK) von Haemophilus influenzae und Häufigkeit einer Resistenz gegen verschiedene Mittel.

Mittel	MHK (mg/l)	Resistenz-Häufigkeit (%)
Ampicillin, Amoxicillin	0,1	(1–) 5–10 (–30)
Chloramphenicol	1,6	<1 (–50)
Tetracyclin	6,2	5–10 (–50)
Doxycyclin	1,6	5–10 (–50)
Erythromycin	3,1	5–30
Clarithromycin	3,1	5–30
Roxithromycin	12,5	50
Azithromycin	1,6	<1
Josamycin	12,5	100
Cefalexin	25	100
Cefaclor	3,1	5
Cefuroxim	0,8	0
Cefpodoxim	0,1	<1
Cefixim	0,05	<1
Cefotaxim, Ceftriaxon	0,02	0
Imipenem	1,0	0
Co-Trimoxazol	0,1	1–2 (–60)
Ciprofloxacin	0,01	0
Ofloxacin	0,05	0

Wahl des Antibiotikums: Die stärkste Aktivität gegen Haemophilus influenzae haben die Cephalosporine der Cefotaxim-Gruppe sowie Cefixim und die Gyrase-Hemmer (Ofloxacin, Ciprofloxacin), welche bei schweren Haemophilus-Infektionen Mittel der ersten Wahl sind. Auch Imipenem, das zur ungezielten Therapie und bei Mischinfektionen eingesetzt wird, hat eine gute Haemophilus-Wirksamkeit. Für Kinder, die keine Gyrase-Hemmer bekommen dürfen, eignen sich zur oralen Anwendung besonders Cefixim, Cefpodoxim und Cefuroxim-Axetil. Leichtere Haemophilus-Infektionen, bei denen ein Therapieversagen infolge Bakterienresistenz in Kauf genommen werden kann (z. B. eitrige Bronchitis), lassen sich auch weiterhin mit Doxycyclin, Amoxicillin oder Co-Trimoxazol behandeln. Erythromycin sollte wegen seiner schwachen Haemophilus-Wirksamkeit heute nicht mehr zur gezielten Behandlung verwendet werden. Dagegen wirkt Azithromycin gegen Haemophilus eindeutig besser.

Literatur

POWELL, M.: Chemotherapy for Infections caused by Haemophilus influenzae: current problems and future prospects. J. Antimicrob. Chemother. 27: 3–7 (1991).

Staphylokokken-Infektionen

Vorkommen und Bedeutung: Schwere Infektionen durch Staphylococcus aureus kommen bei resistenzgeschwächten Personen im Krankenhausmilieu häufiger als bei ambulanten Patienten vor (infektiöser Hospitalismus). Vor allem sind Säuglinge und ältere Menschen betroffen. Die Häufigkeit von Staphylokokken bei Sepsis beträgt 20–40% und bei Wundinfektionen 30–90%. Staphylokokkenpneumonien sind heute relativ selten geworden; sie können aber besonders gefährlich sein.

Resistenzrate: Während die sog. »Praxis-Staphylokokken« nur zu 30–50% gegen Penicillin G und andere nichtpenicillinasefeste Penicilline unempfindlich sind, liegt die Resistenzhäufigkeit bei den im Krankenhaus angezüchteten Staphylokokken meist zwischen 60–80% (Tab. 39). Methicillin-(Oxacillin-)resistente **Staphylococcus-aureus-Stämme** haben zugenommen. Methicillin- und Oxacillin-Resistenz

Tab. 39. Häufigkeit der Resistenz von Staphylococcus aureus gegen verschiedene Antibiotika.

Antibiotika	Häufigkeit der Resistenz von Staphylococcus aureus (in %)
Penicillin G [1]	(50–)60–75(–80)
Penicillinasefeste Penicilline [2]	0–2(–15)
Cefazolin Cefotaxim Imipenem	0–2(–15)
Erythromycin	5–15(–30)
Clindamycin	1–5(–12)
Chloramphenicol	(7–)10–20(–50)
Tetracyclin	35–45(–67)
Neomycin	10–20(–30)
Gentamicin	10–20(–30)
Vancomycin, Teicoplanin	<1
Rifampicin	<1
Fusidinsäure	0–2
Ofloxacin, Ciprofloxacin	5–10
Co-Trimoxazol	2–12

[1] Auch Penicillin V, Ampicillin, Amoxicillin, Azlo-, Mezlo-, Piperacillin, Mecillinam u. a.
[2] Methicillin, Oxacillin, Dicloxacillin, Flucloxacillin.

sind immer miteinander gekoppelt. Es gibt außerdem sog. Penicillin-tolerante Staphylokokken-Stämme, die durch β-Lactam-Antibiotika bakteriostatisch gehemmt, aber auch bei höheren Konzentrationen nicht abgetötet werden. Tolerante Stämme können in vitro sensibel erscheinen. Die Therapie-Ergebnisse sind jedoch meist unbefriedigend. Dann ist oft eine andersartige Behandlung erfolgreich, z. B. mit Clindamycin, Vancomycin, Teicoplanin, Rifampicin, Fusidinsäure und Fosfomycin (bevorzugt in Kombination).

Der Anteil von Staphylococcus-aureus-Stämmen, die gegen penicillinasefeste Penicilline und gegen Cephalosporine resistent sind, ist z. Z. gering. Es gibt aber Kliniken mit starker Häufung. Ein häufiges Vorkommen von Oxacillin-resistenten Staphylokken deutet auf eine besondere epidemiologische Situation hin (Ausbreitung eines bestimmten Sero- oder Lysotyps der Staphylokokken). Über die Unterschiede in der Staphylokokken-Wirksamkeit neuer Cephalosporine s. Tab. 40. Oxacillin-resistente Stämme können in vitro sensibel gegen andere β-Lactam-Antibiotika erscheinen. Die In-vitro-Testung mit dem Blättchentest ist bei Staphylokokken oft ungenau. Generell sollten daher bei Oxacillin-Resistenz von Staphylococcus aureus keine anderen β-Lactam-Antibiotika verwendet werden. Oxacillin-resistente Staphylokokken sind sensibel gegen Fusidinsäure, Rifampicin und Vancomycin; auch eine Therapie mit Fosfomycin kommt in Frage. Gyrase-Hemmer haben eine ausreichende Aktivität gegen Staphylokokken, die jedoch geringer ist als die gegen gramnegative Stäbchen. Resistente Stämme kommen zunehmend häufiger vor. Oxacillin-resistente Stämme sind häufig auch gegen Gyrase-Hemmer und viele andere Antibiotika resistent. Es besteht begründeter Verdacht, daß die seit 1991 stark zunehmende Zahl Oxacillinresistenter Stämme mit der häufigen Anwendung von Gyrase-Hemmern zusammenhängt (Selektion?).

Tab. 40. Staphylococcus-aureus-Wirksamkeit von neueren Cephalosporinen (im Vergleich zu Cefazolin). GM = geometrisches Mittel der minimalen Hemmkonzentrationen (mg/l), $MHK_{50\%}$ und $MHK_{90\%}$ = minimale Hemmkonzentrationen (mg/l) bei ≤50% bzw. ≤90% der untersuchten Stämme.

Mittel	GM	$MHK_{50\%}$	$MHK_{90\%}$
Cefazolin	0,2	0,1	0,4
Cefamandol	0,2	0,2	0,8
Cefotiam	1,4	0,4	0,8
Cefoxitin	1,6	1,6	3,1
Cefotaxim	2,0	1,6	3,1
Ceftizoxim	4,0	1,6	3,1
Ceftriaxon	4,1	3,1	6,2
Cefoperazon	3,8	3,1	6,2
Ceftazidim	6,8	4,0	8,0
Latamoxef	10,0	8,0	16,0

Bei Erythromycin schwankt die Resistenzrate zwischen 5 und 30%, bei Clindamycin zwischen 1 und 12%. Vancomycin- und Teicoplanin-resistente Staphylococcus-aureus-Stämme sind sehr selten. Relativ selten treten Staphylokokken auf, die gegen Fusidinsäure resistent sind. Dagegen findet man eine Unempfindlichkeit gegen Chloramphenicol in 7–50%, gegen Tetracyclin in 35–67% und neuerdings auch gegen Gentamicin und Neomycin in 10–30%.

▶ **Staphylococcus epidermidis** kommt normalerweise auf der Haut und auf manchen Schleimhäuten vor. Die Pathogenität ist gering. Bei jedem Nachweis muß überlegt werden, ob eine Erkrankung vorliegt oder ob es sich um eine Kontamination handelt. Infektionen von Venenkathetern, implantierten Fremdkörpern, auch Harnwegsinfektionen und Endokarditiden sind möglich. Die antibiotische Empfindlichkeit kann stark variieren. Die Elimination der Staphylokokken von infizierten Fremdkörpern ist trotz Empfindlichkeit der Bakterien wegen Schleimbildung und Adhäsion der Bakterien erschwert. Am ehesten wirkt die Kombination von Vancomycin + Rifampicin. Viele Stämme sind mehrfach resistent; eine Oxacillin-Resistenz ist häufig. Zum Unterschied von Oxacillin-resistenten Staphylococcus-aureus-Stämmen sind Oxacillin-resistente Staphylococcus-epidermidis-Stämme meist noch empfindlich gegen Cephalosporine.

▶ **Staphylococcus saprophyticus,** der bei Harnwegsinfektionen vorkommt, ist im allgemeinen gegen Penicillin G empfindlich.

Wahl des Antibiotikums: Aufgrund der guten Verträglichkeit und der niedrigen Resistenzrate galten bei allen Staphylokokken-Infektionen die penicillinasefesten Penicilline bisher als Mittel der Wahl. Die Nachteile sind die relativ ungünstige Pharmakokinetik, die vieldeutigen Testresultate und die hohe Frequenz klinischer Versager. Penicillin-G-empfindliche Staphylokokken können Penicillin-tolerant sein (keine bakterizide Wirkung). Parenterales Cefazolin hat bei gleicher Aktivität günstigere pharmakokinetische Parameter als Oxacillin i. v. Man sollte daher parenterales Flucloxacillin heute durch ein Basis-Cephalosporin ersetzen.
Schwere Staphylokokken-Infektionen sollten generell nicht mit β-Lactam-Antibiotika behandelt werden. Günstiger sind Kombinationen, wie Vancomycin + Rifampicin, Teicoplanin + Rifampicin oder ein Cephalosporin + Clindamycin. Wegen der Gefahr einer Abszedierung oder eines Rezidivs darf die Therapie nicht zu früh abgebrochen werden (bei ernsten Erkrankungen nicht vor der 4.–6. Woche). Bei einer Penicillin-Allergie kann Erythromycin oder ein Cephalosporin eingesetzt werden. Makrolide (Erythromycin, vermutlich auch Roxithromycin) führen in der Klinik häufig zu sekundärer Resistenzentwicklung der Staphylokokken und sollten daher nur außerhalb der Klinik eingesetzt werden.
Ofloxacin und Ciprofloxacin sollten wegen der Gefahr einer Resistenzentwicklung nur kurzfristig gegeben werden. Antibiotika der Reserve sind die gut verträgliche

Fusidinsäure, die bei Hautinfektionen und Knochenprozessen anwendbar ist, sowie Teicoplanin. Wenig geeignet sind Breitspektrumantibiotika, wie Tetracyclin, Ampicillin, Azlocillin und Mezlocillin, auch Co-Trimoxazol (häufig unwirksam).

Literatur

CHANDRASEKAR, P. H., J. A. SLUCHAK: Newer agents against methicillin and/or gentamicin-resistant and -susceptible staphylococci. Chemotherapy 35: 333 (1989).
MAPLE, P. A., J. M. HAMILTON-MILLER, W. BRUMFITT: World-wide antibiotic resistance in methicillin-resistant Staphylococcus aureus. Lancet I: 537 (1989).

Streptokokken- und Pneumokokken-Infektionen

▶ **Streptococcus-pyogenes-Infektionen:** Streptococcus pyogenes (Synonym: A-Streptokokken) ist typischer Erreger von Angina, Erysipel und Impetigo. Toxin bildende A-Streptokokken führen zum Scharlach. Selten sind Wundinfektionen und Puerperalsepsis, z.T. mit foudroyantem Verlauf. Als Komplikation einer Streptococcus-pyogenes-Infektion kann eine Glomerulonephritis oder ein rheumatisches Fieber auftreten. Jede Infektion durch Streptococcus pyogenes sollte mit Antibiotika – in der Regel mit Penicillin – behandelt werden. Angina, Erysipel, Impetigo und leichte Wundinfektionen sprechen gut auf orales Penicillin V an. Eine Streptokokken-Sepsis oder schwere Wundinfektionen sind mit hohen Dosen von Penicillin G i.v. zu behandeln. Penicillin G wirkt auf Streptococcus pyogenes stärker als alle anderen Penicilline oder Cephalosporine. Mit einer Resistenz von Streptococcus pyogenes gegen Penicillin G ist in Deutschland nicht zu rechnen. Nur bei Penicillin-Allergie kommen Erythromycin, evtl. auch Cephalosporine in Betracht. Allerdings hat die Frequenz Erythromycin-resistenter A-Streptokokken in den letzten Jahren zugenommen (regional verschieden). Co-Trimoxazol erreicht bei Streptokokken-Infektionen keine vollständige Keimelimination.

▶ **Vergrünende Streptokokken** sind typische Erreger der Endocarditis lenta. Sie sind immer sensibel gegen Penicillin G und V. Nur selten finden sich bei Endocarditis lenta Streptokokken-Stämme mit verminderter Sensibilität (MHK 1 mg/l statt 0,01 mg/l). Streptococcus milleri, eine relativ seltene Art von vergrünenden Streptokokken, hat eine stärkere Pathogenität und kann zu Sepsis und als alleiniger Erreger zu Abszessen (Leber, Gehirn usw.) führen. Streptococcus milleri ist gegen Penicillin stets empfindlich.

Therapie wichtiger Infektionen

▶ **Pneumokokken** (Streptococcus pneumoniae) haben eine biologische Sonderrolle unter den Streptokokken. Der entscheidende Pathogenitätsfaktor ist die Kapsel, welche Pneumokokken vor der Phagozytose durch Alveolarmakrophagen schützt. Pneumokokken verursachen in den Alveolen eine massive Leukozytose mit entzündlichen Ödemen; durch intraalveoläre Ausbreitung kommt es zu einem segmentalen Befall. Pneumokokken können schnell zu Mikrozirkulationsstörungen führen, die irreversible Schädigungen hervorrufen. Ein weiterer Pathogenitätsfaktor ist eine Neuraminidase, die auch als Ursache eines hämolytisch-urämischen Syndroms diskutiert wird. Im Gegensatz zu anderen Streptokokken hat sich durch neue Antibiotika die Prognose schwerer Pneumokokken-Infektionen (Pneumonie, Meningitis) in den letzten Jahrzehnten nicht verbessert. Pneumokokken waren früher hochsensibel gegen Penicillin G. Multiresistente Pneumokokken-Stämme traten 1977 zum ersten Mal epidemisch in Südafrika auf. Sie waren gegen Penicillin G, Cephalosporine, Lincomycin, Clindamycin, Erythromycin, Chloramphenicol und Tetracycline resistent. Penicillin-resistente Pneumokokken wurden neuerdings auch in Mexiko, Australien, USA, Spanien und England gefunden. Mit mehrfach resistenten Pneumokokken ist daher in Zukunft zu rechnen. Neben völliger Resistenz gibt es auch teilweise Penicillin-Resistenz in Europa. Generell sind Pneumokokken gegen Tetracycline zu 4–20% resistent. Auch Erythromycin- und Clindamycin-resistente Pneumokokkenstämme kommen gelegentlich vor. Gyrase-Hemmer haben eine relativ schwache Aktivität gegen Pneumokokken. Primär resistente Stämme sind relativ häufig und können unter einer Therapie oder Prophylaxe mit Gyrase-Hemmern zu Sepsis führen.

▶ **B-Streptokokken** (Streptococcus agalactiae) spielen eine Rolle als Erreger einer Sepsis oder Meningitis von Neugeborenen. Die Infektion erfolgt pränatal (bei vorzeitigem Blasensprung) oder perinatal (in den Geburtswegen der Mutter) und führt zu einer Frühform bzw. Spätform der Sepsis, die mit Penicillin G zu behandeln ist. B-Streptokokken kommen bei gesunden Frauen im äußeren Genitale vor und können in jedem Alter Harnwegsinfektionen hervorrufen. B-Streptokokken wurden in letzter Zeit häufiger auch bei Erwachsenen mit Abwehrschwäche als Erreger von Septikämien und anderen Krankheiten festgestellt. Die relativ geringe Aktivität der Penicilline und ein ausgeprägter Synergismus mit Aminoglykosiden sind die Begründung für eine kombinierte Behandlung mit Penicillin G und Gentamicin.

▶ Eine Sonderstellung unter den Streptokokken nehmen die **Enterokokken** (Enterococcus faecalis, Enterococcus faecium) und andere D-Streptokokken ein, die durch mittlere Dosen von Penicillin G nicht gehemmt werden. Enterokokken sind aber meist gegen Ampicillin, Mezlocillin oder Piperacillin empfindlich, nicht oder nur in schwachem Maße gegen Cephalosporine. Die bakterizide Wirksamkeit aller Penicilline ist schwach, die Abtötung erfolgt langsam; eine Konzentrationserhöhung kann die Bakterizidie verschlechtern (Eagle-Effekt). Aminoglykoside allein sind nahezu unwirksam gegen Enterokokken. Bei Kombination eines Penicillins mit einem Aminoglykosid werden jedoch ein starker Synergismus und eine rasche Bakterizidie erreicht. Schwere Enterokokken-Infektionen, insbesondere die Enterokokken-Endokarditis, müssen daher kombiniert, z. B. mit Ampicillin + Gentamicin, behandelt werden. Eine Vancomycin-Resistenz ist möglich und hat in letzter Zeit zugenommen (besonders bei E. faecium). Gegen Gyrase-Hemmer ist ein kleiner Teil der Enterokokken heute resistent.

Bei Vorliegen einer Ampicillin-Allergie ist eine Therapie mit Clarithromycin, Imipenem, Ofloxacin oder Ciprofloxacin möglich, bei Endokarditis (und nachgewiesener Empfindlichkeit der Erreger) mit Vancomycin i. v. Gegen Tetracycline sind Enterokokken zu 30–55% resistent.

Literatur

BERGHASH, S. R., G. M. DUNNY: Emergence of multiple beta-lactam-resistance phenotype in group B streptococci of bovine origin. J. Infect. Dis. *151:* 494 (1985).

CASAL, J.: Antimicrobial susceptibility of Streptococcus pneumoniae: serotype distribution of penicillin-resistant strains in Spain. Antimicrob. Ag. Chemother. *22:* 222 (1982).

Centers for Disease Control: Isolation of multiply antibiotic-resistant pneumococci – New York. Morb. Mortal. Wkly. Rep. *34:* 545 (1985).

DENIS, F. A., B. D. GREENWOOD, J. L. REY, M. PRINCE-DAVID, S. MBOUP, N. LLOYD-EVANS, K. WILLIAMS, I. BENBACHIR, N. EL NDAGHRI, D. HANSMAN, V. OMANGA, K. KRUBWA, M. DUCHASSIN, J. PERRIN: Etude multicentrique des serotypes de pneumocoques en Afrique. Bull. WHO *61:* 661–669 (1983).

KLUGMAN, K., H. J. KOORNHOF, V. KUHNLE et al.: Meningitis and pneumonia due to novel multiply resistant pneumococci. Brit. Med. J. *292:* 730 (1986).

LATORRE, C., T. JUNCOSA, I. SANFELIU: Antibiotic resistance and serotypes of 100 Streptococcus pneumoniae strains isolated in a children's hospital in Barcelona, Spain. Antimicrob. Ag. Chemother. *28:* 357 (1985).

LIU, H. H., A. TOMASZ: Penicillin tolerance in multiply drug-resistant natural isolates of Streptococcus pneumoniae. J. Infect. Dis. *152:* 365 (1985).

RAUCH, A. M., M. O'RYAN, R. VAN, L. K. PICKERING: Invasive disease due to multiply resistant Streptococcus pneumoniae in a Houston, Tex. day-care center. Am. J. Des. Child. *144:* 923–927 (1990).

Anaerobier-Infektionen

Häufigkeit: Man unterscheidet die sporenbildenden Clostridien (z. B. Gasbranderreger) von den sporenlosen Anaerobiern.
Die häufigsten Erreger sind Bacteroides-Arten (89–90%, in mehr als der Hälfte der Fälle Keime der Bacteroides-fragilis-Gruppe), gefolgt von Peptostreptococ-

cus-Arten (anaerobe Streptokokken). Seltener sind Infektionen durch Fusobakterien, Veillonellen, Propionibakterien, Aktinomyzeten. Die Erregerhäufigkeit bei bestimmten Krankheitsbildern hängt u. a. von der Nachbarschaft des befallenen Organs zu den Schleimhäuten des Mundes, des Darmes oder der Vagina ab, wo Anaerobier normalerweise in großer Zahl vorhanden sind (z. B. im Kolon im Verhältnis 300–1000 Anaerobier auf ein aerobes Bakterium). So kommt Bacteroides fragilis, ein regelmäßiger Darmbewohner, als Erreger bei infektiösen Prozessen im Bereich der Bauchhöhle und der Genitalorgane häufiger vor als bei tiefen Atemwegsinfektionen. Bei Lungenerkrankungen durch Anaerobier dominieren in der Häufigkeit Penicillin-sensible Bacteroides-Arten der Bacteroides-melaninogenicus-Gruppe. Bei Infektionen durch gramnegative obligat anaerobe Stäbchen liegen in mehr als 50% Mischinfektionen mit fakultativ anaeroben Bakterien (z. B. E. coli, Klebsiella pneumoniae, Haemophilus-Arten und Enterokokken) und in etwa 35% Mehrfachinfektionen durch 2–7 verschiedene Anaerobier (auch Clostridien) vor. Diese Häufigkeitsangaben sind im Hinblick auf die Schwierigkeiten bei der Anzüchtung und Differenzierung der Anaerobier von Bedeutung. Bei typischem Krankheitsbild muß der Arzt – unabhängig von verspätet eingehenden, meist unvollständigen bakteriologischen Befunden – eine breit wirkende Antibiotika-Therapie durchführen, welche aerobe und anaerobe Keime erfaßt.

Krankheiten: Sporenlose Anaerobier sind die wesentliche Komponente von abszedierenden Mischinfektionen im oberen und unteren Respirationstrakt, im Gastrointestinal- und weiblichen Genitaltrakt sowie bei arteriosklerotischer Gangrän. Sie spielen eine Rolle bei Endokarditis, Septikämie und Organabszessen (Hirn, Leber usw.). Typisch ist der fötide stinkende Eiter. Voraussetzung für die Ansiedlung von Anaerobiern ist eine Erniedrigung des Oxidation-Reduktionspotentials, wie sie normalerweise an Körperstellen stattfindet, die von einer aktiven kapillären Perfusion entfernt sind. Dabei wirkt offenbar die aerobe Begleitflora durch O_2-Verbrauch günstig. Krankheitsdisponierend sind Schädigungen des Gewebes, welche den kapillären Blutdurchfluß unterbrechen, wie Traumen, chirurgische Eingriffe, Arteriosklerose, maligne Tumoren und chemische Nekrosen. Die dabei eintretende Reduktion des Oxidation-Reduktionspotentials, oft begünstigt durch eine Mischinfektion mit O_2-verbrauchenden fakultativen Anaerobiern (z. B. E. coli), erlaubt die Vermehrung von Anaerobier-Arten, die sich in ihrer Sauerstoffempfindlichkeit graduell unterscheiden (z. B. sind manche Clostridien viel empfindlicher gegenüber Sauerstoff als Campylobacter-Arten).

Eine Anaerobier-Infektion ruft häufig (besonders bei Entzündungen im Bereich des Beckens) eine örtliche **Thrombose** und **Thrombophlebitis** hervor. Die genaue Ursache hierfür ist nicht bekannt (Absonderung einer bakteriellen Heparinase? Endotoxinwirkung?). Infizierte Emboli können kleinere oder größere Infarkte in

2. Infektionen durch fakultativ pathogene Bakterien

Leber, Lungen, Hirn und anderen Organen mit Abszedierung durch Anaerobier auslösen. Bei schweren Septikämien durch gramnegative Anaerobier kommt es oft zu einer disseminierten intravaskulären Gerinnung (Verbrauchskoagulopathie).

Unterer Respirationstrakt: Singuläre oder multiple Lungenabszesse, diffuse Lungeninfiltrate oder eine nekrotisierende Pneumonie (mit Hohlraumbildung = »Lungengangrän«) entstehen entweder durch Aspiration von oropharyngealem Sekret oder durch Embolie bei entzündlichen Erkrankungen im Bauchraum oder Becken. Häufige anaerobe Erreger sind Bacteroides melaninogenicus, Fusobakterien, Peptokokken, Peptostreptokokken und Veillonellen (oft zusammen mit Staphylokokken). Als häufige Komplikation kann ein Pleuraempyem auftreten.

Gastrointestinaltrakt: Ulzerationen im Magen-Darm-Trakt durch Entzündungen oder einen malignen Tumor stellen die Eintrittspforte für anaerobe und aerobe Keime dar, welche zu umschriebener oder diffuser Peritonitis und intraabdominellen Abszessen, auch Leberabszessen, evtl. mit Septikämie führen. Anaerobe Erreger sind besonders häufig Bacteroides fragilis und Clostridium perfringens.

Genitaltrakt: Septikämien durch Anaerobier entstehen nicht selten bei septischem Abort und Chorioamnionitis. Eine Salpingitis durch Anaerobier kommt auch außerhalb der Schwangerschaft vor, z. B. als Komplikation nach gynäkologischen Eingriffen. Die am häufigsten isolierten anaeroben Erreger sind Peptostreptokokken, Bacteroides-Arten und Clostridien. Mischinfektionen sind die Regel. Hinter der durch Anaerobier infizierten Pyometra und Metritis der älteren Frau steht oft ein Uteruskarzinom. Eine dramatische Anaerobierinfektion des männlichen Genitales ist die Fournier-Gangrän (anaerobe Skrotalphlegmone, s. S. 484).

Zentralnervensystem: Hirnabszesse durch Anaerobier können von einer Sinusitis oder Mastoiditis ausgehen (und führen dann meist zu einem Epiduralabszeß und zu Meningitis), oder sie entstehen meist metastatisch durch infizierte Emboli von einer Lungenerkrankung, selten bei Endokarditis. Bei angeborenen Herzfehlern mit Rechts-links-Shunt sind Hirnabszesse wegen der herabgesetzten O_2-Sättigung des arteriellen Blutes häufiger als bei anderen Herzfehlern.

Weitere wichtige Anaerobierinfektionen sind die arteriosklerotische Gangrän, Wundinfektionen, Perinealabszesse, Zahninfektionen und Appendizitis.
Über Gasbrand s. S. 560, Tetanus s. S. 559, Botulismus s. S. 459, pseudomembranöse Enterokolitis s. S. 458.

Anaerobiernachweis und Antibiotika-Empfindlichkeitsprüfung: Der Anaerobiernachweis gelingt nur bei optimalem Transport des Untersuchungsmaterials (ohne

Sauerstoffzutritt) und adäquaten Züchtungsbedingungen. Eine genaue Differenzierung der Spezies sollte in einem Referenzlaboratorium erfolgen. Wegen des langsamen Wachstums und der Schwierigkeiten bei der Bestimmung der angezüchteten Keimarten vergeht oft viel Zeit, bis endgültige Resultate vorliegen. Der Nachweis nur einer anaeroben Keimart oder die ausschließliche Anzüchtung von aeroben Bakterien darf bei typischem Krankheitsbild nicht zu der möglicherweise falschen Schlußfolgerung führen, daß eine Monoinfektion vorliegt. Wichtig ist die sorgfältige mikroskopische Untersuchung des Direktausstriches, da der mikroskopische Bakteriennachweis auf Mischinfektionen und bei negativer Kultur auf eine Anaerobier-Infektion hinweisen kann.

Die Antibiotika-Empfindlichkeitsprüfung ist mit dem sonst üblichen Blättchen-Diffusionstest bei langsam wachsenden Anaerobiern ungenau. Auch das Reihenverdünnungsverfahren liefert je nach angewandter Technik variierende Ergebnisse. Nährbodenzusammensetzung, pH, Nährbodendicke, Keimeinsaat und Bebrütungsdauer müssen standardisiert sein, um eine Fehlbeurteilung zu vermeiden. Bei β-Lactam-Antibiotika kann Bacteroides fragilis nur dann als sensibel angesehen werden, wenn das betreffende Antibiotikum gegen die β-Lactamasen von Bacteroides fragilis völlig stabil ist.

Wahl des Antibiotikums (Tab. 41): Da Anaerobier-Infektionen fast nie Monoinfektionen sind, muß immer das typische Erregerspektrum von aeroben und anaeroben Keimen erfaßt werden. Bei Infektionen der Mundhöhle liegt im allgemeinen eine **Mischinfektion** durch Peptostreptokokken, aeroben Streptokokken und Penicillin-sensible gramnegative Anaerobier (besonders Bacteroides melaninogenicus) vor. Hier wirkt Penicillin in hoher Dosierung am besten. Penicillin ist außerdem gegen die bei Mischinfektionen vorkommenden Clostri-

Tab. 41. Klinische Wirksamkeit von Antibiotika bei Anaerobiern. Die meisten Aminoglykoside und Gyrase-Hemmer sind unwirksam.

Anaerobier	Wirksamkeit von					
	Penicillin G, Ampicillin	Clindamycin	Metronidazol	Cefoxitin, Latamoxef	Imipenem	Doxycyclin
Bacteroides-fragilis-Gruppe	∅	+	●	+	+	(+)
Andere Bacteroides ssp.	(+)	●	●	●	+	(+)
Fusobakterien	●	●	●	●	●	+
Clostridien-Arten	●	(+)	●	+	●	+
Anaerobe Kokken	+	●	●	+	●	+
Actinomyces-Arten	●	●	∅	●	●	+

● = fast immer wirksam, + = meistens wirksam, (+) = unterschiedlich wirksam, ∅ = fast immer unwirksam.

2. Infektionen durch fakultativ pathogene Bakterien

dien und Aktinomyzeten wirksam. Wenn Staphylokokken als Erreger einer Mischinfektion möglich sind, sollte Clindamycin bevorzugt werden (z. B. Kieferosteomyelitis). Bei Infektionen des Bauchraumes und des weiblichen Genitaltraktes sowie bei arteriosklerotischer Gangrän sind Mischinfektionen durch Bacteroides fragilis, gramnegative Stäbchen und Streptokokken häufig. Hierbei sind Kombinationen, wie Cefotaxim + Metronidazol oder Clindamycin + Mezlocillin, günstig. Imipenem ist das einzige Antibiotikum, das ein sehr breites Wirkungsspektrum, eine starke Aktivität gegen Staphylokokken und gramnegative Stäbchen sowie eine gute Wirksamkeit gegen Anaerobier in sich vereint. Es kommt daher zur Monotherapie von Anaerobier-Infektionen in Betracht (z. B. bei Aspirationspneumonie). Auch Methoxycephalosporine (Cefoxitin, Cefotetan, Latamoxef, Flomoxef) sind gegen Bacteroides fragilis und die übliche Begleitflora wirksam. Herkömmliche Gyrase-Hemmer haben keine zuverlässige Wirkung bei Anaerobier-Infektionen. Sie können aber wegen ihrer guten Wirksamkeit auf Enterobakterien als Kombinationspartner eingesetzt werden (z. B. in der oralen Kombination von Ciprofloxacin + Metronidazol).

Bei Anaerobier-Infektionen des Respirationstraktes sind meist Penicillin-sensible **Bacteroides-Arten** beteiligt. Penicillin G ist bei Infektionen durch Bacteroides melaninogenicus das Mittel der Wahl und wirkt außerdem auf fast alle anderen Anaerobier (einschließlich Peptostreptokokken und Clostridien). Bei Anaerobier-Infektionen in der unteren Körperhälfte sowie bei Septikämien jedoch ist Bacteroides fragilis der häufigste Erreger und Penicillin G wenig wirksam. Dann kommen Clindamycin oder Metronidazol in Kombination mit anderen Mitteln in Frage. Eine inkomplette Stabilität gegen die β-Lactamasen von Bacteroides fragilis haben Azlocillin, Mezlocillin, Piperacillin sowie Cefotaxim; bei diesen Mitteln ist eine Kombination mit einem β-Lactamase-Hemmer (z. B. Sulbactam) sinnvoll. Tetracycline und Erythromycin versagen meist bei Infektionen durch Bacteroides fragilis. Die Resistenzhäufigkeit von Bacteroides fragilis liegt bei Clindamycin und Chloramphenicol unter 3%, bei Tetracyclinen über 60%, bei Penicillin G über 90%.

Unter den anderen anaeroben gramnegativen Stäbchen sind **Fusobakterien** am stärksten empfindlich gegen Penicillin G, meist auch gut empfindlich gegen andere β-Lactam-Antibiotika, Metronidazol, Tetracycline und Clindamycin, obwohl einzelne Stämme gegen diese Mittel resistent sein können. Erythromycin ist nur schwach wirksam gegen Fusobakterien.

Anaerobe grampositive Kokken (z. B. Peptostreptococcus) sind fast immer empfindlich gegen Clindamycin, Penicillin G und Cefazolin, z. T. aber resistent gegen Tetracycline (30–40%) und Erythromycin (10–20%). Metronidazol ist dabei gut wirksam.

Unter den **anaeroben grampositiven Stäbchen** ist Actinomyces israeli am stärksten empfindlich gegen Penicillin G, weniger gegen die anderen Mittel und meistens resistent gegen Metronidazol (s. S. 252). Bei Clostridium perfringens ist die Rangfolge der Wirksamkeit: Penicillin G, Clindamycin, Metronidazol, Vancomycin, Erythromycin. Gegen Tetracycline sind 20–30% der Stämme resistent. Andere Clostridien-Arten (z. B. Clostridium ramosum) sind z. T. resistent gegen Penicillin G, Tetracycline, Erythromycin und Clindamycin, während Metronidazol und Vancomycin stets wirksam sind. Clostridium difficile (s. S. 196) ist gegen Vancomycin stark, gegen Metronidazol schwächer empfindlich. Unter den Cephalosporinen ist nur Flomoxef gegen Clostridium difficile in vitro wirksam, während die anderen Antibiotika versagen.

Literatur

CHUHURAL, G. J. JR., et al.: Susceptibility of the Bacteroides fragilis group in the United States: Analysis by site of infection. Antimicrob. Agents Chemother. *32:* 717 (1988).

HILL, G. B., O. M. AYERS: Antimicrobial susceptibilities of anaerobic bacteria isolated from female genital tract infections. Antimicrob. Ag. Chemother. *27:* 324 (1985).

STVRT, B., and S. L. GORBACH: Recent developments in the understanding of the pathogenesis and treatment of anaerobic infections. N. Engl. J. Med. *321:* 298 (1989).

TALLY, F. P., G. J. CUCHURAL, N. V. JACOBUS et al.: National study of the susceptibility of the Bacteroides fragilis group in the United States. Antimicrob. Ag. Chemother. *28:* 675 (1985).

TALLY, F. P., S. L. GORBACH: Therapy of mixed anaerobic-aerobic infections: Lessons from studies of intra-abdominal sepsis. Am. J. Med. *78 (6A):* 145 (1985).

3. Septische Infektionen

Die **Sepsis** stellt eine bakterielle Allgemeininfektion dar, bei welcher von einem Sepsisausgangsherd ständig oder intermittierend Bakterien in die Blutbahn gelangen und zu schweren Krankheitserscheinungen, u. U. mit Metastasenbildung in inneren Organen, führen. Es gibt aber unterschiedliche Sepsisdefinitionen. Die Eintrittsstelle der Erreger, z. B. eine infizierte Wunde, kann selbst zum Sepsisausgangsherd werden, von dem die Bakterien wiederholt in die Blutbahn eindringen, oder die Sepsis wird (nach Abheilung der Eintrittspforte) von einem metastatisch entstandenen Herd aus unterhalten, der oft schwer nachweisbar ist. Bei einer **transitorischen Bakteriämie** dagegen, die bei lokalisierten Infektionen, nach Tonsillektomien oder Zahnextraktionen vorkommt, fehlen ernste Krankheitssymptome, und es entstehen keine Entzündungsherde in anderen Organen.

3. Septische Infektionen

Eine **Einteilung** der septischen Erkrankungen ist nach der Erregerart oder nach der Eintrittspforte und dem Sepsisausgangsherd möglich (tonsillogene Sepsis, Urosepsis, cholangitische Sepsis, septischer Abort, Nabelsepsis usw.). Bei der kryptogenen Sepsis ist der Ausgangsherd nicht nachweisbar. Sonderformen sind u. a. die Fremdkörpersepsis und die bakterielle Endokarditis.

Die **klinische Diagnose** einer Sepsis (intermittierendes Fieber, Schüttelfrost, Milzvergrößerung, Nachweis des Sepsisausgangsherdes und septischer Metastasen) ist manchmal schwierig, da bei Abwehrschwäche (Leukämie, Marasmus, Früh- und Neugeborenen), bei Intensivpatienten oder bei Anbehandlung mit Antibiotika eindeutige Symptome fehlen können. In jedem Fall sollte der Verdacht auf eine septische Erkrankung durch bakteriologische Untersuchungen bestätigt werden, da nur hierdurch eine gezielte Chemotherapie ermöglicht wird.

Wichtige Untersuchungen:
1. Wiederholte **Blutkulturen** in 4–6stündigen Abständen, möglichst vor Therapiebeginn. Blutentnahme am besten während des Schüttelfrostes, jedoch nicht nur bei Fieberanstieg, da bei Neugeborenen und älteren Menschen auch afebrile Verläufe vorkommen. Möglichst 2 handelsübliche Bouillonkulturflaschen werden direkt am Krankenbett unter sterilen Kautelen mit und ohne Belüftung (für aerobe und anaerobe Keime) beimpft und zum Untersuchungslabor weitergeleitet. Ein Blutversand im Röhrchen ist nicht ratsam, da empfindliche Keime beim Transport absterben können und bis zum Anwachsen im Labor Zeit verlorengeht. Blut sollte durch Venenpunktion gewonnen werden (nach sorgfältiger Hautdesinfektion). Blutentnahmen aus liegenden Venenkathetern sind nur bei Verdacht auf Katheterinfektion sinnvoll. Längere Bebrütung der Blutkulturen unter aeroben und anaeroben Bedingungen mit optimaler Technik.
2. **Latex-Agglutinationsteste** zum Antigennachweis in Serum und Urin, evtl. auch Liquor, können bei klinischem Verdacht auf eine Sepsis durch Meningokokken, Pneumokokken und B-Streptokokken sowie Haemophilus influenzae (Typ b), Candida albicans und Cryptococcus neoformans positiv ausfallen (falsch positive und falsch negative Resultate sind möglich). Diese Teste können auch noch einige Tage nach Behandlungsbeginn auf den Sepsiserreger hinweisen.
3. **Bakteriologische Untersuchung** von Eiter, Liquor, Sputum, Urin oder Punktaten aus dem Sepsisausgangsherd oder von septischen Metastasen. Bei größerer Entfernung zum bakteriologischen Labor kann eitriger Liquor oder ein Punktat aus einer primär sterilen Region ebenfalls in 2 Bouillonkulturflaschen geimpft und in der Klinik vorbebrütet werden (wenn der Transport erst am nächsten Tag erfolgen kann). Ein Teil der Untersuchungsprobe muß jedoch gleichzeitig in einem Transportmedium im Röhrchen eingesandt werden (wichtig zur

Therapie wichtiger Infektionen

Anfertigung von mikroskopischen Präparaten, zur Erkennung von Kontaminationen und Mischinfektionen sowie zur Ausimpfung auf Spezialnährböden).
4. Die **Empfindlichkeitsprüfung** der angezüchteten Erreger gibt Hinweise für die Wahl des Antibiotikums und die notwendige Höhe der Dosierung.
5. Eine **Kontrolle des Behandlungserfolges** durch Blutkulturen während der Therapie ist zur Erkennung eines Rezidivs, einer Resistenzzunahme des Erregers, einer Mischinfektion oder eines Infektionswechsels wichtig.

Allgemeine Regeln für die Sepsisbehandlung:
1. Die **Wahl des Antibiotikums** richtet sich in erster Linie nach dem klinischen Bild und dem hierfür typischen Erregerspektrum. Die Initialtherapie erfolgt fast immer ungezielt (ohne Kenntnis des Erregers). Dabei müssen Grundkrankheiten berücksichtigt werden. Am geeignetsten sind β-Lactam-Antibiotika, da diese ohne größeres Risiko in hohen Dosen (Tab. 42) gegeben werden können.
Bei Infektionen durch schwach empfindliche oder schwer erreichbare Keime sind **Antibiotika-Kombinationen** notwendig, welche die bakterizide Wirkung verstärken. Zur ungezielten Initialtherapie kommen »Omnispektrum«-Kombinationen in Frage, die ein möglichst lückenloses Erregerspektrum haben. Kombinationen, wie Azlo- oder Piperacillin mit Cefotaxim, haben den Vorteil eines sich überlappenden Spektrums und einer sich ergänzenden Wirkung (»Double-cover-Effekt«). Sie können durch ein Aminoglykosid, durch Metronidazol oder Clindamycin ergänzt werden. Bei starkem Verdacht auf eine Staphylokokkenätiologie kann Vancomycin in die Kombination eingeschlossen werden. Mit Imipenem wird das ganze Spektrum der wichtigen Erreger erfaßt.
Bei der Kombinationstherapie ist darauf zu achten, daß sich gleichartige Nebenwirkungen von Antibiotika addieren können.
2. Die Antibiotika-Behandlung muß **über längere Zeit in hoher Dosierung** durchgeführt werden (anfangs stets parenteral). Im allgemeinen bevorzugt man bakterizid wirkende Antibiotika. Zur Nachbehandlung (Rezidivprophylaxe) können oral applizierbare Antibiotika verwandt werden. Rezidive sind häufig durch Erregerwechsel, durch Persistenz sensibler Erreger in großen Eiteransammlungen oder durch infizierte Fremdkörper bedingt.
3. Eine sorgfältige Beobachtung des Patienten auf mögliche **Nebenwirkungen** ist bei hochdosierter Antibiotika-Therapie unerläßlich, da besonders bei einer septischen Allgemeininfektion mit der Möglichkeit einer Nierenfunktionsstörung und einer verzögerten Antibiotika-Ausscheidung zu rechnen ist. Hohe Dosen von Natriumsalzen bestimmter Antibiotika (z. B. Fosfomycin) können Hypernatriämie und Hypokaliämie erzeugen. Bei Tagesdosen von >20 Mill. E Penicillin G können neurotoxische Reaktionen (Krämpfe) auftreten (besonders bei Ausscheidungsstörungen und Meningitis wegen erhöhter Durchlässigkeit der Blut-Liquor-Schranke).

3. Septische Infektionen

Tab. 42. Tagesdosis bei Sepsis.

Antibiotikum	Erwachsene	Kinder	Bevorzugte Applikation, Dosierungsintervall
Penicillin G	20 Mill. E	0,5 Mill. E/kg	I. v. Kurzinfusion alle 6 h
Ampicillin Flucloxacillin Oxacillin	6–10(–20) g	200–300 mg/kg	I. v. Kurzinfusion oder langsame Injektion alle 6–8 h
Azlocillin Mezlocillin Piperacillin	6–15(–20) g	200–300 mg/kg	I. v. Kurzinfusion oder langsame Injektion alle 6–8 h
Cefazolin Cefoxitin Cefotaxim Ceftazidim	6 g	150 mg/kg	I. v. Kurzinfusion oder langsame Injektion alle 6–8 h
Ceftriaxon	2–4 g	60–100 mg/kg	I. v. Kurzinfusion alle 12–24 h
Imipenem	1,5–2–3 g	50 mg/kg	I. v. Infusion alle 6–8 h
Aztreonam	8 g	150 mg/kg	I. v. Kurzinfusion alle 6–8 h
Gentamicin Tobramycin	160–320 mg	3–5 mg/kg	I. v. Kurzinfusion alle 12 h
Amikacin	1 g	15 mg/kg	I. v. Infusion alle 12 h
Vancomycin	2 g	40 mg/kg	I. v. Infusion alle 12 h
Teicoplanin	0,4–0,8 g	10 mg/kg	I. v. Infusion alle 12 h
Clindamycin	1,2–1,8 g	20–30 mg/kg	I. v. Kurzinfusion alle 6–8 h
Ciprofloxacin	0,4–0,8 g	–	I. v. Kurzinfusion (30–60 min) alle 12 h
Metronidazol	1,5–2 g	20–30 mg/kg	I. v. Kurzinfusion alle 6–8 h

4. **Zusätzliche Behandlungsmaßnahmen** sind Schockbekämpfung, Bluttransfusion, Azidosebehandlung, Flüssigkeitstherapie, Ausgleich von Elektrolytstörungen, ggf. chirurgische Maßnahmen, z. B. Drainage eines Empyems.
5. Als **Gründe für ein Therapieversagen** kommen unzureichende Dosierung, Infektionswechsel, Fremdkörperinfektion, Resistenzzunahme der Erreger,

Rezidiv durch Persister, Fortbestehen des Sepsisausgangsherdes, ungünstige anatomische Verhältnisse (in Abszeßhöhlen oder dgl. eingeschlossene Erreger) und falsche Wahl des Antibiotikums in Frage.

Häufigkeit der Sepsiserreger: Früher waren Pneumokokken und Streptokokken am häufigsten; heute überwiegen Staphylokokken und gramnegative Darmbakterien (E. coli, Klebsiella, Enterobacter, Proteus, Pseudomonas aeruginosa, Bacteroides). Meningokokken treten entweder sporadisch oder in Epidemien auf. Andere Erreger sind seltener: Haemophilus influenzae, Clostridien, Bacteroides fragilis, Enteritis-Salmonellen, Pasteurella multocida, Gonokokken, Aeromonas, Campylobacter, Serratia marcescens u. a. Saprophytäre Bakterien (Koagulase-negative Staphylokokken, Acinetobacter-Arten, Pseudomonas-Arten, Bacillus cereus) und Pilze können unter besonderen Umständen, z. B. bei zentralen Venenkathetern, nach Einpflanzung von Kunststoffprothesen (bei Herzoperationen) oder nach Shunt-Operationen, zu Sepsiserregern werden (Endoplastitis).

Ungezielte Therapie

Die ungezielte Therapie septischer Infektionen verläuft nach den Regeln einer Interventionstherapie (s. S. 18). Bei noch unbekanntem Erreger richtet sich diese nach der klinischen Konstellation und dem typischen Erregerspektrum. Mögliche Eintrittspforten, septische Absiedlungen, resistenzmindernde Grundkrankheiten sowie das Auftreten eines septischen Schocks oder einer Niereninsuffizienz sind bei der Wahl der Antibiotika zu berücksichtigen. Zur Erweiterung des Wirkungsspektrums und zur Steigerung der klinischen Effektivität sind Antibiotika-Kombinationen vorteilhaft. In vielen Fällen kombiniert man Cefotaxim mit einem Aminoglykosid. Wenn neben Enterobakterien Pseudomonas aeruginosa als Erreger in Frage kommt, ist eine Kombination von Cefotaxim oder Ceftazidim + Piperacillin sinnvoll (evtl. + Tobramycin). Wenn im Krankenhausmilieu mit mehrfach resistenten Erregern und Anaerobiern zu rechnen ist, ist die Kombination Imipenem + Gentamicin indiziert. Derartige »Omnispektrum«-Kombinationen erfassen fast alle Sepsiserreger mit Ausnahme von Pilzen.

Bei Versagen der initialen Interventionstherapie muß die Therapie nach den vorliegenden kulturellen Befunden modifiziert werden. Evtl. muß zur Schließung von Wirkungslücken und Erfassung seltener Erreger die initiale Kombination ergänzt werden.

▶ Bei **Urosepsis** ohne Vorkrankheiten handelt es sich meistens um Infektionen durch E. coli und andere Enterobakterien. Hierbei sind β-Lactamase-stabile Cephalosporine, aber auch Mezlocillin günstig. Nach urologischen Eingriffen

3. Septische Infektionen

liegen häufig Infektionen mit resistenten gramnegativen Stäbchen vor (Proteus, Pseudomonas, Serratia, Enterobacter).
Zur Initialbehandlung bieten sich Kombinationen, wie Cefotaxim + Gentamicin an. Alternativen sind Ciprofloxacin i. v., Imipenem oder Piperacillin + ein β-Lactamase-Hemmer. Die Therapie muß bei Eintreffen des bakteriologischen Befundes überprüft werden.

▶ Bei **cholangitischer Sepsis** lassen sich die Erreger schwer nachweisen (Blutkultur, ERCP). Meist handelt es sich um E. coli, andere Enterobakterien, mikroaerophile und anaerobe Streptokokken, seltener um Keime der Bacteroides-Gruppe, Clostridien, Pseudomonas.
Die günstigsten Parameter für eine ungezielte Therapie (ausreichendes Wirkungsspektrum, gute Gallegängigkeit, hohe Serum- und Gewebespiegel, kein Aktivitätsverlust in Galle, Vorliegen kontrollierter Studien) haben Mezlocillin und Ceftriaxon. Die früher als Mittel der Wahl angesehenen Tetracycline sollten nicht mehr bei schweren Gallenwegsinfektionen angewandt werden. Mechanische Faktoren, die eine Cholangitis oder Cholezystitis unterhalten (Konkremente usw.), müssen ausgeschaltet werden (Operation, Papillotomie). Bei septischen Komplikationen nach ERCP ist als Erreger oft Pseudomonas beteiligt. Bei Gallenwegsinfektionen ohne Cholestase ist auch eine Verwendung von Cefazolin, Cefazedon, Cefotaxim oder Ampicillin gerechtfertigt, die in ausreichenden Konzentrationen mit der Galle ausgeschieden werden. Sinnvoll ist die Kombination eines β-Lactam-Antibiotikums mit einem Aminoglykosid. Auch Ciprofloxacin erscheint wegen des breiten Spektrums und der Pharmakokinetik geeignet.

▶ Eine **postoperative Sepsis,** die oft von infizierten Wunden ausgeht, wird meist durch Staphylokokken ausgelöst. Nicht selten liegt eine Mischinfektion mit gramnegativen Keimen vor. Bei leichteren Erkrankungen empfiehlt sich die Initialtherapie mit einem Basis-Cephalosporin, das eine gute Staphylokokken-Aktivität hat (z. B. Cefazolin, Cefazedon), evtl. in Kombination mit einem Aminoglykosid. Eine postoperative Sepsis hat eine hohe Letalität. Daher ist hier eine Omnispektrum-Kombination oder eine Therapie mit Imipenem notwendig.
Bei Wundinfektionen nach Eingriffen am Intestinaltrakt und am weiblichen Genitale besteht meist eine Mischinfektion mit Enterobakterien, Bacteroides fragilis und anaeroben Streptokokken. Die ungezielte Therapie muß eine umfassende Enterobakterien-Wirksamkeit, aber auch eine vollständige Bacteroides-Wirksamkeit haben. Geeignet sind Imipenem, aber auch Kombinationen, wie Cefotaxim + Metronidazol oder Ciprofloxacin + Clindamycin.

▶ **Sepsis nach kleinen Hautverletzungen** (mit Lymphangitis): Die Erreger sind in erster Linie Staphylokokken, teilweise auch Streptokokken, selten anaerobe

Mischinfektionen. Behandlung mit Cefazolin oder Cefuroxim i. v., evtl. auch mit Clindamycin.

▶ Die **Sepsis bei myeloischer Insuffizienz** (z. B. Leukämie, Agranulozytose) wird vor allem durch Pseudomonas aeruginosa, E. coli, Klebsiellen, Proteus und Staphylokokken hervorgerufen. Darüber hinaus ist mit einer Vielzahl von anderen Erregern zu rechnen. Die sofort einsetzende Interventions-Therapie muß die vorausgegangene Antibiotika-Therapie, aber auch die klinische Symptomatik und mögliche Eintrittspforten berücksichtigen und alle relevanten Keime erfassen.

Zur Initialbehandlung kommen in Frage:
1. ein breites Cephalosporin + Acylaminopenicillin,
2. ein Acylaminopenicillin + Aminoglykosid,
3. ein breites Cephalosporin + Aminoglykosid,
4. ein Cephalosporin + Acylaminopenicillin + Aminoglykosid,
5. Imipenem + Aminoglykosid.

Am besten beginnt man die Interventionstherapie mit Imipenem oder einer Kombination von 2 β-Lactam-Antibiotika oder mit der Kombination eines β-Lactam-Antibiotikums mit einem Aminoglykosid. Patienten, die nach 3–4 Tagen entfiebert sind, gelten als Responder. Bei ihnen wird die gleiche Therapie noch 4–8 Tage fortgesetzt. Bei Patienten, die in 3–4 Tagen nicht entfiebern (Non-Responder), wird die Therapie durch andere Antibiotika oder Antimykotika ergänzt.

Die Interventions-Therapie bei soliden Tumoren mit kurzdauernder Granulozytopenie unterscheidet sich von der Therapie bei Patienten mit Leukämie. Bei kurz dauernder Granulozytopenie im Rahmen einer Zytostatika-Therapie ist eine weniger intensive Therapie (z. B. mit Ceftriaxon, Ceftazidim oder Piperacillin) meist ausreichend. Auch Ciprofloxacin und Imipenem sind hierbei geeignet.

▶ **Septischer Abort und Puerperalsepsis** (s. S. 508): Die häufigsten Erreger sind Keime der Bacteroides-Gruppe, ferner E. coli, Staphylokokken, aerobe und anaerobe Streptokokken, Clostridien u. a. (oft Mischinfektionen). Vor Behandlungsbeginn werden von Zervixsekret ein Grampräparat angefertigt und eine aerobe und anaerobe Kultur angelegt.

Die Behandlung mit hohen Antibiotikadosen muß das breite Erregerspektrum berücksichtigen. Entweder gibt man Imipenem oder Kombinationen, wie Cefotaxim + Metronidazol oder Cefotaxim + Clindamycin. Gegebenenfalls Abrasio oder Uterusexstirpation sowie Schockbehandlung.

▶ **Tonsillogene Sepsis:** Meist hervorgerufen durch Bacteroides, Staphylokokken, Streptokokken. Heute selten geworden.

3. Septische Infektionen

Therapie: Clindamycin i.v. oder Penicillin G i.v. sind meist wirksam. Bei schwerem Krankheitsbild sind Imipenem oder Cefotaxim + Clindamycin zu bevorzugen. Bei septischer Jugularvenenthrombose kann eine Unterbindung des verschlossenen Gefäßes notwendig sein.

▶ **Fremdkörpersepsis:** Ausgang von infizierten Fremdkörpern (z. B. Herzklappenprothesen, Spitz-Holter-Ventil, Dialyse-Shunt, Venenkatheter, Portsysteme, Schrittmacherelektroden usw.). Bei zentralen Venenkathetern kommt eine Bakteriämie häufiger vor als bei peripheren Venenkathetern. Das Sepsisrisiko steigt sprunghaft an bei neutropenischen Patienten, bei entzündeten und teilweise thrombosierten Venen und bei längerem Gebrauch desselben Venenkatheters. Andere Venenkatheterkomplikationen sind: Thrombophlebitis, Phlegmone, murale Rechtsherzendokarditis, Infektion von Prothesen, infizierte Embolien und Infarkte (z. B. Lungeninfarkt), Retinitis oder Ophthalmitis.

Das **Erregerspektrum** umfaßt zahlreiche meist saprophytäre Keime. Am häufigsten sind Staphylokokken (70–80%), weniger häufig, Corynebacterium JK (jeikeium), gramnegative Stäbchen (10–20%) und Pilze (1–5%). Diese Keime können von der Haut des Patienten oder des Pflegepersonals stammen. Gefürchtet ist das Eindringen von Candida in Infusionslösungen bei totaler parenteraler Ernährung. Dabei werden auch andere Pilze gefunden, z. B. Aspergillus, Torulopsis glabrata und Mucor. Wäßrige Infusionslösungen können durch Klebsiella, Enterobacter cloacae, Serratia, Pseudomonas cepacia und Citrobacter freundii, aber auch durch praktisch nicht identifizierbare apathogene Keime (Asaccharolyten), Sporenbazillen oder apathogene Pilze kontaminiert sein.

Die **Diagnose** einer Venenkathetersepsis kann schwierig sein. Einen Hinweis gibt die quantitative Blutkultur. Das Blut aus dem infizierten Venenkatheter enthält in der Regel 10mal mehr Bakterien als das durch Venenpunktion gewonnene periphere Blut. Eine quantitative Beurteilung der Blutkultur ist im Gußplattenverfahren möglich (1 ml Blut wird mit verflüssigtem Agar in eine sterile Petri-Schale gegossen und gemischt). Eine Beurteilung der Bakterienmenge ist auch bei Verwendung von Blutkulturflaschen mit aufschraubbarem, Nährboden-beschichteten Objektträger möglich, wenn man sofort nach Einspritzen des Blutes den Objektträger überflutet. Oft ist auch eine Anzüchtung der gleichen Keime aus dem Infusionsgefäß, von der Kathetereintrittsstelle oder (nach Katheterentfernung) von der Venenkatheterspitze möglich. Alle länger liegenden Venenkatheter sollten kulturell untersucht werden (durch Abrollen der Spitze auf festem Nährboden, keine Anreicherungsmedien).

Therapie: Der sicherste Weg zur Heilung ist die Entfernung des infizierten Fremdkörpers mit gleichzeitiger Antibiotika-Therapie. Bei schwerem Krankheitsbild verwendet man am besten eine breit wirksame Kombination, z. B. von Cefotaxim + Piperacillin + Gentamicin. Die prinzipielle Forderung nach Entfernung des Venenkatheters läßt sich nur teilweise erfüllen. Bei einer nachgewiesenen Infektion durch Pseudomonas aeruginosa wirken Azlocillin + Tobramycin am besten, bei Nachweis von Staphylokokken Vancomycin + Rifampicin. Bei Pilz-Sepsis ist ebenfalls eine Kombination ratsam (z. B. Amphotericin B + Flucytosin). Umstritten ist die Frage, ob eine intravasale Fremdkörperinfektion zunächst nur durch Antibiotika behandelt werden kann. Die Erfolgsaussichten sind ohne Entfernung des Fremdkörpers schlecht, wenn sich bereits eine stärkere Thrombophlebitis entwickelt hat oder wenn eine Pilz- oder Pseudomonasinfektion vorliegt. Therapieziel ist zunächst die Verhütung weiterer septischer Komplikationen. In einem Teil der Fälle führt die Antibiotika-Therapie zu einem dauernden Verschwinden der Bakterien aus dem Blut. Bei nicht entfernbaren Fremdkörpern (z. B. Herzklappenprothesen) kann als letzter Ausweg eine Langzeitsuppressivbehandlung mit oralen Antibiotika bleiben.

▶ **Infusionsbakteriämie:** Kontaminierte Infusionslösungen können zu starken Fieberreaktionen, teilweise mit schwerem Schock, führen. Trotzdem kann die kontaminierte Flasche klar sein; sie sollte nach einer Fieberreaktion stets kulturell untersucht werden. Oft ist die Bakteriämie nur vorübergehend, und der Katheter kann belassen werden.
Eine Therapie mit einem Cephalosporin oder mit einem Acylaminopenicillin ist ratsam, selbst wenn Spontanheilungen die Regel sind. Durch bakterielle Kontamination von Blutkonserven können ähnliche Reaktionen, aber auch echte septische Infektionen ausgelöst werden.

▶ Die **Neugeborenensepsis** verläuft mit vieldeutiger Symptomatik. Sie kann intrauterin (z. B. durch Listerien), intra partum (durch E. coli, Pseudomonas, B-Streptokokken u. a.) und post partum (häufig durch Staphylokokken) entstehen. Wichtig ist der frühzeitige Behandlungsbeginn bei begründetem klinischen Verdacht (nach Anlegen einer Blutkultur und Liquorgewinnung zur bakteriologischen Untersuchung). Bei Verdacht auf intrauterin entstandene Sepsis (nach vorzeitigem Blasensprung) sollte stets eine Blutkultur aus Plazentablut (gewonnen durch Punktion eines Plazentagefäßes von außen) angelegt werden. In dieser Blutkultur wachsen bei infiziertem Fruchtwasser die gleichen Keime wie aus dem zuerst entleerten Mekonium und den Gehörgangsabstrichen. Bei positiver Blutkultur sollte bei vorzeitigem Blasensprung die Antibiotikabehandlung sofort beginnen, auch wenn noch keine klinischen Erscheinungen einer Sepsis vorhanden sind (diese folgen in der Regel erst 1–2 Tage später). Wegen der ernsten Prognose ist stets eine Kombinationsbehandlung indiziert, welche das relevante Wirkungsspektrum einschließlich Listerien und Enterokokken erfaßt.
Günstige Kombinationen bestehen aus einem Cephalosporin und Acylaminopenicillin, z. B. Cefotaxim + Piperacillin. Ggf. können diese Kombinationen durch Vancomycin (wenn mehrfach resistente Staphylokokken häufiger vorkommen) oder ein Aminoglykosid (Gentamicin oder Amikacin) ergänzt werden.

3. Septische Infektionen

▶ **Septischer Schock:** Ein septischer Schock wird durch Einschwemmung von Bakterien in die Blutbahn (in erster Linie von Enterobakterien, daneben aber auch von Pneumokokken, Staphylokokken, Clostridien und anderen Bakterien) ausgelöst. Bei Freisetzung von Endotoxinen gramnegativer Bakterien (Lipopolysacchariden) kommt es zu einer Kaskade der Wirkung unterschiedlicher körpereigener Mediatoren. Dabei spielt TNF (der Tumor-Nekrose-Faktor) als Mediator des septischen Schocks offenbar eine wichtige Rolle. Versuche einer kausalen Therapie des septischen Schocks durch Antikörper gegen TNF bzw. Endotoxin sowie durch Antagonisten gegen unterschiedliche Mediatoren sind in der Entwicklung. Eine Optimierung der Behandlung des septischen Schocks ist ein wichtiges Ziel der nächsten Jahre. Problematisch ist dabei die Tatsache, daß nur kurze Zeit für die Unterbrechung des Schockmechanismus zur Verfügung steht. Mit der Gabe von Antiendotoxin oder anderen Antagonisten kommt man häufig zu spät. Erfolgversprechender sind TNF-Antikörper und Cyclooxygenase-Hemmer (z. B. Pentoxyphyllin), die in einem späteren Stadium der Reaktionskaskade wirken.

Therapie: Bei septischem Schock ist die wichtigste Maßnahme die schnell einsetzende, hoch dosierte bakterizide Antibiotika-Therapie (bevorzugt mit β-Lactam-Antibiotika). Die Vorstellung, daß bakterizide Antibiotika den septischen Schock verstärken können, ist offenbar unrichtig. Beim Vorliegen einer Schocklunge muß eine adäquate Behandlung, z. B. mit mechanischer Überdruckbeatmung, erfolgen. Die Flüssigkeitszufuhr sollte möglichst unter Kontrolle des zentralen Venendruckes und des Pulmonalarteriendruckes sowie der Harnausscheidung reguliert werden. Dopamin wirkt am Herzen positiv inotrop und erhöht den Blutdruck. Bei peripherer Vasokonstriktion sind Adrenalin, Noradrenalin und periphere Kreislaufmittel mit vasokonstriktorischer Wirkung kontraindiziert. Wichtig sind auch eine Azidosebehandlung, Digitalis, Sauerstoff sowie bei Nierenversagen Hämodialyse. Bei disseminierter intravaskulärer Gerinnung ist eine stadiengerechte Therapie (mit Antithrombin III usw.) erforderlich.

Bei schweren Schocksymptomen (verbunden mit Scharlach-ähnlichem Hauterythem), Konjunktivitis und Enanthem ist an einen Staphylokokken-Toxin-Schock (»Toxic-shock-Syndrom«) zu denken, bei dem eine Bakteriämie selten vorkommt, die Staphylokokken aber in der Vagina, in Wunden oder in Abszessen nachweisbar sind (s. S. 512).

Gezielte Therapie

▶ **Staphylococcus-aureus-Sepsis:** Meist kontinuierliche Bakteriämie, ausgehend von Hautinfektionen (teilweise mit Lymphangitis), Wund- oder Nabelinfektionen, Thrombophlebitis, Mastoiditis, Parotitis oder Pneumonie. Relativ häufig bei Heroinsucht und bei intravasalen Fremdkörperinfektionen. Oft septische Metastasen in Nieren, Knochenmark, Gelenken, Gehirn und Hirnhäuten, Lungen, am Endokard usw.

Wegen der ungenügenden klinischen Wirksamkeit der Oxacillin-Derivate ist eine längere Kombinationstherapie mit Cefazolin oder Cefazedon und einem zweiten Staphylokokken-Antibiotikum (Clindamycin, Fusidinsäure oder Rifampicin) zu bevorzugen. Auch die bisher übliche Therapie einer Sepsis durch Penicillin-G-empfindliche Staphylokokken (die aber Penicillin-tolerant sein können) mit Penicillin G sollte heute durch eine Therapie mit Cefazolin (Erwachsene täglich 6 g i. v.) in Kombination mit Clindamycin (täglich 1,2 g i. v.) ersetzt werden. Bei Cephalosporin-Allergie, Oxacillin-Resistenz oder Verdacht auf Staphylokokken-Endokarditis behandelt man mit Vancomycin (Erwachsene 2 g/Tag in 2 i. v. Kurzinfusionen, Kinder 40 mg/kg/Tag; erhebliche Dosisreduktion bei Niereninsuffizienz). Die Kombination mit einem zweiten Staphylokokken-Mittel ist ratsam. Therapiedauer mindestens 4–6 Wochen, oft länger. Nach Eintritt der Besserung unter parenteraler Therapie Dosisreduzierung und weiterhin orale Nachbehandlung. Die Antibiotika-Therapie erübrigt nicht eine notwendige chirurgische Behandlung (Eröffnung großer Abszesse, Entfernung infizierter Fremdkörper). Reservemittel bei Staphylokokken-Sepsis sind Clindamycin, Teicoplanin, Fusidinsäure, Rifampicin, Fosfomycin und Imipenem. Die Kombination von Penicillin G mit einem β-Lactamase-Blocker erreicht bei Penicillin-G-resistenten Staphylokokken bestenfalls die Wirkung von Cefazolin. Gyrase-Hemmer kommen nur ausnahmsweise zur Therapie von Staphylokokken-Infektionen in Frage.

▶ **Staphylococcus-epidermidis-Sepsis:** Septikämien durch Koagulase-negative Staphylokokken sind in letzter Zeit häufiger geworden. Haupteintrittspforten sind intravenöse Fremdkörper (Venenkatheter, Dialyse-Shunts u. a.). Gelegentlich als Endokarditis verlaufend. Die Diagnose erfordert den mehrfachen Nachweis eines identischen Stammes in der Blutkultur. Häufig liegen mehrfach resistente Stämme vor, die auch Oxacillin-resistent sind.

Die Therapie muß nach dem Antibiogramm erfolgen, z. B. mit Cefazolin und Gentamicin. Infektionen durch Oxacillin-resistente Stämme können nicht mit Penicillinen oder Cephalosporinen behandelt werden. Meist ist die Kombination von Vancomycin plus Rifampicin wirksam. Wenn möglich, sollte der infizierte Fremdkörper entfernt werden. Bei Unmöglichkeit bleibt als einziger Ausweg eine Suppressionsbehandlung mit oralen, gut verträglichen Antibiotika, die nach Antibiogramm auszuwählen sind. So kann bei infizierter künstlicher Herzklappe eine Suppressivtherapie mit Cefalexin oder Clindamycin indiziert sein.

▶ **A-Streptokokken-Sepsis:** Heute relativ selten, aber immer noch sehr gefährlich. Eintrittspforten sind Hautinfektionen, Wundinfektionen, seltener gynäkologische Infektionen oder Infektionen des oberen Respirationstraktes. Schwere

3. Septische Infektionen

Formen mit schnellem Verlauf, Schock, Nierenversagen, Exanthem und multiplen Absiedlungen sind häufig.
Therapie: Penicillin G, bei Erwachsenen 5–10(–20) Mill. E/Tag in mehreren i. v. Kurzinfusionen oder Injektionen, bei Säuglingen und Kleinkindern 1–3–5 Mill. E/Tag für 1–2 Wochen. Nachbehandlung mit Penicillin V, tgl. 1,5–3 Mill. E für 2 Wochen. Bei Penicillin-Allergie Cefazolin (Dosierung: s. Tab. 44), evtl. auch Clindamycin, tgl. 1,2–1,8 g, oder Vancomycin.

▶ **B-Streptokokken-Sepsis:** Bei Neugeborenen als intrauterin erworbene Frühform oder postnatal erworbene Spätform. Schnelldiagnose bei klinischem Verdacht durch Antigennachweis in Serum und Urin mit dem Latex-Agglutinationstest. Schneller Verlauf, schlechte Prognose. Gelegentlich auch bei Erwachsenen mit Abwehrschwäche.
Optimal ist eine möglichst frühzeitig einsetzende Therapie mit Penicillin G in Kombination mit Gentamicin. Bei ungezielter Therapie mit einem Cephalosporin oder anderen Penicillinen werden B-Streptokokken ebenfalls zuverlässig eliminiert.

▶ **Pneumokokken-Sepsis:** Auftreten manchmal als Komplikation einer Pneumonie und bei Personen mit Abwehrschwäche (z. B. nach Splenektomie), oft auch ohne erkennbare Eintrittspforte. Schneller Verlauf. Septischer Schock mit Mikrozirkulationsstörungen möglich (OPSI-Syndrom).
Therapie wie bei A-Streptokokken-Sepsis mit Penicillin G in hoher Dosierung. Bei nachgewiesener Penicillin-G-Resistenz verwendet man Vancomycin in Kombination mit Rifampicin.

▶ **Sepsis durch andere Streptokokken:** Vergrünende oder nichthämolysierende Streptokokken anderer Gruppen werden relativ häufig in Blutkulturen auch ohne Bestehen einer Endokarditis nachgewiesen. Sie können Zeichen einer Bakteriämie (ohne Sepsisfolge) sein, aber auch auf ein Kolonkarzinom (Streptococcus bovis) oder auf eine anaerobe Mischinfektion hinweisen. Derartige Streptokokken (mit Ausnahme von Enterokokken) sind nahezu stets sensibel gegen Penicillin G. Die Therapie muß die Möglichkeit einer Mischinfektion, bei der sich nur die Streptokokken nachweisen ließen, berücksichtigen. Streptococcus milleri führt typischerweise zu einer Sepsis mit starker Tendenz zur Abszedierung. Penicillin G + Metronidazol können bei Streptokokken-Sepsis wegen einer oft gleichzeitigen Anaerobierinfektion einer Monotherapie mit Penicillin G überlegen sein.

▶ **Enterokokken-Sepsis:** Eintrittspforte Intestinal- oder Urogenitaltrakt. Geringe Neigung zu septischen Metastasen. Enterokokken sind oft Indikatorkeime einer aeroben/anaeroben Mischinfektion. Sie sind gefürchtet als Erreger einer bakteriellen Endokarditis.

Therapie: Ampicillin, Erwachsene und Schulkinder tgl. 6–10(–20) g, jüngere Kinder 200–300 mg/kg, verteilt auf 4 i. v. Kurzinfusionen. Mezlocillin und Piperacillin wirken ähnlich wie Ampicillin. Durch die Kombination mit Gentamicin wird die Bakterizidie von Ampicillin erheblich verstärkt, jedoch ist ein kleiner Teil der Enterokokkenstämme heute hochgradig resistent gegen Gentamicin.
Bei Penicillin-Allergie oder Ampicillin-Resistenz Vancomycin i. v. Die älteren und die neueren Cephalosporine sind gegen Enterokokken klinisch unwirksam. Imipenem ist gut wirksam.

▶ **Meningokokken-Sepsis:** Eintrittspforte Nasen-Rachen-Raum, meist begleitet von Meningitis oder Arthritis, seltener von Endokarditis. Schwerste Form mit Waterhouse-Friderichsen-Syndrom (besonders bei Kindern vorkommend, früher fast immer tödlich).
Therapie: Penicillin G, Erwachsene tgl. 20–30 Mill. E, bei Kindern 0,5 Mill. E/kg in 3–4 i. v. Kurzinfusionen, keine Kombinationstherapie erforderlich. Therapiedauer: 7–10 Tage, bei eingetretener Besserung Penicillin in reduzierter Dosierung. Eine Penicillin-G-Resistenz von Meningokokken ist selten. Sulfonamide sind heute wegen der relativ häufigen Erregerresistenz nicht mehr indiziert.
Bei Penicillin-Allergie oder epileptiformen Krämpfen sowie bei Penicillin-G-Resistenz Ceftriaxon, Erwachsene tgl. 2(–4) g, Kinder 60–100 mg/kg.
Zur Umgebungsprophylaxe verwendet man Rifampicin oral (bei Erwachsenen 0,6 g, bei Kindern 10 mg/kg alle 12 h für 2 Tage, s. S. 264). Bei Erwachsenen ist auch Ciprofloxacin (einmalig 0,75 g oral) anwendbar. Bei Schwangeren kommt als Alternative Ceftriaxon (einmalig 1,0 g) in Frage.

Das **Waterhouse-Friderichsen-Syndrom,** das nicht nur bei Meningokokken-Sepsis, sondern auch bei anderen Sepsisformen vorkommt, ist gekennzeichnet durch einen schweren Schock, starke Wasserverluste und Elektrolytverschiebungen, innere und äußere Blutungen sowie eine Verbrauchskoagulopathie mit Thrombozytopenie, Mangel an Fibrinogen, Prothrombin, Faktor V und Faktor VII.
Die Therapie des Waterhouse-Friderichsen-Syndroms besteht außer in hohen Dosen von Penicillin G oder Ceftriaxon vordringlich in einer Auffüllung des Kreislaufes (Infusion eines Plasmaexpanders), dem Ausgleich von Elektrolytstörungen, Heparin (zur Vorbeugung weiterer Gerinnungsvorgänge), evtl. auch in der Verabreichung von Antithrombin III oder von Streptokinase (Aktivierung der Fibrinolyse) und in Frischbluttransfusionen (Ersatz fehlender Gerinnungsfaktoren). Umstritten ist die Anwendung von Prednison, das die Entstehung einer Verbrauchskoagulopathie begünstigen kann.

▶ **Coli-Sepsis:** Häufigste Sepsisform bei Neugeborenen und jungen Säuglingen, als Urosepsis oder cholangitische Sepsis auch bei älteren Kindern und Erwachsenen vorkommend. Oft verbunden mit septischem Schock (hohe Letalität).

3. Septische Infektionen

Therapie: Eine Therapie mit Cefotaxim erfaßt nahezu alle Infektionen durch E. coli (Dosierung: s. Tab. 42). Die noch oft empfohlene Therapie mit Ampicillin wirkt unsicher. Wenn man ein Penicillin einsetzen will, sollte statt Ampicillin Mezlo- oder Piperacillin verwendet werden (evtl. in Kombination mit Gentamicin zur Verstärkung der Bakterizidie oder mit einem β-Lactamase-Hemmer). Weitere vollwertige Alternativen sind Imipenem und Ciprofloxacin. Eine Resistenz gegen diese Mittel ist sehr selten. Die Therapiedauer richtet sich nach dem klinischen Bild.

▶ **Klebsiella- und Enterobacter-Sepsis:** Als Hospitalinfektion nicht selten. Ausgangsherde können u. a. eine Pneumonie, Wundinfektion, Venenkatheterinfektion, Cholangitis oder Harnwegsinfektion sein. Häufig septischer Schock. Wegen unterschiedlicher Erregerempfindlichkeit evtl. Korrektur der Initialtherapie nach dem Antibiogramm.
Therapie: Die stärkste Aktivität gegen Klebsiellen haben Cefotaxim, Imipenem und Ciprofloxacin. Enterobacter aerogenes wird durch die neueren Cephalosporine regelmäßig gehemmt. Dagegen ist ein großer Teil der Stämme von Enterobacter cloacae resistent gegen alle Penicilline und die meisten Cephalosporine. Diese Stämme sind aber fast immer sensibel gegen Imipenem. Ein kleiner Teil der Stämme der Klebsiella-Enterobacter-Gruppe ist gegenüber Aminoglykosiden resistent. Die kombinierte Behandlung einer Klebsiella- oder Enterobacter-Sepsis mit einem neueren Cephalosporin und einem Aminoglykosid wirkt synergistisch. Mezlocillin und Piperacillin sind meistens wirksam. Ihre Kombination mit einem β-Lactamase-Hemmer und/oder einem Aminoglykosid ist sinnvoll.

▶ **Serratia-marcescens-Sepsis:** Vorkommen nicht selten im Intensivpflegebereich. Eintrittspforte meist Harn- oder Atemwegsinfektion oder infizierte Venenkatheter.
Behandlung wegen häufiger Erregerresistenz schwierig. Am besten wirksam ist Cefotaxim oder ein vergleichbares Cephalosporin allein oder in Kombination mit einem Aminoglykosid (z. B. Amikacin). Alternativen sind Gyrase-Hemmer, Imipenem, Mezlo- und Piperacillin, Dosierung s. Tab. 42.

▶ **Proteus-Sepsis:** Ausgang meist von Harnwegs-, Gallenwegs-, Darm- oder Mittelohrinfektionen oder von infizierten Nekrosen. Oft mit septischem Schock. Behandlung je nach Proteus-Art und Antibiogramm.
Therapie: Die Therapie einer Proteus-Sepsis muß die häufig vorliegenden Mischinfektionen berücksichtigen. Cefotaxim ist wegen der wesentlich stärkeren Aktivität gegen alle Proteus-Arten gegenüber dem früher oft verwandten Ampicillin zu bevorzugen. Alternativen sind Mezlo- und Piperacillin (jedoch stets in Kombination mit Gentamicin). Immer wirksam sind auch Imipenem und Ciprofloxacin. Dosierung s. Tab. 42.

Therapie wichtiger Infektionen

▶ **Pseudomonas-Sepsis:** Ausgang meist von Harnwegsinfektionen, Verbrennungen oder Wunden, gefährliche Sepsisform bei Leukämie, häufig septischer Schock, Befall kleiner Gefäße und Absiedelungen in Organen, Behandlung infolge häufiger Erregerresistenz schwierig.
Therapie der Wahl ist die Kombination eines voll wirksamen β-Lactam-Antibiotikums mit einem Aminoglykosid in hoher Dosierung, z. B. von Azlocillin (tgl. 15 g) mit Tobramycin (tgl. 240–320 mg). Als β-Lactam-Antibiotikum kommen auch Ceftazidim, Cefsulodin, Piperacillin, Aztreonam und Imipenem, als Aminoglykosid Gentamicin, Netilmicin und Amikacin in Betracht. Die Initialtherapie muß je nach Antibiogramm korrigiert werden. Bei Resistenz ist als Kombinationspartner auch Ciprofloxacin geeignet, ebenfalls zur oralen Nachbehandlung.

▶ **Haemophilus-Sepsis:** Ausgang vom Nasen-Rachen-Raum oder Respirationstrakt, häufig mit einer Meningitis, Arthritis oder Endokarditis (meist subakut) verbunden. Vorwiegend bei Kindern.
Therapie: Die Therapie der Wahl ist eine hochdosierte intravenöse Gabe von Cefotaxim oder Ceftriaxon. Cefuroxim und Ceftazidim sind ebenfalls immer wirksam, Ampicillin heute oft unwirksam. Bei Erwachsenen kommt auch Ciprofloxacin in Betracht.

▶ **Clostridien-Sepsis:** Durch Clostridium perfringens (Gasbranderreger) oder andere Clostridien, ausgehend von Wund-, Darm- oder Puerperalinfektionen, besonders nach abdominellen Eingriffen, nach Abort und bei myeloischer Insuffizienz. Oft akute Hämolyse mit Ikterus und disseminierte intravaskuläre Gerinnung.
Therapie: Penicillin G, tgl. 10–20 Mill. E parenteral, nur bei Penicillin-Allergie andere Mittel wie Cefoxitin, Metronidazol oder Clindamycin. Bei einer Mischinfektion (z. B. arteriosklerotische Gangrän) wird Cefotaxim + Metronidazol verabreicht.

▶ **Bacteroides-Sepsis:** Akut oder chronisch, von Genitalinfektionen, vom Nasopharynx oder Intestinaltrakt ausgehend, selten als subakute Endokarditis auftretend, starke Tendenz zu Abszedierung mit fötidem Eiter. Häufig zusammen mit anaeroben Streptokokken, Enterokokken oder E. coli.
Therapie: Die Initialbehandlung erfolgt mit Clindamycin i. v., Metronidazol i. v. oder Cefoxitin, die alle Bacteroides-Arten (auch B. fragilis) erfaßt. Penicillin G und alle anderen Penicilline wirken unsicher auf die am häufigsten vorkommenden Bacteroides-fragilis-Stämme, wohl aber auf andere Bacteroides-Spezies und die oft gleichzeitig vorkommenden anaeroben Streptokokken. Auch Imipenem, Rifampicin und Metronidazol sind gut wirksam. Übliche Cephalosporine oder Aminoglykoside sind bei schweren Bacteroides-fragilis-Infektionen nicht indiziert.

3. Septische Infektionen

▶ **Seltene Erreger:** Gonokokken (Therapie mit Ceftriaxon, evtl. auch mit Ciprofloxacin), Listerien (Ampicillin), Pasteurella multocida (Penicillin G oder Doxycyclin), Campylobacter fetus (Gentamicin + Erythromycin oder Clindamycin), Aeromonas (Co-Trimoxazol, Ciprofloxacin), Salmonellen (s. S. 565), Pseudomonas pseudomallei (Ceftazidim, Amikacin).

▶ **Pilz-Sepsis:** Nicht selten bei Patienten mit Abwehrschwäche (durch Immundefekt, Tumorleiden, Kortisontherapie, Venenkatheter-Infektion). Als Erreger disseminierter Formen kommen in Frage Candida-Arten, Aspergillus-Arten, Trichosporon, Fusarium, Mucor-Arten, Torulopsis glabrata, Histoplasma capsulatum.
Therapie: Amphotericin B i. v. Zusätzlich sollte bei Candida- oder Aspergillus-Sepsis Flucytosin gegeben werden. Bei Histoplasmose und Coccidioidomykose ist Flucytosin immer unwirksam (s. S. 333). Zur oralen Nachbehandlung (Rezidivprophylaxe) und bei leichteren Venenkatheter-Infektionen sind Fluconazol und Itraconazol geeignet.

Literatur

BENEZRA, D., et al.: Prospective study of infections in indwelling central venous catheters using quantitative blood cultures. Am. J. Med. *85:* 495 (1988).
BRYAN, C. S., F. JOHN Jr., S. M. PAI, T. L. AUSTIN: Gentamicin vs. cefotaxime for therapy of neonatal sepsis. Relationship to drug resistance. Am. J. Dis. Child. *139:* 1086 (1985).
CASTOR, B., J. URSING, M. ABERG, N. PALSSON: Infected wounds and repeated septicemia in a case of factitious illness. Scand. J. Infect. Dis. *22:* 227–232 (1990).
DUGDALE, D. C., P. G. RAMSEY: Staphylococcus aureus bacteremia in patients with Hickman catheters. Am. J. Med. *89:* 137–141 (1990).
JACOBS, M. B., M. YEAGER: Thrombotic and infectious complications of Hickman-Broviac catheters. Arch. Intern. Med. *144:* 1597 (1984).
MORRISON, R. E., et al.: Melioidosis: A reminder. Am. J. Med. *84:* 965 (1988).
RUPAR, D. G., K. D. HERZOG, M. C. FISHER, S. S. LONG: Prolonged Bacteremia with catheter related central venous thrombosis. Am. J. Dis. Child. *144:* 879–882 (1990).
SIMON, C., H. SCHRÖDER, C. BEYER, T. ZERBST: Neonatal Sepsis in an Intensive Care Unit and Results of Treatment. Infection *19:* 146–149 (1991).
SO, S. Y., P. Y. CHAU, Y. K. LEUNG, W. K. LAM, D. Y. C. YU: Successful treatment of melioidosis caused by a multiresistant strain in an immunocompromised host with third-generation cephalosporins. Am. Rev. Respir. Dis. *127:* 650–654 (1983).
SPRUNG, C. L. et al.: The effects of high-dose corticosteroids in patients with septic shock. A prospective, controlled study. N. Engl. J. Med. *311:* 1137 (1984).

4. Infektionen des Herzens und der Gefäße

Bakterielle Endokarditis

Klinische Formen:
▶ Bei der **akuten ulzerierenden Endokarditis** (septische Endokarditis), die häufig durch Staphylococcus aureus oder gramnegative Darmbakterien hervorgerufen wird, findet eine schnelle Zerstörung der befallenen Herzklappe statt. Septische Metastasen entwickeln sich häufig in Hirn, Hirnhäuten, Haut oder Nieren.

▶ Bei **subakuter Endokarditis** (Endocarditis lenta) sind die Erreger meist vergrünende oder anhämolysierende Streptokokken oder Enterokokken, nicht selten auch Staphylococcus epidermidis, Haemophilus oder Pilze; dabei liegt meist ein schon länger bekanntes kombiniertes Mitralvitium, ein Aortenvitium oder ein angeborenes Vitium vor. Reine Mitralstenosen sind selten betroffen. Klinisch findet man ein wechselndes Herzgeräusch, Fieber, hohe BSG (Ausnahme: Polyglobulie bei zyanotischem Vitium), Zeichen einer Herdnephritis, Milztumor, Hauthämorrhagien. In der Anamnese wird oft eine kurz vorher durchgeführte Zahnextraktion, Tonsillektomie, Bauchoperation oder Darmerkrankung angegeben. Bei dicken Fibrinbelägen auf den infizierten Klappen oder bei sehr anspruchsvollen Erregern, die schwer anzüchtbar sind, können manchmal in der Kultur keine Bakterien nachgewiesen werden (sog. abakteriämische Form, Abgrenzung gegen rheumatische Endokarditis oder Lupus erythematodes schwierig). Immer sollte dann eine Rickettsien-(Coxiella-)Infektion durch serologische Untersuchung ausgeschlossen werden. Bei optimaler Blutkulturtechnik sind jedoch abakteriämische Formen selten. Meist ist bei fehlendem Erregernachweis eine antibiotische Behandlung vorangegangen; hierbei ist oft ein Rückschluß auf die Erregergruppe möglich. Echokardiogramme sind zur Lokalisation von valvulären oder muralen Vegetationen sowie zur Diagnostik einer Klappenperforation und zur Indikationsstellung für eine Operation unerläßlich.

▶ Die **Endokarditis nach Herzoperationen** kann als Frühform oder als Spätform auftreten. Bei der Frühform (in den ersten 2 Monaten) werden vor allem Staphylococcus epidermidis und diphtheroide Korynebakterien, selten gramnegative Stäbchen und Pilze (Candida, Aspergillus) gefunden (besonders ungünstig bei Infektion von Klappenprothesen und Teflonpatchprothesen). Bei der Spätform sind meist Staphylokokken und Streptokokken die Ursache. Häufig fehlen die typischen Zeichen einer Endokarditis. Zur Diagnose sind mehrere positive

4. Infektionen des Herzens und der Gefäße

Blutkulturen notwendig. Bei der Frühform sind die Erreger entweder bei der Operation oder bald danach (z. B. durch Kontamination von Venenkathetern, Endotrachealtuben oder Drainageschläuchen) in die Blutbahn gelangt. Bei der Spätform kann die Unterlassung einer Endokarditisprophylaxe (s. u.) bei zahnärztlichen Eingriffen od. dgl. die Ursache sein. Die Frühform hat eine schlechtere Prognose als die Spätform (vor allem bei Erkrankung der Aortenklappe) und ist häufig mit einem Myokardabszeß, einem Klappenausriß oder einer eitrigen Perikarditis kombiniert. Wenn in der Kultur keine Bakterien oder Pilze anwachsen (in etwa 5–15%), kann die Unterscheidung von einem Postkardiotomie-Syndrom, von Lungenembolien oder einer transfusionsbedingten Zytomegalievirusinfektion schwierig sein.

Bakteriologische Diagnostik: Kein Therapiebeginn bei akuter septischer Endokarditis vor Anlegen von mindestens 2 Blutkulturen in kurzem Abstand, bei Verdacht auf subakute Endokarditis (E. lenta) von ca. 5 Blutkulturen in 4–6stündigem Abstand, da hiervon die Prognose entscheidend abhängt. Wegen der Häufigkeit von schwer anzüchtbaren Keimen ist eine jederzeit anwendbare Blutkulturtechnik notwendig (Blutkulturflaschen) mit Nachweismöglichkeiten für aerobe und anaerobe Bakterien sowie Pilze. Zur Blutkulturtechnik s. S. 371. Bei der Antibiotika-Empfindlichkeitsprüfung von angezüchteten Staphylokokken ist zu berücksichtigen, daß Oxacillin-resistente Keime in vitro bei ungeeigneten Testbedingungen eine Sensibilität vortäuschen können (wichtig sind dabei eine dichte Keimaussaat und eine Bebrütung bei 30° C für 3 Tage).

Häufigkeit der Erreger: Streptococcus viridans und nichthämolysierende Streptokokken 65–85%, Enterokokken 5–15%, Staphylokokken 5–15%, abakteriämische Form 5–10%, Haemophilus-Arten 1–2%, gramnegative Darmbakterien 2–6%. Als seltene Endokarditis-Erreger kommen nahezu alle fakultativ pathogenen Keime in Frage (Haemophilus influenzae, Haemophilus aphrophilus, Cardiobacterium hominis, Actinobacillus-Arten, Gonokokken, Pneumokokken, Campylobacter, Listerien, Erysipelothrix rhusiopathiae, Brucellen, Bacteroides-Arten, Fusobakterien, Candida- und andere Pilzarten, Coxiella burnetii). Bei Endokarditiden von Heroinsüchtigen sind Infektionen durch Staphylokokken, gramnegative Stäbchen und Pilze häufig. Oft sind dabei die Klappen des rechten Herzens betroffen. Serien von septischen Embolien können eine Pneumonie vortäuschen. Bei Patienten mit Abwehrschwäche oder nach Intensivpflege kann eine Endokarditis als Folge einer Venenkatheter-induzierten Bakteriämie oder Fungämie entstehen.

Therapie:
Für die Endokarditis-Therapie gelten ähnliche Regeln wie für die Sepsisbehandlung (s. S. 372), jedoch andere Dosierungen und längere Behandlungszeiten.

Periphere oder zentrale Venenkatheter sind zur Applikation der Antibiotika wegen der Gefahr einer Bakteriämie (mit Sekundärinfektion der vorgeschädigten Klappe) möglichst zu vermeiden. Während bei den übrigen Sepsisformen auch bakteriostatische Mittel erfolgreich sein können, ist bei der bakteriellen Endokarditis prinzipiell eine bakterizid wirkende Therapie erforderlich. Kortikosteroide sowie Antikoagulantien sind wegen der Gefahr einer Klappenperforation bzw. von Embolien kontraindiziert.

Kriterien für den Behandlungserfolg sind Entfieberung, Normalisierung der BSG, Verschwinden der klinischen Symptome, Fieberfreiheit nach Absetzen der Antibiotika und negativer Ausfall wiederholter Blutkulturen. Die Therapie sollte mindestens 6 Wochen, in der Regel bis zur Normalisierung der BSG in voller Dosierung durchgeführt werden. Besonders lange Behandlungszeiten sind bei der Endokarditis nach Herzoperationen mit prothetischem Ersatz notwendig (ungünstige Prognose). Bei der Therapie mit ototoxischen Antibiotika (z. B. Gentamicin) und Verdacht auf eine Störung der Nierenfunktion sind in regelmäßigen Abständen Blutspiegelkontrollen ratsam (Blutentnahme unmittelbar vor der nächsten Injektion; zu diesem Zeitpunkt müssen die Serumkonzentrationen bereits wieder auf Werte unter 10 mg/l abgefallen sein, wenn keine Kumulation stattgefunden hat).

Bei Therapie-resistenter Endokarditis sowie Anzeichen einer Klappenperforation sollte frühzeitig die Indikation zum operativen Klappenersatz gestellt werden.

Initialtherapie (vor dem Erregernachweis): Bei starkem klinischen Verdacht auf eine akute (septische) Endokarditis ist nach Anlegen von Blutkulturen umgehend eine Therapie erforderlich. Entsprechend den Haupterregern (Staphylokokken und Enterobakterien) behandelt man bei Verdacht auf eine septische Endokarditis mit Kombinationen, wie Vancomycin + Cefotaxim, und modifiziert die Behandlung, wenn das Kulturergebnis bekannt ist. Wenn eine subakute Form vorliegt, ist der Patient nicht vital bedroht, und man hat Zeit für mehrere Blutkulturen (über einige Tage). Ggf. startet man die ungezielte Therapie einer Endocarditis lenta mit Penicillin G + Gentamicin.

Bei der Antibiotika-Therapie der Endokarditis nach Herzoperation ist eine frühzeitige Operation mit Versorgung durch eine neue Prothese meistens unvermeidlich. Die Antibiotika-Therapie wird stets mit 2, anfangs am besten mit 3 Antibiotika durchgeführt und ist mindestens 6 Wochen, häufig länger, erforderlich. Vor der Anzüchtung der Erreger wird zur Initialbehandlung die Kombination von Vancomycin, Gentamicin und Ampicillin empfohlen. Bei Unmöglichkeit eines Klappenersatzes kann die Therapie einer nachgewiesenen Staphylokokkeninfektion mit Rifampicin + Vancomycin versucht werden.

4. Infektionen des Herzens und der Gefäße

▶ **Streptokokken-Endokarditis:** Meist als subakute Form (**Endocarditis lenta**) durch vergrünende und anhämolysierende Streptokokken, selten als akute Form durch hämolysierende Streptokokken oder Pneumokokken.
Die Therapie der Wahl ist Penicillin G in hoher Dosierung, kombiniert mit Gentamicin: 20–30 Mill. E Penicillin-G-Natrium, verteilt auf 2–3 i. v. Kurzinfusionen, plus Gentamicin, 2–3mal tgl. 80 mg i. m. Die Therapie muß wenigstens für 4 Wochen, möglichst bis zur völligen Normalisierung der BSG fortgeführt werden. Wiederholte Blutkulturen unter der Therapie sollen negativ sein.
Bei Penicillin-Allergie Cefazolin i. v. in hoher Dosierung (Kreuzallergie ausschließen) in Kombination mit Gentamicin; auch Vancomycin plus Gentamicin sind möglich.

▶ **Enterokokken-Endokarditis:** Meist subakuter, gelegentlich auch akuter Verlauf, problematisch durch Antibiotika-Resistenz. Bei Frauen nicht selten nach fieberhaftem Abort oder im Verlauf von Harnwegsinfektionen.
Therapie: Ampicillin, tgl. 10–20 mg, verteilt auf 3 i. v. Kurzinfusionen (für 6–8 Wochen); eine Kombination mit Gentamicin (3mal tgl. 80 mg i. m.) ist zur Durchbrechung eines Eagle-Effekts (s. S. 4) und zur Erzielung einer Bakterizidie unbedingt erforderlich. Die Unterlassung einer Kombinationstherapie mit einem Aminoglykosid ist ein Behandlungsfehler. Anstelle von Ampicillin oder Amoxicillin kann auch Mezlocillin verwendet werden.
Bei Ampicillin-Allergie oder -Unwirksamkeit kommen Imipenem oder Vancomycin in Kombination mit Gentamicin in Frage.

▶ Eine **Endokarditis durch Streptococcus bovis,** der ebenfalls zu den D-Streptokokken gehört, läßt sich leichter behandeln als eine Infektion durch Streptococcus faecalis. Nicht selten bei Kolonkarzinom vorkommend.
Therapie: Penicillin G (tgl. 30–40 Mill. E) + Gentamicin.

▶ **Staphylokokken-Endokarditis** (durch S. aureus oder S. epidermidis): Wegen der Gefährlichkeit der Staphylokokken-Endokarditis und der Ungenauigkeit der Sensibilitätstestung der Staphylokokken ist unverzüglich mit einer optimalen Therapie zu beginnen. Am wirksamsten ist die Kombination von Vancomycin i. v. (2mal tgl. 1 g) mit Rifampicin (3mal tgl. 0,3 g oral). Diese Kombination ist als einzige Therapieform imstande, eine infizierte Herzklappenprothese zu sanieren. Penicillin G, Cefazolin und Flucloxacillin wirken ungenügend, ebenfalls Clindamycin (Rezidivgefahr). Gyrase-Hemmer können zu sekundärer Resistenzentwicklung führen. Makrolide, wie Erythromycin, sollten trotz In-vitro-Wirksamkeit nicht angewandt werden; sie spielen höchstens zur Suppressionsbehandlung bei unbehandelbaren Prothesen-Infektionen eine Rolle.
Dauer der Behandlung: 4–6 Wochen. Nach eingetretener Besserung u. U. längere Therapie mit Cefadroxil oder Clindamycin per os (je nach Antibiogramm)

fortsetzen. Wegen der starken Tendenz zur Klappenzerstörung ist bei Staphylokokken-Endokarditis die frühzeitige Operation anzustreben (mit Klappenersatz). Bei erfolgloser Antibiotika-Therapie einer Postkardiotomie-Endokarditis muß eine Reoperation erwogen werden, die meist zur Elimination der Erreger führt. Dabei können auch evtl. vorhandene Vegetationen am Endokard entfernt werden.

▶ **Endokarditis durch gramnegative Bakterien:** Schlechte Prognose, therapeutisch schwer zu beeinflussen, immer Höchstdosen erforderlich. Generell sollte ein hochaktives β-Lactam-Antibiotikum (Cefotaxim, Imipenem) mit einem Aminoglykosid kombiniert werden. Ciprofloxacin kommt ggf. zur Nachbehandlung oder Suppressionstherapie in Frage. Entscheidend ist das Antibiogramm.

▶ **E. coli:** Cefotaxim + Gentamicin. Alternativen sind andere hochaktive β-Lactam-Antibiotika, wie Imipenem oder Ceftriaxon.

▶ **Klebsiella pneumoniae:** Cefotaxim + Gentamicin; evtl. auch Imipenem + Gentamicin.

▶ **Enterobacter-Arten:** je nach Antibiogramm mit Cefotaxim oder Ceftriaxon oder Imipenem + Gentamicin.

▶ **Pseudomonas aeruginosa:** Postoperativ oder als Komplikation bei Heroinsucht. Man verwendet Azlocillin + Tobramycin, evtl. auch Piperacillin, Cefsulodin, Ceftazidim oder Imipenem in Kombination mit einem Aminoglykosid. Zur Suppressionsbehandlung kommt Ciprofloxacin in Frage. Häufig ist eine operative Entfernung der infizierten Klappe erforderlich.

▶ **Proteus mirabilis:** Cefotaxim + Gentamicin, evtl. auch Mezlocillin + Gentamicin.

▶ **Andere Proteus-Arten:** Cefotaxim + Aminoglykosid. Auch Mezlocillin, Piperacillin oder Imipenem + Aminoglykosid kommen in Frage, außerdem Ciprofloxacin (in der Kombination).

▶ **Salmonellen:** Cefotaxim + Aminoglykosid, evtl. auch Imipenem oder Ciprofloxacin.

▶ **Serratia:** Je nach Antibiogramm Cefotaxim oder Ceftazidim + Aminoglykosid, evtl. auch Mezlocillin, Piperacillin, Imipenem oder Ciprofloxacin in Kombination mit einem Aminoglykosid (z. B. Amikacin).

4. Infektionen des Herzens und der Gefäße

▶ **Endokarditis durch schwer anzüchtbare gramnegative Stäbchen:** Zarte gramnegative Stäbchen, die in der Kultur als
Haemophilus aphrophilus,
Actinobacillus actinomycetem comitans,
Cardiobacterium hominis,
Eikenella corrodens oder
Kingella kingii
(abgekürzt nach den Anfangsbuchstaben als HACEK-Gruppe) identifiziert werden. Sie wachsen in hochwertigen Nährböden langsam (z. T. erst nach Wochen) an und rufen eine subakute Endokarditis hervor (häufige Ursache der sog. abakteriellen Endokarditis). Die Antibiotikaempfindlichkeit ist wechselnd. Cefotaxim + Gentamicin oder Ceftriaxon + Gentamicin sind fast immer wirksam. Prognose bei falscher Behandlung (z. B. mit Penicillin G) schlecht (hohe Letalität).

▶ **Pilz-Endokarditis:** Selten. Vorkommen bei Heroinsucht, nach Herzoperation und bei länger liegendem Venenkatheter. Oft als Rechtsherz-Endokarditis. Am häufigsten werden Candida, selten Aspergillus oder andere Pilze nachgewiesen. Das Anzüchten der Pilze gelingt oft nicht. Manchmal sind die Kulturen aus Blut, Urin oder peripheren Absiedlungen erst nach längerer Bebrütung positiv. Therapie: Bei Candida-Endokarditis gibt man Amphotericin B, ansteigende Dosierung bis zu tgl. 1 mg/kg (s. S. 315), evtl. in Kombination mit Flucytosin (bei nachgewiesener In-vitro-Wirksamkeit). Die Wirksamkeit von Fluconazol, Itraconazol oder Ketoconazol bei Candida-Endokarditis ist unklar (keine fungizide Wirkung). Eine operative Entfernung der befallenen Klappe ist meist unvermeidlich, manchmal auch die chirurgische Behandlung großer septischer Emboli notwendig. Die Prognose einer Candida-Endokarditis ist ungünstig. Bei Aspergillus-Endokarditis ist meist eine Operation zur Entfernung des infizierten Gewebes notwendig.

▶ **Q-Fieber-Endokarditis:** Erregeranzüchtung (Coxiellen) praktisch nicht möglich. Verdachtsdiagnose bei fehlendem Nachweis anderer Erreger, positiver KBR und klinischem Bild. Hohe Letalität. Behandlungsversuch mit Doxycyclin (tgl. 200 mg) in Kombination mit Co-Trimoxazol (in normaler Dosierung) für ½ bis 1 Jahr. Häufig ist ein Klappenersatz notwendig. Alternativen sind Kombinationen von Doxycyclin mit einem Gyrase-Hemmer (z. B. Ciprofloxacin) oder mit Rifampicin.

▶ **Endokarditis ohne Nachweis des Erregers (abakteriämische Form):** Wenn bei einem nicht anbehandelten Patienten mit typischem klinischen Bild einer Endocarditis lenta Blutkulturen trotz optimaler Technik und längerer Bebrütung steril geblieben sind, muß eine abakteriämische Endocarditis lenta angenommen werden. Dabei handelt es sich meist um eine Infektion durch Streptokokken, die in üblichen Nährmedien nicht anwachsen. Entsprechend sollte der Patient mit Penicillin G (täglich 40 Mill. E) + Gentamicin (täglich 240 mg) behandelt werden. Wenn es hierbei binnen einer Woche nicht zur Entfieberung kommt, muß mit Penicillin-G-resistenten Erregern (in erster Linie mit Keimen der Haemophilus-Gruppe) gerechnet werden. Dann behandelt man mit einer Kombination von Cefotaxim und Gentamicin. Bei erneutem Versagen der Therapie sollten Kombinationen, wie Doxycyclin + Rifampicin oder Ciprofloxacin + Ampicillin, verwandt werden, welche u. a. auch gegen Q-Fieber und Chlamydien wirken.

▶ **Anbehandelte Endokarditis ohne Erregernachweis:** Eine ohne Entnahme von Blutkulturen anbehandelte Endokarditis kann erhebliche diagnostische und therapeutische Probleme aufwerfen. Man sollte auch nachträglich noch Versuche zur Isolierung des Erregers durchführen (ggf. Antibiotikum absetzen, nach 2–3 Tagen Blutkulturen anlegen). Falls ein Keimnachweis trotzdem nicht gelingt, erfolgt die Behandlung je nach dem klinischen Bild entweder wie bei einer subakuten Streptokokken-Endokarditis mit Penicillin G (tgl. 20–40 Mill. E) + Gentamicin oder wie bei akuter Staphylokokken-Endokarditis. In therapieresistenten Fällen kommt die Kombination von Cefotaxim mit Gentamicin in Frage.

▶ **Endokarditis bei Heroinsüchtigen:** Erreger überwiegend Staphylokokken (ca. 50%) und Enterobakterien (ca. 20%), seltener Pseudomonas, Streptokokken, Enterokokken, Candida, auch Mischinfektionen. Meist akuter Verlauf, oft als Rechtsherz-Endokarditis mit vieldeutigen Lungeninfiltrationen, z. T. ohne Herzgeräusch. Die Beteiligung des linken Herzens hat eine schlechtere Prognose; oft bestehen schwere neurologische Symptome durch septische Absiedlungen. Wegen der ungünstigen Prognose sollte nach Entnahme von 4 Blutkulturen binnen 2 Stunden eine ungezielte Initialtherapie, z. B. mit Ceftriaxon + Gentamicin + Vancomycin begonnen werden. Die gezielte Weiterbehandlung sollte je nach Testergebnis durchgeführt werden.

▶ Bei starker **Zerstörung der entzündeten Herzklappen,** die bei allen Formen der bakteriellen Endokarditis auftreten kann und zu einer nicht beherrschbaren Herzinsuffizienz führt, kommen als lebensrettende Maßnahmen die frühzeitige Exzision der befallenen Klappe und ein prothetischer Ersatz in Betracht. Bei Endokarditis nach Herzoperationen ist meist der Austausch einer infizierten Kunstklappe notwendig. Vorher sollte eine intensive bakterizide Antibiotika-Therapie erfolgt sein.

▶ **Endokarditis-Prophylaxe:** Durch prophylaktische Gaben von Antibiotika läßt sich die Entwicklung einer bakteriellen Endokarditis verhindern. Besonders gefährdet sind Patienten mit einem angeborenen oder erworbenen Herzfehler,

4. Infektionen des Herzens und der Gefäße

Patienten nach Herzoperationen und Patienten, die bereits einmal eine bakterielle Endokarditis durchgemacht haben. Bei diesen Personen soll anläßlich von Zahnextraktionen, einer Tonsillektomie oder von Urogenital- oder Darmoperationen, bei Endoskopien sowie bei Abszeßeröffnungen, evtl. auch bei Entbindungen und Aborten eine Prophylaxe mit Antibiotika durchgeführt werden. Im Gegensatz zu früher wird heute in der Regel eine 2-Dosis-Prophylaxe durchgeführt (1 Dosis 1 h vor dem Eingriff, 1 Dosis 6 h danach). Diese Prophylaxe darf nicht mit der perioperativen Prophylaxe bei Herzoperationen (s. u.) verwechselt werden. Die Empfehlungen zur Endokarditis-Prophylaxe sind in einigen Ländern etwas verschieden, stimmen aber im Prinzip überein.

Wahl des Antibiotikums und Dosierung:
1. Bei Zahnextraktion, Tonsillektomie, Adenotomie: Penicillin V (je 1 Mill. E 1 h vor und 6 h nach dem Eingriff). Ein früherer Beginn kann zur Selektion Penicillin-resistenter Keime führen. Bei Penicillin- oder Cephalosporin-Allergie gibt man ein Makrolid, z. B. Clarithromycin oral (0,5 g 1 h vor dem Eingriff und 0,5 g 6 h später).
2. Bei Eingriffen im Bereich des Darmes oder des Urogenitaltraktes gibt man wegen der möglichen Entstehung einer Enterokokken-Endokarditis Amoxicillin oral oder i. v. (je 2 g ½ h vor dem Eingriff sowie 8 h und 16 h nach dem Eingriff). Zusätzlich kann Gentamicin injiziert werden (1,5 mg/kg i. m. oder i. v. ½ h vor dem Eingriff). Bei Penicillin-Allergie kann anstelle von Amoxicillin Clarithromycin oral (Dosis s. o.) oder notfalls Vancomycin i. v. (1 g über 60 min) verabreicht werden.
3. Bei Eröffnung von Eiteransammlungen, die durch Staphylokokken bedingt sind (z. B. Furunkel), gibt man je 1 g Flucloxacillin 1 h vor und 6 h nach dem Eingriff. Bei Penicillin-Allergie ist Cefazolin oder Clindamycin indiziert.

▶ **Perioperative Prophylaxe bei Herzoperationen:** Bei Herzoperationen (besonders mit Klappenersatz) besteht die Gefahr einer Staphylokokken-Endokarditis. Eine perioperative Prophylaxe ist mit Cefazolin oder Vancomycin i. v. durchzuführen. Je 2 g Cefazolin werden bei Einleitung der Anästhesie sowie 8 h und 16 h später injiziert. In Kliniken mit Vorkommen Oxacillin-resistenter Staphylokokken kann je 1 g Vancomycin bei Einleitung der Anästhesie sowie 8 h und 16 h später über 60 min i. v. infundiert werden.

Literatur

BACKES, R. J., W. R. WILSON, J. E. GERACI: Group B streptococcal infective endocarditis. Arch. Intern. Med. *145:* 693 (1985).
BARST, R. J., A. S. PRINCE, H. C. NEU: Aspergillus endocarditis in children: case report and review of the literature. Pediatrics *68:* 73 (1981).

BAYER, A. S., K. LAM: Efficacy of vancomycin plus rifampin in experimental aortic valve endocarditis due to methicillin-resistant Staphylococcus aureus: In vitro – in vivo correlations. J. Infect. Dis. *151:* 157 (1985).
BESNIER, J. M., C. LEPORT, A. BURE, J. L. VILDE: Vacomycin-aminoglycoside combinations in therapy of endocarditis caused by Enterococcus species and Streptococcus bovis. Eur. J. Clin. Microbiol. Infect. Dis. *9:* 130–133 (1990)
BISNO, A. L., et al.: Antimicrobial treatment of infective endocarditis due to viridans streptococci, enterococci, and staphylococci. J.A.M.A. *261:* 1471 (1989).
BODNAR, E., D. HORSTKOTTE, A. BODNAR (eds): Infective Endocarditis. ICR Publishers Pinner 1991.
DURACK, D. T.: Prophylaxis of Infective Endocarditis. In G. L. Mandell, R. G. Douglas, Jr., and J. E. BENNETT (eds.): Principles and Practice of Infectious Diseases (3rd ed.). New York: Churchill Livingstone, 1990. Pp. 716–721.
DWORKIN, R. J., B. L. LEE, M. A. SANDE, H. F. CHAMBERS: Treatment of right-sided Staphylococcus aureus endocarditis in intravenous drug users with ciprofloxacin and rifampicin. Lancet *2:* 1071–1073 (1989).
FINCH, R. G., D. C. SHANSON, W. A. LITTER, R. HOFFENBERG (Eds): Infective Endocarditis. Academic Press, London 1988.
HOLLIMAN, R., E. SMYTH: Gentamicin-resistant enterococci and endocarditis. Postgrad. M. J. **65:** 390–393 (1989).
JULANDER, I., et al.: Haemophilus parainfluenzae: An uncommon cause of septicemia endocarditis. Scand. J. infect. Dis. *12:* 85 (1980).
KAATZ, G. W., S. M. SEO, N. J. DORMAN, S. A. LERNER: Emergence of teicoplanin resistance during therapy of Staphylococcus aureus endocarditis. J. Infect. Dis. *162:* 103–108 (1990).
LAUFER, D., P. D. LEW, I. OBERHANSLI, J. N. COX, M. LONGSON: Chronic Q-fever endocarditis with massive splenomegaly in childhood. J. Pediatr. *108:* 535–539 (1986).
MACFARLANE, T. W., D. A. MCGOWAN, K. HUNTER, D. MACKENZIE: Prophylaxis for infective endocarditis: antibiotic sensitivity of dental plaque. J. Clin. Pathol. *36:* 459 (1983).
SHULMAN, S., D. P. AMREN, A. L. BISNO, A. S. DAJANI, D. T. DURACK, M. A. GERBER, E. Prevention of bacterial endocarditis. A statement for health professionals by the Committee of rheumatic fever and infective endocarditis of the council on cardiovascular diseases in the young of the American heart association. Circulation *70:* 1123A–1127A (1984).
SHULMAN, S. T., D. P. AMREN, A. L. BISNO et al.: Prevention of bacterial endocarditis. Pediatrics *75:* 603 (1985).
SIMMONS, N. A., R. A. CAWSON, S. J. EYKYN et al.: Prophylaxis of endocarditis. Lancet *I:* 1267 (1986).
SMALL, P. M., H. F. CHAMBERS: Vancomycin for Staphylococcus aureus endocarditis in intravenous drug users. Antimicrob. Ag. Chemother. *34:* 1227–1231 (1990).
THAUVIN, C., F. LECOMTE, I. LE BOETE et al.: Efficacy of ciprofloxacin alone and in combination with azlocillin in experimental endocarditis due to Pseudomonas aeruginosa. Infection *17:* 31–34 (1989).
TUAZON, C. U., V. GILL, F. GILL: Streptococcal endocarditis: single vs. combination antibiotic therapy and the role of various species. Rev. Infect. Dis. *8:* 54 (1986).
WESSEL, A., C. SIMON, D. REGENSBURGER: Bacterial and fungal infection after cardiac surgery. Eur. J. Pediatr. *146:* 31 (1987).
Working Party of the British Society for Antimicrobial Chemotherapy: Antibiotic prophylaxis of infective endocarditis. Lancet *I:* 88 (1990).
YEBRA, M., J. ORTIGOSA, F. ALBARRAN, M. G. CRESPO: Ciprofloxacin in a case of Q fever endocarditis (letter). N. Engl. J. Med. *323:* 614 (1990).

4. Infektionen des Herzens und der Gefäße

Bakterielle Perikarditis

Es gibt verschiedene Formen und Ursachen einer Perikarditis:

▶ **Eitrige Perikarditis:** Die häufigsten **Erreger** sind heute Staphylococcus aureus und Haemophilus influenzae (Typ b). Früher dominierten Pneumokokken und andere Streptokokken (verschiedene Typen). Selten sind Meningo- und Gonokokken, Anaerobier, Salmonellen, Enterobakterien, Pseudomonas, Borrelia burgdorferi, Pilze u. a. – Die **Staphylokokken-Perikarditis** entsteht meist hämatogen bei einer Pneumonie mit Empyem, einer akuten Osteomyelitis, einem Weichteilabszeß oder nach Operationen am offenen Herzen, manchmal auch im Verlauf einer Staphylokokken-Endokarditis. Sie äußert sich u. a. in einem schweren Schock (durch Ektotoxine) und endet oft tödlich. Die **Haemophilus-Perikarditis** kann als Komplikation einer Pleuropneumonie oder Meningitis durch denselben Erreger auftreten. Sie kommt bei Kleinkindern häufiger vor. Bei **Meningokokken-Sepsis** von jüngeren Erwachsenen entsteht in etwa 5% eine eitrige Perikarditis, die sich häufig erst am 3. Krankheitstag manifestiert und im allgemeinen leichter verläuft als die Staphylokokken- und Haemophilus-Perikarditis. **Anaerobier** sind zu vermuten, wenn sich eine Perikarditis im Verlauf eines Lungenabszesses, einer intraabdominellen Infektion oder einer tiefen Wundinfektion entwickelt. Eine eitrige oder subakute Perikarditis kann auch durch **Pilze** (z. B. Candida, Aspergillus, Cryptococcus) oder Parasiten (z. B. Toxoplasmen) hervorgerufen werden. Bei jeder protrahierten Perikarditis sollen auch eine Tuberkulose und ggf. die seltene Amöbeninfektion als Ursache berücksichtigt werden.

Therapie: Bei der Vielzahl der möglichen Erreger ist eine umfassende mikrobiologische Diagnostik des Perikardpunktates wichtig (einschließlich Anaerobier und Pilze) sowie serologische Untersuchungen auf Lues, Rickettsiosen, Ornithose/Psittakose usw., damit eine gezielte Therapie (wie bei Sepsis und Endokarditis) durchgeführt werden kann. Initial werden zur ungezielten Therapie Breitspektrum-Antibiotika eingesetzt, welche die häufigsten bakteriellen Erreger erfassen (Staphylokokken, auch Pneumokokken und andere Streptokokken sowie Haemophilus, Meningo- und Gonokokken, Anaerobier). Solche Kombinationen sind: ein Breitspektrum-Cephalosporin + Clindamycin oder Metronidazol (in ausreichend hoher Dosierung). Bei immunsupprimierten oder frisch herzoperierten Patienten sollte an Pseudomonas, Aspergillus und Enterobakterien gedacht werden. Die Therapie wird mit den im Einzelfall am besten geeigneten Mitteln intravenös für mindestens 3–4 Wochen fortgesetzt, bei schwer behandelbaren Erregern auch länger.

Wichtig sind regelmäßige sonographische Verlaufskontrollen. Bei größeren Ergüssen kann eine Punktion oder Drainage erforderlich sein. Unterstützende

Maßnahmen sind O_2-Zufuhr, Schockbehandlung, Isoproterenol usw. Ab 8. Krankheitstag kann eine konstriktive Perikarditis auftreten, welche chirurgisch behandelt werden muß.

▶ **Tuberkulöse Perikarditis:** Heute in Mitteleuropa selten. Komplikation einer Lungentuberkulose oder Miliar-Tbc. Allmählicher Beginn mit Krankheitsgefühl, Fieber, Anorexie, Nachtschweiß und typischen Perikarditis-Symptomen. Der Perikarderguß kann serös oder eitrig sein. Die Diagnose wird gestützt durch die positive Tuberkulinprobe, den Erregernachweis im Perikardpunktat und histologische Untersuchungen. Die antituberkulöse Therapie einschließlich Kortikoidgaben (S. 578) ist wirksam, verhindert aber eine konstriktive Perikarditis nicht sicher.

▶ **Nichtbakterielle Perikarditis:** Eine Reihe von unterschiedlichen nichtbakteriellen Perikarditiden ist differentialdiagnostisch wichtig; die Unterscheidung von erregerbedingten Formen kann schwierig sein. Die Perikarditis bei rheumatischem Fieber (s. S. 556) wird zur Elimination der Streptokokken mit Penicillin G behandelt. Besonders wichtig ist dabei die Gabe von Prednison. Perikarditiden im Rahmen einer rheumatoiden Arthritis, bei Morbus Still oder Lupus erythematodes erfordern keine Antibiotika (Therapie mit Prednison, evtl. Immunsuppressiva). Das Postkardiotomie-Syndrom ist von der seltenen postoperativen Perikarditis durch wenig pathogene Erreger schwer unterscheidbar. Es hat eine im einzelnen unklare Immunpathogenese und spricht z. T. auf nichtsteroidale Antirheumatika, aber auch auf Prednison prompt an. Eine ähnliche Pathogenese hat die Perikarditis nach einem Herzinfarkt (Dressler-Syndrom). Bei urämischer Perikarditis wird das Grundleiden behandelt; Antibiotika oder Immunsuppressiva sind nicht erforderlich.

▶ **Die relativ häufige virusbedingte Perikarditis** beruht auf einer Infektion durch Coxsackie-B-Virus, seltener Adenovirus, EBV-Virus, Varizella-Virus u. a. Größere Perikardergüsse sind selten. Der Verlauf ist oft protrahiert (über 3–4 Wochen), im allgemeinen aber leichter. Herztamponade und konstriktive Perikarditis sind die Ausnahme. Meist genügen zur Therapie Bettruhe und Analgetika; selten ist Prednison notwendig. Rekurrierende Perikarditiden sind möglich. Bei seröser Perikarditis sollte auch an die Möglichkeit einer Infektion durch Mycoplasma pneumoniae, Chlamydia pneumoniae oder Chlamydia psittaci (Ornithose) gedacht werden, welche mit Doxycyclin zu behandeln ist (u. U. schon auf Verdacht).

Myokarditis

Ätiologie: Es gibt zahlreiche infektiöse Ursachen. Am häufigsten sind Virusinfektionen (Coxsackie-Virusinfektionen, Begleitmyokarditis bei Influenza). Im Rahmen einer Sepsis kann es zu multiplen septischen Herden im Myokard kommen (besonders durch Staphylococcus aureus, Meningokokken, Pneumokokken, Pilze). Meist besteht hierbei gleichzeitig eine Perikarditis. Bei immunsupprimierten Patienten kann die Exazerbation einer latenten Toxoplasmose oder eine Toxoplasma-Primärinfektion, aber auch eine aktivierte Zytomegalie zur Myokarditis führen. AIDS-Patienten haben in etwa 3% eine nicht abklärbare Myokarditis. In Europa selten geworden ist die Myokarditis bei Diphtherie, rheumatischem Fieber, Ornithose, Q-Fieber, Fleckfieber, Typhus, Chagas-Krankheit und Trichinose. Die Myokarditis im Rahmen einer Borreliose kommt anscheinend häufiger vor (s. S. 571). Auch Chlamydia pneumoniae kann zur Myokarditis, evtl. auch zu einer Koronar-Arteriitis mit Herzinfarkt führen.

Die **Diagnose** einer Myokarditis ist schwierig. Bei jüngeren Erwachsenen kann das klinische Bild mit plötzlich auftretender Herzinsuffizienz, mit Herzrhythmusstörungen und z. T. mit einem Perikarderguß typisch sein. Leichte Erkrankungen sind dagegen weniger charakteristisch. Ein Verdacht muß durch den EKG-Verlauf und die Echokardiographie, MRT und Myokardbiopsie bestätigt werden. Im Serum findet man bei florider Myokarditis eine CK-Erhöhung. Die serologischen Untersuchungen auf eine Coxsackie-Virusinfektion, Influenza, Chlamydien- und Borrelien-Infektion ergeben oft vieldeutige Befunde. Wichtig ist der Ausschluß nichtinfektiöser Ursachen (z. B. Kardiomyopathien, Kollagenosen, Amyloidose, Vergiftungen, Medikamente, endokrine Störungen).

Therapie: Die Behandlung erfolgt je nach vermuteter oder nachgewiesener Ursache. Am ehesten erfolgreich ist eine Therapie mit Doxycyclin für 3–4 Wochen. Hierdurch werden Borrelien, Chlamydien und Rickettsien erfaßt. Eine ätiologische Therapie der meist gutartigen Virus-Myokarditiden ist nicht möglich. Wichtig sind bei akuter Myokarditis Intensivpflegemaßnahmen, wie Oxigenierung, adäquate Flüssigkeitszufuhr, Monitoring der Herztätigkeit, ggf. Therapie mit positiv inotropen Medikamenten (ACE-Hemmer, Digitalis) und Behandlung der Arrhythmie. Die Indikation für Prednison ist zu prüfen.

Eitrige Thrombophlebitis

Bakteriell ausgelöste Venenwandentzündung mit oder ohne Thrombose und Bakteriämie, evtl. Sepsis. Im Gefäßlumen finden sich meist Gerinnsel und Eiter, in der Venenwand oft Mikroabszesse und in der Umgebung manchmal auch

Therapie wichtiger Infektionen

größere periphlebitische Abszesse. Man unterscheidet die oberflächlichen und die zentralen Thrombophlebitiden, die infizierten Sinus-cavernosus-Thrombosen und die Pylephlebitis (infizierte Pfortaderthrombose).

Die **oberflächlichen** Thrombophlebitiden entstehen häufig durch eine Venenkatheterinfektion oder gehen von Hautinfektionen (z. B. Verbrennungswunden) aus. Die **zentralen** Thrombophlebitiden (V. jugularis, V. subclavia, V. cava) können bei längerem Gebrauch zentraler Venenkatheter entstehen. Die eitrigen **Beckenvenenthrombophlebitiden** entwickeln sich manchmal bei Entbindungen, Aborten, nach größeren gynäkologischen Operationen und bei Beckenabszessen. Als Komplikation können metastatische Abszesse, septische Lungenembolien (mit Infarkt) und subperiostale Abszesse benachbarter Röhrenknochen sowie Osteomyelitis auftreten.

Die häufigsten **Erreger** von oberflächlichen und zentralen Thrombophlebitiden sind Staphylococcus aureus und gramnegative Stäbchen (besonders Klebsiella/ Enterobacter-Arten, auch Pseudomonas aeruginosa). Seltener sind Candida albicans, Enterokokken, Staphylococcus epidermidis und Anaerobier. Bei infizierten Beckenvenenthrombosen sind am häufigsten anaerobe Streptokokken und Bacteroides-Arten. Ein Erregernachweis ist möglich in der Blutkultur, aus einem entfernten Venenkatheter und aus Abszeßeiter. Zur Lokalisation sind CT und MRT sowie szintigraphische Methoden wertvoll.

Ungezielte Initialtherapie: Gegen Staphylokokken und andere Kokken wirkt am sichersten Vancomycin, das man mit Cefotaxim (gegen Enterobakterien) und Tobramycin (besonders gegen Pseudomonas wirksam) kombinieren kann.
Bei infizierten Beckenvenenthrombosen wird die Kombination von Penicillin G (tgl. 20 Mill. E) und Clindamycin i. v. (tgl. 1,8 g) bevorzugt, da sie alle Anaerobier und meist auch Staphylokokken erfaßt. Wichtig sind notwendige chirurgische Eingriffe (Abszeßeröffnung und Drainage, Gefäßexzision, Unterbindung), auch Heparinisierung sowie Venenkatheterentfernung. Die gezielte Antibiotika-Therapie erfolgt nach Keimart und Antibiogramm (wie bei Sepsis). Behandlungsdauer: mindestens 2–3 Wochen, bei abszedierenden Formen durch Staphylokokken (Rezidivgefahr) wesentlich länger.

5. ZNS-Infektionen

Meningitis

Eine **Einteilung der Meningitiden** erfolgt oft nach den Ursachen: Viren, Bakterien, Pilze. Die übliche Unterscheidung von lymphozytären und granulozytären Meningitiden steht in keiner strengen Beziehung zur Ätiologie, da nicht alle lymphozytären Meningitiden virusbedingt sind (tuberkulöse Meningitis, Cryptococcus-, Borrelien- und Leptospiren-Meningitis, Heilphase der eitrigen Meningitis, Meningitis durch wenig pathogene Erreger, z.B. vergrünende Streptokokken). Nicht alle granulozytären Meningitiden haben eine bakterielle Genese (z. B. können im Beginn einer ECHO-Virus- oder Coxsackie-Virus-Meningitis die polymorphkernigen Leukozyten überwiegen).

Im Beginn einer bakteriellen Meningitis kann die **Zellzahl** noch niedrig sein und steigt erst im Verlauf an (trotz Behandlung). Auch eine Abtrennung der serösen Meningitis (mit durchsichtigem Liquor und einer Zellzahl unter 300/µl) von der eitrigen Meningitis (mit trübem Liquor und einer Zellzahl von > 300/µl) gibt keinen sicheren Erregerhinweis. Bei seröser Meningitis sind zwar häufig Viren, in einem kleinen Teil der Fälle aber auch bakterielle Erreger (Borrelia burgdorferi, Tuberkelbakterien, Treponema pallidum, Campylobacter, Leptospiren) oder Pilze (Cryptococcus) die Ursache. Andererseits ist ein trüber Liquor nicht immer Symptom einer bakteriellen Meningitis, denn es können bei bestimmten Viruserkrankungen (z. B. Mumps-Meningitis, ECHO-Virus-Meningitis) relativ hohe Zellzahlen bis zu 3000/µl vorkommen, dem Liquor ein leicht getrübtes Aussehen verleihen.

Bei bakterieller eitriger Meningitis sind die Laktatdehydrogenase (LDH) und Milchsäure im Liquor stark vermehrt (manchmal aber auch bei viraler Meningitis). CRP (C-reaktives Protein) im Serum kann im Beginn einer eitrigen Meningitis noch negativ sein und ist häufig negativ bei seröser Meningitis bakterieller Genese, so daß das CRP zur Unterscheidung von einer viralen Meningitis allein nicht ausreicht. Auch an nichtinfektiöse Ursachen, wie Leukämie, meningeales Lymphom, Nachbarschaftsreaktionen (sympathische Meningitis bei Sinusitis, Otitis, Mastoiditis, Hirnabszeß), Hirntumor usw., ist zu denken. Bei den klinischen Erscheinungen einer Meningitis müssen differentialdiagnostisch u. a. eine Subarachnoidalblutung, ein Erkrankung der Wirbelsäule und eine Enzephalitis berücksichtigt werden.

Die **Häufigkeit der Erreger** einer eitrigen Meningitis differiert je nach Lebensalter, Grundkrankheit und Epidemiologie. Ohne Grundkrankheit sind bei Kindern

Therapie wichtiger Infektionen

nach den ersten 2 Lebensmonaten und bei Erwachsenen Meningokokken und Pneumokokken am häufigsten. Haemophilus influenzae ist bei nichtgeimpften jüngeren Kindern wesentlich häufiger als bei älteren Kindern und Erwachsenen. Bei Neugeborenen dominieren B-Streptokokken, Enterokokken, Listerien und gramnegative Darmbakterien (E. coli, Klebsiella u. a.). Bei schweren Grundleiden und bei älteren Erwachsenen kommen Enterobakterien, Pseudomonas aeruginosa, Salmonellen, Staphylokokken, Pneumokokken und Listerien häufiger vor, während Meningokokken seltener sind. Mischinfektionen (auch mit Anaerobiern) werden oft bei otogener Meningitis festgestellt.

Es muß heute damit gerechnet werden, daß ein regional wechselnder Anteil der Pneumokokken- und Haemophilus-Stämme eine verminderte Sensibilität gegen Penicillin bzw. Ampicillin hat. Genaue und schnelle Sensibilitätsbestimmungen sind im Einzelfall nicht möglich. Es gibt daher gute Gründe, bei der Therapie der eitrigen Meningitis auf Therapieformen auszuweichen, bei denen Resistenzprobleme keine Rolle spielen. Das ist auch im Hinblick auf Vermeidung möglicher Spätschäden (Taubheit, Intelligenzdefekte, Krampfleiden usw.) von großer Bedeutung.

Die **Liquordiagnostik** soll unverzüglich bei dem geringsten Verdacht einer Meningitis und möglichst vor Einleitung einer antibiotischen Behandlung durchgeführt werden. Die Zellzahlbestimmung sollte bis spätestens 30 min nach der Liquorentnahme erfolgen. Gleichzeitig werden ein Methylenblau-, Gram- und Giemsa-Präparat zum Bakteriennachweis (Tab. 43) und zur Zelldifferenzierung angefertigt. Im Beginn einer eitrigen Meningitis sind bei Kleinkindern manchmal erst wenige Zellen, aber bereits viele Bakterien vorhanden. Daher muß bei klinischem Verdacht auch jeder zunächst serös erscheinende Liquor sofort

Tab. 43. Mikroskopische Diagnose der wichtigsten bakteriellen Meningitiden.

Morphologie	Lagerung	Gramfärbung	Menge	Erreger
Lanzettförmige Diplokokken, z. T. mit Kapsel	extrazellulär	grampositiv	zahlreich	Pneumokokken
Semmelförmige Diplokokken	intrazellulär	gramnegativ	gering oder fehlend	Meningokokken
Große, plumpe Stäbchen	extrazellulär	gramnegativ	gering oder zahlreich	Enterobakterien (z. B. E. coli)
Zarte, z. T. polymorphe Stäbchen	extrazellulär	gramnegativ	gering oder zahlreich	Haemophilus influenzae
Stäbchen, z. T. kurz	z. T. intrazellulär	grampositiv	gering	Listeria monocytogenes

5. ZNS-Infektionen

bakteriologisch untersucht werden. Bei einer Meningokokken-Meningitis findet man die Bakterien manchmal erst nach Zentrifugieren des Liquors und Untersuchung des Sedimentes. Heute ist mit der Latex-Agglutination (CSF-Test) eine rasche Identifizierung der im Liquor enthaltenen Meningokokken, Pneumokokken, B-Streptokokken und Haemophilus-Keime, auch Kryptokokken möglich (in jedem Krankenhauslabor durchführbar). Ein negatives Resultat schließt eine bakterielle Genese nicht aus. Unabhängig vom mikroskopischen Befund des Direktpräparates sollte stets eine Bakterienkultur angelegt werden. Bei Liquorzellzahlen unter 1000/µl ist immer vom Liquorsediment ein Ziehl-Neelsen-Präparat zum Nachweis von säurefesten Stäbchen anzufertigen. Stets wird eine Blutkultur angelegt (oft positiv bei hämatogen entstandener Meningitis).

Immer muß nach einem möglichen Ausgangsherd der Meningitis gesucht werden (Nebenhöhlen- oder Mittelohrprozeß, Schädeltrauma, Endokarditis, Pneumonia). Die Konsultation eines HNO- und Augenarztes ist ratsam. Eine Röntgenaufnahme des Thorax ist wegen oft zugrundeliegender Lungeninfektionen (Pneumonie, Bronchiektasen) sinnvoll. Eine Erniedrigung des Liquorzuckers bei lymphozytärer Meningitis weist auf eine tuberkulöse Meningitis hin. Bei serösem Liquor mit erhöhter Zellzahl ist eine Virusdiagnostik einzuleiten (Einsendung einer Liquor- und Stuhlprobe sowie von zwei in Abständen von 10 Tagen gewonnenen Serumproben an ein virologisches Labor).

Prognose: Ein möglichst schneller Behandlungsbeginn ist für die Prognose von größter Bedeutung. Sofortige Klinikeinweisung bei Meningitis-Verdacht, schnelle Liquorgewinnung und unverzügliche Antibiotika-Injektion (bei getrübtem Liquor) sind entscheidend für den Verlauf. Auch bei seröser Meningitis müssen behandelbare Ursachen (z. B. Tbc, Borreliose, Leptospirose, Hirnabszeß, Herpes-simplex-Enzephalitis) durch spezielle Untersuchungen rechtzeitig erkannt werden, da die Heilungsaussichten vom frühen Behandlungsbeginn abhängen.

Die **Liquorgängigkeit der Antibiotika** spielt für den Therapieerfolg eine Rolle, ist aber allein nicht ausschlaggebend. Bezogen auf die Serumkonzentrationen gehen von einigen Sulfonamiden, von Trimethoprim und Fluconazol bei Gesunden bis zu 50% in den normalen Liquor über, von Chloramphenicol 30–50%, von Minocyclin 30%, von den übrigen Tetracyclinen etwa 10%, von Penicillinen und vielen Cephalosporinen weniger als 1%. Relativ hohe und länger anhaltende Liquorkonzentrationen erreicht man mit Ceftriaxon (etwa 17% der Serumkonzentrationen). Bei Fluorochinolonen (s. S. 237) ist die Liquorgängigkeit unterschiedlich (bei Cipro- und Ofloxacin etwa 20–30%). Fosfomycin penetriert relativ gut in Liquor und Hirngewebe. Aminoglykoside treten wenig oder überhaupt nicht in den Liquor über. Bei entzündeten Meningen penetrieren Antibiotika besser in den Liquor als bei gesunden Personen. Nach i. v. Injektion werden schneller wirksame Liquorspiegel erreicht als nach oraler Gabe oder i. m. Injektion. Mit hohen Dosen von Penicillin G (10–20 Mill. E/Tag) erhält man bei Meningitis im Liquor gegen Meningo- und Pneumokokken wirksame Konzentrationen. Mit Vancomycin und Clindamycin werden nur bei entzündeten Meningen wirksame Liquorspiegel erreicht. Mindestens ebenso wichtig wie Liquorspiegel sind ausreichend hohe Gewebespiegel im Gehirn.

Zusätzliche Therapie: Intensivpflege, Behandlung von Atemstörungen, Schocktherapie, ausreichende Flüssigkeitszufuhr, Beseitigung von Elektrolytstörungen, parenterale oder Sondenernährung usw. Bei bewußtlosen Patienten Magensonde legen und Antazida zur Prophylaxe von Streßulzera in den Magen geben! Bei Hirnödem Behandlung mit Dexamethason i. v. (initial 10 mg, dann alle 6 h 4 mg) und Furosemid, evtl. auch Hyperventilation (bei mechanischer Beatmung) und Barbituratgaben. U. U. wiederholte Lumbalpunktion zur Druckentlastung und Liquorkontrolle (stärkere Zunahme der Liquorzellen spricht für Therapieversagen oder Infektionswechsel). Epileptiforme Krämpfe können auch Zeichen einer Penicillin-Überdosierung sein. Daher sollen in der akuten Phase der Meningitis täglich nicht mehr als 20 Mill. E Penicillin G (bei Erwachsenen) bzw. 12 Mill. E (bei Kindern) verabreicht werden (erhöhte Durchlässigkeit der Blut-Liquor-Schranke). Durch Penicillin-Überdosierung ausgelöste Krämpfe werden mit einem Benzodiazepin oder Barbiturat kupiert; evtl. muß das Penicillin kurzfristig abgesetzt werden. Bei Verdacht auf intrakranielle Eiteransammlung wird frühzeitig eine Computer-Tomographie oder Magnet-Resonanz-Tomographie vorgenommen (Voraussetzung für ein evtl. neurochirurgisches Eingreifen). Bei sicher otogener Meningitis sollte nach Einleitung der Antibiotika-Therapie alsbald die Antrotomie, bei rhinogener Meningitis die Nebenhöhlenrevision (Spülung usw.) erfolgen.

Ein **Versagen der Antibiotika-Therapie** (ausbleibende Sterilisierung des Liquors, starker Anstieg der Zellzahl, anhaltendes Fieber) kann verschiedene Ursachen haben: falsche Wahl des Antibiotikums, resistente Erreger, Unterdosierung, Infektionswechsel, Fortbestehen lokaler Eiterherde (Hirnabszeß, Subduralabszeß, Pyozephalus, Schädelosteomyelitis, Sinusitis, Mastoiditis, Otitis usw.), eitrige Hirnmetastasen, Subduralerguß, zirkumskripte Meningitis, Rezidiv nach vorzeitigem Absetzen der Antibiotika, septische Absiedlungen in anderen Organen (z. B. Endokarditis). Anhaltendes Fieber oder nach 8–12 Tagen erneut auftretendes Fieber kann auf einer Medikamenten-Allergie (drug fever), z. T. mit Eosinophilie und Hautausschlag, beruhen. Bei Haemophilus- und Pneumokokken-Meningitis ist trotz Elimination der Erreger ein länger anhaltendes Fieber (über 1–3 Wochen) möglich. Eine häufige Ursache von Temperatursteigerungen und Erbrechen ist bei Säuglingen ein postmeningitischer Hydrozephalus, der bei Zunahme durch Shunt-Operation behandelt werden muß. Bei Kindern kann sich im Verlauf einer eitrigen Meningitis ein subduraler Erguß entwickeln (Nachweis durch Computer-Tomographie).

5. ZNS-Infektionen

Bei der **rekurrierenden Meningitis** besteht oft eine Kommunikation zwischen Subarachnoidalraum und Nasennebenhöhlen, Nasopharynx, Mittelohr oder Haut. Ursachen können eine alte Schädelfraktur, ein Dermalsinus oder eine Myelomeningozele sein, die operative Behandlung erfordern. Auch ein parameningealer Fokus (z. B. Hirnabszeß) oder ein Shuntvitium ist auszuschließen.

Bei **protrahiertem Verlauf** ohne Nachweis bakterieller Erreger im Liquor ist besonders an eine HIV-Infektion, Tbc, Lues, Borreliose und Kryptokokkose zu denken.

Die richtige **Dosierung** der Antibiotika (Tab. 44) ist zur Erzielung optimaler, möglichst bakterizider Blut-, Gewebe- und Liquorkonzentrationen ebenso wichtig wie die geeignete Antibiotika-Applikation (im Anfang immer parenteral, möglichst i. v.) und eine ausreichende Therapiedauer. Zur Rezidivprophlaxe müssen wegen der bei abheilender Meningitis nachlassenden Liquorgängigkeit weiterhin hohe Penicillin-Dosen gegeben werden. Der Wert der Cephalosporine bei Meningitis ist je nach Präparat verschieden. Basis-Cephalosporine sind für die Therapie von Meningitiden ungeeignet. Von den Breitspektrum-Cephalosporinen

Tab. 44. Dosierung bei parenteraler Gabe zur Menigitis-Therapie.

Antibiotikum	Tagesdosis bei Kindern	Tagesdosis bei Erwachsenen
Penicillin G	0,5 Mill. E/kg (Höchstdosis 12,0 Mill. E)	10–20 Mill. E
Ampicillin Flucloxacillin (u. a. Isoxazolyl-Penicilline)	Neugeborene 100 mg/kg Kinder 200–300 mg/kg	10–20 g
Azlocillin Mezlocillin Piperacillin	Neugeborene 100 mg/kg ältere Kinder 300 mg/kg	15–20 g
Ceftriaxon	80 mg/kg	4 g
Cefotaxim Ceftazidim	Neugeborene 100 mg/kg ältere Kinder 200 mg/kg	8 g
Chloramphenicol	50–80 mg/kg	3(–4) g
Gentamicin (nur in Kombination)	6 mg/kg	5 mg/kg
Vancomycin (nur in Kombination)	60 mg/kg	2–3 g
Fosfomycin	200 mg/kg	10–15 g

gibt es die größten Erfahrungen mit Cefotaxim und Ceftriaxon, die z. B. bei Infektionen durch Enterobakterien oder Haemophilus influenzae indiziert sind und heute auch zur Initialtherapie verwandt werden.

Initialtherapie

Die Initialtherapie einer eitrigen Meningitis muß ohne Verzögerung einsetzen: unmittelbar nach der Lumbalpunktion, spätestens aber in den ersten 30 min nach Eintreffen des Patienten in der Klinik, ggf. auch vor der Lumbalpunktion (bei typischen klinischen Symptomen). Die Initialtherapie richtet sich nach dem Liquorbefund und der klinischen Situation (Lebensalter, Vorkrankheiten, Initialsymptome, Vorbehandlung, Schock). Wegen des zunehmenden Vorkommens von Penicillin-resistenten Pneumokokken, Meningokokken und Haemophilusbakterien erfolgt die Initialtherapie heute vorzugsweise mit dem fast immer wirksamen Ceftriaxon, das relativ hohe Liquorkonzentrationen erreicht. Alternativen sind Cefotaxim und Ceftazidim (in hoher Dosierung).

Bei mikroskopischem Nachweis von Pneumokokken oder Meningokokken und positivem Latex-Agglutinationstest (mit Liquor, Serum oder Urin) gibt man zunächst **Ceftriaxon i. v.** (bei Erwachsenen initial 2mal 2 g pro Tag (als Kurzinfusion), bei Kindern 2mal 40 mg/kg, dann 2 g pro Tag bzw. 40 mg/kg pro Tag. Das gleiche gilt bei mikroskopischem Nachweis von gramnegativen Stäbchen und positivem Latex-Agglutinationstest auf Haemophilus-Antigen mit Liquor. Die **Weiterbehandlung** geschieht nach Anzüchtung und Testung der Bakterien bei Pneumokokken und Meningokokken entweder mit Penicillin G (bei nachgewiesener Empfindlichkeit) oder weiterhin mit Ceftriaxon (s. u.). Bei einer Haemophilus-Meningitis (In-vitro-Testung unzuverlässig) behandelt man stets mit Ceftriaxon (oder Cefotaxim) weiter.

Im **Erwachsenenalter,** aber auch bei Neugeborenen können bei fehlendem Erregernachweis im mikroskopischen Präparat (besonders wenn ein Immundefekt oder Alkoholismus vorliegt) auch Listerien die Ursache sein. Gegen Listerien wirkt Ampicillin am besten, das bei der Initialtherapie gleichzeitig mit Ceftriaxon (gegen andere Keime) gegeben wird.

In den ersten 2 Lebensmonaten kommen zahlreiche Erreger in Betracht; initial sind lückenlose Kombinationen, wie Ceftriaxon + Piperacillin + Gentamicin (in ausreichend hoher Dosierung, s. Tab. 44), notwendig.

Gezielte Chemotherapie

▶ **Meningokokken-Meningitis:** Schnellnachweis von Meningokokken-Antigen mit Latex-Agglutinationstest möglich, meist auch noch bei anbehandelten Patien-

5. ZNS-Infektionen

ten positiv. Liquorkultur sofort anlegen; falls nicht möglich, Sofortbeimpfung einer Blutkulturflasche und Bebrütung im Krankenhauslabor bis zum Transport ins bakteriologische Labor. Penicillin G in hoher Dosierung (Erwachsene tgl. 20 Mill. E, Kinder 0,5 Mill. E/kg), verteilt auf 6–8stündliche i.v. Kurzinfusionen bis zum Eintritt der Besserung (mindestens 3 Tage nach Entfieberung), dann in reduzierter Dosis (5–10 Mill. E) für 7–10 Tage. Eine Resistenz von Meningokokken gegen Penicillin ist in Großbritannien, Spanien und einigen anderen Ländern beobachtet worden und anscheinend noch selten, könnte aber rasch zunehmen. Bei Penicillin-Allergie, auch bei Penicillin-Resistenz Cefotaxim oder Ceftriaxon (Kreuzallergie ausschließen); notfalls kommt Chloramphenicol in Frage (Dosierung s. Tab. 44). Die Therapie mit Sulfonamiden ist wegen des Vorkommens resistenter Stämme heute unzuverlässig.
Therapie beim Waterhouse-Fridrichsen-Syndrom s. S. 382.

Zur **Umgebungsprophylaxe** bei engem Kontakt in der Familie und im Kindergarten verwendet man Rifampicin (bei Erwachsenen 0,6 g oral, bei Kindern 10 mg/kg alle 12 h für 2 Tage). Rifampicin ist in der Gravidität kontraindiziert, ebenso Ciprofloxacin, das eine Alternative zu Rifampicin ist (einmalig 0,75 g oral). Penicilline und Cephalosporine wirken unsicher. Bei Schwangeren kann die einmalige i.v. Injektion von Ceftriaxon (1,0 g) die Meningokokken beseitigen.

▶ **Pneumokokken-Meningitis:** Hämatogen entstanden (meist bei Pneumonie, auch bei Splenektomierten) oder fortgeleitet von Nasennebenhöhlen, Mastoid, Hirnabszeß, Schädelbruch; daher ist stets eine Untersuchung durch den HNO-Arzt erforderlich; ggf. Operation nach antibiotischer Behandlung. Schnellnachweis von Pneumokokken-Antigen in Liquor, Serum oder Urin mit Latex-Agglutinationstest, wichtig zur Unterscheidung von anderen grampositiven Erregern.
Therapie: Bei nachgewiesener Empfindlichkeit Penicillin G in hoher Dosierung, bei Erwachsenen tgl. 20 Mill. E, bei Kindern 0,5 Mill. E/kg, verteilt auf 6stdl. i.v. Kurzinfusionen. Therapiedauer: mindestens 10–14 Tage in voller Dosis (Tab. 45). Bei verminderter Sensibilität gegen Penicillin (nicht bei kompletter Resistenz) ist Ceftriaxon (s.o.) wirksam. Bei vollständiger Resistenz (in Deutschland bisher kaum beobachtet) bleibt nur eine Therapie mit Vancomycin i.v. (Erwachsene tgl. 2 g, Kinder 50 mg/kg) in Kombination mit Rifampicin (gut liquorgängig). Andere Antibiotika sind unwirksam.
Bei Penicillin-Allergie kann Ceftriaxon (Kreuzallergie ausschließen), notfalls auch Chloramphenicol verwendet werden. Eine primäre Resistenz von Pneumokokken gegen Chloramphenicol ist selten.

▶ **Haemophilus-influenzae-Meningitis:** Hämatogen, otogen oder rhinogen entstanden, bei Kindern häufiger als bei Erwachsenen, ernste Prognose. Fast immer

Therapie wichtiger Infektionen

Tab. 45. Therapiedauer je nach Meningitis-Erreger.

Meningitis-Erreger	Therapiedauer (Tage)
Meningokokken	7–10
Pneumokokken	10–14
Haemophilus	10–14
Staphylokokken	14–21 und länger (abhängig auch von anderen Prozessen)
Listerien	4– 6 Wochen
Gramnegative Darmbakterien	10–14 (nach Sterilwerden des Liquors)
Borrelien	14–30 (je nach Stadium)

durch Serotyp b hervorgerufen; dann Schnelldiagnose durch Latex-Agglutinationstest zum Antigennachweis in Liquor, Serum oder Urin (oft auch noch positiv nach Behandlungsbeginn).

Therapie: Die Therapie wird heute mit Ceftriaxon oder Cefotaxim durchgeführt. Gegen die früher verwandten relativ schwach wirksamen Antibiotika Ampicillin und Chloramphenicol ist Haemophilus heute teilweise resistent (In-vitro-Testung unzuverlässig).

Bei Kindern wird durch zusätzliche Gabe von Dexamethason (0,15 mg/kg alle 6 h für 4 Tage) die Häufigkeit von bleibenden Hörschäden vermindert.

Umgebungsprophylaxe: Bei nicht geimpften Kindern unter 4 Jahren in der näheren Umgebung des Erkrankten wird prophylaktisch Rifampicin oral (2mal tgl. 10 mg/kg) für 4 Tage empfohlen.

▶ **Coli-Meningitis:** Bei Säuglingen Symptome oft unvollständig und schwach ausgeprägt, daher leicht zu übersehen, schlechte Prognose. Bei Erwachsenen selten, meist posttraumatisch oder postoperativ entstanden.

Therapie: Bei mikroskopischem Nachweis von gramnegativen plumpen Stäbchen im Direktpräparat des Liquors und vor Kenntnis des Antibiogramms ist – im Hinblick auf die lebensgefährliche Erkrankung – eine maximal dosierte und kombinierte Behandlung gerechtfertigt.

Wegen der sicheren Wirkung erscheint Ceftriaxon oder Cefotaxim heute günstiger als die früher übliche Therapie mit Chloramphenicol, Mezlocillin oder Ampicillin (immer in Kombination mit Gentamicin, Dosierung s. Tab. 44). Die intrathekale Instillation von Gentamicin ist bei Therapie mit einem hochaktiven Cephalosporin heute nicht mehr notwendig. Behandlungsdauer: 10–14 Tage (nach Sterilwerden des Liquors).

▶ **Listerien-Meningitis:** Bei Früh- oder Neugeborenen meist intrauterin erworben, Vorkommen in zunehmender Häufigkeit auch im späteren Kindesalter und

bei Erwachsenen (oft bei resistenzschwächenden Grundleiden), immer hämatogen entstanden, als eitrige oder seröse Meningitis verlaufend.
Therapie: Ampicillin i.v., Erwachsene tgl. 10 g, Kinder 200–300 mg/kg in 3–4 Einzelgaben (evtl. in Kombination mit Gentamicin).
Bei Penicillin-Allergie Minocyclin (Dosierung bei Erwachsenen tgl. 0,2 g, bei Kindern tgl. 4 mg/kg) in Kombination mit Gentamicin.
Auch hohe Dosen von Penicillin G (20 Mill. E), Amoxicillin, Mezlocillin, Piperacillin und Chloramphenicol sind mit Erfolg angewandt worden.
Therapiedauer: Bis zur Normalisierung des Liquors, mindestens aber 4–6 Wochen. Cephalosporine sind unwirksam.

▶ **Staphylokokken-Meningitis:** Im Verlauf einer Staphylokokken-Sepsis oder Staphylokokken-Endokarditis auftretend, otogen, rhinogen, postoperativ oder posttraumatisch entstanden. Meist Begleitmeningitis bei septischer Herdenzephalitis oder bei Hirnabszeß. Stets nach dem Primärherd suchen! Staphylokokken sind die typischen Erreger einer sog. Shunt-Sepsis (nach Hydrozephalusoperation), die mit einer Ventrikulitis kombiniert sein kann.
Die Therapie ist schwierig, da die üblichen Staphylokokken-Antibiotika schlecht liquorgängig sind. Relativ gut wirksam ist Cefuroxim i.v. (Erwachsene täglich 6–12 g, Kinder 200 mg/kg). Alternativen sind Fosfomycin + Rifampicin oder Imipenem + Rifampicin. Vancomycin ist zwar gegen Staphylokokken gut wirksam, aber schlecht liquorgängig und sollte daher mit Rifampicin kombiniert werden (Dosierung s. Tab. 44).
Dauer der hochdosierten Antibiotika-Therapie: mindestens 2–3 Wochen, danach wegen Rezidivgefahr auf jeden Fall mehrwöchige Nachbehandlung mit Flucloxacillin, Cefadroxil, Clindamyin oder Erythromycin (je nach Antibiogramm).

▶ Bei einer **Shunt-Meningitis** durch Staphylokokken kann die Injektion von 10 mg Vancomycin in den kranialen oder distalen Schenkel die Keime eliminieren. Gleichzeitig sollte das liquorgängige Rifampicin in Kombination mit Vancomycin systemisch gegeben werden. Oft ist jedoch die Entfernung des infizierten Fremdkörpers nicht zu umgehen.

▶ **B-Streptokokken-Meningitis:** Bei Neugeborenen und Säuglingen relativ häufig. Im Liquorausstrich grampositive Diplokokken (nicht bekapselt). Latex-Agglutinationstest mit Liquor und Serum positiv.
Therapie: Penicillin G in hoher Dosierung. Da manche B-Streptokokken-Stämme Penicillin-G-tolerant sind (d.h. von Penicillin nicht abgetötet werden), wird eine Kombination mit Gentamicin empfohlen (auch wenn dieses nach dem Blättchentest allein ungenügend wirkt).

▶ **Enterokokken-Meningitis:** Selten. Manchmal bei einer Enterokokken-Endokarditis auftretend.

Therapie: Ampicillin i.v. + Gentamicin (Dosierung s. Tab. 44). Bei Penicillin-Allergie oder Ampicillin-Resistenz Minocyclin i.v., Erwachsene tgl. 0,2 g, Kinder 4 mg/kg. Therapiedauer 2–3–4 Wochen, Nachbehandlung zur Rezidivprophylaxe mit Minocyclin für 2–3 Wochen.

▶ **Pseudomonas-aeruginosa-Meningitis:** Nicht selten ausgelöst durch diagnostische, therapeutische oder operative Eingriffe. Auch hämatogene oder otogene Genese möglich.
Therapie: Azlocillin i.v. in Kombination mit Tobramycin (Dosierung s. Tab. 44), bei Resistenz evtl. Ceftazidim, Imipenem, Ciprofloxacin oder Amikacin. Sehr selten muß heute noch zusätzlich eine intrathekale Instillation von Gentamicin (Refobacin-L, bei Erwachsenen 5 mg, bei Kindern 0,5–1 mg) für mindestens 2–3 Tage durchgeführt werden. Therapiedauer: bis zur völligen Normalisierung des Liquors, jedoch mindestens 2–3 Wochen nach Sterilwerden des Liquors, bei gleichzeitiger Wirbelosteomyelitis wesentlich länger.

▶ **Salmonellen-Meningitis:** Selten. Bei Typhus, Paratyphus oder einer Salmonellen-Enteritis auftretend, besonders bei Kindern.
Therapie: Die guten Erfahrungen bei lokalisierten Salmonellen-Infektionen und bei E.-coli-Meningitis sprechen für Ceftriaxon (täglich 4 g i.v.) oder für Cefotaxim (tgl. 6–8 g i.v.). Orale Nachbehandlung wegen Rezidivgefahr evtl. mit Ciprofloxacin, Co-Trimoxazol oder Amoxicillin. Eine Kombination mit Gentamicin ist ratsam, da Salmonellen-Meningitiden schwer zu beeinflussen sind. Ciprofloxacin oder Ofloxacin kommt auch zur Primärbehandlung in Frage.
Therapiedauer: mindestens 3 Wochen, besser länger.

▶ **Meningitis durch Klebsiella oder Enterobacter:** Selten (außer bei Neugeborenen und Säuglingen sowie bei neurochirurgischen Patienten). Wegen häufiger Erregerresistenz schwer zu behandeln.
Therapie: Wegen der ernsten Prognose ist in jedem Fall eine kombinierte Behandlung mit den laut Antibiogramm als wirksam gefundenen Mitteln erforderlich. Es kommen in erster Linie Kombinationen eines Cephalosporins (bei Klebsiella Ceftriaxon, bei Enterobacter Latamoxef, Imipenem oder Ciprofloxacin in hoher Dosierung) mit Gentamicin oder Amikacin in Frage. Bei Erwachsenen sind auch eine Primärtherapie und Nachbehandlung mit Ciprofloxacin möglich.

▶ **Proteus-Meningitis:** Therapie je nach Proteus-Art und Antibiogramm. Cefotaxim, bei nachgewiesener Empfindlichkeit auch Ampicillin oder Mezlocillin in Kombination mit Gentamicin, sind geeignet. Bei Erwachsenen kommt auch Ciprofloxacin in Betracht.

5. ZNS-Infektionen

▶ **Borrelien-Meningitis (Lyme Disease):** Nach einem Zeckenbiß kann einige Wochen bis Monate später eine Meningitis oder Meningoenzephalitis auftreten, die durch Borrelia burgdorferi hervorgerufen ist. Der Zeckenbiß, welcher in 60% nicht bemerkt worden ist, führt in der Hälfte der Fälle zunächst zu einem Erythema migrans der Haut, das nach einigen Wochen abheilt. Bei der später folgenden Meningitis fehlt meistens Fieber, oder es ist niedrig. Häufig kommt es dabei zu Hirnnervenlähmungen. Im nichtgetrübten Liquor sind überwiegend Lymphozyten enthalten. Eine Anzüchtung der Erreger gelingt selten. Im Serum sind CRP und IgG meist normal. Anfangs fehlen spezifische IgM-Antikörper im Serum, sind aber im weiteren Verlauf nachweisbar. An eine Borreliose ist immer zu denken, wenn eine subakute seröse Meningitis von Hirnnervenlähmungen oder einer Polyradikulitis begleitet ist oder wenn gleichzeitig eine Myokarditis mit AV-Block oder eine Arthritis besteht. Klinik und Verlauf können einer multiplen Sklerose, einem Ischias oder einer senilen Demenz ähneln.

Die oft vieldeutige Krankheit heilt meist unter einer i.v. **Behandlung** mit Ceftriaxon (täglich 2 g) für mindestens 2 Wochen (relativ gut liquorgängig). Eine unbedingt zu empfehlende Therapie der häufig spontan heilenden Frühform (des Erythema migrans) stellt eine Prophylaxe der Neuromanifestationen und anderer Spätmanifestationen (Arthritis, Acrodermatitis atrophicans) dar. Geeignet sind Doxycyclin (tgl. 0,2 g), Penicillin V (tgl. 3 Mill. E) und Erythromycin (tgl. 1 g) für 10–20 Tage.

▶ **Pilz-Meningitis** (Candida albicans, Cryptococcus neoformans, sehr selten andere Pilze): Liquorkultur auf Sabouraud- oder Blut-Agar oft erst nach längerer Bebrütung (bis zu 10 Tagen) positiv. Mikroskopischer Nachweis von Cryptococcus (Spezialfärbung). Antigennachweis in Liquor oder Serum möglich (für Candida, Aspergillus, Cryptococcus).
Therapieversuch mit Amphotericin B i.v. in Kombination mit Flucytosin (Dosierung s. S. 315 u. S. 335), außerdem intrathekale Instillation von Amphotericin B möglich (zunächst 10 mg Prednison intralumbal, dann langsame Instillation von 0,5 mg Amphotericin B nach Verdünnung mit Liquor in der Spritze, Wiederholung nach 2 oder 3 Tagen). Eine In-vitro-Testung von Candida albicans oder Cryptococcus neoformans gegen Flucytosin ist ratsam, da resistente Stämme vorkommen. Mit Fluconazol (s. S. 327) steht ein gut liquorgängiges Therapeutikum aus der Gruppe der Azole zur Verfügung, das sich für die Therapie von ZNS-Infektionen durch Cryptococcus und Candida eignet.

▶ **Amöben-Meningoenzephalitis:** Verschiedene Erreger. In Deutschland sehr selten, meist nach Aufenthalt in wärmeren Zonen auftretend.
Naegleria fowleri wird übertragen durch Wasser (aus Teichen, Seen, Schwimmbädern, Leitungswasser). Fortgeleitete Infektion von der Nasenschleimhaut zum

Schädelinneren. Akute, oft tödliche Erkrankung. Mikroskopischer Nachweis der beweglichen Amöben im unzentrifugierten, nicht gekühlten, eitrigen Liquor. Anzüchtung möglich.
Therapie mit Amphotericin B (evtl. + Rifampicin oder Miconazol).

Acanthamoeba-Arten breiten sich bei immunsupprimierten Patienten hämatogen aus. Granulomatöse Enzephalitis mit geringer lymphozytärer Begleitmeningitis. Erreger nicht im Liquor nachweisbar, dagegen im Hirnbiopsat.
Therapieversuch mit einem Sulfonamid (z.B. Sulfadiazin) oder Flucytosin möglich.

Meningitis bei Tuberkulose s. S. 585, **Lues** s. S. 547, **Leptospirose** s. S. 573.

▶ **Herpes-Meningoenzephalitis:** Die relativ seltene, aber gefährliche Herpessimplex-Enzephalitis ist heute durch Acyclovir bei frühem Behandlungsbeginn heilbar. Acyclovir ist dabei besser wirksam als das schlecht verträgliche Vidarabin, welches früher verwendet wurde.
Eine Herpes-Enzephalitis kommt sowohl bei Primärinfektionen als auch bei rekurrierenden Infektionen in jedem Alter vor. Es handelt sich um eine nekrotisierende Herdenzephalitis, die vorwiegend die Stirn- und Schläfenlappen betrifft. Nach einem fieberhaften Vorstadium von 1–7 Tagen (mit oder ohne Haut- oder Schleimhautbläschen) entwickeln sich ZNS-Symptome (oft schon im Beginn Krämpfe, außerdem Wesensveränderungen, Sprachstörungen, Ataxie, Gedächtnislücken u. a.). Im Liquor findet man 50–2000 Zellen pro µl (anfangs überwiegend Neutrophile, später Lymphozyten, in 80% auch Erythrozyten). Das Virus ist aus dem Liquor fast nie anzüchtbar. Das EEG zeigt ein- oder beidseitige periodische fokale Spitzen bei verlangsamter (flacher) Grundaktivität (nicht pathognomisch). Das Computertomogramm ist anfangs oft noch normal; erst später lassen sich Verdichtungsherde, besonders in der Temporalgegend, mit Ödem und Blutungen nachweisen. Serologisch findet man bei einer Primärinfektion Serokonversion (in Serum und Liquor), aber oft langsam und verspätet. Bei einer rekurrierenden Infektion ist ein mindestens 4facher Titeranstieg der spezifischen IgM in Serum und Liquor typisch.
Der Verdacht auf eine Herpes-Enzephalitis muß bei seröser Meningitis entstehen:
1. wenn im frühen Verlauf enzephalitische Symptome (auch Hirnnervenlähmungen, Sprachstörungen oder Krämpfe) auftreten,
2. wenn im EEG oder im Computertomogramm konstant ein Herd nachweisbar ist.

Wegen der schlechten Prognose wartet man das Ergebnis der Liquor- und Serumuntersuchungen nicht ab, sondern beginnt bei begründetem Verdacht sofort eine intravenöse Behandlung mit Acyclovir. Die Dosierung ist 3mal tgl. 10 mg/kg (oder 3mal tgl. 250 mg/m^2 Körperoberfläche). Die Verträglichkeit ist gut. Bei

Behandlungsbeginn in den ersten Krankheitstagen ist eine Heilung möglich. Bei anderen Virusenzephalitiden (außer durch Varizellen) ist Acyclovir unwirksam.

▶ **Ungeklärte eitrige Meningitis:** Eine akut aufgetretene, nicht antibiotisch anbehandelte Meningitis ohne Hinweis für otorhinogene Entstehung, bei der keine Erreger nachgewiesen worden sind, ist bei jüngeren Erwachsenen mit großer Wahrscheinlichkeit durch Meningokokken verursacht (Meningokokken sterben beim Transport des Liquors leicht ab) und sollte hochdosiert mit Penicillin G behandelt werden. Eine Alternative ist Ceftriaxon. Auch das Vorliegen von Hautmetastasen oder Hautblutungen spricht für eine Meningokokken-Infektion. Bei Verdacht auf otorhinogene Meningitis ist Ceftriaxon zu bevorzugen. Bei Säuglingen ab 3. Lebensmonat ist wegen der in diesem Alter häufigeren Haemophilus-influenzae-Meningitis Ceftriaxon ratsam.

▶ **Wenn bei anbehandelter eitriger Meningitis** keine Erreger nachgewiesen werden können und bereits Zeichen einer Besserung zu erkennen sind, sollte mit dem gleichen Antibiotikum weiterbehandelt werden, sofern schon Penicillin G, Ampicillin, Ceftriaxon oder Cefotaxim gegeben worden ist. Wenn Listerien angezüchtet werden, ist ein Umsetzen auf Ampicillin + Gentamicin erforderlich. Trotz Vorbehandlung ist der Latex-Agglutinationstest mit Liquor (auf Meningokokken, Pneumokokken und Haemophilus influenzae sowie B-Streptokokken) oft noch einige Tage positiv.

Literatur

ANDRIOLE, V. T. Lyme disease and other spirochetal diseases. Rev. Infect. Dis. *11* (Suppl. 6): S1433–S1525 (1989).
ASENSI, F., D. PEREZ-TAMARIT, M. C. OTERO et al.: Imipenem cilastatin therapy in a child with meningitis caused by a multiple resistant pneumococcus (letter). Pediatr. Infect. Dis. J. *8:* 895 (1989).
ASMAR, B. I., M. C. THIRUMOORTHI, J. A. BUCKLEY et al.: Cefotaxime diffusion into cerebrospinal fluid of children with meningitis. Antimicrob. Ag. Chemother. *28:* 138 (1985).
BENACH, J. L., E. M. BOSLER, J. P. HANRAHAN et al.: Spirochetes isolated from the blood of two patients with Lyme disease. New Engl. J. Med. *308:* 740 (1983).
CHERUBIN, C. E., J. LEFROCK: Cefotaxime in the treatment of meningitis. Infection *13 (Suppl. 1):* 68 (1985).
DATTWYLER, R. J. et al. Ceftriaxone as effective therapy in refractory Lyme disease. J. Infect. Dis. *155:* 1322 (1987).
DATTWYLER, R. J. et al.: Treatment of late Lyme borreliosis – randomized comparison of ceftriaxone and penicillin. Lancet *1:* 1191 (1988).
DOTEVALL, L., and L. HAGBERG: Penetration of doxycycline into cerebrospinal fluid in patients treated for suspected Lyme neuroborreliosis. Antimicrob. Agents Chemother. *33:* 1078 (1989).

VAN ESSO, E., D. FONTANALS, S. URIZ: Neisseria meningitidis strains with decreased susceptibility to penicillin. Paediatr. Infect. Dis. *6:* 438 (1987).
GOOSSENS, H., G. HENOCQUE, L. KREMP et al.: Nosocomial outbreak of Campylobacter jejuni meningitis in newborn infants. Lancet *2:* 146 (1986).
JACOBS, R. F., T. G. WELLS, R. W. STEELE, T. YAMAUCHI: A prospective randomized comparison of cefotaxime vs ampicillin and chloramphenicol for bacterial meningitis in children. J. Pediatr. *107:* 129 (1985).
LAPOINTE, J. R., C. BELIVEAU, L. CHICOINE, J. H. JONCAS: A comparison of ampicillin-cefotaxime and ampicillin-chloramphenicol in childhood bacterial meningitis: an experience in 55 patients. J. Antimicrob. Chemother. *14 (Suppl. B):* 167 (1984).
Leading Article: Herpes simplex encephalitis. Lancet *ii:* 535 (1986).
LECOUR, H., A. SEARA, A. M. MIRANDA, J. CORDEIRO: Cetotaxime in pneumococcal meningitis. Infection *13 (Suppl. 1):* 73 (1985).
MOROOKA, T., T. ODA, H. SHIGEOKA: In vitro evaluation of antibiotics for treatment of meningitis caused by Campylobacter fetus subspecies fetus. Pediatr. Infect. Dis. J. *8:* 653–654 (1989).
MURPHY, T. V., G. H. MCCRACKEN JR., T. C. ZWEIGHAFT, E. J. HANSEN: Emergence of rifampin-resistant Haemophilus influenzae after prophylaxis. J. Pediatr. *99:* 406 (1981).
NAQVI, S. H., M. A. MAXWELL, L. M. DUNKLE: Cefotaxime therapy of neonatal gramnegative bacillary meningitis. Pediatr. Infect. Dis. *4:* 499 (1985).
PELTOLA, H., M. ANTTILA, O. V. RENKONEN: Randomised comparison of chloramphenicol, ampicillin, cefotaxime and ceftriaxone for childhood bacterial meningitis. Finnish Study Group. Lancet *1:* 1281–1287 (1989).
PLOTKIN, S. A. et al.: Meningitis in infants and children. Pediatrics *81:* 904 (1988).
ROWLEY, A. H. et al. Rapid detection of herpes simplex virus DNA in cerebrospinal fluid of patients with herpes simplex encephalitis. Lancet *335:* 440 (1990).
SAEZ-NIETO, J. A., D. FONTANALS, J. GARCIA DE JALON: Isolation of Neisseria meningitidis strains with increase of penicillin minimal inhibitory concentrations. Epid. Inf. *99:* 463 (1987).
SCHELD, W. M., R. J. WHITLEY, D. T. DURACK: Infections of the Central Nervous System. Raven Press, New York 1991.
SMEGO JR., R. A., J. R. PERFECT, D. T. DURACK: Combined therapy with amphotericin B and 5-fluorocytosine for Candida meningitis. Rev. Infect. Dis. *6:* 791 (1984).
STANEK, G.: Lyme borreliosis. Zentralblatt für Bakteriologie, Suppl. *18:* 1989.
STEERE, A. C.: Lyme disease. N. Engl. J. Med. *321:* 586–596 (1989).
STEERE, A. C., A. R. PACHNER, S. E. MALAWISTA: Neurological abnormalities of Lyme disease: successful treatment with high-dose intravenous penicillin. Ann. Intern. Med. *99:* 767 (1983).
SUTCLIFFE, E. M.: Penicillin-insensitive meningococci in the UK. Lancet *I:* 657–658 (1988).
THONG, Y. H.: Chemotherapy for primary amebic meningoencephalitis. New Engl. J. Med. *306:* 1295 (1982).
TUNKEL, A. R., B. WISPELWEY, W. M. SCHELD: Bacterial meningitis: Recent advances in pathophysiology and treatment. Ann. Intern. Med. *112:* 610 (1990).

Hirnabszeß

Otogene, traumatische oder hämatogene **Entstehung** möglich. Häufig vom Ohr ausgehend (Mastoiditis), seltener von den Nebenhöhlen (Sinusitis), von einem Nasen- oder Lippenfurunkel (mit septischer Thrombophlebitis) oder einem

Schädelbruch. Hämatogene Entstehung bei Vorliegen von Bronchiektasen, Lungenabszessen, Hautinfektionen, bakterieller Endokarditis und bei angeborenen Herzfehlern mit Rechts-links-Shunt. Selten als Komplikation einer eitrigen Meningitis auftretend. Fieber, Leukozytose oder Senkungsbeschleunigung können fehlen. Lokalisation mit Computer- oder Magnet-Resonanz-Tomographie. Eine gefährliche Komplikation ist der Durchbruch eines Hirnabszesses in einen Ventrikel oder in den Subarachnoidalraum.

Ätiologie: Staphylococcus aureus, Bacteroides, Fusobakterien, anaerobe Streptokokken, bei otogenen Hirnabszessen oft E. coli, Proteus, Klebsiella u. a. Seltene Erreger: Nocardia asteroides (teils mit Lungennocardiose), Actinomyces-Arten, Entamoeba histolytica (oft gleichzeitig Leber- und Lungenbeteiligung, s. S. 460), Pilze, wie Aspergillus und Mucor (bei onkologischen Patienten sowie bei Patienten mit AIDS und nach Knochenmarktransplantation).

Therapie: Evtl. neurochirurgisches Eingreifen zum optimalen Zeitpunkt (bei Persistieren trotz Antibiotika), Sanierung des Ausgangsherdes, hochdosierte längere Antibiotika-Therapie (wie bei Meningitis purulenta, s. S. 404). In den meisten Fällen muß ein Hirnabszeß ungezielt behandelt werden. Auf anaerobe Streptokokken und empfindliche Staphylokokken wirkt am besten Penicillin G i. v.; eine hohe Dosierung von 20–40 Mill. E ist wegen der schlechten Penetration in den Abszeß notwendig. Besonders Metronidazol hat sich in den letzten Jahren bei Hirnabszeß bewährt. Die Vorteile bestehen in der sehr guten Penetration ins Hirngewebe und in den Abszeß sowie in der starken Aktivität auf Anaerobier. Günstig ist bei dentaler Entstehung die Kombination von Penicillin G (tgl. 20–40 Mill. E) + Metronidazol (tgl. 1,5–2 g i. v.). Ein Hirnabszeß durch Staphylokokken wird wie eine Staphylokokken-Meningitis behandelt (S. 407). Bei otogenem Hirnabszeß verwendet man am besten Cefotaxim oder Ceftriaxon. Wegen häufiger Mischinfektion ist hierbei eine Kombination mit Metronidazol ratsam. Gyrase-Hemmer penetrieren gut in Hirngewebe und sind ein möglicher Kombinationspartner für Metronidazol und Penicillin V oral. Bei Nocardiose ist Co-Trimoxazol indiziert. Die Instillation eines Antibiotikums in die Abszeßhöhle kommt allenfalls bei einer Pseudomonasinfektion in Frage (z. B. von Gentamicin zur intrathekalen Anwendung).

Subdurales Empyem

Bei jeder eitrigen Meningitis mit sterilem Liquor, die im Anschluß an eine Sinusitis frontalis auftritt und mit Hemiparese, Hemiplegie oder Aphasie einhergeht, ist an ein subdurales Empyem zu denken. Die **Diagnose** wird durch Computertomographie oder Magnet-Resonanz-Tomographie gestellt, wodurch auch ein Hirnödem und begleitender Hirnabszeß erkannt werden. Ein Subduralempyem kann auch von einer Sinusitis sphenoidalis, einer Mastoiditis oder Schädeldachosteomyelitis ausgehen oder sich im Verlauf einer eitrigen Meningitis entwickeln. Die **Erreger** sind häufig aerobe und anaerobe Streptokokken, Bacteroides fragilis oder Staphylokokken, seltener gramnegative Stäbchen (Haemophilus, E. coli, Proteus, Klebsiella, Pseudomonas). Das Empyem wird in erster Linie durch Drainage und andere operative Eingriffe behandelt. **Antibiotika-Therapie** zunächst ungezielt mit Penicillin G + Metronidazol oder Cefotaxim + Metronidazol, später gezielt nach bakteriologischem Befund und Antibiogramm.

Bei einem **Epiduralabszeß** ist neben der Drainage und Sanierung des Ausgangsherdes ebenfalls eine intensive Antibiotika-Therapie notwendig (wie bei Hirnabszeß).

Literatur

BARSOUM, A. H., H. C. LEWIS, K. L. CONNILLE: Nonoperative treatment of multiple brain abscesses. Surg. Neurol *16:* 283–287 (1981).

BOOM, W. H., C. V. TNAZON: Successful treatment of multiple brain abscesses with antibiotics alone. Rev. Infect. Dis. *7:* 189–199 (1985).

FONG, K. M., E. M. SENEVIRATNE, J. G. MCCORMACK: Mucor cerebral abscess associated with intravenous drug abuse. Aus. N. Z. J. Med. *20:* 74–77 (1990).

KAMIN, M., D. BIDDLE: Conservative management of focal intracerebral infection. Neurology *31:* 103–106 (1981).

DE LOUVOIS, J.: Antimicrobial chemotherapy in the treatment of brain abscess. J. Antimicrob. Chemother *12:* 205 (1983).

MANCINI, J., M. CHOUX, N. PINSARD: A cerebral abscess due to Listeria monocytogenes in a 15-month-old infant. Ann. Pediatr. Paris. *37:* 299–302 (1990).

OUTIN, H. D., J. MERRER, M. MOLHO et al.: Solitary listerial abscess of the brain stem. Cure with antibiotic treatment. Rev. Neurol. Paris *145:* 153–156 (1989).

SCHLIAMSER, S. E., K. BACKMAN, S. R. NORRBY: Intracranial abscesses in adults: An analysis of 54 consecutive cases. Scand. J. Infect. Dis. *20:* 1, 1988.

YANG, S. Y.: Brain abscess: a review of 400 cases. J. Neurosurg. *55:* 794–799 (1981).

6. Infektionen des Respirationstraktes

Infektionen der oberen Luftwege sind in der überwiegenden Zahl der Fälle (in über 90%) durch Viren bedingt. Antibiotika sind nur indiziert, wenn eine bakterielle Ursache vorliegt oder wenn es bei einer primären Viruserkrankung zu einer bakteriellen Sekundärinfektion gekommen ist.

Folgende Befunde weisen auf eine **bakterielle Erkrankung** hin:
1. Eitrige Sekretion der entzündeten Schleimhaut oder Eiterbeläge.
2. Schmerzhafte regionäre Lymphknotenschwellung.
3. Vorherrschen einer fakultativ pathogenen Keimart in der Kultur (ohne vorausgegangene Antibiotika-Therapie).
4. Kein Zusammenhang mit einer Virusepidemie.
5. Granulozytose im Blut.

Für eine **Virusinfektion** sprechen seröse Rhinitis, beidseitige katarrhalische Konjunktivitis, Pharyngitis ohne Beläge, z.T. mit Bläschen oder Schwellung von Lymphfollikeln, Herpangina, Tracheitis mit trockenem Husten (besonders bei echter Influenza), generalisierte Lymphknotenschwellung, uncharakteristisches Exanthem, Myalgie, Fehlen einer Granulozytose sowie der epidemiologische Zusammenhang mit einer grassierenden Virusinfektion.

Bakterielle Infektionen der tiefen Atemwege setzen eine Störung der normalen Abwehrmechanismen voraus (Hustenreflex, Ziliarstrom, Schleimsekretion, Alveolarphagozytose, IgA, IgG, IgE, Lysozym, Leukozytenfunktion usw.). Dieses System kann durch eine Virusinfektion, physikalische Schädigung, Aspiration oder einen Fremdkörper gestört sein. Normalerweise sind die Schleimhäute des tiefen Respirationstraktes steril.

Rhinitis

Eine Virusinfektion kann Schrittmacher für eine bakterielle Sekundärinfektion (Rhinitis purulenta) sein. Bei eitrigem Schnupfen, der länger anhält, ist zu prüfen, ob zusätzlich eine Nebenhöhlenerkrankung vorliegt (s. S. 530). Bei der Neugeborenenrhinitis, die oft durch Staphylokokken bedingt ist, müssen eine Gonorrhoe und eine Lues ausgeschlossen werden. Ein eitriger Schnupfen wird meist durch Pneumokokken, manchmal auch durch Haemophilis influenzae und A-Streptokokken (Streptococcus pyogenes) hervorgerufen.

Therapie wichtiger Infektionen

Antibakterielle Therapie der eitrigen Rhinitis und bei Komplikationen (eitrige Sinusitis) gezielt je nach Erreger, ungezielt mit Penicillin V (wirksam gegen Strepto- und Pneumokokken), bei Versagen mit Cefaclor (wirksam auch gegen Staphylokokken und Haemophilus).

Tonsillitis, Pharyngitis

▶ **Tonsillitis:** Erreger meist Streptococcus pyogenes (A-Streptokokken) oder Viren (Exsudat auf den Tonsillen für Streptokokken nicht beweisend, kann auch fehlen, daher möglichst Abstrich kulturell untersuchen). Heute ist ein Streptokokken-Antigennachweis aus dem Abstrich als Schnelltest möglich. Eine eitrige Angina kann auch durch hämolysierende Streptokokken der Gruppen B, C oder G hervorgerufen werden. Eine stärkere Granulozytose spricht für Streptokokken-Angina, auch Druckschmerz der Kieferwinkellymphknoten. Eine Leukozytopenie schließt in der Regel eine Streptokokken-Tonsillitis aus. Gesunde Streptokokken-Träger haben meist nur wenige Kolonien in der Kultur und zeigen in der Antistreptolysinreaktion keinen ansteigenden Titer.
Therapie: Penicillin V in Normaldosierung für 10–14 Tage, mindestens für 7 Tage (wichtig zur Verhütung von Komplikationen, besonders zur Rheumaprophylaxe). In den USA wird häufig Benzathin-Penicillin G einmalig intramuskulär injiziert, wodurch eine 10tägige Wirkung gewährleistet ist. Co-Trimoxazol und Gyrase-Hemmer sind wegen teilweiser Erregerresistenz und geringerer Wirkungsintensität dem Penicillin unterlegen. Keine Behandlung mit Doxycyclin (keine Bakterizidie, Vorkommen resistenter Streptokokken-Stämme), Amoxicillin oder Ampicillin (hohe Allergierate)! Eine alleinige Lokalbehandlung mit Desinfizienzien oder Antibiotika ist unwirksam und verhindert nicht die gefürchteten Streptokokken-Nachkrankheiten. Die Unterlassung der systemischen Antibiotika-Therapie einer Streptokokken-Angina ist wegen der Spätkomplikationen gefährlich. Bei Nichtansprechen auf die Penicillin-Therapie in 48 h besteht bei jüngeren Patienten der Verdacht auf eine infektiöse Mononukleose.
Bei Penicillin-Allergie gibt man gegen die Streptokokken-Infektion Clarithromycin per os, Erwachsene tgl. 0,5 g, Kinder 15 mg/kg oral, oder ein Oralcephalosporin. Bei der nicht seltenen Resistenz von Streptococcus pyogenes gegen Clarithromycin kommt es trotz Behandlung nicht zum Verschwinden der Erreger.

Bei **Streptokokkenträgern** wird zwar manchmal eine Penicillin-Behandlung empfohlen, jedoch werden die A-Streptokokken hierdurch nur in einem Teil der Fälle eliminiert.

▶ **Angina Plaut-Vincenti:** Selten. Schmierig belegtes Ulkus, meist am oberen Tonsillenpol, oft einseitig, kein Fieber, Fusospirochätose (anaerobe Mischinfektion, keine Krankheitseinheit, mögliche Grundkrankheiten berücksichtigen). Eine Therapie mit Penicillin G oder V ist ausreichend.

▶ **Chronische Tonsillitis:** Tonsillen derb, zerklüftet, schwer luxierbar, mit eitrigem Exprimat und peritonsillärem Druckschmerz, z. T. erhöhter Antistreptolysintiter. Bei Anzeichen für klinisch nachteilige Auswirkungen Tonsillektomie unter Antibiotika-Schutz (wenige Stunden vor bis 3 Tage nach der Tonsillektomie Normaldosen von Penicillin oral oder i. v.).

▶ **Pharyngitis:** Meist virusbedingt. Bei klinischen Zeichen für Virusinfektion keine Antibiotika erforderlich. Bei der nicht seltenen Streptokokken-Pharyngitis (oder Verdacht) sollte Penicillin V wie bei Angina lacunaris (s. o.) verabreicht werden. Die Gonokokken-Pharyngitis (s. S. 552) heilt nur bei hoher Penicillin-G-Dosierung; bei Penicillin-G-Resistenz gibt man Cefotaxim oder Cefuroxim.

Peritonsillarabszeß, Retropharyngealabszeß, Mundbodenphlegmone

Erreger: Mischinfektion durch aerobe und anaerobe Streptokokken, Staphylokokken, Bacteroides u. a.
Therapie: Clindamycin i. v. oder oral, tgl. 1,2 g, oder Penicillin G + Metronidazol. Bei schweren Erkrankungen kommt auch Cefoxitin oder Imipenem in Frage (gute Anaerobierwirksamkeit). Punktion und Entleerung des Eiters mit der Spritze oder Inzision, bei Peritonsillarabszeß evtl. Tonsillektomie (Rezidivgefahr!). Der aspirierte Eiter sollte mikroskopisch und kulturell untersucht werden (einschließlich Anaerobier-Kultur). Als seltene Komplikation kann eine Jugularvenenthrombose mit Sepsis auftreten.

Scharlach

Scharlach ist eine durch toxinbildende **A-Streptokokken** (Streptococcus pyogenes) hervorgerufene Infektion (meist als Angina, manchmal auch als Wundinfektion) mit toxischem Exanthem, wobei als Komplikation eine Nephritis oder Myokarditis auftreten kann. Eine frühzeitige Penicillin-Therapie kürzt den Krankheitsverlauf ab und verhindert Komplikationen. Aus diesem Grunde ist eine antibiotische Behandlung (in der Regel mit Penicillin für die Dauer von 10 Tagen) unbedingt erforderlich. In der 3. und 4. Krankheitswoche sollten Harnuntersuchungen (zum Ausschluß einer Nephritis) sowie eine EKG-Untersuchung (bei Myokarditisverdacht) stattfinden. Die Differentialdiagnose zum Toxic-

Shock-Syndrom (s. S. 512), Kawasaki-Syndrom, Lyell-Syndrom und zu Arzneimittelexanthemen kann schwierig sein.

Therapie: Obwohl A-Streptokokken gegen viele Antibiotika sensibel sind, ist Penicillin G oder V wegen der stärkeren Wirksamkeit das Mittel der Wahl. Man gibt Penicillin V oral (Kleinkinder tgl. 0,4 Mill. E, Schulkinder 0,6–0,8 Mill. E, Erwachsene 1,2 Mill. E) für die Dauer von 10 Tagen oder ein Oralcephalosporin für 10 Tage. – Zur Behandlung kann auch einmalig Benzathin-Penicillin G i. m. (Tardocillin 1200) in der Dosis von 0,6 Mill. E (Kinder) bzw. 1,2 Mill. E (Erwachsene) verabreicht werden, wodurch ein ausreichender Blutspiegel für mindestens 10 Tage gewährleistet ist. Wenn ein Toxic-Shock-Syndrom (s. S. 512) nicht ausgeschlossen werden kann, ist Cefadroxil zu bevorzugen (auch gegen Staphylokokken wirksam). Patienten, die nach der Penicillin-Behandlung noch A-Streptokokken im Rachen haben, brauchen nicht erneut behandelt zu werden. Man kann davon ausgehen, daß ein Kind nach Abschluß der Behandlung nicht mehr ansteckend ist. Die Wiederzulassung zum Besuch von Gemeinschaftseinrichtungen (Kindergarten, Schule) wird heute nicht mehr vom negativen Resultat von Rachenabstrichen abhängig gemacht.

Bei Vorliegen einer Penicillin-Allergie verwendet man ein Oralcephalosporin oder Clarithromycin (Erwachsene tgl. 0,5 g, Kinder 15 mg/kg). Nach Makroliden ist die Rezidivrate höher als nach einer Penicillin-Behandlung. Sulfonamide, Co-Trimoxazol und Tetracycline sind ungeeignet.

Prophylaxe: Nach erfolgter Exposition kann bei Geschwistern und Spielgefährten eine 10tägige orale Penicillin-Behandlung (in der therapeutischen Dosierung) die Erkrankung unterdrücken.

Diphtherie

Bei der **Tonsillar- und Rachendiphtherie** finden sich festhaftende Beläge, die z. T. auf den weichen Gaumen übergreifen, mäßiges oder fehlendes Fieber, z. T. Schock, Granulozytose, mikroskopischer Nachweis von verdächtigen Stäbchen im Neisser-Präparat und in der Kultur (für eine Untersuchung 3 Schleimhautabstriche nach Ablösen der Pseudomembran einsenden). Auch Nase, Ohr, Konjunktiven, Kehlkopf, Wunden können befallen sein. Durch aktive Impfung heute sehr selten geworden. Bei Verdacht auf Tonsillardiphtherie muß stets eine infektiöse Mononukleose ausgeschlossen werden.

Bei der **Larynxdiphtherie** bestehen Heiserkeit und bellender Husten, bei stärkerer Membranbildung inspiratorischer Stridor, Dyspnoe und jugulare Einziehungen.

Therapie: Bei leichteren Erkrankungen 30000–50000 E Di-Antitoxin (Pferdeserum) als 1stündige i.v. Infusion, bei schwereren Erkrankungen 60000–120000 E (nach intrakutaner Vorprobe mit der Verdünnung 1:100 in physiologischer NaCl-Lösung). Gleichzeitig Penicillin G, tgl. 100000 E/kg, für 10 Tage. Antitoxingabe an den folgenden 2 Tagen wiederholen. Bei maligner Diphtherie zusätzlich Glukokortikoid verabreichen. Notfalls Intubation oder Tracheotomie. Bei Penicillin-Allergie Erythromycin (tgl. 40 mg/kg) für 10 Tage. Strenge Bettruhe wegen der Gefahr einer Myokarditis. EKG-Kontrollen! Ab 3 Tage nach Therapieende sollten je 3 Nasen- und Rachenabstriche negativ sein. Bei Bakterienträgern oder -ausscheidern Behandlungsversuch mit Erythromycin, Erwachsene tgl. bis zu 2 g, Kinder tgl. 40 mg/kg, für 2 Wochen.

Infektiöse Mononukleose (Morbus Pfeiffer)

Relativ häufige Erkrankung durch Epstein-Barr-Virus vorwiegend bei jüngeren Erwachsenen. Mäßiges oder hohes, meist länger anhaltendes Fieber, z.T. weiße, leicht abwischbare Beläge, die auf die vergrößerten Tonsillen beschränkt sind, typischerweise generalisierte Lymphknotenschwellung, Splenomegalie, charakteristisches Blutbild mit über 50% mononukleären Zellen, davon >10% Lymphoidzellen. Mononukleose-Schnelltest meist positiv (anfangs noch negativ). Im Serum Antikörper gegen Epstein-Barr-Virus der IgM-Klasse nachweisbar (verschwinden einige Zeit nach der Erkrankung, während die Antikörper der IgG-Klasse persistieren können). Differentialdiagnostisch ist an eine Zytomegalie, HIV-Infektion, Lues II und Leukämie zu denken.

Therapie: Antibiotika **nicht** indiziert (außer bei kulturellem Nachweis von A-Streptokokken). Wenn trotzdem Antibiotika verabreicht werden, kommt es häufiger als sonst – besonders nach Anwendung von Ampicillin – zu einem allergischen Hautexanthem (s. S. 53). Während des Fiebers Bettruhe, weiterhin körperliche Schonung. Ein Glukokortikoid gibt man nur bei extrem vergrößerten Tonsillen, welche die Atmung behindern (hierdurch läßt sich oft eine Intubation vermeiden).

Mundsoor

Weiße abwischbare Beläge auf der Mundschleimhaut. Einige Patienten haben nur Schmerzen und ein Erythem, kein Fieber. Auftreten meist sekundär bei einer Grundkrankheit (z.B. Diabetes mellitus), bei Immundefekten (z.B. AIDS) oder nach einer Antibiotika-Therapie. Nachweis von Sproßzellen und Pseudomyzelien durch Methylenblaupräparat oder Kultur.

Therapie wichtiger Infektionen

Lokalbehandlung mit Nystatin, Miconazol, Clotrimazol, Natamycin oder Amphotericin B als Lutschtabletten oder Suspension (zum Spülen oder Auspinseln) über längere Zeit (Rezidivneigung).
Bei Immunmangel **systemische** Behandlung mit Fluconazol oral (1mal tägl. 50–100–200 mg bis zu 2 Wochen). Eine Prophylaxe ist mit täglich 50 mg Fluconazol bei schwerer Abwehrschwäche (AIDS) möglich (s. S. 328).

Akute nekrotisierende Gingivitis

Abgekürzt: ANUG (Acute Necrotizing Ulcerative Gingivitis). Fusospirilläre Mischinfektion. Beginn meist an den interdentalen Papillen. Rasche Entstehung von Nekrosen. Vorkommen oft bei jüngeren Erwachsenen mit konsumierenden Grundkrankheiten (häufig bei AIDS). Die Erreger sind immer Penicillinempfindlich. Die Erkrankung spricht gut auf Penicillin V und Metronidazol an.

Zahninfektionen

Erreger sind Keime der oralen Mischflora. Dabei sind Anaerobier (Peptostreptokokken, Bacteroides melaninogenicus, Fusobakterien) die Haupterreger. Schnell verlaufende Zahninfektionen können auch durch A-Streptokokken (Streptococcus pyogenes) verursacht werden.

Therapie: Ohne Sanierung des infizierten Zahnes ist eine dauerhafte Heilung nicht möglich. Es erscheint aber sinnvoll, akute Zahninfektionen zunächst antibiotisch zu behandeln und die notwendigen chirurgischen Maßnahmen anschließend durchzuführen. Wesentliche Gründe für eine Antibiotika-Therapie von Zahninfektionen sind neben der Bekämpfung der Lokalinfektion die Möglichkeit gefährlicher septischer Metastasen (z. B. Hirnabszeß, Lungenabszeß) oder fortgeleiteter Infektionen (Kiefer-Osteomyelitis). Die Antibiotika-Therapie ist also auch eine Komplikationsprophylaxe. Besonders dringlich ist eine Antibiotika-Therapie bei starker lokaler Schwellung, Fieber, größerer Eiterung, Druckschmerz und Schwellung regionaler Lymphknoten sowie Hinweisen auf eine septische Thrombophlebitis.
Die bei Zahninfektionen beteiligten Erreger sind fast ausnahmslos Penicillinsensibel. Das wichtigste Antibiotikum ist Penicillin V (tgl. 2–3 Mill. E oral). Bei Penicillin-Allergie kommen Oralcephalosporine oder Clindamycin in Frage. Penicillin kann mit Metronidazol kombiniert werden.

▶ **Akute Zahninfektionen** mit lokaler Schwellung, Zahnabszeß, Zahnfistel: Therapie der Wahl ist die Extraktion des infizierten Zahnes unter Antibiotika-Schutz (8–10 Tage Penicillin V).

6. Infektionen des Respirationstraktes

▶ **Pulpitis:** Mit Antibiotika ist eine Sanierung nicht möglich. Als Therapie der Wahl gilt eine Extraktion des Zahnes oder Eröffnung der Pulpa (mit Amputation).

▶ **Gingivitis simplex:** Häufigste Ursache ist mangelhafte Zahnhygiene oder falsche Anwendung lokaler desinfizierender Mittel. Es gibt jedoch die Sonderform der akuten ulzerierenden Gingivitis durch A-Streptokokken, welche eine Behandlung mit Penicillin V erfordert.

▶ **Tascheninfektionen:** Sanierung der Taschen bei gleichzeitiger Gabe von Penicillin V.

▶ **Endokarditis-Prophylaxe:** Vor jeder Zahnextraktion oder jedem vergleichbaren invasiven Eingriff in der Mundhöhle muß sich der Zahnarzt versichern, ob der Patient eine Endokarditis-Prophylaxe benötigt (3 Dosen Penicillin V perioperativ, s. S. 392).

▶ **Kiefer-Osteomyelitis:** Erreger sind neben anaerober Mischflora oft auch Staphylokokken. Therapie mit Clindamycin, das außer Anaerobier auch Staphylokokken erfaßt (neben chirurgischen Maßnahmen).

Begleitangina

Sekundär bei myeloischer Insuffizienz (Leukämie, Agranulozytose). Mischinfektionen sind die Regel (aerobe und anaerobe Streptokokken, Fusobakterien, Spirillen, Bacteroides, Enterobakterien, Pseudomonas). Schneller Keimwechsel kommt vor. Eine gezielte Chemotherapie ist kaum möglich. Vordringlich ist die Behandlung des Grundleidens. Bei medikamentöser Agranulozytose Weglassen des auslösenden Mittels. Intensive antibiotische Therapie bis zur Erholung des Knochenmarkes, z. B. mit einer bakteriziden »Omnispektrum-Kombination« (s. S. 23).

Laryngitis

Bei Erwachsenen oft zusammen mit Tracheitis (bellendem Husten, Heiserkeit, Aphonie), meist bei Virusinfektion (Masern, Influenza, Parainfluenza), nur selten mit sekundärer bakterieller Infektion (Haemophilus influenzae, Streptokokken, Pneumokokken).
Bei Kindern, selten bei Erwachsenen, gibt es eine akute **Epiglottitis** (schnelle Entstehung, hochgradiger inspiratorischer Stridor, kein bellender Husten, Infek-

tion durch Haemophilus influenzae, auch in der Blutkultur nachweisbar, Latex-Agglutinationstest mit Serum positiv, ohne Intubation oft tödlich). Bei der **subglottischen Laryngitis** (virusbedingt, allmählicher Beginn) fehlt ein Schluckschmerz, die Krankheit verläuft leichter und bessert sich auf konservative Maßnahmen. Für die bei jüngeren Kindern vorkommende **Laryngotracheobronchitis** ist ein in- und exspiratorischer Stridor charakteristisch. Die Ursache sind Viren oder Mycoplasma pneumoniae (bakterielle Sekundärinfektion möglich).

Therapie: Keine Antibiotika (außer bei Epiglottitis). Inhalation mit Wasserdampf und Mukolytika, Bekämpfung des Hustenreizes, Versuch einer abschwellenden Behandlung mit Kalzium i. v. und Prednison. Bei Epiglottitis sofortige Klinikeinweisung zur rechtzeitigen Intubation und Antibiotika-Therapie vorzugsweise mit Cefuroxim oder Cefotaxim (für eine Woche). Umgebungsprophylaxe bei nicht gegen Haemophilus geimpften Kleinkindern mit Rifampicin möglich (s. S. 265). – Therapie der Larynxdiphtherie s. S. 418.

Akute Bronchitis

Erreger fast immer Viren (Influenza-, Parainfluenza- u. a. Viren), die häufig Schrittmacher für bakterielle Infektionen, vorwiegend durch Pneumokokken oder Haemophilus influenzae, sind. Auch Sekundärinfektionen durch Staphylokokken und Moraxella (Branhamella) catarrhalis kommen vor. Für Virusinfektion sprechen trockener Husten (Tracheitis), Heiserkeit, Pharyngitis, seröse oder muköse Rhinitis. Eitriges Sputum deutet auf eine bakterielle Sekundärinfektion hin. Eine primär bakterielle Bronchitis kann bei Kindern hervorgerufen werden durch Bordetella pertussis (s. S. 425), Moraxella catarrhalis, Mycoplasma pneumoniae (auch ohne Pneumonie), Chlamydia pneumoniae und Chlamydia trachomatis (oft mit pertussiformem Husten) sowie Haemophilus influenzae (bei Kleinkindern). Bei Kindern und jüngeren Erwachsenen ist ein länger als 2 Wochen dauernder Husten verdächtig auf eine Mycoplasma-pneumoniae-Infektion, bei älteren Menschen auf eine Tbc oder ein Karzinom.

Die **ungezielte Therapie** erfolgt bei gefährdeten Personen (Säuglingen, älteren Patienten, Personen mit resistenzschwächenden Grundleiden oder Lungenvorkrankheiten) mit Cefixim, Cefpodoxim-Proxetil oder Cefuroxim-Axetil, womit Pneumokokken, Haemophilus influenzae und Moraxella catarrhalis erfaßt werden. Cefixim, Cefpodoxim und Cefuroxim wirken im Gegensatz zu Cefalexin und Cefadroxil sehr gut auf Haemophilus influenzae (auch bei Ampicillin- und Erythromycin-Resistenz). Erythromycin, Roxithromycin und Clarithromycin sowie Doxycyclin sind wirksam bei Bronchitiden durch Mycoplasma pneumoniae und Bordetella pertussis. Bei persistierendem Husten, Weiterbestehen von eitrigem Sputum und fehlendem Rückgang der Sputummenge sind kulturelle Untersuchungen (z. B. auf Klebsiellen und Pseudomonas), Tuberkulintestung und ggf. Röntgenaufnahmen notwendig. Technik der Sputumuntersuchung s. u.

Chronische Bronchitis

Vorkommen besonders bei älteren Menschen und Rauchern. Die chronische Bronchitis ist eine unspezifische Erkrankung, die durch chronischen oder rekurrierenden Husten mit Auswurf charakterisiert ist und häufig mit einem Emphysem und mit Bronchusobstruktionen einhergeht. Im Verlauf der chronischen Bronchitis kommt es zu akuten Exazerbationen, die durch bakterielle Sekundärinfektionen bedingt sind. Krankheitsfolgen können eine schwere respiratorische Insuffizienz und ein Cor pulmonale sein. Komplikationen können rezidivierende Bronchopneumonien und Lungenabszesse sein. Die Erreger des akuten Schubes einer chronischen Bronchitis sind Haemophilus influenzae und Pneumokokken. Selten werden Staphylokokken, Moraxella (Branhamella) catarrhalis, Klebsiellen und Pseudomonas aeruginosa gefunden. Da bei chronischer Bronchitis der Mechanismus der Keimelimination im Bronchialtrakt gestört ist, sind die Bronchien teilweise dauerhaft mit Bakterien besiedelt.
Bei Kindern können spezielle Ursachen vorliegen (Immunmangelkrankheit, α_1-Antitrypsinmangel, progressive septische Granulomatose, Mukoviszidose, Fremdkörperaspiration). Die Abgrenzung von einer allergischen Bronchitis kann schwierig sein.

Sputumuntersuchung: Am wichtigsten ist die Inspektion des Sputums. Das Sputum kann mikroskopisch und kulturell, evtl. auch zytologisch, untersucht werden. Ggf. wird mit den Erregern eine Resistenzbestimmung durchgeführt. Am besten wird das am Morgen nach dem Zähneputzen vor der ersten Mahlzeit abgehustete Sputum in einem Becher aufgefangen und sofort zum Untersuchungslabor gebracht. Eiterhaltige Sputumpartikel werden herausgenommen und auf verschiedenen Nährböden fraktioniert ausgeimpft. Bei der Befundmitteilung sind halbquantitative Aussagen auch unter Berücksichtigung der mikroskopischen Untersuchung des Direktausstriches wichtig. Diagnostisch verwertbar ist die Keimzahlbestimmung im verflüssigten und verdünnten Sputum, wodurch auch die Erkennung der dominierenden Keimart ermöglicht wird.

Die Erfolgsaussichten der **Antibiotika-Therapie** sind wegen der meist schon bestehenden anatomischen und funktionellen Veränderungen begrenzt. Durch Antibiotika lassen sich die auftretenden Exazerbationen zum Abklingen bringen. In der Regel muß die Therapie ungezielt durchgeführt werden. Wichtig ist ein

Wechsel des Antibiotikums; nie sollte der Patient das gleiche Mittel wie beim letzten Schub erhalten. Die Langzeittherapie stützt sich in erster Linie auf Doxycyclin, Amoxicillin und Co-Trimoxazol, die meist auf Haemophilus influenzae und Pneumokokken wirken und auch über längere Zeit gegeben werden können. Gegen Doxycyclin sind Pneumokokken in 4–20% resistent, Haemophilus influenzae in 5–10%. Amoxicillin- und Erythromycin-resistente Haemophilus-Stämme sind relativ häufig. Dann wirken immer noch Cefixim, Cefpodoxim, Cefuroxim-Axetil und Clavulansäure/Amoxicillin. Gyrase-Hemmer sind bei chronischer Bronchitis problematisch. Ein Vorteil ist die gute Haemophiluswirksamkeit; dagegen steht die relativ schwache Aktivität gegen Pneumokokken.

Wichtig ist die **intermittierende Behandlung** einer akuten Exazerbation. Den akuten Schub mit eitrigem Sputum, verstärktem Husten und oft auch Fieber behandelt man 1–2 Wochen lang mit Amoxicillin oral (tgl. 1,5 g), Doxycyclin (tgl. 0,2 g) oder Co-Trimoxazol. Alternativen sind Cefixim und Cefpodoxim. Erythromycin, Roxithromycin und Clarithromycin sind gegen Haemophilus nur schwach wirksam. Bei der intermittierenden Behandlung kommt es entscheidend auf einen sofortigen Behandlungsbeginn an. Kooperative Patienten sollten zu Hause ein geeignetes Antibiotikum bereithalten, damit bei Wiederauftreten von purulentem Sputum sofort eine Therapie begonnen werden kann.

Die früher übliche **Langzeittherapie** in den Wintermonaten ist heute weitgehend verlassen. Bei besonders schweren Erkrankungen kann eine Langzeittherapie zur Verhinderung akuter Schübe und einer Progredienz der obstruktiven Bronchitis nützlich sein. Man verwendet hierbei in regelmäßigem Wechsel (alle 2–3 Wochen) Doxycyclin (tgl. 100 mg), Co-Trimoxazol (2mal tgl. 1,92 g) oder Amoxicillin per os (tgl. 1,5 g).

Erfolgskriterien der Behandlung sind Aufhören des eitrigen Sputums und Rückgang der Sputummenge, Besserung der Atemnot und der Lungenfunktion. Eine unterstützende Behandlung durch Atemgymnastik, Lagerungsdrainage der Bronchien (Hängelage), Rauchverbot, Eliminierung anderer Noxen, Behandlung einer Herzinsuffizienz usw. können das Krankheitsbild bessern. Auftretende Pneumonien müssen adäquat behandelt werden. Eine Grippeimpfung zu Winteranfang ist wegen der erhöhten Gefährdung ratsam.

Bronchiektasen

Meist bakterielle Infektion durch Pneumokokken und Haemophilus influenzae. Häufiger als bei chronischer Bronchitis liegen andere Erreger (Staphylokokken, gramnegative Stäbchen, Pseudomonas, Anaerobier) und Mischinfektionen vor.

Die antibiotische Behandlung erfolgt bei akuten Exazerbationen zunächst ungezielt unter Berücksichtigung der Haupterreger (Pneumokokken, Haemophilus)

6. Infektionen des Respirationstraktes

mit Co-Trimoxazol, Doxycyclin, Clavulansäure/Amoxicillin oder einem stark wirksamen Oralcephalosporin (z. B. Cefixim) für mindestens 5–7 Tage. Bei schwerem Krankheitsbild kann für einige Tage Ceftriaxon i.v. oder Ciprofloxacin oral gegeben werden, besonders wenn bei früheren bakteriologischen Sputumuntersuchungen Pseudomonas oder andere mehrfach resistente Keime nachgewiesen worden sind. Danach gezielte Therapie je nach Erregerbefund. Die Antibiotika-Therapie sollte wegen des häufigen Infektionswechsels durch bakteriologische Sputumuntersuchungen überwacht werden.

Die früher übliche Inhalationsbehandlung mit Antibiotika ist heute weitgehend verlassen (Resistenzprobleme, Allergisierung, ungenügende Effizienz). In schweren Fällen kann eine Dauertherapie wie bei chronischer Bronchitis mit regelmäßigem Wechsel des Antibiotikums alle 2–3 Wochen durchgeführt werden. Im allgemeinen sind die Erfolgsaussichten der Antibiotika-Therapie bei Bronchiektasen begrenzt. Zusätzliche Behandlung: Mukolytika (systemisch, Inhalation), Lagerungsdrainage, evtl. Operation (bei isolierten Bronchiektasen).

Bronchiolitis

Vorkommen nur bei Säuglingen und Kleinkindern. Erreger: RS-Virus oder andere Viren, manchmal bakterielle Sekundärinfektionen (Haemophilus, Staphylokokken). Bei schwerkranken Säuglingen mit einer RS-Virusinfektion kann eine technisch schwierige Aerosolbehandlung mit Ribavirin (s. S. 300) durchgeführt werden. Eine bakterielle Sekundärinfektion behandelt man mit Cefuroxim i.v. Wichtig ist die Allgemeintherapie mit Sauerstoff, Anfeuchtung der Atemluft, Digitalisierung, Prednison-Gabe, außerdem kontrollierte Flüssigkeits- und Elektrolyttherapie, notfalls mechanische Beatmung.

Pertussis

Diagnose: Auftreten schon im 1. Lebensvierteljahr möglich. Erkrankungen besonders häufig bei Kleinkindern, manchmal auch bei Erwachsenen (in abgeschwächter Form). Im katarrhalischen Stadium uncharakteristischer Husten, später typische Hustenanfälle, Lymphozytose, Erregeranzüchtung vor Beginn der antibiotischen Behandlung auf Bordet-Gengou-Medium möglich (sofortige Verimpfung des Nasenabstriches auf dem Nährboden, wertvoll zur Frühdiagnose und bei unklaren Fällen). Ein Antikörpernachweis im Serum (spezifische IgM) mit einem Immuno-Assay ist ab 4. Krankheitswoche häufig positiv. Keuchhustenähnliche Symptome können bei Kindern durch Haemophilus influenzae, Bordetella parapertussis, Moraxella catarrhalis, Chlamydia trachomatis (im ersten Lebensjahr) und Adenoviren hervorgerufen werden; auch an Fremdkörperaspiration ist zu denken.

Therapie: Antibiotika eliminieren die Erreger, verkürzen die Erkrankung und dienen der Komplikationsverhütung bzw. -behandlung. Auch die Unterbrechung von Infektionsketten ist wichtig. Eine möglichst frühzeitige Behandlung (im katarrhalischen Stadium und zu Beginn des Anfallsstadiums) ist besonders bei jüngeren Kindern indiziert, die hinsichtlich Pneumonie und Enzephalopathie am stärksten gefährdet sind. Auch im Schulalter ist eine antibiotische Therapie generell zu empfehlen, vor allem bei zerebralgeschädigten Kindern oder bei Abwehrschwäche (Leukämie). Ältere Erwachsene sollten ebenfalls wegen des langdauernden Hustens und der häufigen Komplikationen antibiotisch behandelt werden.

Das klassische Mittel war Erythromycin, tgl. 50 mg/kg oral für 2 Wochen (oder länger); es führt zum raschen Verschwinden der Bakterien, verkürzt aber nicht das paroxysmale Stadium. Heute verwendet man besser Clarithromycin, tgl. 25 mg/kg, oder Roxithromycin, tgl. 15 mg/kg. Man kann davon ausgehen, daß der Patient nach 2wöchiger Behandlung mit einem Makrolid im allgemeinen nicht mehr infektiös ist. Bei Makrolid-Unverträglichkeit oder -Allergie gibt man jüngeren Kindern Co-Trimoxazol für 2 Wochen.

Bei Kindern ab 8. Lebensjahr kann auch Doxycyclin gegeben werden, z. B. Vibramycin-Saft (einmal tgl. 2 mg/kg). Pertussis-Hyperimmunglobulin ist nutzlos. Keine aktive Impfung nach Ausbruch der Erkrankung.

Zusätzliche Therapie: Bei jüngeren Kindern Sekretolytika, häufige kleine Mahlzeiten, Hospitalpflege, evtl. parenterale Ernährung, vorsichtiges Absaugen von Schleim oder Erbrochenem, Anfeuchtung der Atemluft, Sauerstoffzelt, kein Codein (erhöhte Gefahr von Atelektasen und sekundärer Pneumonie). Bei Enzephalopathie Prednison, bei persistierenden größeren Lungenatelektasen Bronchoskopie und Sekretabsaugung.

Bei der Pertussis-Pneumonie liegt oft eine Sekundärinfektion mit Haemophilus influenzae, Pneumokokken und anderen Keimen vor; dann ist eine Therapie mit Ceftriaxon (tgl. 30 mg/kg), Cefotaxim i. v. (tgl. 60 mg/kg) oder Amoxicillin/Clavulansäure oral ratsam. Bei Erwachsenen kommt auch Ciprofloxacin in Frage.

Prophylaxe (nach erfolgter Ansteckung von Säuglingen oder gefährdeten Kleinkindern, insbesondere bei Vorliegen eines Herzfehlers, einer Mukoviszidose usf.): Clarithromycin (tgl. 20 mg/kg) für 14 Tage (bei anhaltendem Kontakt länger).

Literatur

BANNATYNE, R. M., R. CHEUNG: Susceptibility of Bordetella pertussis to cephalosporin derivatives and imipenem. Antimicrob. Ag. Chemother. 26: 604 (1984).

BASS, J. W.: Pertussis: current status of prevention and treatment. Ped. Infect. Dis. 4: 614 (1985).

HOPPE, J. E., U. HALM, H. J. HAGEDORN, A. KRAMINER-HAGEDORN: Comparison of erythromycin ethylsuccinate and co-trimoxazole for treatment of pertussis. Infection 17: 227 (1989).

Mukoviszidose

Patienten mit Mukoviszidose (zystischer Fibrose) sind durch häufig rezidivierende Pneumonien bedroht, wobei vor allem Staphylokokken und Pseudomonas aeruginosa, aber auch andere Keime (Haemophilus, Pseudomonas cepacia, Xanthomonas maltophilia u. a.) eine Rolle spielen. Typisch sind nach längerem Verlauf stark schleimbildende, weitgehend resistente Stämme von Pseudomonas aeruginosa, deren Elimination selten gelingt.

Eine **systemische Antibiotikabehandlung** wird bei Pneumonie und bei Fieberschüben bevorzugt mit der Kombination eines β-Lactam-Antibiotikums mit einem Aminoglykosid durchgeführt. Geeignete Mittel sind Ceftazidim, Aztreonam, Imipenem, Azlocillin, Piperacillin in Kombination mit Tobramycin, Gentamicin, Netilmicin oder Amikacin. Je nach Antibiogramm kommen auch andere Mittel in Frage (Kombinationen mit einem β-Lactamase-Hemmer, Ciprofloxacin, Oralcephalosporin, Co-Trimoxazol).
Bei Mukoviszidose kann neben der Bronchusdrainage eine intensive **Inhalationsbehandlung** indiziert sein (z. B. mit Gentamicin, 10 mg/ml). Vorsicht – viele Inhalationsgeräte sind mit Pseudomonas kontaminiert!
Mit einer **intermittierenden Pseudomonas-Therapie** (z. B. Ceftazidim + Tobramycin für 10–14 Tage) lassen sich meist eine klinische Besserung und vorübergehende Besserung der Lungenfunktion erzielen. Auch kurzfristige Gaben von Ciprofloxacin können günstig sein. Dabei ist auf sekundäre Resistenzentwicklung der Erreger zu achten (Behandlung nicht länger als 2–3 Wochen). Besonders eine in kurzem Abstand wiederholte Therapie mit einem Gyrase-Hemmer kann zur Erregerresistenz führen. Alternativen sind Piperacillin oder Azlocillin + Tobramycin, auch Aztreonam oder Imipenem.

Pneumonie

Es gibt verschiedene **Einteilungen der Pneumonien.** Die Einteilung nach der Erregerart ist problematisch, da derselbe Erreger verschiedene Pneumonieformen hervorrufen kann und unterschiedliche Erreger zu weitgehend ähnlichen Krankheitsbildern führen können. Daher ist eine Einteilung nach klinischen Gesichtspunkten besser. Üblicherweise unterscheidet man die Bronchopneumonie (besonders bei älteren Menschen), die Lobärpneumonie und die interstitielle Pneumonie (bei Mykoplasmen-, Chlamydien-Infektionen und Q-Fieber). Echte Virus-Pneumonien (ohne Beteiligung von Bakterien) treten selten bei Atemwegsinfektionen durch Influenza-, Parainfluenza-, Adeno- und RS-Viren, auch bei Varizellen auf und erscheinen röntgenologisch meist als interstitielle Pneumonie.

Zur Klassifikation der Pneumonien ist die Berücksichtigung von Grund- und Vorkrankheiten wichtig. Bei **primärer Pneumonie** fehlt ein schweres Grundleiden. Bei den häufigeren **sekundären Pneumonien** wird das klinische Bild durch die Grundkrankheit und resistenzmindernde Faktoren stark verändert (z. B. Mukoviszidose, Leukämie, AIDS, Herzinsuffizienz, Lungenödem, ätzende Gase, längere Beatmung, Aspiration, Alkoholismus, Lungeninfarkt).

Klinische **Sonderformen** sind die abszedierende Pneumonie, Aspirationspneumonie, postoperative Pneumonie, angeborene und postnatale Pneumonie, Pneumonie bei Infektionskrankheiten (z. B. Pertussis, Masern, Varizellen, Influenza) und die chronische oder rezidivierende Pneumonie.

Häufige **Erreger** sind Pneumokokken, Staphylokokken, Klebsiella pneumoniae und Chlamydia pneumoniae. Seltener sind andere Streptokokken, Haemophilus influenzae, Legionellen, Meningokokken, Pseudomonas aeruginosa, Bacteroides (Tab. 46). Bei jüngeren Kindern kommt Haemophilus influenzae, bei älteren Kindern Mycoplasma pneumoniae häufiger vor. Bei tracheotomierten oder mechanisch beatmeten Patienten sowie bei Leukämikern sind gramnegative Stäbchen (Pseudomonas, Klebsiellen u. a.) die häufigsten Erreger. Auch die Neugeborenenpneumonie, welche meist durch Aspiration von infiziertem Fruchtwasser entsteht, wird meist durch Enterobakterien oder B-Streptokokken verursacht. Daneben gibt es eine Vielzahl anderer Erreger (Viren, Pilze, Pneumocystis carinii usw.).

Diagnose: Wichtige Hinweise gibt bereits die Beschaffenheit des Sputums. Falls möglich sollte eine mikroskopische und kulturelle Untersuchung des Sputums stattfinden. Ein Grampräparat des Sputums läßt die Erreger meist als einzige Keimart neben reichlich vorhandenen neutrophilen Granulozyten erkennen; sieht man viele Epithelzellen, so sind die vorkommenden Bakterien Mundhöhlenkeime ohne pathologische Bedeutung. Diagnostisch verwertbar ist auch die Keimzahlbestimmung im mit 1%iger Pankreatinlösung verflüssigten und danach verdünnten Sputum, wobei Keimzahlen über 10^6 auf Erreger aus den tiefen Atemwegen hinweisen. Wenn eine Sputumprobe nicht zu gewinnen ist, kann man bei Kindern einen tiefen Nasenabstrich vornehmen (mit einem dünnen Watteträger) und kulturell untersuchen, der häufig die Bronchialflora widerspiegelt. Da Pneumokokken und Haemophiluskeime leicht absterben, verwendet man zum Transport am besten eine Minitip-Culturette (Watteträger in Nährlösung). Bei Pneumokokken-, Haemophilus-, Candida- und Cryptococcus-Pneumonie ist ein schneller Antigennachweis in Serum und Urin durch den Latex-Agglutinationstest möglich (auch bei B-Streptokokken- sowie Meningokokken-Infektionen). Bei therapieresistenter Pneumonie unklarer Ätiologie ist es gerechtfertigt, Bronchialsekret für Untersuchungszwecke durch ein Fiberbronchoskop zu gewinnen, das auch auf

6. Infektionen des Respirationstraktes

Tab. 46. Typisches Erregerspektrum bei klinischen Pneumonie-Formen.

Klinische Form	Häufige Erreger	Seltenere Erreger
Primäre Pneumonie (Lobär-, Segment-Pneumonie)	Pneumokokken	A-Streptokokken, Klebsiellen, Haemophilus, Legionellen
Bronchopneumonie	Pneumokokken, Haemophilus	Staphylokokken, gramnegative Stäbchen, Anaerobier u. v. a. Keime
Interstitielle Pneumonie	Mycoplasma pneumoniae, Chlamydia pneumoniae	Chlamydia trachomatis, Coxiella burnetii
Sekundäre Pneumonie ohne Vortherapie	Staphylokokken, Klebsiellen, Pneumokokken, Haemophilus, Bacteroides, E. coli, Legionellen u. a.	
Sekundäre Pneumonie unter Antibiotika-Therapie	Alle fakultativ pathogenen Erreger (meist solche, die von der Vortherapie nicht erfaßt wurden), oft hochresistente Pseudomonas-, Klebsiella-, Staphylococcus-, Serratia-Stämme	
Pneumonie bei Langzeitbeatmung	Pseudomonas	Staphylokokken, Klebsiellen u. a.
Aspirationspneumonie	Bacteroides, anaerobe Streptokokken	Staphylokokken, Pneumokokken u. a.
Abszedierende Pneumonie	Staphylokokken, Bacteroides	Klebsiellen, Pseudomonas
Postoperative Pneumonie	Staphylokokken	Pneumokokken, Streptokokken, Klebsiellen
Pneumonie bei AIDS	Pneumocystis carinii	Tuberkelbakterien, atypische Mykobakterien, Pilze, Zytomegalievirus u. a.

Legionellen, Anaerobier, Pneumocystis carinii und Pilze untersucht werden kann. Chlamydia trachomatis kommt als Pneumonie-Erreger bei Säuglingen und onkologischen Patienten vor und kann im Rachensekret mit Immunfluoreszenz (MikroTrak) oder in der Zellkultur nachgewiesen werden.
Die Anzüchtung von Mykoplasmen, Chlamydien und Rickettsien ist schwierig und erfordert spezielle Versandmedien, da sonst die Erreger auf dem Transport zum Speziallabor absterben. Die Blutkultur ermöglicht bei der Pneumokokken-Pneumonie in 30% eine Anzüchtung der Erreger, bei anderen Pneumonie-Formen selten. In Pleurapunktaten können Pneumokokken, A-Streptokokken (Streptococcus pyogenes) und Haemophilus influenzae (Typ b) durch einen Latex-Agglutinationstest (Schnellnachweis) nachgewiesen werden.

Therapie wichtiger Infektionen

Eine serologische Diagnose ist durch den wiederholten Nachweis von Antikörpern im Patientenblut (Titeranstieg!) bei folgenden Pneumonie-Erregern möglich:

Chlamydia psittaci:	KBR
Chlamydia trachomatis, C. pneumoniae:	Immunfluoreszenzreaktion
Mycoplasma pneumoniae:	EIA (IgM)
Legionellen:	Immunfluoreszenzreaktion, EIA
Coxiella burnetii (Q-Fieber):	ELISA, KBR
Influenza-, Parainfluenzavirus:	ELISA, KBR
RS-Virus:	EIA
Zytomegalie-Virus:	ELISA, RIA

Da in fast allen Stadien einer HIV-Infektion verschiedene Pneumonieformen vorkommen können, ist der HIV-Test eine wichtige Basisuntersuchung bei der Pneumoniediagnostik.

Das Blutbild zeigt bei bakteriell bedingten Pneumonien meist eine Granulozytose mit Linksverschiebung, bei Viruspneumonien eine Linksverschiebung ohne Granulozytose. Die BSG ist bei allen Formen beschleunigt. CRP (C-reaktives Protein) ist im Serum bei den meisten bakteriellen Pneumonien erhöht, nicht jedoch bei der Mykoplasmen-Pneumonie, bei der Ornithose, Chlamydia-pneumoniae- und Chlamydia-trachomatis-Pneumonie. Während bei den meisten Virusinfektionen CRP niedrig bleibt, kann das CRP bei bestimmten Virusinfektionen (z. B. Adenovirusinfektionen) wie bei bakteriellen Infektionen ansteigen. Bestimmte Erreger können vermutet werden bei charakteristischem Röntgenbefund, anamnestischen Hinweisen (Kontakt mit Vögeln, Tuberkulinkonversion, Influenza bei anderen Personen, AIDS-Risiko) und ätiologisch deutbaren sonstigen Krankheitssymptomen (eitriges Sputum, Konjunktivitis, Hautexanthem, Myalgien usw.). Wenn eine Bestätigung der Verdachtsdiagnose durch bakteriologische und serologische Untersuchungen nicht möglich ist, kann aus dem Ansprechen auf eine bestimmte Therapie manchmal eine Diagnose ex juvantibus gestellt werden.

▶ **Behandlungsprinzip:** Initial wird ein optimales Antibiotikum parenteral in relativ hoher Dosierung angewandt; in der Rekonvaleszenzphase kann auf eine orale Behandlung mit reduzierten Dosen übergegangen werden. Bakterizide Antibiotika sind grundsätzlich von Vorteil, jedoch nicht unbedingt erforderlich. Pneumonien durch gramnegative Stäbchen sollten stets kombiniert mit einem β-Lactam-Antibiotikum (z. B. Cefotaxim oder Piperacillin) und einem modernen Aminoglykosid behandelt werden. Die Dauer der Antibiotika-Therapie richtet sich vor allen Dingen nach dem Röntgenbefund und darf besonders bei abszedierender Pneumonie wegen eines möglichen Rezidives nicht zu kurz sein.

Gute Pflege, Herz- und Kreislaufbehandlung, Flüssigkeitstherapie, Sauerstoffzufuhr, bei Kindern auch Freiluft, Sekretdrainage bei Bronchusverlegung, Sedierung, Inhalation usw. sind wichtig. Schwere Pneumonien müssen in der Klinik behandelt werden. Bei respiratorischer Insuffizienz ist die Behandlung in einer gut ausgestatteten Intensivstation unerläßlich.

Ungezielte Therapie

Eine Erregerdiagnose ist nur bei einem kleinen Teil der Pneumonien möglich. Man richtet sich daher vor allem nach klinischen Kriterien. Dabei gelten die Regeln einer Interventions-Therapie (s. S. 18). Bei Nichtansprechen auf die Initialbehandlung muß die Therapie in Richtung auf die bisher noch nicht erfaßten Erreger erweitert werden (s. a. Tab. 47).

1. **Primäre Pneumonie bei vorher gesunden Personen, meist außerhalb des Krankenhauses entstanden:** Erreger vorwiegend Pneumokokken, bei älteren Menschen nicht selten auch Staphylococcus aureus, Klebsiellen und Haemophilus influenzae. Auch Chlamydien, Mycoplasmen und Legionellen kommen vor. Zunächst sollte ein Behandlungsversuch mit Cefuroxim oder Cefotiam unternommen werden, die sowohl gegen Pneumokokken als auch gegen Staphylokokken, Haemophilus und Klebsiellen wirken (Tab. 48). Eine zusätzliche Gabe von Doxycyclin (tgl. 0,2 g) erfaßt auch Mycoplasmen und Chlamydien. Eine Alternative ist die zusätzliche Gabe von Clarithromycin (auch gegen Legionellen wirksam). Sollte diese Therapie versagen (keine Besserung nach 48 h), so

Tab. 47. Ungezielte Therapie der Pneumonien.

Klinische Form	Bevorzugte Mittel	Alternativen
Primäre Pneumonie (nicht interstitiell)	Cefuroxim	Cefotiam, Cefotaxim oder Ceftriaxon + Doxycyclin
Sekundäre Pneumonie (unter Antibiotika-Therapie)	Imipenem oder Cefotaxim + Piperacillin	Andere Kombinationen (z. B. mit Ceftazidim, Gentamicin, Rifampicin, Vancomycin oder Ciprofloxacin)
Pneumonie bei Langzeitbeatmung	Ceftazidim + Gentamicin	Cefotaxim + Azlocillin oder Piperacillin + Gentamicin
Abszedierende Pneumonie, Aspirationspneumonie, postoperative Pneumonie	Imipenem	Clindamycin + Gentamicin, Clindamycin + Cefotaxim, Cefoxitin + Gentamicin
Pneumonie bei AIDS	Imipenem oder Ceftriaxon + Rifampicin (Frühstadium) Co-Trimoxazol + Rifampicin (Spätstadium) Cefotaxim + Amphotericin B + Flucytosin + Rifampicin (Finalstadium)	

Therapie wichtiger Infektionen

Tab. 48. Interventionstherapie bei primärer Pneumonie (Lobär-, Segment-, Bronchopneumonie).

	Mittel	Wirksam gegen
Initialtherapie	Cefuroxim*	Pneumokokken, Haemophilus, Staphylokokken, Anaerobier
Erstes Nichtansprechen	zusätzlich: Doxycyclin oder Clarithromycin	Mycoplasmen, Chlamydien außerdem Legionellen
Zweites Nichtansprechen	Imipenem + Ciprofloxacin · oder Ciprofloxacin + Rifampicin	Sonst resistente gramnegative Keime außerdem Legionellen und resistente Staphylokokken

* Alternativ: Cefotiam oder Ceftriaxon.

sind möglicherweise resistente Staphylokokken, Pseudomonaden, Klebsiellen oder andere gramnegative Stäbchen die Krankheitsursache, und es kommen Kombinationen wie Imipenem + Ciprofloxacin oder Ciprofloxacin + Rifampicin in Frage.
Statt Cefuroxim kann für 2–3 Tage Ceftriaxon (tgl. 2 g) gegeben werden, und man behandelt weiter mit tgl. 0,4 g Cefpodoxim oder Cefixim (sog. Sequentialtherapie).

2. **Interstitielle Pneumonie:** Glasiges Sputum, keine Leukozytose, hohes Fieber und relative Bradykardie, röntgenologisch oft diffuse fleckförmige Verschattungen oder milchglasartige Trübung – Verdacht auf Mycoplasma-Pneumonie, Chlamydia-pneumoniae-Pneumonie, Ornithose oder Q-Fieber. Behandlung mit Doxycyclin. Bei Säuglingen im ersten Lebensjahr ist bei afebrilem Verlauf als Erreger Chlamydia trachomatis anzunehmen und ein Behandlungsversuch mit Erythromycin (tgl. 50 mg/kg) sinnvoll. Bei immunsupprimierten Patienten kann auch eine Pneumocystis-, Zytomegalie-, Herpes- oder Varizellen-Pneumonie vorliegen (Behandlung je nach Erreger).

3. **Sekundäre Pneumonien** (Tab. 49) (z. B. postoperativ, bei resistenzschwächender Grundkrankheit, Infarktpneumonie): Erreger oft resistente Hospitalkeime (Staphylokokken, Klebsiellen, Pseudomonas u. a.), meist Mischinfektionen mit Haemophilus influenzae, Pneumokokken, Bacteroides, selten Legionella. Ohne Vortherapie Behandlung mit hohen Dosen von Cefotaxim (bei Erwachsenen tgl. 6 g, bei Kindern 100 mg/kg), evtl. + Clindamycin (als Anaerobier- und Staphylokokken-Antibiotikum). Bei sekundärer Pneumonie, die unter Antibiotika-Therapie entstanden ist, muß sich die Behandlung von der vorangegangenen Therapie deutlich unterscheiden. Am besten ist eine Omnispektrum-

6. Infektionen des Respirationstraktes

Tab. 49. Interventionstherapie bei sekundärer Pneumonie.

Grundleiden	Initial	Bei Versagen
Leukämie	Cefotaxim + Piperacillin	Imipenem + Rifampicin + Itraconazol (oder Amphotericin B)
Organtransplantation	Cefotaxim + Piperacillin + Rifampicin	Imipenem + Rifampicin + Amphotericin B
AIDS: Segment-Pneumonie (Frühstadium) Interstitielle Pneumonie (Spätstadium) Diffuse Pneumonie (Finalstadium)	Ceftriaxon Co-Trimoxazol Imipenem	Imipenem + Rifampicin Co-Trimoxazol + Rifampicin Cefotaxim + Amphotericin B + Rifampicin + Clarithromycin

Therapie mit Imipenem oder Cefotaxim + Piperacillin (evtl. + Gentamicin). Bei Versagen müssen andere Mittel zur Schließung von Wirkungslücken in die Kombination eingeschlossen werden (z. B. Erythromycin + Rifampicin gegen Legionellen). Dabei können auch unübliche Kombinationen, wie Cefotaxim + Vancomycin + Rifampicin, sinnvoll sein. Bei Antibiotikaversagen muß auch an eine Pilz- und Pneumocystis-Pneumonie sowie an eine Tuberkulose gedacht werden.

4. **Beatmungspneumonie:** Bei mechanisch beatmeten Patienten kommt es meist zu einer Keimbesiedlung der Trachea und Bronchien. Bei den häufig auftretenden pneumonischen Komplikationen ist oft nicht zu entscheiden, ob die in der Trachea nachgewiesenen Bakterien die Pneumonieerreger sind. Die Therapie muß hier mit einer Kombination erfolgen, die auch Pseudomonas-wirksam ist, z. B. Ceftazidim (täglich 6 g) + Gentamicin (täglich 0,24 g).

5. **Bronchopneumonie bei chronischer Bronchitis:** Meist Mischinfektion durch Pneumokokken, Haemophilus influenzae, selten Staphylokokken und gramnegative Bakterien. Solange kein bakteriologisches Ergebnis vorliegt, Behandlung mit einem Breitspektrumantibiotikum, das in letzter Zeit nicht zur Dauerbehandlung verwendet worden ist (z. B. Cefuroxim oder Ceftriaxon), im weiteren Verlauf gezielt nach dem Antibiogramm.

6. **Aspirationspneumonie:** Vorkommen bei Bewußtlosigkeit, Schluckstörungen, Vergiftungen, Alkoholismus, postoperativ, bei Obstruktionen durch Bronchial-

karzinom usw. Als Pneumonie mit oder ohne Abszedierung, evtl. mit Pleuraempyem verlaufend. Fast immer Mischinfektion von anaeroben Keimen (Fusobakterien, Bacteroides, Peptostreptococcus) und aeroben Keimen (Staphylokokken, Pseudomonas-Arten, Enterobakterien). Sputum oft faulig riechend. Bakteriologisch untersucht man am besten bronchoskopisch gewonnenes Trachealsekret.
Therapie: Imipenem (gut Anaerobier-wirksam), evtl. in Kombination mit Gentamicin (wichtig bei Mischinfektion mit Enterobakterien und Pseudomonas). Alternativen sind Clindamycin i.v. + Cefotaxim i.v. oder Cefoxitin + Gentamicin.

7. **Grippe-Pneumonie:** Während einer Influenza-Virusepidemie häufig auftretend, immer auch Tracheitis, bei schweren Erkrankungen meist Sekundärinfektion mit Pneumokokken und Haemophilus.
Therapie der bakteriellen Sekundärinfektion bei schweren Erkrankungen mit Cefuroxim oder Cefotiam, bei leichteren Erkrankungen oral mit Amoxicillin/ Clavulansäure, Cefuroxim-Axetil, Cefixim oder Cefpodoxim. Auch eine Sequentialtherapie (zuerst parenteral, dann oral) ist hierbei besonders sinnvoll.

8. **Neugeborenenpneumonie:** Oft durch Atelektasen oder Aspiration von infiziertem Fruchtwasser entstanden (gramnegative Stäbchen, B-Streptokokken, Listerien, Mischinfektion).
Therapie mit parenteralen Gaben von Piperacillin + Cefotaxim oder Piperacillin + Gentamicin.

Gezielte Therapie

▶ **Pneumokokken-Pneumonie:** Pneumokokken sind auch heute noch die häufigsten primären Pneumonieerreger (bei fehlendem Grundleiden). Pneumokokken kommen aber auch bei Patienten mit Abwehrschwäche (sekundäre Pneumonie) vor. Die Erkrankung tritt meist als Lobär- oder Segmentpneumonie auf; die Bronchopneumonie wird ebenfalls meist durch Pneumokokken verursacht. Der Erregernachweis ist im Sputum und in der Blutkultur möglich; oft ist der Latex-Agglutinationstest im Serum und Urin positiv, auch noch nach Behandlungsbeginn.
Therapie: Mittel der Wahl war bisher Penicillin G (resistente Pneumokokken waren in Deutschland sehr selten). Die Tatsache, daß in mehreren Ländern Europas (Spanien, Ungarn u.a.) die Frequenz resistenter Pneumokokken stark zugenommen hat, ist ein Grund zur Vorsicht. Eine sichere Alternative ist die Behandlung jeder ernsten klinisch typischen oder nachgewiesenen Pneumokokken-Pneumonie mit Ceftriaxon (Erwachsene täglich 2 g, Kinder 50 mg/kg);

6. Infektionen des Respirationstraktes

Tab. 50. Therapie von Pneumonien mit bekanntem Erreger.

Erreger	Therapie der Wahl	Alternativen
Pneumokokken, Streptokokken, Staphylokokken (Penicillinase ∅), Meningokokken	Penicillin G	Cefazolin, Cefotiam, Ceftriaxon
Staphylokokken (Penicillinase +)	Cefazolin	Flucloxacillin, Clindamycin, Vancomycin, Teicoplanin
Klebsiella pneumoniae	Cefotaxim + Gentamicin	Imipenem, Ciprofloxacin
Pseudomonas aeruginosa	Azlocillin + Tobramycin	Ceftazidim, Cefsulodin, Piperacillin, Imipenem, Aztreonam, Ciprofloxacin, Amikacin
Haemophilus influenzae	Ceftriaxon	Mezlocillin, Piperacillin, Amoxicillin, Cefotiam
Bacteroides-Arten	Imipenem	Clindamycin, Metronidazol, Cefoxitin
Mycoplasma pneumoniae, Chlamydia pneumoniae, Chlamydia psittaci, Coxiella burnetii	Doxycyclin	Erythromycin (nur Mykoplasmen), bei Erwachsenen Ciprofloxacin
Legionella pneumophila	Clarithromycin	Erythromycin + Rifampicin
Chlamydia trachomatis	Clarithromycin	Roxithromycin
Pneumocystis carinii	Co-Trimoxazol (hochdosiert)	Dapsone + Folinsäure oder Trimetrexat

Therapiedauer 8–10 Tage. Auch eine Sequentialtherapie (initial 2 g Ceftriaxon i. v., anschließend Cefixim oder Cefpodoxim oral) erscheint sinnvoll. Derartige Therapieformen können die gefährlichen Therapieversager durch intermediär resistente Pneumokokken verhindern. Bei den zuerst in Südafrika gefundenen komplett resistenten Pneumokokkenstämmen versagen alle β-Lactam-Antibiotika; die Therapie der Wahl ist eine Kombination von Vancomycin und Rifampicin. Bei Penicillin-Allergie kommen Cephalosporine, bei Allergie auch gegen Cephalosporine ein Makrolid (z. B. Clarithromycin) oder Imipenem in Frage. Tetracycline und Gyrase-Hemmer wirken bei Pneumokokken-Infektionen unsicher.

▶ **Streptokokken-Pneumonie:** A-Streptokokken sind als Pneumonieerreger selten (sie führen oft zu Abszedierung und Pleuraempyem), B-Streptokokken (bei angeborener Pneumonie) relativ häufig. Latex-Agglutinationstest auf B-Streptokokken mit Serum, Urin und Pleuraeiter positiv (Schnelltest).

Therapie: Penicillin G, bei Penicillin-Allergie Cefazolin oder Cefuroxim. Bei der angeborenen B-Streptokokken-Pneumonie wirkt die Kombination eines Penicillins mit Gentamicin synergistisch.

▶ **Staphylokokken-Pneumonie:** Meist multiple Lungenabszesse, die oft zu Pleuraempyem, Pneumothorax oder Sepsis führen. Vorkommen besonders bei jungen Säuglingen (oft mit Pneumatozelen), bei Abwehrschwäche oder Grundleiden (Mukoviszidose usw.), bei der Venenkatheter-induzierten Thrombophlebitis und bei Heroin-Sucht, auch als postoperative Pneumonie sowie als gefährliche Grippekomplikation.
Die früher übliche Therapie mit penicillinasefestem Penicillin (z. B. Flucloxacillin i. v., Erwachsene täglich 6–10 g, Kinder 100–200 mg/kg) hat enttäuscht. Eine Begründung hierfür ist die ungünstige Pharmakokinetik der Oxacillin-Derivate. Eine bessere Alternative ist die Gabe von Cefazolin oder Cefazedon (Erwachsene täglich 6 g, Kinder 60–100 mg/kg). Nach Entfieberung und Eintritt einer klinischen Besserung ist eine Weiterbehandlung mit einem Oralcephalosporin (z. B. Cefadroxil) über längere Zeit notwendig. Wegen der vorhandenen Abszesse besteht eine erhebliche Rezidivgefahr. Eine Alternative ist Clindamycin (erst i. v., dann oral).
Bei Nachweis von Penicillin-G-empfindlichen Staphylokokken kann Penicillin G täglich 6–10 Mill. E i. v., anschließend Penicillin V täglich 1–2 Mill. E für längere Zeit verabreicht werden. Bei Penicillin-Allergie gibt man Cefazolin, bei Cefazolin-Resistenz Vancomycin oder Teicoplanin.

▶ **Klebsiellen-Pneumonie:** Selten als primäre lobäre Pneumonie, häufiger als sekundäre Pneumonie bei Grundleiden auftretend. Oft sind Alkoholiker betroffen. Zähes, blutig-schleimiges Sputum. Meist chronischer Verlauf, hohe Letalität. Behandlung schwierig, daher Kombination erforderlich von z. B. Cefotaxim (tgl. 6 g) + Gentamicin (tgl. 0,24–0,48 g). Alternativen sind Imipenem oder Ciprofloxacin in höherer Dosierung.
Unter der Therapie geht das Fieber nur langsam zurück. Wegen der Rezidivgefahr ist eine wochenlange Nachbehandlung notwendig (z. B. mit Cefixim oder Cefpodoxim oral oder mit Ciprofloxacin).

▶ **Pseudomonas-Pneumonie:** Pneumonie bei Grundleiden, besonders bei Mukoviszidose, Leukämie, mechanischer Beatmung. Abszedierung und Nekrosen möglich (häufig Mikroabszesse). Schlechte Prognose.
Therapie: Azlocillin (tgl. 15 g in 3 Einzelgaben) + Tobramycin (tgl. 240 mg). Alternativen sind Piperacillin, Ceftazidim, Aztreonam, Imipenem, Ciprofloxacin und Amikacin. Längere Behandlung erforderlich. Bei intubierten oder tracheotomierten Patienten kann die gleichzeitige intratracheale Instillation eines Aminoglykosids (s. S. 158) nützlich sein.

6. Infektionen des Respirationstraktes

▶ **Serratia-Pneumonie:** selten. Entstehung durch infizierte Inhalatoren, Narkosegeräte, Luftbefeuchter möglich. Betroffen sind Patienten mit Abwehrschwäche und schwerem Grundleiden.
Therapie: Je nach Antibiogramm, bevorzugt mit Cefotaxim oder Ceftazidim (tgl. 6 g), stets in Kombination mit Gentamicin oder Amikacin. Auch Mezlocillin oder Piperacillin kommen bei nachgewiesener Empfindlichkeit in Betracht. Imipenem ist fast immer wirksam.

▶ **Haemophilus-influenzae-Pneumonie:** selten. Entstehung am ehesten bei älteren Personen im Verlauf einer chronischen Bronchitis und bei Kindern unter 5 Jahren. Lobäre Pneumonie oder Bronchopneumonie, z. T. mit Pleuraerguß. Latex-Agglutinationstest mit Serum oder Pleuraexsudat nur bei Infektionen durch den Serotyp b (bekapselte Bakterien) positiv.
Therapie: Anfangs Ceftriaxon i. v., Erwachsene 2–4 g in 1–2 Einzelgaben, danach Cefixim oral, Erwachsene tgl. 0,4 g, Dauer 3–4 Wochen. Bei empfindlichen Stämmen kommt eine Behandlung mit Ampicillin oder Amoxicillin in Frage. Zur Nachbehandlung eignet sich auch Doxycyclin.

▶ **Keuchhusten-Pneumonie:** Besonders gefährlich für Säuglinge; meist liegt eine Sekundärinfektion mit Staphylokokken und anderen Keimen vor. Es gibt aber auch Bordetellen-Infektionen der Lungen ohne Sekundärinfektion. Am besten ist bei der Keuchhusten-Pneumonie ein β-Lactamase-stabiles Cephalosporin (z. B. Cefuroxim oder Cefotaxim, tgl. 60 mg/kg), das auch gegen Keuchhustenbakterien wirkt. Das gleiche gilt für Cefpodoxim (oral).

▶ **Pneumonie durch seltene bakterielle Erreger** (Pseudomonas pseudomallei s. S. 345, Enterobacter, Proteus u. a.): Therapie je nach Antibiogramm wie bei Sepsis durch den gleichen Erreger, bei Legionellose s. S. 440, bei Milzbrand s. S. 562, bei Aktinomykose s. S. 575, bei Typhus s. S. 565, bei Tularämie s. S. 570.

▶ **Pilz-Pneumonien:** Lungeninfektionen durch Candida albicans (Soor-Pneumonie), eine invasive pulmonale Aspergillose, Mukormykose und Kryptokokkose sind schwer zu diagnostizieren (chronischer Verlauf, Vorkommen besonders bei Agranulozytose, Leukämie, Geschwulstleiden). Der Nachweis von Candida albicans im expektorierten Sputum berechtigt noch nicht zur Annahme einer Lungenmykose. Mehrfacher Nachweis von Aspergillus fumigatus im expektorierten Sputum bei Abwehrschwäche beweist weitgehend eine Aspergillusinfektion der Lunge. Der Nachweis von Schimmelpilzen im Sputum bei Mukoviszidosepatienten ist vieldeutig. Stärkere Beweiskraft haben der Pilznachweis im Trachealoder Bronchialsekret (Gewinnung durch Bronchoskopie mit Lavage), im Pleuraeiter oder in der Blutkultur mit röntgenologischem Nachweis einer Infiltration (z. T. mit Hohlraumbildung). Latex-Agglutinationsteste zum Antigennachweis im

Serum können positiv ausfallen (bei einer Candida-, Aspergillus- und Cryptococcus-Infektion). Therapie: Bei gesicherter Lungenerkrankung mit Amphotericin B (Dosierung s. S. 315) in Kombination mit Flucytosin (s. S. 335) über mehrere Wochen, evtl. zusätzlich Inhalation von Nystatin mit einem modernen Inhalationsgerät. Bei Unverträglichkeit oder bei bloßem Verdacht einer Pilzpneumonie kommen schwächer wirksame Mittel, wie Fluconazol oder Itraconazol oral (Dosierung: S. 328 und S. 326) in Frage.

▶ **Histoplasmose:** Vorkommen besonders in den USA und in vielen tropischen Ländern. Bei der wenig gefährlichen Primärinfektion der Lungen oder der allergischen Reinfektions-Histoplasmose ist eine spezielle Therapie nicht unbedingt notwendig. Bei chronischer fortschreitender Lungenhistoplasmose (oft kavernös) oder bei der disseminierten Histoplasmose (bei immunsupprimierten Patienten und bei AIDS, oft in der Lunge beginnend) Therapie initial mit Amphotericin B, dann mit Itraconazol oder Ketoconazol.

▶ **Pneumocystis-carinii-Pneumonie:** Verlauf meist ähnlich wie eine interstitielle Pneumonie. Vorkommen bei Leukämie (oft im Finalstadium), AIDS und bei anderer Abwehrschwäche (z. B. nach Nierentransplantation), oft zusammen mit Zytomegalievirus-Infektion der Lungen. Symptome: zunehmende Tachypnoe, Husten ohne Auswurf, fehlender Auskultationsbefund, starke Abnahme der Vitalkapazität. Meist bilaterale Röntgenveränderungen (anfangs fehlend), manchmal auch herdförmig. Hohe Letalität, jedoch Spontanheilungen möglich. Die **Diagnose** ist schwierig und erfordert Spezialfärbung aus provoziertem Sputum (s. S. 598), Bronchoskopie mit Lavage, ggf. Biopsie. Erregeranzüchtung und Antikörpernachweis im Serum praktisch nicht möglich.
Behandlung mit Co-Trimoxazol in sehr hoher Dosierung (15–20 mg/kg Trimethoprim und 75–100 mg/kg Sulfamethoxazol pro Tag, d. h. das ca. Vierfache der Normaldosis von 1,91 g Co-Trimoxazol pro Tag. De facto ist nur eine i. v. Applikation möglich.
Bei stark gefährdeten Patienten ist eine Behandlung auf Verdacht hin notwendig (der mikroskopische Erregernachweis ist noch viele Tage nach Therapiebeginn möglich). Ein erhebliches Problem sind die häufigen Überempfindlichkeitsreaktionen unter der Co-Trimoxazol-Therapie (Sulfonamidallergie oder Toxizität durch Hilfsstoffe im parenteralen Präparat). Bei schweren Formen ist die Gabe von 100–300 mg Prednison in den ersten Tagen notwendig; hierdurch können meist eine Intubation und Beatmung vermieden werden. Eine Alternative ist die parenterale Behandlung mit Pentamidindiisethionat (Pentacarinat).
Pentamidin-Inhalationen sind wichtig zur **Prophylaxe** der Pneumocystis-Pneumonie bei AIDS. Alternativen der Prophylaxe sind Co-Trimoxazol, Fansidar sowie Dapsone + Trimethoprim.

6. Infektionen des Respirationstraktes

▶ **Zytomegalie (CMV-Infektion) der Lungen:** Bei jeder progredienten interstitiellen Pneumonie von immunsupprimierten Patienten (besonders nach Knochenmarktransplantation, Organtransplantation und bei AIDS) ist an eine CMV-Infektion zu denken, die mit einer Pneumozystis-Pneumonie kombiniert sein kann. Oft besteht gleichzeitig eine CMV-Retinitis. Die Zytomegalie hat unbehandelt eine hohe Sterblichkeit. Die ätiologische Diagnose ist schwierig. Beweisend ist die Lungenbiopsie (mit typischer Histologie und positiver Kultur). CMV-Antigen kann direkt in der bronchoalveolären Lavageflüssigkeit mit Hilfe monoklonaler Antikörper oder durch DNS-Analyse (nach PCR) und in Lungengewebe durch die DNS-Hybridisierungstechnik nachgewiesen werden. Heute ist eine Behandlung mit Ganciclovir (s. S. 289) oder Foscarnet (s. S. 304) möglich. Bei Ansprechen kann nach Aufhören der Therapie ein Rezidiv auftreten. Eine Prophylaxe mit CMV-Immunglobulin ist umstritten.

▶ **Varizellen-Pneumonie:** Sie kommt fast nur bei Erwachsenen mit sog. progressiven Varizellen vor (besonders bei immunsupprimierten Patienten) und ist in 10–30% tödlich. Sie kann von einem generalisierten Zoster und einem generalisierten Herpes (mit Lungenbeteiligung) schwer zu unterscheiden sein. Therapie mit Acyclovir i. v., 3mal tgl. 10 mg/kg für 10 Tage. Zur Rezidivprophylaxe kann Varizellen-Hyperimmunglobulin verwandt werden.

▶ **RS-Viruspneumonie:** Eine lebensbedrohliche Pneumonie kann bei Säuglingen (besonders bei Kindern mit angeborenem Herzfehler) durch RS-Viren hervorgerufen und mit Ribavirin-Inhalationen (s. S. 300) behandelt werden. Der Virusnachweis ist mit einem Schnelltest (EIA) aus Nasen- oder Rachenschleim möglich. Die klinischen Erfahrungen mit Ribavirin sind noch gering. Ribavirin ist in Mitteleuropa nicht zugelassen.

Legionella-Infektionen

Der **Haupterreger** (Legionella pneumophila) ist ein schwer anzüchtbares, relativ langsam wachsendes, gramnegatives Stäbchen, das im Trinkwasser (vor allem in warmem Leitungswasser) vorkommt. Die Infektion erfolgt u. a. durch Inhalation von versprühtem kontaminierten Wasser (aus Dusch- und Klimaanlagen), besonders von großen Gebäuden (Hotels, Krankenhäusern). Eine Ansteckung von Mensch zu Mensch findet nicht statt. Die Inkubationszeit ist 2–14 Tage. Die Legionellen vermehren sich im Körper intrazellulär (in Alveolar-Makrophagen), und es entsteht eine meist lobäre (intraalveoläre) Pneumonie ohne Beteiligung der Bronchien (manchmal begleitet von einem Pleuraerguß). Die Häufigkeit unter den Pneumonieformen beträgt bei Erwachsenen 5–15%, bei Kindern etwa 1%. Eine Erkrankung ist in jedem Alter möglich. Betroffen sind jedoch vor allem

ältere Menschen mit vorgeschädigter Lunge (z. B. durch Rauchen) und immunsupprimierte Patienten, die Kortikosteroide oder Zytostatika erhalten, auch Patienten nach Nierentransplantation. Die Infektion führt nur bei einem kleinen Prozentsatz der exponierten Personen zur Erkrankung. Die Erkrankung tritt epidemisch oder sporadisch (mit regionalen Häufungen) auf.
Eine leichtere Form (ohne Pneumonie) ist das sog. **Pontiac-Fieber** mit grippeähnlichen Symptomen (trockener Husten, Brustschmerzen, Pharyngitis, Übelkeit). Ein praktisch identisches Krankheitsbild wird durch verwandte Legionellen (insbesondere Legionella micdadei) hervorgerufen.

Typische Symptome einer Legionellen-Pneumonie sind Atemnot und Husten mit spärlichem Auswurf, der oft Blut und Eiterzellen enthält, aber wenig extrazellulär gelegene Bakterien, außerdem Durchfall, Erbrechen und heftige Bauchschmerzen sowie Zeichen einer Enzephalopathie (Bewußtseinstrübung, Verwirrtheit, Krämpfe, Ataxie) mit normalem Liquorbefund. Oft kommt es auch zu einer Nierenfunktionsstörung und einem Anstieg der Serumtransaminasen. Eine vorangegangene Behandlung mit einem Penicillin, Cephalosporin oder Aminoglykosid ist immer erfolglos gewesen. Röntgenologisch bestehen vieldeutige Lungeninfiltrate. Oft findet man eine Hypoxie und eine Blutleukozytose, außerdem eine Proteinurie und Leukozyturie. Mögliche Komplikationen sind Nieren- oder Hirnabszeß, Myokarditis, Perikarditis oder Peritonitis.

Die **Diagnose** muß anfangs klinisch gestellt werden. Die Erreger lassen sich aus Sputum, manchmal auch aus Pleurapunktat und dem Blut anzüchten (nach mehrtägiger Bebrütung der Kulturen). Ein Schnelltest ist der immunfluoreszenzserologische Antigennachweis in expektorierten Alveolarmakrophagen. Spezifische Antikörper der IgM-Klasse sind oft erst nach mehreren Wochen nachweisbar. Typisch ist die relativ rasche klinische Besserung nach Beginn einer Erythromycin-Behandlung, jedoch verschwindet das Fieber erst nach 5–7 Tagen völlig, und der Röntgenbefund bessert sich langsam.

Zur **Therapie** benutzt man Erythromycin, das bei schweren Erkrankungen anfangs i. v. gegeben wird (tgl. 2 g, bei Kindern 50 mg/kg). Nach Entfieberung geht man auf orale Gaben über. Behandlungsdauer mindestens 3 Wochen (Rezidivgefahr), bei immunsupprimierten Patienten 4–6 Wochen und länger. Die Erfahrungen mit Clarithromycin und Roxithromycin sind noch gering. Bei schweren Erkrankungen und immunsupprimierten Patienten kombiniert man in der 1. Woche mit Rifampicin (2mal tgl. 0,6 g oder 3mal tgl. 6 mg/kg). Bei stärkerer Hypoxie kann mechanische Beatmung erforderlich werden. Durch die Behandlung wird die Sterblichkeit bei geschwächten Patienten von früher 80% auf unter 20% gesenkt. Zur **Vorbeugung** endemischer Infektionen ist die Wasserversorgung eines Gebäudes oder einer Wohngegend zu sanieren.

6. Infektionen des Respirationstraktes

Influenza

Eine Erkrankung an echter Grippe, hervorgerufen durch Influenza-Viren, die nicht mit »grippalen« Infektionen der oberen Luftwege durch andere Viren oder mit der Haemophilus-influenzae-Bronchitis verwechselt werden darf, erfordert im allgemeinen keine antibakterielle Chemotherapie. Sie wird in unkomplizierten Fällen mit symptomatischen Mitteln (Codein, Paracetamol, Salizylat) behandelt.

Therapie: Da Influenza-Viren häufig Schrittmacher für Bakterien (Haemophilus, Pneumokokken) sind, ist bei gefährdeten Personen (älteren Menschen, Diabetikern, Schwangeren, Patienten mit Herzinsuffizienz, Mitralklappenfehlern, Leberzirrhose und myeloischer Insuffizienz) eine frühzeitige Antibiotika-Therapie ratsam, wodurch Pneumonien vorgebeugt wird. Wegen des breiten Wirkungsspektrums eignen sich hierfür orale Präparate, wie Cefixim (tgl. 0,4 g), Cefpodoxim (tgl. 0,4 g) und Cefuroxim-Axetil sowie Amoxicillin/Clavulansäure. Auch Co-Trimoxazol, Doxycyclin und Clarithromycin sind geeignet, jedoch kommen gegen diese Mittel resistente Stämme häufiger vor.

Eine **Prophylaxe** durch tägliche Verabreichung von Amantadin ist effektiv, aber nicht praktikabel. Das Beste ist die rechtzeitige aktive Impfung mit einer Vakzine, welche auch gegen den Epidemie-Stamm schützt (wichtig für ältere Menschen und chronisch Kranke).

Eine **Grippe-Pneumonie** kann in zwei verschiedenen Formen auftreten. Die seltene **primär-hämorrhagische** Influenza-Pneumonie, die sich in den ersten Krankheitstagen entwickelt, wird durch das Virus selbst verursacht. Da es hierbei nicht selten zu einer Sekundärinfektion mit Staphylokokken oder anderen Keimen kommt, empfiehlt sich in jedem Fall ein Therapieversuch mit Imipenem oder einem Cephalosporin i. v. (z. B. Cefotiam). Die viel häufigere **sekundäre** Bronchopneumonie bei Grippe, welche besonders bei alten und geschwächten Patienten im Verlauf der Erkrankung auftritt, wird meist durch Pneumokokken, Staphylokokken, Haemophilus influenzae und andere Keime hervorgerufen. Im Blut sind die Granulozyten vermehrt. Eine ungezielte Behandlung mit Cefuroxim oder Cefotiam ist in der Lage, die in Frage kommenden Erreger zu hemmen. Gegen Doxycyclin ist ein nicht geringer Teil der vorkommenden Staphylokokken- und Pneumokokken-Stämme resistent. Die für ältere Menschen gefährliche Bronchopneumonie läßt sich durch eine kurzdauernde Prophylaxe mit einem Oralcephalosporin, mit Amoxicillin/Clavulansäure, Doxycyclin oder Clarithromycin weitgehend verhindern.

Andere bakterielle Grippe-Komplikationen sind eine Otitis media und Sinusitis sowie eine Laryngitis (Grippe-Krupp). Zur Behandlung: s. S. 535 bzw. S. 530 bzw. S. 421.

Literatur

Capparelli, E. V. et al.: Rimantadine pharmacokinetics in healthy subjects and patients with end-stage renal failure. Clin. Pharmacol. Ther. *43:* 536 (1988).
Douglas, R. G., Jr.: Drug therapy: Prophylaxis and treatment of influenza. N. Engl. J. Med. *322:* 443 (1990).
Hall, C. B. et al.: Treatment of children with influenza A infection with rimantadine. Pediatrics *80:* 275 (1987).
Hayden, F. G. et al.: Emergence and apparent transmission of rimantadine-resistant influenza A virus in families. N. Engl. J. Med. *321:* 1696 (1989).
Prevention and control of influenza. Recommendations of the Immunization Practices Advisory Commitee (ACIP). MMWR *39* RR 7: 1–15 (1990).
Vale, J. A., K. S. Maclean: Amantadine-induced heart-failure. Lancet *1:* 548 (1977).

Lungenabszeß

Primäre Lungenabszesse treten im Verlauf einer Pneumonie oder bei einer Sepsis (mit multiplen Abszessen) auf und sind Monoinfektionen. Die häufigsten Erreger sind Staphylokokken, anaerobe Streptokokken, Bacteroides-Arten, selten Klebsiella pneumoniae und Pseudomonas aeruginosa.

Sekundäre Lungenabszesse entstehen oft bei einem Bronchusverschluß durch ein Bronchialkarzinom oder Fremdkörperaspiration (bei Schlucklähmung, Koma, Alkoholismus). Auch aus einem Lungeninfarkt oder einer infizierten Lungenzyste kann sich ein Abszeß entwickeln. Dabei handelt es sich um Mischinfektionen durch aerobe und anaerobe Bakterien. Da die Erreger von sekundären Lungenabszessen auch bei Gesunden in der Mundhöhle vorkommen können, ist Sputum zur Untersuchung wenig geeignet.

Die **Erregerdiagnose** bei Mischinfektion erfordert eine Bronchoskopie, wobei eitriges Sekret zur bakteriologischen Untersuchung gewonnen werden kann. Bei einem begleitenden Pleuraempyem lassen sich die Erreger aus dem durch Punktion gewonnenen Eiter bei aerober und anaerober Bebrütung anzüchten. Wenn der Abszeß mit dem Bronchialsystem in Verbindung steht, werden große Mengen von Eiter ausgehustet, der bei Anaerobier-Infektion meist fötide riecht (»Lungengangrän«). Manchmal führen septische Lungenembolien zu multiplen kleinen Abszessen (oft durch Staphylococcus aureus bei Heroinsucht).

Differentialdiagnostisch sind die Hohlräume bei Tuberkulose, Melioidose, Aktinomykose, Nocardiose, Amöbeninfektion, Echinococcus-Zysten oder Pilzinfektionen (Histoplasmose, Coccidioidomykose) auszuschließen. Bei einer kindlichen Staphylokokken-Pneumonie entstandene Pneumatozelen dürfen nicht mit Lungenabszessen verwechselt werden.

Therapie: Wegen der Häufigkeit von Mischinfektionen sollte die Therapie (auch wenn nur eine Keimart angezüchtet worden ist) alle bei Lungenabszessen häufig vorkommenden Erreger berücksichtigen (Staphylokokken, anaerobe Streptokokken, Bacteroides, Enterobakterien). Mit Imipenem (tgl. 3–4 g) steht ein hoch wirksames Mittel zur Verfügung, das auf die wichtigsten Erreger wirkt. Die Kombination von Cefotaxim und Clindamycin ist ebenfalls gegen fast alle relevanten Erreger wirksam. Bei Nachweis von Staphylokokken ist Cefazolin oder Clindamycin indiziert, bei Oxacillin- und Cefazolin-Resistenz Vancomycin oder Teicoplanin. Da Antibiotika schwer in Lungenabszesse diffundieren, müssen relativ hohe Dosen verabreicht werden. Ein Verschwinden des Hohlraumes tritt manchmal erst nach längerer Behandlung über mehrere Monate ein.

Eine Besserung ist an der Entfieberung, dem Rückgang der Sputummenge und des fötiden Geruches, dem Verschwinden der Erreger und der röntgenologisch nachweisbaren Verkleinerung der Abszeßhöhle zu erkennen. Dabei ist die Computertomographie herkömmlichen Röntgenaufnahmen weit überlegen. Die Drainage eines Abszesses durch den Bronchus begünstigt die Heilung. Aspirierte Fremdkörper, die einer abszedierenden Pneumonie zugrunde liegen, müssen endoskopisch entfernt werden. Rezidivierende abszedierende Pneumonien im gleichen Segment sind auf ein Bronchialkarzinom verdächtig. Wenn eine länger abgestufte konservative Behandlung keine Besserung ergibt, ist eine Operation (Segmentresektion, Lobektomie) zu erwägen.

Pleuraempyem

Entstehung para- oder postpneumonisch (oft mit Pneumothorax verbunden), bei Säuglingen fast immer Folge des Durchbruchs eines Lungenabszesses, bei Erwachsenen meist im Rahmen einer Aspirations-Pneumonie, teilweise auch »per continuitatem« (von einer Rippen-Osteomyelitis ausgehend) oder postoperativ entstanden. Zusammenhang mit einem subphrenischen Abszeß oder Leberabszeß (Amöben) möglich. Lungentuberkulose als Ursache heute selten. Durch Zelldifferenzierung des Pleurapunktates wird ein Malignom (Mesotheliom, Lungen- oder Mammakarzinom, Lymphom u. a.) ausgeschlossen.

Diagnose: Schon bei klinischem Verdacht sollte der Versuch unternommen werden, durch diagnostische Punktion Material zur bakteriologischen Untersuchung zu gewinnen. Bei Pleuraempyem liegt der LDH-Gehalt im Eiter über 1500 E/l und der Eiweißgehalt über 35 g/l, bei Exsudaten darunter. Stinkender Eiter ist ein Hinweis auf anaerobe Mischinfektion. Außer Staphylokokken werden Pneumokokken, aerobe und anaerobe Streptokokken, Bacteroides, Pseudomonas aeruginosa, Klebsiella pneumoniae u.a. gefunden. Bei vorbehandelten Patienten kann der Latex-Agglutinationstest zum Antigennachweis in Serum und Pleuraeiter noch einige Tage positiv sein (bei Pneumokokken-, B-Streptokokken- und Haemophilusinfektion). Ein steriles Pleuraexsudat beruht nicht selten auf einer Mykoplasmeninfektion. Bei einem Pleuraerguß sollte auch eine Tuberkulose (Tuberkulintestung, Kultur, Pleurabiopsie) ausgeschlossen werden. Eine Pilzbesiedlung der Pleurahöhle mit Ergußbildung kommt selten bei einer Aspergillus-Infektion, Cryptococcus-Infektion und einer Mucormykose der Lunge vor.

Die **Antibiotika-Therapie** kann, da die Erreger im Eiter meist mikroskopisch und kulturell nachweisbar sind, gezielt durchgeführt werden (wie bei Pneumonie, s. S. 435). Wenn eine Mykoplasmeninfektion nachgewiesen wird oder klinisch wahrscheinlich ist, ist Clarithromycin (oral) indiziert. Bei leichteren Formen eines Pleuraempyems mit dünnflüssigem Eiter genügt neben der allgemeinen Antibiotika-Therapie eine konservative lokale Behandlung durch Eiterentleerung und Spülung. Bei Pyopneumothorax, dickflüssigem Eiter und gekammertem Empyem ist die rechtzeitige Drainage zur Verhinderung ausgedehnter Verschwartungen und eines Restempyems unumgänglich. Meist werden Drainageflaschen bevorzugt, die am Körper des Patienten befestigt werden, mehr Bewegungsfreiheit geben und damit die Lungenbelüftung verbessern. Bei der Instillation in die Pleurahöhle (bei ausreichender systemischer Therapie selten erforderlich) gibt es Erfahrungen mit folgenden Mitteln:

Gentamicin	1%	Amphotericin B	0,001%
Amikacin	0,2–1%	Flucytosin	0,005%
Oxacillin	1%	Streptomycin	2,5%

Die instillierte Menge darf wegen möglicher Resorption die erlaubte Tagesdosis nicht überschreiten.

Bei dickflüssigem Eiter, gekammertem Empyem und ungünstigem Verlauf sind besondere chirurgische Maßnahmen, wie Ausräumung des Empyems, rechtzeitige Dekortikation usw., notwendig.

Literatur

ACAR, J. E.: Therapy for lower respiratory tract infections with imipenem/cilastatin: a review of worldwide experience. Rev. Infect. Dis. *7:* 513 (1985).
BARTLETT, J. G., P. O'KEEFE, F. P. TALLY et al.: Bacteriology of hospital-acquired pneumonia. Arch. Intern. Med. *146:* 868 (1986).
BAUERNFEIND, A., B. PRZYKLENK, C. MATTHIAS, R. M. BERTELE, K. HARMS: Selection of antibiotics for treatment and prophylaxis of staphyloccal infections in cystic fibrosis patients. Infection *18:* 126 (1990).

6. Infektionen des Respirationstraktes

CHANG, M. J., C. MOHLA: Ten-minute detection of group A streptococci in pediatric throat swabs. J. Clin. Microbiol. *21:* 258 (1985).
CHAU, P. Y., W. S. NG, Y. K. LEUNG, S. LOLEKHA: In vitro susceptibility of strains of Pseudomonas pseudomallei isolated in Thailand and Hong Kong to some newer betalactam antibiotics and quinolone derivatives. J. Infect. Dis. *153:* 167–170 (1986).
CORBERY, K. J., J. M. LUCE, and A. B. MONTGOMERY: Aerosolized pentamidine for treatment and prophylaxis of Pneumocystis carinii pneumonia: An update. Respir. Care *33:* 676 (1988).
CROIZE, J., J. P. ROBERT, P. LE NOC: In vitro effect of various antibiotics: beta lactams, aminoglycosides and fluoroquinolones alone and in combination against P. aeruginosa isolated from patients with mucoviscidosis. Pathol. Biol. Paris *37:* 573–577 (1989).
DOWLING, J. N., D. A. MCDEVITT, A. W. PASCULLE: Isolation and preliminary characterization of erythromycin-resistant variants of Legionella micdadei and Legionella pneumophila. Antimicrob. Ag. Chemother. *27:* 272 (1985).
FALLON, R. J., W. M. BROWN: In-vitro sensitivity of legionellas, meningococci and mycoplasmas to ciprofloxacin and enoxacin. J. Antimicrob. Chemother. *15:* 787 (1985).
GOLD, R. et al.: Controlled trial of ceftazidime vs. ticarcillin and tobramycin in the treatment of acute respiratory exacerbations in patients with cystic fibrosis. Pediatr. Infect. Dis. *4:* 172 (1985).
GREENWOOD, D., A. LAVERICK: Activities of newer quinolones against Legionella group organisms. Lancet *2:* 279 (1983).
GRENIER, B.: Use of the new quinolones in cystic fibrosis. Rev. Infect. Dis. *11* (Suppl. 5): S1245 (1989).
KAPLAN, E. L.: Benzathine penicillin G for treatment of group A streptococcal pharyngitis: a reappraisal in 1985. Ped. Infect. Dis. *4:* 592 (1985).
KRILOV, L. R., J. L. BLUMER, R. C. STERN et al.: Imipenem/cilastatin in acute pulmonary exacerbations of cystic fibrosis. Rev. Infect. Dis. *7:* 482 (1985).
KROBER, M. S., J. W. BASS, G. N. MICHELS: Streptococcal pharyngitis. Placebo-controlled double-blind evaluation of clinical response to penicillin therapy. J.A.M.A. *253:* 1271 (1985).
KURZ, R. W. et al.: Failure of treatment of Legionella pneumonia with ciprofloxacin (letter). J. Antimicrob. Chemother. *22:* 389, 1988.
LEVISON, M. E., C. T. MANSURA, B. LORBER et al.: Clindamycin compared with penicillin for the treatment of anaerobic lung abscess. Annals Int. Med. *98:* 466 (1983).
LODE, H., E. WILEY, P. OLSCHEWSKI: Prospective randomized clinical trials of new quinolones versus beta-lactam antibiotics in lower respiratory tract infections. Scand. J. Infect. Dis. Suppl. *68:* 50–55 (1990).
MANDEL, J. H.: Pharyngeal infections. Causes, findings, and management. Postgrad. Med. *77:* 187 (1985).
MEYER, R. D.: Legionella infections: a review of five years of research. Rev. Infect. Dis. *5:* 258 (1985).
PENNINGTON, J. E.: Respiratory Infections: Diagnosis and Management. Raven Press, New York 1989.
RANDOLPH, M. F. et al.: Effect of antibiotic therapy on the clinical course of streptococcal pharyngitis. J. Pediatr. *106:* 870 (1985).
ROLFE, M.: A study of Legionnaire's disease in Zambia. Ann. Trop. Med. Parasitol. *80:* 425–428 (1986).
RUDIN, J. E., T. L. EVANS, E. J. WING: Failure of erythromycin in treatment of Legionella micdadei pneumonia. Amer. J. Med. *76:* 318 (1984).
SANDE, M. A., L. D. HUDSON, R. K. ROOT: Respiratory Infections. Churchill Livingstone, London 1986.

SCULLY, B. E., C. N. ORES, A. S. PRINCE, H. C. NEU: Treatment of lower respiratory tract infections due to Pseudomonas aeruginosa in patients with cystic fibrosis. Rev. Infect. Dis. *7 (Suppl. 4):* 669 (1985).
SIEGEL, S. E., L. J. WOLFF, R. L. BAEHNER, D. HAMMOND: Treatment of Pneumocystis carinii pneumonitis. A comparative trial of sulfamethoxazole-trimethoprim vs pentamidine in pediatric patients with cancer: report from the Children's Cancer Study Group. Am. J. Dis. Child. *138:* 1051–1054 (1984).
SIENKO, D. G. et al.: Q fever. A call to heighten our index of suspicion. Arch. Intern. Med. *148:* 609 (1988).
SINGH, M., A. SAIDALI, A. BAKHTIAR, L. S. ARYA: Diphtheria in Afghanistan – a review of 155 cases. J. Trop. Med. Hyg. *88:* 373–376 (1985).
UNERTL, K. E., F. P. LENHART, H. FORST et al.: Ciprofloxacin in the treatment of legionellosis in critically ill patients including those cases unresponsive to erythromycin. Am. J. Med. *87:* 128S–131S (1989).

7. Infektionen des Gastrointestinaltraktes

Gastritis und peptische Ulzera

Helicobacter pylori ist offenbar die Ursache der Antrumgastritis und des Ulcus duodeni. Dabei spielt die Fähigkeit des Erregers eine Rolle, ein Zytotoxin zu bilden und eine Protease abzusondern, deren Substrat u. a. das schützende Mucin ist. Der Keim ist im Ulkusgrund und in der Schleimhaut nachweisbar. Bei kulturellem und histologischem Nachweis von Helicobacter pylori im Biopsat aus der Antrumschleimhaut liegt fast immer eine histologisch gesicherte Antrumgastritis vor, während bei Personen ohne Gastritis Helicobacter pylori (früher Campylobacter pylori) nicht oder nur selten vorkommt. Bei Freiwilligen ließ sich experimentell eine Gastritis erzeugen. Die Anzüchtung aus dem Magensaft gelingt im Vergleich zum Biopsat nur in wenigen Fällen. Zur Diagnose wird auch der direkte Ureasenachweis im Biopsiematerial benutzt. Helicobacter pylori ist meistens empfindlich gegen Amoxicillin, Tetracycline, Clindamycin, Metronidazol, Tinidazol, Gyrase-Hemmer und Wismutsalze, aber resistent gegen Trimethoprim und Vancomycin.

Die optimale **Therapie** von Helicobacter-Infektionen des Magens und Duodenums ist noch unklar. Die herkömmliche Therapie des Ulcus duodeni mit H2-Blockern und Antazida ist weiterhin wichtig. Die seit langem bekannte Wirkung wismuthaltiger Antazida beim Ulcus duodeni scheint auf der Hemmung von

7. Infektionen des Gastrointestinaltraktes

Helicobacter pylori zu beruhen. Die besten Erfolge wurden mit der Kombination eines Wismutpräparates und einem Antibiotikum (z. B. Amoxicillin) erzielt. Es ist jedoch unklar, welches Wismutderivat in welcher Dosierung mit welcher Therapiedauer verwandt werden sollte. Das Wismutpräparat darf nicht länger als 4 Wochen genommen werden. Dabei kann es zu Verfärbung des Stuhles, Kumulation bei Niereninsuffizienz, Interaktion mit Tetracyclinen und Herzglykosiden und zu Enzephalopathie bei Überdosierung kommen.

Literatur

Axon, A. T.: Campylobacter pylori-therapy review. Scand. J. Gastroenterol. Suppl. *160:* 35–38 (1989).
Bonamico, M., A. Medici, C. Chiesa et al.: Treatment of Campylobacter gastritis in young children. J. Pediatr. *115:* 833–834 (1989).
Forsmark, C. E., C. M. Wilcox, J. P. Collo: Ciprofloxacin in the treatment of Helicobacter pylori in patients with gastritis and peptic ulcer. J. Infect. Dis. *162:* 998–999 (1990).
Glupczynski, Y., M. Labbe, A. Berette, M. Delmee, V. Aresani, C. Bruck: Treatment failure of ofloxacin in Campylobacter pylori infection. Lancet *I:* 1096 (1987).
Goodwin, C. S., J. A. Armstrong, B. J. Marshall: Campylobacter pyloridis, gastritis, and peptic ulceration. J. Clin. Pathol. *39:* 353 (1986).
Hirschi, A. M., E. Hentschel, K. Schutze et al.: The efficacy of antimicrobial treatment in Campylobacter pylori-associated gastritis and duodenal ulcer. Scand. J. Gastroenterol. Suppl. *142:* 76 (1988).
Lambert, T., F. Mégraud, G. Gerbaud, P. Courvalin: Susceptibility of Campylobacter pyloridis to 20 antimicrobial agents. Antimicrob. Agents Chemother. *30:* 510 (1986).
McNulty, C. A.: Bismuth subsalicylate in the treatment of gastritis due to Campylobcter pylori. Rev. Infect. Dis. *12* Suppl. 1: 94–98 (1990).
McNulty, C. A. M., J. Dent, R. Wise: Susceptibility of clinical isolates of Campylobacter pyloridis to 11 antimicrobial agents. Antimicrob. Ag. Chemother. *28:* 837 (1985).
McNulty, C. A. M., J. C. Gearty, B. Crump, M. Davis, I. A. Donovan, V. Melikian, D. M. Lister, R. Wise: Campylobacter pyloridis and associated gastritis; investigator-blind, placebo-controlled trial of bismuth salicylate and erythromycin ethylsuccinate. Br. Med. J. *293:* 645 (1986).
Oderda, G., D. Vaira, J. Holton, C. Ainley, F. Altare, N. Ansaldi: Amoxycillin plus tinidazole for Campylobacter pylori gastritis in children: assessment by serum IgG antibody, pepsinogen I, and gastrin levels. Lancet *I:* 690 (1989).

Enteritis

Allgemeine Vorbemerkungen: Die Entstehung einer bakteriellen Enteritis hängt von verschiedenen Faktoren ab, z. B. der infizierenden Keimdosis, der Virulenz des Erregers und der Resistenz des Patienten. Bei Shigellen, Amöben und Giardia ist die Virulenz der Erreger so groß, daß schon geringe Keimzahlen eine Erkrankung verursachen können. Eine Salmonellen-Enteritis kommt im allgemeinen nur durch eine massive Infektion mit mehreren Millionen Keimen zustande.

Therapie wichtiger Infektionen

Tab. 51. Relevante Enteritis-Erreger.

Bei Lebensmittel-vergiftungen	Bei Immun-suppression	Auf Reisen	In Kindergärten
Staphylococcus aureus Clostridium perfringens Salmonellen Campylobacter jejuni Yersinia enterocolitica Clostridium botulinum Bacillus cereus Vibrio parahaemolyticus Pseudomonas aeruginosa	Salmonellen Zytomegalievirus Clostridium difficile Mycobacterium avium-intracellulare Cryptosporidium Isospora belli Mikrosporidien Amöben Strongyloides	E. coli (ETEC) Shigellen Yersinien Campylobacter Giardia lamblia Amöben Vibrio cholerae Aeromonas	Rotaviren Shigellen Giardia lamblia Cryptosporidium

Dabei geht in der Regel eine Anreicherung der Bakterien im infizierten Lebensmittel (Hackfleisch, Mayonnaise oder dgl.) voraus. Bestimmte Faktoren können die Enteritisentstehung begünstigen (Mangel- oder Fehlernährung, Zustand nach Magenoperation, Anazidität, Einnahme von Antazida und schwere Allgemeinerkrankungen). Bei immunsupprimierten Patienten kommen bestimmte Enteritiserreger häufiger vor (Tab. 51).

Pathogenese: Man unterscheidet nach ihrer Entstehungsweise 2 Haupttypen einer Enteritis (Tab. 52). Bei der **invasiven Enteritis vom Ruhr-Typ** findet eine Invasion von Erregern in die Darmwand statt, was zu einer stärkeren Entzündung und oft

Tab. 52. Darmentzündung.

	Invasiv	Nichtinvasiv
Pathogenese	Mukosa-Invasion	Enterotoxine Reduzierte Resorption
Lokalisation	Dickdarm (ausschließlich oder gleichzeitig mit Dünndarm)	Vorwiegend Dünndarm
Durchfall	Oft blutig, evtl. Tenesmen	Meist wäßrig
Erreger	Salmonellen Shigellen Campylobacter jejuni Yersinia enterocolitica E. coli (Verotoxin-bildend) u. a. invasive Typen Clostridium difficile Vibrio parahaemolyticus Entamoeba histolytica	Vibrio cholerae Salmonellen E. coli (Enterotoxin-bildend) Clostridium perfringens Clostridium difficile Bacillus cereus Staphylococcus aureus

7. Infektionen des Gastrointestinaltraktes

auch zu einer Geschwürsbildung führt, die schleimige oder blutige Stühle und längeres Fieber hervorrufen. Wenn die Entzündung (wie dabei häufig) im Dickdarm lokalisiert ist, sieht man im Stuhlpräparat viele Granulozyten (jedoch nicht, wenn die Entzündung auf den Dünndarm beschränkt ist). Der zweite Typ ist die **nichtinvasive Enteritis vom Cholera-Typ.** Hier kommt es durch von den Bakterien gebildete Enterotoxine im Dünndarm zu einer Störung der Sekretion und Reabsorption, wobei große Mengen von Flüssigkeit und Salzen verlorengehen. Der Durchfall ist wäßrig, und im Stuhl werden keine oder nur wenige Granulozyten ausgeschieden. Fieber fehlt meistens. Wie die Tabelle zeigt, gibt es Erreger, die vorwiegend eine invasive Entzündung, und solche, die vorwiegend eine nichtinvasive Enteritis auslösen. Bei ein und derselben Bakterienart (z. B. Salmonellen und Clostridium difficile) kommen Stämme vor, die stärker invasiv wirken, und andere, die stärker Enterotoxin bilden. Einige Erregerstämme (z. B. bei Salmonellen, Shigellen, Yersinien und Campylobacter) haben sowohl ein Antigen zur Erzeugung einer invasiven Enteritis als auch ein Enterotoxin zur Erzeugung einer wäßrigen Diarrhoe. Es hängt dann von dem Infektionsmodus ab, welche Symptome dominieren (bei fäkooraler Übertragung die Zeichen einer invasiven Erkrankung, bei Übertragung durch ein infiziertes, stark bakterienhaltiges Lebensmittel die wäßrigen Durchfälle). Außer der Invasionseigenschaft und der Fähigkeit zur Enterotoxinbildung kennt man noch andere Auslösemechanismen einer Enteritis.

Der **Adhärenzfaktor,** d. h. die Fähigkeit der Erreger, sich an die Schleimhautzellen der Darmwand anzuheften und sie zu besiedeln, bewirkt im Dünndarm einen Verlust an resorbierender Zottenoberfläche. Die dadurch bedingte Malabsorption führt zu chronischen Durchfällen (besonders bei Darminfektionen durch Giardia lamblia und Cryptosporidium). Die krankmachende Wirkung der enteropathogenen E. coli (Dyspepsie-Coli) beruht vor allem auf ihren Adhärenzeigenschaften. Andere Bakterienarten können nicht nur Enterotoxin, sondern auch **Zytotoxin** bilden, z. B. Clostridium difficile, das in der Dickdarmschleimhaut ausgedehnte Nekrosen hervorruft. Eine andere Keimart mit starker Zytotoxinbildung sind die sog. Verotoxin-bildenden E. coli der Serogruppe 0 157, welche schwere Ulzerationen erzeugen. Bei Ruhrbakterien kennt man Zytotoxin-bildende Shigella-dysenteriae-Stämme vom Typ 1, welche die lebensgefährliche klassische Dysenterie mit blutigen Stühlen bedingen, während die diarrhoische Form mit wäßrigem Durchfall durch andere Shigellen-Typen ausgelöst wird, die kein Zytotoxin, sondern reichlich Enterotoxin produzieren.

Bei bakteriellen Lebensmittelvergiftungen läßt sich aus der **Inkubationszeit** eine bestimmte Ursache vermuten. Bei Enterotoxin-bildenden Staphylokokken dauert es bis zum Auftreten von Übelkeit, Erbrechen und Durchfall in der Regel 1–6 h, bei Clostridium perfringens 6–24 h, bei Enteritis-Salmonellen 6–48 h. Wenn ein

Lebensmittel durch Yersinien, Campylobacter, Shigellen oder Vibrio parahaemolyticus infiziert worden war, ist das Intervall meist länger (16–72 h). Rota- und Adenoviren werden meist durch Kontakt übertragen und haben eine Inkubationszeit von wenigen Tagen. Bei der Antibiotika-assoziierten Enteritis können die Durchfälle während der Antibiotika-Therapie beginnen, aber auch noch bis zu 6 Wochen nach Beendigung der Antibiotika-Therapie einsetzen.

Epidemiologie: Zeitpunkt und Ort des Auftretens von Durchfällen, auch die betroffene Personengruppe deuten auf bestimmte Erregerarten hin (Tab. 51). So ist bei anamnestisch begründetem Verdacht auf eine Lebensmittelvergiftung ein anderes Erregerspektrum zu erwarten als bei im Kindergarten übertragenen Darminfektionen oder bei Reisediarrhoe. Bei immunsupprimierten Patienten, besonders bei AIDS-Patienten ist nach Erregern zu suchen, die eine geringe Virulenz haben und dennoch langdauernde Durchfälle hervorrufen (z. B. Kryptosporidien).

Die Stuhlbeschaffenheit (Blutbeimengung, Wassergehalt usw.) sowie das Vorhandensein oder Fehlen von Fieber gibt Hinweise darauf, ob es sich um eine invasive oder nichtinvasive Enteritis mit einem entsprechenden Erregerspektrum handelt. Der Nachweis von fäkalen Granulozyten deutet auf einen Erreger mit Invasionseigenschaften oder Zytotoxinbildung hin (die Stuhlprobe muß frisch untersucht werden).

Ätiologische Diagnostik: Bei leichten und rasch vorübergehenden Erkrankungen ist keine Erregerdiagnostik erforderlich. Sie ist aber stets indiziert bei Fieber, blutigen Durchfällen, länger als 1 Woche dauernden Durchfällen und bei bestimmten Personengruppen (immunsupprimierten Patienten, hospitalisierten Patienten, Beschäftigten in Lebensmittelbetrieben und Gemeinschaftsküchen).

Die **mikroskopische Untersuchung** des Stuhls (Tab. 53) ist wichtig bei Darminfektionen durch Protozoen und Parasiten (besonders bei länger dauernden Durchfällen). Flüssigen Stuhl soll man innerhalb 1 h im Deckglaspräparat auf lebende Trophozoiten von Protozoen und Larven von Strongyloides untersuchen. In festem Stuhl lassen sich Zysten oder Wurmeier nachweisen. Dabei kann eine Konzentrierung (z. B. mit der Merthiolat-Jod-Formalin-Technik) nützlich sein. Eine Konservierung der Stuhlprobe zum Versand ist in einem Gefäß mit Polyvinylalkohol oder 10%iger Formalinlösung möglich. Stuhlausstriche können nach Färbung mit Trichrom oder Eisenhämatoxylin mikroskopiert werden.
Zuverlässiger als die Stuhluntersuchung ist bei Verdacht auf Protozoen- oder Parasitenbefall die Untersuchung eines Biopsates aus der Duodenalschleimhaut (Tupfpräparat für Giardia und Mikrosporidien, Gewebsschnitt für Strongyloides, Mikrosporidien und Cryptosporidium). Eine modifizierte säurefeste Färbung ist

Tab. 53. Diagnostik bei Enteritis.

Untersuchung	Erreger	
Mikroskopisch (Stuhl, Duodenalsaft, Duodenalbiopsat)	Giardia lamblia, Entamoeba histolytica, Strongyloides stercoralis	Deckglas-Präparat, gefärbter Ausstrich
	Cryptosporidium, Isospora belli, Mycobacterium avium-intracellulare	Säurefeste Färbung
Kultur (Stuhl)	Bakterielle Erreger (bei klinischem Verdacht gesuchten Erreger nennen, z. B. Shigellen)	
Antigennachweis im Stuhl (Latex-Test oder Enzymimmunoassay)	Rota-, Adenoviren, Clostridium-difficile-Toxin, Giardia lamblia	
Sigmoidoskopie	Clostridium difficile (pseudomembranöse Enterokolitis), Entamoeba histolytica, Zytomegalie (Zytologie)	
Antikörpernachweis im Serum	Bei Shigellose und Amöbiasis	
Nahrungsreste bei Verdacht auf Lebensmittelvergiftung	U. a. Staphylokokken, Clostridien, Salmonellen, Vibrio parahaemolyticus, Bacillus cereus	

zur Darstellung von Cryptosporidium, Isospora belli und Mycobacterium aviumintracellulare notwendig.

Bei der **Stuhlkultur** sucht man nach Salmonellen, Shigellen, Campylobacter und Yersinien. Bei blutigen Durchfällen ist zusätzlich eine Untersuchung auf E. coli 0 157 zu verlangen, bei klinischem Cholera-Verdacht auf Vibrionen und bei Verdacht auf Antibiotika-assoziierte Enteritis auf Clostridium difficile (bei Anzüchtung auch gleichzeitiger Toxinnachweis erforderlich). Bei AIDS-Patienten ist bei der kulturellen Untersuchung von Stuhlproben an die Möglichkeit einer Infektion durch Mycobacterium avium-intracellulare zu denken (s. S. 605). Rota- und Adenoviren lassen sich im Stuhl durch einen Schnelltest (einen käuflichen Latex-Test) einfach nachweisen. Bei Fieber sollte vor Behandlungsbeginn immer eine Blutkultur angelegt werden, in der Salmonellen, Yersinien und Campylobacter anwachsen können (bakteriämische Form).

Ein **Antikörpernachweis** ist im Serum nur bei länger dauernden Durchfällen von praktischem Nutzen (z. B. bei Yersinien- und Amöbeninfektionen). Dabei sind aber Verlaufsuntersuchungen notwendig, um aus den Serumtitern auf noch bestehende oder kürzlich stattgefundene Infektionen schließen zu können.

Durch **Sigmoidoskopie** und histologische Untersuchung eines Biopsates läßt sich eine pseudomembranöse Enterokolitis (durch Clostridium difficile) von einer Amöbendysenterie und einer Zytomegalie im Kolon (bei AIDS-Patienten) unterscheiden. Bei chronischen Durchfällen gelingt hierdurch auch eine Abgrenzung von Colitis ulcerosa und Morbus Crohn, einer Darmtuberkulose und einer Darminfektion durch Mycobacterium avium-intracellulare sowie einer Amöbendysenterie.

Bei Nahrungsmittelvergiftung (Salmonellen, Clostridium botulinum, Bacillus cereus, Staphylokokken u. a.) ist ein **Erreger- oder Toxinnachweis in Speiseresten** oder im Erbrochenen möglich.

Grundsätze der Therapie: Die meisten Enteritiden heilen in kurzer Zeit spontan. Bei leichteren Erkrankungen ist eine Antibiotika-Therapie nicht notwendig. Schwere Enteritiden mit Fieber, Enteritiden mit blutig-eitrigen Durchfällen vom Ruhr-Typ sowie Enteritiden bei schweren Grundkrankheiten (Leukämie, Leberzirrhose usw.) und während einer immunsuppressiven Behandlung benötigen eine systemische Antibiotika-Therapie. Die alte Auffassung, daß Antibiotika bei Enteritis generell nicht angewandt werden sollen, ist überholt. Sie stammt aus Zeiten, als mit Tetracyclinen, Chloramphenicol und Sulfonamiden nur wenig geeignete Mittel zur Verfügung standen. Bei richtiger Indikationsstellung wirken viele Mittel, wie Gyrase-Hemmer und Co-Trimoxazol, rasch und zuverlässig; sie können die Krankheit abkürzen und lebensbedrohende Komplikationen verhüten. Argumente für eine Antibiotika-Therapie sind Symptome, wie hohes Fieber, blutige oder eitrige Durchfälle, Tenesmen, Zeichen einer Pseudoappendizitis sowie Grundkrankheiten mit Abwehrschwäche. Bei Shigellose und Cholera hört durch die Antibiotika-Therapie die Infektiosität früher auf. Gegenargumente sind akutes Erbrechen, wäßrige Durchfälle von kurzer Dauer sowie Hinweise auf eine harmlose oder nichtinfektiöse Ursache.

Ungezielte Therapie von bakteriellen Enteritiden: Mittel der Wahl sind Co-Trimoxazol oder Gyrase-Hemmer. Norfloxacin, Ofloxacin und Ciprofloxacin wirken gegen alle bakteriellen Enteritis-Erreger (außer Clostridium difficile und andere Clostridien-Arten). Nicht resorbierbare Antibiotika (Neomycin, Polymyxine, schwer resorbierbare Sulfonamide) sind häufig nicht oder nur schwach wirksam. Die Substitution von Flüssigkeit und Elektrolyten kann bei starker Enteritis wichtiger sein als die Antibiotika-Therapie.

7. Infektionen des Gastrointestinaltraktes

Gezielte Therapie

▶ **Shigellen-Ruhr:** Akute fieberhafte Durchfallerkrankung (Bakterienruhr) mit Tenesmen und schleimigen, z. T. blutigen Stühlen. Neben der invasiven (dysenterischen) Krankheitsform gibt es eine diarrhoische Form durch Enterotoxinbildende Shigella dysenteriae vom Typ I mit wäßrigen Durchfällen. Weitgehend identische, durchaus gefährliche Krankheitsbilder können durch bestimmte Colitypen (s. S. 455) hervorgerufen werden. Die Resistenz von Shigellen gegen Sulfonamide, Ampicillin, Co-Trimoxazol und Tetracycline nimmt zu (besonders unter den Shigella-sonnei-Stämmen), so daß sich die Behandlung – vor allem während einer Epidemie – nach dem Antibiogramm zu richten hat. Wegen der hohen Infektiosität und der destruierenden Kolitis sollten alle Patienten je nach Empfindlichkeit des Epidemiestammes entweder mit Co-Trimoxazol (Erwachsene 2mal tgl. 2 Tabl., Kinder 2mal tgl. 10–15 mg/kg) oder Ampicillin (Erwachsene oral tgl. 2 g, Kinder 50 mg/kg) oder Tetracyclin (Erwachsene tgl. 1 g, Kinder 50 mg/kg per os) für 5 Tage behandelt werden. Immer wirksam ist Ciprofloxacin (2mal tgl. 0,5 g) für 1–3 Tage (nur bei Erwachsenen anwendbar).

▶ **Salmonellen-Enteritis:** Akute, z. T. fieberhafte Gastroenteritis wechselnder Schwere, meist 6–24 Stunden nach Verzehr einer Salmonellen-haltigen Speise, oft als Gruppeninfektion auftretend. Eine Salmonellen-Enteritis kann – je nach Erregereigenschaften – zu einer Mukosainvasion mit Entzündung, zu einer wäßrigen Diarrhoe (durch Enterotoxinbildung) und/oder zu Geschwürsbildung und pseudomembranöser Enterokolitis (durch Zytotoxinbildung) mit dem Risiko septischer Absiedlungen führen. Typhus und Paratyphus (als septikämische Erkrankungen) dürfen nicht mit einer Salmonellen-Enteritis verwechselt werden und erfordern eine andere Therapie (s. S. 565).
Bei leichten, schnell vorübergehenden Störungen findet eine Spontanheilung statt; daher sind Antibiotika nicht erforderlich. Schwere Formen mit Fieber und blutigen Stühlen oder mit positiver Blutkultur oder Erkrankungen im 1. Lebensjahr sollten auch wegen der Gefahr einer Absiedlung in anderen Organen (z. B. Osteomyelitis) einer intensiven Antibiotika-Therapie unterzogen werden. Auch bei immunsupprimierten Patienten und älteren Menschen (über 65 Jahre) darf man bei Salmonellen-Erkrankungen auf eine antibakterielle Behandlung nicht verzichten. Gefürchtet sind Gruppeninfektionen in Altersheimen und Kliniken (z. T. mit erheblicher Letalität). Bisher verwendete man Co-Trimoxazol (2mal tgl. 2 Tabletten) oder Ampicillin (Erwachsene tgl. 3–4 g, Kinder 100 mg/kg), die manchmal wegen Resistenz der Erreger versagen. Dagegen ist Ciprofloxacin immer wirksam. Chloramphenicol darf wegen seiner Hämatotoxizität nicht zur Therapie der Salmonellen-Enteritis verwendet werden und versagt nicht selten wegen Resistenz der Salmonellen. Die herkömmliche Antibiotika-Therapie kann eine postenteritische Salmonellen-Ausscheidung nicht verhindern. Das gilt aber

nicht für Ciprofloxacin, das auch zur Behandlung von Dauerausscheidern verwandt wird.

Salmonellen-Enteritiden bei schweren Grundkrankheiten mit Abwehrschwäche (z. B. Leukämie, AIDS, Zustand nach Organtransplantation, Leberzirrhose) sind gefährlich, weil es dabei häufig zu einer Septikämie und zu septikämischen Absiedlungen kommt. Daher ist hier stets eine Therapie mit Ofloxacin oder Ciprofloxacin, evtl. auch mit Ceftriaxon oder Cefotaxim indiziert.

▶ **Yersiniosen:** Unter dem Bild einer Appendizitis, Enteritis oder Sepsis verlaufende intestinale Infektion häufiger durch Yersinia enterocolitica, seltener durch Yersinia pseudotuberculosis mit Schwellung der Mesenteriallymphknoten. Die Enteritis verläuft meist akut, manchmal auch protrahiert und ist teils im Ileum, teils im Dickdarm lokalisiert. Oft entstehen Geschwüre, aus denen es blutet. Charakteristisch sind die starken Schmerzen, besonders im rechten Unterbauch (Pseudoappendizitis). Bei älteren Kindern schließt sich nicht selten eine akute Polyarthritis oder ein Erythema nodosum an. Die Erreger können aus exzidierten Mesenteriallymphknoten (Laparotomie wegen Appendizitisverdacht) oder aus dem Stuhl angezüchtet werden. Serologische Diagnose möglich (Nachweis von spezifischen Antikörpern, Titeranstieg). Verlauf meist gutartig mit Tendenz zur Spontanheilung. Eine Antibiotika-Therapie ist in jedem Fall ratsam zur Verhinderung von Komplikationen, Nachkrankheiten (reaktive Arthritis) und protrahierten Verläufen. Co-Trimoxazol ist gut wirksam, auch Ofloxacin oder Ciprofloxacin. Übliche β-Lactam-Antibiotika (z. B. Ampicillin) sind ungeeignet, da die meisten Yersinien-Stämme β-Lactamasen bilden.

▶ **Campylobacter-Enteritis:** Schmerzhafte blutige Durchfälle mit Fieber, z. T. auch Erbrechen. Die Erreger (Campylobacter jejuni) sind weit verbreitete Krankheitserreger bei Tieren und Menschen. Die Infektion erfolgt häufig mit Nahrungsmitteln (Fleisch, Geflügel, Milchprodukte). Epidemische Ausbrüche sind möglich. Die Anzüchtung erfordert einen Selektivnährboden und mehrtägige anaerobe Bebrütung (bei erhöhter CO_2-Spannung). Die Erreger lassen sich auch phasenkontrastmikroskopisch als bewegliche gebogene Stäbchen im Stuhl nachweisen. Erythromycin ist im allgemeinen gut wirksam, auch Ofloxacin oder Ciprofloxacin. Eine Anwendung ist bei schweren oder rezidivierenden Infektionen indiziert. Eine Resistenz gegen Erythromycin kommt in 1–9% vor.

▶ **Cholera**: Akute Enteritis mit anhaltenden wäßrigen Durchfällen, starken, durch Toxine bedingten Wasser- und Elektrolytverlusten, hypovolämischem Schock, metabolischer Azidose, Wadenkrämpfen, Aphonie. In schweren Fällen charakteristisches klinisches Bild. Erregernachweis mikroskopisch und kulturell möglich. Cholera kommt in Mitteleuropa nicht vor; bei Durchfällen nach

7. Infektionen des Gastrointestinaltraktes

Mittelmeer- und Tropenreisen ist jedoch auch an Cholera zu denken. Ein choleriformes Syndrom tritt manchmal bei anderen Enteritiden (durch Salmonellen und Enterotoxin-bildende E. coli) auf.
Therapie: In erster Linie ausreichende Infusionsbehandlung mit glukosehaltigen Elektrolytlösungen und Ausgleich der Azidose. Bei Fortsetzung der Infusionsbehandlung (Erhaltungstherapie) sind laufende Überwachung der Flüssigkeitsverluste und Laborkontrollen notwendig, um ein Schockrezidiv zu verhindern. Bei Unmöglichkeit einer parenteralen Flüssigkeitszufuhr ist eine orale Substitution sinnvoll (Zusammensetzung: 20 g Glukose, 3,5 g NaCl, 2,5 g $NaHCO_3$, 1,5 g KCl auf 1 l Wasser). In südlichen Ländern gibt es in jeder Apotheke die »Oral Rehydration Formula« der WHO (in Beuteln verpackt). Opiate und Peristaltik-Hemmer sind kontraindiziert (weil Schock-begünstigend).
Zur schnelleren Elimination der Erreger wird eine antibiotische Therapie mit Tetracyclin (Erwachsene und ältere Kinder oral tgl. 1 g) oder Co-Trimoxazol für mindestens 5 Tage empfohlen. Auch die orale Einmalgabe von 1 g oder 2 g Tetracyclin kann ausreichen. Während einer Epidemie können Choleravibrionen gegen Tetracyclin resistent werden. Dann ist Co-Trimoxazol gut wirksam.
Prophylaxe: Die Impfung verspricht wenig Erfolg; entscheidend sind hygienische Maßnahmen.

▶ **Coli-Enteritis:** E. coli kann zu mindestens 4 verschiedenen Formen einer Enteritis führen. **Enterotoxin-bildende Stämme** von E. coli (ETEC) rufen wäßrige Durchfälle (choleraähnlich) hervor (Reisediarrhoe). Dabei besteht kein Fieber. Im Stuhl (Deckglaspräparat) sind keine Granulozyten nachweisbar. Das Enterotoxin ist durch Koloniehybridisierung oder PCR nachweisbar. Die zweite Form einer Coli-Enteritis (ruhrähnlich) beruht auf einer Infektion durch **invasive E. coli** (EIEC), die insbesondere bei älteren Kindern und Erwachsenen zu einem ruhrartigen Krankheitsbild mit blutigen Stühlen führen können. Der Stuhl enthält reichlich Granulozyten. Blutende Darmgeschwüre ohne Fieber kommen in letzter Zeit häufiger bei Darminfektionen durch **Verozytotoxin-bildende E. coli** (VTEC) vor. VTEC können durch einen Latextest mit verdächtigen Kolonien, die auf einem Sorbit-haltigen Nährboden gewachsen sind, nachgewiesen werden. Diese E. coli-Typen (z. B. 0 157) können zu hämorrhagischer Kolitis führen und als Komplikation ein hämolytisch-urämisches Syndrom auslösen. Früher waren bei Säuglingen Durchfälle durch **enteropathogene E. coli** (EPEC) der Serogruppen 0 55, 0 111 u. a. häufig (Säuglingsdiarrhoe). Sie sind heute so selten geworden, daß eine routinemäßige Suche danach nicht mehr lohnt.
Therapie: Schwere Infektionen durch Enterotoxin-bildende E. coli sowie ruhrartige E. coli-Infektionen können mit Co-Trimoxazol behandelt werden, bei Erwachsenen auch mit Ofloxacin oder Ciprofloxacin (s. Tab. 54). Auch bei Verdacht auf Infektion durch Verozytotoxin-bildende E. coli ist eine antimikrobielle Therapie indiziert.

Therapie wichtiger Infektionen

Tab. 54. Gezielte Therapie von Enteritiden.

Erreger	Empfohlenes Medikament	Alternativen	
Enteritis-Salmonellen	Co-Trimoxazol (2mal tgl. 0,96 g für 14 Tage)	Ciprofloxacin (2mal tgl. 0,5 g)	für 14 Tage
Yersinien	Co-Trimoxazol (2mal tgl. 0,96 g für 7 Tage)	Ciprofloxacin (2mal tgl. 0,5 g) Tetracyclin (4mal tgl. 0,25 g)	für 7 Tage
Campylobacter jejuni	Erythromycin (4mal tgl. 0,25 g für 7 Tage)	Ciprofloxacin (2mal tgl. 0,5 g) Tetracyclin (4mal tgl. 0,25 g)	für 7 Tage
Shigellen	Co-Trimoxazol (2mal tgl. 0,96 g für 5 Tage)	Ciprofloxacin (2mal tgl. 0,5 g) Ampicillin (4mal tgl. 0,5 g)	für 2–5 Tage für 5 Tage
E. coli (invasiv, enterotoxisch, enterozytotoxisch)	Co-Trimoxazol (2mal tgl. 0,96 g für 5 Tage)	Norfloxacin (2mal tgl. 0,4 g) Ofloxacin (2mal tgl. 0,2 g) Ciprofloxacin (2mal tgl. 0,5 g) Ampicillin (4mal tgl. 0,5 g)	für 1–5 Tage für 5 Tage
Clostridium difficile	Vancomycin (4mal tgl. 0,125 g für 10 Tage)	Metronidazol (4mal tgl. 0,5 g)	für 10 Tage
Giardia lamblia	Metronidazol (3mal tgl. 0,25 g für 7 Tage)	Tinidazol (einmalig 2 g)	
Isospora belli	Co-Trimoxazol (4mal tgl. 0,96 g für 10 Tage, dann 2mal tgl. 0,96 g für 21 Tage)		
Entamoeba histolytica	Metronidazol (3mal tgl. 0,75 g für 5–10 Tage) + Diloxanid (3mal tgl. 0,5 g für 10 Tage)	Chloroquin (2mal tgl. 0,6 g am 1. Tag, danach 2mal tgl. 0,3 g für 14 Tage)	

▶ **Reisediarrhoe:** Reisende in Südeuropa und anderen warmen Ländern erkranken häufig an akuten, meist afebrilen Diarrhoen. Ihre Genese ist nicht einheitlich; in der Mehrzahl der Fälle sind Enterotoxin-bildende E. coli die Ursache, gegen welche die einheimische Bevölkerung schon weitgehend immun geworden ist. Andere Ursachen der Reisediarrhoe können Yersinien, Campylobacter, Shigel-

7. Infektionen des Gastrointestinaltraktes

len, Salmonellen, Giardia lamblia, enteroinvasive E. coli, Aeromonas, Vibrio parahaemolyticus und Viren sein.
Therapie: Bei leichten Formen ohne Fieber und Allgemeinerscheinungen kann die meist schnelle Spontanheilung abgewartet werden. Bei schweren Formen ist Co-Trimoxazol, tgl. 1,92 g per os, oder Ciprofloxacin, täglich 0,5–1,0 g per os, indiziert (Tab. 55). Bei Erwachsenen wirkt auch Norfloxacin gegen alle in Frage kommenden bakteriellen Erreger. Damit ist auch eine Einmal-Therapie (einmalig 0,4 g) möglich geworden. Bei Nichtansprechen ist mit anderen Erregern (Amöben, Rotaviren) zu rechnen; ggf. Therapie mit Metronidazol (s. Tab. 54) durchführen. Keine sog. Antidiarrhoika anwenden (meist wirkungslos, z. T. gefährlich)! Wichtig ist eine orale Rehydratation (s. Tab. 55). Dazu eignen sich bilanzierte Zucker-Elektrolytlösungen (wie bei Cholera). Loperamid (Imodium), das die Peristaltik hemmt, kann notfalls bei schweren Erkrankungen mit wäßrigen Durchfällen durch Enterotoxin-bildende Erreger von älteren Kindern und Erwachsenen für 1–2 Tage genommen werden. Bei jüngeren Kindern ist es wegen der Gefahr eines toxischen Megakolons (Ileusgefahr) kontraindiziert. Dosierung bei Erwachsenen: initial 4 mg (als Kapseln oder Tropfen), danach 2 mg nach jedem ungeformten Stuhl, jedoch tgl. nicht mehr als 8 mg, bei Kindern ab 8 Jahren initial 2 mg, danach 1 mg nach jedem ungeformten Stuhl.
Die Prophylaxe durch dauernde Einnahme eines schwer resorbierbaren Sulfonamids, von Neomycin, Colistin, Polymyxin B oder Paromomycin ist wirkungslos. Bei kürzerem Aufenthalt von 1–2 Wochen ist eine Prophylaxe mit 1mal tgl. 0,96 g Co-Trimoxazol oder 1mal tgl. 0,1 g Doxycyclin möglich. Es gibt jedoch schwer-

Tab. 55. Reisediarrhoe (Schweregrad, Behandlung).

Schweregrad	Symptome	Behandlung
Leicht	Bis 5 ungeformte Stühle täglich	Orale Rehydratation (mit Glukose und Salzen)[1]
Schwer	> 5 ungeformte Stühle täglich (oft mit Blutbeimengung und Fieber)	Orale Rehydratation (mit Glukose und Salzen)[1] oder Infusionslösung i. v. + Co-Trimoxazol[2] oder (bei Erwachsenen) einmalig 0,4 g Norfloxacin

[1] Orale Rehydratationslösung der WHO: Auf 1 l Wasser gibt man 3,5 g NaCl (= ¾ Teelöffel), 2,5 g Natriumbikarbonat (= 1 Teelöffel), 1,5 g KCl (in 1 Tasse Orangensaft oder 2 Bananen) + 20 g Glukose (= 4 Teelöffel). Handelsüblich als Beutel in jeder Apotheke in den Tropen (WHO Rehydration Formula). Muß in Deutschland vom Apotheker hergestellt werden. Die hier handelsüblichen Rehydratationspräparate unterscheiden sich von dem WHO-Rezept.
[2] 0,96 g oral alle 12 h (für 3–5 Tage).

wiegende Gegenargumente (z. B. Resistenz und Photodermatose durch Doxycyclin). Eine Einnahme kommt daher nur in begründeten Einzelfällen in Frage. Sicherer ist eine penible Nahrungsmittelhygiene, die auch gegen andere enterale Infektionen schützt (Typhus, Cholera, Amöbiasis, Hepatitis, Poliomyelitis). Zu vermeiden sind Leitungswasser, Eiswürfel, Speiseeis, Salate, ungeschälte Früchte, rohes Gemüse, Mayonnaise, Creme-Desserts, ungekochte Milch, Milchprodukte wie Käse usw., ungenügend erhitztes Fleisch, roher Fisch, Schalentiere, kaltes Buffet! Weitgehend ungefährlich sind gekochte Nahrung, die noch heiß ist, frisches Brot, auch gekochtes Wasser (falls Abkochen unmöglich, Chlorzusatz) sowie Wein, Bier, Tee, Kaffee, Flaschengetränke mit Kohlensäure.

▶ **Nekrotisierende Enterokolitis des Neugeborenen**: Gefährliche Erkrankung von Neugeborenen mit starker Auftreibung des Abdomens, Stühle teilweise blutig, oft mit Perforation von Ulzera, Peritonitis und Ileus. Rascher, meist tödlicher Verlauf. Man nimmt an, daß eine durch Ischämie oder lokale Noxen bedingte Schädigung der Darmschleimhaut das Eindringen von Bakterien ermöglicht. Bei Peritonitis liegt immer eine Mischinfektion vor.
Therapie bei Peritonitis und Sepsis mit Cefotaxim + Piperacillin + Clindamycin (i. v.). oder mit Cefotaxim + Gentamicin + Metronidazol (i. v.). Bei Darmperforation (freie Luft in der Bauchhöhle) sofortige Operation. Außerdem Flüssigkeitstherapie, Schockbekämpfung, evtl. mechanische Beatmung, nasogastrale Sonde, Peritonealdialyse.

▶ **Virusenteritiden:** Meist leichtere Darmerkrankungen durch Rotaviren, Coronaviren, Enteroviren (ECHO-, Coxsackieviren) und Adenoviren, z. T. mit Atemwegsinfektion. Antigennachweis im Stuhl bei Rota- und Adenovirusinfektionen durch Latextest oder ELISA-Technik. Chemotherapie nicht möglich, Behandlung mit Diät, evtl. Infusionen oder orale Rehydrierung.

▶ **Pseudomembranöse Enterokolitis:** Während einer Antibiotika-Therapie kann es zu einer Beeinträchtigung der normalen Darmflora und zum Überwuchern von Clostridium difficile im Darm kommen. Nosokomiale Infektionen, z.B. durch infizierte Endoskope, sind möglich. Die gefährliche pseudomembranöse Enterokolitis durch Selektion von Clostridium difficile tritt relativ häufig nach Therapie mit Clindamycin, Ampicillin und Tetracyclinen auf; sie äußert sich in profusen Durchfällen, Erbrechen, Kollaps und Kreislaufversagen (s. S. 191). Andere Mittel, die eine pseudomembranöse Enterokolitis auslösen können, sind sonstige Penicilline, Cephalosporine, Aztreonam, Imipenem, Co-Trimoxazol, Erythromycin und Chloramphenicol, aber auch Zytostatika.
Diagnose: Eine pseudomembranöse Enterokolitis verläuft oft protrahiert; schwere Formen können tödlich enden. Das Krankheitsbild ähnelt einer Colitis ulcerosa und beruht auf der Bildung von Zytotoxin und Enterotoxin durch

7. Infektionen des Gastrointestinaltraktes

Clostridium difficile. Es gibt aber auch wäßrige Durchfälle ohne Blutbeimengung. Bei beiden Formen findet man im Stuhl mikroskopisch reichlich Granulozyten. Clostridium difficile ist aus den Fäzes in großer Menge anzüchtbar. Beweisend ist der Toxinnachweis im Stuhl, der in der Gewebekultur oder durch einen Latextest möglich ist. Die Verdachtsdiagnose kann auch bei einer vorsichtigen Koloskopie gestellt werden.

Die Therapie muß auf Verdacht hin begonnen werden. Schwere Formen einer pseudomembranösen Enterokolitis, die einen plötzlichen Beginn mit starken Durchfällen und Allgemeinsymptomen zeigen, haben unbehandelt eine schlechte Prognose. Mittel der Wahl ist Vancomycin per os (0,125 g, bei Kindern 5 mg/kg alle 6 h) für 10 Tage (extrem teuer). Für Kinder (Dosierung nach Körpergewicht) ist die orale Gabe der Infusionslösung praktikabler und billiger. Auch das billigere Metronidazol (4mal tgl. 0,25 g, bei Kindern 7 mg/kg oral) ist gegen Clostridium difficile wirksam. Ein Therapieversagen von Metronidazol ist beschrieben (infolge Resistenz der Clostridien). Andere Antibiotika (außer Teicoplanin) sind unwirksam. Bei Unmöglichkeit einer oralen Applikation wirkt auch i.v. infundiertes Metronidazol (nicht aber Vancomycin i.v.). Rezidive (nach Beendigung der Therapie) kommen in 10–20% vor und sprechen erneut auf Vancomycin oder Metronidazol an. Bei schweren Formen mit profusen Durchfällen und Schocksymptomen ist eine intensive Behandlung mit Substitution der Wasser- und Elektrolytverluste wichtig. Die auslösenden Antibiotika sollten sofort abgesetzt werden. Der Nutzen prophylaktischer oraler Gaben von Vancomycin bei gefährdeten Patienten ist nicht erwiesen.

▶ **Bakterielle Lebensmittelvergiftung:** Die wichtigsten Erreger sind Salmonellen (Latenzzeit 6–48 h) und Enterotoxin-bildende Staphylokokken (Latenzzeit 1–6 h). Daneben können andere Keime, wenn sie in großer Zahl in Speisen enthalten sind, leichte oder schwere Durchfälle verursachen (z.B. Pseudomonas aeruginosa, Bacillus cereus, Aeromonas hydrophila, Plesiomonas shigelloides, Yersinien u.a.). Clostridium perfringens ist ein häufiger, aber selten diagnostizierter Erreger von Lebensmittelvergiftungen. Der Nachweis der Erreger kann in den Speisen einfacher sein als im Stuhl. Bei Staphylokokken, die ein hitzestabiles Enterotoxin bilden, schließt der fehlende Nachweis von Bakterien in einer gekochten Speise eine Staphylokokken-Ätiologie nicht aus.

Bei leichteren Formen genügt eine symptomatische Therapie, da nur die im Nahrungsmittel enthaltenen Toxine krankheitsauslösend sind (z.B. durch Aktivkohle, Elektrolytinfusionen, orale Rehydrierung). Salmonellen als Ursache einer Lebensmittelvergiftung erfordern in vielen Fällen eine Antibiotika-Therapie.

▶ **Botulismus:** Erbrechen und Durchfälle mit symmetrischen Hirnnervenlähmungen bei klarem Bewußtsein. Gefahr von Atemstillstand. Toxinnachweis im Serum und in Speiseresten (Tierversuch). Bei Säuglingen gibt es den sog. infantilen

intestinalen Botulismus, bei dem zwar die typischen neurologischen Ausfälle und Herzrhythmusstörungen bestehen, jedoch kein Durchfall (trotz Anwesenheit und Toxinbildung der Clostridien im Darm). Wundbotulismus ist sehr selten.
Therapie: Sofortige Gabe von trivalentem antitoxischen Botulismusserum (außer bei infantilem intestinalen Botulismus), Kortikosteroide, Schocktherapie, Intensivpflege, notfalls mechanische Beatmung, Herzschrittmacher. Zur Entfernung von noch nicht resorbiertem Toxin werden Abführen mit Magnesiumsulfat, Kohletabletten und hoher Einlauf empfohlen. Bei Wundbotulismus ist eine Therapie mit Penicillin G notwendig.

▶ **Enteritis durch Vibrio parahaemolyticus:** Halophile Vibrionen haben besonders in Japan und den USA häufig zu Nahrungsmittelinfektionen geführt. Muscheln, roher oder gekochter Fisch oder kontaminierte Speisen sind die Hauptquelle der Infektionen. In Europa sind Infektionen durch Vibrio parahaemolyticus selten diagnostiziert worden. Die Erkrankung verläuft ähnlich wie eine Salmonellen-Enteritis mit Diarrhoe (z.T. blutig), Bauchschmerzen, Erbrechen, Übelkeit. Dabei sind oft Kopfschmerzen und mittelgradiges Fieber vorhanden. Im allgemeinen heilt die Erkrankung in 2–5 Tagen. Bei schweren Verlaufsformen kann eine Therapie mit Co-Trimoxazol oder Tetracyclin indiziert sein.

▶ **Amöben-Ruhr:** Akute oder chronische Form, häufig nur symptomloser Darmlumenbefall. Die Pathogenese ist kompliziert. Offenbar gibt es Amöben-Stämme mit unterschiedlicher Virulenz. Personen mit Abwehrschwäche (z.B. nach Organtransplantation) sind besonders gefährdet. Diagnose durch mikroskopischen Nachweis von Amöbenzysten und Minutaformen im Stuhl, ggf. Einsendung der konservierten Stuhlprobe an ein Speziallabor (s. S. 450). Das Auftreten von Gewebeformen (Magnaformen) im frischen Stuhl beweist den Befall der Darmschleimhaut. Ein Leberabszeß läßt sich durch Sonographie oder Computertomographie feststellen. Bei Gewebeinfektionen ist im Serum ein Antikörpernachweis möglich, z.B. durch den Latexagglutinationstest, den indirekten Hämagglutinations-Antikörpertest, den indirekten Immunfluoreszenztest und die KBR.
Bei der Behandlung ist zwischen einer asymptomatischen Darmlumeninfektion und einer Gewebeinfektion zu unterscheiden. Die schweren Folgen einer unerkannten Amöbeninfektion und die Schwierigkeiten der Diagnostik rechtfertigen eine großzügige Behandlung auf Verdacht bei entsprechender Exposition (z.B. Indienreise). Das Mittel der Wahl ist Metronidazol, von dem 3mal tgl. 0,75 g oral (Kinder 3mal tgl. 10–15 mg/kg) bei leichten Infektionen für 3–5 Tage, bei schweren Infektionen für 10 Tage gegeben werden. Eine Alternative ist Tinidazol (Simplotan). Die Nitroimidazole wirken bei allen Formen der Krankheit (einschließlich Leberabszeß) und sollten wegen der Gefahr einer Gewebeinvasion auch bei asymptomatischer Darmlumeninfektion und bei Trägern angewandt

7. Infektionen des Gastrointestinaltraktes

werden. Bei Leberabszeß (meist solitär) sind außerdem Hospitalisierung, Bettruhe, Nahrungskarenz oder flüssige Diät, u. U. Behandlung von Wasser- und Elektrolytstörungen notwendig. Es ist auf Rupturyymptome (intrapleural, intraperikardial oder intraperitoneal) zu achten. Bei Unverträglichkeit oder gelegentlichem Therapieversagen kommt auch Chloroquin (Resochin) in Betracht. Große Leberabszesse sollten ein- oder mehrmalig durch geschlossene Nadelaspiration unter sonographischer Kontrolle abgesaugt werden. Weitere Komplikationen sind Sekundärinfektionen und Lebervenenthrombose. Rezidive kommen in den ersten 6 Wochen nach Therapiebeginn vor, weshalb die Patienten in dieser Zeit sorgfältig zu überwachen sind. Bei einer Darmlumeninfektion ist Metronidazol wegen der raschen Resorption weniger wirksam als Diloxanid, welches daher zusätzlich (nach einer Metronidazolbehandlung) gegeben werden sollte. – Die Therapie und Prophylaxe der Darmlumeninfektion können auch mit Chinolin-Derivaten (Diiodoquin) oder Diloxanid (Entamide, Furamide) erfolgen.

▶ **Giardiasis:** Früher als Lambliasis bezeichnet. Übertragung durch Trinkwasser, Nahrungsmittel, Kontakt (Mensch, Haustiere). Häufiger bei Kindern und immunsupprimierten Patienten, auch bei Hypogammaglobulinämie, IgA-Mangel, Magenulkus, Gallengangserkrankungen und Pankreatitis. Asymptomatische Träger sind häufig. Es gibt aber auch akute oder chronische (wäßrige) Durchfälle z. T. mit Malabsorption. Mikroskopischer Erregernachweis im Duodenalsaft sicherer als im Stuhl (intermittierende Ausscheidung).
Therapie: Metronidazol (Clont), von dem Erwachsene tgl. 0,75 g (in 3 oralen Einzelgaben), Kinder von 4–8 Jahren tgl. 0,25 g und Kinder unter 4 Jahren tgl. 0,125 g erhalten (für 7 Tage). Oder Einmaltherapie mit Tinidazol (Erwachsene einmalig 2 g, Kinder von 6–12 Jahren 1 g). Asymptomatische Träger mitbehandeln!

▶ **Balantidien-Ruhr:** Akute oder protrahiert verlaufende Dickdarmenteritis mit wäßrigen, schleimigen oder blutigen Stühlen. Vorkommen selten. Die großen beweglichen Trophozoiten sind in flüssigem Stuhl mikroskopisch leicht zu identifizieren, während man in geformtem Stuhl nur die Zysten findet. Erregerreservoir sind Schweine und andere Tiere.
Therapie: Metronidazol, tgl. 0,75–1,0 g per os für 5 Tage, evtl. auch Tetracycline, besonders Oxytetracyclin (Terramycin), tgl. 2 g per os.

▶ **Kokzidien-Infektionen:** Isospora belli, Kryptosporidien und Mikrosporidien (zu den Kokzidien gehörende Protozoen). Vorkommen bei Mensch und Tier (auch Haustiere). Erkrankungen in jedem Lebensalter, besonders bei Abwehrschwäche (z. B. AIDS). Cholera-ähnliche Durchfälle, z. T. mit niedrigem Fieber und krampfartigen Leibschmerzen, bei immunsupprimierten Patienten oft protrahiert verlaufend, z. T. mit Malabsorptionssyndrom (subtotale Dünndarmzottenatrophie), bei immunkompetenten Personen dagegen von kürzerer Dauer und selbstheilend. Bei Isospora-belli-Infektionen sind die Durchfälle meist leicht. Mikroskopischer Nachweis im Dünndarmbiopsat (alkoholfixiertes Tupfpräparat nach Giemsa färben) oder Nachweis der Oozysten im Stuhl (säurefeste Färbung, evtl. nach Anreicherung der Erreger). Die Kryptosporidien heften sich an die Zottenmembran der Dünndarmepithelien an. Auch wenn im Stuhl keine Oozysten nachweisbar sind, können im Dünndarmbiopsat die verschiedenen Entwicklungsformen der Erreger gefunden werden (besonders bei Mikrosporidien-Infektionen).

Bei **Cryptosporidium-Infektionen** führt Spiramycin (3mal tgl. 1 g oral für 2–4 Wochen) manchmal zu einer Besserung. Auch Azithromycin kommt in Frage (wird z. Z. klinisch geprüft). Oft sind i.v. Flüssigkeitstherapie und parenterale Ernährung erforderlich. Die Durchfälle können z. T. durch Prostaglandininhibitoren (Indometacin oder Naproxen) gebessert werden. Ein neues Therapeutikum ist Letrazuril (noch in Erprobung).

Mikrosporidien (Enterocytozoon bieneusi) können zu ähnlichen langanhaltenden Diarrhoen führen. Häufig bestehen auch Zeichen einer Cholestase (durch Befall der Gallenwege). Die sehr kleinen Mikrosporidien sind im Stuhl nur schwer nachweisbar; sie finden sich aber in großer Zahl als Parasitenzysten in den Darmzellen (Duodenalbiopsie). Mikrosporidien-Infektionen sprechen auf eine Therapie mit Metronidazol oder Co-Trimoxazol an.

Bei **Isospora-Infektion** wirkt Co-Trimoxazol oral (4mal tgl. 0,96 g für 10 Tage, dann 2mal tgl. 0,96 g für 21 Tage). Um einen Rückfall zu verhüten, ist eine längere Suppressionsbehandlung mit 1mal tgl. 0,48 g Co-Trimoxazol oral ratsam.

▶ **Strongyloides-Infektionen:** Vorkommen dieses Zwerg-Hakenwurmes in tropischem und subtropischem Klima. Die Infektion erfolgt durch die im Boden enthaltenen filariformen Larven, welche die Haut durchdringen, durch den Kreislauf in die Lungen gelangen und von dort in den Dünndarm kommen. Die 2 mm langen weiblichen Würmer saugen sich an der Mukosa fest und setzen etwa 4 Wochen nach stattgefundener Infektion die Eier ab, aus denen noch im Darm infektionstüchtige Larven entstehen, welche mit dem Stuhl ausgeschieden werden. Die Larven können aber auch durch die Darmwand oder die Afterhaut eindringen und so zu einer zunehmenden Parasiteninfektion führen.

Außer Haut- und Lungensymptomen können Darmsymptome auftreten, wie schleimige Durchfälle, Erbrechen, Bauchschmerzen. Bei chronischem Strongyloides-Befall kann sich ein Malabsorptionssyndrom mit Eiweißverlust (durch den Darm) und Gewichtsverlust entwickeln. Bei immunsupprimierten Patienten mit sog. Hyperinfektionssyndrom sind die Stühle meist blutig, die Infektion oft disseminiert (Larveninvasion in innere Organe), Erkrankungen nicht selten tödlich. Eine Eosinophilie kann dabei fehlen.

7. Infektionen des Gastrointestinaltraktes

Therapie: Ein relativ gut wirksames Mittel ist Thiabendazol (in Deutschland nicht mehr im Handel), das 2 Tage gegeben wird, bei disseminierter Infektion für 2 Wochen. Eine neue Alternative ist Ivermectin (MSD). Eine Behandlung ist wegen der Gefahr einer fortschreitenden Autoinfektion auch bei Nichterkrankten indiziert (sonst unter Umständen langdauernder Verlauf über viele Jahre).

▶ **Tropische Sprue:** In den Tropen vorkommende epidemische Malabsorptionskrankheit mit schwerem Folsäure- und Vitamin-B_{12}-Mangel, megaloblastärer Anämie und funikulärer Myelose. Spricht nicht auf gliadinfreie Diät, sondern auf Antibiotika an. Außer Folsäure und Vitamin B_{12} gibt man 4mal tgl. 0,25 g Tetracyclin für 1 Monat, danach 2mal tgl. 0,25 g für 5 Monate. Versagen dieser Behandlung weist auf eine andere Ätiologie hin.

▶ **Colitis ulcerosa:** Nichtinfektiöse, ätiologisch ungeklärte, geschwürige Entzündung des Dickdarmes, bei welcher bakterielle Infektionen allenfalls eine sekundäre Rolle spielen. Eine antibakterielle Therapie ist meist unwirksam. Folgende Mittel werden empfohlen: Sulfasalizin (Azulfidine), initial 4–6 g, nach Besserung Langzeitbehandlung mit Erhaltungsdosen von 1,5–3 g/Tag. Die Wirkung beruht auf der Freisetzung und Resorption von 5-Aminosalizylsäure im Darm (nicht auf einer antibakteriellen Wirkung). Genaue Überwachung wegen häufiger Nebenwirkungen (allergische Exantheme, Fieber) ist notwendig. Weniger Nebenwirkungen hat die aktive Komponente 5-Aminosalizylsäure als Monosubstanz (Mesalazin). Bei Versagen dieser Salizylate kann ein Therapieversuch mit Metronidazol unternommen werden.
Bei akuter toxischer Kolitis oder schwerer Exazerbation durch bakterielle Sekundärinfektion sind Antibiotika-Kombinationen mit guter Wirksamkeit gegen Anaerobier und Enterobakterien indiziert (z. B. Cefotaxim + Metronidazol oder Cefoxitin + Azlocillin). Die Erfolgsaussichten dieser Behandlung dürfen nicht überschätzt werden. Außerdem kommen eine Therapie mit Prednison, Sedativa, Diät, notfalls Bluttransfusion sowie Psychotherapie in Frage. In 15–20% ist ein chirurgisches Eingreifen (Kolektomie) erforderlich.

▶ **Morbus Crohn:** Ätiologisch ungeklärte granulomatöse Entzündung des unteren Dünndarms, seltener auch des Kolons. Bakterielle Infektionen spielen bei der Entwicklung von Fisteln eine sekundäre Rolle. Eine Langzeitbehandlung mit Sulfasalizin wird wie bei Colitis ulcerosa empfohlen. Fieber, Fisteln und lokale Eiterungen indizieren eine zusätzliche Antibiotika-Therapie. Dabei können Metronidazol oder wirksame Kombinationen gegen Anaerobier und Enterobakterien (z. B. Gentamicin + Clindamycin, Cefoxitin + Piperacillin, Cefotaxim + Metronidazol) nützlich sein.

Whipple-Krankheit

Seltene, systemische Infektionskrankheit durch grampositive Stäbchen, die noch nicht angezüchtet und identifiziert werden konnten. Vorkommen besonders in Europa und in den USA. Betroffen sind vor allem Menschen zwischen 50 und 70 Jahren.
Die klinischen Symptome sind in der lang dauernden Frühphase Arthralgien, Arthritis, Pleuritis, Perikarditis und Lymphadenopathie. Später stehen Malabsorption, Diarrhoe, Gewichtsverlust und Bauchschmerzen (teilweise mit Fieber) im Vordergrund. Hautpigmentierungen, Anämie, valvuläre Endokarditis und ZNS-Beteiligung sind häufig. Langsam fortschreitende Erkrankung mit fast immer tödlichem Ausgang (ohne Antibiotika-Therapie).
Die Diagnose wird durch Dünndarmbiopsie gestellt (mikroskopischer Nachweis von freien Stäbchen unter der Basalmembran der Epithelien und von bakterienhaltigen Makrophagen in der Lamina propria).
Die Therapie besteht in der täglichen Injektion von 1,2 Mill. E Penicillin G i.v. und von 1 g Streptomycin i.m. für 2 Wochen, gefolgt von 2mal tgl. 0,96 g Co-Trimoxazol oral für 1 Jahr. Zusätzlich gibt man tgl. 3 mg Folinsäure (Lederfolat), um einen Folsäuremangel zu verhüten. Rezidive sind möglich (daher Langzeittherapie unbedingt erforderlich). Ein ZNS-Rezidiv ist meist therapieresistent. Auch Tetracycline scheinen wirksam zu sein (bei ZNS-Beteiligung aber unzureichend).

Appendizitis

Eine unkomplizierte Appendizitis benötigt keine Antibiotika-Therapie; die Behandlung der Wahl ist die frühzeitige Operation.
Eine Antibiotika-Therapie ist stets indiziert, wenn es zu Komplikationen (Perforation, Peritonitis, Pylephlebitis, intraabdomineller Abszeß) gekommen ist. Auch bei Unmöglichkeit einer Operation muß eine Antibiotika-Therapie durchgeführt werden. Eine Antibiotika-Therapie (unter Einschluß von Metronidazol) sollte auch bei Verdacht auf Appendizitis stattfinden, wenn in Zusammenhang mit einem Tropenaufenthalt ein Amöbom nicht ausgeschlossen werden kann. Bei schweren Allgemeinsymptomen einer Appendizitis, die auf Komplikationen hindeuten, ist es ratsam, bereits präoperativ eine Antibiotika-Therapie einzuleiten.
Die Antibiotika-Therapie einer Appendizitis sollte die häufigsten Erreger einer stets vorhandenen Mischinfektion erfassen (Bacteroides fragilis, anaerobe Streptokokken, Enterobakterien). Hierfür eignen sich Kombinationen, wie Gentamicin + Clindamycin oder Cefotaxim + Metronidazol, oder Imipenem. Eine perioperative Prophylaxe (einmalig oder kurzzeitig) mit Metronidazol, einem Anaerobier-Cephalosporin oder Acylaminopenicillin verringert das Risiko von Sekundärinfektionen, wird aber von vielen Chirurgen abgelehnt.

7. Infektionen des Gastrointestinaltraktes

Peritonitis

Entstehung: Man unterscheidet primäre und sekundäre Peritonitiden. Die **primäre Peritonitis** entsteht häufig hämatogen bei einer systemischen Infektion. Disponiert sind Patienten mit einer Leberzirrhose und einem Aszites. Es gibt auch eine primäre Peritonitis bei sonst gesunden Personen mit einer Bakteriämie.

Die **sekundäre bakterielle Peritonitis** ist meist eine vom Magen-Darm-Trakt ausgehende Perforations- oder Durchwanderungsperitonitis und häufig die Folge eines penetrierenden Traumas, eines Malignoms, einer Appendizitis, Divertikulitis, Enteritis, Cholezystitis oder eines Ulcus duodeni. Dabei können sich eine umschriebene oder diffuse Peritonitis, ein intraabdomineller Abszeß oder eine Bakteriämie entwickeln. Eine umschriebene oder diffuse Peritonitis kann auch bei Vorliegen eines Pankreas- oder Milzabszesses entstehen. Sonderformen sind die Beckenperitonitis (s. S. 507) und die Peritonitis bei kontinuierlicher ambulanter Peritonealdialyse (CAPD).

Erregerspektrum: Bei primärer Peritonitis liegt in der Regel eine Monoinfektion vor. Am häufigsten ist E. coli (40–60%). Andere Erreger sind Pneumokokken (15%), Enterokokken (Enterococcus faecalis), A-Streptokokken (Streptococcus pyogenes), Staphylokokken, Gonokokken, andere gramnegative Stäbchen, Anaerobier und Pseudomonas. Das mikroskopische Präparat des Peritonealexsudates bzw. -eiters zeigt meist nur eine Keimart und mehr als 300 Granulozyten pro µl. In jedem Fall sollte eine Kultur für aerobe und anaerobe Keime angelegt werden, außerdem eine Blutkultur.

Bei sekundärer Peritonitis besteht immer eine Mischinfektion (meist von aeroben und anaeroben Keimen aus dem Magen-Darm-Kanal). Dabei ist mit E. coli, anderen Enterobakterien, Enterokokken, Bacteroides fragilis und anderen Anaerobiern zu rechnen.

Therapie: Bei **primärer Peritonitis** kann oft auf eine Laparotomie verzichtet werden. Bei gramnegativen Stäbchen im mikroskopischen Präparat gibt man initial Cefotaxim (tgl. 6 g) + Gentamicin (tgl. 5 mg/kg) + Metronidazol (tgl. 1,2 g). Bei Pneumokokken- und A-Streptokokken-Peritonitis genügt Penicillin G i. v. (tgl. 5–10 Mill. E). Gonokokken sind immer gegen Cefotaxim empfindlich (tgl. 6 g). Gegen Staphylokokken verwendet man Cefazolin oder Vancomycin (entsprechend dem Antibiogramm). Gegen Enterokokken wirken am besten Ampicillin oder Mezlocillin i. v. Behandlungsdauer bei primärer Peritonitis mindestens 2 Wochen.

Bei **sekundärer Peritonitis** ist prinzipiell eine Operation notwendig zur Drainage und Beseitigung der auslösenden Ursache. Dabei immer Untersuchung von Bauchhöhlenexsudat. Die Antibiotika-Therapie sollte stets vor der Operation beginnen. Da bei Darmperforation immer Mischinfektionen vorliegen, darf ein nachgewiesener Keim nie für den alleinigen Erreger gehalten werden (Anaerobier sterben beim Transport leicht ab). Stets muß die Antibiotika-Therapie das gesamte potentielle Erregerspektrum abdecken. Geeignete Kombinationen sind Cefotaxim + Metronidazol oder Imipenem + Gentamicin. Alternativen sind Cefoxitin + Amikacin oder Metronidazol + Ciprofloxacin. Behandlungsdauer: mindestens 14 Tage. Die Antibiotika dienen auch zur Verhinderung einer Sepsis und einer Abszeßbildung. Eine oft gleichzeitig bestehende Niereninsuffizienz muß bei der Dosierung berücksichtigt werden. Die meisten Antibiotika dringen gut in das entzündete Peritoneum ein und erzeugen bei systemischer Gabe dort therapeutische Konzentrationen. Die intraperitoneale Instillation von Antibiotika reicht zur Therapie nicht aus und hat zahlreiche Nebenwirkungen. Aminoglykoside oder Polymyxine können dabei eine gefährliche neuromuskuläre Blockade mit Atemstillstand auslösen (Gegenmittel: Prostigmin und Kalziumglukonat i. v.). Die meisten Antibiotika, vor allem Penicilline und Cephalosporine, werden bei intraperitonealer Instillation so schnell resorbiert, daß eine Lokalbehandlung keine Vorteile bringt. Peritoneal-Spülungen mit Povidon-Jod und anderen Desinfektionsmitteln sind gefährlich (geringe Aktivität, zytotoxische Wirkung, Resorption von Jod und Povidon).

Bei **kontinuierlicher ambulanter Peritonealdialyse** (CAPD) entsteht nicht selten eine Peritonitis mit oder ohne Bakteriämie. Häufiger sind sog. Tunnelinfektionen oder Infektionen an der Eintrittsstelle des Katheters. Die häufigsten Erreger sind Staphylococcus epidermidis (40%), Staphylococcus aureus, Enterokokken, E. coli, Klebsiella, Enterobacter, Proteus, Pseudomonas, Candida und Anaerobier, selten Mykobakterien und andere Pilze. In 5–10% bleiben die Kulturen steril.

Zur Therapie wird eine einmalige i. v. Gabe von Vancomycin (1 g) und Gentamicin (1,5 mg/kg) empfohlen. Danach setzt man jeden Tag dem Dialysat pro Liter 25 mg Vancomycin und 4 mg Gentamicin zu (für etwa 2 Wochen). Wenn nach 7 Tagen immer noch Bakterien nachweisbar sind, soll der infizierte Peritonealkatheter entfernt werden. Bei einer Candida-Infektion kann man dem Dialysat Amphotericin B (1–3 mg/l) hinzufügen und gibt oral Flucytosin (initial 30 mg/kg, danach tgl. 15 mg/kg). Die Serumspiegel von Flucytosin sollen dabei kontrolliert werden und zwischen 50 und 100 mg/l liegen. Eine Alternative ist Fluconazol (bei Candida albicans). Bei häufig rezidivierender Peritonitis (>3 Episoden in 6 Monaten) ist eine Fortsetzung der CAPD meistens nicht mehr möglich.

Pankreatitis

Eine Pankreatitis entsteht in der Regel durch Autodigestion. Dabei spielen bakterielle Infektionen in der Spätphase der Erkrankung eine sekundäre Rolle (häufig Mischinfektionen). Durch Sonographie und Computertomographie kön-

7. Infektionen des Gastrointestinaltraktes

nen ein Pankreasabszeß oder eine infizierte Pseudozyste nachgewiesen werden. Im Vordergrund der Behandlung stehen die Schockbehandlung, Analgetika, Absaugen des Mageninhaltes, Nahrungskarenz, parenterale Ernährung, Atropin, Kalziumglukonat i. v. (bei Hypokalziämie), die Ausschaltung auslösender Ursachen, evtl. Operation. Wenn eine antibiotische Behandlung für notwendig gehalten wird, kann Mezlocillin i. v. (Erwachsene tgl. 6–15 g, Kinder 150 mg/kg, verteilt auf 3–4 Einzelgaben) verwendet werden. Auch Cefotaxim, Ceftriaxon, Imipenem oder Piperacillin kommen in Frage.

Leberabszeß

Vorkommen bei Entzündungen im Bereich der Gallenwege und der Pfortader (Pylephlebitis), bei Sepsis und bei Amöben-Hepatitis.

Bakterielle Erreger sind Keime der Bacteroides-Gruppe, anaerobe und mikroaerophile Streptokokken, auch Enterobakterien und Staphylokokken. Bei Leukämiepatienten können multiple Abszesse durch Candida oder Aspergillus bedingt sein. Die Diagnose von Leberabszessen ist schwierig (Leberklopfschmerz, Lebersonographie, Leberszintigraphie, Computertomographie, außerdem Amöbenantikörper im Serum, evtl. Amöbennachweis im Stuhl). Bei multiplen Abszessen, die hämatogen entstanden sind, kann die Blutkultur positiv sein. Bei großen Abszessen Punktion unter Antibiotika-Schutz. Im Punktat eines Amöbenabszesses können lebende Amöben mikroskopisch nachweisbar sein. Für Amöbenätiologie spricht auch vermehrte Galliumaufnahme in die Abszeßwand, während im Zentrum des Abszesses die Aufnahme vermindert ist. Bei manchen Amöbenabszessen besteht gleichzeitig eine bakterielle Infektion.

Die **Therapie** muß die wichtigsten Erreger, auch evtl. vorhandene Amöben erfassen; es kommen daher nur Kombinationen in Frage, wie Mezlocillin + Metronidazol oder Cefotaxim + Metronidazol. Ebenfalls geeignet sind Kombinationen unter Einschluß von Imipenem, Piperacillin oder einem Aminoglykosid. Bei Pilzen als Ursache wirkt am besten Amphotericin B (evtl. kombiniert mit Flucytosin). Bei Abszeßruptur, bei größeren Abszessen oder bei gleichzeitiger Cholangitis, Divertikulitis oder Appendizitis ist chirurgisches Eingreifen notwendig. Therapie bei Amöbenabszeß: s. S. 460.

Gallenwegsinfektionen

Entstehung: Es besteht fast nie eine Korrelation zwischen bestimmten Erregern und klinischem Bild. Fast immer liegen sekundäre Gallenwegsinfektionen vor, die meist durch einen mechanischen Verschluß (Konkrement, Tumor, Papillenstenose u. a.) bedingt sind. In Südostasien gibt es als Sonderform eine primäre bakterielle Cholangitis ohne mechanische Ursache. Auch bei Cholezystitis oder Gallenblasenempyem besteht in der Regel eine Abflußbehinderung.

Erreger sind E. coli, aerobe und anaerobe Streptokokken, Bacteroides-Arten, seltener andere Enterobakterien, Salmonellen, Clostridium perfringens u. a. (oft Mischinfektionen). Der Erregernachweis ist schwierig. Nur bei wenigen Patienten können die Keime aus der Blutkultur im Fieberanstieg nachgewiesen werden. Durch Untersuchung von Duodenalsaft ist eine Erregerdiagnose nicht möglich. Bei einer Operation und bei einer ERCP sollte die Gewinnung von Galle zur kulturellen Untersuchung nicht versäumt werden.

Therapie: Ein Antibiotikum, das zur Behandlung von Gallenwegsinfektionen verwendet wird, sollte bestimmte Voraussetzungen erfüllen:
1. Wirkung auf das bei Gallenwegsinfektionen vorkommende Erregerspektrum.
2. Hohe Blut- und Gewebespiegel.
3. Wirksame Spiegel in der Lebergalle (Vorkommen nicht nur als unwirksame Metaboliten).
4. Gallenspiegel auch bei Cholestase ausreichend.
5. Keine antagonistische Wirkung von Galle auf die Wirksamkeit des Antibiotikums.

Die Antibiotika-Therapie der Cholezystitis und Cholangitis ist weitgehend gleich und dient auch der Verhütung septischer Komplikationen. Früher galten Tetracycline als Mittel der Wahl. Sie werden in hoher Konzentration in der Galle ausgeschieden; ihr Erregerspektrum erfaßt die wichtigen Erreger von Gallenwegsinfektionen. Die Therapieergebnisse mit Tetracyclinen waren jedoch oft enttäuschend. Als Erklärung für die häufigen Versager kann ein Antagonismus von Galle auf die Wirksamkeit der Tetracycline angesehen werden; in der normalerweise schwach alkalischen Galle sind Tetracycline inaktiv. Die Inaktivierung von Tetracyclinen durch Galle äußert sich auch in der schlechten Keimelimination unter einer Tetracyclin-Therapie. Im Gegensatz dazu führen β-Lactam-Antibiotika zu einem schnellen Verschwinden der Bakterien aus der Galle. Günstige Parameter für die Behandlung von Gallenwegsinfektionen haben Mezlocillin und gallengängige Cephalosporine (z. B. Ceftriaxon). Herkömmliche β-Lactam-Antibiotika, wie Ampicillin, Cefazolin, Cefazedon und Cefoxitin, die sich in der Galle nicht anreichern, sollten bei Gallenwegsinfektionen nur angewandt werden, wenn keine Cholestase vorliegt. Ciprofloxacin führt zu hohen Gallekonzentrationen und ist zur Therapie von Gallenwegsinfektionen geeignet.
Bei schweren Gallenwegsinfektionen kann die Kombination eines β-Lactam-Antibiotikums mit einem Aminoglykosid sinnvoll sein. Die Bedeutung der Gallenspiegel für die Behandlung von Gallenwegsinfektionen sollte nicht über-

7. Infektionen des Gastrointestinaltraktes

schätzt werden; Gewebespiegel spielen ebenfalls eine wichtige Rolle. Für unkomplizierte Gallenwegsinfektionen sind günstig: Cefotaxim (tgl. 4–6 g) oder Ceftriaxon (tgl. 2 g) oder Imipenem (tgl. 2 g) oder Mezlocillin (tgl. 6–15 g). Die Tagesdosis von Ciprofloxacin ist 0,4–0,8 g. Ohne Cholestase kommen auch Amoxicillin (tgl. 6–15 g), Cefazolin (tgl. 4–6 g), Cefazedon (tgl. 4–6 g) oder Cefoxitin (tgl. 6 g) in Frage.
Bei leichteren Gallenwegsinfektionen kann Amoxicillin (tgl. 3 g) oder Ciprofloxacin (tgl. 1 g) oral gegeben werden.

Sonstige Therapie: Die baldige Beseitigung eines Abflußhindernisses durch Operation oder Papillotomie ist die wichtigste Voraussetzung für die dauerhafte Heilung einer Cholangitis. Ohne Operation kommt es immer wieder zu neuen Fieberschüben.

Bei einem **Gallenblasenempyem** sollte eine Cholezystektomie unter Antibiotikaschutz durchgeführt werden (entweder als Frühoperation oder im Intervall nach Abklingen der akuten Symptomatik unter Antibiotika-Therapie). Eine **Perforation der Gallenblase** mit Peritonitis ist ebenfalls eine Indikation für eine sofortige Operation unter einer Antibiotika-Therapie. Über die Notwendigkeit eines solchen Eingriffs darf auch nicht eine vorübergehende Besserung unter der Antibiotika-Therapie hinwegtäuschen. Im allgemeinen sind die Möglichkeiten einer antibiotischen Behandlung von Gallenwegsinfektionen begrenzt.

Da bei **endoskopischen Eingriffen** an den Gallenwegen (z. B. ERCP) häufig bakterielle Komplikationen (Fieber, Sepsis, Cholangitis, Pankreatitis) eintreten, wird dabei meist eine Infektionsprophylaxe befürwortet. Geeignete Mittel sind Mezlocillin, Ciprofloxacin und Ceftriaxon. Die Prophylaxe sollte kurz vor dem Eingriff beginnen und nur kurze Zeit durchgeführt werden.

Durch eine **perioperative Antibiotikaverabreichung** bei Gallenwegsoperationen wird die Frequenz von Sekundärinfektionen verringert. In Frage kommen kurzzeitige parenterale Gaben von Mezlocillin, Ceftriaxon oder Ciprofloxacin.

Literatur

ABRAHAM, G., S. I. VAS: Treatment of fungal peritonitis in patients undergoing continuous ambulatory peritoneal dialysis (letter; comment). Am. J. Med. *88:* 825–827 (1990).
BARTLETT, J. G.: Clostridium difficile: Clinical considerations. Rev. Infect. Dis. *12* (Suppl. 2): S243 (1990).
BENNION, R. S., J. E. THOMPSON, E. J. BARON, S. M. FINEGOLD: Gangrenous and perforated appendicitis with peritonitis: treatment and bacteriology. Clin. Ther. *12* Suppl. C: 31–44 (1990).

BERBE, T. V. et al.: Antibiotic management of surgically treated gangrenous or perforated appendicitis. Am. J. Surg. *144:* 8 (1982).
BOGAERTS, J., P. LEPAGE, D. ROUVROY, J. VANDEPITTE: Cryptosporidium, a frequent cause of diarrhea in Central Africa. J. Clin. Microbiol. *20:* 874–876 (1984).
BRADLEY, E. L.: Antibiotics in acute pancreatitis. Current status and future directions. Am. J. Surg. *158:* 472–477 (1989).
BYRNE, J. J., T. L. TREADWELL: Treatment of pancreatitis. When do antibiotics have a role? Postgrad. Med. *85:* 333–334, 337–339 (1989).
CIMOLAI, N., J. D. ANDERSON, B. J. MORRISON: Antibiotics for Escherichia coli 0157: H7 enteritis?. J. Antimicrob. Chemother. *23:* 807–808 (1989).
DE ZOYSA, I., R. G. FEACHEM: Interventions for the control of diarrhoeal diseases among young children: chemoprophylaxis. Bull. WHO *63:* 295–315 (1985).
DIPERRI, G., M. STROSSELLI, E. G. RONDANELLI: Therapy of entamebiasis. J. Chemother. *1:* 113 (1989).
DUPONT, H. L., D. C. ERICSSON, P. C. JOHNSON: Chemotherapy and chemoprophylaxis of traveler's diarrhea. Ann. Intern. Med. *102:* 260 (1985).
ERICSSON, C. D. et al.: Treatment of traveler's diarrhea with sulfamethoxazole and trimethoprim and loperamide. J.A.M.A. *263:* 257 (1990).
FEKETY, R. et al.: Treatment of antibiotic-associated Clostridium difficile colitis with oral vancomycin: Comparison of two dosage regimens. Am. J. Med. *86:* 15 (1989).
GILAT, T., G. LEICHTMAN, G. DELPRE, J. ESHCHAR, P. BAR-MEIR, Z. FIREMAN: A comparison of metronidazole and sulfasalazine in the maintenance of remission in patients with ulcerative colitis. J. Clin. Gastroenterol. *11:* 392 (1989).
GLASS, R. I., B. J. STOLL, M. I. HUQ, M. J. STRUELENS, M. BLASER, A. K. M. G. KIBRIYA: Epidemiologic and clinical features of endemic Campylobacter jejuni infection in Bangladesh. J. Infect. Dis. *148:* 292–296 (1983).
HILL, D. R.: Giardia lamblia. In: G. L. MANDELL, R. G. DOUGLAS, JR., J. E. BENNETT (eds.): Principles and Practice of Infectious Diseases (3rd ed.). New York: Churchill Livingstone, 1990.
HORTON, M. W., R. G. DEETER, R. A. SHERMAN: Treatment of peritonitis in patients undergoing continuous ambulatory peritoneal dialysis. Clin. Pharm. *9:* 102–118 (1990).
HYAMS, J. S., W. A. DURBIN, R. J. GRAND, D. A. GOLDMANN: Salmonella bacteremia in the first year of life. J. Pediat. *96:* 57 (1980).
KIPPERMAN, H., M. EPHIROS, M. LAMBDIN, K. WHITE-ROGERS: Aeromonas hydrophila: a treatable cause of diarrhea. Pediatrics *73:* 253 (1984).
KOLMOS, H. J., K. E. H. ANDERSEN, L. HANSEN: The dialysis catheter and infectious peritonitis in intermittent peritoneal dialysis. Scand. J. Infect. Dis. *16:* 181 (1984).
KROTHAPALLI, R. K., H. O. SENEKJIAN, J. C. AYUS: Efficacy of intravenous vancomycin in the treatment of gram-positive peritonitis in long-term peritoneal dialysis. Am. J. Med. *75:* 345 (1983).
LUDLAM, H. A., I. BARTON, L. WHITE: Intraperitoneal ciprofloxacin for the treatment of peritonitis in patients receiving continuous ambulatory peritoneal dialysis (CAPD). J. Antimicrob. Chemother. *25:* 843–851 (1990).
MANDAL, B. K., M. E. ELLIS, E. M. DUNBAR, K. WHALE: Double-blind placebo-controlled trial of erythromycin in the treatment of clinical campylobacter infections. J. Antimicrob. Chemother. *13:* 619 (1984).
PAI, C. H., F. GILLIS, E. TOUMANEN et al.: Placebo-controlled double-blind evaluation of trimethoprim-sulfamethoxazole treatment of Yersinia enterocolitica gastroenteritis. J. Pediatr. *104:* 308 (1984).
PAPE, J. W. et al.: Treatment and prophylaxis of Isospora belli infection in patients with the acquired immunodeficiency syndrome. N. Engl. J. Med. *320:* 1044 (1989).

PEHRSON, P. E., E. BENGTSSON: A long-term follow up study of amoebiasis treated with metronidazole. Scand. J. Infect. Dis. *16:* 195 (1984).

PETERSON, P. K., W. F. KEANE: Infections in chronic peritoneal dialysis patients. In: REMINGTON, J. S., M. N. SWARTZ (eds.), Current Clinical Topics in Infectious Diseases. New York: McGraw-Hill, pp. 239–260 (1985).

PITARANGSI, C., P. ECHEVERRIA, R. WHITMIRE, C. TIRAPAT, S. FORMAL, G. J. DAMMIN, M. TINGTALAPONG: Enteropathogenicity of Aeromonas hydrophila and Plesiomonas shigelloides: prevalence among individuals with and without diarrhea in Thailand. Infect. Immun. *35:* 666–673 (1982).

RAVDIN, J. I.: Amebiasis. Churchill Livingstone, London 1987.

ROMEU, J., B. CLOTED, C. TURAL et al.: Therapeutic challenge for Isospora belli enteritis in an AIDS patient who developed Lyell syndrome after co-trimoxazole therapy. Am. J. Gastroenterol. *84:* 207–209 (1989).

SAEZ-LLORENS, X.: Spiramycin for treatment of Cryptosporidium enteritis. J. Infect. Dis. *160:* 342 (1989).

SAKLAYEN, M. G.: CAPD peritonitis. Incidence, pathogens, diagnosis, and management. Med. Clin. North. Am. *74:* 997–1010 (1990).

SOAVE, R., W. D. JOHNSON: Cryptosporidium and Isospora belli infections. J. Infect. Dis. *157:* 225 (1988).

TEASLEY, D. G., D. N. GERDING, M. M. OLSON et al.: Prospective randomized trial of metronidazole versus vancomycin for Clostridium difficile-associated diarrhea and colitis. Lancet *2:* 1043 (1983).

THOMPSON JR., J. E., S. FORLENZA, R. VERMA: Amebic liver abscess: a therapeutic approach. Rev. Infect. Dis. *7:* 171 (1985).

TIEMENS, K. M., P. L. SHIPLEY, R. A. CORREIA et al.: Sulfamethoxazole-trimethoprim-resistant Shigella flexneri in Northeastern Brazil. Antimicrob. Ag. Chemother. *25:* 653 (1984).

WEINKE, T., W. SCHERER, U. NEUBER, M. TRAUTMANN: Clinical features and management of amebic liver abscess. Experience from 29 patients. Klin. Wochenschr. *67:* 415 (1989).

WISTROM, J., M. JERTBORN, S. A. HEDSTROM et al.: Short-term self-treatment of travellers' diarrhoea with norfloxacin: a placebo-controlled study. J. Antimicrob. Chemother. *23:* 905 (1989).

8. Infektionen des Urogenitaltraktes

Vorbemerkungen: Die Differenzierung von Harnwegsinfektionen in Pyelonephritis und Zystitis stößt oft auf Schwierigkeiten. Neben klinisch eindeutigen Krankheitsbildern gibt es viele Harnwegsinfektionen, bei denen eine Unterscheidung nicht möglich ist. Das Risiko, daß aus einer Zystitis eine chronische Pyelonephritis entsteht, wurde früher überschätzt. Obstruktive Faktoren, wie Abflußhindernisse, Konkremente, Ureterabknickung, Ureterozele, Prostatahypertrophie, spielen bei der Genese von Harnwegsinfektionen eine wichtige Rolle. Eine Unterteilung in obstruktive und nichtobstruktive Harnwegsinfektionen ist sinnvoll. Angeborene Fehlbildungen (Hydronephrose, Megaureter, Harnröhrenklappen und andere Anomalien) sind bei Kindern (vor allem Jungen) in 10–20% Ursache von rezidivierenden Harnwegsinfektionen. Bei rezidivierenden Harnwegsinfektionen sollten entsprechende Untersuchungen (Sonogramm, Uroflow, u. U. Urographie, Miktionszystographie) durchgeführt werden.

Urindiagnostik: Zuverlässige Untersuchungsmethoden und eine richtige Beurteilung der erhaltenen Ergebnisse sind wesentliche Voraussetzungen für die Therapie. Häufig erfolgt eine Behandlung unnötig, weil die Urinkulturen fehlerhaft durchgeführt worden sind.

Zur mikroskopischen und bakteriologischen Urindiagnostik wird in der Regel Mittelstrahlurin verwendet, der nach Reinigung der Urethraöffnung bzw. Vulva mit physiologischer NaCl-Lösung oder schwachen Desinfizienzien, z. B. 2%iger H_2O_2-Lösung, gewonnen wird. Bei Säuglingen Verwendung eines sterilen Urinkollektors, z. B. Coloplast-Beutel oder Einmalurinbeutel, der kurzfristig vor der Vulva bzw. über dem Penis befestigt wird. Bei Erwachsenen Auffangen des Urins in einem sterilen Gefäß; schnelle Verarbeitung des Urins innerhalb von 30 min oder sofortige Abkühlung auf 4° C und rascher Transport zum Untersuchungslabor. Bei jüngeren Kindern und dringendem Krankheitsverdacht kann es zweckmäßig sein, Katheterurin zu untersuchen. Eine sichere Methode zur Uringewinnung ist die suprapubische Blasenpunktion bei gefüllter Blase (auch bei Säuglingen möglich). Bei liegendem Blasendauerkatheter kann das Ergebnis von Urinkulturen vieldeutig sein; ggf. ist auch hier die Durchführung einer Blasenpunktion (nach Abstöpseln des Katheters) notwendig. Bei Fehlen eines nahegelegenen bakteriologischen Untersuchungslabors sollte das Objektträgerkulturverfahren benutzt werden (s. u.).

Untersuchung auf Zellen: Der frische, unzentrifugierte Mittelstrahlurin wird in der Zählkammer mikroskopisch auf Granulozyten (pathologisch >20/µl) und Erythrozyten untersucht. Die Leukozytenzahl im Urinsediment ist irreführend, da hierbei große, technisch bedingte Schwankungen auftreten. Ein Schnellnachweis von Granulozyten im Urin ist heute mit Teststreifen möglich (Cytur, Multistix). Er beruht auf dem Chloracetatesterase-Gehalt der Granulozyten und erfaßt auch bereits lysierte Zellen. Verglichen mit der Kammerzählung, hat der Teststreifen eine Zuverlässigkeit von 90–95%. Es gibt dabei aber sowohl falsch positive als auch falsch negative Resultate. Richtige Uringewinnung vorausgesetzt, ist der Teststreifen auch bei Hausbesuchen des Arztes und zur regelmäßigen Selbstkontrolle des Patienten nützlich.

Mikroskopischer Erregernachweis im frischen, unzentrifugierten Mittelstrahlurin: Normalerweise sind auf dem mit Methylenblau gefärbten Objektträgerausstrich des Urins keine Bakterien sichtbar. Werden Keime mikroskopisch nachgewiesen, so liegt eine pathologische Bakteriurie vor (>100000 Bakterien/ml Urin).

8. Infektionen des Urogenitaltraktes

Keimzahlbestimmung: Keimzahlen über 100000/ml Mittelstrahlurin deuten auf eine signifikante Bakteriurie hin. Verunreinigungen oder Keime der Urethraflora kommen in kleinerer Zahl vor (meist unter 10000/ml, Grenzbereich 10000–100000 Keime/ml). Bei der unbehandelten akuten Pyelonephritis gehen Keimzahl und Zellgehalt parallel. Eine hohe Keimzahl im Urin bei normalem Leukozytengehalt erweckt den Verdacht auf unsachgemäße Uringewinnung; sie kann aber auch eine sog. asymptomatische Bakteriurie sein, welche als Vorstufe einer Pyelonephritis aufgefaßt werden muß. Generell ist es besser, zweifelhafte Befunde (ohne klinische Beschwerden) zu kontrollieren, als sofort eine antibiotische Behandlung zu beginnen. Objektträgerkulturen können heute in jeder Praxis und jedem Kliniklaboratorium durchgeführt werden. Die Interpretation der 12–18 Stunden bebrüteten Kulturen ist einfach und kann auch von erfahrenem Hilfspersonal durchgeführt werden. Bei akuter Pyelonephritis kann die Blutkultur positiv sein. Das Fehlen einer Bakteriurie schließt bei nicht vorbehandelten Patienten eine Harnwegsinfektion weitgehend aus. Bei unkomplizierten Harnwegsinfektionen kann unter Praxisbedingungen auf das Antibiogramm verzichtet werden. Die Identifizierung der Keime und die Erstellung des Antibiogramms benötigen im Gegensatz zur Anzüchtung stets ein gut ausgerüstetes bakteriologisches Laboratorium. Bei komplizierten Harnwegsinfektionen sollte also nicht der Urin, sondern die bewachsene Objektträgerkultur an ein weiter entferntes bakteriologisches Labor geschickt werden. Der Nitrittest ist problematisch. Nur positive Resultate mit frisch gelassenem Urin sind verwertbar.

Antibiogramm: Die Korrelation zwischen Antibiogramm und klinischem Erfolg ist bei Harnwegsinfektionen relativ schlecht. Die erreichbaren hohen Urinkonzentrationen können auch bei resistent erscheinenden Keimen noch zu klinischen Erfolgen führen. Herkömmliche Antibiogramme sind aber auf Konzentrationen ausgerichtet, die im Gewebe erreicht werden. Kontrollen während und nach der Behandlung sind häufig informativer als das Antibiogramm. Der Wert des Antibiogramms ist am größten bei chronischen Infektionen durch stark resistente Keime. Wenn auch die meisten Antibiotika in vivo infolge der hohen Harnkonzentrationen zu einem raschen Verschwinden der Bakterien aus dem Urin führen, so daß eine In-vitro-Testung überflüssig erscheint, so bietet doch das Antibiogramm die Möglichkeit, dasjenige Mittel zur Behandlung auszuwählen, welches bei Konzentrationen, die den Blut- und Gewebespiegeln entsprechen, optimal wirkt. Da sich bei Harnwegsinfektionen auch Bakterienstämme einer Spezies gegenüber Antibiotika sehr unterschiedlich verhalten und oft eine völlige Resistenz gegen mehrere Mittel vorliegt, kann auf das Antibiogramm nicht generell verzichtet werden.

Häufigkeit bakterieller Erreger bei Harnwegsinfektionen: E. coli 60–80%, Enterokokken, Proteus (vorwiegend Proteus mirabilis), Klebsiella, Enterobacter und

Pseudomonas aeruginosa je 5%. Seltener sind Staphylococcus saprophyticus, B-Streptokokken, Anaerobier, Providencia, Alcaligenes und Serratia. Infektionswechsel, Mischinfektionen und Infektionen durch hochresistente Erreger sind bei chronischer Pyelonephritis und nach urologischen Eingriffen relativ häufig. Häufig wechselnde Kulturbefunde, auch Mischinfektionen mit wechselnden Erregern deuten auf eine Verunreinigung des Urins durch die Genitalflora hin. Katheter- oder Punktionsurin ist normalerweise steril.

Grundsätze zur Therapie von Harnwegsinfektionen: Nach früherer Auffassung bestand die Therapie von Harnwegsinfektionen generell aus einer 10 bis 14 Tage dauernden Behandlung mit Antibiotika. Es hat sich jedoch gezeigt, daß nahezu alle unkomplizierten Infektionen der unteren Harnwege bei jüngeren Frauen durch eine Einmaltherapie (eine einzige Dosis) erfolgreich behandelt werden können. Die häufigen Harnwegsinfektionen älterer Frauen mit Descensus oder anderen obstruktiven Faktoren erfordern eine längere Therapie (z. B. für 3–5 Tage). Eine Unterteilung in Harnwegsinfektionen, die auf eine Einmaltherapie ansprechen (»Responder«), und Harnwegsinfektionen, die auf eine Einmaltherapie nicht ansprechen (»Non-Responder«), ist sinnvoll. Das Vorliegen obstruktiver Faktoren, vorausgegangene urologische Eingriffe sowie die klinischen Zeichen einer Pyelonephritis sprechen gegen eine Einmaltherapie. Bei chronischer Pyelonephritis und bei Harnwegsinfektionen von Männern ist die früher empfohlene Behandlungsdauer von 10–14 Tagen zu kurz. Die Therapie sollte hierbei über einen längeren Zeitraum (1–2 Monate) erfolgen.

Alle Harnwegsinfektionen müssen durch wiederholte Urinkulturen über längere Zeit kontrolliert werden, um ein Rezidiv (durch denselben Erreger) oder eine Reinfektion (durch andere Erreger) rechtzeitig zu erkennen. Das Rezidiv oder die Reinfektion wird erneut behandelt. Eine Dauertherapie kommt bei nicht zu beseitigender Harnwegsobstruktion (z. B. infizierter Nierenstein mit rezidivierenden Fieberschüben) in Frage. Eine andere Form der Dauerbehandlung ist die Reaszensionsprophylaxe bei rezidivierenden Harnwegsinfektionen jüngerer Frauen.

Die **intravesikuläre Instillation** eines Antibiotikums reicht zur Therapie von Harnwegsinfektionen nicht aus. Wenn überhaupt intravesikuläre Instillationen vorgenommen werden, sollten Desinfektionsmittel bevorzugt werden. Dabei müssen zur Vermeidung von Irritationen die Dosierungsvorschriften (Tab. 56) beachtet werden.

Bei der Notwendigkeit einer **Dauerkatheterisierung** wird die Urinableitung im geschlossenen System empfohlen. Eine Harnwegsinfektion läßt sich auch hierbei weder durch Spülungen noch durch Antibiotikaprophylaxe auf Dauer vermeiden. Bei kurze Zeit liegendem Blasenkatheter kann die Antibiotikaprophylaxe eine

8. Infektionen des Urogenitaltraktes

Tab. 56. Konzentration von Lösungen zur intravesikulären Instillation und Spülung.

Mittel	Konzentration
Chlorhexidin	0,02%
Ethacridinlactat	0,05%
Nitrofurantoin zur Instillation	0,05–0,1%
Gentamicin	0,5–1,0%
Neomycin	0,5% und 1,0%
Polymyxin B-Sulfat	0,1%
Amphotericin B	100 µg/ml
Miconazol	100 mg (unverd. i. v. Lösung)

Harnwegsinfektion meistens nur hinausschieben. Bei länger liegendem Katheter ist zu überlegen, ob zumindest zeitweise eine intermittierende Katheterisierung durchführbar ist. Eine suprapubische Blasendrainage führt seltener zu Infektionen als ein Dauerkatheter in der Harnröhre und ist daher (zumindest bei Männern) wesentlich günstiger. Die wichtigste Maßnahme bei einer Katheter-bedingten Harnwegsinfektion ist die Entfernung oder das Auswechseln des infizierten Katheters.

Kriterien des Behandlungserfolges: Sterilisierung des Urins nach 24–48stündiger Therapie, Rückgang der Leukozyturie, Entfieberung, Rückgang des Nierenklopfschmerzes und der Dysurie, Besserung von Leukozytose, BSG und Azotämie. Regelmäßige Kontrollen der Zellzahl im Urin und der Urinkultur während und nach Beendigung der Therapie sind ratsam. Die Fortdauer einer Bakteriurie (bei Punktions- oder Katheterurin unabhängig von der Keimzahl) spricht für ein Versagen der Therapie oder einen Infektionswechsel. Die Heilung einer akuten Pyelonephritis darf erst angenommen werden, wenn nach einer Therapiepause von wenigstens 2 Wochen weiterhin keine Erreger kulturell nachweisbar sind.

Infektionswechsel: Relativ häufig werden bei Mischinfektionen durch die antibakterielle Therapie Bakterienstämme selektiert, die gegen das angewandte Antibiotikum resistent sind. So kommt es unter der Therapie mit Ampicillin nicht selten zu einer Selektion von Ampicillin-resistenten Klebsiellen. Dann muß das Antibiotikum gewechselt oder ein zweites Mittel gegeben werden, damit alle an der Infektion beteiligten Erreger verschwinden.

Ein **Versagen der Antibiotika-Therapie** kann verschiedene Gründe haben: Mischinfektion, Infektionswechsel, sekundäre Resistenzentwicklung, mechanische Faktoren (Abflußhindernisse, Konkremente, Mißbildungen), Prostatitis, Fehldiagnose (Nierentuberkulose, Trichomoniasis), unzureichende Therapie (Unterdosierung, zu kurze Therapiedauer, Wahl des falschen Mittels).

Akute Harnwegsinfektionen

Ungezielte Therapie: Bei akuten Symptomen einer Harnwegsinfektion muß eine Therapie eingeleitet werden, ehe das Resultat der bakteriologischen Untersuchung vorliegt. Hierbei ist die Vorgeschichte des Patienten wichtig. Beim erstmaligen Auftreten einer Harnwegsinfektion ohne vorausgegangene urologische Operation kommen mehrfach resistente Erreger (Pseudomonas, Enterobacter) kaum vor; die Initialtherapie kann mit Co-Trimoxazol oder einem Gyrase-Hemmer erfolgen. Bei Eintreffen des bakteriologischen Befundes wird die Behandlung unter Berücksichtigung des Antibiogramms fortgesetzt.

Bei Frauen genügt zur Behandlung unkomplizierter Harnwegsinfektionen eine Einmaltherapie (Tab. 57). Neben Co-Trimoxazol und Gyrase-Hemmern (Norfloxacin, Ofloxacin, Ciprofloxacin) sind zur Einmaltherapie auch injizierbare Antibiotika, wie Cefotaxim und Gentamicin, geeignet. Symptome einer akuten Pyelonephritis sowie Hinweise auf obstruktive Faktoren verbieten eine Einmaltherapie. Wenn bei regelmäßigen Nachuntersuchungen ein Rezidiv festgestellt wird, ist eine erneute Behandlung notwendig. Bei Einmaltherapie ist die Urinkontrolle nach 48 h, 5 Tagen sowie 10 Tagen unerläßlich. Bei Frauen mit rezidivierenden Harnwegsinfektionen kann eine anschließende Reaszensionsprophylaxe (s. S. 479) indiziert sein. Bei akuten Harnwegsinfektionen von Männern und bei allen komplizierten Harnwegsinfektionen (mit Abflußhindernis) behandelt man konsequent über mindestens 20 Tage (oder länger, wenn es sich um ein Rezidiv handelt).

Wenn bei komplizierten Harnwegsinfektionen von Erwachsenen die Initialtherapie parenteral nicht möglich ist, erscheinen Gyrase-Hemmer erfolgversprechender als Co-Trimoxazol und Ampicillin. Unabhängig von der bakteriologischen Erstuntersuchung des Harns sind bei jedem Patienten 2–3 Tage nach Therapiebeginn erneut Urinkulturen anzulegen, um eine Sterilisierung des Harns unter der Therapie festzustellen. Eine persistierende Bakteriurie ist ein Zeichen für eine ungenügende Therapie (durch Erregerwechsel, Resistenz, fehlende Einnahme des Medikaments u. a.).

Die **gezielte Therapie** (Tab. 58) wird je nach Erreger und Antibiogramm mit dem am besten wirksamen Mittel durchgeführt.

Pyelonephritis

▶ Eine **akute Pyelonephritis** mit Fieber, Nierenklopfschmerz, Leukozytose, hoher BSG ist ein erhebliches Risiko für den Patienten, da sich hieraus leicht eine Urosepsis oder nekrotisierende Pyelonephritis mit bleibender Nierenschädigung

8. Infektionen des Urogenitaltraktes

entwickeln kann; evtl. entstehen dabei auch Nierensteine oder Stenosen. Ursachen einer akuten Pyelonephritis sind häufig mechanische Faktoren (Konkremente, Abflußhindernisse, Mißbildungen), die erkannt und beseitigt werden müssen. Leichtere Erkrankungen können (wie andere Harnwegsinfektionen) mit Co-Trimoxazol, Amoxicillin oder bei Erwachsenen mit einem Gyrase-Hemmer behandelt werden. Gegen Ampicillin oder Amoxicillin sind jedoch etwa ein Drittel aller Colibakterienstämme resistent. Komplizierte Formen und Pyelone-

Tab. 57. Dosierung zur Antibiotika-Therapie von Harnwegsinfektionen.

Mittel	Mittlere Tagesdosis bei kontinuierlicher Therapie		Dosierungs-intervall (h)	In der Gravidität anwendbar	Dosis bei Einmal-therapie (g)
	Kinder (mg/kg)	Erwachsene (g)			
Amoxicillin	50	1,5	8	ja	2,0–3,0
Amoxicillin/ Clavulansäure	45	1,875	8	nein	1,875 (= 3 Tbl.)
Cefaclor	50–100	2,0–4,0	8	ja	2,0
Cefixim	8	0,4	12–24	ja	0,4
Cefuroxim-Axetil	10	0,5	12	ja	?
Co-Trimoxazol	40	1,92	12	nein	1,92
Nor-floxacin	Kontra-indiziert	0,8	12	nein	0,4
Ofloxacin	Kontra-indiziert	0,4	12	nein	0,4
Cipro-floxacin	Kontra-indiziert	0,5	12	nein	0,25
Cefazolin, Cefazedon	60	3,0–4,0	8–12	ja	–
Cefuroxim	60	3,0–4,5	8	ja	3,0
Cefotaxim	60	3,0–4,0	8–12	ja	1,0
Azlocillin, Mezlocillin, Piperacillin	100	6,0	8–12	ja	2–5
Imipenem	30	1,5	8–12	?	0,5
Gentamicin, Tobramycin	2–3	0,16–0,24	12	nein	0,16
Amikacin	15	0,5–1,0	12	nein	0,5

Therapie wichtiger Infektionen

Tab. 58. Gezielte Antibiotika-Therapie von Harnwegsinfektionen (je nach Antibiogramm).

Erreger	Antibiotika oral	Antibiotika nur parenteral	Antibiotika der Reserve	Reaszensions- prophylaxe
E. coli	Amoxicillin Co-Trimoxazol Gyrase-Hemmer[1]	Cefazolin Mezlocillin	Cefotaxim Gentamicin Cefixim	Cefalexin Co-Trimoxazol
Klebsiella	Gyrase-Hemmer[1] Co-Trimoxazol	Cefotaxim Gentamicin	Mezlocillin Cefixim Imipenem Amoxicillin/ Clavulansäure	Cefalexin Co-Trimoxazol
Enterobacter-Arten	Gyrase-Hemmer[1] Co-Trimoxazol	Cefotaxim Gentamicin	Aztreonam Imipenem Amikacin	Co-Trimoxazol
Serratia marcescens	Gyrase-Hemmer[1] Co-Trimoxazol	Ceftazidim Gentamicin	Imipenem Amikacin Mezlocillin Cefixim	Co-Trimoxazol
Proteus mirabilis	Amoxicillin Co-Trimoxazol Gyrase-Hemmer[1]	Cefazolin Gentamicin	Amikacin Mezlocillin Cefixim	Cefalexin Co-Trimoxazol
Proteus vulgaris, morganii, rettgeri	Gyrase-Hemmer[1] Co-Trimoxazol	Cefotaxim Piperacillin Gentamicin	Imipenem Cefoxitin Amikacin Mezlocillin Cefixim	Co-Trimoxazol
Pseudomonas aeruginosa	Gyrase-Hemmer[1]	Azlocillin Piperacillin Tobramycin Gentamicin	Ceftazidim Cefsulodin Imipenem Amikacin	
Enterokokken	Amoxicillin Gyrase-Hemmer[1]	Mezlocillin	Doxycyclin Co-Trimoxazol	
Staphylokokken	Penicillin V Flucloxacillin	Penicillin G Cefazolin	Clindamycin Co-Trimoxazol	Cefalexin

[1] Empfohlene Gyrase-Hemmer sind Norfloxacin, Ofloxacin, Ciprofloxacin.

phritiden nach urologischen Eingriffen erfordern eine Therapie mit einem Cephalosporin oder Acylaminopenicillin, evtl. zusammen mit einem Aminoglykosid. Anschließend wird eine mehrwöchige orale Therapie mit einem Gyrase-Hemmer durchgeführt. Bei einem oder mehreren Rezidiven wird die Behandlung länger (über 6–12 Wochen) durchgeführt als bei einer Reinfektion.

8. Infektionen des Urogenitaltraktes

▶ **Chronische Pyelonephritiden** sind früher nicht genügend differenziert worden. Dahinter verbergen sich rezidivierende Pyelonephritiden, chronisch-obstruktive Harnwegsinfektionen (z. B. infizierte Nierensteine, Nephrokalzinose) und sekundär infizierte interstitielle Nephritiden anderer Genese (z. B. Phenacetin-Niere). Die Exazerbation einer chronischen Pyelonephritis sollte wie eine akute Erkrankung therapiert werden; dabei müssen ältere Urinbefunde berücksichtigt werden. Bei der chronischen Pyelonephritis sind regelmäßige Urinkontrollen besonders wichtig, da Rezidive, Reinfektionen, Infektionswechsel, sekundäre Resistenz sowie Erregerpersistenz häufig vorkommen. Jedes Rezidiv und jede Reinfektion sollten erneut gezielt behandelt werden.
Weil bei chronischer Pyelonephritis Bakterien über lange Zeit im Nierenmark persistieren können, kann eine Langzeittherapie über mehrere Monate sinnvoll sein. Bei ausgeprägten anatomischen oder funktionellen Veränderungen ist eine langdauernde Suppressionsbehandlung, z. B. mit Co-Trimoxazol, anzuraten.

Die Suppressionsbehandlung einer chronischen Harnwegsinfektion sollte nicht mit der **Reaszensionsprophylaxe** bei Frauen verwechselt werden. Die Ursache für die häufig rezidivierenden Harnwegsinfektionen bei Frauen liegt offenbar in einem Versagen der Mechanismen, die eine Aszension von Bakterien durch die Urethra verhindern. Sexualaktivitäten, aber auch unterlassene Miktion bei Harndrang spielen dabei eine Rolle. Bei Frauen kann die langdauernde Einnahme von Chemotherapeutika in kleiner Dosis das Risiko einer erneuten Harnwegsinfektion vermindern. Geeignet für eine Reaszensionsprophylaxe sind Co-Trimoxazol (tgl. 0,24–0,48 g) oder Cefalexin (tgl. 250 mg).

▶ **Schwangerschafts-Pyelonephritis:** Eine Pyelonephritis ist in der Schwangerschaft relativ häufig. Nicht selten löst die Gravidität den akuten Schub einer schon länger bestehenden, bisher unbemerkten chronischen Pyelonephritis aus. Die Behandlung einer Harnwegsinfektion in der Schwangerschaft ist im Prinzip dieselbe wie bei jeder akuten Pyelonephritis. Sie wird aber dadurch erschwert, daß einige Mittel aus Verträglichkeitsgründen (wegen einer möglichen Schädigung des Feten) in der Schwangerschaft nicht gegeben werden sollen (Aminoglykoside, Doxycyclin, Co-Trimoxazol, Nitrofurantoin, Gyrase-Hemmer, wie Norfloxacin, Ofloxacin, Ciprofloxacin u. a.). Sulfonamide sind in den ersten 4 Schwangerschaftsmonaten nicht erlaubt, da sie im Tierversuch teratogen wirken. Auch in den letzten Tagen vor dem Geburtstermin sind Sulfonamide kontraindiziert, weil sie beim Neugeborenen zu verstärktem Ikterus führen können. Praktisch stützt sich daher die orale Therapie der Harnwegsinfektionen in der Schwangerschaft in erster Linie auf Amoxicillin und Oralcephalosporine. Parenteral können gut verträgliche β-Lactam-Antibiotika, wie Cefazolin, Cefuroxim, Cefotaxim und Mezlocillin, angewandt werden. Da einer akuten Schwangerschafts-Pyelonephritis oft eine asymptomatische Bakteriurie vorausgeht, werden bei jeder Schwangeren

Vorsorgeuntersuchungen empfohlen. Bei positivem Ausfall von einfachen Suchmethoden empfiehlt sich die Keimzahlbestimmung im Mittelstrahlurin. Bei Feststellung einer asymptomatischen Bakteriurie wird eine Therapie mit Amoxicillin durchgeführt. Die Einmaltherapie ist in der Schwangerschaft bei unkomplizierten unteren Harnwegsinfektionen weniger wirksam als außerhalb der Schwangerschaft, da hier oft Obstruktionen vorliegen. Sollte sich bei regelmäßigen Urinuntersuchungen (mit Keimzahlbestimmung) eine anhaltende Bakteriurie herausstellen, so ist eine gezielte Langzeitbehandlung, u. U. während der ganzen Schwangerschaft, erforderlich.

Zystitis

Eine sichere Trennung der Zystitis von einer Pyelonephritis ist nach den klinischen Symptomen nicht immer möglich. Dysurische Harnbeschwerden beruhen nur in einem Teil der Fälle auf einer Zystitis und können auch durch eine Urethritis (z. B. bei einer Gonorrhoe, Chlamydien- oder Trichomonaden-Infektion) bedingt sein. Bei einer Zystitis fehlen immer Fieber, Leukozytose, Senkungsbeschleunigung und Klopfschmerz der Nierenlager. Starke Schmerzen, evtl. mit blutigem Urin, kommen auch bei prognostisch günstiger Zystitis vor. Oft ist aber die Zystitis nur Teilerscheinung einer Pyelonephritis. Hartnäckige Miktionsbeschwerden, die auf eine chronische Zystitis zu deuten scheinen, können das Symptom einer chronischen Pyelonephritis sein. Hinter jeder rezidivierenden therapieresistenten »Zystitis« kann auch eine Nierentuberkulose oder ein Blasentumor stecken. Aus differentialdiagnostischen Gründen ist daher eine sorgfältige Abklärung jeder Zystitis mit Hilfe von mikroskopischen und bakteriologischen Harnuntersuchungen wichtig. Als Erreger kommen wie bei der Pyelonephritis vor allem Enterobakterien in Betracht. Eine akute hämorrhagische Zystitis kann auch durch Adenoviren oder (bei onkologischen Patienten) durch Cyclophosphamid hervorgerufen werden.

Die **Therapie** muß das typische Erregerspektrum berücksichtigen. Eine Einmaltherapie (Abb. 53) mit Norfloxacin, Co-Trimoxazol oder Amoxicillin, evtl. auch parenteral mit einem Cephalosporin oder Aminoglykosid, ist bei Frauen meistens ausreichend. Ein Versagen der Einmaltherapie bei Sensibilität der Erreger kann auf einer bisher nicht erkannten Nierenbeteiligung beruhen. Eine wirksame Therapie der Zystitis führt in der Regel zu einer prompten Besserung der subjektiven Beschwerden; das klinische Bild sollte daher nicht durch das Analgetikum Phenazopyridin (Pyridium) verwischt werden. Wenn im Urin bei dysurischen Beschwerden keine Erreger nachweisbar sind, ist eine Antibiotika-Therapie nicht indiziert (es sei denn, daß eine Gonorrhoe, Trichomonaden- oder eine Chlamydien-Infektion vorliegt).

8. Infektionen des Urogenitaltraktes

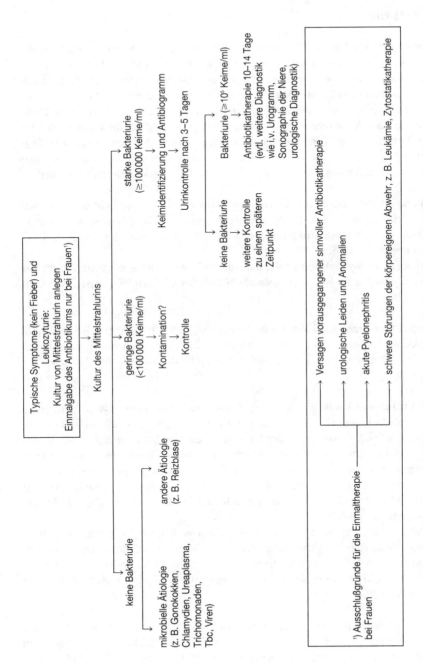

Abb. 53. Schema der Einmaltherapie von unkomplizierten Harnwegsinfektionen bei Frauen.

Urethritis

Ätiologie: Als Erreger kommen außer Gonokokken Chlamydia trachomatis, E. coli, Proteus, Gardnerella, Ureaplasma urealyticum u. a. vor. Ein Nachweis ist im Harnröhrensekret möglich. Bei Frauen können Chlamydien auch durch Untersuchung von Zervixsekret festgestellt werden. In der ersten Harnportion ist der Leukozytengehalt höher als in den folgenden Portionen. Auslösende Ursachen können Meatusstenosen, Fremdkörper, Tumor, periurethraler Abszeß oder ein Divertikel sein. Eine kindliche Urethritis kann auch durch Oxyuren bedingt sein oder bei einer Vulvovaginitis auftreten. Bei Herpes-simplex-Virusinfektionen besteht nicht selten gleichzeitig ein Herpes genitalis beim Geschlechtspartner.

Therapie: Bei bakteriell bedingter Urethritis ist eine länger dauernde Antibiotika-Therapie wie bei akuter Pyelonephritis notwendig, da sich sonst periurethrale Abszesse, Harnröhrenstrikturen, aszendierende Infektionen oder eine Epididymitis entwickeln können.

▶ Bei einer **Mykoplasmen-Infektion** (durch Ureaplasma urealyticum) wirkt nur Doxycyclin (oral). Bei **Herpes-simplex-Urethritis** gibt man systemisch Acyclovir (s. S. 284).

▶ Bei **Gonorrhoe** (im Urethraexsudat gramnegative intrazellulär gelegene Diplokokken) Einmaltherapie mit Cefuroxim, Cefotaxim, Ceftriaxon oder einem Gyrase-Hemmer und anschließende Doxycyclin-Behandlung für 2 Wochen (s. S. 551).

▶ **Chlamydien-Urethritis:** Erreger Chlamydia trachomatis. Weit verbreitete Geschlechtskrankheit, häufig auch Ursache der postgonorrhoischen Urethritis. In den befallenen Epithelzellen der Urethra treten Einschlußkörperchen auf, die im Giemsa-Präparat eines Urethraabstriches als rötliche Granula im Zellzytoplasma nachweisbar sind (meist in Halbmondform um den Nukleolus angeordnet). Sicherer ist der fluoreszenzserologische Nachweis im mikroskopischen Präparat (mit MikroTrak-Testkit). Eine Anzüchtung in der Zellkultur ist in einem Speziallabor möglich.
Therapie: Doxycyclin, Clarithromycin, Ofloxacin, Ciprofloxacin oder ein Sulfonamid (mindestens 2 Wochen lang), außerdem antibiotische Behandlung einer evtl. vorhandenen bakteriellen Sekundärinfektion. Doxycyclin wirkt auch bei einer gleichzeitigen Infektion durch Ureaplasmen. Wenn möglich, Geschlechtspartner mitbehandeln.

▶ **Candida-Urethritis:** Bei einer Infektion durch Candida albicans (Nachweis mikroskopisch, ggf. kulturell) Spülung mit Nystatin; gleichzeitig Haut-Soor (am äußeren Genitale) durch geeignete Creme (z. B. Clotrimazol, Miconazol) behandeln (Gefahr einer endogenen Reinfektion). Einfacher und sicherer ist eine Behandlung mit oralem Fluconazol (gute renale Elimination).

▶ **Trichomonas-Urethritis:** Häufige Ursache einer Urethritis bei Frauen und Männern. Übertragung auch bei latenten Infektionen möglich, besonders bei Männern (wichtig bei der Partnersanierung). Milchige, schleimig-eitrige oder rein eitrige Sekretion aus der Urethra, evtl. mit Prostatabeteiligung. Mikroskopischer Nachweis der charakteristischen, beweglichen Erreger im Nativpräparat oder im nach Gram oder Pappenheim gefärbten Ausstrich des Urinsedimentes oder eines Harnröhrengeschabsels (Entnahme mit Sekretlöffel frühestens 2 h nach der letzten Miktion).

Therapie mit Metronidazol (Clont, Flagyl) analog der Trichomonas-Kolpitis (s. S. 506) oder Einmaltherapie mit Tinidazol (Simplotan, einmalig 2 g) oder mit Ornidazol (Tiberal, einmalig 1,5 g). Möglichst Sexualpartner mitbehandeln!

Prostatitis

Verschiedene Erreger: Gramnegative Stäbchen, Gonokokken, Staphylokokken, Streptokokken, Anaerobier, Chlamydia trachomatis, auch Tuberkelbakterien. Bei Prostatitis oft gleichzeitig Zystourethritis mit dysurischen Beschwerden und Bakteriurie. Eine gezielte Therapie ist oft nicht möglich, da sich die Erreger schwer nachweisen lassen. Eine Untersuchung von Prostatasekret (gewonnen durch Prostatamassage) ist anzustreben. Co-Trimoxazol penetriert besser als andere Mittel in das Prostatagewebe und sollte bei oraler Behandlung bevorzugt werden.

Therapie: Bei akuten Formen sind außer Co-Trimoxazol Ofloxacin und Ciprofloxacin aussichtsreich, welche außerdem gegen Chlamydien wirken. Bei Verdacht auf eine gonorrhoische Infektion ist Ceftriaxon (tgl. 2 g) zuverlässig wirksam. Selten ist eine chirurgische Behandlung (bei Abszedierung) notwendig.

Bei der chronischen Prostatitis ist eine Heilung schwieriger. Differentialdiagnostisch verwertbar sind vergleichende quantitative Kulturverfahren mit Prostatasekret, Blasenurin (durch Punktion gewonnen) und erster Urinportion (Urethraflora). Mögliche Erreger sind Enterobakterien, Pseudomonas, Enterokokken, auch Tuberkelbakterien, Chlamydien und Gonokokken. Behandlungsversuch in erster Linie mit Co-Trimoxazol für 1–3 Monate. Eine gute Alternative sind Ofloxacin oder Ciprofloxacin (starke Wirksamkeit, gute Gewebepenetration). Auch Doxycyclin kann versucht werden.

Epididymitis

Entstehung: Eine Epididymitis entsteht durch aszendierende Infektion und ist bei jüngeren Erwachsenen in Verbindung mit einer eitrigen Urethritis meist eine durch Geschlechtsverkehr übertragene Infektion mit Chlamydien und/oder Gonokokken. Bei älteren Erwachsenen ist sie oft mit einer Prostatitis kombiniert und nichtvenerisch entstanden; häufigste Erreger sind Enterobakterien oder Pseudomonas.

Therapie: Bei jüngeren Erwachsenen ist eine Therapie mit Doxycyclin (täglich 0,2 g für 3 Wochen) ratsam. Gegen Gonokokken sind Ceftriaxon, Cefotaxim oder Cefuroxim (s. S. 551) zuverlässig wirksam (Behandlungsdauer 10 Tage).
Bei älteren Erwachsenen gibt man Co-Trimoxazol (2mal täglich 0,96 g für 4 Wochen), das auch bei Prostatitis wirkt. Eine Alternative ist Ciprofloxacin oral für 3 Wochen.

Orchitis

Neben der viralen Orchitis (vor allem bei Mumps) gibt es eine **eitrige Orchitis,** die von einer bakteriellen Entzündung des gleichseitigen Nebenhodens ausgeht oder hämatogen entsteht (bei einer Sepsis). Häufigste Erreger sind Enterobakterien oder Pseudomonas (manchmal gleichzeitig mit Staphylokokken oder Streptokokken). Bei einer Orchitis bestehen meist Fieber, starke Schmerzen und Hodenschwellung. Eine breit wirksame Kombination, wie Cefotaxim + Tobramycin, hat die besten Erfolgschancen. Bei Abszedierung oder Infarzierung des Hodens kann eine Orchidektomie erforderlich sein. Eine **granulomatöse Orchitis** kommt bei Tuberkulose, Aktinomykose, Lues oder einer Pilzinfektion vor und erfordert eine entsprechende Therapie.

Fournier-Gangrän des Skrotums

Erreger: Typische Anaerobierinfektion (besonders anaerobe Streptokokken) in Verbindung mit aeroben Keimen (Enterobakterien, Pseudomonas, Staphylococcus aureus, Streptococcus pyogenes).

Klinik: Langsamer Beginn bei älteren Personen, rascher Beginn bei jüngeren Erwachsenen mit Skrotumschwellung und Schmerzen, später ausgedehnten Nekrosen. Übergreifen auf Perineum und Penis möglich.

8. Infektionen des Urogenitaltraktes

Therapie: Sofortiger Beginn mit einer breit wirksamen Kombination, welche die aerobe/anaerobe Mischflora erfaßt, z. B. mit Cefotaxim + Clindamycin oder Ceftriaxon + Metronidazol oder mit Imipenem allein. Bei fortgeschrittener Erkrankung sind chirurgische Maßnahmen (Inzision, Drainage) unerläßlich.

Literatur

ANGEL, J. L., W. F. O'BRIEN, M. A. FINAN, W. J. MORALES: Acute pyelonephritis in pregnancy: a prospective study of oral versus intravenous antibiotic therapy. Obstet. Gynecol. 76: 28–32 (1990).

CHILDS, S. J.: Ciprofloxacin in treatment of chronic bacterial prostatitis. Urology. 35 (1 Suppl). 15–18 (1990).

FINE, J. S., M. S. JACOBSON: Single-dose versus conventional therapy of urinary tract infections in female adolescents, Pediatrics 75: 916 (1985).

HOOTON, T. M., K. RUNNING, W. E. STAMM: Single-dose therapy for cystitis in women. A comparison of trimethoprim-sulfamethoxazole, amoxicillin and ciclacillin. JAMA 253: 387 (1985).

HUMPHREYS, H., D. C. SPELLER: Acute epididymo-orchitis caused by Pseudomonas aeruginosa and treated with ciprofloxacin. J. Infect. 19: 257–261 (1989).

LIPSKY, B. A.: Urinary tract infections in men. Epidemiology, pathophysiology, diagnosis and treatment. Ann. Intern. Med. 110: 138–150 (1989).

REIN, M. F.: Urethritis: In: G. L. MANDELL, R. G. DOUGLAS, JR., and J. E. BENNETT, (eds.), Principles and Practice of Infectious Diseases (3rd ed.). New York: Churchill Livingstone, 1990. Pp. 942–952.

SANDBERG, T., G. ENGLUND, K. LINCOLN, L. G. NILSSON: Randomised double-blind study of norfloxacin and cefadroxil of acute pyelonephritis. Eur. J. Clin. Microbiol. Infect. Dis. 9: 317–323 (1990).

SCHAEFFER, A. J., F. S. DARRAS: The efficacy of norfloxacin in the treatment of chronic bacterial prostatitis refractory to trimethoprim-sulfamethoxazole and/or carbenicillin. J. Urol. 144: 690–693 (1990).

SOBEL, J. D., D. KAYE: Urinary Tract Infections. In: G. L. MANDELL, R. G. DOUGLAS, JR., J. E. BENNETT (eds.): Principles and Practice of Infectious Diseases (3rd ed.). New York: Churchill Livingstone, 1990.

STAMM, W. E. et al.: Urinary tract infections: From pathogenesis to treatment. J. Infect. Dis. 159: 400 (1989).

WATANAKUNAKORN, C., D. H. LEVY: Pharyngitis and urethritis due to Chlamydia trachomatis. J. Infect. Dis. 147: 364 (1983).

WONG, E. S. et al.: Management of recurrent urinary tract infections with patients administered single dose therapy. Ann. Intern. Med. 102: 302 (1985).

9. Chirurgische Infektionen

Wundinfektionen

Wundinfektionen kommen auch heute noch in großer Zahl als postoperative Hospitalinfektionen und als Infektionen bei Verletzungen vor.

Erreger: Überwiegend Staphylokokken, zunehmend auch resistente gramnegative Bakterien (Pseudomonas aeruginosa, Proteus vulgaris, Enterobacter cloacae u. a.) sowie Anaerobier der Bacteroides-Gruppe, seltener (aber um so gefährlicher) Streptokokken und Clostridien. Mischinfektionen sind häufig.

Diagnose: Orientierend durch gramgefärbten Wundausstrich. Außerdem kulturelle Anzüchtung und Sensibilitätsbestimmung der Erreger. Prinzipiell sollte jede eiternde Wunde bakteriologisch untersucht werden. Wiederholte bakteriologische Kontrollen unter der Therapie sind wegen der Möglichkeit von Sekundärinfektionen durch resistente Keime für die Fortführung der Behandlung sinnvoll.

Therapie: Bei der Behandlung ist zu berücksichtigen, daß Lokalantibiotika nur bei oberflächlichen Wunden an den Sitz der Infektion gelangen. Tiefe und oberflächliche Wunden erfordern eine allgemeine antibiotische Therapie, wenn Entzündungszeichen vorliegen oder eine beginnende Generalisierung (Lymphangitis) zu erkennen ist.
Wundinfektionen, insbesondere Wundabszesse haben eine starke Selbstheilungstendenz. Ziel der Antibiotika-Therapie ist die Beschleunigung der Abheilung in Ergänzung chirurgischer Maßnahmen und die Verhinderung von Komplikationen (Lymphangitis, Sepsis, chronische Lokalinfektion).

Bei ungezielter Therapie von **postoperativen Wundinfektionen** muß in erster Linie eine Staphylokokken-Infektion berücksichtigt werden. Die Behandlung kann mit einem penicillinasefesten Penicillin erfolgen, z. B. mit Flucloxacillin oder Cefadroxil oral, Erwachsene tgl. 2–3 g in 3–4 Einzelgaben, oder mit Cefazolin oder Cefazedon i. v. (tgl. 3–6 g).

Bei leichteren **posttraumatischen Wundinfektionen,** die außerhalb des Krankenhauses entstanden sind, ist die Therapie mit einem Oralcephalosporin (Cefalexin, Cefadroxil), bei Bagatellinfektionen auch mit Penicillin V meist ausreichend. Bei schweren posttraumatischen Wundinfektionen (häufig Mischinfektionen) kommen zur ungezielten Therapie breit wirkende Kombinationen in Betracht, z. B. Cefotaxim + Piperacillin, Cefotaxim + Clindamycin. Auch Imipenem wirkt

9. Chirurgische Infektionen

zuverlässig. Hiermit werden nahezu alle wichtigen Erreger von Wundinfektionen erfaßt. Cefotaxim oder Ceftriaxon, aber auch Gyrase-Hemmer sind als Monotherapie von schweren Wundinfektionen wegen schwacher Wirksamkeit auf Bacteroides und Staphylokokken wenig geeignet. Gegen Tetracycline sind die meisten Staphylokokken und fast alle Pseudomonas-Stämme resistent. Ampicillin und Co-Trimoxazol wirken nur auf einen kleinen Teil der möglichen Erreger von Wundinfektionen.

Eine Monotherapie mit Aminoglykosiden ist wegen geringer klinischer Effektivität abzulehnen; Aminoglykoside können jedoch zur Ergänzung einer Therapie mit β-Lactam-Antibiotika benutzt werden.

Gezielte Therapie: Je nach Erreger und Antibiogramm (Tab. 59).

▶ **Prophylaxe von Wundinfektionen in der Traumatologie:** Auch bei banalen Verletzungen kann die Antibiotika-Therapie eine korrekte Wundversorgung nicht ersetzen. Wenn das Infektionsrisiko besonders groß ist, sollte eine Chemoprophylaxe durchgeführt werden (Tab. 60). Bei den meisten Indikationen in der Traumatologie handelt es sich jedoch um die Frühtherapie bereits eingetretener Infektionen.

Tab. 59. Gezielte Antibiotika-Therapie bei Wundinfektionen.

Erreger	Antibiotika der Wahl	Antibiotika der Reserve
Staphylokokken	Penicillinasefestes Penicillin, Cefazolin, Cefadroxil	Clindamycin, Fusidinsäure, Vancomycin
Streptokokken	Penicillin G, Penicillin V	Cephalosporine, Clarithromycin
Enterokokken	Ampicillin, Amoxicillin	Doxycyclin, Mezlocillin
Pseudomonas aeruginosa	Azlocillin + Tobramycin, Ciprofloxacin	Gentamicin, Amikacin, Ceftazidim, Piperacillin, Imipenem
Proteus vulgaris	Ceftriaxon, Ceftazidim	Mezlocillin, Imipenem, Cefixim
Klebsiella	Ceftriaxon, Cefixim	Imipenem, Gentamicin
E. coli	Amoxicillin, Cephalosporin, Co-Trimoxazol	Gentamicin, Mezlocillin, Cefixim
Pasteurella multocida	Penicillin G	Doxycyclin
Bacteroides fragilis	Clindamycin, Metronidazol	Cefoxitin, Imipenem, Flomoxef
Clostridium perfringens	Penicillin G	Doxycyclin, Cephalosporine, Metronidazol, Clindamycin

Therapie wichtiger Infektionen

Tab. 60. Indikationen zur Antibiotikaprophylaxe in der Traumatologie.

Indikationen	Antibiotika	Begründung
Stark verschmutzte Wunden und verspätete Wundversorgung	Penicillin G oder Penicillin V	Prophylaxe von Tetanus, Gasbrand, Streptokokken-Infektionen
Offene Frakturen, traumatische Eröffnung von Gelenken oder Körperhöhlen	Cefoxitin oder Cefuroxim, evtl. + Aminoglykosid	Häufig Mischinfektionen (auch Anaerobier), Gasbrand-Gefahr
Schuß- oder Stichverletzungen	Penicillin G, bei Brust- oder Bauchverletzungen auch »Omnispektrum-Kombination« (s. S. 23)	Infektionen unvermeidlich, Gasbrand-Gefahr, oft auch andere anaerobe Mischinfektion
Schwere Verbrennungen	In der 1. Woche Penicillin G (tgl. 20–30 Mill. E)	Verhinderung von Streptokokken-Infektionen
Tier- und Menschenbisse	Penicillin G oder V	Pasteurella multocida (Tier) oder Streptokokken (Mensch), auch Anaerobier und Staphylokokken

▶ **Perioperative Prophylaxe:** Eine generelle Verabreichung von Antibiotika nach aseptischen Operationen ist wegen der möglichen Selektion resistenter Keime und aus anderen Gründen abzulehnen. Die beste Prophylaxe von Wundinfektionen stellt nach wie vor die strenge Asepsis bei der Operation und postoperativen Wundversorgung dar. Bei bestimmten Operationen aber mit erhöhtem Infektionsrisiko (Tab. 61) ist eine perioperative Prophylaxe notwendig und allgemein anerkannt.

Für den Erfolg ist ein möglichst rascher Behandlungsbeginn entscheidend. Üblicherweise hat eine Antibiotika-Prophylaxe mit Beginn der Narkose einzusetzen. Wenn während der Operation eine Situation eintritt, die eine Antibiotika-Prophylaxe indiziert (z. B. Eröffnung eines Hohlorgans), ist umgehend ein geeignetes Antibiotikum zu applizieren. Die chirurgische Antibiotika-Prophylaxe ist daher weitgehend die Aufgabe des Anästhesisten. Sie sollte nur kurz durchgeführt werden; die Meinungen über die optimale Dauer sind geteilt, schwanken aber zwischen Einmalgabe und 3tägiger Anwendung. Eine z. T. noch praktizierte, 10–14 Tage dauernde Prophylaxe von chirurgischen Infektionen ist im allgemeinen ungünstig.

Die Zurückhaltung bei der prophylaktischen Anwendung von Antibiotika in der Chirurgie darf auf keinen Fall zur Unterlassung einer notwendigen Gasbrandprophylaxe (s. S. 561) führen. Die Gefährdung durch eine Kurzzeitprophylaxe wird oft überschätzt; sie steht in keinem Verhältnis zu dem Schaden der Unterlassung einer indizierten Prophylaxe.

Tab. 61. Wichtige Indikationen zur perioperativen Prophylaxe.

Indikationen	Antibiotika	Begründung
Implantation von Kunststoffen und Metallen	Cefazolin	Fremdkörper begünstigen Infektionen (vorwiegend Staphylokokken)
Herzoperationen	Cefazolin, Cefamandol	Prophylaxe der postoperativen Endokarditis (meist durch Staphylokokken)
Transplantationen	Cefazolin, Cefamandol, Cefotiam	Prophylaxe von Staphylokokken- und Streptokokken-Infektionen
Neurochirurgische Operationen	Cefotaxim, Ceftriaxon	Infektionen selten, aber gefährlich
Operationen in stark kontaminiertem Gebiet (Mundhöhle, Ösophagus, Rektum, Kolon)	Cefotaxim + Azlocillin + Metronidazol, Imipenem	Mischinfektionen unvermeidlich (durch aerobe und anaerobe Keime)
Hysterektomie	Cefazolin, Cefoxitin	Reduktion von sekundären Wundheilungen
Gallenwegs-Operationen	Mezlocillin, Ceftriaxon	Reduktion von sekundären Wundheilungen
Operationen bei Patienten mit Abwehrschwäche (myeloischer Insuffizienz usw.)	Cefotaxim + Azlocillin, Ceftazidim + Gentamicin	Erhöhte Infektionsgefahr
Amputation wegen Gangrän	Penicillin G	Gasbrandprophylaxe

Infizierte Verbrennungen

Der Verlauf von großflächigen Verbrennungen dritten Grades hängt entscheidend von den häufig hinzutretenden Infektionen ab. Der optimale Einsatz von Antibiotika bei infizierten Verbrennungen ist ein entscheidender Faktor für den Verlauf.

Erreger sind in erster Linie Pseudomonas aeruginosa und resistente Staphylokokken, seltener Proteus, Klebsiella, Enterobacter und Enterokokken, auch Pilze (Aspergillus, Mucor, Candida). Besonders gefährlich, wenn auch nicht sehr

Therapie wichtiger Infektionen

häufig, sind Infektionen mit A-Streptokokken (Streptococcus pyogenes), die das Anheilen von Transplantaten verhindern und Epithelreste vernichten. Eine Sepsis wird am häufigsten durch Pseudomonas aeruginosa, Staphylococcus aureus, Enterobacter und Proteus verursacht (hohe Letalität).

Diagnose: Anfangs sind tägliche oder zweitägliche Wundabstriche notwendig, da sich die Wundflora schnell ändern kann. Eine vollkommene Keimelimination läßt sich meist nicht erreichen. Bei septischem Fieber sind Blutkulturen anzulegen. Auf andere infektiöse Komplikationen, wie Pneumonie und Thrombophlebitis, ist sorgfältig zu achten.

Therapie: Bei Auftreten von Infektionszeichen (Veränderung der Wundbeschaffenheit, Fieber usw.) erfolgt sofort eine ungezielte Behandlung zunächst mit Cefuroxim, bei schweren Symptomen besser mit Imipenem. Zur Dosierung: s. Tab. 4, S. 16. Eine bei schweren Verbrennungen häufig auftretende **Niereninsuffizienz** ist bei der Dosierung der Antibiotika zu berücksichtigen (s. S. 644). Die Initialbehandlung wird entsprechend den bakteriologischen Resultaten modifiziert. Bei einer Staphylokokkeninfektion kann Vancomycin indiziert sein, bei einer Streptokokkeninfektion Penicillin G, bei einer Pseudomonasinfektion Ceftazidim + Amikacin (je nach Antibiogramm). Schwere Pilzinfektionen erfordern die i. v. Gabe von Amphotericin B.

Eine **antibakterielle Lokalbehandlung** kann bei schweren Verbrennungen von großem Nutzen sein, wird jedoch oft durch die bestehenden Gewebsnekrosen beeinträchtigt. In der ersten Phase der Erkrankung werden in den USA feuchte Kompressen mit 0,5%iger Silbernitratlösung empfohlen, durch welche eine bakterizide Wirkung auch auf Pseudomonas aeruginosa neben einer günstigen Wirkung auf die Wundfläche erreicht wird. Auch Silber-Sulfadiazin (Flammazine) und Povidon-Jod kommen zur Lokalbehandlung von Verbrennungen in Frage. Bei ausgedehnten Verbrennungen besteht die Möglichkeit einer perkutanen Resorption dieser Mittel, weshalb auf Nebenwirkungen geachtet werden muß. Penicilline und Cephalosporine sowie Neomycin sind zur örtlichen Behandlung wegen der Sensibilisierungsgefahr ungeeignet. Aminoglykoside, Polymyxin B und Bacitracin können, wenn sie lokal angewandt werden, bei großflächigen Verbrennungen resorbiert werden und toxisch wirken. Bei Pilzinfektionen ist eine Lokalbehandlung mit verschiedenen Antimykotika (Pimaricin, Nystatin, Amphotericin-B-Lösung u. a.) möglich.

Die **allgemeine Therapie** ist für den Verlauf der Verbrennungskrankheit von entscheidender Bedeutung. Dazu gehören Schockbekämpfung, insbesondere Infusionsbehandlung (Ausgleich von Elektrolyt-, Wasser- und Eiweißverlusten), Azidosebehandlung, Analgesie, Sauerstoff, Tetanusimpfung, Behandlung einer Niereninsuffizienz, Schutz vor Hospitalinfektionen usw., bei Rauchvergiftung auch Pneumoniebehandlung (oft bakterielle Sekundärinfektion mit gramnegativen Stäbchen). Die Wunden müssen gesäubert (Débridement) und so weit wie möglich gedeckt werden (Transplantation). Zur sachgemäßen Behandlung ist die Möglichkeit steriler Pflege und laufender bakteriologischer Kontrollen eine wichtige Voraussetzung. Schwere Verbrennungen sollten daher möglichst nur in entsprechend spezialisierten Krankenhäusern behandelt werden.

Handinfektionen

Erreger sind vorwiegend Staphylokokken, seltener Streptokokken, gramnegative Bakterien (Pseudomonas u. a.) oder Bacteroides (Mischinfektion), bei chronischen Nagelinfektionen auch Candida albicans.

▶ **Panaritium cutaneum:** Inzision, Drainage, Ruhigstellung. Bei Staphylokokken-Infektionen sind Antibiotika nicht unbedingt erforderlich, jedoch sollten bei Streptokokken-Infektionen (Gefahr einer Tendovaginitis), bei drohenden Komplikationen oder Abwehrschwäche (Leukämie usw.) auch oberflächliche Panaritien antibiotisch behandelt werden.

▶ **Panaritium subcutaneum, ossale oder articulare, Tendovaginitis purulenta:** Hierbei ist die chirurgische Behandlung ebenso wichtig wie die Antibiotika-Therapie. Nur im Anfangsstadium führt eine Behandlung mit Antibiotika zur Verhinderung einer eitrigen Einschmelzung. Antibiotika können jedoch auch später Komplikationen verhüten (Lymphangitis, Sepsis, chronische Osteomyelitis, Hohlhandphlegmone). Bei der Wahl des Antibiotikums richtet man sich nach dem mikroskopischen Präparat und der Art der angezüchteten Erreger, die bei schnellen Verlaufsformen fast immer Staphylokokken sind. Bei protrahiertem Verlauf sind auch Anaerobier, Enterobakterien und Candida zu finden.

Beim Nachweis von Haufenkokken im Eiterausstrich oder bei fehlendem Erregernachweis (meist doch Staphylokokken) eignet sich Cefadroxil (Erwachsene und Schulkinder tgl. 2–3 g, Kleinkinder 50 mg/kg per os), als Alternative auch Clindamycin (tgl. 0,9 g per os). Therapie wegen der Rezidivgefahr nicht zu früh abbrechen!
Beim mikroskopischen Nachweis von Kettenkokken (Streptokokken) verwendet man Penicillin V, tgl. 1,5–3 Mill. E in 3 Einzelgaben.
Gramnegative Erreger werden nach dem Antibiogramm behandelt (ohne Kenntnis der Empfindlichkeit zunächst mit Ciprofloxacin).
Eine Candida-Paronychie erfordert eine systemische Therapie mit Fluconazol, jedoch keine Inzision.

Postoperative Sepsis

Das Erregerspektrum bei postoperativer Sepsis hängt ab von der Art der Operation, einer durchgeführten Vorbehandlung oder perioperativen Prophylaxe und dem Sitz der Infektion. Nach Möglichkeit werden vor der Therapie Blutkulturen und Wundabstriche, evtl. auch Urinkulturen untersucht.

Die **ungezielte Therapie** orientiert sich nach dem Erregerspektrum (je nach Ausgangsherd verschieden) sowie dem klinischen Bild. Eine Sepsis mit Schocksymptomen muß anders behandelt werden als eine Sepsis mit starker Lokalinfektion im Operationsbereich. Die Therapie erfolgt nach den Regeln einer Interventionstherapie. Bei bedrohlichem Krankheitsbild sind Kombinationen, wie Cefotaxim + Azlocillin oder Imipenem allein indiziert. Bei vorausgegangener Operation mit hohem Anaerobier-Risiko gibt man zusätzlich Metronidazol oder Clindamycin. Bei Nichtansprechen binnen drei Tagen ist ein weiteres Antibiotikum hinzuzufügen. Dabei sind die inzwischen vorliegenden Kulturbefunde zu berücksichtigen. Bei starker Lokalinfektion im Operationsbereich wird die Wunde an einigen Stellen geöffnet und eine Drainage eingelegt. Gründe für ein verzögertes Ansprechen auf die Therapie sind oft resistente Staphylokokken oder Pseudomonaden, manchmal auch ein Empyem oder ein infizierter Fremdkörper. Die Prognose hängt auch vom Erfolg der Schocktherapie ab.

Die **gezielte Therapie** erfolgt nach den im Abschnitt »Septische Infektionen« gegebenen Empfehlungen (s. S. 375).

Postoperative Pneumonie

Die **Entstehung** postoperativer Pneumonien wird u. a. durch Hypoventilation, Atelektasen, Aspiration, langdauernde und schwere Operationen und das Vorliegen eines chronischen Lungenleidens begünstigt. Nach dem Gebrauch bakteriell kontaminierter Narkose- oder Inhalationsgeräte kann es bei Frischoperierten zu schweren Lungeninfektionen kommen.

Als **Erreger** werden in erster Linie resistente Staphylokokken, aber auch Klebsiella- oder Enterobacter- sowie Pseudomonas-Keime gefunden. Auch endogene Infektionen durch Pneumokokken, Haemophilus influenzae und Anaerobier sind möglich. Da bei der postoperativen Pneumonie eine Erregerdiagnose besonders wichtig ist, sind alle diagnostischen Möglichkeiten (einschließlich der Untersuchung von Trachealsekret) auszunutzen (s. S. 428).

9. Chirurgische Infektionen

Die ungezielte **Therapie** einer postoperativen Pneumonie richtet sich in erster Linie nach der klinischen Konstellation. Es müssen die hierbei besonders wichtigen Staphylokokken erfaßt werden. Bei Patienten ohne Vorbehandlung und ohne Hinweis auf Aspiration ist eine Therapie mit Cefazolin, Cefuroxim oder Cefotiam meist ausreichend. Bei einer Pneumonie, die trotz perioperativer Prophylaxe auftritt, sollten Antibiotika verwendet werden, die ein wesentlich breiteres Erregerspektrum abdecken, z. B. Cefotaxim + Azlocillin oder nur Imipenem. Bei häufigerem Vorkommen von Methicillin-resistenten Staphylokokken kommen Kombinationen unter Einschluß von Vancomycin oder Teicoplanin in Frage. Bei Hinweisen auf Aspiration ist die Wirksamkeit auf Anaerobier, Staphylokokken und Enterobakterien wichtig. Am günstigsten ist hierbei die Gabe von Imipenem. Bei der Kombinationstherapie einer Aspirationspneumonie ist Clindamycin einzuschließen. Wegen der erheblichen Tendenz zur Abszedierung ist eine längere Behandlung (ca. 3 Wochen) erforderlich. Unterstützende Maßnahmen sind Förderung des Abhustens, Mukolytika, Schmerztherapie und physikalische Therapie.

Infizierte Gangrän

Eine echte infizierte Gangrän muß von banalen Infektionen bei nur geringfügig eingeschränkter Durchblutung, vom Erysipel und vom »diabetischen Fuß« unterschieden werden. Es gibt dabei sehr unterschiedliche Verläufe, bei denen im Anfang eine genaue Diagnose oft nicht möglich ist. In atypischen Fällen ist es sinnvoll, zuerst die Antibiotika-Therapie durchzuführen und die notwendige angiologische Diagnostik nach klinischer Besserung anzuschließen.

Erreger von Sekundärinfektionen sind Staphylokokken, aerobe und anaerobe Streptokokken, Clostridien sowie gramnegative Bakterien (Pseudomonas aeruginosa, Proteus, Bacteroides u. a.). Fast immer liegt eine Mischinfektion vor.

Therapie: Notwendig ist eine längere hochdosierte Kombinationstherapie mit parenteralen Antibiotika, die ausreichend in schlecht durchblutetes Gewebe penetrieren. Geeignet sind gegen die Sekundärinfektion (feuchte Gangrän) Penicillin G i. v., tgl. 20 Mill. E, oder Cefazolin, evtl. in Kombination mit Flucloxacillin i. v., tgl. 6 g, Gentamicin i. m., tgl. 240 mg, und/oder Azlocillin i. v., tgl. 15–20 g (wirksam auf Pseudomonas aeruginosa und andere gramnegative Bakterien). Gegen Anaerobier sind besonders Clindamycin i. v. oder Metronidazol i. v. wirksam. Ofloxacin und Ciprofloxacin penetrieren gut in schlecht durchblutetes Gewebe. Eine Amputation wegen arteriosklerotischer Gangrän erfordert wegen des Risikos einer katastrophalen postoperativen Gasbrandinfektion stets eine entsprechende perioperative Antibiotika-Prophylaxe. Die riskante intraarterielle Injektion von Antibiotika ist pharmakokinetisch wenig sinnvoll und klinisch ungenügend wirksam. Viele Antibiotika sind für eine derartige Anwendung auch nicht zugelassen, und man sollte auch das erhebliche Haftungsrisiko bedenken.

Beim »**diabetischen Fuß**« steht nicht die Makroangiopathie, sondern eine Mikroangiopathie mit peripherer Neuritis im Vordergrund. Hinzu kommt die Abwehrschwäche von Diabetikern gegen Infektionen. Durch Ketoazidose werden besonders zelluläre Abwehrmechanismen gestört. Es entstehen mehr oder weniger ausgedehnte Hautulzerationen, die Eintrittspforte für Bakterien sind und zu Komplikationen, wie Phlegmone, ⋅Osteomyelitis und Sepsis, führen können. Typisch ist eine anaerobe/aerobe Mischinfektion durch Peptokokken, Peptostreptokokken, Bacteroides, Clostridien sowie durch aerobe Staphylokokken, Streptokokken, Pseudomonas, Proteus und andere gramnegative Stäbchen.

Bei florider bakterieller Entzündung ist neben der Lokaltherapie (z. B. mit Neomycin + Bacitracin) stets eine systemische Therapie mit z. B. Cefuroxim, Cefotaxim oder Ceftriaxon durchzuführen.

Literatur

GORBACH, S. L., J. BARTLETT, N. R. BLACKLOW: Infectious Diseases in Medicine and Surgery. Saunders, Philadelphia 1991.
SIMMONS, R. L., R. J. HOWARD (Eds): Surgical Infectious Diseases. Appleton-Century Hemel Hempstead 1988.
THOMSEN, P. D., T. E. TADDONIO, M. J. TAIT, J. K. PRASAD: Susceptibility of Pseudomonas and Staphylococcus wound isolates to topical antimicrobial agents: a 10-year review and clinical evaluation. Burns *15:* 190–192 (1989).
YOGEV, R.: Cerebrospinal fluid shunt infections: A personal view. Pediatr. Infect. Dis. *4:* 113 (1985).

10. Infektionen der Knochen und Muskeln

Osteomyelitis

Die Osteomyelitis kann in **4 Hauptformen** auftreten, die eine verschiedene Behandlung erfordern:
1. als akute hämatogene Osteomyelitis (vorwiegend bei Kindern),
2. als akute postoperative oder posttraumatische Osteomyelitis,
3. als fortgeleitete Osteomyelitis,
4. als chronische Osteomyelitis.

Die **Erreger** der akuten hämatogenen Osteomyelitis sind meistens Staphylokokken, seltener B-Streptokokken, Bacteroides, Klebsiellen, Salmonellen, Brucellen u. a., bei Kleinkindern und älteren Personen Haemophilus influenzae. Bei Heroinsüchtigen wird häufiger Pseudomonas als Erreger einer Wirbel- oder Schambein-Osteomyelitis nachgewiesen. Bei immunsupprimierten Patienten kommen auch Pilze, wie Candida und Aspergillus, vor, bei AIDS-Patienten nicht selten atypische Mykobakterien (z. B. M. avium-intracellulare). Die posttraumatische Osteomyelitis wird außer durch Staphylokokken auch durch Proteus, Pseudomonas aeruginosa, E. coli u. a. hervorgerufen (häufig Mischinfektionen). Die fortgeleitete Osteomyelitis (z. B. von den Zähnen oder bei Diabetikern mit peripheren Durchblutungsstörungen von trophischen Hautulzera im Bereich der kleinen Fußknochen) ist ebenfalls häufig mischinfiziert (mit anaeroben und aeroben Keimen). Eine Sonderform der chronischen Osteomyelitis ist der Brodie-Abszeß, der meist Staphylokokken-bedingt ist.

Diagnose: Erreganzüchtung und Antibiogramm sind wichtige Voraussetzungen für eine erfolgreiche Behandlung. Es kommt darauf an, die Erreger möglichst vor Therapiebeginn in der Blutkultur oder aus dem Sepsisausgangsherd (häufig Pyodermien oder Abszesse) anzuzüchten. Wenn sich bereits ein subperiostaler Abszeß gebildet hat, kann durch Punktion von Eiter Material zur bakteriologischen Untersuchung gewonnen werden. Wenn die Blutkultur steril geblieben oder unterlassen worden ist, sollte eine Knochenbiopsie angestrebt werden, um eine histologische und kulturelle Untersuchung auf aerobe und anaerobe Keime, Mykobakterien und Pilze durchführen zu können. Bei Wirbelosteomyelitis ist zur Erregerdiagnostik eine Nadelbiopsie unter CT-Führung möglich. Intraoperativ gewonnenes Material (bei chronischer Osteomyelitis) muß sorgfältig untersucht werden (Zerkleinern der Probe, verschiedene Nährböden, lange Bebrütung).

Bei der Staphylokokken-Osteomyelitis steigt der Antistaphylolysintiter im Verlauf der Erkrankung regelmäßig von Normalwerten (bei Erwachsenen 1–2 AE/ml) auf 5–10 AE/ml und mehr an (nicht bei Infektionen durch Staphylococcus epidermidis). Eine A-Streptokokken-, Salmonellen- oder Brucellen-Osteomyelitis läßt sich ebenfalls serologisch diagnostizieren. Durch den Latex-Agglutinationstest mit Serum und Urin lassen sich eine Haemophilus-Typ-b- und B-Streptokokken-Osteomyelitis rasch erkennen. Röntgenveränderungen treten meist erst ab 3. Krankheitswoche, bei Säuglingen ab 2. Krankheitswoche auf. Durch Knochenszintigraphie (in der 1. Woche oft noch negativ), besser durch Magnet-Resonanz-Tomographie kann eine Frühdiagnose gestellt werden.

▶ **Therapie der akuten hämatogenen Osteomyelitis** gelten grundsätzlich dieselben Regeln wie bei den septischen Infektionen. Die Behandlung erfolgt in der Regel mit bakteriziden Antibiotika in maximaler Dosierung. Durch die schlechte Diffusion der Antibiotika in den Knochen erklärt sich die Rezidivgefahr, weshalb eine lang dauernde Nachbehandlung notwendig ist.

Gezielte Therapie: Infektionen durch Penicillin-G-empfindliche Staphylokokken werden mit Penicillin G, das im Vergleich zu anderen Penicillinen die stärkste Aktivität hat, behandelt (tgl. 10–20–30 Mill. E in 2–3 i. v. Kurzinfusionen). Bei Staphylokokken als Ursache ist generell die Kombination eines β-Lactam-Antibiotikums mit Fusidinsäure oder eine Therapie mit Clindamycin zu empfehlen. Wenn die nachgewiesenen Staphylokokken Penicillin-G-resistent sind, wendet man Cefazolin i. v. oder Clindamycin i. v. an:
Cefazolin i. v.: Erwachsene tgl. 6 g, Kinder 100–200 mg/kg. Die Cephalosporine gleichen in ihrer antibakteriellen Aktivität gegen Staphylokokken den penicillinasefesten Penicillinen (weitgehende Kreuzresistenz mit Flu- und Dicloxacillin). Die penicillinasefesten Penicilline (z. B. Flucloxacillin) haben aber eine schlechtere Pharmakokinetik und Verträglichkeit.
Clindamycin: Erwachsene 3mal tgl. je 0,3–0,6 g i. v. oder i. m., bei Kindern tgl. 20–40 mg/kg, zur Nachbehandlung Clindamycin oral, Erwachsene tgl. 0,9–1,2 g, Kinder 20 mg/kg in 4 Einzelgaben.
Auch Fusidinsäure (günstige Pharmakokinetik, jedoch Gefahr einer schnellen Resistenzentwicklung) ist bei Osteomyelitis mit Erfolg benutzt worden; Dosierung bei Erwachsenen tgl. 2 g, bei Kindern 30 mg/kg in 3–4 Einzelgaben nach dem Essen. Fusidinsäure sollte stets mit einem zweiten wirksamen Mittel kombiniert werden.
Vancomycin, Teicoplanin (obwohl schlecht knochengängig) oder Fosfomycin (gut knochengängig) sind bei Osteomyelitis durch mehrfach resistente Staphylococcus-epidermidis-Bakterien indiziert, die manchmal Gelenkprothesen infizieren. Dann ist jedoch eine Kombination mit Fusidinsäure oder Rifampicin sinnvoll.

10. Infektionen der Knochen und Muskeln

Osteomyelitiden durch andere Erreger werden je nach Antibiogramm behandelt. Bei einer Infektion durch Penicillin-G-sensible Bakterien (Streptokokken) ist Penicillin G in hoher Dosierung das Mittel der Wahl, bei einer Haemophilus-influenzae-Infektion Ceftriaxon. Bei Pseudomonas-Infektionen kombiniert man Tobramycin mit Azlocillin oder Ciprofloxacin. Alternativen sind Ceftazidim, Aztreonam und Imipenem. Bei Salmonellen-Osteomyelitis ist (je nach Antibiogramm) Cefotaxim in hoher Dosierung oder Ciprofloxacin indiziert.

Bei großem subperiostalen Abszeß wird der Eiter abpunktiert und evtl. ein Antibiotikum instilliert (s. u. Arthritis purulenta, S. 499).

Ungezielte Therapie: Sobald die klinische Verdachtsdiagnose gestellt ist, wird – nach Entnahme von Blutkulturen und Abstrichen vom Ausgangsherd – unverzüglich eine hochdosierte Antibiotika-Therapie eingeleitet. Mit einer Kombination von Penicillin G i. v. (tgl. 30 Mill. E) und Cefazolin i. v. (Erwachsene tgl. 6 g, Kinder 200 mg/kg) erfaßt man über 90% der möglichen Erreger (Staphylokokken, Streptokokken). Bei Kleinkindern (von 1–6 Jahren) kommen neben Staphylokokken Haemophilus-Keime häufiger vor, weshalb zur Initialtherapie die Kombination von Clindamycin + Cefotaxim vorteilhaft ist. Bei Neugeborenen oder Patienten mit schwerem Grundleiden und Abwehrschwäche ist auch mit Pseudomonas und anderen gramnegativen Stäbchen (Salmonellen) zu rechnen. Dann sind breit wirksame Kombinationen, wie Cefotaxim + Piperacillin, günstig. Nach Bekanntwerden des Antibiogramms wird die Therapie mit dem am besten wirkenden Mittel fortgesetzt. Wenn die Erkrankung auf diese Therapie nicht anspricht, müssen erneut bakteriologische Untersuchungen stattfinden.

Therapiedauer: Nach klinischer Besserung einer akuten Osteomyelitis, die nach hochdosierter intravenöser Initialtherapie im allgemeinen rasch eintritt, kann oral weiterbehandelt werden. Bei einer Staphylokokken-Osteomyelitis folgt auf die 4wöchige intravenöse Therapie mit Cefazolin oder Penicillin G eine orale Nachbehandlung mit Clindamycin (Erwachsene tgl. 0,6 g, Kinder 10 mg/kg) oder mit Flu- oder Dicloxacillin (Erwachsene tgl. 3 g, Kindern 100 mg/kg) bis zur völligen Heilung. Bei Erwachsenen kann zur oralen Nachbehandlung auch Ciprofloxacin oder Ofloxacin verwandt werden (bei nachgewiesener Empfindlichkeit der Erreger).

▶ **Fortgeleitete Osteomyelitis:** Die Kieferosteomyelitis, fortgeleitet von einer Zahnwurzelentzündung oder Sinusitis maxillaris, hat verschiedene Erreger. In der Regel liegt entweder eine Staphylokokken-Infektion oder eine Mischinfektion mit Anaerobiern (Streptokokken, Bacteroides, Fusobakterien u. a.) vor.

Neben der operativen **Therapie** ist eine hochdosierte Antibiotika-Behandlung angezeigt. Wenn eine Staphylokokken-Infektion ausgeschlossen werden kann, ist initial eine Therapie mit Penicillin G in hoher Dosis sinnvoll (evtl. in Kombination mit Metronidazol). Beim Versagen der Penicillin-Therapie ist eine Behandlung mit Clindamycin indiziert.

▶ **Chronische Osteomyelitis:** Diese Form entsteht heute nach Operationen und Traumen, außerdem bei bestimmten fortgeleiteten Infektionen und nach ungenügend behandelten akuten Infektionen. Sie erfordert vor allem chirurgische Maßnahmen (Sequesterentfernung, Knochenplastik usw.). Bei unklarer Ätiologie sind eine Tuberkulose, Aktinomykose und Brucellose auszuschließen. Eine lokale Behandlung ist durch die intra- oder perossäre Instillation von Antibiotika oder eine Spüldrainage der Osteomyelitishöhle möglich, auch durch Einlegen von Gentamicin-PMMA-Kugeln (s. S. 158). Bei infizierten Hüftgelenksprothesen ist häufig ein Wechsel des Implantates unter hochdosierter Antibiotika-Therapie erforderlich. Die Neuimplantation einer Prothese sollte mit Hilfe eines Gentamicin-haltigen Knochenzementes erfolgen.

Die **Therapie** richtet sich nach dem Erregerbefund und Antibiogramm. Die systemische Antibiotika-Therapie wird über lange Zeit (3–12 Monate) durchgeführt; manchmal ist sogar eine Dauersuppressionsbehandlung erforderlich. Chronische Staphylokokken-Infektionen werden üblicherweise mit Clindamycin behandelt. β-Lactam-Antibiotika wirken dabei unsicher, können aber in Kombination mit Rifampicin oder Fusidinsäure angewandt werden. Bei Infektionen durch Enterobakterien kommen Cefotaxim oder Ciprofloxacin, evtl. auch Piperacillin oder Mezlocillin in Kombination mit Gentamicin in Betracht. Eine Pseudomonas-Osteomyelitis muß mit Azlocillin + Tobramycin behandelt werden. Ofloxacin und Ciprofloxacin penetrieren gut in den Knochen; ihr Wert ist auch bei der Brucellen-Osteomyelitis erwiesen. Bei Anaerobierinfektionen (häufig Mischinfektionen) wirken am besten Clindamycin, Metronidazol und Imipenem, bei empfindlichen Keimen auch Penicillin G.

Eitrige Arthritis

Entstehung hämatogen, traumatisch oder fortgeleitet (bei Osteomyelitis oder Weichteilinfektionen), gelegentlich auch iatrogen nach intraartikulärer Injektion von Kortikosteroiden.

Häufigste Erreger: Staphylokokken, seltener Streptokokken, Pneumokokken, Gonokokken, Meningokokken, Salmonellen, Enterobakterien, Anaerobier (oft Mischinfektion), Mykobakterien, Pilze u. a., bei jüngeren Kindern auch Haemophilus influenzae und E. coli. Bei älteren Menschen und Heroinsüchtigen kommen neben Staphylokokken häufiger gramnegative Stäbchen vor, bei jüngeren Erwachsenen Gonokokken. Die Sonographie ist zur Feststellung von Gelenkergüssen wertvoll, auch zur kontrollierten Aspiration von Eiter. Bei septischer

10. Infektionen der Knochen und Muskeln

Arthritis ist oft die Blutkultur positiv. Eine Gelenkprothese ist meist durch Staphylokokken (S. aureus oder S. epidermidis), selten durch gramnegative Stäbchen oder Anaerobier infiziert.

Therapie: Nach Eiterentleerung durch Punktion und Anlegen einer Blutkultur gezielte Therapie je nach möglicher Entstehungsursache und dem Resultat der bakteriologischen Eiteruntersuchung. Die Dosierung und Therapiedauer entsprechen dem Vorgehen bei der akuten Osteomyelitis und Sepsis. In der Regel werden Antibiotika-Kombinationen in höherer Dosierung parenteral für 2–4 Wochen gegeben. Bei gonorrhoischer Arthritis, die auf Ceftriaxon i. v. rasch anspricht, genügt oft eine 1–2wöchige Behandlung. Für Eiterentleerung ist zu sorgen. Gelenkspülungen mit Antibiotika sind im allgemeinen unnötig und können eine chemische Synovitis hervorrufen. Bei infizierten Gelenkprothesen kann in 20–30% durch Drainage und Antibiotikagaben über mindestens 6 Wochen die Prothese erhalten bleiben. In den übrigen Fällen ist nach Entfernung der Prothese und 6wöchiger Antibiotikabehandlung eine Reimplatation erfolgreich. Ausnahmsweise (bei therapieresistenten Infektionen) kann die systemische Therapie durch intraartikuläre Injektion von Antibiotika ergänzt werden, die in folgenden Konzentrationen anwendbar sind:

Gentamicin	0,5%ig	Amikacin	0,25%ig
Oxacillin	1%ig	Amphotericin B	5 mg/ml

Literatur

DAN, M., Y. SIEGMAN-IGRA, S. PITLIK, R. RAZ: Oral ciprofloxacin treatment of Pseudomonas aeruginosa osteomyelitis. Antimicrob. Ag. Chemother. *34:* 849–850 (1990).

DELLAMONICA, P., E. BERNARD, H. ETESSE, R. GARRAFFO, H. B. DRUGEON: Evaluation of pefloxacin, ofloxacin and ciprofloxacin in the treatment of thirty-nine cases of chronic osteomyelitis. Europ. J. clin. Microbiol. Infect. Dis. *8:* 1024 (1989).

FASANO, F. J., D. R. GRAHAM, E. S. STAUFFER: Vertebral osteomyelitis secondary to Streptococcus agalactiae. Clin. Orthop. *256:* 101–104 (1990).

GENTRY, L. O.: Antibiotic therapy for osteomyelitis. Infect. Dis. Clin. North. Am. *4:* 485–499 (1990).

GENTRY, L. O., G. G. RODRIGUEZ: Oral ciprofloxacin compared with parenteral antibiotics in the treatment of osteomyelitis. Antimicrob. Ag. Chemother. *34:* 40–43 (1990).

MACGREGOR, R. R., A. L. GRAZIANI, J. L. ESTERHAI: Oral ciprofloxacin for osteomyelitis. Orthopedics. *13:* 55–60 (1990).

MADER, J. T. et al.: Oral ciprofloxacin compared with standard parenteral antibiotics therapy for chronic osteomyelitis in adults. J. Bone Joint Surg. [Am.] *73:* 104 (1990).

NORDEN, C. W. et al. Osteomyelitis. Infect. Dis. Clin. North Am. *4:* 361 (1990).

SCOTT, R. J., M. R. CHRISTOFERSEN, W. W. ROBERTSON: Acute osteomyelitis in children: a review of 116 cases. J. Pediatr. Orthop. *10:* 649–652 (1990).

WALDVOGEL, F. A.: Use of the quinolones for the treatment of osteomyelitis and septic arthritis. Rev. Infect. Dis. *11* (Suppl. 5): S1259 (1989).
WISPELWEY, B., W. M. SCHELD: Ciprofloxacin in the treatment of Staphylococcus aureus osteomyelitis. A review. Diagn. Microbiol. Infect. Dis. *13:* 169–171 (1990).

Pyomyositis

Vorkommen: Die Erkrankung ist in Europa und in den USA selten, in Afrika dagegen häufig. Hämatogen kommt es zur Absiedlung von Staphylokokken, seltener von Streptokokken in die Skelettmuskulatur (meist des Oberschenkels). Betroffen sind besonders ältere Kinder und jüngere Erwachsene männlichen Geschlechts ohne Grundkrankheit. In 25% ist ein Trauma vorangegangen.

Klinik: Zuerst treten Muskelschmerzen, dann Fieber und Schwellung auf. Die entzündete Muskulatur ist induriert, später fluktuierend. Meist handelt es sich um einen Solitärabszeß, seltener um multiple Abszesse.

Die **Diagnose** wird in der vieldeutigen Initialphase oft noch nicht gestellt. Durch Ultraschall oder Computertomographie lassen sich Abszesse nachweisen und lokalisieren. Die diagnostische Punktion ermöglicht den Erregernachweis. Es besteht eine ausgeprägte Leukozytose, jedoch ist die Creatininphosphokinase (CPK) im Serum gewöhnlich normal. Blutkulturen sind nur selten positiv.

Behandlung, wenn möglich, gezielt mit einem Staphylokokken-wirksamen Antibiotikum (Cefazolin, Cefazedon, Cefuroxim oder Clindamycin) über längere Zeit. Eine Drainage oder Punktion ist bei stärkerer Eiteransammlung immer notwendig. Nur bei Frühdiagnose läßt sich durch die Antibiotika-Therapie eine Drainage vermeiden.

Nekrotisierende Fasciitis

Akute nekrotisierende Zellulitis mit Beteiligung von oberflächlichen Faszien und subkutanem Fettgewebe bei starker Ausbreitungstendenz (entlang dem Faszienverlauf). Entweder handelt es sich um eine Monoinfektion durch Streptococcus pyogenes (A-Streptokokken), die sich spontan oder im Anschluß an ein leichteres Trauma entwickelt, oder es liegt eine aerobe/anaerobe Mischinfektion vor, die nach einer Bauchoperation oder einer Operation im Urogenitalbereich auftritt. Immer bestehen nach plötzlichem Beginn heftige Schmerzen, starke Rötung und Zeichen der Hautgangrän, bei aerober/anaerober Mischinfektion teilweise auch Gasbildung und fauliger Geruch des Exsudates. Im Beginn kann die Unterscheidung von einer Phlegmone schwierig sein. Die Diagnose wird bei der sofort notwendigen Operation gestellt (longitudinale Eröffnung, Entfernung nekrotischen Gewebes und Drainage). Auf alleinige Antibiotika-Therapie spricht eine nekrotisierende Fasciitis nicht an. Zur Komplikationsverhütung gibt man in jedem Fall Imipenem i. v. (tgl. 2 g) oder die Kombination von Clindamycin (tgl. 1,8 g) + Gentamicin (tgl. 0,32 g).

11. Gynäkologische Infektionen

Bei den gynäkologischen und geburtshilflichen Infektionen gelten die allgemeinen Regeln der antibakteriellen Chemotherapie. Während der Gravidität sind jedoch aus Verträglichkeitsgründen einige Antibiotika nicht oder nur eingeschränkt anwendbar (s. S. 635). Die gefährlichen und schwer erreichbaren Infektionen des inneren Genitales erfordern eine hochdosierte parenterale Antibiotika-Therapie. Die Forderung nach einer gezielten Chemotherapie ist oft schwer zu erfüllen, da die Erreger bei tiefsitzenden Prozessen nur unter besonderen Umständen nachweisbar sind (z. B. wenn Abradate, bei der Operation gewonnener Eiter, exzidiertes Gewebe oder Blutkulturen untersucht werden können). Bei den leichter zugänglichen Infektionen des äußeren Genitales besteht häufig eine Mischinfektion durch fakultativ pathogene Keime; es läßt sich bei dem hier gewonnenen Untersuchungsmaterial meistens nicht entscheiden, welches der primäre Krankheitserreger ist. Infolgedessen ist man oft gezwungen, zunächst ungezielt zu behandeln, und richtet sich bei der Wahl des Antibiotikums in erster Linie nach der Häufigkeit der in Frage kommenden Erreger.

Bartholinitis

Erreger meist Staphylococcus aureus oder Gonokokken, gelegentlich auch Mischinfektion mit Anaerobiern.

Therapie, wenn möglich, gezielt (je nach dem Grampräparat des Punktates). Bei Nachweis von Staphylokokken oder bei fehlendem Erregernachweis Behandlung mit Cefuroxim, tgl. 3 g, bis zum Rückgang der lokalen Erscheinungen. Bei Nachweis oder Verdacht einer Gonokokken-Infektion ist auch eine Therapie mit Ceftriaxon oder Ciprofloxacin möglich (wirksam auch bei Penicillin-G-Resistenz,

s. S. 551). Gegebenenfalls Inzision oder Exzision. Bei Anaerobiern (stinkender Eiter) Therapie mit Clindamycin, evtl. auch mit Ciprofloxacin + Metronidazol.

Vulvitis

Behandlung je nach klinischem Befund (Bläschen, Ulzera, Beläge) meist mit Antibiotika-haltigen Lokalpräparaten. Nur bei tiefen Infektionen (Abszeßbildung, Phlegmone, Gangrän) ist eine Allgemeintherapie mit Antibiotika notwendig.
Die häufigen Candida-Infektionen erfordern die Anwendung von lokalen Antimykotika. Azole, wie Clotrimazol (Canesten), Miconazol (Gyno-Daktar), Econazol (Gyno-Pevaryl), Bifonazol (Mycospor), aber auch Nystatin, Amphotericin B, Pimaricin oder Ciclopiroxolamin (Batrafen) sind geeignet. Grundkrankheiten, wie Diabetes mellitus, und auslösende Faktoren (Ovulationshemmer, Antibiotika-Therapie), Hauterkrankungen, senile Kolpitis, Allergien und Geschlechtskrankheiten müssen bei der Therapie berücksichtigt werden. Zur Therapie der herpetischen Vulvovaginitis: s. S. 506.

Vulvovaginitis bei Kindern

Erreger selten Gonokokken, häufiger Gardnerella, Pneumokokken, Trichomonaden und Candida albicans. Die kulturelle Untersuchung ergibt oft Darmbakterien (Verunreinigung); verläßlicher ist die mikroskopische Beurteilung des Ausstriches oder Deckglaspräparates. Es gibt auch eine herpetische Vulvovaginitis bei Kindern mit sichtbaren Bläschen oder Ulzerationen an den kleinen Schamlippen, z. T. mit schmerzhafter Lymphadenitis inguinalis (Therapie s. S. 506).

Behandlung je nach Keimart: Bei Nachweis von Gardnerella, Bacteroides oder anaeroben Kokken gibt man oral Metronidazol (2mal tgl. 7 mg/kg für 1 Woche) oder Amoxicillin (3mal tgl. 10 mg/kg für 1 Woche), bei kulturell nachgewiesener Gonokokken-Infektion Cefuroxim (tgl. 30 mg/kg). Unterstützend wirken Sitzbäder (mit einer milden Seife 2mal tgl.). Bei Oxyuren-Befall (als Ursache der Vulvovaginitis) Wurmkur mit Pyrantel und hygienische Maßnahmen (Wäschewechsel, Kurzschneiden der Fingernägel usw). Durch Trichomonaden hervorgerufene Entzündungen werden oral mit Metronidazol (Dosierung: s. S. 506) behandelt. Eine angeborene oder erworbene rektovaginale Fistel ist auszuschließen, ebenso ein Fremdkörper in der Vagina.

11. Gynäkologische Infektionen

Vaginitis bei Erwachsenen

Entstehung: Eine Vaginitis (Kolpitis) ist oft mit einer Vulvitis, Cervicitis oder Urethritis kombiniert und äußert sich vor allem durch Fluor. Bei Vaginitis sind oft bestimmte Grundleiden vorhanden (Karzinom, Diabetes, hormonelle Störungen). Daher ist auch bei Feststellung einer Infektion stets nach einer auslösenden Ursache zu suchen. Bei Fluor unklarer Genese muß in jedem Fall eine Lues, Gonorrhoe oder Tuberkulose ausgeschlossen werden. Nach der Menopause begünstigt der physiologische Östrogenmangel die Entstehung einer Vaginitis (atrophische Vaginitis). Ursachen können auch Allergien durch Vaginalpräparate sowie Fremdkörper (Pessare, Tampons) sein (sog. Kontaktvaginitis). Bei einer Störung der normalen Vaginalflora (Döderleinsche Stäbchen = Lactobacillus acidophilus) kommt es zur Invasion von fakultativ pathogenen Keimen.
Eine Vulvovaginitis, die sich meist durch vermehrten Ausfluß, Brennen oder Juckreiz, Schmerzen beim Koitus und oft auch durch Dysurie äußert, kommt in **drei Hauptformen** (Tab. 62) vor:
1. als bakterielle Vaginose,
2. als Candida-Vaginitis und
3. als Trichomonaden-Vaginitis.

Diagnose: Da Rückfälle bei unsachgemäßer Behandlung häufig sind, sollte vor Behandlungsbeginn immer die Ursache festgestellt werden (durch klinische und

Tab. 62. Ursachen und Formen der Vulvovaginitis bei Erwachsenen.

	Bakterielle Vaginose	Candida-Vaginitis	Trichomonaden-Vaginitis
Haupt-symptome	Stark riechender Ausfluß (»Amin-Kolpitis«)	Starker Juckreiz (Vulva), wenig krümeliger Ausfluß (kaum riechend)	Reichlich dünnflüssiger Ausfluß (oft faulig riechend)
Vulvitis	Selten	Häufig	Teilweise
Vaginal-schleim-haut	Wenig entzündet	Erythem mit dicken weißen Belägen	Erythem, z. T. mit Petechien (Zervix)
pH (Vagina)	$\geq 4,5$	$\leq 4,5$	$\geq 5,0$
Amingeruch	Stark	Fehlt	Oft vorhanden
Mikroskopie	Wenige Granulozyten, wenige Laktobazillen, reichlich gramnegative Stäbchen und Kokken, clue cells	Mäßig viele Granulozyten und Epithelzellen, in 80% Sproßzellen und Pseudomyzelien	Mäßig viele Granulozyten, in 80–90% bewegliche Trichomonaden

mikroskopische Untersuchung). Vaginalsekret wird mit einem sterilen Watteträger entnommen und auf einen Objektträger gebracht. Nach Hinzufügen von 2 Tropfen 10%iger KOH-Lösung mikroskopiert man das Deckglaspräparat auf Zellen, Bakterien, Pilze und Trichomonaden. Im Grampräparat erkennt man, in welchem Maße die normalerweise vorhandenen grampositiven Laktobazillen durch gramnegative Stäbchen (Gardnerella) und Kokken ersetzt sind. Nicht selten ist die bakterielle Vaginose mit einer Trichomonadeninfektion verbunden.

▶ **Bakterielle Vaginose (Amin-Kolpitis):** Diese wird auch als unspezifische Vaginitis oder Gardnerella-Vaginitis bezeichnet. Dabei enthält das Vaginalsekret keine oder nur wenige Laktobazillen und Granulozyten, jedoch reichlich Gardnerella vaginalis (früher Haemophilus vaginalis genannt), außerdem sporenlose Anaerobier (Bacteroides, anaerobe Kokken) und gebogene bewegliche Stäbchen (Mobiluncus). Die abgeschilferten Epithelzellen sind an der Oberfläche von Bakterien überzogen und wirken granuliert (»clue cells«). Durch Hinzufügen von Kalilauge auf den Objektträger entwickelt sich ein durchdringender Fischgeruch, der durch Amine bedingt ist. Das pH des Vaginalsekretes, das sich mit einem Indikatorpapierstreifen leicht prüfen läßt, liegt über 4,5. Bei der Amin-Kolpitis sind die Scheidenwände gleichmäßig von einem grauweißen nichtviskösen Sekret überzogen und nur wenig entzündet. Eine Vulvitis (mit Brennen und Juckreiz) fehlt meistens.

Die Therapie (Tab. 63) mit Metronidazol oral (2mal tgl. 0,5 g für 7 Tage) beseitigt Gardnerella vaginalis und Anaerobier und fördert die Wiederbesiedlung der Scheide durch Laktobazillen. In der Schwangerschaft ist eine Behandlung mit Clindamycin (3mal tgl. 0,3 g für 7 Tage) möglich. Erythromycin und Doxycyclin sind unwirksam, auch eine lokale Behandlung mit Povidon-Jod (Betaisodona), Sulfonamiden oder Neomycin. Eine Mitbehandlung des Sexualpartners ist nicht erforderlich. Unterstützend wirken Styli oder Vaginalsuppositorien, die Milchsäure enthalten. Ein Rezidiv spricht in der Regel auf die erneute Gabe von Metronidazol an, wenn durch wiederholte Untersuchung eine andere Ursache für den Fluor ausgeschlossen worden ist.

▶ **Candida-Vaginitis:** Weißer, z. T. krümeliger, wenig riechender Ausfluß, oft begleitet von starkem Pruritus vulvae und Dysurie. Das Scheiden-pH ist niedrig (<4,5). Auf der geröteten Scheidenschleimhaut befinden sich dicke weißliche Beläge. Mikroskopischer Nachweis der Pilze im Methylenblaupräparat (Sproßzellen und Pseudomyzelien), außerdem Anzüchtung in der Kultur möglich, z. B. unter Verwendung einer Objektträgerkultur.

Therapie: Lokalbehandlung mit Clotrimazol (Canesten) als Ovula oder Creme, entweder als Einmaltherapie oder für 3–6 Tage, gleichzeitig Vulvabehandlung mit antimykotischer Hautcreme. Alternativen sind Miconazol-Vaginalcreme (Gyno-Daktar), Econazol (Gyno-Pevaryl), Ciclopiroxolamin (Batrafen) und Povidon-

11. Gynäkologische Infektionen

Tab. 63. Therapie von gynäkologischen Infektionen.

Krankheit	Therapie der Wahl	Therapie in der Schwangerschaft
Vulvovaginitis		
Bakterielle Vaginose	Metronidazol (oral 2mal tgl. 0,5 g für 7 Tage)	Amoxicillin (oral 3mal tgl. 0,5 g für 7 Tage)
Candidiasis	Clotrimazol (lokal für 3–6 Tage)	Nystatin (lokal)
Trichomoniasis	Metronidazol oder Tinidazol (oral einmalig 2 g)	Clotrimazol oder Natamycin (lokal)
Cervicitis		
Chlamydien	Doxycyclin (oral 2mal tgl. 0,1 g für 14 Tage)	Erythromycin (oral 3mal tgl. 0,5 g für 14 Tage)
Gonokokken (meist auch Chlamydien)	Cefoxitin oder Ceftriaxon (i. v. einmalig 2 g bzw. 1 g) + Doxycyclin (oral 2mal tgl. 0,1 g für 14 Tage)	gleich + Erythromycin (oral 3mal tgl. 0,5 g für 14 Tage)
Herpes simplex primär	Acyclovir (oral 5mal tgl. 0,2 g oder i. v. 3mal tgl. 5 mg/kg für 5 Tage,	Möglichst nur topisch
rekurrierend	zuerst 0,4 g oral 2mal tgl., dann 0,2 g 2mal tgl., u. U. für längere Zeit, nicht >6 Monate)	Möglichst nur topisch
Salpingitis		
in der Klinik	Cefoxitin (i. v. 4mal tgl. 2 g) oder Ceftriaxon (i. v. 1mal tgl. 2 g) bis 48 h nach Eintritt der Besserung + Doxycyclin (i. v. 2mal tgl. 0,1 g für 14 Tage)	gleich + Erythromycin (oral 3mal tgl. 0,5 g für 14 Tage)
außerhalb der Klinik	Ciprofloxacin (oral 2mal tgl. 0,5 g für 10–14 Tage) + Doxycyclin (oral 2mal tgl. 0,1 g für 14 Tage)	Ceftriaxon (i. v. 1mal tgl. 2 g) bis 48 h nach Eintritt der Besserung + Erythromycin (oral 4mal tgl. 0,5 g für 14 Tage)

Therapie wichtiger Infektionen

Jod (Betaisodona). Im ersten Schwangerschaftsdrittel sollten Azole nicht lokal verwandt werden. Bei lokaler Behandlung mit Nystatin (Candio-Hermal) ist meist eine 2mal tägliche Anwendung für 2 Wochen notwendig. Bei immunsupprimierten Patienten, aber auch bei rekurrierender Candida-Vaginitis kann Fluconazol oral gegeben werden. Außerdem ist die Lokalbehandlung auf 3 Wochen zu verlängern. Eine Einmal- oder Kurzzeittherapie mit Fluconazol ist möglich, jedoch sind Rezidive häufig. Fördernde Faktoren einer Candida-Infektion (Diabetes, Gravidität, Ovulationshemmer, AIDS, Antibiotika-Therapie) sind zu berücksichtigen.

▶ **Trichomonaden-Vaginitis:** Akut oder chronisch. Infektion symptomatisch oder asymptomatisch. Typisch sind reichlich dünnflüssiger Ausfluß (meist faulig riechend) und ein positiver KOH-Test (Amingeruch), z. T. mit Dysurie. Vagina entzündlich gerötet, oft Petechien an der Zervix, Exsudat schaumig. Mikroskopischer Nachweis der lebhaft beweglichen Trichomonaden im Deckglaspräparat auf vorgewärmtem Objektträger (Material stets frisch untersuchen) oder im gefärbten Präparat (mit Methylenblaulösung) oder im Immuno-Assay. Kultur in Spezialnährböden möglich. Nicht selten Mischinfektion mit Gardnerella.
Therapie: Metronidazol, bei Erwachsenen 2mal tgl. 1 Tabl. à 250 mg, bei Mädchen zwischen 6 und 10 Jahren 2mal tgl. ½ Tabl. und bei Mädchen zwischen 2 und 5 Jahren 2mal tgl. ¼ Tabl. (bzw. 10 mg/kg/Tag). Therapiedauer 6 Tage, Wiederholung nicht vor 4–6 Wochen. Auch Einmalbehandlung mit Metronidazol (2 g) oder Tinidazol (2 g) möglich. Immer infizierten Partner mitbehandeln (beim Mann Trichomonaden-Urethritis oder keine Erscheinungen). Es gibt auch eine relative Metronidazol-Resistenz. Dann ist eine 3–5tägige Behandlung mit tgl. 2 g Metronidazol oft noch erfolgreich; sie kann durch eine Lokalbehandlung mit Clotrimazol ergänzt werden.
In den ersten Schwangerschaftsmonaten sollte auf Nitroimidazole zur oralen Therapie verzichtet werden; statt dessen kann eine lokale Behandlung mit Clotrimazol (Canesten) oder Pimaricin (Pimafucin) Vaginaltabletten durchgeführt werden (2mal tgl. für 10 Tage).

▶ **Herpes-simplex-Vulvovaginitis:** Akut oder chronisch-rezidivierend. Zahlreiche Bläschen, die ulzerieren können, in der Vulva, Vagina, an der Zervix und am Damm. Sehr schmerzhaft (besonders bei Miktion, manchmal Harnverhaltung). Während Gravidität Gefahr von Abort, Frühgeburt, Tod des Neugeborenen an generalisiertem Herpes. Färbung des Vaginalabstriches nach Papanicolaou (intranukleäre Einschlußkörperchen in vielkernigen Riesenzellen) oder immunfluoreszenzserologischer Nachweis im Zervixsekret. Oft Sekundärinfektion durch Bakterien oder Pilze.
Lokale Behandlung mit Povidon-Jod wirkt unsicher (Waschung der Vulva, Vaginalgel, -Suppositorien). Besser sind Sitzbäder, Kompressen und Behand-

lungsversuch mit Vidarabin-Salbe (3%) oder Acyclovir-Creme (0,5%), 1–2mal tgl. für 2–3 Wochen. In schweren Fällen (bei primärem Herpes simplex und bei Abwehrschwäche) gibt man Acyclovir (Zovirax) oral, 5mal tgl. 0,2 g, oder i. v. 3mal tgl. 5 mg/kg für 5 Tage. Rekurrierende Erkrankungen sind meist leichter und kürzer.

Infektionen des inneren Genitales

▶ **Infektionen der Zervix** durch Chlamydien, Gonokokken und Herpes-simplex-Viren können schwere Komplikationen haben. Durch Endometritis und Salpingitis kann es zu ektopischer Schwangerschaft, Infertilität, vorzeitigem Blasensprung, Chorioamnionitis und Puerperalsepsis kommen. Daher ist die ätiologische Diagnostik für den Behandlungserfolg wichtig. Bei der Gewinnung von Zervixsekret für die mikroskopische Untersuchung ist es wichtig, mit einem langen Watteträger anhaftendes Vaginalmaterial von der Oberfläche der Zervix abzuwischen. Bei mukopurulenter Cervicitis sieht man unter dem Mikroskop in größerer Zahl neutrophile Granulozyten. Dann liegt meist eine Chlamydieninfektion vor. Bei Gonorrhoe enthält das Zervixsekret gramnegative Diplokokken. Bei der Herpes-simplex-Cervicitis sieht man in dem nach Papanicolaou gefärbten Ausstrich vielkernige Riesenzellen und Epithelzellen mit intranukleären Einschlußkörperchen. Bei mikroskopisch negativen Befunden kann dennoch die Kultur auf Gonokokken oder Herpes-simplex-Viren positiv sein. Doppelinfektionen (Chlamydien und Gonokokken) und Mischinfektionen (von aeroben und anaeroben Keimen) sind häufig. Der Nachweis von Staphylokokken, Enterokokken oder Darmbakterien im Zervixabstrich hat meist keine Bedeutung für die Erkrankung.

▶ Bei **Adnexitis, Endometritis, Parametritis oder Pelveoperitonitis** sind die häufigsten Erreger Chlamydia trachomatis, Gonokokken und anaerobe Bakterien (Streptokokken, Bacteroides, Clostridien). Die Erregerdiagnose ist meist schwierig und gelingt allenfalls durch Untersuchung von Eiter oder von Material, das bei einer Operation oder Pelviskopie gewonnen ist.

Eine Anzüchtung von Chlamydien ist in der Zellkultur aus Operationsmaterial oder Punktaten möglich (zur Einsendung Transportmedium benutzen). Als Schnelltest dient ein käuflicher Immuno-Assay. Der mikroskopische Nachweis ist im Direktausstrich mit der Immunfluoreszenz (MikroTrak) möglich.

Der Gonokokken-Nachweis erfolgt durch Immunfluoreszenz, das Methylenblau- und Grampräparat von Zervixsekret, Urethra- und Rektumabstrich sowie durch die Kultur (sofortige Beimpfung des Selektivnährbodens nach Martin und Thayer, evtl. Einsendung unter Verwendung des Transportmediums nach Stuart).

Ein Anaerobiernachweis gelingt nur bei Transport des Untersuchungsmaterials unter streng anaeroben Bedingungen in einem geeigneten Transportmedium

(z. B. von Amies) oder bei sofortiger Beimpfung eines evakuierten Kulturgefäßes (anaerobe Blutkulturflasche).
Bei Tuberkuloseverdacht soll Menstruationsblut im Tierversuch und in der Kultur untersucht werden. Bei zervikalem Fluor unklarer Genese ist ein Karzinom auszuschließen.

Therapie: Die fast immer ungezielte Initialbehandlung einer **Endometritis** und/oder **Salpingitis** muß kombiniert erfolgen, damit die häufigsten Erreger (Chlamydien, Gonokokken und Anaerobier) sicher erfaßt werden. Eine oft empfohlene Kombination ist Cefoxitin + Doxycyclin. Dosierung: s. Tab. 63. Anstelle von Cefoxitin kann Cefuroxim (6 g), Cefotaxim (6 g) oder Ceftriaxon (2 g) verwandt werden (bis 48 h nach Eintritt einer Besserung). Bei Schwangeren kann Erythromycin anstelle von Doxycyclin verwendet werden. Der Verlauf kann durch Sonographie kontrolliert werden. Wenn die Therapie ambulant erfolgen muß, sollte möglichst nicht auf die parenterale Gabe eines Gonokokken-wirksamen Cephalosporins verzichtet werden. Außerhalb der Klinik ist auch die Gabe von Ciprofloxacin (oral 2mal tgl. 0,5 g) + Doxycyclin (oral 2mal tgl. 0,1 g) für 2 Wochen möglich. Bei Penicillin- und Cephalosporin-Allergie kann Imipenem i. v. (2mal tgl. 0,5–1 g) gegeben werden, das eine starke Wirksamkeit gegen Gonokokken und Anaerobier hat, aber ebenfalls mit Doxycyclin (gegen Chlamydien) kombiniert werden sollte. Wenn andere Erreger als Chlamydien, Gonokokken oder Anaerobier nachgewiesen werden, ist die Initialbehandlung u. U. zu korrigieren.

▶ Bei einem **Tuben- oder Ovarialabszeß** ist nach der i. v. Behandlung über mindestens 2 Wochen eine orale Nachbehandlung über 6–8 Wochen ratsam (Rezidivgefahr). Eine Therapie mit Ciprofloxacin erfaßt immer Gonokokken und Chlamydien, aber nicht alle Anaerobier. Eine Antibiotika-Therapie mit Imipenem hat die besten Erfolgsaussichten.

▶ Bei einer **Adnexitis post abortum** muß auch an eine Infektion durch resistente Staphylokokken gedacht werden, wobei Clindamycin i. v. günstig wirkt (Wirkung auch auf Bacteroides, jedoch nicht auf Gonokokken).

▶ Bei **chronischer Adnexitis** kann eine Adnex-Tuberkulose vorliegen; Therapie der Wahl ist eine Dreierkombination von Tuberkulostatika für 6–12 Monate.

Infizierter Abort

Meist aerob-anaerobe **Mischinfektion** aus Bacteroides fragilis, diversen Enterobakterien, Streptokokken und Enterokokken; seltener sind Gasbrand-Erreger,

11. Gynäkologische Infektionen

Staphylokokken oder andere Keime. Die kulturelle Untersuchung von Blut, Zervixabstrich und Plazentagewebe ist wichtig; die Ergebnisse sind vorsichtig zu interpretieren. Auch wenn nur ein Erreger nachgewiesen wird, handelt es sich meist um eine Mischinfektion.

Die **Antibiotika-Therapie** sollte möglichst früh einsetzen. Zur ungezielten Initialtherapie gibt man in leichteren Fällen Penicillin G (tgl. 10–30 Mill. E); hiermit werden vor allem die besonders gefährlichen Streptokokken und Clostridien erreicht. Bei schweren Verläufen, bei Uterusperforation und bei Anzeichen einer Peritonitis müssen neben Streptokokken und Clostridien auch Anaerobier der Bacteroides-Gruppe und Enterobakterien erfaßt werden. Geeignete Kombinationen sind Imipenem + Gentamicin oder Ceftriaxon + Gentamicin + Metronidazol. Wenn Chlamydien nachweisbar sind oder wegen einer vorangegangenen Geschlechtskrankheit vermutet werden, ist zusätzlich Doxycyclin für 2 Wochen anzuwenden.

Die Antibiotika-Therapie ist mindestens bis zu 6–8 Tagen nach Entfieberung, auf jeden Fall bis zum völligen Rückgang der lokalen entzündlichen Veränderungen forzusetzen. Daneben sind oft operative Maßnahmen (Kürettage usw.) notwendig. Vordringlich sind die Schockbekämpfung und die Prophylaxe oder Therapie einer Anurie oder Gerinnungsstörung. Bei artifiziellem Abort ggf. Tetanus-Hyperimmunglobulin i. m. (250 IE) + aktive Tetanus-Impfung. Bei Gasbrand (Mittel der Wahl: Penicillin G) können zusätzlich hyperbarer Sauerstoff in der Überdruckkammer angewendet und wegen der Tendenz zu intravaskulärer Gerinnung Heparin gegeben werden (s. S. 560).

Eine **septische Thrombophlebitis** der Beckenvenen kann bei infiziertem Abort und post partum vorkommen; sie wird in erster Linie durch Bacteroides fragilis und anaerobe Kokken (als Mischinfektion) hervorgerufen. Therapie der Wahl sind die Kombination eines Cephalosporins mit Metronidazol sowie die Gabe von Antikoagulantien.

Vor einer **Schwangerschaftsunterbrechung** sind möglichst eine Gonorrhoe und Chlamydien-Infektion auszuschließen; anderenfalls muß der Eingriff unter einer entsprechenden Behandlung erfolgen (s. S. 551 und S. 505).

Bei Frauen mit einem angeborenen oder erworbenen Herzfehler darf bei allen invasiven Eingriffen am inneren Genitale die vorgeschriebene **Endokarditisprophylaxe** mit Ampicillin und Gentamicin nicht versäumt werden.

Puerperalfieber

Als **Erreger** kommen dieselben Keime wie beim fieberhaften Abort vor. Besonders gefährlich sind Infektionen durch β-hämolysierende Streptokokken oder Clostridien (Gasbrand). Eintrittspforte für die Erreger sind entweder der puerperale Uterus oder Wunden am Damm oder der eröffnete Uterus (Kaiserschnitt). Risikofaktoren für eine Puerperalsepsis sind auch vorzeitiger Blasensprung und verlängerte Geburt. Mischinfektionen sind häufig.

Die **Antibiotika-Therapie** entspricht im wesentlichen der Behandlung des septischen Aborts, jedoch sollten die Antibiotika wegen der Gefahr einer tödlichen Puerperalsepsis hoch dosiert werden.
Beim Auftreten von Fieber im Wochenbett, das den Verdacht auf eine puerperale Infektion erwecken muß, ist nach Entnahme eines Lochial- und Eiterabstriches und Anlegen einer Blutkultur sofort mit einer hochdosierten Antibiotika-Therapie zu beginnen. Hierzu eignet sich Penicillin G in hoher Dosierung (10–20 Mill. E i.v. in 2–3 Einzelgaben). Nach geburtshilflichen intravaginalen Manipulationen kann es zu einer Infektion mit Anaerobiern und resistenten Staphylokokken kommen; daher ist eine breitere Therapie notwendig, z. B. mit Imipenem oder mit Clindamycin + Gentamicin.

Bei Verdacht auf **Puerperalsepsis** oder **septische Beckenthrombophlebitis** ist eine »Omnispektrum«-Therapie, z. B. mit Cefotaxim + Piperacillin + Metronidazol oder mit Imipenem, indiziert. Überwachung von Kreislauf und Diurese sind wichtig, ggf. operative Maßnahmen (Drainage von Abszessen, Kürettage usw., notfalls Uterusexstirpation).

Infektionen von Bauchwunden nach Kaiserschnitt oder von Episiotomiewunden können durch aerobe und anaerobe Keime verursacht werden. Sie werden chirurgisch versorgt und erfordern in schweren Fällen eine systemische Antibiotika-Therapie. Gefährlich ist eine **nekrotisierende Fasciitis** (oberflächliche Fasziennekrose), die vom Damm ausgeht und sich rasch in die Umgebung ausbreiten kann. Häufige Erreger sind A-Streptokokken und Anaerobier. Vorrangig ist die chirurgische Versorgung, die immer von einer Antibiotika-Therapie begleitet wird (z. B. mit Imipenem).

Fieber unter der Geburt

Bei vorzeitigem Blasensprung mit den Anzeichen einer Infektion des Fruchtwassers (Chorioamnionitis) sowie bei unklarem Fieber unter der Geburt ist eine antibiotische Behandlung angezeigt.

11. Gynäkologische Infektionen

Das **Erregerspektrum** entspricht weitgehend dem beim febrilen Abort; manchmal führen auch B-Streptokokken und Listerien zu Fieber unter der Geburt.

Therapie: Es sollten Antibiotika bevorzugt werden, die in ausreichendem Maße in den fetalen Kreislauf und durch den fetalen Urin in das Fruchtwasser übertreten. Hierzu gehören die Penicilline und Cephalosporine, da sie im Fruchtwasser in vielfach höheren Konzentrationen als im Blut vorkommen. Eine gut verträgliche und gut wirksame Kombination mit breitem Spektrum besteht z. B. aus Cefotaxim + Azlocillin oder Piperacillin, die der Mutter in hoher Dosierung gegeben werden. Wegen der Möglichkeit einer Bakterienresistenz sollten sofort nach der Entbindung auch beim Neugeborenen Blutkulturen angelegt und das Blutbild kontrolliert werden, damit bei Notwendigkeit die kombinierte Behandlung des Kindes mit Cefotaxim + Azlocillin ohne größeren Zeitverlust weitergehen kann. Bei mütterlicher Sepsis (oft mit Schock und Verbrauchskoagulopathie) wird die Therapie mit den nach Antibiogramm am besten wirksamen Mitteln weitergeführt.

Mastitis

Die **Erreger** der puerperalen Mastitis sind fast immer Staphylokokken, selten Streptokokken und andere Eitererreger. Die Keime können initial in der Milch, später auch im Abszeßeiter nachgewiesen werden. Die Eintrittspforte stellen meist Rhagaden der Mammille dar.

Die **Therapie** sollte frühzeitig mit einem Staphylokokken-Antibiotikum eingeleitet werden. In erster Linie kommen penicillinasefeste Penicilline in Betracht, z. B. Dicloxacillin per os, tgl. 3 g. Bei Penicillin-G-empfindlichen Erregern ist jedoch Penicillin G den anderen Penicillinen überlegen.
Bei Penicillin-Allergie oder Oxacillin-Resistenz kann man Clindamycin (tgl. 1,2 g), Fusidinsäure (tgl. 2–4 g) oder Clarithromycin (tgl. 1 g) anwenden. Erfolge sind nur bei frühzeitigem Behandlungsbeginn und konsequenter Weiterbehandlung in voller Dosierung zu erwarten. Daher empfiehlt sich initial eine parenterale Gabe des Antibiotikums und eine Fortsetzung der Therapie mit oralen Gaben bis zum Rückgang der lokalen entzündlichen Veränderungen. Bei schon stattgefundener Abszedierung dienen die Antibiotika dazu, eine weitere Ausbreitung und septische Metastasen zu verhindern. Symptomatische Maßnahmen sind Hochbinden der Brust, kühle Umschläge usw. sowie Inzision oder Punktion eines Abszesses. Während einer Mastitis der Mutter darf der Säugling an der entzündeten Brust nicht angelegt werden, da die bakterienhaltige Milch zur Erkrankung des Kindes führen kann.

Der prophylaktische Wert von lokalen antibakteriellen Hautpräparaten zur Pflege der Mamillen ist umstritten. Strikte hygienische Maßnahmen im Kreißsaal und auf der Wochenstation sind zur Vorbeugung wichtig.

Die **Mastitis der nichtlaktierenden Mamma** (mit oder ohne Abszedierung) ist in erster Linie durch anaerobe Mischinfektion (Bacteroides, Peptostreptokokken) oder Staphylokokken bedingt. Clindamycin oder Cefoxitin sind hier am günstigsten. Rezidive sind häufig. Manchmal liegt ein Tumor des Milchganges zugrunde. Eine Sonderform ist die **Hydradenitis purulenta der Areola**, die durch Pseudomonas, Proteus, Staphylokokken und Streptokokken verursacht wird und auf der Gangobstruktion einer apokrinen Drüse beruht.

Schwangerschafts-Pyelonephritis

In der Schwangerschaft sind Harnwegsinfektionen häufig. Das Erregerspektrum ist ähnlich wie bei unkomplizierten Harnwegsinfektionen außerhalb der Gravidität. Eine bakteriologische Untersuchung des Mittelstrahlurins (mit Antibiogramm) ist ratsam. Die Behandlung sollte wegen der Rezidivgefahr nicht zu kurz sein (mindestens eine Woche). Bei der Wahl der Mittel (s. S. 478) müssen eventuelle Nebenwirkungen auf den Feten berücksichtigt werden (s. S. 635).
Die **Therapie** stützt sich vor allem auf bewährte Penicilline (z. B. Amoxicillin oder Mezlocillin) und Cephalosporine (z. B. Cefixim oder Cefuroxim). Co-Trimoxazol, Gyrase-Hemmer, Aminoglykoside und Tetracycline sind zu vermeiden. Eine wiederholt festgestellte signifikante Bakteriurie in der Gravidität sollte auch ohne klinische Symptome behandelt werden, da sie die Vorstufe einer akuten Pyelonephritis sein kann.

Toxic-Shock-Syndrom

Entstehung: Das Toxic-Shock-Syndrom (der Staphylokokken-Toxinschock) beruht auf der Bildung eines speziellen Toxins durch Staphylococcus aureus (TSST-1). Die Erkrankung setzt einen Mangel an spezifischem Antitoxin im Serum voraus. Am häufigsten erkranken junge Mädchen und Frauen, die Tampons benutzen, am Ende der Menstruation. Seltener sind Erkrankungen von nichtmenstruierenden Frauen, von jüngeren Kindern und Männern, die eine Infektion durch TSST-1-bildende Staphylokokken der Haut oder Schleimhäute (z. B. postoperativ) haben. Gefährdet sind auch Frauen mit einer Vaginitis oder post partum sowie Pessarträgerinnen. Die toxinbildenden Staphylokokken sind in der Regel Penicillin-G- und Ampicillin-resistent.

Die **Diagnose** wird zunächst klinisch gestellt. Die Krankheit ist charakterisiert durch plötzlichen Beginn mit hohem Fieber, Bauchschmerzen, Erbrechen und Durchfall, Auftreten eines generalisierten Scharlach-ähnlichen Exanthems und eines Enanthems, verbunden mit Hypotension und hypovolämischem Schock, sowie eine Funktionsstörung mehrerer Organe (mit Kreatinin-, Bilirubin- und Transaminasenanstieg im Serum, Bewußtseinsstörung, Thrombozytopenie, Muskelschwäche und CK-Vermehrung). Häufig bestehen eine Hypokalziämie, Hypophosphatämie, Hypokaliämie und eine disseminierte intravaskuläre Gerinnung. Die typischen groblamellösen Hautschuppungen (besonders an Händen und Füßen) treten erst 1–2 Wochen nach Krankheitsbeginn auf. Während das Vollbild typisch ist, sind leichte Formen vieldeutig und werden oft übersehen. Die toxinbildenden Staphylokokken lassen sich aus der Vagina, manchmal auch aus anderen Haut- oder Schleimhautläsionen anzüchten. Die Identifizierung ist nur in Speziallabors möglich. Eine Bakteriämie ist dabei sehr selten. **Differentialdiagnostisch** müssen ausgeschlossen werden: septischer Schock, Scharlach, ähnliche toxische Streptokokken-Infektionen, Kawasaki-Syndrom, exfoliative Dermatitis (Lyell-Syndrom), Arzneimittelexanthem, Masern, Endometritis, Salpingitis, septischer Abort, Vergiftungen u. a.

Therapie: Vordringlich ist die Flüssigkeits- und Elektrolytsubstitution sowie die Behandlung von Schocklunge, Nierenversagen, Myokardinsuffizienz und Verbrauchskoagulopathie. Ein mit Staphylokokken infizierter Tampon muß entfernt werden. Die Antibiotika-Therapie mit Flucloxacillin (tgl. 4 g) oder Cefazolin i. v. (tgl. 4 g) für eine Woche, dann mit Cefalexin oral (tgl. 3 g) oder einem anderen Staphylokokken-Antibiotikum für eine weitere Woche reduziert die Rezidivrate von 65% auf <1%. Frauen, die schon einmal ein Toxic-Shock-Syndrom hatten, sollen keine Tampons mehr benutzen. Ein häufiger Wechsel von Tampons allein genügt nicht. Glukokortikosteroide führen zu einer raschen Besserung.

Literatur

Austin, T. W., E. A. Smith, R. Darwish et al.: Metronidazole in a single dose for the treatment of trichomoniasis. Failure of a 1 g single dose. Brit. J. Vener. Dis. *58:* 121 (1982).
Balsdon, M. J.: Gardnerella vaginalis and its clinical syndrome. Eur. J. Clin. Microbiol. *1:* 288–293 (1982).
Bardi, M., G. Manenti, D. Mattioni, L. Lasala: Metronidazole for non-specific vaginitis. Lancet *1:* 1029–1030 (1980).
Blackwell, A. L., I. Phillips, A. R. Fox, D. Barlow: Anaerobic vaginosis (non-specific vaginitis): Clinical, microbiological, and therapeutic findings. Lancet *17:* 1379 (1983).
Brammer, K. W.: A comparison of single-dose oral fluconazole with 3-day intravaginal clotrimazole in the treatment of vaginal candidiasis. Br. J. Obstet. Gynaecol. *96:* 226–232 (1989).

BRIGGS, G. G., P. AMBROSE, M. P. NAGEDOTTE: Gentamicin dosing in postpartum women with endometritis. Am. J. Obstet. Gynecol. *160:* 309–313 (1989).
GALL, A. A., L. CONSTANTINE: Comparative evaluation of clindamycin versus clindamycin plus tobramycin in the treatment of acute pelvic inflammatory disease. Obstet. Gynecol. *75:* 282–286 (1990).
HUNTER, J. M., R. G. SOMMERVILLE: Erythromycin stearate in treating chlamydial infections of the cervix. Brit. J. Vener. Dis. *60:* 387–389 (1984).
LEDGER, W. J.: Selection of antimicrobial agents for treatment of infections of the female genital tract. Rev. Infec. Dis. *5:* 98 (1983).
LIVENGOOD, C. H., J. L. THOMASON, G. B. HILL: Bacterial vaginosis: diagnostic and pathogenetic findings during topical clindamycin therapy. Am. J. Obstet. Gynecol. *163:* 515–520 (1990).
LOSSICK, J. G.: Treatment of sexually transmitted vaginosis/vaginitis. Rev. Infect. Dis. *12*, Suppl. 6: S665–S681 (1990).
MARDH, P. A.: Treatment of pelvic inflammatory disease and related matters. J. Antimicrob. Chemother. *25:* 729–731 (1990).
MARTENS, M. G., S. FARO, H. A. HAMMILL et al.: Sulbactam/ampicillin versus metronidazole/gentamicin in the treatment of postcesarean sectio endometritis. Diagn. Microbiol. Infect. Dis. *12* (4 Suppl.): 189S–194S (1989).
MONIF, G. R.: Infectious Diseases in Obstetrics and Gynecology. 3rd. edition. Raven Press, New York 1992.
SIMON, C., D. SCHRÖDER, D. WEISNER, M. BRÜCK, U. KRIEG: Bacteriological Findings After Premature Rupture of the Membranes. Arch. Gynecol. Obstet. *244:* 69–74 (1989).

12. Augeninfektionen

Die Antibiotika-Therapie der Augeninfektionen setzt umfassende Kenntnisse über die zu behandelnden Krankheiten voraus. Neben einer genauen augenärztlichen Untersuchung (nicht jedes gerötete Auge ist eine Konjunktivitis!) kommt es auf eine exakte Erregerdiagnose (Bakterien, Viren, Pilze oder Protozoen) an, um einen raschen Erfolg zu erzielen.

Diagnostik von Augeninfektionen: Eine kulturelle und zytologische Untersuchung ist bei jeder Neugeborenenkonjunktivitis, pseudomembranösen Konjunktivitis, chronischen Konjunktivitis, Hornhautentzündung, Orbitalphlegmone und Endophthalmitis erforderlich. Ein Konjunktivalabstrich wird am besten mit einem sterilen Calciumalginat- oder Dacrontupfer durchgeführt, den man vorher mit physiologischer NaCl-Lösung befeuchtet hat. Um eine Kontamination durch die Lidränder und Wimpern zu vermeiden, wischt man mit dem Tupfer den unteren Konjunktivalsack aus und streicht den Tupfer sofort auf mehreren Spezialnährböden aus, die dann an das bakteriologische Labor gesandt werden. Wichtig ist auch ein Objektträgerausstrich für die Gram- und die Giemsa-Färbung. Für die Chlamydien-Anzüchtung ist ein spezielles Chlamydien-Transportmedium zu verwenden, für die Virusanzüchtung die sog. Virus-Culturette (Dacrontupfer mit Transportmedium). Die mikroskopische Zellbeurteilung im Giemsa-Präparat gibt Hinweise auf den Erreger. Bei bakteriellen und Pilz-Infektionen findet man überwiegend neutrophile Granulozyten, bei viralen Infektionen Lymphozyten, bei einer Chlamydien-Infektion oft eine Mischung von neutrophilen Granulozyten und Lymphozyten. Bei allergischer Konjunktivitis dominieren eosinophile Granulozyten. Zum immunfluoreszenzserologischen Chlamydiennachweis in den Konjunktivalepithelien ist der vorgenommene Abstrich dem Labor durch Boten zu überbringen. Bei Hornhautgeschwüren, die mit Bakterien und Pilzen infiziert sind, sollte der Augenarzt Geschwürsmaterial mit einem speziellen Schaber gewinnen und sofort auf Nährböden ausstreichen sowie Objektträgerpräparate anfertigen.

Therapie: Eine **systemische Behandlung** mit Antibiotika ist bei allen schweren bakteriellen Infektionen des äußeren Auges (z. B. Gonoblennorrhoe, Hornhautulzerationen usw.) erforderlich, auch bei den intraokulären und orbitalen Infektionen, die einer Lokalbehandlung nicht zugänglich sind. Dabei ist zu berücksichtigen, daß Antibiotika in unterschiedlichem Maße aus dem Blut in die einzelnen Augenabschnitte penetrieren (am geringsten in die bradytrophen Gewebe der Kornea, der Linse und des Glaskörpers). Bei den intraokulären Infektionen muß die Blut-Kammerwasser- und Blut-Glaskörper-Schranke durchbrochen werden. Von Oxytetracyclin und Tetracyclin gehen etwa 15–20%, von Penicillin G, Ampicillin und Gentamicin etwa 10% in das Kammerwasser über. Daher sind höhere Dosen von Penicillin G (10–20 Mill. E) und Ampicillin (10 g) notwendig, um ausreichende intraokuläre Antibiotika-Konzentrationen zu erzielen. Relativ gut penetrieren Cefotaxim, Ceftriaxon, Ceftazidim, Rifampicin und Metronidazol. Im entzündeten Auge kann die Blut-Kammerwasser-Schranke durchlässiger sein und eine höhere Konzentration des Antibiotikums erreicht werden, als es normalerweise der Fall ist.

Eine **Lokalbehandlung** ist nicht nur durch äußerliche Anwendung eines Antibiotikums möglich, sondern auch durch subkonjunktivale, retrobulbäre, intravitreale oder intrakamerale Injektion.

Durch **äußerliche Anwendung** lassen sich bakterielle Infektionen der Konjunktiva und der Kornea erfolgreich behandeln. Die Fähigkeit eines Antibiotikums, in die vorderen Augenabschnitte einzudringen, hängt nicht nur von der Wasser-, sondern auch von der Lipoidlöslichkeit des Mittels ab, da das Hornhautepithel reichlich Lipide enthält, welche für fettunlösliche Medikamente eine unüberwindliche Barriere darstellen. Die meisten Sulfonamide und Antibiotika penetrieren nicht oder nur geringgradig durch die intakte Kornea, während z. B. Kortikosteroide und Isoniazid besser penetrieren. Bei Epithelläsionen können manche

Therapie wichtiger Infektionen

Medikamente tiefer eindringen, nie aber über den Ziliarkörper hinaus. Bei der äußerlichen Anwendung von Antibiotika werden in den Bindehautsack entweder Lösungen (isoton) eingetropft oder Salben (mit geeigneter Salbengrundlage) eingebracht. Augensalben haben im Vergleich zu Lösungen (Augentropfen) den Vorteil, daß sie länger mit dem Auge in Kontakt bleiben und stabiler sind; sie führen aber zu einer Sehbehinderung, rufen häufiger eine Kontaktdermatitis hervor als Lösungen und können die Mitose der Hornhautepithelien hemmen, welche durch Augentropfen im allgemeinen nicht beeinflußt wird.

Manchmal ist es praktisch, tagsüber eine Tropfenbehandlung durchzuführen und nachts eine Augensalbe anzuwenden. Der Zusatz von Hemizellulose zu Augentropfen erhöht die Viskosität und verlängert die Verweildauer im Bindehautsack. Da ein Behandlungserfolg nur von einer länger anhaltenden Einwirkung des Antibiotikums zu erwarten ist, kommt es entscheidend auf eine regelmäßige, in kurzen Abständen zu wiederholende Anwendung des Präparates an, z. B. bei Augentropfen anfangs viertelstündlich, dann regelmäßig alle 2 h, bei Augensalbe zuerst alle 1–2 h, dann alle 4 h, bei Augenbädern (mit einer Augenbadewanne) mehrmals tgl. für 10–20–30 min. Bei entzündeter oder ödematöser Hornhaut ist ein Eindringen des Antibiotikums in das Kammerwasser möglich.

Die **subkonjunktivale Injektion,** welche der Augenarzt bei bestimmten Infektionen der Kornea und der Vorderkammer vornehmen kann, ermöglicht ein Eindringen durch die Sklera in den vorderen Teil des Auges, wodurch für mehrere Stunden hohe Antibiotika-Konzentrationen im Kammerwasser erzeugt werden. Sie kommt besonders bei intraokulären Infektionen, bei Keratitis, Ulcus serpens und Blennorrhoe in Frage. Man injiziert 1(–2)mal tgl. 0,3–0,5 ml der Antibiotika-Lösung, z. B. 300000–500000 E Penicillin G oder 20 mg Gentamicin, im allgemeinen nicht länger als 3 Tage. Die 1mal tgl. vorgenommene subkonjunktivale Injektion von Penicillin G wird relativ gut vertragen, ist jedoch schmerzhaft und ruft manchmal Entzündungsreaktionen hervor, weshalb die Zahl der durchzuführenden Injektionen begrenzt ist. Durch subkonjunktivale Injektion von 2%iger Lidocainlösung (0,1–0,2 ml) 5 min vor der Injektion der Antibiotika-Lösung können Schmerzen gelindert werden. Bei bestimmten Erregern kann auch eine subkonjunktivale Injektion von Ampicillin (50 mg), Piperacillin (50 mg), Cefazolin (50 mg), Amikacin (25 mg), Genta- und Tobramycin (10–20 mg) oder Isoniazid (10–20 mg) indiziert sein. Die subkonjunktivale Injektion von Amphotericin B ist aus Toxizitätsgründen problematisch.

Eine **Injektion in den Glaskörper** kann bei Endophthalmitis indiziert sein.

Wahl des Antibiotikums zur Lokalbehandlung: Bei Augeninfektionen mit Selbstheilungstendenz, z. B. den meisten Konjunktividen, kann auf eine Bakterienkultur und Erregertestung verzichtet werden. Wenn die ungezielte Behandlung einer

12. Augeninfektionen

Konjunktivitis erfolglos geblieben ist, müssen die Erreger angezüchtet und getestet werden. Eine bakteriologische Diagnostik ist auch bei schweren Augeninfektionen, wie Hornhautulzerationen oder Endophthalmitis, von Anfang an notwendig. Wenn eine Erregerdiagnose unmöglich ist, können aufgrund des klinischen Bildes häufig vorkommende Erreger vermutet und entsprechend behandelt werden, z. B. bei zentralen Hornhautgeschwüren Pneumokokken, andere Streptokokken oder Pseudomonas. Bei Erfolglosigkeit einer ungezielten Therapie sollte man nach 2–3 Tagen auf ein anderes Antibiotikum übergehen.

Es gibt eine Vielzahl von empirisch zusammengesetzten Lokalpräparaten, die den Kriterien einer optimalen Therapie nicht immer entsprechen. Grundsätzlich sollten nur Einzelsubstanzen in genau angegebenen Grundlagen und mit gut verträglichen, genau deklarierten Konservierungsmitteln angewendet werden. Wichtig sind auch Abfüllungen zum einmaligen Gebrauch.

Zur Lokalbehandlung eignen sich Aminoglykoside, wie Gentamicin, Tobramycin, Neomycin und Kanamycin, welche meist Staphylokokken, Proteus und andere Enterobakterien erfassen. Gentamicin und Tobramycin sind gut verträglich und haben ein breites Wirkungsspektrum, wirken aber nicht auf Chlamydien und kaum auf Pneumokokken (Refobacin- bzw. Tobramaxin-Augentropfen, -Augensalbe). Neomycin führt nicht selten zu allergischen Reaktionen. Lokalpräparate mit Chloramphenicol, dem wasserlöslichen Chloramphenicol-Derivat Azidamphenicol oder mit einem Tetracyclin wirken nur bakteriostatisch, führen selten zur Sensibilisierung und haben sich in der Praxis bewährt. Fusidinsäure (Fucithalmic-Augentropfen) ist gegen Staphylokokken wirksam (während der Behandlung keine Kontaktlinsen tragen).

Polymyxin B wirkt nur auf Pseudomonas aeruginosa und andere gramnegative Stäbchen und ruft selten eine Allergie hervor. In Polyspectran-Augensalbe sind die Antibiotika Polymyxin B, Neomycin und Bacitracin kombiniert, in Terramycin-Augensalbe Polymyxin B und Oxytetracyclin.

Tyrothricin mit ausschließlicher Wirkung auf grampositive Bakterien ist in der Peniazol-Augensalbe enthalten. Bacitracin (ebenfalls auf grampositive Keime wirkend) kommt mit Neomycin in der Nebacetin-Augensalbe vor. Erythromycin-Augensalbe (0,5%) kann auch zur Prophylaxe und Therapie von Chlamydien-Infektionen bei Neugeborenen verwandt werden. Es gibt diverse hochkonzentrierte Sulfonamid-Augentropfen, die zur Therapie des Trachoms manchmal noch in den Tropen verwendet werden. Augenpräparate mit Norfloxacin und Ofloxacin haben ein breites Spektrum und penetrieren gut (Ofloxacin ist auch gegen Chlamydien wirksam).

Pimaricin (in Pima-Biciron-Augensalbe) ist bei Candida-Infektionen anwendbar. Augenpräparate mit Amphotericin B (Tab. 64) sind nicht als Fertigpräparat erhältlich.

Gegen Herpes-simplex-Viren wirken Lokalpräparate von Idoxuriden (siehe S. 302), Trifluriden (s. S. 303), Tromantadin und Vidarabin (s. S. 303). Zur Rezidivprophy-

Therapie wichtiger Infektionen

Tab. 64. Konzentration von Antibiotika zur Lokaltherapie am Auge.

Mittel	Augensalbe, Augentropfen	Subkonjunktivale Injektion
Amikacin	0,5%	25 mg
Ampicillin	–	50–100 mg
Bacitracin	300 E/g (bzw. ml)	–
Chlor-, Azidamphenicol	0,4–1%	100 mg
Cefazolin	–	50–100 mg
Clindamycin	–	15 mg
Erythromycin	0,5–1%	–
Fusidinsäure	1%	–
Gentamicin	0,3%	10–20 mg
Gramicidin	25 E/ml	–
Kanamycin	0,5%	20 mg
Neomycin	0,5%	–
Norfloxacin	0,3%	–
Ofloxacin	0,3%	–
Oxacillin	–	100 mg
Penicillin G	–	500000 E
Piperacillin	–	50–100 mg
Polymyxin B	0,1–0,2%	5 mg
Sulfacetamid	10%	–
Tetracyclin	0,5–1%	–
Tobramycin	0,3%	10–20 mg
Tyrothricin	0,06%	–
Vancomycin	0,5–1%	1 mg
Amphotericin B	0,05%	–
Natamycin	1%	–
Acyclovir	3% (Salbe)	–
Idoxuridin	0,1%	–
Trifluridin	2% (Salbe) 1% (Tropfen)	–
Tromantadin	1% (Salbe)	–
Vidarabin	3% (Salbe)	–

laxe bei Herpes simplex dient Interferon α (s. S. 308), das gleichzeitig mit einem Virustatikum am Auge lokal angewendet werden kann.

Mögliche Nebenwirkungen der antibakteriellen Lokalbehandlung:
1. Augenreizungen können durch eine zu hohe Konzentration in der verwendeten Lösung, durch pH-Änderung, durch zu große Kristalle in der Salbe oder Verunreinigung der Augentropfen bzw. -salbe durch Pseudomonas, Proteus, Pilze, Viren hervorgerufen werden.

2. Als allergische Reaktionen (besonders durch Penicillin, Streptomycin, Sulfonamide) kommen Lidekzem, Lidödem, Konjunktivitis oder Allgemeinreaktionen (bei einer späteren allgemeinen Behandlung) vor. Häufig sind auch die zugesetzten Konservierungsmittel die Ursache.

3. Eine postantibiotische Keratokonjunktivitis wird manchmal nach einer antibiotischen Lokalbehandlung durch Pseudomonas aeruginosa, Staphylokokken oder Pilze (z.B. Candida albicans) ausgelöst. Durch Glukokortikoide in antibiotischen Augensalben oder -tropfen kann eine Pilzinfektion (z.B. Keratitis mycotica) begünstigt oder eine Herpes-simplex-Infektion aktiviert werden, welche sich im Frühstadium nur mit Hilfe der Spaltlampe erkennen läßt. Da Kortikosteroide bei einer oberflächlichen Herpes-simplex-Keratitis und bei Hornhautepitheldefekten kontraindiziert sind, sollten antibiotikahaltige Augentropfen oder -salben, die ein Kortikosteroid enthalten, nur vom Ophthalmologen nach eingehender Untersuchung verordnet werden.

Lidinfektionen

▶ **Blepharitis:** Akuter oder chronischer Verlauf. Blepharitis ulcerosa meist durch Staphylokokken oder Streptokokken hervorgerufen. Bei angulärer Blepharitis liegt häufig eine Infektion durch Moraxellen vor. Bei ekzematoider Dermatitis der Lider und bei der chronischen seborrhoischen Blepharitis kommen oft bakterielle Sekundärinfektionen vor. Milben und Läuse sind als Ursache auszuschließen. Es gibt auch Virusinfektionen der Lider (Herpes simplex, Herpes zoster, Molluscum contagiosum, Papova-Viren), die eine spezielle Therapie erfordern.
Lokal: Zuerst Krusten entfernen (durch feucht-warme Umschläge mit physiologischer NaCl-Lösung oder durch Olivenöl), bei Ulzeration Nebacetin- oder Gentamicin-Augensalbe. Auch Norfloxacin-Augentropfen, Erythromycin- oder Ofloxacin-Augensalbe kommen in Frage.
Allgemeine Behandlung: Bei schweren Infektionen Dicloxacillin oder Penicillin G. Eine Moraxellen-Infektion spricht am besten auf Doxycyclin an.

▶ **Hordeolum externum** (Drüsen am Lidrand) und **Hordeolum internum** (Meibom-Drüsen in der Tarsalplatte): Erreger Staphylococcus aureus. Orbitalphlegmone möglich. Gefahr der Thrombophlebitis der Vena angularis.
Lokal: Warme Kompressen oder trockene Wärme. Wenn keine Spontanperforation eintritt, ggf. Inzision. Lokalpräparate sind meist erfolglos.
Allgemeine Behandlung: (bei Hordeolum internum): Dicloxacillin oder Clarithromycin.

▶ **Chalazion** (Hagelkorn), chronische granulomatöse Entzündung der Meibom-Drüsen, manchmal Sekundärinfektion.
Lokal: Nach Abklingen der Entzündung operative Entfernung.

Therapie wichtiger Infektionen

▶ **Lidabszeß** und **Lidphlegmone,** meist Staphylokokken-bedingt, seltener durch Streptokokken, Haemophilus oder Anaerobier. Entstehung posttraumatisch oder fortgeleitet (Nasennebenhöhleneiterung, Osteomyelitis), selten septisch-metastatisch entstanden. Gefahr einer Orbitalphlegmone oder septischen Thrombose der Orbitalvenen.
Lokal: Ggf. Inzision (Augenarzt).
Allgemeine Behandlung: Cefazolin oder Cefuroxim i. v. (je nach Erreger und Antibiogramm), bei leichteren Erkrankungen Cefaclor oral. Bei Sepsis breite Therapie, z. B. mit Imipenem (s. S. 373).

▶ **Lidfurunkel:** Erreger Staphylokokken. Gefahr einer Thrombophlebitis der Orbitalvenen und einer Meningitis.
Allgemeine Therapie wie bei Nasen- und Lippenfurunkel (s. S. 532), z. B. mit Flucloxacillin oder Cefalexin oral oder Cefazolin i. v.

▶ **Liderysipel,** durch Streptococcus pyogenes verursacht.
Allgemeine Behandlung mit tgl. 10 Mill. E Penicillin G (s. Erysipel, S. 542) und Nachbehandlung mit Penicillin V.

▶ **Mykosen der Lidhaut,** je nach Erreger mit Lokalpräparaten (Pimaricin), die vom Auge gut vertragen werden (s. Tab. 64, S. 518), systemisch mit Fluconazol. Eine Candida-Infektion führt manchmal zu einem Geschwür am Lidrand, das an den Geschwürsrändern kleine Granulome hat.

▶ **Herpes-simplex-Virusinfektion** der Lider: Kleine Bläschen mit Erythemhof, oft gleichzeitig an den Lippen, in jedem Fall augenärztliche Untersuchung zwecks genauer Lokalisation der Erkrankung (Hornhautbeteiligung?).
Lokal: Zum Schutz der Binde- und Hornhaut in den Konjunktivalsack Acyclovir-(Zovirax-)Augensalbe, Anwendung alle 4 h, bei bakterieller Sekundärinfektion Polyspectran-Augensalbe, **keine** Kortikosteroide!
Allgemeine Therapie: In schweren Fällen Acyclovir (3mal tgl. 5 mg/kg) als i. v. Kurzinfusion für 5 Tage.

▶ **Dakryoadenitis:** Akut bei Infektionskrankheiten (z. B. Mumps) oder fortgeleitet bei Entzündungen in der Nachbarschaft (durch Staphylokokken, Streptokokken, Klebsiella pneumoniae u. a.). Chronisch bei Leukämie, Lymphogranulomatose, Tbc, Lues, Trachom.

Therapie: Feuchte oder trockene Wärme. Bei bakterieller Infektion antibiotische Allgemeinbehandlung (bei Staphylokokken Flucloxacillin, bei anderen Erregern je nach Antibiogramm). Bei chronischer Entzündung Therapie je nach Ursache. Bei zu geringer Tränenbildung evtl. Tränenersatz-Präparat.

12. Augeninfektionen

▶ **Dakryozystitis** (Entzündung des Tränensackes), akut oder chronisch. Ursache: Tränenabflußbehinderung, sekundäre Erreger Pneumokokken, Streptokokken, Staphylokokken, Candida albicans u. a. Bei Neugeborenen häufig durch Stenose des Ductus nasolacrimalis bedingt, Gefahr der Abszedierung oder Entstehung einer Dakryozystophlegmone (evtl. Durchbruch nach außen und Fistelbildung). Bei chronischer Entzündung Tbc, Lues und Trachom ausschließen. Bei Tränen-Nasengang-Entzündung (Canaliculitis) sind manchmal Actinomyces israeli oder Nocardien die Erreger; bei Aktinomykose lassen sich im Eiter, der aus dem Punctum lacrimale am inneren unteren Augenlidrand hervorquillt, typische Drusen nachweisen.

Lokal: Nach Abklingen der akuten Entzündung Beseitigung einer Abflußstörung durch den Augenarzt, Spülung mit antibiotischen Lösungen (je nach Erreger), bei Abszeßbildung u. U. Inzision (Gefahr der Fistelbildung), bei chronischer Dakryozystitis evtl. Dakryozystorhinostomie.

Allgemeine Therapie: Bei der akuten Form Penicillin G, Cefazolin oder Cefotaxim (je nach Erreger). Orale Nachbehandlung mit Cefalexin oder Clindamycin.

▶ **Orbitalphlegmone:** Fortgeleitete Entzündung des periorbitalen oder orbitalen Gewebes von eitriger Blepharitis, Dakryozystitis, Sinusitis, Kieferosteomyelitis oder Zahnwurzelentzündung. Auch hämatogene Entstehung möglich (Septikämie). Typische Symptome einer Orbitalphlegmone sind Protrusio bulbi, eingeschränkte Augenbeweglichkeit, verminderte Hornhautsensibilität und verschwommenes Sehen. Computer- und Magnet-Resonanz-Tomographie sind von großem diagnostischen Wert. Breites Erregerspektrum (auch Anaerobier bei dentogener Entstehung und Zygomyzeten = Mucor bei Diabetikern und immunsupprimierten Patienten). Häufig kommen Haemophilus influenzae (Typ b) und Pneumokokken vor; dann sind oft die Blutkultur sowie der Latex-Agglutinationstest mit Serum und Urin positiv.

Therapie: Evtl. Operation. Drainage eines subperiostalen Abszesses, Orbitalabszesses, Zahnwurzelabszesses oder einer vereiterten Nasennebenhöhle. Behandlung gezielt je nach Erreger, ungezielt z. B. mit Cefotaxim + Clindamycin oder mit Imipenem + Tobramycin.

Bindehautinfektionen

Es gibt zahlreiche infektiöse und nichtinfektiöse Ursachen einer Konjunktivitis. In jedem Fall ist mit der Spaltlampe auf Hornhautveränderungen (Fremdkörper, Verletzungen, Ulzerationen) zu untersuchen. Eine Rötung des Auges kann auch auf einer Iridozyklitis oder einem akuten Glaukom beruhen. Keinesfalls dürfen kortisonhaltige Antibiotika-Salben oder -Tropfen angewendet werden, bevor durch Spaltlampenuntersuchung eine Herpesvirus-Infektion ausgeschlossen ist.

Die **häufigsten Erreger** einer Konjunktivitis sind Pneumokokken, Staphylokokken, Haemophilus und Adenoviren. Normalerweise kommen vor: Staphylococcus epidermidis, Sarzinen, saprophytäre Korynebakterien, vergrünende Streptokokken u. a.

▶ **Akute bakterielle Konjunktivitis:** Meist mit Exsudat (serös, schleimig-eitrig oder stark eitrig). Erreger Pneumokokken, Staphylokokken, Streptococcus pyogenes, Haemophilus-Arten, Proteus, E. coli, Pseudomonas aeruginosa, Gonokokken, Meningokokken, Moraxella lacunata u. a., oft Selbstheilung, Abkürzung der Erkrankung durch Antibiotika (je nach Erreger), Übergang in chronische Konjunktivitis möglich. Eine akute nichteitrige **follikuläre Konjunktivitis** ist entweder durch Chlamydien (s. Einschlußblennorrhoe und Trachom) oder durch Adenoviren (u. a. Viren) verursacht. Eine follikuläre Konjunktivitis kommt auch bei Herpes-simplex-Virusinfektionen des Lidrandes vor (zur Therapie s. S. 520).
Lokal: Ofloxacin-, Gentamicin-, Nebacetin- oder Kanamytrex-Augensalbe, Polyspectran-Augensalbe oder -tropfen, bei Haemophilus-Infektion Chloramphenicol-Augentropfen oder Terramycin-Augensalbe.
Allgemeine Behandlung: Bei schweren eitrigen Infektionen zur Komplikationsverhütung immer systemische Gabe, und zwar bei Pneumokokken-, Streptokokken- und Meningokokken-Infektion Penicillin G, bei Staphylokokken Dicloxacillin, bei Haemophilus Cefixim oder Cefpodoxim, bei Pseudomonas Azlocillin + Tobramycin, bei Enterobakterien oder Gonokokken Cefotaxim oder Cefuroxim.

▶ **Konjunktivaldiphtherie:** Diphtherie-Antitoxin und Penicillin G (Therapie wie bei anderen Diphtherieformen s. S. 418). Eine pseudomembranöse Konjunktivitis gibt es auch bei bestimmten Adenovirus-Infektionen und bei Infektionen durch Streptococcus pyogenes.
Lokal: Gentamicin-Augensalbe oder -tropfen.

▶ **Neugeborenenkonjunktivitis** (Ophthalmia neonatorum): Katarrhalisch oder eitrig, Infektion ante partum (bei vorzeitigem Blasensprung), intra partum oder post partum entstanden. Erreger: Staphylokokken, Gonokokken, Pneumokokken, E. coli, Streptokokken, Pseudomonas aeruginosa, Chlamydia trachomatis (Einschlußkonjunktivitis) u. a. Beim sog. »Silberkatarrh« (chemische Reizung durch Argentum nitricum) ist der Eiter steril. Auch Herpes-simplex-Virusinfektionen kommen vor (bei Neugeborenen klinisch schwer von anderen zu unterscheiden).
Lokal: Bei bakterieller Ursache (außer Chlamydia trachomatis) Refobacin-, Kanamytrex- oder Nebacetin-Augensalbe, Polyspectran-Augentropfen oder -salbe.
Allgemeine Behandlung: Bei bakterieller Ursache in schweren Fällen antibiotische Allgemeinbehandlung je nach Antibiogramm, ungezielt mit Cefotaxim i. v. (auch Gonokokken-wirksam), evtl. + Azlocillin (auch Pseudomonas-wirksam).

12. Augeninfektionen

Prophylaxe: In den USA ist zur Prophylaxe der Gonoblennorrhoe von Neugeborenen außer der 1%igen Sibernitratlösung 1%ige Tetracyclin- oder 0,5%ige Erythromycin-Augensalbe zugelassen, die bei Anwendung am 1. Lebenstag auch eine Chlamydien-Konjunktivitis verhindern kann (Versager möglich). Dazu wird ein 0,5–1 cm langes Salbenstück in jeden Konjunktivalsack gebracht (einmalig). Es dürfen aber nur Einmaltuben verwendet werden. Bei Gonorrhoe der Mutter muß das Neugeborene prophylaktisch einmalig Cefuroxim oder Cefotaxim (100 mg i. v. oder i. m.) erhalten.

▶ **Gonoblennorrhoe** bei Neugeborenen oder Erwachsenen: Gefahr der Hornhautbeteiligung und Erblindung. Diagnose durch Gonokokken-Nachweis im Methylenblau- und Grampräparat und durch Kultur. Versagen der Credé-Prophylaxe in 0,1–0,2%. Die Prophylaxe mit Argentum nitricum (1%ig, 1 Tropfen in jeden Bindehautsack) ist gegen Chlamydien unwirksam. Neugeborene von Müttern mit nachgewiesener Gonorrhoe können zusätzlich eine einzige i. v. oder i. m. Injektion von Ceftriaxon (50 mg/kg) erhalten. Therapiebeginn schon bei klinischem Verdacht (Restitutio ad integrum nur bei frühzeitigem Behandlungsbeginn).
Lokal: Spülungen, Umschläge, Chloramphenicol-Augentropfen oder -Augensalbe oder Gentamicin-Augentropfen. Gesundes Auge schützen.
Allgemeine Behandlung: Unverzüglicher Therapiebeginn mit Cefuroxim oder Cefotaxim i. v., bei Neugeborenen tgl. 60 mg/kg, bei Erwachsenen tgl. 2–6 g für 7 Tage.

▶ **Einschlußblennorrhoe** bei Neugeborenen, älteren Kindern und Erwachsenen: Ausgelöst durch Chlamydia trachomatis, Schmierinfektion vom Genitale oder Übertragung bei der Geburt, bei Neugeborenen schleimig-eitriges Exsudat (fehlt bei Erwachsenen). Follikel findet man typischerweise an der palpebralen Konjunktiva (noch nicht bei Neugeborenen). Chronischer Verlauf (ohne Therapie). Bei Neugeborenen Beginn meist am 5.–7. Tag nach der Geburt, z. T. auch später (bis zur 4. Woche). Mikroskopischer Nachweis der typischen zytoplasmatischen Einschlußkörperchen in Epithelzellen durch Immunfluoreszenz, Anzüchtung in der Zellkultur (Wachstum in 2–3 Tagen). Meist Spontanheilung nach Wochen oder Monaten, jedoch Spätschäden oder Übergang in chronische Keratokonjunktivitis möglich. Abkürzung durch Antibiotika-Therapie. Ohne systemische Behandlung mit Erythromycin kann im Alter von 1–6 Monaten eine Chlamydien-Pneumonie auftreten.
Lokal: Erythromycin-, Ofloxacin- oder Oxytetracyclin-Augensalbe, 6mal tgl. für mindestens 2 Wochen.
Allgemeine Behandlung: Bei Erwachsenen und älteren Kindern immer zusätzlich Doxycyclin (2mal täglich 0,1 g oral), bei Schwangeren Clarithromycin (2mal täglich 0,25 g oral) für mindestens 3 Wochen. Neugeborene erhalten Erythromy-

cin (täglich 30 mg/kg oral) für 2 Wochen. Sexualpartner bzw. Eltern eines erkrankten Neugeborenen mitbehandeln.

▶ **Trachom:** Infektion durch Chlamydia trachomatis (andere Serotypen als bei der einheimischen Chlamydien-Konjunktivitis). Verschiedene Stadien mit akutem Katarrh, körnigen Follikeln auf der Bindehaut der Lider und am Limbus, Hornhautläsionen, Pannusbildung, Erblindung, Deformierung der Augenlider, oft Sekundärinfektion durch Staphylokokken und anderen Bakterien. In den Epithelzellen Einschlußkörperchen (Giemsa-Präparat oder immunfluoreszenzserologischer Nachweis).

Mittel der Wahl ist Doxycyclin (2mal täglich 0,1 g oral), in der Schwangerschaft Erythromycin (3mal täglich 0,5 g oral) für 4 Wochen. Kinder unter 8 Jahren erhalten oral Erythromycin (täglich 40 mg/kg) oder Clarithromycin (tgl. 25 mg/kg) für 4 Wochen. Gleichzeitig wird mit einer Tetracyclin- oder Erythromycinhaltigen Augensalbe lokal behandelt (2–3mal täglich). Wegen der Rezidivgefahr ist die Lokalbehandlung über längere Zeit durchzuführen (z. B. 2mal tgl. für 2 Monate oder unter erschwerten Umständen jeden Monat 2mal tgl. 5 Tage über insgesamt 6 Monate). Trachom-Komplikationen, wie Entropium, Trichiasis und Hornhautleukome, müssen entsprechend behandelt werden.

▶ **Adenovirus-Konjunktivitis** (epidemische Keratokonjunktivitis): Isoliert oder beim Pharyngo-Konjunktival-Fieber von Kindern auftretend, follikuläre Konjunktivitis mit Schwellung der präaurikulären Lymphknoten, bei Infektionen durch bestimmte Adenovirus-Serotypen auch Pseudomembranbildung und subepitheliale Hornhautinfiltrationen möglich. Bei der Adenovirus-Konjunktivitis finden sich im Ausstrich kleine intranukleäre Einschlußkörperchen und viele mononukleäre Zellen. In den meisten Fällen Spontanheilung nach 3–4 Wochen, manchmal längerer Verlauf.

Lokale und allgemeine Behandlung: Keine Beeinflussung durch Antibiotika oder Virustatika. Symptomatische Behandlung durch kalte Kompressen und schleimhautabschwellende Augentropfen möglich. Bei Hornhautinfiltration evtl. lokal Kortison (Entscheidung durch den Augenarzt).

▶ **Die chronische bakterielle Konjunktivitis** ist häufig durch Staphylokokken oder Moraxellen verursacht und manifestiert sich oft als Blepharokonjunktivitis. Sie kann auch durch infizierte Augentropfen oder infizierte Kosmetika ausgelöst werden und sekundär bei Rosacea oder Tränen-Nasengang-Stenose auftreten.

Lokale Behandlung mit Nebacetin-Augensalbe, bei Rosacea außerdem orale Gabe von Doxycyclin (tgl. 0,1 g). Gegen Moraxellen wirkt Tetracyclin-Augensalbe.

12. Augeninfektionen

▶ Die chronische **okuloglanduläre granulomatöse Konjunktivitis Parinaud** (meist einseitig) ist von einer stärkeren präaurikulären Lymphknotenschwellung begleitet und kommt gelegentlich im Verlauf einer Tularämie, Katzenkratzkrankheit, Syphilis, Tuberkulose, Sarkoidose oder eines Lymphogranuloma venereum (s. S. 553) vor. Die Therapie richtet sich nach der Ätiologie.

Hornhautinfektionen

▶ **Hornhautgeschwüre und Hypopyon:** Erreger Pneumokokken, Pseudomonas, Staphylokokken, Streptokokken, Bacillus cereus und Enterobakterien. Mischinfektionen sind häufig. Auch Pilze (z. B. Candida albicans, Aspergillus, Fusarium und andere seltene Pilze) können ein zentrales Geschwür erzeugen. Nicht selten entsteht eine bakterielle Keratitis (z. B. durch Pseudomonas aeruginosa) infolge kontaminierter Kontaktlinsen. Erregeranzüchtung aus Ulkussekret und Antibiogramm für die Therapie wichtig. Behandlung wegen häufiger schwerer Komplikationen (z. B. sekundäres Glaukom) nur durch den Augenarzt, der auch die zusätzliche Therapie bestimmt. Eine systemische Antibiotika-Gabe ist immer notwendig. Sie muß ungezielt sofort beginnen (bevor die bakteriologischen Ergebnisse vorliegen) und alle häufigen Erreger erfassen.
Lokal: Polymyxin B + Neomycin + Gramicidin (Polyspectran), Bacitracin + Neomycin (Nebacetin), Gentamicin (nicht bei Pneumokokken- und Streptokokkeninfektion), Oxytetracyclin + Polymyxin B (Terramycin-Augensalbe). Wichtig ist die häufige Anwendung der Augentropfen (anfangs alle 15 min). Bei tiefen Geschwüren mit Hypopyon subkonjunktivale Injektion von Penicillin G oder einem anderen Antibiotikum durch den Ophthalmologen (s. S. 518). Bei Pilzinfektion ist eine lokale Behandlung mit Pimaricin (Natamycin) möglich (s. Tab. 64, S. 518).
Allgemeine Behandlung: Initialtherapie mit Cefotaxim oder Imipenem. Bei Nachweis von empfindlichen Pneumokokken, Streptokokken und Staphylokokken gibt man Penicillin G in hoher Dosierung. Bei Infektionen durch Penicillin-G-resistente Staphylokokken ist meist Cefazolin oder Clindamycin wirksam. Bei Pseudomonas-Infektionen ist immer eine kombinierte Behandlung erforderlich, z. B. mit Ceftazidim + Tobramycin. Auch Ciprofloxacin + Gentamicin kommen in Frage. Bei einer Pilzinfektion kann zusätzlich zur besonders wichtigen Lokalbehandlung Fluconazol oder Itraconazol oral gegeben werden.

▶ **Randgeschwüre der Hornhaut:** Meist fortgeleitet von Konjunktivitis, selten primäre Hornhautinfektion (Staphylokokken, Haemophilus, Moraxella), auch allergische, medikamentös-toxische, traumatische oder trophische Ursachen möglich. Antibiotika-Therapie wie bei Konjunktivitis (je nach Ursache).

Therapie wichtiger Infektionen

▶ **Ringabszeß:** Häufig nach Verletzungen oder operativen Eingriffen oder septisch-metastatisch entstanden, ungünstige Prognose, Gefahr der Panophthalmie, meist durch Pneumokokken oder Pseudomonas aeruginosa u. a. hervorgerufen.
Lokal: Je nach Erreger Penicillin G oder Gentamicin (subkonjunktivale Injektion) oder Polyspectran-Augensalbe.
Allgemeine Behandlung: Sofortiger Therapiebeginn mit Penicillin G (bei Pneumokokken-Infektion), mit Azlocillin + Tobramycin (bei Pseudomonas-Infektion), im übrigen nach kulturellem Befund und Antibiogramm.

▶ **Borrelien-Keratitis:** Diagnose und Therapie s. S. 571.

▶ **Herpetische Keratitis:** Erreger Herpes-simplex-Virus. Vorkommen in jedem Alter, auch bei Neugeborenen, die sich während der Geburt bei einem Herpes genitalis der Mutter anstecken können. In den Epithelzellen sieht man mikroskopisch eosinophile intranukleäre Einschlußkörperchen (Giemsa-Präparat, besser Immunfluoreszenztechnik). Diagnose und Therapie nur durch den Ophthalmologen.
Therapie: Bei oberflächlichen Formen (**dendritische Keratitis**) wirken Trifluridin-Augentropfen (1%) oder -Augensalbe (2%) günstig. Eine Alternative ist Acyclovir-Augensalbe (3%). Idoxuridin wird schlechter vertragen. Anwendung der Tropfen alle 1–2 h oder der Salbe 4mal tgl. (bei Tropfenbehandlung nachts Salbe), gegen bakterielle Sekundärinfektion Refobacin-Augentropfen, keine Kortikosteroide (diese können Ulzerationen hervorrufen oder verstärken), evtl. Abrasio.
Bei der tiefer gelegenen **Keratitis disciformis** und bei Beteiligung des Stromas liegt offenbar eine Überempfindlichkeit gegen Virusantigene vor und ist die Behandlung schwierig. In schweren Fällen kann die kombinierte lokale Therapie mit einem Kortikosteroid und einem Virustatikum erfolgreich sein. Oral gegebenes Acyclovir ist bei schwerer herpetischer Keratouveitis indiziert.

▶ **Varizella-Zoster-Keratitis:** Oft kombiniert mit Iridozyklitis und Bläschen auf der Lidhaut. Gefahr von Skleritis, Sekundärglaukom, Optikusneuritis und Augenmuskellähmung. Sofortiger Therapiebeginn mit Acyclovir (entweder als i. v. Kurzinfusion 3mal täglich 10 mg/kg für 5 Tage oder oral 5mal täglich 0,6 g für 10 Tage). Bei Abwehrschwäche immer parenteral behandeln. Lokale Behandlung nur durch den Augenarzt. Bei bakterieller Sekundärinfektion ist ein Antibiotikum indiziert (je nach Erreger).

▶ **Keratitis parenchymatosa:** Lokale Kortikosteroidbehandlung (unter augenärztlicher Kontrolle), gleichzeitig Behandlung des Grundleidens (s. bei Lues, S. 549, und Tuberkulose, S. 583). Es gibt eine Reihe anderer Ursachen für interstitielle

12. Augeninfektionen

Keratitis, z. B. Infektionen durch Chlamydia trachomatis, Herpes-simplex- und Varizella-Zoster-Viren, die entsprechend zu behandeln sind.

▶ **Keratoconjunctivitis allergica** (z. B. phlyctaenularis): Außer der sonstigen Therapie Behandlung einer evtl. bakteriellen Sekundärinfektion.
Lokal: Terramycin-Augensalbe (mit Polymyxin B) oder Refobacin-Augentropfen oder -salbe.

▶ **Keratomykose:** Erreger Candida albicans, Aspergillus, Fusarium u. a. Eine Keratomykose wird oft zu spät erkannt und zunächst für eine herpetische Keratitis gehalten. Auftreten meist nach Verletzungen oder nach primären bakteriellen oder viralen Hornhauterkrankungen, öfters nach vorausgegangener lokaler Kortikosteroidbehandlung. Hornhautulzeration sowie Beteiligung der Lider und Konjunktiven möglich. Meist chronischer Verlauf. Erregernachweis mikroskopisch und kulturell (evtl. im Hornhautbiopsat).
Lokal: Pima-Biciron Augensalbe (Pimaricin in Kombination mit Chloramphenicol), Miconazol (1%ige Lösung), evtl. auch Amphotericin B oder Nystatin (s. Tab. 64, S. 518) für 3–6 Wochen.
Allgemeine Behandlung: In schweren Fällen Amphotericin B (Dosierung s. S. 315), wirksam auf Candida, Aspergillus u. a., evtl. + Flucytosin. Heute ist eine systemische Behandlung auch mit Fluconazol oder Itraconazol möglich (s. S. 327 und S. 325). Nicht auf Pilze wirksame Antibiotika und Kortikosteroide weglassen.

▶ **Bakterielle Endophthalmitis:** Endophthalmitis ist eine infektiöse Entzündung des Augeninneren (einschließlich des Glaskörpers). Meist postoperativ (z. B. nach Kataraktoperation) oder nach perforierenden Verletzungen auftretend, gelegentlich auch bei Ulcus corneae oder metastatisch im Rahmen einer Sepsis (bei Immunsuppression, Heroinsucht oder Endokarditis).
Erreger in erster Linie Staphylokokken, außerdem Streptokokken, Enterobakterien, Haemophilus, Pseudomonas, Bacillus cereus, Anaerobier u. a., gelegentlich auch Pilze (Candida, Aspergillus u. a.). Mischinfektionen kommen vor. Eine Erregerdiagnose ist durch Aspiration von Glaskörperflüssigkeit und Kammerwasser, manchmal auch durch die Blutkultur möglich; sie ist wichtig wegen der Vielzahl der möglichen Erreger und der differentialdiagnostischen Abtrennung gegen nichtbakterielle Formen einer Endophthalmitis und gegen Tumoren. Eine metastatische Candida-Endophthalmitis beruht nicht selten auf einer Venenkatheterinfektion (meist im Rahmen einer Intensivtherapie). Dabei lassen sich die Erreger manchmal auch im Urin nachweisen. Die Prognose ist abhängig vom frühzeitigen Beginn der hochdosierten Antibiotika-Therapie und von der Erregerart. Infektionen mit Staphylokokken haben eine wesentlich bessere Prognose als solche mit Enterobakterien. Der Grund für die ungünstigen Therapieergebnisse

Therapie wichtiger Infektionen

(Erblindung) ist vor allem die schlechte Penetration von Antibiotika in den Glaskörper.

Die wichtige, aber riskante intravitreale Injektion eines Antibiotikums wird mit folgenden Einzeldosen durchgeführt: Ampicillin 0,5 mg, Oxacillin 0,5 mg, Cefazolin 1–2 mg, Gentamicin oder Tobramycin 0,2 mg, Amikacin 0,4 mg, Penicillin G 600 E, Vancomycin und Clindamycin 1 mg.

Die Lokaltherapie (topisch, subkonjunktival, intravitreal) muß immer durch eine hochdosierte **systemische Therapie** ergänzt werden. Zur Initialtherapie verwendet man Kombinationen, die sowohl gegen Staphylokokken als auch gegen Pseudomonas und Anaerobier wirken und die möglichst gut in die Augen penetrieren. Diese Voraussetzungen erfüllen Kombinationen, wie Vancomycin + Amikacin + Metronidazol oder Ciprofloxacin + Rifampicin oder Imipenem. Bei schweren Erkrankungen (vor allem durch gramnegative Stäbchen und Pilze) kann die frühzeitige Vitrektomie die Heilung begünstigen. Bei Vorliegen der typischen weißen chorioretinitischen Herde sollte unbedingt sofort eine Pilztherapie (z. B. mit Fluconazol initial 0,4 g, später 0,2 g) für längere Zeit durchgeführt werden. Das Ansprechen auf die Therapie erfolgt relativ langsam. Zur intravitrealen Injektion bei einer Pilzinfektion eignet sich Amphotericin B (0,005 mg).

▶ **Perioperative Prophylaxe:** Bei der Glaskörper- und Netzhautchirurgie sowie bei allen Augenoperationen von gefährdeten Patienten und bei Patienten unter Kortikosteroid-Therapie wird eine kurzfristige systemische Antibiotika-Gabe befürwortet (z. B. mit Cefazolin + Tobramycin in hoher Dosierung für 1–2 Tage, beginnend 2 h vor der Operation). Diese kann durch lokale Antibiotika-Anwendung ergänzt werden.

Retinitis

Bei vielen Infektionen kann es hämatogen zum Auftreten einer Retinitis kommen. Relativ häufig ist eine Candida-Retinitis als Folge der Infektion eines lange liegenden Venenkatheters (Therapie mit Fluconazol, evtl. zusammen mit Flucytosin, s. S. 333). Bei Endokarditis lenta gibt es manchmal Absiedlungen in der Retina (Roth-Flecken), die nach sachgemäßer Behandlung der Endokarditis (s. S. 387) verschwinden. Häufige Ursachen einer Retinitis oder Uveitis ist die Toxoplasmose. Wenn ein verdächtiger Befund vorliegt, wird eine systemische Therapie mit Pyrimethamin plus Sulfonamid durchgeführt (s. S. 622). Besonders bei Kindern wurde Borrelia burgdorferi häufiger als Erreger einer Uveitis nachgewiesen (Therapie mit Penicillin G oder Ceftriaxon, s. S. 572). Eine granulomatöse Retinitis kommt bei Miliartuberkulose vor (Therapie: s. S. 584). Larven des Hundespulwurmes (Toxocara canis) können eine Retinitis hervorrufen, die schwer zu behandeln ist. Bei AIDS-Patienten führt die Retinitis durch Exazerbation einer Zytomegalie häufig zur Erblindung (Therapie mit Ganciclovir oder Foscarnet).

Literatur

BAUM, J., et al.: Bilateral keratitis as a manifestation of Lyme disease. Am. J. Ophthalmol. *105:* 75 (1988).
BORRMANN, L. R., I. H. LEOPOLD: The potential use of quinolones in future ocular antimicrobial therapy. Am. J. Ophthalmol. *106:* 227 (1988).
CHEESBROUGH, J. S., C. L. WILLIAMS, R. RUSTOM, R. C. BUCKNALL, R. B. TRIMBLE: Metastatic pneumococcal endophthalmitis: report of two cases and review of literature. J. Infect. *20:* 231–236 (1990).
FARBER, B. B., D. L. WEINBAUM, J. S. DUMMER: Metastatic bacterial endophthalmitis. Arch. Intern. Med. *145:* 1 (1985).
HAMMERSCHLAG, M. R.: Neonatal ocular prophylaxis. Pediatr. Infect. Dis. J. *7:* 81 (1988).
HAMMERSCHLAG, M. R. et al: Efficacy of neonatal ocular prophylaxis for the prevention of chlamydial and gonococcal conjunctivits. N. Engl. J. Med. *320:* 769 (1989).
HEGGIE, A. D., A. C. JAFFE, L. A. STUART et al.: Topical sulfacetamide vs oral erythromycin for neonatal chlamydial conjunctivitis. Am. J. Dis. Child. *139:* 564 (1985).
LAGA, M. et al.: Prophylaxis of gonococcal and chlamydial ophthalmia neonatorum. N. Engl. J. Med. *318:* 653 (1988).
MCCLOSKEY, R. V.: Topical antimicrobial agents and antibiotics for the eye. Med. Clin. North Am. *72:* 717 (1988).
ORIEL, J. D.: Ophthalmia neonatorum: relative efficacy of current prophylactic practices and treatment. J. Antimicrob. Chemother. *14:* 209 (1984).
RAPOZA, P. A. et al.: Assessment of neonatal conjunctivitis with a direct immunofluorescent monoclonal antibody stain for chlamydia. J.A.M.A. *255:* 3369 (1986).
TABBARA, K. F., and R. A. HYNDIUK, eds.: Infections of the Eye. Boston: Little, Brown, 1986.
WEBER, D. J., et al.: Endophthalmitis following intraocular lens implantation. Report of 30 cases and review of the literature. Rev. Infect. Dis. *8:* 12 (1986).
WOLFSON, J., and D. C. HOOPER: Quinolone Antimicrobial Agents and Ophthalmologic Infections. In: J. S. WOLFSON and D. C. HOOPER (eds.), Quinolone Antimicrobial Agents. Washington, D. C.: American Society for Microbiology, 1988.

13. Hals-Nasen-Ohren-Infektionen

Bei den ernsten Folgen, die z. B. eine Sinusitis, Laryngitis oder Otitis media nach sich ziehen können, ist zumindest bei schweren Verlaufsformen eine rasch einsetzende Therapie notwendig. Durch den rechtzeitigen Einsatz von Antibiotika kann die Häufigkeit gefährlicher Komplikationen (otogene Meningitis, Mastoiditis, Jugularvenenthrombose, Sepsis, chronischer Verlauf) drastisch gesenkt werden.

Für die Bewertung der **bakteriologischen Befunde** ist die Kenntnis der Normalflora eine wichtige Voraussetzung. Während in der Nase vergrünende und anhämolysierende Streptokokken, apathogene Neisserien und Korynebakterien, Staphylococcus epidermidis, Sarzinen und vereinzelt auch Staphylococcus aureus normalerweise vorhanden sind, können in der Nase gefundene Keime, wie Pneumokokken, Streptococcus pyogenes, Staphylococcus aureus, Moraxellen und Pseudomonaden, Erreger eines Krankheitsprozesses sein, kommen aber auch ohne Symptome vor. In der Mundhöhle gibt es normalerweise viele anaerobe Keimarten (z. B. Peptostreptokokken, Fusobakterien, Bacteroides melaninogenicus), die oft bei Sekundärinfektionen beteiligt sind. Im Gehörgang findet man bei Gesunden harmlose Hautkeime (Staphylokokken, Sarzinen, grampositive Stäbchen), aber keine Pneumokokken, hämolysierende Streptokokken, Moraxellen, Pseudomonaden, E. coli und Klebsiellen.

▶ **Bakterielle Rhinitis:** Eine primär bakterielle Rhinitis kann durch Mycoplasma pneumoniae (oft mit Bronchitis und/oder Pneumonie) hervorgerufen werden. Eine bakterielle Rhinitis gibt es bei angeborener Syphilis, nach der Geburt manchmal gleichzeitig mit einer Gonoblennorrhoe. Die Neugeborenenrhinitis ist oft durch Staphylokokken bedingt. Bei Kindern im ersten Lebensjahr kann ein primär eitriger Schnupfen durch Streptococcus pyogenes verursacht sein. Über Nasendiphtherie s. S. 418. Bei Keuchhusten besteht im katarrhalischen Anfangsstadium häufig eine Rhinitis mit schleimiger Sekretion (im Blutbild starke Lymphozytose).
Therapie: Bei bakterieller Rhinitis (primär oder sekundär) kommen Clarithromycin (wirksam gegen Mykoplasmen und Bordetellen) sowie Oralcephalosporine (z. B. Cefpodoxim) in Frage. Lokal sind Antibiotika-haltige Augentropfen auch in der Nase anwendbar.

▶ **Sinusitis maxillaris, ethmoidalis, frontalis** oder **sphenoidalis:**
Entstehung meist rhinogen, bei Sinusitis maxillaris auch dentogen (von einer Zahnwurzel-Periostitis, dann oft chronischer Verlauf, fötider Eiter).
Häufige Erreger einer eitrigen Sinusitis sind Staphylokokken, Streptococcus pyogenes, Pneumokokken, Haemophilus influenzae, Moraxella catarrhalis, Klebsiella pneumoniae, Anaerobier u. a. Bei zystischer Fibrose (Mukoviszidose) ist Pseudomonas häufigster Erreger einer Sinusitis. Bei chronischer Sinusitis dominieren Anaerobier, die oft gemeinsam mit Haemophilus und aeroben Streptokokken vorkommen. Pilze (Aspergillus, Mucor, Candida, Pseudallescheria boydii) können vor allem bei onkologischen Patienten eine invasive Entzündung der Nasennebenhöhlen hervorrufen.
Diagnose: Katarrhalische Entzündungen treten oft bei akuter Rhinitis auf. Eitrige Entzündungen sind häufig einseitig, selten doppelseitig oder Teilerscheinung einer Pansinusitis. Nekrotisierende Entzündungen kommen bei Scharlach und Virusgrippe vor. Eine Flüssigkeitsansammlung in der Kieferhöhle läßt sich sonogra-

13. Hals-Nasen-Ohren-Infektionen

phisch und manchmal auch radiologisch (an einer Spiegelbildung bei Aufnahme im Sitzen), im CT oder MRT erkennen. Während eine akute Sinusitis in der Regel starke Beschwerden hervorruft, fehlen bei der chronischen Verlaufsform Fieber, Kopfschmerzen und eine eitrige Sekretion aus der Nase. Die chronische eitrige Sinusitis erkennt man oft erst an den Folgeerscheinungen (Pharyngolaryngitis, Bronchitis, Otitis media, Anosmie) und sichert sie durch die Endoskopie, Sinuspunktion und Aspiration (mit bakteriologischer Untersuchung) sowie die radiologische Untersuchung. Eine Abgrenzung gegen allergische oder chronisch-polypöse Formen ist wichtig.

Bei **akuter eitriger Sinusitis** führt man auch zur Verkürzung der Krankheit und zur Verhinderung gefährlicher Komplikationen eine hochdosierte Antibiotika-Therapie durch. Die Wahl des Antibiotikums richtet sich in erster Linie nach dem Schweregrad und dem Erregerbefund. Eine parenterale Anwendung ist bei jeder akuten eitrigen Sinusitis frontalis, ethmoidalis und sphenoidalis sowie bei Komplikationen notwendig. Dabei gibt es viele Alternativen: Cefuroxim oder Ceftriaxon (wirksam gegen Pneumokokken, andere Streptokokken, Haemophilus, Moraxella und Staphylokokken), bei Erwachsenen auch Ciprofloxacin. Erythromycin allein reicht zur Behandlung einer eitrigen Sinusitis meist nicht. Bei dentogener Entstehung beseitigt man den Ausgangsherd und verabreicht Penicillin G (tgl. 5–10 Mill. E) gegen Peptostreptokokken und Bacteroides melaninogenicus. Die Antibiotika-Therapie muß für mindestens 3 Wochen fortgesetzt werden (zuletzt oral). Leichtere Erkrankungen können mit einem Oralcephalosporin, Doxycyclin, Co-Trimoxazol oder Amoxicillin/Clavulansäure behandelt werden. Zusätzlich gibt man kurzfristig abschwellende Nasentropfen. Bei stärkerer Eiteransammlung oder Versagen der Therapie kommt eine Sinusaspiration in Frage.

Bei Sinusitis ethmoidalis können als Komplikation eine Orbitalphlegmone, bei Sinusitis frontalis eine Osteomyelitis auftreten, die entsprechende Behandlung erfordern. Meningitis, Epi- oder Subduralempyem, Hirnabszeß oder Sinusthrombose können die Folge einer Sinusitis ethmoidalis, sphenoidalis oder frontalis sein. Der Verdacht wird durch Computertomographie bestätigt.

Bei **subakuter** und **chronischer Sinusitis maxillaris** ist Cefoxitin eine Alternative (besonders Anaerobier-wirksam). Auch Doxycyclin + Clindamycin können verwandt werden. Längere Behandlung ist notwendig. Gelegentlich versagt die systemische Antibiotika-Therapie, und es muß eine Spülbehandlung durchgeführt werden. Dabei können Antibiotika instilliert werden (Neomycin oder Nebacetin, Gentamicin oder Polymyxin B). Wichtig sind chirurgische Maßnahmen zur Verbesserung der Sinusdrainage.

Bei einer chronischen Sinusitis durch Pilze (Aspergillus oder Mucor) ist eine Instillation von Amphotericin B (in ausreichender Verdünnung) möglich, bei lebensbedrohenden Erkrankungen von immunsupprimierten Patienten auch eine systemische Therapie mit Amphotericin B i. v. + Flucytosin oral; zur oralen Nachbehandlung kommt Itraconazol in Frage.

▶ **Nasen- und Lippenfurunkel:** Durch Staphylokokken hervorgerufen. Über eine Thrombophlebitis der V. angularis und ophthalmica können sich eine lebensgefährliche Orbitalphlegmone, Sinus-cavernosus-Thrombose und Meningitis entwikkeln; daher ist bei jedem Nasenfurunkel rechtzeitig eine Allgemeinbehandlung mit Flucloxacillin oder Cefalexin einzuleiten, Erwachsene tgl. 3–4 g, Kinder 100 mg/kg, bei empfindlichen Keimen auch mit Penicillin G oder Phenoxymethylpenicillin, tgl. 3–5 Mill. E, bei Penicillin-Allergie mit Clari- oder Roxithromycin oder Clindamycin per os. Breite Inzision nach Möglichkeit vermeiden, da diese eine Infektion der Venen- und Lymphbahnen begünstigen kann. Bei ausgeprägtem Furunkel mit perifokalem Ödem sind Bettruhe, Sprechverbot und flüssige Kost zu empfehlen.

▶ **Osteomyelitis des Ober- und Unterkiefers:** Durch Staphylokokken, Streptokokken oder Anaerobier bedingt, oft Mischinfektion. Zuerst Sanierung eines möglichen Ausgangsherdes (Zahn, Sinusitis). Therapieversuch mit Penicillin G, bei einer Infektion durch Staphylokokken mit Cefuroxim oder Cefotiam i. v., bei Anaerobierinfektion Cefoxitin (tgl. 6 g) oder Clindamycin (tgl. 1,2 g, Kinder 30 mg/kg). Bei Erwachsenen kommen auch Ofloxacin oder Ciprofloxacin in Betracht. Zur Therapie von Zahninfektionen: s. S. 420.

▶ **Parotitis purulenta:** Erreger meist Staphylokokken, seltener Streptokokken. Vorkommen bei schweren Grundkrankheiten und postoperativ. Entstehung vorwiegend durch aszendierende Infektion, auch als Sekundärinfektion bei Sekretstauung durch Speichelsteine. Abgrenzung der Parotitis purulenta gegen Mumps, chronisch-rezidivierende Parotitis (Nachweis von Gangektasien durch Sialographie), Tumoren, Aktinomykose, Lues, Sarkoidose und Sjögren-Syndrom. Bei Druck auf die Parotis quillt aus dem Ausführungsgang Eiter, der bakteriologisch untersucht werden kann. Die Behandlung der eitrigen Parotitis sollte mit Dicloxacillin oder Cefalexin, evtl. auch mit Clarithromycin oder Roxithromycin per os erfolgen, bei schweren Formen mit einem Cephalosporin i. v. (tgl. 6 g). Bei Einschmelzung müssen mehrere Stichinzisionen (HNO-Arzt) parallel zum Fazialisverlauf durchgeführt werden.

▶ **Stomatitis ulcerosa** oder **gangraenosa:** Vorkommen bei Grundkrankheiten und Abwehrschwäche verschiedener Genese (Leukämie, AIDS). Erreger meist Anaerobier, seltener Streptokokken oder Staphylokokken. **Therapie** mit Penicillin G (hochdosiert), bei Versagen oder schweren Erkrankungen Cefoxitin oder Clindamycin i. v.

13. Hals-Nasen-Ohren-Infektionen

▶ **Candida-Stomatitis:** Abwischbare weiße Beläge, mikroskopischer Nachweis der Pilze im Methylenblaupräparat und in der Kultur. Vorkommen besonders bei Abwehrschwäche und Immundefekten. Therapie: Nystatin- oder Amphotericin-B-Suspension per os, tgl. 3–4mal 1–2 ml, Pimaricin-Lutschpastillen (Pimafucin) oder Amphotericin-B-Lutschtabletten (Ampho-Moronal).

▶ **Stomatitis aphthosa:** Erreger Herpes- oder Coxsackie-Viren. Keine Antibiotika. Acyclovir (oral) ist wegen des relativ kurzen Verlaufes im allgemeinen nicht erforderlich.

▶ **Solitäraphthen:** Ursachen und Pathogenese simpler Aphthen sind weitgehend unklar. Sie sind eine der häufigsten intraoralen Läsionen. Etwa 20% aller Erwachsenen leiden an rezidivierenden Aphthen. Die unterschiedlichen und z. T. kontroversen Therapieempfehlungen sind Ausdruck der mangelnden Kenntnis über diese weit verbreitete Störung. Topische Behandlungen mit Tetracyclin-Präparaten oder einem Glukokortikoid haben sich in kontrollierten Studien als wirksam erwiesen. Auch ohne Therapie erfolgt eine spontane Heilung der stark schmerzhaften Herde binnen 6–10 Tagen. Das häufig durchgeführte Ätzen mit Argentum nitricum (Höllenstein) ist abzulehnen (die Wirkung besteht offenbar in der Zerstörung von Schmerzrezeptoren).

▶ **Perlèche** (Angulus infectiosus): Meist Sekundärinfektion durch Candida albicans, Staphylokokken, Streptokokken. Lokale Behandlung mit Nystatin-Salbe (gegen Candida albicans) oder mit Gentamicin-haltiger Salbe (gegen bakterielle Erreger).

▶ **Perichondritis der Ohrmuschel:** Entstehung durch Verletzungen mit nachfolgender Infektion (Pseudomonas aeruginosa, Staphylokokken u. a.). Allgemeine und lokale Behandlung mit Antibiotika (gezielt nach dem Antibiogramm), bei Abszedierung Inzision und Entfernung von Knorpelnekrosen. Bei Diabetikern entwickelt sich gelegentlich aus einer lebensbedrohenden nekrotisierenden Chondritis (Erreger: Pseudomonas aeruginosa) eine schwere Osteomyelitis (Otitis externa maligna, s. u.) – daher stets adäquate Antibiotika-Behandlung bereits im Beginn der Pseudomonas-Infektion.

▶ **Erysipel der Ohrmuschel:** Ausgehend von Schrunden am Gehörgangseingang oder von der Kopfhaut. Streptokokken-Infektion. Allgemeine Behandlung mit Penicillin G oder V (s. S. 542).

▶ **Otitis externa, infiziertes Gehörgangsekzem und Ohrfurunkel:** Suche nach einem Grundleiden, z. B. Diabetes. Auch Virusinfektionen (Herpes) oder Pilzinfektionen (Candida, Aspergillus) kommen vor. Ein infiziertes Gehörgangsekzem

kann Folge einer chronischen Cholesteatomeiterung sein. Bei Zoster finden sich Bläschen an der hinteren Gehörgangswand.
Therapie je nach Erreger (Pseudomonas aeruginosa, Staphylokokken, E. coli, Proteus u. a.) und Antibiogramm. Lokale Behandlung durch antibiotische Pinselungen oder Salben, bei infiziertem Gehörgangsekzem mit Panotile-Ohrentropfen oder mit Polyspectran-HC-Ohrensalbe, bei Candida-Otitis lokal mit Panotile-Ohrentropfen (enthalten Benzalkoniumchlorid). Bei Aspergillus-Otitis ist eine Lokalbehandlung mit 2%iger alkoholischer Salizylsäure oder mit Pimaricin wirksam. Bei Herpes-simplex-Otitis wirkt die 3%ige Vidarabin-Salbe oder die systemische Gabe von Acyclovir. Bei Ohrfurunkel mit starker perifokaler Schwellung und Lymphadenitis führt man eine antibiotische Allgemeinbehandlung mit Flucloxacillin oder Cefalexin durch; eine Stichinzision ist selten erforderlich.

▶ **Otitis externa maligna:** Bei schwerem Diabetes und anderen Grundkrankheiten kann sich aus einer zunächst leichten Gehörgangsentzündung eine Otitis externa maligna entwickeln. Die Erreger sind fast immer Pseudomonas aeruginosa. Dabei kommt es zu einer Entzündung des Gehörgangknorpels mit anschließender Osteomyelitis der Schädelbasis. Eine möglichst frühe Diagnose der unbehandelt oft tödlichen Infektion ist wichtig.
Therapie: Man gibt initial Azlocillin (tgl. 5–20 g) + Tobramycin (tgl. 0,24 g) und setzt nach 4 Wochen die Behandlung mit Ciprofloxacin oral (tgl. 1–1,5 g) für viele Monate fort.

▶ **Otitis media:** Häufigste Erreger Pneumokokken, Streptococcus pyogenes, Haemophilus influenzae (besonders bei Kleinkindern), Moraxella catarrhalis, Anaerobier und Staphylococcus aureus, bei Säuglingen auch E. coli.
Therapie: Bei akuter seröser Otitis media im Rahmen einer Virusinfektion sind im allgemeinen keine Antibiotika erforderlich (außer bei Resistenzschwäche); relativ häufig kommt es dabei zu einer bakteriellen Sekundärinfektion. Bei akuter eitriger Otitis media und Otitis media necroticans sollte wegen der Gefahr einer Mastoidbeteiligung immer eine Allgemeinbehandlung mit Antibiotika durchgeführt werden. Die lokale Anwendung von antibiotischen Ohrentropfen (z. B. mit Chloramphenicol) ist nur bei Otitis media purulenta mit perforiertem Trommelfell gerechtfertigt. Bei Trommelfellperforation besteht bei lokaler Anwendung von Neomycin und Kanamycin die Gefahr einer Innenohrschädigung. Ein pulsierender Reflex auf dem Sekret oder eine zitzenförmige Vorstülpung der Schleimhaut ist ein Zeichen für eine Spontanperforation des Trommelfells. Bei noch nicht erfolgter Perforation sind regelmäßige Kontrollen des Trommelfellbefundes (einschließlich Tympanometrie) wichtig, um den richtigen Zeitpunkt für eine evtl. Parazentese nicht zu versäumen. Bei längerem Verlauf einer Otitis media ist auch an die Möglichkeit einer Mastoiditis zu denken.

13. Hals-Nasen-Ohren-Infektionen

Jede bakterielle Otitis media muß sofort antibiotisch behandelt werden, auch wenn es sich um die Komplikation einer Virusinfektion handelt. Eine ungezielte Interventionstherapie ist die Regel. Es gibt gute Gründe dafür, möglichst breit wirkende Antibiotika frühzeitig anzuwenden, die das Erregerspektrum weitgehend erfassen. Cefixim, Cefpodoxim, Cefaclor, Cefuroxim-Axetil und Amoxicillin/Clavulansäure sind auch gegen Penicillinase-bildende Haemophilus- und Moraxella-Keime wirksam. Behandlungsdauer 7–10 Tage. Erythromycin und Doxycyclin wirken meistens gegen Pneumokokken und Moraxella catarrhalis, jedoch kommen resistente Bakterienstämme nicht selten vor. Co-Trimoxazol versagt bei A-Streptokokken-Infektionen (Streptococcus pyogenes). Bei Komplikationen sind Antibiotika in hoher Dosierung parenteral zu verabreichen (z. B. Ceftriaxon, Cefotaxim, Imipenem, bei Erwachsenen auch Ciprofloxacin + Clindamycin).

Bei Versagen der ungezielten Therapie und bei gleichzeitiger Mastoiditis sollte eine diagnostische Punktion des Trommelfelles mit feiner Kanüle durch den Ohrenarzt stattfinden, um Exsudat oder Eiter aus dem Mittelohr kulturell untersuchen zu können. Bei der häufig protrahiert verlaufenden **Pneumococcus-mucosus-Otitis** (durch schleimbildende Pneumokokken) mit meistens blasser Infiltration des Trommelfelles, die fast unbemerkt zur Mastoiditis führen kann, ist eine hochdosierte Penicillin-G-Behandlung (tgl. 10–15 Mill. E) notwendig. Die Mukosus-Otitis kommt in jedem Alter vor, in größerer Häufigkeit aber bei Säuglingen und älteren Menschen sowie beim männlichen Geschlecht; sie verläuft oft mit einer plötzlich auftretenden Schalleitungsschwerhörigkeit.

Die meist doppelseitige **Masern-Otitis** beginnt oft erst 1–2 Wochen nach Beginn des Exanthems und kann lang dauernde Eiterungen mit bakterieller Sekundärinfektion zur Folge haben. Blutblasen auf dem Trommelfell treten bei der durch **Mycoplasma pneumoniae** hervorgerufenen Otitis oder Myringitis auf. Sie kommen auch bei **Grippe-Otitis** vor, die mit blutig-seröser oder blutig-eitriger Sekretion einhergehen kann. Die Grippe-Otitis erfordert keine Antibiotika, während die Mykoplasmen-Otitis am besten mit Tetracyclin oder Erythromycin behandelt wird.

Bei der sog. **sekretorischen Otitis media** (mit sterilem Paukenhöhlenerguß) und bei häufig **rezidivierender Otitis media** ist nach disponierenden Faktoren (z. B. adenoiden Wucherungen) zu suchen. Oft hilft eine Myringotomie mit Einlegen eines kleinen Plastikröhrchens zur Belüftung des Mittelohres (wie zur Therapie eines chronischen Tubenkatarrhs).

Bei **chronischer Otitis media** liegt eine hartnäckige Schleimhauteiterung, teilweise mit Knochenzerstörung (sekundäre Cholesteatombildung) vor. In ungünstigen Fällen können sich hieraus intrakranielle Komplikationen (Hirnabszeß, Meningitis, Sinusthrombose usw.) oder eine eitrige Labyrinthitis entwickeln. Aus dem bei Schleimhauteiterung zentral, bei Knocheneiterung randständig perforierten Trommelfell entleert sich stinkender Eiter, in dem meist gramnegative Bakterien (am häufigsten Pseudomonas aeruginosa, manchmal auch Proteus, Klebsiella, E. coli, Serratia) oder Staphylokokken enthalten sind. Häufig sind Mischinfektionen von aeroben und anaeroben Bakterien (Bacteroides-Arten, Peptococcus, Peptosteptococcus). Wegen der schwierigen Behandlung sollte dabei der Eiter bakteriologisch untersucht werden. Es besteht die Gefahr einer zunehmenden Schwerhörigkeit, weswegen die chronische Otitis media nur vom HNO-Arzt behandelt werden sollte. Bei einer Knocheneiterung sind operative Eingriffe (konservative Radikaloperation, Tympanoplastik) unumgänglich. Eine unterstützende Lokalbehandlung kann mit Desinfizienzien oder Antibiotika-Spülungen bzw. -Instillationen (z. B. Polymyxin B) durchgeführt werden. Dabei ist das Antibiogramm der angezüchteten Erreger zu berücksichtigen. Die längere örtliche Anwendung von Neomycin oder Kanamycin kann zu Innenohrschäden führen. Eine systemische Antibiotika-Therapie allein führt selten zur Heilung, schafft aber bessere Voraussetzungen zur Operation.

▶ **Mastoiditis:** Entstehung in der 2.–4. Krankheitswoche einer akuten Otitis media purulenta. Auffallende Verschlechterung des Hörvermögens, Mastoiddruckschmerz, evtl. Eiterdurchbruch nach außen oder in den Gehörgang nach Schwellung der Hinterwand des äußeren Gehörganges. Periphere Fazialislähmung möglich. Da Antibiotika in die gefäßlosen Einschmelzungsherde kaum eindringen können, ist von der Antibiotika-Therapie keine entscheidende Besserung zu erhoffen. Antibiotika dienen vor allem der Verhinderung oder Behandlung intrakranieller Komplikationen (z. B. Hirnabszeß, Epi-, Subduralempyem, Sinusthrombophlebitis), die durch Computertomographie erkannt und lokalisiert werden können. Im Beginn einer akuten Mastoiditis können geeignete Antibiotika, z. B. Cefuroxim oder Cefotaxim (tgl. 6 g bzw. 100 mg/kg), die Entzündung rasch bessern, so daß eine Operation unterbleiben kann. In vielen Fällen führt erst die Operation (Mastoidektomie oder Antrotomie) zur Heilung, welche stets unter antibiotischem Schutz (z. B. mit einem Cephalosporin) durchgeführt wird. Nach der Operation sollte stets 3–6 Wochen antibiotisch weiter behandelt werden. Bei einer Pneumococcus-mucosus-Infektion ist Penicillin G (in hoher Dosierung) zu bevorzugen.
Bei chronischer Mastoiditis (als Folge einer chronischen Otitis media) kommen außer Staphylokokken häufig auch gramnegative Stäbchen (vor allem Pseudomonas) und sporenlose Anaerobier (Bacteroides, Peptostreptokokken usw.) vor. Dann ist die Behandlung mit Imipenem i. v. oder einer Kombination von Cefotaxim + Clindamycin zu beginnen. Eine Operation ist hier unvermeidlich.

▶ **Halslymphknotenentzündung:** Bei der akuten Form sind die betroffenen Lymphknoten schmerzhaft und neigen zur Abszedierung, bei der chronischen Form sind sie indolent und derb. Ihre Lokalisation weist auf den Ausgangsherd hin: Die submentalen und submandibulären Lymphknoten gehören zu dem unteren Bereich der Mundhöhle und der Zähne, die zervikalen (kranialen) Lymphknoten zu Tonsillen, Nasen-Rachen-Raum, Kehlkopf. Bei Allgemeininfektionen kann eine Beteiligung der Halslymphknoten auch hämatogen zustande kommen.

Unspezifische Entzündungen der Halslymphknoten sind meist durch Staphylokokken oder Streptokokken bedingt, während spezifische Entzündungen bei Tbc, Infektionen durch atypische Mykobakterien, Aktinomykose, Lues, Toxoplasmose, AIDS, Katzenkratzkrankheit, infektiöser Mononukleose entstehen. Auch an nichtinfektiöse Erkrankungen, wie Leukämie, Lymphogranulomatose oder Tumoren, ist zu denken.

Therapie der unspezifischen Lymphadenitis: Bei Streptokokken-Infektion Penicillin V, bei Staphylokokken-Infektion Oralcephalosporin oder Dicloxacillin per os (auch auf Streptokokken wirksam), außerdem Sanierung des Ausgangsherdes (Tonsillen, Adenoide, Zahnfleisch usw.). – Bei Versagen dieser Therapie andere Krankheitsursachen ausschließen (evtl. Probeexzision oder Punktion). Bei Katzenkratzkrankheit beschleunigen Rifampicin und Ciprofloxacin die Heilung. Bei einer Infektion durch nichttuberkulöse Mykobakterien (z. B. M. scrofulaceum und M. kansasii) ist eine Chemotherapie weniger aussichtsreich und die operative Entfernung vordringlich (s. S. 584).

Literatur

BLUESTONE, C. D.: Management of otitis media in infants and children: Current role of old and new microbial agents. Pediat. Infect. Dis. J. 7: S129 (1988).

HICKEY, S. A., G. R. FORD, A. F. O'CONNOR, S. J. EYKYN, P. H. SONKSEN: Treating malignant otitis with oral ciprofloxacin. Brit. med. J. 299: 550 (1989).

JOHNSON, M. P., R. RAMPHAL: Malignant external otitis: Report on therapy with ceftazidime and review of therapy and prognosis. Rev. Infect. Dis. 13: 173 (1990).

JONES, R. A. K.: Ototoxicity of gentamicin ear-drops. Lancet 1: 1161 (1978).

LANG, R. et al.: Successful treatment of malignant external otitis with oral ciprofloxacin: Report of experience with 23 patients. J. Infect. Dis. 161: 537 (1990).

NADAL, D., P. HERRMANN, A. BAUMANN et al.: Acute mastoiditis: clinical, microbiological, and therapeutic aspects. Eur. J. Pediatr. 149: 560–564 (1990).

RUBIN, J., V. L. YU: Malignant external otitis: Insights into pathogenesis, clinical manifestations, diagnosis, and therapy. Am. J. Med. 85: 391 (1988).

14. Hautinfektionen

Bei Behandlungsbeginn stellt sich die Frage, ob der Schweregrad der Hauterkrankung eine **allgemeine Antibiotika-Therapie** erfordert. Bei leichten Störungen genügt eine lokale Behandlung, während bei ausgedehnten Prozessen – sei es auf der Oberfläche oder in der Tiefe der Haut – stets eine allgemeine Behandlung ratsam ist.

Eine antibiotische **Lokalbehandlung** ist nur bei oberflächlichen Hautinfektionen berechtigt, weil das Antibiotikum hier unmittelbar auf die Erreger einwirken kann. Antibiotika penetrieren nicht durch die intakte Haut, so daß eine örtliche Anwendung bei tiefen Hautinfektionen erfolglos bleiben muß. Zu den für eine Lokalbehandlung zugänglichen Hautprozessen gehören oberflächliche Pyodermien, Impetigo contagiosa, eiternde flache Wunden, Verbrennungen 2. und 3. Grades, sekundär infizierte Ulzera und Ekzeme. Wirkungslos ist die Anwendung eines Lokalantibiotikums bei geschlossenen tiefen Infektionen, wie Erysipel, Phlegmone, Furunkulose, Abszesse, Hauttuberkulose usw.

Zur Lokalbehandlung von Hautinfektionen sollten Antibiotika bevorzugt werden, bei denen:

1. keine rasche Resistenzentwicklung der Bakterien unter der Therapie zu befürchten ist und
2. keine oder geringe Sensibilisierungsgefahr für den Patienten besteht.

Außerdem gilt die Regel, daß bei Erkrankungen mit einem bekannten Erreger Antibiotika mit schmalem Spektrum einzusetzen sind, während bei Mischinfektionen Breitspektrumantibiotika verwendet werden sollen. In Tab. 65 und 66 sind die bei Hautinfektionen lokal gebrauchten Antibiotika zusammengestellt, von denen Gentamicin, Chloramphenicol, Tetracyclin und Neomycin ein breites Wirkungsspektrum besitzen. Polymyxin B wirkt nur auf gramnegative Bakterien. Bacitracin, Erythromycin, Fusidinsäure, Mupirocin und Tyrothricin richten sich gegen grampositive Bakterien. Ciclopiroxolamin, Clotrimazol, Ketoconazol, Miconazol, Nystatin, Pimaricin u. a. sind gegen bestimmte Pilze wirksam. Die Virustatika Acyclovir, Idoxuridin, Tromantadin und Vidarabin sind bei Zoster und Herpes simplex lokal anwendbar. Da bei oberflächlichen Hauterkrankungen häufiger Mischinfektionen und Infektionswechsel vorkommen, sind in den Handelspräparaten meist Kombinationen von Lokalantibiotika enthalten, die das Wirkungsspektrum verbreitern. Der Vorteil der Lokalantibiotika für die Therapie oberflächlicher Hautinfektionen besteht vor allem darin, daß hohe, meist bakterizid wirkende Konzentrationen des Antibiotikums zur Wirkung gelangen, die bei

14. Hautinfektionen

Tab. 65. Zur Lokalbehandlung der Haut gebräuchliche Chemotherapeutika.

Mittel	Handelsname	Darreichungsform
Gentamicin	Refobacin, Sulmycin	Salbe, Creme, Puder
Chloramphenicol	– (DAB 9)	Salbe (1%)
Tetracycline	Achromycin Aureomycin	Salbe Salbe
Erythromycin	Akne-mycin	Lösung, Salbe, Gel
Fusidinsäure	Fucidine	Salbe, Creme, Gel, Gaze, Lösung
Clindamycin	Sobelin	Lösung
Neomycin[1] (Framycetin)	Leukase Nebacetin Sofra-Tüll	Salbe, Puder Lösung, Salbe, Puder, Spray, Styli Gittertüll
Polymyxin B[1] + Oxytetracyclin	Terramycin Terracortril	Salbe, Creme, Puder Creme, Salbe, Gel, Spray
Nitrofurazon[1]	Furacin	Salbe, Puder
Mupirocin[1]	Eismycin	Salbe
Tyrothricin[1]	Tyrosur	Salbe, Puder

[1] Nur lokal (nicht systemisch) anwendbar.

allgemeiner Behandlung nicht erreicht werden. Daher haben Antibiogramme für die Lokalbehandlung nur begrenzte Gültigkeit.

Die relativ schwach wirksamen Desinfektionsmittel Chinolin, Chlorhexidin, Nitrofurazon, Povidon-Jod u. a. haben sich bei der Lokalbehandlung unkomplizierter oberflächlicher Hautinfektionen bewährt, sind aber aus toxikologischen Gründen problematisch und dürfen in ihrer therapeutischen Wirksamkeit nicht überschätzt werden.

Bei der antibiotischen Lokalbehandlung von Hautinfektionen ist die richtige **Applikationsform** zu wählen (Salbe, Creme, Spray, Puder oder Lösung). Im allgemeinen ist ein Spray, ein Hydrogel oder eine Lösung wirksamer als eine Creme oder Salbe und eine Creme (als Öl-in-Wasser-Emulsion) meistens günstiger als eine wasserfreie Salbe. Bei trockener Haut jedoch ist eine Salbe einer Creme vorzuziehen (besonders bei längerer Behandlung). Durch die Entfernung von Belägen, Krusten oder Hornhautauflagerungen mittels keratolytischer Salben können günstigere Bedingungen für die antibiotische Lokalbehandlung geschaffen werden.

Therapie wichtiger Infektionen

Tab. 66. Wichtige Lokalpräparate bei Pilzinfektionen der Haut.

Mittel	Handelsname	Darreichungsform
Nystatin	Candio-Hermal, Moronal u. a.	Salbe, Creme, Puder, Paste
Amphotericin B	Ampho-Moronal	Salbe, Creme, Lösung
Natamycin (Pimaricin)	Pimafucin	Creme, Puder, Salbe, Lotio
Clotrimazol	Canesten	Lösung, Creme, Puder, Spray
Miconazol	Daktar	Lotio, Lösung, Creme, Puder
Econazol	Epi-Pevaryl	Creme, Puder, Spray, Lotio
Bifonazol	Mycospor	Creme, Gel, Puder, Lösung
Ketoconazol	Nizoral Terzolin	Creme, Shampoo, Lösung
Isoconazol	Travogen	Creme, Spray
Fenticonazol	Lomexin	Creme, Spray
Oxiconazol	Myfungar, Oceral	Creme, Lösung, Puder
Tioconazol	Fungibacid	Creme, Lotio, Lösung, Puder
Naftifin	Exoderil	Creme, Gel, Lösung
Tolnaftat	Tonoftal	Creme, Lösung, Puder
Ciclopiroxolamin	Batrafen	Lösung, Creme, Puder, Nagellack
Amorolfin	Loceryl	Nagellack, Creme

Wegen **Sensibilisierungsgefahr** werden alle Penicillin-, Cephalosporin- und Sulfonamid-haltigen Lokalpräparate abgelehnt. Demgegenüber führen die weitverbreiteten Tetracyclin- und Chloramphenicol-Salben selten zu einer Allergie. Bei Neomycin kommt es häufig zu allergischen Reaktionen (Kontaktekzem usw.), während diese bei den übrigen Lokalantibiotika selten sind. Sensibilisierungen können oft auch durch Konservierungsmittel (z. B. Parabene) entstehen. Andere Nebenwirkungen sind eine Störung der normalen Bakterienflora mit Überwu-

14. Hautinfektionen

chern von Pilzen (Candida albicans u. a.) oder toxische Allgemeinerscheinungen durch eine teilweise perkutane Resorption des Mittels.

Häufige Erreger von Hautinfektionen sind Staphylokokken, Streptokokken, Pseudomonas aeruginosa, E. coli, Proteus, Klebsiella, Candida albicans u. a. – Normalerweise findet man auf der Haut Staphylococcus epidermidis, andere Mikrokokken, Sarzinen, Propionibakterien, apathogene Korynebakterien, Sporenbazillen, Candida albicans (in geringer Zahl). Oft ist der Nachweis des primären Erregers einer Hauterkrankung durch nachfolgende Sekundärinfektionen erschwert.

Akute bakterielle Infektionen

▶ **Pyodermien** (Impetigo contagiosa und follicularis, bullöse Impetigo, Folliculitis simplex barbae, Pemphigus neonatorum, Ecthyma simplex usw.). Erreger meist Staphylokokken, bei Impetigo häufig Streptococcus pyogenes (zusammen mit Staphylokokken), seltener andere Keime.
Lokal: Mupirocin oder Neomycin + Bacitracin oder Tyrothricin.
Allgemeine Behandlung: Bei größeren Prozessen und bei Abwehrschwäche (z. B. bei Neugeborenen) kommt es relativ häufig zu einer Generalisierung, weshalb hier penicillinasefestes Penicillin (Flucloxacillin), ein Oralcephalosporin oder Penicillin G (bei Nachweis von Penicillin-G-empfindlichen Staphylokokken oder Streptokokken) für 1 Woche gegeben werden sollte, bei Penicillin-Allergie Clarithromycin. Bei Streptokokken-Ätiologie ist die systemische Anwendung von Penicillin G oder Penicillin V der Lokalbehandlung mit einem Antibiotikum überlegen, da sie die Heilung beschleunigt und Rezidive verhindert.

▶ **Dermatitis exfoliativa** im 1. Lebensjahr (durch Exfoliatin-bildende Staphylokokken), zu unterscheiden vom medikamentös bedingten Lyell-Syndrom. Fieber, Hautrötung und Blasenbildung sind typisch. In den Blasen sind keine Staphylokokken nachweisbar (nur im Ausgangsherd).
Therapie: Di- oder Flucloxacillin zuerst i. v., dann oral (tgl. 2 g). Auch Cefalexin oder Clarithromycin sind wirksam.

▶ **Ecthyma gangraenosum,** hervorgerufen durch **Pseudomonas aeruginosa.**
Lokal: Polymyxin B, Gentamicin oder Povidon-Jod.
Allgemeine Behandlung: Bei ausgedehnten Prozessen Azlocillin plus Tobramycin i. v. in hoher Dosierung. Hämatogen entstandene Prozesse bei Leukämie erfordern eine lange Therapiedauer.

Therapie wichtiger Infektionen

▶ **Abszeß, Phlegmone, Schweißdrüsenabszeß, Panaritium, Gangrän.** Erreger Staphylokokken, Streptokokken oder andere Keime (s. a. »Chirurgische Infektionen«, S. 493). Therapie je nach Erreger.
Lokal: ggf. Inzision. Lokalantibiotika wenig sinnvoll.
Allgemeine Behandlung: Flucloxacillin (Staphylokokken), Penicillin G (Streptokokken) oder Cefuroxim. Bei jüngeren Kindern kann eine Phlegmone auch durch Haemophilus influenzae hervorgerufen werden (Therapie mit Cefotaxim i. v., tgl. 100 mg/kg).

▶ **Erysipel:** Ein Erysipel ist eine flache, intrakutane Phlegmone durch A-Streptokokken (Streptococcus pyogenes), selten durch B-, C- und D-Streptokokken. Ein Erysipel kommt bei Kindern und älteren Erwachsenen häufiger vor. Besonders betroffen sind Gesicht und Beine. Die Entstehung wird durch venösen Stau, Lymphödem, Diabetes, Alkoholismus oder Lähmungen begünstigt. Eintrittspforten sind kleine Ulzera, Verletzungen, Mazerierungen der Haut durch Fußpilze oder andere Prozesse. Ein Erysipel manifestiert sich anfangs als schmerzhafte, rote, indurierte Hautläsion mit schnell fortschreitender, deutlich demarkierter Randzone. Üblicherweise besteht Fieber. Im weiteren Verlauf ist die Entwicklung von Blasen oder Übergang in tiefe Phlegmone möglich. Ein unbehandeltes Erysipel hat eine hohe Letalität. Besonders bei Formen mit Lymphödem kommt es in etwa 30% zu Rezidiven.
Der Erregernachweis gelingt nur ausnahmsweise aus Eintrittspforten. Eine Hautbiopsie ist dem Patienten nicht zuzumuten. In etwa 5% lassen sich die Erreger in der Blutkultur nachweisen. Die Differentialdiagnose ist einfach. Ein Erythema migrans verläuft weniger akut. Ein Erysipeloid hat im allgemeinen kein Fieber. Sehr selten sind ähnliche Hautläsionen auch durch Staphylokokken verursacht.
Therapie der Wahl ist eine möglichst schnell einsetzende Behandlung mit Penicillin G i. v. (tgl. 5–20 Mill. E), bei leichteren Fällen mit Penicillin V oral (tgl. 3 Mill. E) für 2 Wochen. Bei Penicillin-Allergie kommen Makrolide, wie Clarithromycin oder Roxithromycin, evtl. auch Cephalosporine in Frage.
Ein chronisch rezidivierendes Erysipel kann ein therapeutisches Problem sein. Die Behandlung sollte hier mit hohen Dosen von Penicillin G i. v. (tgl. 10–20 Mill. E) begonnen werden. Daran schließt sich eine Langzeitbehandlung mit Benzathin-Penicillin G i. m. (Tardocillin 1200) an, von dem man einmal im Monat 1,2 Mill. E über mehrere Monate gibt. Bei zuverlässigen Patienten kann ein Oralpenicillin verordnet werden. Es gibt immer wieder Fälle von unbehandelbarem Erysipel; hier ist eine Dauersuppressivbehandlung mit einem Oralpenicillin oder Oralcephalosporin, evtl. auch mit anderen Antibiotika (Doxycyclin, Makrolid, Ofloxacin) notwendig. Das dabei bestehende chronische Lymphödem läßt sich therapeutisch nicht beeinflussen.

14. Hautinfektionen

▶ **Furunkel,** durch Staphylokokken hervorgerufen, verschiedene Formen.
Kleiner Solitärfurunkel: Keine Antibiotika erforderlich (Ausnahme Lippen-, Nasen-, Augenlidfurunkel).
Großer Furunkel oder Karbunkel: Ggf. Inzision, außerdem Dicloxacillin oder Cefalexin per os für 7–10 Tage (zur Verhinderung einer weiteren Ausbreitung), bei Penicillin-Allergie Clarithromycin, Clindamycin oder Fusidinsäure.
Furunkulose (multipel, rezidivierend), oft bei resistenzmindernden Grundkrankheiten (Diabetes usw.): Dicloxacillin oder Cefalexin per os für 1–2 Wochen.
Nebacetin- oder Mupirocin-Salbe in der Umgebung eines Furunkels kann die umgebende Haut schützen.

▶ **Erysipeloid** (Rotlauf), hervorgerufen durch Erysipelothrix rhusiopathiae (Rotlaufbakterien). Charakteristische Hautläsionen an den Händen (günstige Prognose), selten als Arthritis oder Sepsis mit Endokarditis verlaufend.
Allgemeine Behandlung: Penicillin V oral, tgl. 1,2–3 Mill. E für 10 Tage, bei Penicillin-Allergie Doxycyclin (s. S. 141).

▶ **Erythrasma:** Erreger ist Corynebacterium minutissimum. Nachweis im Grampräparat (grampositive Stäbchen) und durch rotes Fluoreszieren der Effloreszenzen unter der Wood-Lampe. Erregeranzüchtung auf Spezialnährboden möglich.
Lokal: Tetracyclin-Salbe (2mal tgl. für 3 Wochen).
Allgemeine Behandlung: Fusidinsäure oder Clarithromycin per os, tgl. 0,5 g, 2 Wochen lang. Alternative: Doxycyclin.

▶ **Borreliose:** Akut als Erythema migrans, chronisch als Lymphozytom und Acrodermatitis atrophicans. Als Komplikationen können Arthritis, Tendinitis, Meningitis, ZNS-Beteiligung auftreten (s. S. 409).
Erreger: Borrelia burgdorferi. Die Möglichkeit gefährlicher chronischer Formen (s. a. S. 571) erfordert die Therapie jedes Erythema migrans und jedes entzündeten Zeckenbisses mit Doxycyclin (tgl. 0,2 g), Penicillin V oder Erythromycin für 10 Tage. Bei schweren Formen kann auch Ceftriaxon (tgl. 2 g) verwendet werden.

Chronische bakterielle Infektionen

▶ **Hauttuberkulose** (Lupus vulgaris, Tuberculosis cutis verrucosa, Scrophuloderm): Heute sehr selten, gutes Ansprechen auf die Chemotherapie, besonders mit Isoniazid (Erwachsene tgl. 300 mg per os, Kinder 8–10 mg/kg). Eine Kombination mit anderen Tuberkulostatika (Ethambutol, Rifampicin o. a.) ist zur Verhinderung einer Resistenzentwicklung der Bakterien unbedingt notwendig (s. S. 577).

▶ **Schwimmbad-Granulome:** Ulzerierende Knoten am Kinn, an den Ellenbogen, Unterschenkeln und Füßen, hervorgerufen durch Mycobacterium marinum (sive balnei).
Lokal: Exzision subkutaner Knoten, systemisch Rifampicin + Ethambutol. Auch Tetracycline (z. B. Minocyclin) sind wirksam.

▶ **Buruli-Ulkus:** Chronische ulzerierende Entzündung, besonders an den Extremitäten. Erreger ist Mycobacterium ulcerans (langsam wachsend, am besten bei 33 °C). Relativ häufig im tropischen Afrika und in anderen tropischen Ländern. Die Therapie des fast immer solitären, wenig schmerzhaften Ulkus ist schwierig. Am sichersten ist die chirurgische Behandlung (Exzision, danach evtl. Hauttransplantation). Obwohl einige Stämme von M. ulcerans gegen Ethambutol empfindlich sind, ist Streptomycin das einzige Mittel, das in vitro immer wirkt. Ein Behandlungsversuch mit Streptomycin i. m. + Dapson oral ist gerechtfertigt. Evtl. ist lokale Wärmeanwendung günstig.

▶ **Aktinomykose** (zervikofaziale Form): Erreger Actinomyces israeli (s. S. 575).
Lokal: evtl. Inzision und Drainage.
Allgemein: Penicillin G, zuerst 2mal tgl. 10 Mill. E als i. v. Kurzinfusion für 4–6 Wochen, dann Penicillin V oral, tgl. 2–5 Mill. E für 2–6 Monate, evtl. länger. Bei Mischinfektion mit Staphylokokken, anderen Anaerobiern usw. verwendet man zusätzlich Flucloxacillin oder Clindamycin i. v. Bei Penicillin-Allergie kann zur Behandlung der Aktinomykose Doxycyclin i. v. gegeben werden. Sulfonamide sind dem Penicillin unterlegen und werden heute auch nicht mehr in Kombination benutzt.

Sekundär bakteriell infizierte Virusinfektionen

Bakterielle Sekundärinfektionen (häufig Mischinfektionen) kommen bei Herpes simplex, Herpes zoster, Varizellen und beim Ekzema herpeticatum vor. Bei schweren Erkrankungen ist eine systemische Behandlung mit einem penicillinasefesten Penicillin (Flucloxacillin) oder mit einem Breitspektrumantibiotikum (Cephalosporin) erfolgreich. In leichteren Fällen ist eine Lokalbehandlung, z. B. mit Mupirocin oder Amphomycin, ausreichend.

Virusinfektionen der Haut

Schwere Erkrankungen an Herpes, Zoster und Varizellen besonders bei immunsupprimierten Patienten können mit Acyclovir behandelt werden (s. S. 284). Eine lokale Behandlung ist wenig wirksam. Bei schwerer Papillomatose ist ein Therapieversuch mit Interferon alpha (systemisch) vertretbar.

Sekundär infizierte Dermatosen

Ekzem, Neurodermitis im Exsudationsstadium, blasenbildende Dermatosen, Kontaktdermatitis, Ulcus cruris und Akne können durch Staphylokokken oder Streptokokken, nicht selten auch durch Proteus, E. coli, Pseudomonas aeruginosa, Candida albicans sekundär infiziert werden. Chronische Unterschenkelgeschwüre sind ebenfalls oft mit Bakterien infiziert und sollten bei Entzündungszeichen antibiotisch behandelt werden.

Therapie: Meist genügt eine lokale Behandlung bei Mischinfektion mit Gentamicin, bei gramnegativen Bakterien mit Polymyxin B, bei grampositiven Kokken mit Mupirocin oder Tyrothricin, bei Candida albicans mit Nystatin, Miconazol oder Clotrimazol. In schweren Fällen oder bei Infektion mit gefährlichen Keimen (z. B. Streptococcus pyogenes) ist eine systemische Antibiotika-Therapie erforderlich.

Akne und Rosacea

▶ **Akne:** Eine Allgemeintherapie mit einem Tetracyclin, z. B. mit dem besonders lipophilen Minocyclin per os (tgl. 0,05 g) oder mit Doxycyclin per os (tgl. 0,1 g), begünstigt die Abheilung der Hautveränderungen, was mit einer Unterdrückung der Freisetzung von freien Fettsäuren in den Komedonen durch Propionibacterium acnes erklärt wird. Manchmal reicht auch schon die niedrige Tagesdosis von 0,25 g Tetracyclin für längere Zeit aus. Erythromycin oral wirkt ebenfalls günstig. Eine systemische Behandlung ist nur bei schweren Erkrankungen sinnvoll. Leichtere Formen sprechen auf eine Lokalbehandlung mit Clindamycin, Tetracyclin oder Erythromycin an. Oft ist eine zusätzliche Behandlung mit UV-Licht, Ausdrücken der Komedonen, Benzoylperoxid, evtl. Vitamin-A-Säure nützlich.

▶ **Bei Rosacea** wirken Doxycyclin (tgl. 0,2 g oral für 4–6 Monate) oder Amoxicillin günstig, obwohl eine Infektion nicht eindeutig nachgewiesen werden kann. Die lokale Anwendung von Metronidazol-Gel (2mal täglich) hat sich vor allem bei der pustulären Form der Krankheit bewährt.

Pilzinfektionen der Haut

Bei Pilzinfektionen ist eine Sicherung der **Diagnose** durch mikroskopische Untersuchung (Deckglaspräparat mit 10%iger Kalilauge) und die Kultur wichtig, da es Dermatosen gibt, welche Pilzerkrankungen ähneln, und ein Teil der in Frage kommenden Mittel nur auf bestimmte Pilze wirkt. Bakterielle Infektionen und allergische Reaktionen können hinzutreten.

Therapie wichtiger Infektionen

Die **Azole** Clotrimazol (Canesten), Miconazol (Daktar), Econazol (Pevaryl) und Bifonazol (Mycospor) u. a. haben die lokale Therapie von Pilzinfektionen der Haut wesentlich verbessert (s. Tab. 66, S. 540). Sie wirken als Breitspektrumantimykotika sowohl auf Dermatophyten als auch auf Sproßpilze. Indikationen für eine lokale Anwendung sind gesicherte oder klinisch wahrscheinliche Dermatophytien, Candida-Mykosen, Erythrasma und Pityriasis versicolor. Ketoconazol-Creme wirkt auch bei Dermatitis seborrhoides, die durch Pityrosporon orbiculare verursacht ist.

Fluconazol ist ein Triazol zur Therapie lokaler und generalisierter Candida- und Cryptococcus-Infektionen. Bei akuter und rekurrierender Candidiasis gibt man einmalig 150 mg Fluconazol oral, bei oropharyngealer Candidiasis täglich 50 mg oral für 1 Woche, bei Ösophagitis und Candidurie für 2 Wochen. Eine i. v. Applikation ist indiziert bei systemischen Pilzinfektionen einschließlich Cryptococcus-Meningitis (besonders bei immunsupprimierten Patienten und bei AIDS-Patienten).

Itraconazol wird wie folgt dosiert: 2mal täglich 0,2 g für einen Tag bei vulvovaginaler Candidiasis, 1mal täglich 0,2 g für 1 Woche bei Pityriasis versicolor, 1mal täglich 0,1 g für 2 Wochen bei Tinea corporis und Tinea cruris, für 4 Wochen bei Tinea pedis und manuum. Eine längere Anwendung ist nicht ratsam.

Ketoconazol soll wegen seiner Hepatotoxizität und seiner metabolischen Interaktionen nur noch ausnahmsweise verwandt werden (unter ständiger Kontrolle der Leberfunktion). Die orale Tagesdosis ist 0,2 g (bei Kindern 3 mg/kg) für höchstens 2 Wochen (am besten nur bis zum Verschwinden der Symptome und Negativwerden der Kulturen). Die Tagesdosis soll einmal am Tage mit der Nahrung verabreicht werden.

Miconazol, das als Lotio, Creme, Puder und Spray lokal anwendbar ist, wird zur systemischen Behandlung schwerer Pilzinfektionen heute nur noch selten eingesetzt, weil es im Vergleich zu Fluconazol und Itraconazol schlechter verträglich ist.

Nystatin, Pimaricin und **Povidon-Jod** sind Alternativen für die lokale Therapie von oberflächlichen Hautinfektionen durch Candida albicans, wie Perlèche, Erosio interdigitalis, Intertrigo, Paronychie.

Ciclopiroxolamin ist bei lokaler Anwendung gegen Candida und Schimmelpilze wirksam (gute Penetration in erkrankte Nägel).

Naftifin (Exoderil) ist mit anderen Antimykotika chemisch nicht verwandt und gut verträglich. Es wirkt in der Creme und im Gel gegen Dermatophyten, Hefen und Schimmelpilze. Bei Onychomykose verwendet man die Lösung.

Eine Indikation für eine allgemeine Behandlung mit dem relativ toxischen und zunehmend bedenklichen **Griseofulvin** besteht bei Tinea (Epidermophytie, Trichophytie, nicht bei Tinea versicolor), Mikrosporie und Favus. Eine Resistenz gegen Griseofulvin ist bei einem Teil der Infektionen durch Trichophyton rubrum, Microsporum canis und Epidermophyton floccosum festgestellt worden. Ein Versagen von Griseofulvin kann auch durch ungenügende Resorption des Mittels und zu niedrige Blutspiegel bedingt sein. Da Griseofulvin sich in Fett besser löst als in Wasser, wird die Einnahme nach einer fettreichen Mahlzeit empfohlen. Die früher übliche Langzeittherapie von Nagelmykosen ist heute nicht mehr gerechtfertigt. Eine bessere Alternative ist offenbar das neue Antimykotikum **Terbinafen** (s. S. 340). Bei Nagelmykosen ist **Amorolfin** (s. S. 341) als Nagellack wirksam.

Amphotericin B (i. v.) wird bei invasiven Schimmelpilzerkrankungen der Haut (z. B. nach Verbrennungen) angewandt.

Literatur

DONTA, S. T., P. W. SMITH, R. E. LEVITZ, R. QUINTILIANI: Therapy of Mycobacterium marinum infections. Use of tetracyclines vs. rifampin. Arch. Intern. Med. *146:* 902 (1986).
EADY, E. A., K. T. HOLLAND, W. J. CUNLIFFE et al.: The use of antibiotics in acne therapy: oral or topical administration. J. Antimicrob. Chemother. *10:* 89 (1982).
KLOTZ, S. A.: Malassezia furfur. Infect. Dis. Clin. North Am. *3:* 53 (1989).
KOHLHEPP, W., P. OSCHMANN, H. G. MERTENS: Treatment of Lyme borreliosis. Randomized comparison of doxycycline and penicillin G. J. Neurol. *236:* 464 (1989).
Medical Letter. Topical metronidazole for rosacea. Med. Lett. Drugs Ther. *31:* 75 (1989).
SCHMADEL, L. K., G. K. MCEVOY: Topical metronidazole: a new therapy for rosacea. Clin. Pharm. *9:* 94–101 (1990).

15. Geschlechtskrankheiten

Syphilis

Für die Behandlung der Syphilis (Lues) gilt Penicillin G in jedem Stadium der Erkrankung als Mittel der Wahl. Es wird bei bestehender Penicillin-Allergie durch Doxycyclin oder Erythromycin oder durch Cefazolin ersetzt. Man verwendet entweder Procain- oder Clemizol-Penicillin G oder Benzathin-Penicillin G. Bei der Penicillin-Behandlung der Lues I und II kommt es darauf an, daß die Penicillin-Konzentration von 0,03 E/ml Serum für wenigstens 14 Tage nicht unterschritten wird. Bei Lues III und Neurosyphilis ist eine längere und höher dosierte Behandlung (über mindestens 3 Wochen) erforderlich. Eine möglichst früh einsetzende Behandlung mit Penicillin bringt die besten Ergebnisse. Eine zusätzliche Kortikosteroidgabe wird zur lokalen Behandlung der Keratitis parenchymatosa benötigt.

Diagnostik: Vor der ersten Penicillin-Gabe sollte die Diagnose gesichert werden. Bei der Lues-Serologie sind mit jeder Methode falsch positive Resultate (z. B. in der Schwangerschaft und bei rheumatischen Krankheiten) und falsch negative Resultate (z. B. im Frühstadium) möglich. Als Suchreaktion dient der Treponema-pallidum-Hämagglutinations-Test (TPHA-Test). Die unspezifische Cardiolipin-Reaktion (als VDRL-Test) wird erst in der zweiten Phase der Primärsyphilis positiv, wenn sich eine regionale Lymphadenitis ausgebildet hat. Sie kann im Tertiärstadium falsch negativ sein. Bei positivem Ergebnis ist die Serodiagnostik zu erweitern (zur Bestätigung). Mit der indirekten Immunfluoreszenztechnik (FTA-ABS-Test) lassen sich Treponemen-spezifisches IgG und IgM nachweisen. Bei Nachweis von IgM-Antikörpern ist von einer noch aktiven Infektion auszugehen.

Trotz der relativ raschen klinischen Heilung kommt es erst allmählich zu einem sich über viele Monate hinziehenden Rückgang der Serumtiter. Nach ausreichender Behandlung fällt der Titer der Cardiolipin-Reaktion meist um das Dreifache ab. Treponemen-spezifische 19S-(IgM-)Antikörper sind 3–24 Monate nach Behandlungsende nicht mehr nachweisbar, während spezifische 7S-(IgG-)Antikörper meist lebenslang nachweisbar sind (»Seronarbe«). Serum-IgM und -IgG liegen im Normalbereich.

Da die Lues bei einer HIV-Infektion schlechter auf die Therapie anspricht, sollte bei jedem positiven Befund auf Syphilis die HIV-Serologie durchgeführt werden. Meistens haben HIV-infizierte Personen mit einer Syphilis ungewöhnlich hohe Titer in der Cardiolipin-Reaktion.

Bei **Neugeborenen** syphilitischer Mütter war früher eine Unterscheidung der sog. Leihtiter (durch die diaplazentar übertragenen Antikörper) von den bei einer Erkrankung selbst gebildeten Antikörpern schwierig. Wenn die Mutter vorher ausreichend mit Penicillin behandelt worden ist, werden die von der Mutter auf das Kind übertragenen Antikörper (IgG) im 1. Lebensjahr abgebaut, und die Titer fallen stetig ab. Auf der anderen Seite bedeuten Titeranstieg und das Vorkommen von Treponema-pallidum-spezifischen IgM im kindlichen Blut, das nicht diaplazentar übertragen ist, immer eine Erkrankung des Kindes. Wenn das Kind erst am Ende der Schwangerschaft angesteckt worden ist, kann die Syphilis-Serologie des Kindes nach der Geburt noch negativ sein. Serologische Suchreaktionen auf Syphilis sollten immer bereits im Beginn der Schwangerschaft

15. Geschlechtskrankheiten

durchgeführt werden, bei Unterlassung oder bei besonderem Verdacht auch im 3. Drittel der Schwangerschaft und bei der Entbindung.

Behandlungsrichtlinien: Über die Höhe der Penicillin-Dosierung und die notwendige Behandlungsdauer gibt es verschiedene Auffassungen. Während in den USA und anderen Ländern bei Lues I und II 2 oder 3 i. m. Injektionen von je 2,4 Mill. E Benzathin-Penicillin G in Abständen von 1 Woche für ausreichend gehalten werden, bevorzugt man in Deutschland die tägliche i. m. Injektion von 1,2 Mill. E Depot-Penicillin G für 15 Tage. Bei Lues III und bei länger bestehender Lues latens (die in eine Neurosyphilis übergehen kann) ist immer eine höher dosierte Behandlung durchzuführen.

Eine **Kontrolle** der Serumbefunde zur rechtzeitigen Erkennung eines Rezidivs ist 3, 6 und 12 Monate nach Abschluß der Penicillin-Behandlung notwendig; eine 4. Kontrolle sollte bei Erkrankungen, die länger als 1 Jahr bestanden haben, nach einem weiteren Jahr stattfinden. Bei Patienten mit Neurosyphilis erfolgt eine Kontrolle für mindesten 3 Jahre (einschließlich Liquoruntersuchung). Abfallende Titer können bis zu 1–2 Jahren nach der Penicillin-Therapie nachgewiesen werden. Eine erneute Behandlung mit Penicillin ist bei eindeutigem Titeranstieg der Seroreaktionen und bei klinischer Verschlechterung erforderlich, auch bei Liquorveränderungen und positiver Liquor-Serologie. Reinfektionen nach erfolgreicher Erstbehandlung sind möglich. Die Mitbehandlung von Sexualpartnern ist wichtig. Vor einer erneuten Behandlung sollte die Liquor-Serologie kontrolliert werden, um eine asymptomatische Neurosyphilis auszuschließen, bei der im Liquor auch Eiweiß und Zellen vermehrt sind. Bei Patienten mit einer HIV-Infektion ist mit einem abweichenden Verlauf der Lues-Serologie und einem geringeren Ansprechen auf die Therapie sowie mit Rückfällen zu rechnen.

Therapie:
▶ **Erworbene Lues:**
Bei erworbener Lues (Lues I und II sowie bei nicht länger als ein Jahr bestehender Lues latens) gibt man Depot-Penicillin (Clemizol-Penicillin G), tgl. 1,2 Mill. E i. m. für 15 Tage. Statt dessen können 2 oder 3 i. m. Injektionen von je 2,4 Mill. E Benzathin-Penicillin G (Tardocillin 1200) in Abständen von einer Woche verabreicht werden. Bei Patienten mit einer gleichzeitigen HIV-Infektion sollte Penicillin höher dosiert werden (2mal tgl. 10 Mill. E wäßriges Penicillin-G-Natrium für 15 Tage). Dabei sind Rezidive und beschleunigtes Auftreten einer Neurolues möglich.
Bei Lues III und Neurosyphilis wird in der Klinik wäßriges Penicillin-G-Natrium i. v. (tgl. 12–24 Mill. E für 15 Tage) appliziert.
Am 1. Behandlungstag kann eine Herxheimer-Reaktion (Fieber, Schüttelfrost, Zunahme von syphilitischen Läsionen, ausgelöst durch Freisetzung von Endotoxi-

nen der Treponemen) auftreten. Diese darf nicht mit einer Penicillin-Allergie verwechselt werden und wird mit Bettruhe und einem Antipyretikum behandelt, bei schweren Manifestationen auch mit Prednison. Eine Therapieunterbrechung ist nicht berechtigt.
Bei Penicillin-Allergie gibt man entweder Doxycyclin, tgl. 0,2 g für 20 Tage, oder Minocyclin, 2mal tgl. 100 mg für 2 Wochen, bei Neurosyphilis und länger als ein Jahr bestehender Lues latens für 30 Tage (unsichere Wirkung). Bei dieser Behandlung sind zur Erkennung eines möglichen Therapieversagens lang dauernde Kontrollen besonders wichtig. Zuverlässiger als Doxycyclin oder Minocyclin ist die Anwendung von Cefuroxim (2mal tgl. 1 g i. m. für 2 Wochen) oder von Ceftriaxon (1mal täglich 1 g für 2 Wochen), die besonders in der Gravidität in Betracht kommen. Gyrase-Hemmer sind bei Lues unwirksam.

▶ **Lues connata:**
Bei Säuglingen: Wäßriges Penicillin G i. v., tgl. 50000 E/kg für 14 Tage (Gesamtdosis 700000 E/kg). Wegen der erhöhten Gefahr einer Herxheimer-Reaktion beim Säugling wird am 1. Behandlungstag die gleichzeitige Gabe von Prednison (2 mg/kg) empfohlen. Benzathin-Penicillin G wirkt bei Lues connata mit ZNS-Beteiligung nicht zuverlässig genug (wegen zu niedriger Liquorspiegel). Unter der Therapie kommt es zu einer raschen Besserung der Haut- und Schleimhautveränderungen und zu einem langsamen Rückgang der Hepatosplenomegalie und der Knochenveränderungen. Die Seroreaktionen werden meist erst nach 3–6 Monaten negativ. Serologische und klinische Nachuntersuchungen erfolgen zuerst alle 3 Monate, dann in halbjährigen, später in einjährigen Abständen, evtl. einschließlich Liquoruntersuchung. Die orale Gabe von Penicillin V, und zwar tgl. 200000 E für 14 Tage, Gesamtdosis 2,8 Mill. E, ist nur in der Klinik möglich, wo eine regelmäßige kontrollierte Einnahme gewährleistet ist.
Bei Kleinkindern injiziert man tgl. 500000 E Clemizol-Penicillin i. m., bei Schulkindern tgl. 1 Mill. E für 2 Wochen.

▶ Eine **Syphilis in der Gravidität** wird mit tgl. 1 Mill. E Clemizol-Penicillin G i. m. behandelt (für 15 Tage). Sicherheitshalber kann man diese Behandlung 1–2 Monate vor dem Geburtstermin in gleicher Dosierung wiederholen (auf jeden Fall bei Titeranstieg der Serumreaktionen). Bei Penicillin-Allergie verwendet man Erythromycin, tgl. 2 g für 20 Tage; dabei sind Versager möglich. Eine bessere Alternative ist Ceftriaxon (tgl. 2 g).

▶ Eine **postnatale Präventivbehandlung** des Neugeborenen ist notwendig, wenn die seropositive Mutter noch nie, nicht ausreichend oder erst am Ende der Schwangerschaft mit Penicillin G (wegen Lues) behandelt worden ist. Eine Behandlung des Neugeborenen ist auch ratsam, wenn die Mutter in der Schwangerschaft wegen Penicillin-Allergie mit Erythromycin behandelt worden

15. Geschlechtskrankheiten

ist. Da das Neugeborene anfangs symptomfrei sein kann und bei Ansteckung am Ende der Gravidität oft erst nach einer Latenzzeit seropositiv wird, sollte mit der Behandlung des Kindes sicherheitshalber sofort nach der Geburt begonnen werden (wie bei manifester Lues connata), vor allem wenn regelmäßige Nachuntersuchungen des Kindes nicht gewährleistet sind. Danach werden die Seroreaktionen regelmäßig kontrolliert.

Literatur

Centers for Disease Control. Guidelines for the prevention and control of congenital syphilis. M.M.W.R. *37* (Suppl. 1): 1–13 (1988).
Centers for Disease Control. 1989 Sexually transmitted disease treatment guidelines. M.M.W.R. *38* (Suppl. 8): 1–43 (1989).
Csonka, G. W. and J. K. Oates: Sexually Transmitted Diseases. Ballière Tindall, London 1990.
Handsfield, H. H.: Old enemies. Combating syphilis and gonorrhea in the 1990s (editorial comment). J.A.M.A. *264:* 1451–1452 (1990).
Holmes, K. K.: Sexually Transmitted Diseases. 2nd Edition. McGraw-Hill, New York 1990.
Lowhagen, G. B.: Syphilis: test procedures and therapeutic strategies. Semin. Dermatol. *9:* 152–159 (1990).
1989 sexually transmitted diseases treatment guidelines: extracted from the Centers for Disease Control guidelines. Pediatr. Infect. Dis. J. *9:* 379–382; discussion 382–384 (1990).
Tramont, E. C.: Treponema pallidum (Syphilis). In: G. L. Mandell, R. G. Douglas, Jr., J. E. Bennett (eds.), Principles and Practice of Infectious Diseases (3rd ed.). New York: Churchill Livingstone, 1990. Pp. 1794–1808.
Treatment of sexually transmitted diseases. Med. Lett. Drugs Ther. *32:* 5–10 (1990).
Zenker, P. N., R. T. Rolfs: Treatment of syphilis. Rev. Infect. Dis. *12*, Suppl. 6: S590–609 (1990).

Gonorrhoe

Diagnose: Nach wie vor häufigste Geschlechtskrankheit, oft unerkannt, daher bei Verdacht und zur Bestätigung der Diagnose immer bakteriologische Untersuchungen durchführen: Mikroskopisches Präparat sowie Kultur auf Selektivnährboden (z. B. nach Martin und Thayer), evtl. Transportmedium benutzen. Bei Frauen gelingt der Nachweis am häufigsten aus dem Zervixsekret. Außerdem Untersuchung von Urethrasekret, ggf. auch von Analabstrichen, Mundschleimhaut- und Pharynxabstrichen (bei Gonokokken-Pharyngitis). Asymptomatische Gonokokkenträger kommen häufig vor.

Eine Doppelinfektion durch Gonokokken und Treponema pallidum ist möglich; eine Syphilis kann sich auch erst nach Heilung der Gonorrhoe manifestieren. In 20–40% ist die Gonorrhoe mit einer Chlamydien-Infektion der Zervix oder Urethra assoziiert, nicht selten auch mit einer Mykoplasmen-Infektion (durch Ureaplasma urealyticum).

Therapie wichtiger Infektionen

Wegen der häufigen Reinfektionen infolge Nichtbehandlung des Sexualpartners sollte 1–2 Monate nach der Behandlung eine mikroskopische und kulturelle Nachuntersuchung stattfinden (bei Männern von Urethraabstrichen, bei Frauen von Zervix- und Rektalabstrichen).

Therapie: Therapieziel ist eine sofortige Heilung. Weniger zuverlässige Therapieformen (mit Tetracyclin, Makroliden, Co-Trimoxazol) können nicht empfohlen werden. Penicillin G war früher das Mittel der Wahl. In den letzten 10 Jahren ist aber überall ein hoher Prozentsatz von Penicillin-G-resistenten Gonokokkenstämmen gefunden worden, die meist auch gegen Tetracyclin und Erythromycin unempfindlich sind. Daher sollte man heute zur Einmalbehandlung der Gonorrhoe von vornherein ein β-Lactamase-stabiles Cephalosporin verwenden, das immer zuverlässig wirkt. Große Erfahrungen liegen mit Cefoxitin, Cefuroxim (parenteral), Ceftriaxon und Cefotaxim vor. Ein Versagen der Cephalosporin-Behandlung beruht entweder auf einer Fehldiagnose (andere Erreger) oder auf einer Reinfektion, sehr selten auf einer Bakterienresistenz. Andere Erreger können u. a. Chlamydien, Gardnerella, Ureaplasma, Candida und Trichomonas sein.

▶ Bei **unkomplizierter Gonorrhoe** ist die einmalige i. m. oder i. v. Injektion eines Cephalosporins der Cefuroxim- oder Cefotaximgruppe zuverlässig wirksam. Alternativen sind die einmalige Gabe von Cefotaxim (1 g i. v. oder i. m.), Ceftriaxon (0,5 g i. v. oder i. m.) oder Cefoxitin (2 g i. v.). Wegen der häufig gleichzeitig bestehenden Chlamydien-Infektion behandelt man (ohne das Ergebnis der mikrobiologischen Untersuchung abzuwarten) immer zusätzlich mit Doxycyclin oral (2mal tgl. 0,1 g für 2 Wochen) (offizielle Empfehlung der WHO). Falls möglich sollte der Sexualpartner in gleicher Weise behandelt werden.
Zur Einmaltherapie ist auch Spectinomycin (Stanilo, Trobicin) verwendbar, von dem man bei unkomplizierter Gonorrhoe einmalig 2 g gibt (Versagerquote bis zu 10%). Die erforderliche orale Einmaldosis von Ciprofloxacin ist 0,5 g, von Ofloxacin 0,2 g und von Norfloxacin 0,8 g. Es ist unklar, ob durch die Einmalbehandlung mit einem Gyrase-Hemmer gleichzeitig vorhandene Chlamydien eliminiert werden. Auch Cefixim und Cefpodoxim eignen sich zur Einmaltherapie der Gonorrhoe, nicht aber Cefalexin und Cefazolin.

▶ Bei **komplizierter Gonorrhoe** (mit Salpingitis, Endometritis, Prostatitis, Epididymitis, Proktitis usw.) sind 3mal täglich 1,5 g Cefuroxim i. v. oder 1mal täglich 2 g Ceftriaxon für 10 Tage erforderlich. Bei Gonokokken-Pharyngitis immer 5–10 Tage behandeln. Bei Pyosalpinx, Ovarialabszeß und dergleichen soll eine evtl. operative Behandlung stets unter Antibiotika-Schutz stattfinden (meist erst nach Abklingen der akut-entzündlichen Erscheinungen).

▶ Bei **Sepsis, Arthritis, Meningitis** verwendet man Ceftriaxon (tgl. 2 g) für 2–3 Wochen (bei Endokarditis für 4 Wochen), sonst Cefuroxim, Cefoxitin oder Cefotaxim, tgl. 6 g. Bei generalisierten Erkrankungen von Neugeborenen (nach Fruchtwasserinfektion bei vorzeitigem Blasensprung und Verdacht auf Gonorrhoe der Mutter) ist Cefuroxim i. v., tgl. 100 mg/kg, geeignet.

▶ **Gonoblennorrhoe:** Cefuroxim und Cefotaxim sind heute bei der Initialtherapie zuverlässiger als Penicillin G. Die Tagesdosis von Cefuroxim ist für Neugeborene 100 mg/kg, für Erwachsene 4,5 g (für 7 Tage). Zusätzlich behandelt man lokal mit Gentamicin- oder Ofloxacin-Augentropfen. Wenn bei der Mutter vor der Entbindung eine Gonorrhoe nachgewiesen worden ist, soll das Neugeborene sofort nach der Geburt außer 0,5% Erythromycin- oder 1,0% Tetracyclin-haltiger Augensalbe eine einmalige i. m. oder i. v. Injektion von Cefuroxim oder Cefotaxim (100 mg/kg) erhalten.

▶ **Vulvovaginitis von Kindern:** Einmalbehandlung mit Cefuroxim i. v. (100 mg/kg), alternativ mit Cefixim oral.

Literatur

BRYAN, J. P., S. K. HIRA, W. BRADY et al.: Oral ciprofloxacin versus ceftriaxone for the treatment of urethritis from resistant Neisseria gonorrhoeae in Zambia. Antimicrob. Agents. Chemother. *34:* 819–822 (1990).
Centers for Disease Control: Sexually transmitted diseases treatment guidelines. Pediatr. Infect. Dis. J. *9:* 379–382 (1990).
COVINO, J. M., M. CUMMINGS, B. SMITH et al.: Comparison of ofloxacin and ceftriaxone in the treatment of uncomplicated gonorrhea caused by penicillinase-producing and non-penicillinase-producing strains. Antimicrob. Agents. Chemother. *34:* 148–149 (1990).
JUDSON, F. N.: Management of antibiotic-resistant Neisseria gonorrhoeae. Ann. intern. Med. *110:* 5 (1989).
MORAN, J. S., J. M. ZENILMAN: Therapy for gonococcal infections: options in 1989. Rev. Infect. Dis. *12,* Suppl. 6: S633–644 (1990).

Lymphogranuloma venereum

Synonym: Lymphogranuloma inguinale (nicht zu verwechseln mit Granuloma venereum = Donovanosis).

Erreger: Chlamydia trachomatis (Serotyp 1, 2 oder 3). Im Primärstadium zuerst einzelne Papel, dann indolentes scharfrandiges oberflächliches Geschwür am Genitale, Schwellung der Leistenlymphknoten mit Abszedierung, als Spätfolge Proktitis und genitale Elephantiasis. Bei Primärinfektionen der Vagina oder des Darmes starke Vergrößerung der Lymphknoten im Becken und perirektal, bei oropharyngealer Infektion im Halsbereich. KBR mit Patientenblut in >80% positiv, z. T. auch bei Chlamydien-Urethritis; Kreuzreaktionen kommen bei Psittakose-Ornithose und Trachom vor.

Therapie: Doxycyclin, tgl. 0,2 g oral für 3 Wochen, bei chronischem Verlauf länger; Rezidive sind möglich. Evtl. Entleerung der Bubonen durch Punktion. Auch Erythromycin (täglich 2 g) und Co-Trimoxazol (tgl. 0,96 g) für 3 Wochen sind wirksam (Versager sind möglich).

Literatur

BECKER, L. E.: Lymphogranuloma venereum. Int. J. Dermatol. *15:* 26 (1976).
BURGOYNE, R. A.: Lymphogranuloma venereum. Prim. Care *17:* 153–157 (1990).
LAL, S., B. G. GARY: Further evidence of the efficacy of co-trimoxazole in granuloma venereum. Br. J. Vener. Dis. *56:* 412–413 (1980).
MCLELLAND, B. A., P. C. ANDERSON: Lymphogranuloma venereum. JAMA *235:* 56 (1976).

Ulcus molle

Erreger: Haemophilus (Streptobacillus) ducreyi. Meist multiple druckschmerzhafte Genitalgeschwüre mit schmalem Randerythem, außerdem Lymphangitis und Lymphadenitis inguinalis (Bubo). Mikroskopischer und kultureller Erregernachweis aus Ulkussekret (vom Geschwürsrand) oder Eiter, außerdem Dunkelfeldmikroskopie auf Treponemen. Doppelinfektionen (Ulcus molle + Lues, Ulcus molle + Lymphogranuloma venereum) kommen vor. Verwechslung mit ulzerierten Herpes-simplex-Bläschen möglich.

Therapie: Früher verwendete man Erythromycin oral (tgl. 2 g für 7 Tage). Auch Co-Trimoxacol oral (tgl. 1,92 g für 7 Tage) ist wirksam; es gibt aber resistente Stämme. Eine Einmalbehandlung mit Ceftriaxon i. m. (einmal 0,5 g i. m.) oder Ciprofloxacin (einmal 1 g oral) oder mit Spectinomycin (einmal 2 g i. m.) ist besser. Die Kombination von Amoxicillin und Clavulansäure (3mal täglich 0,75 g oral für 3 Tage) wirkt ebenfalls zuverlässig. Evtl. Punktion der Bubonen zur Eiterentleerung. Möglichst Sexualpartner mitbehandeln (auch bei Fehlen von Symptomen).

Literatur

DANGOR, Y., R. C. BALLARD, S. D. MILLER et al.: Treatment of chancroid. Antimicrob. Agents. Chemother. *34:* 1308–1311 (1990).
DUNCAN, M. O., Y. R. BILGERI, H. G. FEHLER, R. C. BALLARD: Treatment of chancroid with erythromycin. A clinical and microbiological appraisal. Brit. J. Vener. Dis. *59:* 265 (1983).

DYLEWSKI, J., H. NSANZE, L. D'COSTA et al.: Trimethoprim sulphamoxole in the treatment of chancroid: comparison of two single dose treatment regimens with a five day regimen. J. Antimicrob. Chemother. *16:* 103 (1985).
MACDONALD, K. S., D. W. CAMERON, L. D'COSTA, J. O. NDINYA-ACHOLA, F. A. PLUMMER, R. A. RONALD: Evaluation of fleroxacin (RO 23-6240) as single-oral-dose therapy of culture-proven chancroid in Nairobi, Kenya. Antimicrob. Agents Chemother. *33:* 612 (1989).
PLUMMER, F. A., H. NSANZE, L. J. D'COSTA, P. KARASIRA, I. W. MACLEAN, R. H. ELLISON, A. R. RONALD: Single-dose therapy of chancroid with trimethoprim-sulfametrole. N. Engl. J. Med. *309:* 67–71 (1983).
SCHMID, G. P.: Treatment of chancroid. Rev. Infect. Dis. 12, Suppl. *6:* S580–589 (1990).
TAYLOR, D. N., C. PITARANGSI, P. ECHEVERRIA, K. PANIKABUTRA, C. SUVONGSE: Comparative study of ceftriaxone and trimethoprim-sulfamethoxazole for the treatment of chancroid in Thailand. J. Infect. Dis. *152:* 1002–1006 (1985).

Granuloma inguinale (Donovanosis)

Erreger: Calymmatobacterium (Donovania) granulomatis. Gramnegative, bipolar gefärbte Stäbchen, die sich auf unbelebten Nährböden nicht vermehren. Vorkommen in Ulkussekret oder Biopsiematerial (extra- und intrazellulär). Charakteristisch sind Bakterienhaufen in intrazytoplasmatischen Vakuolen von großen mononukleären Zellen oder neutrophilen Granulozyten im Ulkussekret. Meist durch Geschlechtsverkehr übertragen. In Europa sehr selten. An der Eintrittstelle (äußere Genitalien) entstehen eine oder mehrere indurierte Papeln, die in unregelmäßig begrenzte, nichtschmerzende Geschwüre übergehen. Am Geschwürsgrund pflastersteinähnliches rötliches Granulationsgewebe. Geschwürsränder verdickt und glänzend. Keine inguinale Lymphknotenschwellung, manchmal jedoch Bildung von subkutanen Granulomen in der Inguinalgegend.

Diagnose: Klinisch und zytologisch oder histologisch (maligne Entartung möglich). Eine evtl. gleichzeitig bestehende Gonorrhoe oder Syphilis ist auszuschließen.

Therapie: Doxycyclin (2mal tgl. 0,1 g oral) für 3 Wochen, bei Schwangeren Erythromycin (4mal tgl. 0,5 g oral) für 3 Wochen. Auch Gentamicin (2mal tgl. 1 mg/kg i. m.) oder Co-Trimoxazol (2mal tgl. 0,96 g oral) für 2–3 Wochen sind wirksam.

Literatur

HART, G. Donovanosis: In: K. K. HOLMES et al. (eds.), Sexually Transmitted Diseases (2nd ed.). New York: McGraw-Hill, 1990. Pp. 273–277.
RAMANAN, C., P. S. SARMA et al.: Treatment of donovanosis with norfloxacin. Int. J. Dermatol. *29:* 298–299 (1990).
SEHGAL, V. N., SHYAM-PRASAD, A. L. Donovanosis: Current concepts. Int. J. Dermatol. *25:* 8 (1986).

16. Rheumatisches Fieber

Das rheumatische Fieber tritt vorwiegend bei Kindern und jüngeren Erwachsenen im Anschluß an eine A-Streptokokken-Infektion (etwa 2–3 Wochen danach oder später) auf. Die Erkrankung läßt sich durch frühzeitige Penicillin-Behandlung einer Streptokokken-Infektion verhindern. Die vieldeutigen Symptome (Fieber, Arthritis, Karditis, subkutane Knoten, Erytheme) können die Abgrenzung gegen andere Krankheiten (Lupus erythematodes, Periarteriitis nodosa u. a.) erschweren. Wegen der therapeutischen Konsequenzen, besonders im Hinblick auf die wichtige Frage, ob eine jahrelange Rezidivprophylaxe mit Penicillin durchgeführt werden muß, sind alle erforderlichen Untersuchungen vorzunehmen, um die Diagnose eines rheumatischen Fiebers zu sichern.

Therapie: Die Elimination der noch im Körper befindlichen Streptokokken wird durch eine 2wöchige Penicillin-Behandlung erreicht, die am einfachsten mit Penicillin V oral, 3mal tgl. 0,5–1 Mill. E, erfolgen kann. Bei der Notwendigkeit einer parenteralen Applikation verwendet man Penicillin G (tgl. 10 Mill. E), bei Penicillin-Allergie Clarithromycin (tgl. 0,5 g) für 2 Wochen. Sulfonamide, Co-Trimoxazol und Tetracycline wirken unsicher und sollen nicht verwendet werden. Wichtig ist die gleichzeitige Behandlung mit Prednison (tgl. 100 mg).

Die wichtige **Rezidivprophylaxe** des rheumatischen Fiebers mit Penicillin hat den Zweck, eine Neuinfektion durch A-Streptokokken (Streptococcus pyogenes) zu verhindern, welche ohne die Penicillin-Dauerbehandlung in 30–50% ein Rezidiv des rheumatischen Fiebers auslöst. Die Unterdrückung von Streptokokken-Infektionen läßt sich bereits mit relativ niedrigen Penicillin-Dosen, die nur 2mal tgl. gegeben werden, erreichen. Diese Rezidivprophylaxe soll nach jedem rheumatischen Fieber für die Dauer von etwa 5 Jahren stattfinden. Bei abgelaufener Karditis (vor allem Klappenfehler als Dauerschaden) und bei mehrmaligen Rezidiven sollte wegen der erhöhten Gefährdung durch interkurrente Streptokokken-Infektionen das Penicillin lebenslang, bei Erkrankungsbeginn im Kindesalter auf jeden Fall bis zum 25. Lebensjahr, regelmäßig genommen werden.

Bei der Rezidivprophylaxe des rheumatischen Fiebers hat man sich zwischen **vier Möglichkeiten** zu entscheiden:

1. Benzathin-Penicillin G (Tardocillin 1200), von dem nur einmal im Monat eine i. m. Injektion zu geben ist (ausreichende Penicillin-Blutspiegel über 4 Wochen), hat die niedrigste Versagerquote (0,4%), führt aber manchmal zu lokalen Infiltraten und ist bei Penicillin-Allergie streng kontraindiziert. Dosierung: bei Erwachsenen und Schulkindern 1,2 Mill. E, bei Kleinkindern 0,8 Mill. E einmal im Monat (Abb. 54).

16. Rheumatisches Fieber

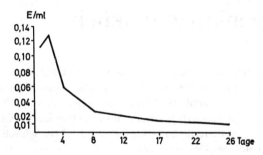

Abb. 54. Blutspiegel nach einmaliger i. m. Injektion von 1,2 Mill. E Benzathin-Penicillin G.

2. Penicillin V per os braucht nur 2mal tgl. (0,25 Mill. E) genommen zu werden. Da die Einnahme manchmal vergessen wird, versagt die Prophylaxe in etwa 3–5%.
3. Bei einer Penicillin-Allergie können Sulfonamide den gleichen Erfolg haben (z. B. Sulfalen). Versagerhäufigkeit etwa 3%. Bei Sulfonamid-Unverträglichkeit kann ein Oralcephalosporin gegeben werden. Die Prophylaxe des rheumatischen Fiebers darf nicht mit der Endokarditis-Prophylaxe verwechselt werden, die bei Rheumapatienten mit vorgeschädigtem Herzen anläßlich von operativen Eingriffen (auch Zahnextraktionen) mit Penicillin V, Amoxicillin oder einem Cephalosporin erfolgt (s. S. 392).
4. Wenn keine Rheumaprophylaxe auf Dauer durchgeführt wird, ist lebenslang eine großzügige, schnell einsetzende Penicillin-Therapie bei allen Erkrankungen sinnvoll, welche durch Streptococcus pyogenes hervorgerufen sein können (Angina, Wundinfektionen, Impetigo). So erhalten Patienten nach überstandenem rheumatischen Fieber bei jeder Angina, bei jeder akuten Atemwegsinfektion oder bei Wundinfektionen ungezielt Penicillin.

Nach einer akuten Glomerulonephritis ist eine Penicillin-Dauerbehandlung wegen der Seltenheit von Rezidiven nicht notwendig.

Literatur

DAJANI, A. S. et al.: Prevention of rheumatic fever: A statement for health professionals by the Committee on Rheumatic Fever, Endocarditis and Kawasaki Disease of the Council on Cardiovascular Disease in the Young, the American Heart Association. Pediatr. Infect. Dis. J. *8:* 263 (1989).
ESPINOZA, L.: Infections in the Rheumatic Diseases. Grune and Stratton, New York 1988.
Leading Article: Prevention of rheumatic heart disease. Lancet *1:* 143 (1982).
WHITELAW, D. A.: Acute rheumatic fever in adults. S. Afr. Med. J. *78:* 305–308 (1990).

17. Katzenkratzkrankheit

Der **Erreger** der seit langer Zeit bekannten Krankheit wurde in den 80er Jahren entdeckt. Es handelt sich um ein zartes pleomorphes Oxidase-positives gramlabiles Stäbchen, dessen taxonomische Position und Nomenklatur noch unklar ist. Die Erreger lassen sich histologisch besonders im Endothel kleiner Gefäße nachweisen. Ein kleiner Primärherd in der Haut und eine stärkere Schwellung regionärer Lymphknoten einige Wochen nach dem Kratzen einer Katze sind typisch. Die oft abszedierende Lymphadenitis ist häufig von Fieber und Allgemeinsymptomen begleitet. Disseminierte Exantheme kommen vor. Sonderformen sind die Parinaud-Konjunktivitis. Gelegentlich ist das Zentralnervensystem beteiligt. Die Infektion verläuft bei AIDS-Patienten dramatischer. Die Patienten entwickeln große blaurote, manchmal gestielte Hautläsionen, die für eine Entzündung oder ein Kaposi-Sarkom gehalten werden können. Die Erkrankung bei AIDS-Patienten wird als **bazilläre Angiomatose** bezeichnet. Sie hat im Gegensatz zur gutartigen Form bei normaler Abwehr eine schlechte Prognose.

Die **Diagnose** wird in typischen Fällen durch die Vorgeschichte, den Ausschluß anderer Ursachen und die typische Histologie bestätigt. Die Kultur erfordert Spezialverfahren. Ein Hauttest ist möglich. Die Infektionen bei AIDS werden in erster Linie histologisch diagnostiziert.

Therapie: Die Erkrankung spricht offenbar gut auf eine Reihe von Antibiotika an. Es gibt Berichte über eindeutige Besserungen durch Ciprofloxacin, Rifampicin, Aminoglykoside, Co-Trimoxazol, Erythromycin und Doxycyclin. Die Erreger sind in vitro auch gegen Cefoxitin und Cefotaxim sensibel. Penicillin G und Oralcephalosporine sind unwirksam. Die Therapiedauer sollte bei Abwehrschwäche wesentlich länger sein. Wegen der Möglichkeit gefährlicher Komplikationen sollten auch Personen ohne Grundkrankheit antibiotisch behandelt werden.

18. Tetanus

Erreger: Clostridium tetani. Die Krankheit ist in den letzten Jahrzehnten in Mitteleuropa selten geworden. Die Prognose ist trotz optimaler Therapie weiterhin ernst. Das klinische Bild mit vorwiegend tonischen Muskelkrämpfen bei klarem Bewußtsein wird durch das Tetanus-Toxin hervorgerufen. Bei Neugeborenen beginnt die Erkrankung 3–10 Tage nach der Geburt und äußert sich durch Schwierigkeiten beim Saugen und Schlucken, durch anhaltendes Schreien sowie durch tonische Starre und Spasmen der Muskulatur.

Die **Antibiotika-Therapie** kann durch eine Abtötung der Keime eine weitere Toxinbildung verhindern, wozu Penicillin G (bei Penicillin-Allergie Doxycyclin i. v.) am besten geeignet ist. Da die Erreger in der Tiefe häufig in unmittelbarer Nachbarschaft eines Fremdkörpers liegen, werden sie nur von hohen Dosen des Antibiotikums erreicht. Außerdem dient die Antibiotika-Therapie der Bekämpfung einer oft gleichzeitig bestehenden Aspirationspneumonie oder einer Wundinfektion durch andere Bakterien. Optimal sind 10–20 Mill. E Penicillin G, verteilt auf 2–3 i. v. Kurzinfusionen, bei Tetanus neonatorum tgl. 1 Mill. E/kg, bei Penicillin-Allergie entweder Cefazolin i. v. (tgl. 6 g, vorher Kreuzallergie ausschließen) oder Doxycyclin i. v. (tgl. 0,2 g) für mindestens 10 Tage. Intensivpflege und symptomatische Therapie entscheiden über den weiteren Krankheitsverlauf. Hierzu gehören vor allem eine ausreichende Sedierung durch Diazepam und/oder Barbiturate, Muskelrelaxantien, evtl. β-Blocker, frühzeitige Tracheotomie und mechanische Beatmung, ggf. chirurgische Maßnahmen (Wundexzision usw.). Menschliches Tetanus-Hyperimmunglobulin ist in jedem Falle anzuwenden, auch wenn hierdurch nur geringe Mengen an freiem zirkulierenden Toxin neutralisiert werden; Dosierung: sofort einmalig 6000 E i. m. (nie intravenös). Wegen der Gefahr eines Rezidivs soll sofort und 3 Wochen später eine aktive Impfung mit 0,5 ml Tetanus-Toxoid (Tetanol) vorgenommen werden, die je nach Impfstatus später wiederholt wird.

▶ **Prophylaxe bei Verletzungen:**
Bei vollständig vorimmunisierten Personen, deren letzte Impfung länger als ein Jahr zurückliegt, erfolgt eine Auffrischimpfung mit Tetanus-Toxoid (0,5 ml i. m.); bei verschmutzten Wunden gibt man zusätzlich Penicillin V oral für 10 Tage (bei Penicillin-Allergie Doxycyclin). Bei erhöhter Tetanusgefahr (zerfetzte Gewebe, Erdverschmutzung, verspätete Versorgung usw.) kann zusätzlich menschliches Hyperimmunglobulin i. m. (250 E) verabreicht werden.

Bei ungeimpften (oder unvollständig vorimmunisierten) Personen wird stets eine Simultanimpfung mit Tetanus-Hyperimmunglobulin 250 E i. m. und mit 0,5 ml

Tetanus-Toxoid (Tetanol) i. m. an kontralateralen Körperstellen durchgeführt. Bei erhöhter Tetanusgefahr sollen 500 E (statt 250 E) Tetanus-Hyperimmunglobulin i. m. injiziert werden. Nach 2–3 Wochen und nach 1 Jahr ist die aktive Impfung mit Tetanus-Toxoid zu wiederholen. Die alleinige Gabe von Tetanus-Hyperimmunglobulin kann eine Erkrankung nicht mit Sicherheit verhindern.

Literatur

CATE, T. C.: Clostridium tetani (Tetanus). In: G. L. MANDELL, R. G. DOUGLAS, JR., J. E. BENNETT (eds.), Principles and Practice of Infectious Disease (3rd ed.). New York: Churchill Livingstone, 1990.
STANFIELD, J. P., A. GALAZKA: Neonatal tetanus in the world today. Bull. WHO 62: 647–669 (1984).

19. Gasbrand

Wichtigster **Erreger** ist Clostridium perfringens (welchii), jedoch kommen auch andere anaerobe Clostridien-Arten als Gasbranderreger vor (Cl. novyi, Cl. septicum, Cl. histolyticum, Cl. bifermentans, Cl. fallax). Häufig liegen Mischinfektionen mit anderen Anaerobiern (Peptostreptokokken, Bacteroides) sowie Enterobakterien vor. Die weit verbreiteten Bakterien gelangen durch Schmutz oder Erde bei Verkehrsunfällen (Motorrad!), bei Verletzungen in der Landwirtschaft oder durch Schußverletzungen in tiefe Wunden, wo sie unter anaeroben Bedingungen Toxin bilden. Clostridien gehören auch zur normalen Darmflora von Mensch und Tier.

Es gibt verschiedene klinische Formen. Bei der langsam entstehenden **Gasbrandphlegmone** von Haut und Unterfettgewebe mit starker Krepitation ist das Muskelgewebe nicht beteiligt; die Prognose ist relativ günstig. Eine lebensbedrohende **Gasbrandmyositis** dagegen tritt plötzlich auf und führt sehr schnell zu einer schweren allgemeinen Intoxikation, zu intravaskulärer Hämolyse, septischen Absiedlungen und akutem Nierenversagen. Eine Gasbildung ist dabei gering oder fehlt.

Eine besondere Form ist der **postoperative Gasbrand** nach Amputation wegen arteriosklerotischer Gangrän; die Erreger gelangen hier offenbar durch eine Lymphangitis in das Wundgebiet. Weitere klinische Formen sind der schwere Gasbrand des Uterus bei artefiziellem Abort und der postoperative Gasbrand nach Gallenblasenoperation. Es gibt auch eine vom Darm ausgehende **Clostridien-Septikämie** (z. B. bei Leukämie oder bei Kolonkarzinom).

19. Gasbrand

Die **Diagnose** eines Gasbrandes wird in typischen Fällen klinisch gestellt; sie kann durch den mikroskopischen Nachweis der typischen grampositiven Stäbchen im Wundsekret schnell bestätigt werden. Die Anzüchtung ist nicht schwierig, erfordert aber Spezialmedien. Es gibt auch prognostisch günstigere Phlegmonen mit starker subkutaner Gasbildung und Myonekrosen, die durch gramnegative Stäbchen und Streptokokken sowie durch Bacteroides hervorgerufen werden.

Therapie: Bereits bei Verdacht sollte unverzüglich eine hochdosierte Therapie mit Penicillin G (20–40 Mill. E/Tag in 3–4 i.v. Kurzinfusionen) begonnen werden. Ziel der Penicillin-Therapie ist es, ein weiteres Fortschreiten der Infektion zu verhindern. Gasbrand-Clostridien sind Penicillin-sensibel. Die hohe Dosierung ist nötig, um die Erreger im nekrotischen Gewebe zu erreichen. Eine Kombination mit Clindamycin ist sinnvoll (wegen der häufigen Mischinfektion mit anderen Anaerobiern). Bei Penicillin-Allergie kann Metronidazol, evtl. auch ein Cephalosporin oder Imipenem gegeben werden. Chirurgische Maßnahmen (Exzision von Nekrosen, Drainage von Eiter, Spaltung von Faszien zur Verhinderung eines Kompartment-Syndroms, offene Wundversorgung) sind zumindest bei der Gasbrandmyositis stets notwendig. Bei septischem Abort ist eine Kürettage erforderlich (ggf. Amputation). Der Wert einer Behandlung in der Sauerstoffüberdruckkammer wird unterschiedlich beurteilt. Voraussetzungen sind frühzeitiger Beginn und schonender Transport in eine nahe gelegene Kammer.

Häufig lassen sich, ohne daß klinische Zeichen für Gasbrand bestehen, Gasbrand-Clostridien in Wunden nachweisen (auch im Uterus, in intraoperativ gewonnener Galle, in Wunden nach Abdominaloperationen). Derartige Befunde begründen immer eine Therapie mit Penicillin G. Anaerobe gasbildende Mischinfektionen sprechen auf Penicillin nicht an und erfordern eine Therapie mit Cefotaxim + Metronidazol.

Die Intensivbehandlung und Schocktherapie, ggf. mit Blut- und Plasmatransfusionen, Flüssigkeitszufuhr, Ausgleich von Elektrolytstörungen sowie Hämodialyse bei Nierenversagen ist von großer Bedeutung. Die Gabe von Gasbrandserum ist unnötig und gefährlich; auch Kortikosteroide und Gammaglobuline haben bei Gasbrandinfektionen keinen Wert.

Prophylaxe: Penicillin G in hoher Dosierung (5–20 Mill. E/Tag) kann bei verschmutzten Wunden mit starker Gewebsschädigung einem Gasbrand vorbeugen. Bei kontaminierten Wunden ist eine Gasbrandprophylaxe mit mittleren Penicillin-Dosen unerläßlich, ihre Unterlassung ein Kunstfehler. Die prophylaktische Gabe von Gasbrandantitoxin wird heute abgelehnt.

20. Milzbrand

Erreger: Bacillus anthracis. Erkrankung in Deutschland heute sehr selten, allenfalls bei Personen, die beruflich mit Tieren oder Fellen umgehen. Relevant als möglicher Erreger bei B-Waffen-Einsatz. An der Haut entwickelt sich der typische Milzbrandkarbunkel (häufigste Form, meist gutartig, Selbstheilung möglich). Prognostisch ungünstig sind der Lungen- und Darmmilzbrand, die Milzbrand-Sepsis und die hämorrhagische Meningitis (trotz Behandlung meist tödlich). Erregernachweis im Eiter oder Sputum möglich (mikroskopisch und kulturell), bei generalisierten Erkrankungen in der Blutkultur. Wegen der unterschiedlichen Penicillin-Empfindlichkeit der Erreger ist aus Sicherheitsgründen stets eine hohe Dosierung von Penicillin G erforderlich.

Therapie: Penicillin G i.v. (oder i.m.), bei Hautmilzbrand Erwachsene tgl. mindestens 5 Mill. E, Kinder mindestens 0,1 Mill. E/kg, bei den übrigen Formen tgl. 20 Mill. E, Kinder 0,5 Mill. E/kg.
Bei Penicillin-Allergie Doxycyclin i.v. oder oral (tgl. 0,2 g). Therapiedauer bei Hautmilzbrand 2 Wochen, bei den anderen Formen mindestens 4 Wochen (je nach Schwere der Erkrankung). Bei Hautmilzbrand kann bereits die einmalige Gabe von 0,3–0,5 g Doxycyclin zur Heilung führen. Auch Cephalosporine sind voll wirksam. Die Keime sind gegen fast alle Antibiotika sensibel.

Eine **Prophylaxe** erfolgt bei Exposition am besten mit 0,2 g Doxycyclin.

Literatur

DAVIES, J. C. A.: A major epidemic of anthrax in Zimbabwe. Cent. Afr. J. Med. *28:* 291–298 (1982).

NALIN, D. R., B. SULTANA, R. SAHUNJA: Survival of a patient with intestinal anthrax. Amer. J. Med. *62:* 130 (1977).

SAGGAR, S. N., M. M. JOSEPH, W. J. BELL: Treatment of cutaneous anthrax with a single oral dose. East Afr. Med. J. *51:* 889 (1974).

21. Listerien-Infektionen

Erreger: Listerien sind relativ leicht anzüchtbare grampositive aerobe Stäbchen, die als fakultativ pathogene Keime im Tierreich weit verbreitet sind. Verwechslungen mit Enterokokken sind möglich. Die Isolierung aus einer Mischflora kann schwierig sein. Kleinere Epidemien durch kontaminierte Nahrungsmittel (z. B. Käse) sind beschrieben. Listerien sind gegen viele Antibiotika resistent. Nur Ampicillin und Amoxicillin sowie Penicillin G (in höherer Konzentration) sind gut wirksam. Die Erfahrungen mit anderen Penicillinen (Mezlocillin, Piperacillin) sind gering. Alle Cephalosporine sind unwirksam. Es besteht ein starker Synergismus mit Aminoglykosiden, insbesondere Gentamicin. Eine Listeriose ist der Prototyp einer intrazellulären Infektion. In-vitro-Aktivität und klinische Wirksamkeit von Antibiotika sind daher schlecht korreliert.

▶ **Früh- und Neugeborenenlisteriose:** Diaplazentare Übertragung des Erregers, häufig Totgeburt oder Frühgeburt, entzündliche Veränderungen in der Plazenta. Auf eine Neugeborenenlisteriose können folgende Symptome hinweisen: mekoniumhaltiges Fruchtwasser, septischer Neugeborenenikterus, Granulome an der Rachenhinterwand, eitrige Konjunktivitis, bronchopneumonische Erscheinungen, Zeichen einer Meningitis oder Enzephalitis. Eine Infektion des Neugeborenen während der Geburt (durch Kontakt mit Listerien-haltigem Vaginalsekret) kann zu Meningitis oder isolierter Darmerkrankung führen (sog. Spätform).

Eine **Frühdiagnose** kann durch die bakteriologische Untersuchung des Mekoniums, eines Augen- oder Nasenabstriches sowie von Urin, Liquor, Blut, Trachealsekret oder Plazentagewebe gestellt werden. Schon das Vorkommen grampositiver Stäbchen im normalerweise sterilen Mekonium rechtfertigt die Durchführung einer Blutkultur und den sofortigen Beginn einer antibiotischen Behandlung. Eine Mekoniumuntersuchung sollte bei allen Frühgeborenen routinemäßig am 1. Lebenstag stattfinden (schon vor dem Auftreten septischer Symptome), da eine vorzeitige Entbindung häufig das erste Symptom einer angeborenen Listeriose ist. Serologische Untersuchungen bei Mutter und Kind sind unzuverlässig.

Therapie: Die Behandlung mit Ampicillin oder Amoxicillin, alternativ mit Piperacillin oder Mezlocillin, hat sich gegenüber der früher empfohlenen Therapie mit Tetracyclin oder Chloramphenicol als überlegen erwiesen. Ampicillin wird in der Tagesdosis von 200–400 mg/kg (i. v. oder i. m.) in 4 Einzelgaben gegeben. Therapiedauer mindestens 3 Wochen, bei Vorliegen einer Meningitis länger. Eine Kombination mit Gentamicin ist sinnvoll. Um einem Rezidiv vorzubeugen, kann nach 2–3 Wochen die Ampicillin-Therapie für 14 Tage wiederholt werden. Eine gleichzeitige Behandlung der Mutter ist im allgemeinen nicht erforderlich, sofern keine Krankheitserscheinungen bestehen. Cephalosporine sind unwirksam.

▶ **Meningoenzephalitis** (erworbene Form): Eine Übertragung von Listerien ist auf verschiedene Weise, auch durch kontaminierten Käse und durch infizierte Milch, möglich. Als vorwiegend granulomatöse Meningitis nimmt die Listerien-Meningitis eine Sonderstellung unter den Meningitiden ein. Sie befällt besonders ältere Personen mit resistenzschwächenden Grundkrankheiten (bei Immunsuppression, Lymphom, Lebererkrankung) und führt in der Mehrzahl der Fälle zu einer nur mäßigen Liquorpleozytose (300–1000 Zellen/µl, z. T. als mononukleäre Zellen). Niedrigere Zellzahlen (<300/µl), aber auch klinische Bilder wie bei Meningitis purulenta kommen vor.

Die **Diagnose** kann durch die Erregeranzüchtung aus dem Liquor gestellt werden (oft längere Bebrütung der Kulturen erforderlich). Die mikroskopische Erkennung im Direktpräparat gelingt wegen des spärlichen meist intrazellulären Vorkommens der Bakterien nicht immer. Die Serodiagnostik ist unzuverlässig. Da die Listerien-Meningoenzephalitis immer hämatogen entsteht, erübrigt sich die Suche nach einem rhinogenen oder otogenen Ausgangsherd.

Therapie: Wie die Neugeborenenlisteriose sollte die Listerien-Meningitis mit Ampicillin, Azlo- oder Mezlocillin behandelt werden (Erwachsene tgl. 6–12 g i. v. in 3–4 Einzeldosen, Kinder tgl. 200–400 mg/kg). Auch hohe Dosen von Penicillin G (tgl. 20 Mill. E) sind wirksam. Eine Kombination von Penicillinen mit Gentamicin (tgl. 6 mg/kg) wirkt synergistisch. Bei Penicillin-Allergie kommt ein Tetracyclin-Präparat (z. B. Minocyclin wegen seiner relativ guten Liquorgängigkeit) in Kombination mit Gentamicin in Frage. Wegen der schlechten Diffusion der Antibiotika in das granulomatöse Gewebe muß die Therapie über mindestens 4 Wochen fortgeführt werden.

▶ **Sepsis** (erworbene Form, nicht seltene Komplikation bei Leberzirrhose, malignen Lymphomen, nach Nierentransplantation): Da der Listerien-Sepsis häufig eine Meningitis folgt, sollte die Behandlung wie bei Meningitis mit Ampicillin oder Amoxicillin + Gentamicin erfolgen. Cephalosporine sind unwirksam.

▶ **Schwangerenlisteriose:** Meistens fehlen Krankheitserscheinungen. Manchmal bestehen unklares Fieber, eine Pyelonephritis, eine Metritis und selten eine Meningitis. Die Blutkultur kann positiv sein. Die Ursache wird oft nicht erkannt.

Therapie: Ampicillin i. v., tgl. 6 g, für mindestens 3 Wochen.

▶ **Okuloglanduläre** oder **kutane Form**: Therapie mit Ampicillin, tgl. 3–6 g bzw. 100 mg/kg, bis zur klinischen Heilung. Bei Allergie Doxycyclin.

Literatur

BOUVET, E., F. SUTER, C. GIBERT et al.: Severe meningitis due to Listeria monocytogenes. A review of 40 cases in adults. Scand. J. Infect. Dis. *14:* 267 (1982).
GELLIN, B. G., and C. F. BROOME: Listeriosis. J.A.M.A. *261:* 1313 (1989).
HEARMON, C. J., S. K. GHOSH: Listeria monocytogenes meningitis in previously healthy adults. Postgrad. Med. J. *65:* 74–78 (1989).
MANCINI, J., M. CHOUX, N. PINSARD: A cerebral abscess due to Listeria monocytogenes in a 15-month-old infant. Ann. Pediatr. Paris. *37:* 299–302 (1990).
ORTEL, S.: Listeria-meningitis and -septicaemia in immunocompromised patients. Acta. Microbiol. Hung. *36:* 153–157 (1989).
PEETERMANS, W. E., H. P. ENDTZ, A. R. JANSSENS, P. J. VAN DEN BROEK: Recurrent Listeria monocytogenes bacteraemia in a liver transplant patient. Infection *18:* 107–108 (1990).
STAMM, A. M., W. E. DISMUKES, B. P. SIMMONS et al.: Listeriosis in renal transplant recipients: report of an outbreak and review of 102 cases. Rev. Infect. Dis. *4:* 665 (1982).
TRAUTMANN, M., J. WAGNER, M. CHAHIN, T. WEINKE: Listeria meningitis: report of ten recent cases and review of current therapeutic recommendations. J. Infect. *10:* 107 (1985).

22. Salmonellen-Infektionen

Typhus und Paratyphus (Erreger: Salmonella typhi, S. paratyphi A oder B) unterscheiden sich als septikämische Krankheiten in pathogenetischer, diagnostischer und therapeutischer Hinsicht von den meist gutartigen Salmonellen-Enteritiden (Erreger: S. typhimurium und viele andere Enteritis-Salmonellen), bei denen die Erkrankung im allgemeinen auf den Darm beschränkt ist. Diese Trennung hat auch für die Behandlung der Salmonellen-Ausscheidung praktische Bedeutung, da Typhus- und Paratyphus-Bakterienausscheider in epidemiologischer Hinsicht eine größere Gefahr darstellen als die Enteritis-Salmonellen-Ausscheider, bei denen die Ausscheidung fast immer spontan aufhört.

Typhus und Paratyphus

Erreger: Salmonella typhi, Salmonella paratyphi A, B und C.

Klinik: Septikämische Erkrankungen mit Vorkommen der Bakterien im Blut.

Erregernachweis: In der 1. Krankheitswoche im Blut, ab 2. Woche im Stuhl und Urin. Nachweis von Serumagglutininen (GRUBER-WIDAL), bei Titeranstieg der 0-Antikörper verwertbar. Antibiogramm wichtig, da im Ausland mehrfach resistente S.-typhi-Stämme isoliert worden sind, die gegen Chloramphenicol, Co-Trimoxazol, Ampicillin u. a. unempfindlich waren. Gyrase-Hemmer (z. B. Ofloxacin und Ciprofloxacin) sind stets wirksam.

Therapie: Die klassische Behandlung mit Chloramphenicol ist heute durch Ciprofloxacin (bei Erwachsenen) und durch Breitspektrum-Cephlosporine abgelöst worden (gleiche oder bessere Wirksamkeit, geringeres Risiko von Nebenwirkungen). Die orale Tagesdosis von Ciprofloxacin ist 1 g (Therapiedauer: 2 Wochen). Auch Ofloxacin und Pefloxacin sind gut wirksam.
Mit Cefotaxim (tgl. 6 g) oder Ceftriaxon (tgl. 2 g) für 2 Wochen erreicht man ebenfalls gute klinische Resultate. Bei allen Therapieformen tritt eine Entfieberung erst in 4–5 Tagen ein. Die Versagerquote liegt aber bei 10%. Ampicillin, das zu einer langsameren Entfieberung und einem verzögerten Rückgang der klinischen Erscheinungen führt, ist den anderen Mitteln unterlegen und sollte zur Therapie des Typhus nicht mehr verwendet werden.
Die bei Chloramphenicolbehandlung übliche Therapiedauer von 2 Wochen ist bei Verwendung von Ciprofloxacin oder Ceftriaxon anscheinend unnötig lang. Es gibt sogar Einzeittherapie-Studien mit Ciprofloxacin und guten klinischen Resultaten.

Bei **Schocksymptomen** (meist bei Behandlungsbeginn) oder bei besonders schwerem Krankheitsverlauf kann für 2–3 Tage Prednison, 20 (–40–60) mg/Tag, verabreicht werden. Ab 3. Krankheitswoche oder bei Auftreten einer intestinalen Komplikation (Darmblutung, Peritonitis) jedoch ist Prednison wegen der Gefahr einer Darmperforation kontraindiziert. Bei Darmperforation (Mischinfektion von aeroben und anaeroben Bakterien) sind Kombinationen mit Clindamycin und Gentamicin günstig. Keine Salizylate oder andere Antipyretika verwenden wegen erhöhter Empfindlichkeit (Gefahr einer Hypothermie).

Ein **Rezidiv** sollte mit einem bisher noch nicht verwandten Mittel behandelt werden (z. B. mit Ceftriaxon, wenn vorher Ciprofloxacin gegeben worden ist). Bei **Absiedlungen** in anderen Organen (Osteomyelitis, Spondylitis, Cholezystitis, Gallenblasenempyem, Meningitis, Orchitis) benutzt man Ceftriaxon oder Ciprofloxacin in höherer Dosierung.

Salmonellen-Enteritis

Die **Erreger** sind Enteritis-Salmonellen (viele Serotypen, die heute aufgrund molekulargenetischer Untersuchungen einheitlich als Salmonella enterica bezeichnet werden und in der Regel weder im Blut noch im Urin nachweisbar sind, sich aber schon im Beginn der Erkrankung aus dem Stuhl züchten lassen. Die Erkrankung kommt fast immer durch infizierte Nahrungsmittel zustande (s. S. 453) und verläuft gewöhnlich unter dem klinischen Bild einer fieberhaften Enteritis, die bei geschwächten Personen oder bei starkem Wasserverlust bedrohlich sein kann.

Therapie: Bei leichten Erkrankungen, die oft erst nach Abklingen der klinischen Erscheinungen als Salmonellose erkannt werden, kann auf ein Antibiotikum verzichtet werden. Wenn eine Antibiotika-Therapie notwendig erscheint, kommen Co-Trimoxazol oder Gyrase-Hemmer in Frage. Die Therapie hat in erster Linie das Ziel, septische Absiedlungen zu verhindern. Eine Salmonellen-Enteritis bei Abwehrschwäche (Lymphom, AIDS, Nierentransplantation etc.) sollte stets behandelt werden (mit Ciprofloxacin oder Ceftriaxon). Dabei sind trotz Ansprechen auf die Therapie Rezidive häufig.

Bei nachgewiesenem bakteriämischen Verlauf (mit hohem Fieber und septischen Erscheinungen) sind Ceftriaxon oder Ciprofloxacin am günstigsten. Eine Salmonellen-Meningitis behandelt man mit Cefotaxim oder Ceftriaxon (nur notfalls mit Chloramphenicol).

Salmonellen-Ausscheider

Es ist zu unterscheiden zwischen
1. **Typhus- und Paratyphus-Salmonellen-Ausscheidern** (Sitz der Keime meist in der Gallenblase, manchmal auch nur im Darm oder in den Harnwegen, spontane Sanierung kaum zu erwarten) und
2. **Enteritis-Salmonellen-Ausscheidern** (temporäre, postenteritische Ausscheidung aus dem Darm, fast immer spontane Sanierung nach Wochen oder Monaten).

Typhus- und Paratyphus-Dauerausscheider

Personen, die noch Monate nach der Erkrankung Salmonella typhi, Salmonella paratyphi A oder B im Stuhlgang oder Urin ausscheiden, gelten als Dauerausscheider. Bei ihnen besteht häufig eine chronische Cholezystitis oder ein Gallensteinleiden. Vor jedem Sanierungsversuch eines Typhus- oder Paratyphus-Ausscheiders sollten eine bakteriologische Untersuchung des Duodenalsaftes und eine Sonographie der Gallenblase durchgeführt werden. Bei Feststellung von Gallensteinen ist nur eine operative Entfernung unter gleichzeitiger Antibiotika-Therapie (s. u.) erfolgversprechend. Inwieweit dabei das Operationsrisiko in Kauf genommen werden darf, muß individuell entschieden werden. Bei normalem

Gallenblasenbefund und fehlenden Konkrementen ist trotz Salmonellen-Ausscheidung eine Cholezystektomie zunächst nicht indiziert; in diesem Falle sollte eine hochdosierte Antibiotika-Therapie versucht werden.

Behandlungsschema für Dauerausscheider: Am besten wirkt anscheinend Ciprofloxacin (2mal täglich 0,5–0,75 g oral für 4 Wochen). Auch Ceftriaxon (tgl. 2 g für 2 Wochen) kann versucht werden. Relativ gute Ergebnisse wurden mit Co-Trimoxazol oral (tgl. 1,92 g für 2–4 Monate) erzielt. Die Anwendung von Chloramphenicol bei Typhus- und Paratyphus-Dauerausscheidern ist bedenklich und stets erfolglos.

Enteritis-Salmonellen-Ausscheider

Bei Dauerausscheidern von Enteritis-Salmonellen befinden sich die Erreger im Darm, nur selten in der Gallenblase; es kommt fast regelmäßig nach einigen Wochen oder Monaten ohne weitere Behandlung zum Aufhören der Ausscheidung. Therapieversuche mit Ampicillin oder Co-Trimoxazol unterdrücken die Salmonellen-Ausscheidung nur vorübergehend und können diese sogar verlängern. Wenn man sich aus hygienischen Gründen, z. B. bei Beschäftigten in Lebensmittelbetrieben, zu einem Behandlungsversuch entschließt, kommt Ciprofloxacin oral (2mal tgl. 0,5 g für 10 Tage) in Frage. Kontaktinfektionen von Mensch zu Mensch sind selten, kommen aber in Krankenhäusern, Kindergärten und psychiatrischen Anstalten gelegentlich vor. Der Schutz vor Ansteckungen wird am besten durch strenge Nahrungsmittelhygiene erreicht (nicht durch Vermeidung von Kontaktinfektionen).

Literatur

BRYAN, J. P., H. ROCHA, W. M. SCHELD: Problems in salmonellosis: rationale for clinical trials with newer beta-lactam agents and quinolones. Rev. Infect. Dis. *8:* 189–207 (1986).
DATTA, N., H. RICHARDS, C. DATTA: Salmonella typhi in vivo acquires resistance to both chloramphenicol and co-trimoxazole. Lancet *I:* 1181 (1981).
EDELMAN, R. E., M. M. LEVINE: Summary of an international workshop on typhoid fever. Rev. Infect. Dis. *8:* 329–350 (1986).
LIMSON, B. M., R. T. LITTAUA: Comparative study of ciprofloxacin versus co-trimoxazole in the treatment of Salmonella enteric fever (letter). Infection *17:* 105 (1989).
RODRIGUEZ-NORIEGA, E. et al.: Quinolones in the treatment of Salmonella carriers. Rev. Infect. Dis. *11* (Suppl. 5): S1179 (1989).
SABBOUR, M. S., L. M. OSMAN: Experience with ofloxacin in enteric fever: J. Chemother. *2:* 113–115 (1990).
ST. GEME, J. W., et al.: Consensus: Management of Salmonella infection in the first year of life. Pediatr. Infect. Dis. J. *7:* 615 (1988).

THRELFALL, E. J., J. A. FROST, H. C. KING, B. ROWE: Plasmid-encoded trimethoprim resistance in salmonellas isolated in Britain between 1970 and 1981. J. Hyg. Camb. *90:* 55 (1983).
WITTLER, R. R., J. W. BASS: Nontyphoidal Salmonella enteric infections and bacteremia. Pediatr. Infect. Dis. J. *8:* 364–367 (1989).
YOUSAF, M., A. SADICK: Ofloxacin in the treatment of typhoid fever unresponsive to chloramphenicol. Clin. Ther. *12:* 44–47 (1990).

23. Brucellosen

Erreger: 6 Brucellen-Arten kommen in unterschiedlicher Häufigkeit vor. Übertragung der Infektion von Rindern (B. abortus), Schafen und Ziegen (B. melitensis), Schweinen (B. suis), Hunden (B. canis), Schafen und Hasen (B. ovis) sowie von Ratten (B. neotomae) auf den Menschen.

Klinik: Septikämische Erkrankung mit akutem, subakutem oder chronischem Verlauf. Komplikationen: Osteomyelitis, Spondylitis, Endokarditis, Meningoenzephalitis, granulomatöse Hepatitis, Pneumonie, Abort u. a. Histologisch epitheloidzelliges Granulationsgewebe.

Diagnose: Leukozytenzahl normal oder vermindert. Kultureller Erregernachweis im Blut bei Verwendung von Spezialnährböden und längerer Bebrütung in normaler und CO_2-angereicherter Atmosphäre möglich. Vorkommen von agglutinierenden Antikörpern im Patientenserum (Titer ab 1:100 positiv). Der Antikörpernachweis kann durch blockierende Antikörper erschwert sein.

Therapie: Schwierig, besonders bei subakutem und chronischem Verlauf. Trotz wirksamer Antibiotika-Therapie kommt es häufig zu Rezidiven. Mittel der Wahl ist Doxycyclin per os, tgl. 0,2 g (bei Kindern tgl. 4 mg/kg) für 6 Wochen in Kombination mit Gentamicin, tgl. 5 mg/kg, für 3 Wochen. Neuerdings wird die Kombination von Doxycyclin mit Rifampicin (tgl. 0,6–0,9 g) für 6 Wochen empfohlen. Kinder unter 8 Jahren erhalten statt Doxycyclin Co-Trimoxazol (in Kombination mit Rifampicin).

▶ Bei **Brucellen-Endokarditis** und **-Meningoenzephalitis** sollte die Therapie mit Doxycyclin plus Gentamicin stets durch Rifampicin ergänzt werden. Über Gyrase-Hemmer bei akuter und chronischer Brucellose liegen noch relativ wenig Erfahrungen vor; sie sind aber ebenfalls wirksam.

Bei **Rezidiven** wirkt Doxycyclin weiterhin günstig (keine Resistenzentwicklung beobachtet). Hier sollte zusätzlich Rifampicin oral verwendet werden.

▶ Wenn es sich um eine **chronische Verlaufsform** oder um eine **Brucellen-Osteomyelitis** handelt, gibt man Doxycyclin in maximaler Dosierung in Kombination mit Gentamicin i. m. + Rifampicin oral für 6 Wochen und führt 3–4 Monate lang eine orale Nachbehandlung mit Doxycyclin allein durch. Alternativen sind Ciprofloxacin oder Co-Trimoxazol in Kombination mit Rifampicin.

24. Tularämie

Erreger: Francisella tularensis. Ansteckung durch Nagetiere, infiziertes Fleisch, Tröpfcheninfektion, Tierbisse, Insekten als Zwischenträger. Primärherd in der Haut (scharf begrenztes Geschwür) mit starker Schwellung der regionalen Lymphknoten (Vereiterung möglich). Auch Pneumonie, Konjunktivitis und septische Erkrankungen kommen vor. Nachweis von Agglutininen im Serum (Titer ab 1:160 positiv). Anzüchtung der Erreger auf Spezialnährboden möglich.

Therapie: Streptomycin ist nach früheren Erfahrungen wegen seiner guten Wirksamkeit zur Therapie am besten geeignet, jedoch kommt es rasch zur Resistenzentwicklung. Günstige Behandlungsresultate sind bei rechtzeitigem Therapiebeginn auch mit Tetracyclinen erzielt worden, so daß eine Kombination von Streptomycin und Doxycyclin sinnvoll erscheint. Zur Rezidivprophylaxe verwendet man stets Doxycyclin per os. Auch Gentamicin (täglich 5 mg/kg) ist anscheinend wirksam. Neue in vitro wirksame Antibiotika konnten wegen der Seltenheit der Krankheit bisher kaum erprobt werden.

Dosierung: Streptomycin i. m., tgl. 1 g, bei Pneumonie oder septischem Verlauf 2 g, in Kombination mit Doxycyclin, tgl. 0,2 g oral, für 10–14 Tage (bis mindestens 5 Tage nach Entfieberung).

Literatur

ALFORD, R. H., J. T. JOHN, R. E. BRYANT: Tularemia treated successfully with gentamicin. Amer. Rev. resp. Dis. *106:* 265 (1972).
BLOOM, M. E., W. T. SHEARER, L. L. BARTON: Oculoglandular tularemia. Pediatrics *61:* 660 (1978).
BUTLER, T.: Plague and tularemia. Pediat. Clin. North Amer. *26:* 355 (1979).

HALSTED, C. C., H. P. KULASINGHE: Tularemia pneumonia in urban children. Pediatrics *61:* 660 (1978).
MASON, W. L., T. EIGELSBACH, F. LITTLE, J. H. BATES: Treatment of tularemia, including pulmonary tularemia with gentamicin. Amer. Rev. Respir. Dis. *121:* 39 (1980).

25. Borreliose (Lyme-Krankheit)

Einzelmanifestationen der Krankheit sind in Europa schon lange bekannt (Erythema migrans, Acrodermatitis atrophicans, Meningoradikulitis Bannwarth). Wegen des Ansprechens auf Penicillin und andere Antibiotika wurde ein bakterieller Erreger vermutet. Bei einer Epidemie in Lyme (USA) wurden die Erkrankungen als Krankheitseinheit erkannt. 1981 wurde Borrelia burgdorferi als Erreger nachgewiesen. Die Stämme aus den USA scheinen virulenter zu sein als die Stämme aus Europa. Die Erkrankung wird durch Zeckenbisse übertragen. Erregerreservoir sind infizierte Wildtiere (Rehe, Mäuse, Vögel) und Haustiere (Hunde, Kühe), die z. T. auch selbst erkranken. Die Krankheit ist offenbar weltweit verbreitet und kommt überall dort vor, wo es geeignete Zecken gibt.

Klinik: Die Krankheit hat 3 Stadien. Im 1. Stadium kommt es 2–20 Tage nach dem Zeckenbiß an der Bißstelle zu einer Rötung, die sich zentrifugal ausbreitet (Erythema migrans). Das Erythem ist nicht sehr schmerzhaft. Oft bestehen nach einigen Wochen eine leichte Meningitis sowie diverse Allgemeinerscheinungen (Fieber, Muskelschmerzen, Lymphknotenschwellung). Im 2. Stadium (3–6 Wochen nach dem Erythema migrans) sind in unbehandelten Fällen verschiedenartige Symptome möglich. Am häufigsten ist eine wechselnde Arthritis oder eine Meningoradikulitis (z. T. mit Fazialis- und Augenmuskellähmungen). Nicht selten treten eine Tendinitis und unterschiedliche Exantheme auf. Relativ selten kommt es in diesem Stadium zu einer Karditis mit Herzrhythmusstörungen (AV-Block).
In der Spätphase der Krankheit (Jahre nach der Infektion) können sich eine Acrodermatitis atrophicans Herxheimer, ein Lymphozytom (häufig am Ohrläppchen), eine chronische Arthritis und Tendinitis oder eine chronische Enzephalomyelitis (mit ähnlicher Symptomatik wie bei multipler Sklerose) entwickeln. Sehr selten sind in der Schwangerschaft eine Übertragung auf den Feten mit Abort oder Fruchtschädigung, außerdem Demenz-ähnliche Zustände, Epilepsie, Augenmanifestationen sowie Beteiligung von Leber, Milz und Hoden.

Diagnose: Es gibt keine typischen Laborbefunde. Die Neuromanifestationen sind meist von einer Liquor-Pleozytose begleitet. Die Anzucht von Borrelien aus

Biopsie-Material gelingt nur selten und erfordert Spezialmedien. Die Serologie ist problematisch. Viele Patienten mit eindeutigem Krankheitsbild haben eine ungenügende Antikörperantwort. Ein isolierter negativer serologischer Befund schließt eine Borreliose nicht aus. Am besten ist die Durchführung mehrerer unterschiedlicher Antikörpernachweise. Bei der starken Durchseuchung der Bevölkerung beweisen Antikörper keineswegs eine Erkrankung.

Therapie: Offensichtlich hat die Infektion eine starke Selbstheilungstendenz. Wegen der Gefahr gefährlicher Spätkomplikationen sollte aber jeder entzündete Zeckenbiß und jedes Erythema migrans antibiotisch behandelt werden. Penicilline, Cephalosporine, Erythromycin und Doxycyclin sind wirksam. Am besten praktikabel ist eine 15–20 Tage dauernde Behandlung mit Doxycyclin oral. Bei Kindern sind Oralpenicilline oder Oralcephalosporine oder Erythromycin indiziert. Die chronische Form einer Borreliose ist schwieriger zu behandeln. Therapieresistenz kommt vor. Bei Neuroborreliose hat sich wegen der besseren Liquorgängigkeit eine 2–4 Wochen dauernde Behandlung mit tgl. 2 g Ceftriaxon i. v. etabliert. Eine Alternative ist die Behandlung mit täglich 20 Mill. E Penicillin G. Rezidive sind relativ häufig und erfordern eine erneute Therapie. Gyrase-Hemmer sind bei Borreliose unwirksam.

Da die Krankheit häufig schwer zu diagnostizieren ist, sollte man zumindest in der Anfangsphase die Indikation zur Antibiotika-Therapie großzügig stellen (schon bei Verdacht). Dabei kann es initial durch Bakteriolyse zu einer Verstärkung der Symptome kommen.

Literatur

REAK MOSIG, V., B. WILSKE, G. SCHIERZ: European Borrelia burgdorferi isolated from humans. Zentralblatt Bakteriologie Hygiene *263:* 112 (1986).
DATTWYLER R., J. HALPERIN, D. FOLKMAN: Treatment of late Lyme borreliosis – randomized comparison of ceftriazon and penicillin. Lancet *I:* 1191 (1988).
DOTEVALL, L., K. ALESTIG, P. HANNER: The use of doxycyclin in nervous system Borrelia burgdorferi infection. Scand. J. Infect. Dis. *53 (Suppl.):* 74 (1988).

26. Leptospirosen

Erreger: Verschiedene Subspezies von Leptospira interrogans kommen vor, in Europa am häufigsten Leptospira icterohaemorrhagiae (Weilsche Krankheit), L. grippotyphosa (Feldfieber), L. canicola und L. pomona (lymphozytäre Meningitis) u. a. Durch Kontakt mit Rindern erkranken gelegentlich Beschäftigte in der Landwirtschaft an einer Infektion durch L. sejroe.

Diagnose: Da die Symptome am Anfang vieldeutig sind, wird die Verdachtsdiagnose selten gestellt. Der Nachweis von Agglutininen und spezifischen IgM im Serum gelingt meist erst ab 3. Woche. Kultureller Nachweis aus Blut und Liquor in der 1. Woche, aus Urin ab 2. Woche möglich.

Therapie: Schwere der Erkrankung und Prognose hängen entscheidend von der Virulenz der Erreger, dem frühen Behandlungsbeginn und dem Alter des Patienten ab (bei älteren Personen ungünstiger). Positive Erfahrungen liegen mit Doxycyclin i. v. (1mal täglich 0,2 g) vor, das auch bei Niereninsuffizienz anwendbar ist; nach Eintritt einer Besserung kann die Therapie mit oralen Gaben fortgesetzt werden. Besser scheint Penicillin G zu wirken (tgl. 10–20 Mill. E für 7 Tage). Auch Ampicillin i. v. war erfolgreich. Andere β-Lactam-Antibiotika sind offenbar wirksam, nicht aber Gyrase-Hemmer.

Literatur

McClain, J. B. L., W. R. Ballou, S. M. Harrison, D. L. Steinweg: Doxycycline therapy for leptospirosis. Ann. Intern. Med. *100:* 696 (1984).

Takafuji, E. T., J. W. Kirkpatrick, R. N. Miller, J. J. Karwacki, P. W. Kelley, M. R. Gray, K. M. McNeill, H. L. Timboe, R. E. Kane, J. L. Sanchez: An efficacy trial of doxycycline chemoprophylaxis against leptospirosis. N. Engl. J. Med. *310:* 497–500 (1984).

27. Rickettsiosen

Formen: Fleckfieber (Erreger Rickettsia prowazeki) und andere Rickettsiosen sind in Mitteleuropa im letzten Jahrzehnt kaum noch aufgetreten. Auch Q-Fieber (durch Coxiella burneti), das meist als interstitielle Pneumonie verläuft, ist in Europa selten geworden. Gelegentlich kommt es zu Erkrankungen auf Reisen oder durch infiziertes Schlachtvieh. Mit der gelegentlichen Einschleppung exotischer und klassischer Fleckfieberformen ist jedoch weiterhin zu rechnen. So werden nach Reisen in den Mittelmeerraum und nach Afrika immer wieder Fälle von Zeckenbiß-Fleckfieber (»fièvre boutonneuse«) beobachtet (durch Rickettsia conori). Endemische Erkrankungen durch Rickettsia conori kommen gelegentlich auch in Mitteleuropa vor. In den USA sind das Rocky-Mountains-Spotted-Fieber und Q-Fieber relativ häufig. Die klinische Verdachtsdiagnose kann frühzeitig durch den immunfluoreszenzserologischen mikroskopischen Rickettsiennachweis im Hautbiopsat (aus einer typischen petechialen Läsion) und ab 10. Krankheitstag durch den Antikörpernachweis im Patientenblut (z. B. durch den Latex-Agglutinationstest, die ELISA-Technik oder Immunfluoreszenzreaktion) bestätigt werden. Eine Erregerisolierung ist in Gewebekulturen und im Tierversuch möglich.

Therapie der verschiedenen Rickettsiosen:

Doxycyclin, anfangs i. v., später oral (2mal tgl. 0,2 g) bis 6 Tage nach Entfieberung. Besonders bei schweren Formen ist früher Behandlungsbeginn wichtig. Eine Eindosistherapie des durch Läuse übertragenen Fleckfiebers (Erreger R. prowazeki) mit 0,2 g Doxycyclin hat sich in Afrika bewährt. Früher wurde auch Chloramphenicol, initial tgl. 3 g per os, nach Entfieberung tgl. 2 g, verwendet. Auch Gyrase-Hemmer sowie Rifampicin sind wirksam. Bei schweren Erkrankungen kann für einige Tage zusätzlich Prednison, tgl. 50 mg, gegeben werden. Eine Chemoprophylaxe des Tsutsugamushi-Fiebers (Scrub Typhus) ist durch einmal wöchentliche Gabe von 0,2 g Doxycyclin oral für 6 Wochen Exposition möglich.

Therapie des Q-Fiebers:

Doxycyclin i. v. oder oral, einmal tgl. 0,2 g (Kinder tgl. 4 mg/kg).
Therapiedauer: 10–12 Tage oder bis 3 Tage nach Entfieberung. Über Q-Fieber-Endokarditis: s. S. 391.

28. Aktinomykose

Erreger: Actinomyces israeli (keine echten Pilze, sondern fadenförmige, anaerob wachsende Bakterien). Klinisch verläuft die Aktinomykose als eine chronische, indurierende Entzündung mit Tendenz zur Abszeß- und Fistelbildung. Am häufigsten tritt die zervikofaziale Form auf; seltener sind die thorakale Form (z. T. mit Pleuraempyem) und die abdominelle Form. Auf metastatischem Wege kann eine Aktinomykose der Haut, Knochen, Leber, Nieren, Hoden, Herzklappen oder ein Hirnabszeß entstehen. Die Erreger sind im Eiter mikroskopisch nachweisbar (z. T. als Drusen). Die Anzüchtung gelingt auf Spezialmedien unter anaeroben Bedingungen. Auch eine histologische Diagnose ist möglich.

Therapie: A. israeli ist gegen Penicillin G gut empfindlich. Die Penicillin-Therapie muß wie bei anderen chronischen Entzündungen über lange Zeit und wegen der schlechten Penetration in das Granulationsgewebe in hoher Dosierung durchgeführt werden.

Dosierungsschema: Bei der **thorakalen** und **abdominellen** Form gibt man Penicillin G 2mal tgl. 10 Mill. E als i. v. Kurzinfusion für 4–6 Wochen. Anschließend Nachbehandlung mit Penicillin V (tgl. 2–5 Mill. E) für 2–6(–12) Monate. Bei Penicillin-Allergie oder Versagen der Penicillin-Therapie ist eine Behandlung mit Doxycyclin (tgl. 0,2 g) und anderen Antibiotika möglich. Clindamycin i. v. ist ebenfalls wirksam, Metronidazol unwirksam. Bei der **zervikalen** Form können niedrigere Penicillindosen (tgl. 3 Mill. E für 6 Wochen) ausreichend sein.
Wegen der stets vorliegenden **Mischinfektion mit anderen Anaerobiern** (Actinobacillus actinomycetem comitans, Haemophilus aphrophilus, Bacteroides, Streptokokken) kann die zusätzliche Gabe von Doxycyclin oder Metronidazol sinnvoll sein. Die früher empfohlenen Sulfonamide verbessern die Therapieresultate auch bei Kombination mit Penicillin nicht. In manchen Fällen ist zur Beschleunigung der Heilung außerdem eine chirurgische Behandlung notwendig (Resektion, Inzision, Drainage).
Bei Versagen der Antibiotika-Therapie muß die seltene, klinisch und mikroskopisch ähnliche **Nocardiose** in Erwägung gezogen werden, die auf eine Sulfonamid- oder Co-Trimoxazol-Therapie anspricht, manchmal erst auf eine Behandlung mit Imipenem (da Sulfonamid-resistente Stämme vorkommen).

Literatur

BERKEY, P., G. P. BODEY: Nocardial infection in patients with neoplastic disease. Rev. Infect. Dis. *11:* 407 (1989).
FORBES, G. M., F. A. HARVEY, J. N. PHILPOTT-HOWARD et al.: Nocardiosis in liver transplantation: variation in presentation, diagnosis and therapy. J. Infect. *20:* 11 (1990).
LESTER, F. T., E. JUHASZ: Actinomycosis of the ear. Ethiop. Med. J. *28:* 41–44 (1990).
ROSE, H. D., M. W. RYTEL: Actinomycosis treated with clindamycin. J. Amer. med. Ass. *22:* 1052 (1972).

29. Tuberkulose

Durch die Einführung der Tuberkulostatika ist die Sterblichkeit an Tuberkulose auf ein Minimum gesenkt und die Prognose bedeutend verbessert worden. Mit Neuerkrankungen ist weiterhin bei jüngeren Personen zu rechnen. Reaktivierungen kommen besonders bei älteren Personen, Ausländern und Patienten mit AIDS und anderen Grundleiden vor. Tuberkulose ist oft auch die Erstmanifestation von AIDS. Da die Chemotherapie konsequent über lange Zeit fortgeführt werden muß und wegen möglicher Nebenwirkungen nicht ohne Risiko ist, muß die Diagnose in jedem Fall durch bakteriologische und andere Untersuchungsbefunde gesichert werden.

Folgende **diagnostische Maßnahmen** sind – vor Einleitung der Behandlung – durchzuführen:

1. Die **mikroskopische Untersuchung** von Sputum, Magensaft u. a. reicht allein nicht aus, um eine Tuberkulose zu beweisen, da säurefeste Stäbchen im Untersuchungsmaterial auch harmlose saprophytäre Mykobakterien oder sog. »atypische« Mykobakterien sein können.
2. Eine **kulturelle Untersuchung** ist zur Bestätigung der Diagnose und zur Durchführung einer Resistenzbestimmung unbedingt notwendig. Sputum, Kehlkopfabstriche, bei Kindern Nüchternmagensaft, ggf. Eiter, Urin, Liquor oder Punktate, sollten vor Beginn der Chemotherapie zur Untersuchung eingeschickt werden, evtl. auch Bronchialsekret, das bei einer Bronchoskopie gewonnen worden ist. Exzidiertes Gewebe sollte nicht nur histologisch, sondern auch kulturell untersucht werden.
3. Die **Tuberkulindiagnostik** hat in der gegenwärtigen epidemiologischen Situation nicht nur bei Kindern, sondern auch bei Erwachsenen eine große praktische Bedeutung, da gesunde jugendliche Erwachsene heute zu 60–80% noch Tuberkulin-negativ sind. Erkrankte reagieren bereits auf schwache

Tuberkulinkonzentrationen (¹/₁₀₀, ¹/₁₀ oder 1 E) bei intrakutaner Testung positiv. Negative Reaktionen (auf 1, 10 und 100 TE intrakutan) sprechen in der Regel gegen eine tuberkulöse Erkrankung; falsch negative Resultate kommen unter Tuberkulosepatienten in <1% vor (präallergische Phase, negative Anergie, Kortikosteroid-, Zytostatika-Therapie, Masern, AIDS, Testfehler). Eine positive Hautreaktion beweist noch nicht eine Infektion durch humane oder bovine Tuberkelbakterien, sondern lediglich eine Infektion durch säurefeste Bakterien, da auch bei Erkrankungen durch Mycobacterium kansasii, M. aviumintracellulare, M. fortuitum u. a. die Hautprobe mit dem Tuberkulin aus humanen Tuberkelbakterien positiv ausfallen kann. Nach einer früheren BCG-Impfung ist für mindestens 5–10 Jahre mit einer positiven Hautreaktion zu rechnen.
4. Eine **Resistenzbestimmung** mit den angezüchteten Mykobakterien sollte gegen alle relevanten Mittel durchgeführt werden, und zwar nicht nur bei Diagnosestellung, sondern auch später, um eine Resistenzzunahme der Bakterien unter der Therapie zu erkennen. Völlige oder teilweise Resistenz gegen mehrere Mittel erweckt bei frischen Erkrankungen den Verdacht auf atypische Mykobakterien (genaue bakteriologische Differenzierung erforderlich).
5. **Histopathologie:** Granulomatöse Gewebsveränderungen mit Epitheloid- und Riesenzellen in operativ entfernten Organen oder in Probeexzisionsmaterial sind nicht spezifisch für eine Tuberkulose, sondern kommen auch bei anderen Mykobakteriosen, bei Pilzinfektionen, Brucellose usw. vor. Eine Verkäsung dagegen ist weitgehend typisch. Die Unterscheidung zwischen nichtverkäsender Tuberkulose und Sarkoidose kann ebenfalls schwierig sein.
6. Alle an Tuberkulose Neuerkrankten sollten serologisch auf eine **HIV-Infektion** untersucht werden, weil bei AIDS andere Behandlungsregeln für Tuberkulose gelten.

Allgemeine Richtlinien

Immer ist eine **langfristige kombinierte Behandlung** mit mehreren vollwertigen Tuberkulostatika erforderlich. Mittel der ersten Wahl sind Isoniazid (INH), Rifampicin, Pyrazinamid, Ethambutol und Streptomycin, Mittel der zweiten Wahl Prothionamid und Capreomycin. Am besten wirken Isoniazid und Rifampicin. Streptomycin wirkt schwächer als Isoniazid und Rifampicin, aber stärker als Ethambutol. Ethambutol und Prothionamid sind nur bakteriostatisch wirksam. Gyrase-Hemmer (vor allem Ofloxacin und Ciprofloxacin) haben eine gute In-vitro-Aktivität gegen M. tuberculosis. Sie sind möglicherweise Tuberkulostatika der Reserve. Es fehlen jedoch noch überzeugende Studien.

Therapie wichtiger Infektionen

In der **Schwangerschaft** kann eine aktive Tuberkulose ohne größere Gefährdung des Feten mit INH und Ethambutol behandelt werden, in der 2. Schwangerschaftshälfte auch mit Rifampicin. Zu vermeiden sind Streptomycin, Capreomycin und Kanamycin (fetale Schädigung möglich), außerdem Ethionamid und Prothionamid sowie Pyrazinamid, in der Frühschwangerschaft auch Rifampicin.

Bei **vorgeschädigter Leber** sind Streptomycin und Ethambutol bezüglich Nebenwirkungen am ungefährlichsten. INH kann, wenn es während der Tuberkulose nicht zu einer Verschlechterung der Leberfunktion kommt, weiter gegeben werden. Bei frischer Hepatitis sind INH und Rifampicin zu vermeiden. Die Gefahr einer Leberschädigung durch INH ist bei Patienten über 50 Jahren größer als bei jüngeren Erwachsenen und bei Kindern.

Bei **eingeschränkter Nierenfunktion** werden INH und Rifampicin in normaler Dosierung angewandt, da sie in der Leber in starkem Maße metabolisiert werden. In reduzierter Dosierung gibt man Ethambutol (s. S. 268), Pyrazinamid, Streptomycin bzw. Capreomycin (die beiden Aminoglykoside nicht bei schwerer Niereninsuffizienz). Auf Prothionamid und Kanamycin ist möglichst zu verzichten. Bei Dialysepatienten gelten andere Dosierungsregeln. Die Dosierung der meisten Medikamente muß der Behandlung angepaßt werden. Die Kontrolle der Spiegel ist hierbei besonders wichtig.

Bei **Kindern** erfolgt die Tuberkulosebehandlung nach den gleichen Grundsätzen wie bei Erwachsenen. Sollte bei der sehr seltenen angeborenen Tuberkulose eine Therapie bereits im 1. Lebensmonat notwendig sein, so darf wegen der noch nicht voll ausgereiften Nierenfunktion und der Gefahr einer Kumulation das potentiell ototoxische Streptomycin nur in reduzierter Dosierung angewandt werden.

Glukokortikosteroide können im Beginn der Behandlung bei Patienten mit Hypoxämie, anhaltendem Fieber und Kachexie nützlich sein (tgl. 50–100 mg Prednison für 2–4 Wochen). Sekundärinfektionen sind hierdurch nicht zu befürchten. Bei tuberkulöser Pericarditis constrictiva wird die Frequenz von notwendigen Perikardektomien vermindert; bei tuberkulöser Meningitis werden ein Hirnödem, eine Vaskulitis und Hirnnervenausfälle gebessert. Bei ausgeprägter Pleuritis wird die Schwartenbildung verringert. Die Therapie einer Tuberkulose mit einem Kortikosteroid darf immer erst dann eingeleitet werden, wenn die volle Dosis mehrerer sicher wirksamer Tuberkulostatika gegeben worden ist.

Eine **Bakterienresistenz** gegen INH, die in Europa bei einer Ersterkrankung selten vorkommt (in 1–5%), ist bei Zweiterkrankungen häufiger und zwingt zu therapeutischen Konsequenzen. Eine primäre Resistenz gegen Rifampicin und Pyrazinamid ist seltener. Man beginnt bei einem Rezidiv (oder Therapieversagen)

29. Tuberkulose

die Behandlung mit einer Dreierkombination, bei der mindestens zwei Mittel früher noch nicht angewandt wurden (z. B. Ethambutol + Prothionamid + Capreomycin). Über die weitere Verwendung entscheidet das Ergebnis der Resistenzprüfung. Wenn im Verlauf einer Behandlung die Unwirksamkeit eines Tuberkulostatikums nachgewiesen wird, so kommt eine Reihe von anderen Mitteln in Betracht, von denen sich Prothionamid bei kombinierter Anwendung als gut wirksam erwiesen hat. Capreomycin ist nur bei Streptomycin-Resistenz und nachgewiesener Empfindlichkeit einzusetzen (Kreuzresistenz möglich), nicht aber bei schon eingetretener Innenohrschädigung durch Streptomycin (additive Toxizität). Ofloxacin, Ciprofloxacin und offenbar auch Sparfloxacin sind weitere wichtige Reservemittel.

Nebenwirkungen werden bei regelmäßigen Kontrollen frühzeitig erkannt (Tab. 67).

INH kann zu einer **Störung des Pyridoxin-Stoffwechsels** führen; deshalb verabreicht man während einer INH-Behandlung tgl. 6 mg Pyridoxin (zur Vorbeugung einer peripheren Neuritis). INH kann selten auch zu einer **Leberschädigung** führen. Bei Kombinationen mit Rifampicin ist eine verstärkte Lebertoxizität möglich, die regelmäßige Kontrollen von Transaminasen und Bilirubin erfordert. Streptomycin erfordert wegen seiner **Ototoxizität** regelmäßige Innenohrkontrollen (Audiogramm, Vestibularisprüfung) und muß bei den ersten Anzeichen für eine Innenohrschädigung, die schon bei einer Gesamtdosis von 20 g auftreten kann, durch ein anderes Tuberkulostatikum (jedoch nicht durch Capreomycin) ersetzt werden. Niemals dürfen Aminoglykoside (Streptomycin, Capreomycin, Kanamycin, Gentamicin, Tobramycin, Amikacin u. a.) miteinander kombiniert werden. Wenn ein Aminoglykosid längere Zeit gegeben worden ist, ist die Fortsetzung der Therapie mit einem anderen Aminoglykosid nur bei normalem Audiogramm und unter fortlaufender Prüfung der Innenohrfunktion möglich.

Pyrazinamid löst oft **Hyperurikämien** (z. T. mit Gichtanfällen) aus. Metabolische Interaktionen mit anderen Pharmaka sind möglich (s. S. 269). Durch Ethambutol können **Sehschäden** auftreten, durch Prothionamid vielfältige, meist harmlose Nebenwirkungen.

Wenn unter einer Kombinationstherapie **allergische Symptome** auftreten, so ist zunächst das Medikament mit der größten Allergiehäufigkeit (Streptomycin) wegzulassen und durch ein anderes zu ersetzen. Allergien durch begleitende Medikamente (z. B. Vitamine) sind zu berücksichtigen.

Bei jüngeren Frauen unter tuberkulostatischer Therapie sind ggf. Ovulationshemmer (bei Rifampicin unsichere Wirkung!) oder ein Intrauterinpessar indiziert, um einer Schwangerschaft und evtl. **teratogenen Schädigungen** vorzubeugen.

Therapie wichtiger Infektionen

Tab. 67. Relevante Nebenwirkungen von Tuberkulostatika (bei üblicher Dosierung).

Nebenwirkungen	Isoniazid	Rifampicin	Ethambutol	Streptomycin	Prothionamid	Pyrazinamid
Magen und Darm					+	(+)
Leber	+	+			+	+
Nieren		(+)		(+)		(+)
Nervensystem (zentral)	+	(+)	+	++	(+)	
Nervensystem (peripher)	+		Optikus-Schädigung	Vestibularis-Schädigung		
Blutbildende Organe	+	(+)			(+)	
Haut	Pellagroid	Verfärbung		Allergie	Pellagroid	Photodermatose
Andere		Allergische Hämolyse				Gicht
Vorsichtige Anwendung oder Kontraindikation	Alkoholgenuß, Epilepsie, psychische Störungen	Leberschaden, Frühgravidität, Vorsicht bei intermittierender Gabe	Augenleiden, Alkoholismus	Niereninsuffizienz, Hörstörung, Gravidität	Leberschaden, Psychosen, Epilepsie, Alkoholabusus, Frühgravidität, Diabetes	Niereninsuffizienz, Leberschaden, Gicht

29. Tuberkulose

Als **Kriterien für den Behandlungserfolg** gelten Sputumkonversion (Verschwinden der Tuberkelbakterien), Rückbildung einer Kaverne oder eines Infiltrates, Besserung der BSG, Gewichtszunahme und Entfieberung des Patienten.
Ein Versagen der Therapie kann bedingt sein durch:
1. Ungenügende Initialbehandlung (Unterdosierung, Verzicht auf stark wirkende Mittel der 1. Wahl) oder Monotherapie.
2. Unregelmäßige Medikamenteneinnahme.
3. Primäre Bakterienresistenz oder sekundäre Resistenzentwicklung.
4. Grundleiden (Silikose, Leukämie, M. Hodgkin, AIDS usw.).
5. Erkrankungen durch atypische Mykobakterien.

Eine klinische Besserung tritt nach 2–4 Wochen ein, gefolgt von einem allmählichen Rückgang der Röntgenveränderungen bei Lungentuberkulose. Eine Sputumkonversion findet meist nach 4–8 Wochen statt. Wenn nach 6monatiger Kombinationsbehandlung noch Bakterien nachgewiesen werden, sind die Bakterien fast immer gegen eines oder mehrere der angewandten Mittel resistent.

Eine **Prophylaxe** kann nach Exposition eines Kindes oder älteren Familienangehörigen (trotz fehlender Krankheitserscheinungen und Tuberkulin-Negativität) durch eine mindestens 3 Monate lange Gabe von INH (6–10 mg/kg/Tag) erfolgen. Wenn ein Kind nach dieser Zeit noch Tuberkulin-negativ ist (bis zu 100 E intrakutan), ist die Durchführung einer BCG-Impfung zweckmäßig. Danach soll das Kind noch mindestens 6 Wochen von einer möglichen Infektionsquelle ferngehalten werden, bis es durch die Impfung Tuberkulin-positiv geworden ist. Wenn bei einem zunächst Tuberkulin-negativen Kind ohne Impfung eine Tuberkulinkonversion ohne Erkrankungszeichen eintritt, behandelt man mit INH weiter (siehe unten bei präventiver Therapie). In der Umgebung eines Erkrankten sollten ggf. alle Kontaktpersonen mit Tuberkulin getestet und geröntgt werden. Das Neugeborene einer Mutter, die in der Gravidität oder früher ausreichend behandelt worden ist und keine aktive Tuberkulose mehr hat, braucht nach der Geburt nicht von der Mutter getrennt zu werden; das Neugeborene benötigt kein INH und kann BCG-geimpft werden.

Eine **präventive Therapie** mit INH ist zu erwägen:

a) bei kürzlich stattgefundener Tuberkulinkonversion im Kindesalter. Dosierung: 10 mg INH/kg/Tag (nicht mehr als 300 mg) für 6 Monate. Bei auftretenden Röntgenveränderungen wird eine Kombinationsbehandlung wie bei Erkrankten durchgeführt;

b) bei Gefahr der Reaktivierung eines älteren tuberkulösen Prozesses durch Masern, Keuchhusten, Leukämie, AIDS, Glukokortikosteroid- oder immunsuppressive Behandlung. Dosierung von INH bei Erwachsenen tgl. 300 mg, bei

Kindern tgl. 10 mg/kg (für die Dauer der Gefährdung). Vorsicht ist wegen der Hepatotoxizität von INH bei älteren Menschen und Patienten mit einer Lebererkrankung geboten. Sollten sich dennoch Röntgenveränderungen entwickeln, so ist eine kombinierte Therapie erforderlich.

Klinische Formen und Therapie

▶ **Lungentuberkulose:** Beim **Normalfall** (unkomplizierte Lungentuberkulose, Abb. 55) wird eine 2–3 Monate dauernde intensive Initialbehandlung von einer 4–7 Monate dauernden Konsolidierungstherapie gefolgt. Als erfolgversprechendes Behandlungsschema mit einer Rezidivrate unter 1% bei einer Gesamtbehandlungsdauer von nur 6 Monaten hat sich folgende Kombination erwiesen:

2 Monate	4 Monate
Rifampicin	Rifampicin + Isoniazid
Isoniazid	
Pyrazinamid	
Ethambutol (oder Steptomycin)	

Die Behandlung in der 2. Phase kann ggf. auch intermittierend als 2mal wöchentliche Einzeldosis einer Zweier- oder Mehrfachkombination erfolgen (intermittierende Einnahme, s. Tab. 68), besonders wenn die Zuverlässigkeit der Gabe zu Hause nicht gewährleistet ist.

Bei **keimarmen Tuberkulosen** (kulturell negative Lungentuberkulosen mit minimalen Veränderungen, Primärpleuritis) kann von Anfang an eine Zweierkombination mit INH + Rifampicin für 6–9 Monate ausreichend sein. Bei initialer

Tab. 68. Dosierung von Tuberkulostatika.

Medikament	Tägliche Einnahme (mg/kg)	Dosierungs-intervall (h)	Übliche Gesamtdosis (g/Tag)	Intermittierende Einnahme
Rifampicin	10	24	0,45–0,6 (maximal 0,75)	10 mg/kg (maximal 0,75 g)
Isoniazid	5	24	0,3	15 mg/kg
Ethambutol	15	8–12	1	40 mg/kg
Pyrazinamid	25–30	24	1,5–2,0	60 mg/kg (3–4 g)
Streptomycin	15	24	0,75–1,0	0,75–1 g
Prothionamid	8–10	12	0,5–1,0	0,5–1 g

29. Tuberkulose

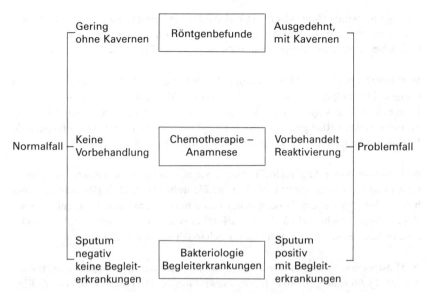

Abb. 55. Differenzierung der Lungentuberkulose in Normal- und Problemfall.

Viererkombination ist eine weitere Therapieverkürzung bis auf 4 Monate möglich.

Eine modifizierte Vierfachkombination besteht aus der Basiskombination INH, Rifampicin + Pyrazinamid sowie der täglich wechselnden Gabe von Ethambutol sowie Streptomycin. Der Vorteil hierbei ist die Gabe des bakteriziden Streptomycins über 3 Monate.

Auf eine Kombination darf keinesfalls verzichtet werden, da diese die antibakterielle Wirkung verstärkt und eine Bakterienresistenz verhindert. Eine medikamentöse Monotherapie der Tuberkulose ist ein Behandlungsfehler, da das verabreichte Mittel infolge Resistenzentwicklung der Bakterien rasch unwirksam wird. Bei unzuverlässigen Patienten, die ihre Tabletten nicht regelmäßig einnehmen, ist eine initiale parenterale Therapie indiziert. Hierfür stehen zur Verfügung: Isoniazid, Rifampicin, Ethambutol und Streptomycin.

▶ Beim **Problemfall** (komplizierte Lungentuberkulose) ist eine wesentlich längere Behandlung (12–18–24 Monate) notwendig. Als Komplikation gelten ausgedehnte Lungenveränderungen, Kavernenbildung, Bakteriennachweis im Sputum (offene Tuberkulose), Reaktivierung einer alten Tuberkulose, Anzüchtung von resistenten Tuberkelbakterien und Bestehen einer resistenzmindernden Grundkrankheit (Diabetes, Alkoholismus, Neoplasien, Kortikosteroid-Therapie). Die Therapie mit einer optimal wirksamen Dreierkombination wird auf jeden Fall bis zur Sputumkonversion (Negativwerden der Sputumpräparate) durchgeführt. Daraufhin schließt sich für weitere 6–9 Monate die Behandlung mit einer voll wirksamen Zweierkombination an (bevorzugt unter Einschluß von Rifampicin).

▶ **Pleuritis exsudativa:** Mehrmonatige Behandlung mit INH + Rifampicin wie bei Lungen-Tbc, anfangs zusätzlich ein Kortikosteroid zwecks rascher Resorption des Ergusses und zur Vermeidung von Adhäsionen. Dosierung: Beginn mit 30–50 mg Prednison, dann Rückgang auf 10–20 mg (für etwa 4 Wochen). Die intrapleurale Instillation von INH oder Streptomycin ist nicht sinnvoll.

▶ **Pleuraempyem:** Allgemeine Therapie wie bei Lungentuberkulose. Evtl. Instillation von INH oder Streptomycin in die Pleurahöhle möglich (Resorptionsmöglichkeit bei gleichzeitiger systemischer Gabe berücksichtigen). Evtl. chirurgische Behandlung. Nicht selten Sekundärinfektionen durch Staphylokokken oder andere Keime, die gezielt antibiotisch behandelt werden müssen.

▶ **Halslymphknotentuberkulose:** Bei Infektionen durch humane oder bovine Tuberkelbakterien gibt man für mehrere Monate INH und Rifampicin. Eine teilweise Exstirpation leicht erreichbarer Lymphknoten (bei der Biopsie) kann die Erkrankung abkürzen. Verstümmelnde Eingriffe sind bei dieser relativ gutartigen Erkrankungsform zu vermeiden.

Bei den Halslymphknotenerkrankungen durch atypische Mykobakterien richtet sich die Therapie nach der Keimart und dem Ergebnis der Resistenzprüfung.

▶ **Mesenteriallymphknoten-, Darm- und Peritonealtuberkulose:** Heute meist Folge einer hämatogenen Streuung oder bei offener Lungentuberkulose oder durch Verschlucken von bakterienhaltigem Sputum entstanden. Vorkommen auch als Komplikation bei AIDS. Keine Monotherapie mit INH! Kombinierte Behandlung wie bei Lungentuberkulose.

▶ **Miliartuberkulose:** Heute selten geworden (wenn überhaupt nur noch bei ungeimpften Kindern und Kindern aus Risikokollektiven). Die Seltenheit der Erkrankung erhöht das Risiko, die schwierige Diagnose zu verfehlen. Eine schwer erkennbare Sonderform ist die Landouzy-Sepsis bei Abwehrschwäche. Dreier- oder Viererkombination von INH, Rifampicin und Ethambutol und/oder Streptomycin, zusätzlich kurzfristig Prednison (bei starker Dyspnoe oder toxischem Verlauf). Zum Ausschluß einer gleichzeitigen Meningitis Liquor untersuchen! Lang dauernde Therapie trotz rascher Besserung immer notwendig. Nach klinischer Besserung unterscheidet sich die Behandlung der Miliartuberkulose nicht von der Behandlung einer Lungentuberkulose. Nach Überstehen des kritischen Initialzustandes besteht eine ausgesprochen gute Prognose.

29. Tuberkulose

▶ **Meningitis tuberculosa:** Nahezu stets im Rahmen einer Miliartuberkulose. Entscheidend für die Prognose ist die frühzeitige Diagnosestellung. Mit jeder Verzögerung der Diagnostik wird das Risiko von Dauerschäden größer (ggf. auch Therapie bei begründetem Verdacht). Sofortiger Behandlungsbeginn nach Entnahme von Liquor mit 4 Mitteln in maximaler Dosierung:

INH, bei Erwachsenen initial 10 mg/kg, nach 3–4 Wochen 5–7 mg/kg, bei Kindern initial 15–20 mg/kg, nach 3–4 Wochen 10 mg/kg, Tageshöchstdosis bei Erwachsenen 1 g, bei Kindern 0,5 g;
Rifampicin, tgl. 10 mg/kg, Tageshöchstdosis bei Erwachsenen 0,75 g;
Pyrazinamid, täglich 30 mg/kg (maximal täglich 2 g);
Streptomycin, 30 mg/kg i. m., Tageshöchstdosis 1 g (bei Erwachsenen bis 1,5 g), Dauer 1 Monat, ab 2. Monat nur 2mal wöchentlich.
Eine intralumbale Gabe von Tuberkulostatika ist heute verlassen.

Wenn sich die angezüchteten Tuberkelbakterien gegen eines dieser Tuberkulostatika als resistent erweisen, kann statt dessen das liquorgängige Prothionamid angewandt werden (täglich 10 mg/kg, maximal 1 g). Abhängig vom klinischen Verlauf und dem Liquorbefund kann nach 2–3 Monaten auf die Kombination von INH (tgl. 5 mg/kg) und Rifampicin übergegangen werden (für weitere 10 Monate). In schweren Fällen (bei erhöhtem Hirndruck) ist die Gabe von Dexamethason indiziert.

▶ **Urogenitaltuberkulose:** Kombinierte Behandlung wie bei anderen schweren Organtuberkulosen, vorzugsweise mit INH, Rifampicin, Pyrazinamid und Ethambutol. Ciprofloxacin oder Ofloxacin sind potentielle Kombinationspartner (gut nierengängig), die auch gegen bakterielle Sekundärinfektionen wirken. Von den 3 Mitteln muß nur Ethambutol bei eingeschränkter Nierenfunktion niedriger dosiert werden. Wegen der großen Rezidivgefahr ist eine lange tuberkulostatische Behandlung (für 9–12 Monate) notwendig. Chirurgisches Eingreifen heute kaum noch erforderlich. Sekundärinfektionen verschlechtern die Prognose, daher sollen endourethrale Eingriffe (Katheterisierung, Zystoskopie usw.) möglichst vermieden werden.

▶ **Knochen- und Gelenktuberkulose:** Zur Sicherung der Diagnose kann eine Biopsie indiziert sein. Langzeittherapie über 1 Jahr mit voll wirksamen Kombinationen, evtl. chirurgische Behandlung und orthopädische Maßnahmen.

▶ **Hauttuberkulose:** INH + Rifampicin. Chirurgische Maßnahmen sind heute nur selten erforderlich.

▶ **Tuberkulose bei AIDS** siehe S. 604.

Literatur

ACOCELLA, G., A. NONIS, G. GIALDRONI-GRASSI, C. GRASSI: Comparative bioavailability of isoniazid, rifampin and pyrazinamide administered in free combination and in a fixed triple formulation designed for daily use in antituberculosis chemotherapy. Amer. Rev. resp. Dis. *138:* 882–885 (1988).

AHN, C. H., J. R. LOWELL, S. S. AHN et al.: Short-course chemotherapy for pulmonary disease caused by Mycobacterium kansasii. Amer. Rev. Respir. Dis. *128:* 1048 (1983).

BRÄNDLI, O., V. HAEGI, B. VILLIGER, W. BOHN, H. R. BAUMANN, R. ZÄCH: Kurzzeittherapie der Lungentuberkulose mit einer fixen Kombination von Isoniazid, Rifampicin und Pyrazinamid. Schweiz. med. Wschr. *119:* 299–305 (1989).

Centers for Disease Control. The use of preventive therapy for tuberculosis infection in the United States. M.M.W.R. *39* (RR-6): 9–12 (1990).

COHN, D. L., B. J. CATLIN, K. L. PETERSON, F. N. JUDSON, J. A. SBARBARO: A 62-dose, 6-month therapy for pulmonary and extrapulmonary tuberculosis. A twice-weekly, directly observed, and cost-effective regimen. Ann. intern. Med. *112:* 407 (1990).

COMBS, D. L., R. J. O'BRIEN, L. J. GEITER: USPHS Tuberculosis Short-Course Chemotherapy Trial 21: effectiveness, toxicity, and acceptability. The report of final results. Ann. intern. Med. *112:* 397 (1990).

DUTT, A. K., D. MOERS, W. W. STEAD: Smear- and culture-negative pulmonary tuberculosis: Four-month short-course chemotherapy. Am. rev. Respir. Dis. *139:* 867 (1989).

East and Central African/British Medical Research Council Fifth Collaborative Study: Controlled clinical trial of 4 short-course regimens of chemotherapy (three 6-month and one 8-month) for pulmonary tuberculosis: final report. Tubercle *67:* 5 (1986).

Hong Kong Chest Service/British Medical Research Council: Acceptability, compliance, and adverse reactions when isoniazid, rifampin, and pyrazinamide are given as a combined formulation or separately during three-times-weekly antituberculosis chemotherapy. Amer. Rev. resp. Dis. *140:* 1618 (1989).

HOWELL, F., R. O'LAOIDE, P. KELLY, J. POWER, L. CLANCY: Short-course chemotherapy for pulmonary tuberculosis. A randomised controlled trial of a six-month versus nine-month oral regimen. Ir. med. J. *82:* 11 (1989).

JANSSENS, J. P., R. DE HALLER: Spinal tuberculosis in a developed country. A review of 26 cases with special emphasis on abscesses and neurologic complications. Clin. Orthop. *257:* 67–76 (1990).

JAWAHAR, M. S., S. SIVASUBRAMANIAN, V. K. VIJAYAN et al.: Short-course chemotherapy for tuberculous lymphadenitis in children. Brit. med. J. *301:* 359 (1990).

KILPATRICK, M. E., N. I. GIRGIS, M. W. YASSIN, A. A. ABU EL ELLA: Tuberculous meningitis – clinical and laboratory review of 100 patients. J. Hyg. *96:* 231–238 (1986).

NYE, K., D. K. CHADHA, P. HODGKIN et al.: Mycobacterium chelonei isolation from broncho-alveolar lavage fluid. J. Hosp. Infect. *16:* 257 (1990).

PUN, W. K., S. P. CHOW, K. D. LUK et al.: Tuberculosis of the lumbosacral junction. Long-term follow-up of 26 cases. J. Bone. Joint. Surg. Br. *72:* 675–678 (1990).

REES, R. J. W. (ED.): Tuberculosis and Leprosy, Churchill Livingstone, London 1988.

SNIDER, D. E., J. GRACZYK, E. BECK et al.: Supervised six months treatment of newly diagnosed pulmonary tuberculosis using isoniazid, rifampin and pyrazinamide with and without streptomycin. Am. Rev. Respir. Dis. *103:* 1091 (1984).

WALLACE JR., R. J., J. M. SWENSON, V. A. SILCOX, M. G. BULLEN: Treatment of nonpulmonary infections due to Mycobacterium fortuitum and Mycobacterium chelonae on the basis of in vitro susceptibilities. J. Infect. Dis. *152:* 500 (1985).

ZIMMER, B. L., D. R. DEYOUNG, G. D. ROBERTS: In vitro synergistic activity of ethambutol, isoniazid, kanamycin, rifampin, and streptomycin against Mycobacterium avium-intracellulare complex. Antimicrob. Ag. Chemother. *22:* 148 (1982).

30. Lepra

Erreger: Mycobacterium leprae. Chronische Infektionskrankheit, die an der Haut, den Schleimhäuten, den peripheren Nerven und in inneren Organen lokalisiert sein kann. In Entwicklungsländern immer noch weit verbreitet.

Verschiedene Krankheitsformen (abhängig von der Immunitätslage):
1. Tuberkuloide Lepra mit makulo-anästhetischen Herden. Lepromin-Hauttest stark positiv. Nur wenige Bakterien im Gewebe. Häufig Beteiligung peripherer Nerven mit Lähmungen.
2. Lepromatöse Lepra (Anergie gegen M.-leprae-Antigen). Lepromin-Hauttest immer negativ. Massenhaft Bakterien im Gewebe. Keine Nervenbeteiligung (außer im Spätstadium).
3. Borderline-Lepra (dimorphe oder Intermediär-Form), bei der gleichzeitig Merkmale der tuberkuloiden und der lepromatösen Form vorhanden sind. Lepromin-Hauttest schwach positiv oder negativ. Mäßig viele Bakterien im Gewebe. Beteiligung peripherer Nerven häufig. Es gibt auch Übergangsformen der Borderline-Lepra, die mehr der tuberkuloiden Lepra oder mehr der lepromatösen Lepra ähneln.
4. Unbestimmte (undeterminierte) Form bei Krankheitsbeginn, die in eine tuberkuloide oder lepromatöse Form übergehen kann. Dabei sind keine oder nur sehr wenige Bakterien im Gewebsschnitt nachweisbar. Lepromin-Hauttest schwach positiv oder negativ. Keine Nervenbeteiligung.

Klinisch findet man bei der tuberkuloiden Lepra meist pigmentarme oder erythematöse Hautflecken, die gegen Berührung oder Hitze unempfindlich sind; später treten oft palpale Nervenstränge, Nervenschmerzen und an Händen und Füßen trophische Störungen auf, die zu Ulzera und Verstümmelungen führen. Bei der **lepromatösen** Lepra sieht man knotige Hautveränderungen (besonders an den Streckseiten der Arme und Beine, an Stirn, Wange und Ohrmuschel), später durch Schleimhautbefall ständige Nasensekretion, Schluckbeschwerden, Heiserkeit und Atemnot. Bei der lepromatösen Lepra entwickelt sich bei vielen Patienten einige Monate nach Beginn der Chemotherapie eine sog. Leprareaktion, die offenbar auf der Bildung von Immunkomplexen beruht und von Exanthemen, einem Erythema nodosum, von Fieber, einer Synovitis oder Iridozyklitis begleitet sein kann.

Die **Diagnose** wird zunächst klinisch gestellt. In nach Ziehl-Neelsen gefärbten Ausstrichen lassen sich bei der lepromatösen Form im Sekret, das aus einem Kratzpräparat vom Rand der Hautläsion gewonnen wird, oder im Nasenschleim mikroskopisch viele säurefeste Stäbchen nachweisen. Die histologische Untersuchung eines Biopsates gestattet eine Klassifikation der Krankheit und Aussagen über die Prognose sowie im weiteren Verlauf eine Beurteilung des Behandlungserfolges. Durch Injektion von Gewebsmaterial, das während einer Dapson-Therapie entnommen ist, läßt sich am Fußballen der Maus feststellen, ob die Leprabakterien vital sind, was eine Resistenz anzeigt.

Therapie: Die Lepra ist heute keine unbehandelbare Krankheit mehr. Jede Erkrankung muß über längere Zeit einer kombinierten Chemotherapie unterzogen werden, weil nur hierdurch eine Heilung möglich ist und eine bei Monotherapie drohende Resistenzentwicklung der Bakterien verhindert werden kann. Der Anteil Dapson-resistenter Bakterienstämme hat in vielen Ländern wegen der früher üblichen alleinigen Anwendung von Dapson erheblich zugenommen. Eine primäre Resistenz gegen Clofazimin und gegen Rifampicin ist sehr selten. Bei nachgewiesener Resistenz kommen als Mittel der Reserve Ethionamid oder Prothionamid (s. S. 275) in Frage. Gyrase-Hemmer (Ofloxacin, Ciprofloxacin, Pefloxacin) sind wirksam, dagegen Tuberkulostatika, wie INH, Ethambutol und Streptomycin, unwirksam. Neue Makrolide (z. B. Clarithro- und Azithromycin) wirken offenbar gut.

Nach einer **Empfehlung der WHO** für Entwicklungsländer sollen die verschiedenen Krankheitsformen wie folgt behandelt werden:

1. Bei der **bakterienarmen Lepra,** d. h. der tuberkuloiden Form, der undeterminierten Form und der Übergangsform zwischen tuberkuloider und Borderline-Lepra gibt man mindestens 6 Monate lang
Dapson (tgl. 0,1 g)
+ Rifampicin (einmal im Monat 0,6 g).

2. Bei der **bakterienreichen Lepra,** d. h. der lepromatösen Form, Borderline-Form und Übergangsform zwischen lepromatöser und Borderline-Lepra, hat sich eine Kombination von
Dapson (tgl. 0,1 g)
+ Rifampicin (einmal im Monat 0,6 g)
+ Clofazimin (tgl. 0,05 g und zusätzlich einmal im Monat 0,3 g)
für mindestens 2 Jahre oder bis zum Negativwerden des mikroskopischen Präparates bewährt. Da es durch persistierende Erreger zu Rückfällen kommen kann, sind regelmäßige Nachuntersuchungen erforderlich (bei Rezidivverdacht einschließlich mikroskopischer Untersuchung). Bei bakterienreichen Formen muß die Behandlung jahrelang fortgesetzt werden. Auf Nebenwirkungen von Dapson (s. S. 277), Rifampicin (s. S. 262) und Clofazimin (s. S. 279) ist sorgfältig zu achten. In entwickelten Ländern ist bei lepromatöser Lepra eine voll dosierte tägliche Behandlung mit Rifampicin + Prothionamid + Dapson ratsam. Die

Therapie der Lepra wird sich vermutlich in den nächsten Jahren durch neue Antibiotika wesentlich verbessern.

Bei Auftreten einer Leprareaktion wendet man in schweren Fällen ein Glukokortikoid (tgl. 50–100 mg Prednison) an. Bei leichterem Erythema nodosum kann Azetylsalizylsäure oder Paracetamol ausreichend sein. Die antilepröse Behandlung sollte dabei nicht unterbrochen werden. Eine Iridozyklitis behandelt man lokal mit einem Kortikosteroid und einem Mydriatikum.

Zusätzliche sehr wichtige Maßnahmen sind Patientenerziehung, orthopädische Behandlung, Physiotherapie, berufliche Rehabilitation. Eine Isolierung ist nicht notwendig.

Literatur

GUELPA-LAURAS, C. C., J. H. GROSSET, M. CONSTANT-DESPORTES, G. BRUCKER: Nine cases of rifampin-resistant leprosy. Int. J. Leprosy 52: 101 (1984).
HASTINGS, R. C.: Leprosy. Churchill Livingstone, New York, Edinburgh, London, Melbourne, 1986.
JI, B. H., J. K. CHEN, C. M. WANG, G. A. XIA: Hepatotoxicity of combined therapy with rifampicin and daily prothionamide for leprosy. Lepr. Rev. 55: 283–289 (1984).
KAR, P. K., A. S. SOHI: Study of multidrug therapy in paucibacillary leprosy. J. Indian med. Ass. 87: 34 (1989).
LANGUILLON, J.: Précis de Léprologie. Masson et Cie, Paris, 1986.
LEIKER, D. L.: Preliminary results of treatment of leprosy patients in The Netherlands with daily rifampicin, dapsone and clofazimine. Lepr. Rev. 57 (Supplement 3): 272–273 (1986).
PATTYN, S. R., L. JANSSENS, J. BOURLAND et al.: Hepatotoxicity of the combination of rifampin-ethionamide in the treatment of multibacillary leprosy. Int. J. Leprosy 52: 1 (1984).
PATTYN, S. R., J. BOURLAND, S. GRILLONE, G. GROENEN, P. GHYS: Combined regimens of one-year duration in the treatment of multibacillary leprosy. I. Combined regimens with rifampicin administered during one year. Lepr. Rev. 60: 109 (1989).
PATTYN, S. R., G. GROENEN, L. JANSSEN, J. DEVERCHIN, P. GHYS: Combined regimens of one-year duration in the treatment of multibacillary leprosy. II. Combined regimens administered during six months. Lepr. Rev. 60: 118 (1989).
PATTYN, S. R., J. A. HUSSER, G. BAQUILLON: Evaluation of five treatment regimens, using either dapsone monotherapy or several doses of rifampicin in the treatment of paucibacillary leprosy. Lepr. Rev. 61: 151–156 (1990).
REES, R. J.: Tuberculosis and Leprosy. Churchill Livingstone, London 1988.

Therapie wichtiger Infektionen

31. AIDS

Erreger von AIDS (Acquired Immune Deficiency Syndrome) sind Retroviren (HIV = Human Immunodeficiency Virus), die bei infizierten Personen aus Blut und Körperflüssigkeiten isoliert werden können. Die meisten Erkrankungen werden durch HIV 1 verursacht. Eine Infektion durch HIV 2 ist sehr selten. Eine Übertragung erfolgt durch Geschlechtsverkehr, gemeinsame Benutzung infizierter Injektionsbestecke, Transfusion von Blut oder Blutprodukten sowie diaplazentar oder intrapartal von einer infizierten Mutter auf ihr Kind. Andere Übertragungsmechanismen spielen epidemiologisch kaum eine Rolle. Die epidemisch auftretende Krankheit breitet sich weiterhin weltweit aus. Besonders betroffen sind männliche Homosexuelle, Heroinsüchtige, Sexualpartner von Erkrankten sowie Neugeborene infizierter Mütter. Die Häufigkeit von Ansteckungen durch heterosexuellen Geschlechtsverkehr nimmt zu. Früher wurden außerdem Empfänger von Bluttransfusionen, Hämophiliepatienten sowie Empfänger bestimmter Plasmaderivate angesteckt. In dieser Gruppe ist kaum mit Neuinfektionen zu rechnen (bei regelmäßiger Kontrolle der Blutspender und korrekter Sterilisation von Plasmaprodukten). Bei allen Personen, die von 1978 bis 1985 Blut oder bestimmte Blutderivate (Faktor VIII, PPSB) bekommen haben, besteht ein gewisses Risiko. Die Infektion kann bereits in der Latenzzeit von infizierten, aber noch nicht auffällig erkrankten Personen durch Bluttransfusion übertragen werden. Im Gegensatz zu gewöhnlichen Virusinfektionen haben Personen mit HIV-Antikörpern im Regelfall eine Dauervirämie (unabhängig von ihrem Gesundheitszustand) und sind potentiell infektiös. Die Virämie nimmt offenbar mit dem Verlauf der Erkrankung zu.

Pathogenese: Die Zeit zwischen der Infektion und dem Auftreten von Antikörpern sollte man als Inkubationszeit bezeichnen. Im allgemeinen dauert es 6–12 Wochen, bis nach einer Exposition Antikörper gebildet werden. Bei wenigen Patienten ist der Antikörpernachweis erst später möglich. Anschließend kommt es zu einer sehr unterschiedlich langen Latenzzeit, die Monate bis viele Jahre dauern kann. In dieser Latenzzeit fühlen sich die meisten Patienten gesund. Bei genauen Untersuchungen lassen sich jedoch oft schon immunologische Abweichungen nachweisen. Das Virus befällt vor allem Zellen des Immunsystems, bevorzugt die T-Helfer-Lymphozyten und die Makrophagen, aber auch andere Zellsysteme, wie die Knochenmark-Stammzellen. Durch die Dysfunktion und Verminderung der T-Helfer-Zellen und Makrophagen kommt es im Verlauf der Erkrankung zu unterschiedlichen opportunistischen Infektionen, aber auch zu bestimmten Tumoren. Die Kachexie und die Enzephalopathie können durch das Virus selbst bedingt sein.

31. AIDS

Bei dem Auftreten von sekundären **Geschwülsten** spielen möglicherweise onkogene Viren (z. B. Epstein-Barr-Viren, Papova-Viren) als Cofaktoren eine wichtige Rolle. Häufig vorkommende Malignome bei Erwachsenen sind das Kaposi-Sarkom (meist atypisch an der Haut, z. T. auch viszeral), Burkitt-ähnliche Lymphome, Non-Hodgkin-Lymphome, ZNS-Lymphome, Morbus Hodgkin, aber auch Portiokarzinome und Seminome.
Eine HIV-Infektion verläuft typischerweise in verschiedenen **Krankheitsstadien**. Hierfür gibt es unterschiedliche Klassifikationen, die in Tab. 69 zusammengestellt

Tab. 69. AIDS-Klassifikationen. Das Stadium WR0 bzw. Ffm 1a läßt sich nur retrospektiv sichern. Ein Verdacht besteht z. B. bei der Ehefrau eines infizierten Hämophilen.

Centers of Disease Control (CDC)	Triviale Bezeichnungen	Walter-Reed- Stadium	Frankfurter Stadium
Keine Bezeichnung	Inkubationszeit	WR0	1a
Gruppe I Akute Infektion	Akute HIV-Infektion	WR0 1	1a–b
Gruppe II (pos. Serologie)			1b
A Asymptomatisch	Asymptomatisch	WR1	
B + path. Laborbefunde	Lesser-AIDS (bei Thrombopenie)	WR1T	
Gruppe III (pos. Serologie)			
A Gen. Lymphadenopathie	LAS (Lymphadeno-pathie-Syndrom)	WR2	2a
B + path. Laborbefunde		WR3	2b
Gruppe IV (pos. Serologie)			
A Allgemeinsymptome	ARC (AIDS Related Complex)	WR3B bis WR6B	2b
B Neurol. Symptome		WR3CNS bis WR6CNS	3
C1 Opp. Infektionen	AIDS	WR6	3
C2 Andere Infektionen		WR6	3
• Oral hairy leukoplakia	OLP Lesser-AIDS		
• Herpes zoster	Lesser-AIDS		
• Tuberkulose	Lesser-AIDS		
• Candida-Stomatitis	Lesser-AIDS		
D Malignome	AIDS		
• Kaposi-Sarkom		WR2K bis WR6K	
• Lymphome			
• ZNS-Lymphome		WR3CNS bis WR6CNS	
E Anderes			

sind. Die HIV-Infektion ist eine klinische Entität. Eine Trennung von AIDS und den Vorstadien ist willkürlich. Die AIDS-Definitionen haben sich im Laufe der Jahre mehrfach geändert. Eine HIV-Klassifikation der WHO basiert hauptsächlich auf der Zahl der T-Helferzellen (CD4-Lymphozyten). Unter einer Helferzell-Zahl von 250–300/µl (normal mehr als 500/µl) sind die Patienten von sekundären Infektionen und sekundären Tumoren bedroht. Im Endstadium haben die Patienten fast keine Helferzellen mehr. Dabei ist es dann belanglos, ob ein Patient 5, 10 oder 30 Helferzellen/µl hat. Die häufig gleichzeitig durchgeführte Bestimmung der CD8-Zellen sowie die Relation zwischen beiden Zelltypen sind klinisch wenig brauchbar.

Das Virus selbst kann mehrere Wochen nach der Ansteckung ein Krankheitsbild hervorrufen, das einer akuten Mononukleose, selten auch einer aseptischen Meningitis ähnelt und ohne Behandlung wieder zurückgeht. Nach einem asymptomatischen Stadium kommt es bei den meisten Patienten zum Auftreten eines Lymphadenopathie-Syndroms (LAS), das in seiner schweren Ausprägung **AIDS-Related Complex** (ARC) genannt wird. In diesem Stadium haben die Patienten Fieber, Lymphknotenschwellung, Schwächegefühl, aber auch bereits opportunistische Infektionen (Mundsoor, seborrhoische Dermatitis, Zoster, Pneumonien durch übliche Erreger).

HIV hat einen ausgeprägten Neurotropismus. Bereits im Frühstadium der Krankheit kann es zu einer initial diskreten Hirnbeteiligung kommen, die im weiteren Verlauf progredient sein und zu einer schweren Demenz führen kann **(AIDS-Enzephalopathie).** Die Symptome der AIDS-Enzephalopathie sind von den sekundären Infektionen des Gehirns (Zytomegalie, multifokale Leukoenzephalitis) schwer abzutrennen. Die Unterscheidung einer HIV-Enzephalopathie von einer Neurolues kann praktisch unmöglich sein (Therapie der Lues auf Verdacht).

Beim Vollbild von AIDS gibt es eine Vielzahl **opportunistischer Infektionen,** die in Tab. 70 zusammengestellt sind. Seltener kommt es auch zu einer Amöben-, Coccidioides-, Histoplasma- oder Rhodococcus-Infektion oder einer Katzenkratzkrankheit (bazillären Angiomatose).

Auffällig ist, daß die üblichen fakultativ-pathogenen Keime, wie Staphylokokken, E. coli, Pseudomonas, nur relativ selten zu Infektionen bei AIDS-Patienten führen.

Symptomatik: Typisch in der **Frühphase** sind Fieber, Lymphadenitis, passagere Meningoenzephalitis, lymphoide interstitielle Pneumonie bei Säuglingen, Autoimmun-Phänomene.

In der **Spätphase** beruhen die häufig vorhandene Enzephalopathie (z.T. mit Demenz), die schweren Krampfanfälle und der Marasmus auf der direkten Wirkung des HI-Virus. Allerdings kann die Abtrennung von den sehr ähnlichen Sekundärinfektionen (z. B. CMV) schwierig sein.

31. AIDS

Tab. 70. Wichtige opportunistische Erreger und typische Krankheitsbilder, deren Auftreten bei Personen mit einer HIV-Infektion auf AIDS hinweisen.

Erreger	Typische Krankheitsbilder
Pneumocystis carinii	Meist doppelseitige interstitielle Pneumonie
Toxoplasma gondii	Toxoplasmose-Enzephalitis
Kryptosporidien	Therapieresistente Diarrhoe
Mikrosporidien	Therapieresistente Diarrhoe, Cholestase
Candida albicans	Soor-Stomatitis, -Ösophagitis
Cryptococcus neoformans	Abszesse innerer Organe, Meningitis, Sepsis
Aspergillus fumigatus	Pneumonie, ZNS-Befall
Pityrosporon ovale	Seborrhoische Dermatitis
M. tuberculosis	Extrapulmonale Tuberkulose, Befall mehrerer Organe, generalisierte Lymphknoten-Tuberkulose, Lungen-Tbc
M. avium-intracellulare und andere Mykobakterien	Septikämie, extrapulmonaler Befall mehrerer Organe, generalisierter Lymphknotenbefall, Enteritis
Enteritis-Salmonellen	Septikämie (rezidivierend), Empyeme, Weichteil- und Organabszesse
Actinomyceten, Nocardien	Pneumonie, Eiterungen, Hirnabszeß
Herpes simplex (Typ 1 und 2)	Kutane und mukokutane Ulzera, Proktitis, perianale Ulzera, Enzephalitis
Varizella-Zoster-Virus	Progressive Varizellen, Varizellen-Pneumonie, generalisierter Zoster, Myelitis
Zytomegalie-Virus	Retinitis, Pneumonie, diss. Befall innerer Organe, Diarrhoe
Papova-Viren	Multifokale Leukoenzephalopathie, Papillome
Molluscum-contagiosum-Virus	Molluscum contagiosum (groß, multipel)

Der häufigste maligne Tumor bei AIDS ist das Kaposi-Sarkom, ein in Europa früher sehr seltenes multizentrisches Angiosarkom. Beim Kaposi-Sarkom gibt es Hinweise für die genitale Übertragung eines ursächlichen Agens. So sind Hämophiliepatienten fast nie von einem Kaposi-Sarkom betroffen. Eine Therapie des Kaposi-Sarkoms ist nur notwendig bei massivem intestinalen oder pulmonalen Befall und bei kosmetisch störenden Herden. – Am zweithäufigsten sind Non-Hodgkin-Lymphome, die sich oft als therapieresistentes Fieber manifestieren. Sie haben unbehandelt eine schlechte Prognose, sprechen aber z.T. gut auf eine Zytostatika-Therapie an. – Es gibt darüber hinaus eine Anzahl von anderen Tumoren (Morbus Hodgkin, Seminome, Portiokarzinom u.a.). Generell ist die Tumorrate bei HIV-infizierten Personen erheblich erhöht.

Therapie wichtiger Infektionen

Der charakteristische Verlauf besteht trotz optimaler Behandlung aus einer Kette unterschiedlicher Komplikationen, bis der Patient nach Erreichen des Vollbildes von AIDS stirbt. Final bestimmen Tumoren, eine disseminierte Zytomegalie, disseminierte Mykobakteriose, ein therapieresistenter Soor, eine Aspergillus-Infektion, Kachexie und Enzephalopathie das Krankheitsbild.

Staging: Bei Diagnosestellung muß das Krankheitsstadium genau festgestellt werden. Neben der Anamnese und sorgfältigen klinischen Untersuchung einschließlich Messung des Körpergewichtes sind eine Reihe von speziellen diagnostischen Maßnahmen notwendig. Hierzu gehören bei Zweifel an der Diagnose eine Wiederholung der HIV-Serologie. Bereits im Anfangsstadium sollte die absolute Zahl der Helferzellen (T4-Lymphozyten) bestimmt werden (weniger als 400/µl ist eindeutig erniedrigt). Zu den serologischen Untersuchungen gehören auch die Lues-Serologie, Toxoplasma-Serologie, Zytomegalie-Serologie sowie der Tuberkulin-Test. Immer sollten zur Erkennung der Ausgangssituation eine Röntgenaufnahme des Thorax sowie eine Bestimmung der Vitalkapazität durchgeführt werden (diese ist bei Pneumocystis-carinii-Pneumonie im Gegensatz zu anderen Pneumonien stark verringert). Bei Frauen ist eine gynäkologische Untersuchung sinnvoll.

Laborbefunde: ARC-Patienten und AIDS-Patienten haben typische, aber variable Laborbefunde. Am besten korreliert ist der klinische Zustand mit der absoluten Zahl der T-Helfer-Lymphozyten. Zusätzliche Laborbefunde sind Lymphozytopenie, Leukozytopenie, Eosinophilie, eine polyklonale Hypergammaglobulinämie sowie ein vermindertes Ansprechen der Lymphozyten auf Mitogene. Vorher positive Tuberkulin-Hautproben werden negativ. Im weiteren Verlauf kann freies p24-Antigen (ein Core-Protein) nachweisbar sein. Im Endstadium von AIDS haben Patienten auch ohne Behandlung häufig eine Anämie, manchmal außerdem eine Thrombozytopenie.

Prinzipien der Therapie: Man muß unterscheiden zwischen der Therapie der eigentlichen HIV-Infektion und der Behandlung sekundärer opportunistischer Infektionen. Hinzu kommt die Therapie der sekundären Tumoren sowie die symptomatische Therapie im Rahmen der schweren Erkrankung. Bei einigen sekundären Infektionen (durch Pneumocystis, Toxoplasma, Candida, evtl. auch durch Mykobakterien) ist eine medikamentöse Prophylaxe möglich. Die AIDS-Therapie erfordert den Rat von Spezialisten verschiedener Fachdisziplinen (Neurologen, Onkologen, Infektiologen, Dermatologen) und kann sehr schwierig sein.

Therapie der HIV-Infektion: Die Therapie der HIV-Infektion steckt noch in den Anfängen. Die besondere Biologie von Retroviren erfordert eigentlich eine

31. AIDS

lebenslange Therapie mit potentiell toxischen Virustatika, die als Antimetaboliten in den Stoffwechsel der infizierten Zellen eingreifen. Die therapeutische Wirksamkeit eines Virustatikums gegen HIV ist schwer meßbar. Erfolgsparameter sind klinische Besserung, Gewichtszunahme, Anstieg der Helferzellen (T4-Lymphozyten), Rückgang der Virämie, Rückgang des p24-Antigen-Spiegels, Ausbleiben einer Resistenzentwicklung, Rückgang der Frequenz von Sekundärinfektionen, fehlende Progression der Erkrankung sowie längere Überlebenszeit. Besserung des Befindens und Gewichtszunahme sind relativ unspezifische Zeichen. Spezifische Parameter, wie Virämie oder Resistenzentwicklung, sind nur in Einzelfällen mit hohem Aufwand zu prüfen. Eine längere Überlebenszeit, eine geringere Progression sowie verringerte Sekundärinfektionen lassen sich nur in Langzeitstudien beobachten. Die direkte Wirkung eines Virustatikums muß dabei stets von den Wirkungen der immer gleichzeitig stattfindenden sonstigen Therapiemaßnahmen (z. B. gegen Sekundärinfektionen) abgetrennt werden.

Der Nukleosid-Antagonist **Azidothymidin** (AZT, Zidovudin, s. S. 292) ist die Standardsubstanz der antiretroviralen Therapie. Eine Anwendung muß erwogen werden, wenn bei einem Patienten mit ARC (AIDS Related Complex) die T4-Lymphozyten kontinuierlich auf ein Niveau von 200/µl abfallen und wenn schwere opportunistische Infektionen erstmalig auftreten (Pneumocystis-carinii-Pneumonie, Hirn-Toxoplasmose). Eine besondere Indikation ist der Einsatz von Azidothymidin bei Frühmanifestation neurologischer Symptome. Eine generelle Frühbehandlung mit AZT ist umstritten. Der Spontanverlauf einer HIV-Infektion variiert erheblich. Immer muß das Risiko der Therapie mit dem möglichen Nutzen verglichen werden. Nach 1–1½ Jahren verliert Azidothymidin seine Wirksamkeit (in erster Linie durch Resistenzentwicklung).

DDI (Didesoxyinosin, s. S. 295) ist indiziert, wenn AZT versagt hat oder nicht vertragen wird. DDI hat offensichtlich einen etwas anderen Wirkungsmechanismus und wirkt auch noch bei nachgewiesener AZT-Resistenz. Es unterscheidet sich im Spektrum der Nebenwirkungen. Die hämatotoxischen Nebenwirkungen von AZT fehlen, dagegen treten relativ häufig Pankreasschädigungen oder eine Neuritis auf. Die Nebenwirkungen von DDI sind dosisabhängig. Es ist noch unklar, ob sich DDI als primäres Therapeutikum (vor einer Therapie mit AZT) eignet.

DDC: Ein anderes Nukleosid-Analogon, nämlich DDC (Didesoxycytosin, s. S. 298), ist in der Monotherapie dem AZT offenbar unterlegen. Hohe Dosen von DDC führen relativ häufig zu Neuritis. Eine Kombination von AZT mit niedrigen Dosen von DDC erscheint sinnvoll.

In Zukunft werden synergistisch wirkende Kombinationen, wie AZT + DDC, AZT + DDI, evtl. DDI + DDC, vermutlich einen wichtigen Platz in der Therapie haben. Von noch größerem Interesse sind Kombinationen mit antiretroviralen Substanzen, die einen anderen Wirkungsmechanismus haben (sog. Tibo-Derivate, Proteasehemmer u. a.).

Therapie wichtiger Infektionen

Die immer wieder genannten Immunstimulantien gehen offenbar von einem falschen Konzept aus. Die bislang vorhandenen Derivate stellen u. E. keinen geeigneten Weg dar, eine HIV-Infektion entscheidend zu beeinflussen. Interessant ist die Anwendung von abgetöteten fraktionierten Impfstoffen, welche den – vom Pathomechanismus weitgehend unklaren – Spontanverlauf bei HIV-infizierten Patienten evtl. günstig beeinflussen können.

Die richtige und schnell einsetzende **Behandlung der opportunistischen Infektionen** kann das Leben der Erkrankten wesentlich verlängern. Hierzu gehört die

Tab. 71. Interventionstherapie von Infektionen bei AIDS und ARC (AIDS Related Complex). LAS = Lymphadenopathie-Syndrom.

Symptomatik	Mögliche Erreger	Therapie-Versuch 1	Therapie-Versuch 2	Therapie-Versuch 3
Unklares Fieber (keine Lokalisation)	Salmonellen, Tuberkelbakterien, Staphylokokken, Pilze	Ciprofloxacin (tgl. 1 g)	Ciprofloxacin + Rifampicin	Imipenem + Fluconazol + Rifampicin
Pneumonie bei LAS/ARC (segmental oder lobär)	Pneumokokken, Staphylokokken, Legionellen, Pneumocystis	Cefazolin oder Cefazedon	Rifampicin + Ciprofloxacin	Co-Trimoxazol (tgl. 7,62 g)
Pneumonie bei AIDS/ARC (interstitiell oder untypisch)	Pneumocystis, Mykobakterien	Co-Trimoxazol (tgl. 7,62 g)	Co-Trimoxazol + Rifampicin	Evtl. Ganciclovir oder Pilzmittel
Enteritis bei AIDS/ARC	Salmonellen, Clostridien	Ciprofloxacin (tgl. 1 g)	Metronidazol (tgl. 1,5 g)	Evtl. Tuberkulostatika oder Letrazuril
Unklare Bauchschmerzen, Fieber	Salmonellen, Yersinien, Anaerobier, Tuberkelbakterien	Ciprofloxacin (tgl. 1 g)	Rifampicin + Ciprofloxacin	Metronidazol (tgl. 1,5 g)
Nekrotisierende Gingivitis	Staphylokokken, Anaerobier	Penicillin	Metronidazol	Clindamycin
Bläschen-Ausschlag	Herpes, Varicella/Zoster	Acyclovir	Vidarabin	Foscarnet

genaue Kenntnis des Krankheitsverlaufes und der Komplikationen sowie der Möglichkeiten einer Frühdiagnose. Selten ist beim Auftreten einer Sekundärinfektion sofort eine Erregerdiagnose möglich. Je nach Organbeteiligung, Anamnese und klinischem Bild sind bestimmte Erreger zu vermuten. Da es sich vielfach um intrazelluläre Infektionen handelt, müssen auch intrazellulär wirksame, relativ schlecht verträgliche Mittel eingesetzt werden. Generell ist die Nebenwirkungsrate der antiinfektiösen Therapie bei AIDS hoch.

Bei den unterschiedlichen klinischen Situationen, die meist mit Fieber einhergehen, gibt es eine genau zu begründende **Interventionstherapie**. Die Regeln der ungezielten Interventionstherapie bei AIDS sind in Tab. 71 zusammengestellt.

Vor einer Interventionstherapie sollten (wenn irgend möglich) Materialien zur Erregerdiagnose abgenommen werden (Blut, Sputum, Urin, Abstriche). Die Bronchoskopie ist zur Sicherung der Diagnose einer Pneumocystis-Pneumonie oder einer Mykobakterien-Infektion notwendig. Ein günstiges Behandlungsergebnis erfordert immer die intensive Zusammenarbeit von erfahrenen Mikrobiologen, Pathologen, Infektiologen und anderen Ärzten verschiedener Fachrichtungen.

Pneumocystis-carinii-Pneumonie (PCP)

Eine PCP ist die häufigste lebensbedrohliche Infektion bei AIDS in Mitteleuropa. Rechtzeitig erkannt und behandelt, können über 90% der Patienten die erste Episode der Infektion überleben mit einer anschließenden Lebenserwartung von bis zu 3 Jahren. Der Beginn ist im Gegensatz zu bakteriellen Pneumonien schleichend; deshalb werden die ersten Symptome, wie Fieber und Husten ohne Auswurf, häufig falsch gedeutet, und die Gefährlichkeit der Infektion wird nicht erkannt. Vor allem die Tatsache, daß bei der Auskultation Infiltrationszeichen meist fehlen, führt dazu, daß die Krankheit als banale Virusinfektion angesehen wird. Es ist unbedingt notwendig, bei Patienten mit einer HIV-Infektion, die länger als 3 Tage an der Trias: Fieber, Husten ohne Auswurf und zunehmender Dyspnoe leiden, eine Röntgenaufnahme des Thorax zu veranlassen. Selbst wenn auf dem Röntgenbild nur relativ geringe Veränderungen vorhanden sind, findet man im Blut eine verminderte Sauerstoffspannung und eine erhebliche Verminderung der Vitalkapazität. Die Computertomographie gibt zusätzliche Hinweise. Die Diagnose kann durch eine Bronchoskopie mit Lavage oder durch Gewinnung von provoziertem Sputum mit färberischem Nachweis der Pneumozysten gesichert werden.

Therapie der Wahl bei der Pneumocystis-Pneumonie ist Co-Trimoxazol in vierfacher Normaldosis (7,68 g i. v.) für 20 Tage (Tab. 72). Die hohen i. v. Dosen von Co-Trimoxazol werden häufig schlecht vertragen. Dabei ist unklar, ob Co-

Therapie wichtiger Infektionen

Tab. 72. Klinik, Diagnostik und Befunde sowie Therapie bei Pneumocystis-carinii-Pneumonie.

Symptome	Diagnostische Maßnahmen und Befunde	Therapie
Schleichender Beginn, Abgeschlagenheit, Fieber, Husten ohne Auswurf, Zunehmende Dyspnoe	**Auskultation:** meist kein auffälliger Befund, evtl. verschärftes Atemgeräusch, nur selten diskretes Knisterrasseln **Rö.-Thorax:** interstitielle Zeichnungsvermehrung **Vitalkapazität:** erniedrigt **Blutgasanalyse:** pO_2 erniedrigt **Bronchoskopie mit Lavage und evtl. Biopsie:** Pneumocystis carinii in Lavage bzw. Biopsiematerial mit Spezial-Färbung nachweisbar	Co-Trimoxazol i. v. (tgl. 100 mg Sulfamethoxazol + 20 mg Trimethoprim pro kg KG für 21 Tage) Bei Allergie (starke Hautrötung): Dosis reduzieren, evtl. Therapiepause, evtl. Steroide Evtl. zusätzlich Pentamidin als Inhalation Bei Versagen von Co-Trimoxazol: Pentamidin i. v. Bei fortgeschrittener Erkrankung: zusätzlich tgl. 0,5 g Prednison (Dosis rasch in 10 Tagen reduzieren)

Trimoxazol selbst oder Hilfsstoffe im parenteralen Präparat die Ursache sind. Viele Patienten reagieren auf Co-Trimoxazol in dieser Dosierung mit Hautausschlag, Neutropenie, Übelkeit oder anderen Erscheinungen, die oft ein Absetzen der Therapie erfordern. Bei Therapieversagen ist Pentamidin i. v. (Pentacarinat) indiziert. Trimethoprim allein wirkt ungenügend. Eine Kombination mit Dapson ist möglich.

Bei fortgeschrittener Pneumocystis-Pneumonie ist die Prognose ausgesprochen schlecht. Wenn röntgenologisch eine »weiße Lunge« vorliegt, ist die zusätzliche Gabe von hohen Dosen eines Kortikosteroids (0,5–1 g Prednison pro Tag) indiziert; unter dieser Therapie kann jedoch eine Zoster-Infektion aufflackern. Früher stand als Alternative zur Therapie der PCP nur Pentamidin-Dimethansulfonat i. m. oder i. v. zur Verfügung. Dieses Präparat hat inakzeptabel starke Nebenwirkungen und wurde durch das besser verträgliche Pentamidin-Isethionat (Pentacarinat) ersetzt. Pentamidin sollte als langsame intravenöse Infusion gegeben werden. Fast alle Patienten bekommen Nebenwirkungen, wie Hypo- oder Hyperglykämie, Harnstoffanstieg, Leukopenie. Dabei geht die Nephrotoxizität den offenbar auf einer Pankreasschädigung beruhenden Blutzuckerveränderungen voraus. Eine systemische Therapie mit Pentamidin sollte daher nur bei Versagen besser verträglicher Therapieformen durchgeführt werden. Diese Einschränkung gilt jedoch nicht für die neue Möglichkeit einer Inhalationstherapie mit Pentamidin-Isethionat, die sowohl als adjuvante Therapie als auch zur Rezidivprophylaxe geeignet ist. Eine alleinige Therapie mit Pentamidin-Inhalationen reicht nicht aus.

Es besteht ein dringender Bedarf an besseren Alternativen für die Therapie der Pneumocystis-Pneumonie. Eine Experimentalsubstanz ist Trimetrexat als fettlösliches Analogon des Methotrexates; es ist ein viel stärkerer Inhibitor der Hydrofolatreduktase von Pneumocystis als Trimethoprim oder Pyrimethamin. In Kombination mit Folinsäure ist die Toxizität relativ gering. Die Kombination mit einem Sulfonamid oder Sulfon erscheint sinnvoll. Eine neue Alternative ist Atovaquon (Welcome). Es ist ein Hydroxynaphthochinon-Derivat mit Aktivität gegen Pneumocystis und Toxoplasmen. Die Resorption nach oraler Gabe ist ausreichend, die Verträglichkeit gut (auch bei AIDS-Patienten). Es erwies sich in einer Dosis von 3mal tgl. 0,75 g für die ersten Tage und der Erhaltungsdosis von 2mal tgl. 0,75 g für weitere 16 Tage bei Pneumocystis-Pneumonie von AIDS-Patienten als wirksam.

Difluoromethyl-Ornithin (DFMO) ist ein Inhibitor der Polyaminsynthese und ein wirksames Mittel gegen Trypanosomen-Infektionen. Es wirkt ebenfalls bei einer Pneumocystis-Pneumonie. Die Kombination von Pyrimethamin + Clindamycin ist in vitro und in Tiermodellen aktiv. Es fehlen jedoch noch größere klinische Erfahrungen. Bei sehr schweren Formen ist eine zusätzliche hochdosierte Kortikosteroidtherapie indiziert (tgl. 0,2–0,5 g Prednison).

Eine Pneumocystis-Pneumonie rezidiviert in etwa 25%. Die Meinungen über eine Prophylaxe mit Co-Trimoxazol in reduzierter Dosis (1mal tgl. 2 Tabletten), mit Sulfadoxin plus Pyrimethamin (Fansidar, 1 Tabl. wöchentlich) oder Dapson (4mal tgl. 25 mg) sind geteilt. Die Inhalation von Pentamidin ist nach jeder Pneumocystis-Pneumonie, aber auch als primäre Prophylaxe bei stark erniedrigten Helferzell-Zahlen indiziert. Der Erfolg setzt ein geeignetes Inhalationsgerät und gute Kooperation des Patienten voraus.

Toxoplasmose

Diagnose: Eine Hirntoxoplasmose äußert sich bei AIDS meist als großer raumfordernder Prozeß im Gehirn, der durch Computertomographie oder Magnetresonanztomographie darstellbar ist. Hauptsymptome sind schnell einsetzende Krämpfe, Wesensveränderungen, neurologische Herdsymptome, Bewußtseinsstörungen und Lähmungen (Tab. 73). Die Abgrenzung gegen eine AIDS-Enzephalopathie oder ein Hirnlymphom ist schwierig. Serologische Untersuchun-

Tab. 73. Klinik, Diagnostik und Therapie bei Toxoplasmoseenzephalitis.

Symptome	Diagnostische Maßnahmen und Befunde	Therapie
Fieber, Kopfschmerzen, Wesensveränderungen, Gleichgewichtsstörungen, Krampfanfälle	**Neurologische Untersuchung:** Lokale Ausfälle, z. B. Hemiparese, Hemianopsie, Aphasie	Pyrimethamin (tgl. 50–100 mg) + Sulfamethoxydiazin (initial 1 g, ab 2. Tag tgl. 0,5 g)
	EEG: Herdbefunde + Allgemeinveränderungen	+ Leucovorin (tgl. 15 mg)
	CT: Hypodense Bezirke **mit Kontrastmittel:** oft ringförmige Anreicherung	Therapiekontrolle: Thrombozytenabfall möglich, klinische Besserung in einer Woche Rückgang der Herde im CT in 4 Wochen
	Liquor: Leichte entzündliche Veränderungen, Antikörper wie im Serum **Serologie:** Titer unzuverlässig	Nach 3–4 Wochen Sulfonamid absetzen Bei Hirndrucksymptomatik Dexamethason (tgl. 16 mg) Bei Unverträglichkeit tgl. 2,4 g Clindamycin Rezidivgefahr; daher lebenslange Prophylaxe mit Pyrimethamin (tgl. 50 mg) oder Fansidar oder Clindamycin

gen auf Toxoplasmose bei AIDS-Patienten sind unzuverlässig. Die Diagnose kann zwar prinzipiell durch eine Hirnbiopsie gesichert werden; de facto aber erfolgt die Diagnose ex iuvantibus durch das prompte Ansprechen auf eine **Therapie** mit Pyrimethamin (Daraprim, tgl. 0,1 g) und ein Sulfonamid für 3 Wochen (s. S. 620). Wegen der zu erwartenden Thrombozytopenie durch Pyrimethamin empfiehlt sich eine zusätzliche Behandlung mit tgl. 15 mg Folinsäure (Lederfolat). Bei Unverträglichkeit von Sulfonamiden oder bei extremer Thrombozytopenie kann eine hochdosierte Therapie mit Clindamycin durchgeführt werden. Eine Hirntoxoplasmose hat eine starke Rezidivneigung. Eine Rezidivprophylaxe mit 50 mg Pyrimethamin/Tag oder 0,96 g Co-Trimoxazol/Tag, eventuell auch mit 1,8 g Clindamycin/Tag ist unbedingt erforderlich.

Die Therapie einer Hirntoxoplasmose bei AIDS ist in Deutschland unnötigerweise schwierig geworden. Durch Wegfall des bewährten Sulfamethoxydiazins (Durenat) verbleibt als einzig zugelassene Substanz das schlecht verträgliche Sulfadiazin (tgl. 4–6 g). Sulfalen (Longum) ist für diese Indikation bei AIDS nicht zugelassen; es fehlen auch größere Erfahrungen. Viele Gründe sprechen jedoch für dieses wesentlich bessere Langzeitsulfonamid. Die adäquate Dosis ist initial 2 g, dann 2mal 1–2 g pro Woche (als Brausetablette). Co-Trimoxazol in üblicher Dosis ist bei Hirntoxoplasmose unterwertig. Die Kombination von Trimethoprim + Pyrimethamin ist wegen gleichartiger Nebenwirkungen nicht indiziert.

Eine **Primärprophylaxe**, z. B. mit Co-Trimoxazol (tgl. oder jeden 2. Tag 0,96 g), wird zunehmend befürwortet (bei AIDS-Patienten mit Helferzellen <150/µl und positiver Toxoplasmose-Serologie).

Kryptosporidien-Infektion

Im Rahmen von AIDS wurde die wichtige Rolle der zu den Kokzidien gehörenden Kryptosporiden als Enteritiserreger erkannt. Bei Patienten mit schwerer Immundefizienz führt dieses Protozoon zu unstillbaren, nichtblutigen, stark wäßrigen Durchfällen, die sich auch durch diätetische Maßnahmen nicht beherrschen lassen. Der Nachweis der zahlreich im Stuhl enthaltenen Kryptosporidien mit einer Spezialfärbung ist im Prinzip nicht schwierig, jedoch muß die Technik im Labor eingeführt sein. Eine zuverlässige Therapie der Kryptosporidien-Infektion ist bislang nicht bekannt. Das in der Literatur empfohlene Spiramycin versagt nahezu immer. Die Behandlung beschränkt sich auf symptomatische Maßnahmen, wie Peristaltikhemmer. Studien mit Azithromycin erscheinen erfolgversprechend. Ein neues Therapeutikum ist Letrazuril (Janssen), das gut vertragen und z. Z. klinisch geprüft wird. Mikrosporidien (Enterocytozoon bieneusi) sprechen auf Metronidazol oder Co-Trimoxazol an.

Candida-Infektionen

Candida albicans ist der häufigste Erreger von Sekundärinfektionen bei AIDS. Im Endstadium der Erkrankung, oft auch bereits im LAS- oder ARC-Stadium haben die Patienten fast immer einen schweren Mundsoor. Der Lokalbefund kann dabei sehr typisch sein; es gibt auch Verläufe, bei denen ein Enanthem der Mundschleimhaut, Geschmacksstörungen und Zungenbrennen im Vordergrund stehen. Die manchmal vieldeutige Symptomatik setzt einen semiquantitativen Nachweis

Therapie wichtiger Infektionen

der Keime voraus. Dieser ist mit der kulturellen Keimzüchtung aus dem Mundspülwasser möglich. Wenn Schluckstörungen, ein Kloßgefühl im Hals sowie Schmerzen hinter dem Sternum hinzukommen, besteht der Verdacht auf eine Soor-Ösophagitis (Tab. 74). Die Schluckstörungen können so ausgeprägt sein, daß die Nahrungsaufnahme erschwert oder unmöglich ist. Der Befall des Ösophagus kann durch vorsichtige Endoskopie oder röntgenologisch bewiesen werden (Tab. 74).

Typisch für eine Candidiasis bei AIDS ist das ungenügende Ansprechen auf topische Antimykotika; auf eine Amphotericin-B-Suspension oder Nystatin-Suspension gehen die Beschwerden allenfalls kurzzeitig zurück, kommen aber umgehend wieder. Bei eindeutigem klinischen Befund empfiehlt sich nach Abnahme der Kultur eine Therapie mit einem systemischen Antimykotikum. Die Therapie der Wahl war früher Ketoconazol oral (2mal tgl. 0,2 g). Wegen der Gefahr schwerer Nebenwirkungen und metabolischer Interaktionen ist Ketoconazol heute durch Fluconazol ersetzt worden. Es hat weniger Nebenwirkungen, aber eine etwas geringere Wirksamkeit und kann bei Therapieversagen höher dosiert werden. Mit Fluconazol ist auch eine Prophylaxe von Candida-Infektionen möglich (tgl. 50 mg). Itraconazol ist ein neues aktives systemisches Therapeutikum für Candida-Infektionen. Nur bei schweren systemischen Candida-Infektionen ist weiterhin eine systemische Behandlung mit Amphotericin B + Flucytosin notwendig.

Tab. 74. Klinische Symptome, diagnostische Maßnahmen und Befunde sowie Therapie bei Mundsoor und Soor-Ösophagitis.

Symptome	Diagnostische Maßnahmen und Befunde	Therapie
Weißliche Beläge im Mund, manchmal nur Rötung und Brennen,	**Abstrich mikroskopisch und kulturell:** Candida albicans	Fluconazol (2mal tgl. 0,1 g, Dauertherapie mit 1mal tgl. 0,05–0,1 g)
Geschmacksstörungen,	**Mundspülwasser zur Keimzahlbestimmung:** $>10^3$ Kolonien/ml	oder: Itraconazol (2mal tgl. 0,2 g)
Kloßgefühl,		oder:
Druckgefühl über dem Sternum,	**Ösophagoskopie:** Weißliche Beläge	Ketoconazol (initial 3mal 0,2 g, ab 2. Tag evtl. 2mal tgl. 0,2g,
Schluckstörungen	**Ösophagus-Breischluck (Rö):** Perlschnurartige Aussparungen	Dauertherapie mit 2mal tgl. 0,2 g)

31. AIDS

Cryptococcus-Meningitis

Die ohne Grundkrankheit sehr seltene Cryptococcus-Meningitis tritt relativ häufig bei AIDS-Patienten auf. Sie verläuft als subakute Meningitis, der häufig Kopfschmerzen oder Sinusitis-artige Beschwerden vorausgehen (Tab. 75). Bei der Mikroskopie des Liquors können die gefärbten und ungefärbten Erreger mit Lymphozyten verwechselt werden. Die Schleimkapseln der Kryptokokken lassen sich gut in einem Tuschepräparat darstellen. Das Wachstum in der Kultur oder der Nachweis von Cryptococcus-Antigen im Liquor, Serum und Urin bestätigen die Diagnose. Auf dem Röntgenbild des Thorax erkennt man oft Lungenherde.

Die Standardtherapie der Cryptococcus-Meningitis ist die Kombination von Amphotericin B + Flucytosin. Das systemische Antimykotikum Fluconazol hat eine gute Wirkung auf Kryptokokken. Weder Amphotericin B + Flucytosin noch Fluconazol (als Monotherapie) führen zu optimalen Resultaten. Es gibt daher

Tab. 75. Klinische Symptome, diagnostische Maßnahmen und Befunde sowie Therapie bei Kryptokokken-Meningitis und anderen schweren Kryptokokken-Infektionen.

Symptome	Diagnostische Maßnahmen und Befunde	Therapie
Langsamer Beginn, Kopfschmerzen, Fieber, Meningismus, Hirnnervenausfälle, Zunehmende Bewußtseinstrübung	**Lumbalpunktion:** Im Liquor Pleozytose, Zucker erniedrigt, Eiweiß vermehrt **Tuschepräparat:** Runde Hefezellen mit hellem Hof und Schleimkapsel **Kulturen:** Typische Kolonien auf Spezialmedium **Kryptokokken-Antigen im Blut, Liquor und Urin:** positiv **CT (Schädel):** Basale granulomatöse Veränderungen, Raumforderung, Liquorzirkulationsstörung **Röntgen-Thorax:** Rundherd	Amphotericin B (tgl. 0,3–0,6 mg/kg) + Flucytosin (tgl. 100 bis 150 mg/kg, auf 4 Einzeldosen verteilt) + Fluconazol (tgl. 0,4 g) Rezidivprophylaxe mit Fluconazol (tgl. 0,2 g) Auch Itraconazol ist wirksam

gute Argumente für eine initiale Therapie mit Amphotericin B + Flucytosin + Fluconazol. Nach klinischer Besserung, die in einigen Wochen eintritt, sollte eine Dauertherapie mit Fluconazol angeschlossen werden (1mal tgl. 0,2 g).

Aspergillus-Infektionen

Während Candida-Infektionen bei AIDS-Patienten sehr häufig sind und zu typischen Erkrankungen führen, sind Aspergillus-Erkrankungen seltener und klinisch kaum diagnostizierbar. Dabei handelt es sich um Spätkomplikationen von AIDS. So wurde bei bis zu einem Viertel der verstorbenen Patienten Aspergillus in der Lunge nachgewiesen. Die meisten Patienten hatten intra vitam vieldeutige Hinweise auf eine Aspergillus-Infektion, jedoch kein typisches Krankheitsbild. Der Erregernachweis ist schwierig.

Nachgewiesene Aspergillus-Infektionen sollten mit der Kombination von Amphotericin B + Flucytosin behandelt werden. Dabei erscheint die Anwendung von liposomalem Amphotericin B vielversprechend (die Durchführung ist schwierig und teuer, und die Erfahrungen sind noch gering). Die Position von Itraconazol bei Aspergillus-Infektionen ist unklar (trotz guter In-vitro-Aktivität). Neue Azol-Derivate mit guter Aspergillus-Wirksamkeit sind in Entwicklung (z.B. UK-109.496 der Firma Pfizer). Generell muß eine Aspergillus-Prophylaxe bei Hochrisiko-Patienten befürwortet werden. Gegenwärtig finden auch Studien über die prophylaktische Inhalation von Amphotericin B bei fortgeschrittenen AIDS-Erkrankungen statt.

Mykobakterien-Infektionen

AIDS-Patienten erkranken häufig an Tuberkulose und extrapulmonalen Infektionen durch andere ubiquitär vorkommende (nichttuberkulöse) Mykobakterien. Mykobakterien-Infektionen haben bei AIDS-Patienten einen anderen Verlauf als bei Immunkompetenten.

Diagnose: Das Leitsymptom der Mykobakteriosen ist Fieber (Tab. 76). An zweiter Stelle stehen Lymphknotenschwellungen und Gewichtsabnahme. Bei Lungentuberkulose ist ein produktiver Husten im Gegensatz zum trockenen, unproduktiven Husten bei der Pneumocystis-Pneumonie typisch. Eine Lungentuberkulose verläuft bei AIDS akzeleriert (nicht selten wie eine Lobärpneumonie). Auf eine Darmtuberkulose können unstillbare Durchfälle und Bauchschmerzen hinweisen. Versuche, die Erreger kulturell aus Körperflüssigkeiten und Stuhl nachzuweisen, sind unbedingt notwendig. Auch bildgebende Verfahren, wie Sonographie, Röntgenuntersuchung, Computertomographie, sind dringend gebo-

Tab. 76. Klinische Symptome, diagnostische Maßnahmen und Befunde sowie Therapie bei Mykobakterien-Infektionen (durch M. tbc. und nichttuberkulöse Mykobakterien).

Symptome	Diagnostische Maßnahmen und Befunde	Therapie
Fieber, zunehmende Schwäche, Nachtschweiß, Gewichtsverlust, Husten meist produktiv, Lymphknotenschwellung (generalisiert oder lokal), Durchfälle (persistierend)	Serien von **Blutkulturen** auf Spezialmedien, BACTEC-Verfahren, lange Bebrütung, evtl. PCR, dicker Bluttropfen (mikroskopischer Nachweis)	Bei dringendem klinischen Verdacht auf Tbc mit mikroskopischem Nachweis säurefester Stäbchen sofort Kombination von INH, RMP, EMB, evtl. PZA
	Untersuchung von Sputum, wenn negativ Bronchoskopie + Lavage, Blut, Punktat, **Biopsiematerial, Stuhl, Urin:** Mikroskopisch säurefeste Stäbchen, kulturell Mykobakterien (M. genevense nicht anzüchtbar)	Bei anderen Mykobakterien Therapie modifizieren M. avium: Clarithromycin + EMB + Rifabutin + PTH, evtl. Gyrase-Hemmer (Ofloxacin), Amikacin, Azithromycin, evtl. auch Thioacetazon (Conteben)
	Biopsie von Lymphknoten und Haut: Mikroskopisch säurefeste Stäbchen, häufig kein typisches Granulationsgewebe (mykobakterielle Histiozytose)	M. xenopii: Streptomycin, INH, PTH
	Sonographie (Abdomen, Hals): Lymphknotenschwellung	

INH = Isoniazid; RMP = Rifampicin; EMB = Ethambutol; PZA = Pyrazinamid, PTH = Prothionamid.

ten. Nichttuberkulöse Mykobakterien, aber auch echte Tuberkelbakterien lassen sich mit Hilfe von Spezialverfahren auch aus Blutkulturen anzüchten. Da bei AIDS-Patienten mit Pneumonie die typischen röntgenologischen Veränderungen einer Tuberkulose fehlen können, sollte bei Fieber und produktivem Husten, wenn im Sputum die Erreger mikroskopisch nicht nachgewiesen werden können, eine Bronchoskopie mit Lavage durchgeführt werden. Es gibt auch isolierte Fälle von Bronchialschleimhaut-Tuberkulose mit vielen säurefesten Stäbchen im Sputum bei unauffälligem Röntgenbild. Bei Lymphknotentuberkulose steht die Gewebeuntersuchung im Vordergrund, wobei jedoch das typische Granulationsgewebe fehlen kann, so daß hier die Diagnose durch den mikroskopischen oder kulturellen Erregernachweis gesichert werden muß. Ein Tuberkulintest ist bei AIDS-Patienten diagnostisch nicht verwertbar. Er fällt bei Patienten mit schwerer Immundefizienz auch bei nachgewiesener Tuberkulose stets negativ aus. Ein positiver Tuberkulintest bei noch fehlender Abwehrschwäche bedeutet jedoch ein erhebliches Risiko für eine spätere Reaktivierung. Viele Formen einer fortgeschrittenen Tuberkulose bei AIDS lassen sich klinisch nicht sicher diagnostizieren. Wegen des oft schnellen Verlaufes sollte bei Verdacht eine entsprechende Therapie stattfinden. Das fehlende Ansprechen auf eine 10tägige tuberkulostatische Kombinationstherapie schließt eine Tuberkulose weitgehend aus.

Infektionen mit M. avium-intracellulare (MAI) verlaufen sehr vieldeutig und sind typische Komplikationen der Spätphase von AIDS. Nach schleichendem Beginn kommt es zu Kachexie, mäßigem Fieber, Schwäche und Durchfällen. Die Erreger lassen sich relativ leicht im Blut, in Lymphknoten und im Knochenmark kulturell nachweisen. Autoptisch findet sich ein starker Befall des retikulohistiozytären Systems vieler Organe (mykobakterielle Histiozytose).

Eine neu erkannte Sonderform – die Infektion durch Mycobacterium genevense – führt zu einem ähnlichen Krankheitsbild wie bei einer Mycobacterium-avium-intracellulare-Infektion. Die Erreger lassen sich jedoch nicht oder nur schwer in Kulturen anzüchten.

Bei frühzeitiger Diagnose einer Tuberkulose ist die **Prognose** selbst bei extremer Immundefizienz relativ gut. Die oft ausgedehnten Organbefunde bilden sich offenbar in kürzerer Zeit zurück als bei Immunkompetenten, was durch das fehlende Granulationsgewebe erklärt werden kann. Als Faustregel läßt sich formulieren: Die Tuberkulose kommt rasch und verschwindet schnell, wenn rechtzeitig mit der Therapie begonnen wird. Der schnelle Rückgang der klinischen Symptomatik sollte jedoch nicht zu einer Reduktion der üblichen Therapiedauer führen. Die Situation bei Infektionen mit nichttuberkulösen Mykobakterien ist nicht so günstig. Zwar sind die Krankheitssymptome durch diese Erreger weniger schwerwiegend. Häufig gelingt es wegen partieller Resistenz jedoch nicht, die Erreger zu eliminieren und den Prozeß zum Abheilen zu bringen.

Therapie: Bei mikroskopischem Nachweis von säurefesten Stäbchen sollte zunächst mit der üblichen Dreierkombination von Rifampicin, Ethambutol und INH begonnen werden, um die vielfach foudroyanten Infektionen durch Tuberkelbakterien zu erfassen. Infektionen mit Mycobacterium avium-intracellulare sind sehr schwer zu beeinflussen. Am ehesten wirken Clarithromycin in Kombination mit Ethambutol + Rifabutin + Prothionamid, Ofloxacin oder Amikacin.

Salmonellen-Septikämie

Typischerweise führen Enteritis-Salmonellen (z. B. Salmonella typhimurium) bei Patienten mit AIDS zu einem septikämischen Krankheitsbild. So ist es charakteristisch, daß Patienten im Rahmen eines ARC (AIDS-Related-Complex) bei relativ blander Enteritis mit Fieber positive Blutkulturen mit Salmonellen haben. Therapie der Wahl ist die Gabe von Ofloxacin oder Ciprofloxacin; auch Ceftriaxon kommt in Frage. Co-Trimoxazol sollte wegen der häufigen Allergien bei HIV-Patienten möglichst vermieden werden. Wegen der Rezidivgefahr ist z. T. eine längere Behandlung erforderlich, bei aufgetretenem Rezidiv ggf. eine Dauertherapie mit einem Gyrase-Hemmer.

Herpes

Herpes-simplex-Virusinfektionen sind bei AIDS häufig und verlaufen besonders lange, schwer und mit Tendenz zu tiefen Nekrosen. Die schmerzhaften Ulzerationen sind meist im Pharynx, an den Lippen, perianal oder an den Genitalien lokalisiert. Das Mittel der Wahl zur Therapie und Prophylaxe ist das relativ gut verträgliche Acyclovir (Zovirax): Dosierung 15 mg/kg/Tag i. v. Bei chronisch-rezidivierenden Formen ist ggf. auch orale Applikation möglich. Bei einer im Rahmen von AIDS seltenen Herpes-Enzephalitis sind 2–3fach höhere Dosen notwendig. Bei geringeren Manifestationen kommt auch eine Behandlung mit Acyclovir-Salbe in Frage. Bei Rezidiven läßt sich oft eine langdauernde orale Therapie nicht vermeiden.

Zoster und Varizellen

Eine Zoster-Infektion ist eine typische Manifestation im Verlauf einer HIV-Infektion mit geringer ausgeprägtem Immundefekt. Je nach Ausmaß des Immundefektes kommt es zu teilweise starken Nekrosen und Schmerzen. Jede Zoster-Infektion bei einer HIV-Infektion sollte grundsätzlich systemisch mit Acyclovir behandelt werden, da schwere Verläufe (Lähmungen, Myelitis) möglich sind. Bei Hypogammaglobulinämie wird eine Kombination mit hochdosiertem Gammaglobulin empfohlen. HIV-infizierte Personen sind durch eine Varizellen-Infektion vital bedroht und müssen mit 30 mg/kg/Tag Acyclovir behandelt werden. Das gleiche gilt für einen generalisierten Zoster bei AIDS.

Zytomegalie

Eine Cytomegalovirus-(CMV-)Infektion bietet nur beim Vorliegen einer Retinitis ein typisches klinisches Bild. Die anderen Symptome der CMV-bedingten Erkrankungen sind uncharakteristisch, und die Diagnose läßt sich oft nur histologisch bestätigen. Ein positiver histologischer Befund beweist jedoch keineswegs eine behandlungsbedürftige Infektion. Auch serologische Methoden sind wenig geeignet, da nahezu alle Patienten Antikörper gegen CMV haben, Titeranstiege aber bei immundefizienten Patienten nicht zu erwarten sind. Bei über der Hälfte aller an AIDS verstorbenen Patienten läßt sich eine floride CMV-Infektion in verschiedenen Organen nachweisen. Dabei sind die Lungen, die Nebennieren und der Gastrointestinaltrakt besonders betroffen. Auch Hirnsymptome können durch CMV bedingt sein. Die Entscheidung für eine mit erheblichen Nebenwirkungen belastete Therapie muß klinisch getroffen werden. Die Therapie der Wahl bei einer CMV-Infektion ist das Nukleosidanalogon Ganciclovir (DHPG) in einer Dosierung von 10 mg/kg/Tag i. v. (s. S. 291). Eine CMV-Retinitis spricht auf eine derartige Behandlung häufig gut an; es kommt jedoch nach Absetzen meist schnell zu einem Rezidiv mit weiterer Visusverschlechterung. Eine Dauertherapie mit tgl. 5 mg/kg Ganciclovir i. v. ist oft notwendig. Eine Alternative ist Foscarnet (s. S. 304). Die Nebenwirkungen sind jedoch beträchtlich. Die langdauernde tägliche i. v. Therapie mit einem der beiden Virustatika ist praktisch schwierig.

Papova-Viren

Eine weitere opportunistische Virusinfektion bei AIDS ist die multifokale Leukoenzephalopathie, die durch bestimmte Papova-Viren hervorgerufen wird. Die klinische Symptomatik ist vieldeutig. Eine sichere Therapie dieser intra vitam kaum diagnostizierbaren Infektion ist nicht vorhanden (Interferon?). Ähnliche Papova-Viren sind die Ursache der bei HIV-Patienten häufig exzessiv vorhandenen Kondylome; sie spielen möglicherweise auch bei der Pathogenese der AIDS-assoziierten Portiokarzinome eine Rolle.

Literatur

Centers for Disease Control. Guidelines for prophylaxis against Pneumocystis carinii pneumonia for persons infected with human immunodeficiency virus. M.M.W.R. *38* (S-5): 1 (1989).

Centers for Disease Control. Public Health Service statement on management of occupational exposure to human immunodeficiency virus, including considerations regarding zidovudine postexposure use. M.M.W.R. *39:* 1–14 (1990).

CHIN, J., et al.: Treatment of disseminated Mycobacterium avium complex infection in AIDS with amikacin, ethambutol, rifampin, and ciprofloxacin. Ann. Intern. Med. *113:* 358 (1990).

CHUCK, S. L., M. A. SANDE: Infections with Cryptococcus neoformans in the acquired immunodeficiency syndrome. N. Engl. J. Med. *321:* 794 (1989).

Collaborative DHPG Treatment Study Group: Treatment of serious cytomegalovirus infections with 9-(1,3-dihydroxy-2-propoxymethyl) guanine in patients with AIDS and other immunodeficiencies. New Engl. J. Med. *314:* 801 (1986).

CONTE, J. E., Jr., D. CHERNOFF, D. W. FEIGEL Jr., P. JOSEPH, C. MCDONALD, J. A. GOLDEN: Intravenous or inhaled pentamidine for treating Pneumocystis carinii pneumonia in AIDS. A randomized trial. Ann. intern. Med. *113:* 203 (1990).
COTTON, P.: Controversy continues as experts ponder zidovudine's role in early HIV infection. J.A.M.A. *263:* 1605 (1990).
CREAGH-KIRK, T., et al.: Survival experience among patients with acquired immunodeficiency syndrome receiving zidovudine: Follow-up of patients in a compassionate plea program. J.A.M.A. *260:* 3009 (1988).
DE WIT, S., D. WEERTS, H. GOOSSENS, N. CLUMECK: Comparison of fluconazole and ketoconazole for treatment of oropharyngeal candidiasis in AIDS patients. Lancet *1:* 746–748 (1989).
DISMUKES, W. E.: Cryptococcal meningitis in patients with AIDS. J. Infect. Dis. *157:* 624 (1988).
DOBLE, N., P. HYKIN, R. SHAW, E. E. KEAL: Pulmonary Mycobacterium tuberculosis in acquired immune deficiency syndrome. Brit. Med. J. *291:* 849 (1985).
FALLOON, J., et al.: Human immunodeficiency virus infection in children. J. Pediatr. *114:* 1 (1989).
FISCHL, M. A., et al.: Prolonged zidovudine therapy in patients with AIDS and advanced AIDS-related complex. J.A.M.A. *262:* 2405 (1989).
GALASSO, G. J., R. J. WHITLEY, T. C. MERIGAN: Antiviral agents and viral diseases of man. Raven Press, New York 1990.
GELMON, K.: AIDS, San Francisco. Lancet *335:* 1581 (1990).
GOTTLIEB, M. S., S. KNIGHT, R. MITSUYASU et al.: Prophylaxis of Pneumocystis carinii infection in AIDS with pyrimethamine-sulfadoxine. Lancet *ii:* 398 (1984).
HORSBURGH Jr., C. R., U. G. MASON III, D. C. FARHI, M. D. ISEMAN: Disseminated infection with Mycobacterium avium-intracellulare. A report of 13 cases and a review of the literature. Medicine *64:* 36 (1985).
HOY, J., A. MIJCH, M. SANDLAND: Quadruple-drug therapy for Mycobacterium avium-intracellulare bacteremia in AIDS patients. J. Infect. Dis. *161:* 801–805 (1990).
ISRAELSKI, D. M., REMINGTON, J. S.: Toxoplasmic encephalitis in patients with AIDS. Infect. Dis. Clin. North Am. *2:* 429 (1988).
JACOBSON, M. A., et al.: Effect of foscarnet therapy on infection with human immunodeficiency virus in patients with AIDS. J. Infect. Dis. *158:* 862 (1988).
L'AGE-STEHR, J., E. HELM: AIDS und die Vorstadien. Springer, Heidelberg 1992.
LEVY, J. A. (ed.): AIDS Pathogenesis and Treatment. New York: Marcel Dekker, 1989.
MCKINSEY, D. S., et al.: Long-term amphotericin B therapy for disseminated histoplasmosis in patients with the acquired immunodeficiency syndrome (AIDS). Ann. Intern. Med. *111:* 655 (1989).
MERIGAN, T. C., et al.: Circulating p24 antigen levels and responses to dideoxycytidine in human immunodeficiency virus (HIV) infections: A phase I and II study. Ann. Intern. Med. *110:* 189 (1989).
MONTAGNIER, L., W. ROZENBAUM, J. C. GLUCKMAN: Aids and HIV Disease. Mosby, St. Louis 1990.
MONTGOMERY, A. B., J. M. LUCE, J. TURNER: Aerosolised pentamidine as sole therapy for pneumocystis carinii pneumonia in patients with acquired immunodeficiency syndrome. Lancet *2:* 480–483 (1987).
MONTGOMERY, A. B., et al.: Aerosolized pentamidine as second line therapy in patients with AIDS and Pneumocystis carinii pneumonia. Chest *95:* 747 (1989).
REED, E. C., et al.: Treatment of cytomegalovirus pneumonia with ganciclovir and intravenous cytomegalovirus immunoglobulin in patients with bone marrow transplants. Ann. Intern. Med. *109:* 783 (1988).

SANDE, M. A., P. A. VOLBERDING: The medical management of AIDS. Saunders, Philadelphia 1990.
SCHMITT, F. A., et al.: Neuropsychological outcome of zidovudine (AZT) treatment of patients with AIDS and AIDS-related complex. N. Engl. J. Med. *319:* 1573 (1988).
SHERR, L.: HIV and AIDS in mothers and babies. Blackwell Scientific Publications, Oxford (1991).
SUGAR, A. M., C. SAUNDERS: Oral fluconazole as suppressive therapy of disseminated cryptococcosis in patients with acquired immunodeficiency syndrome. Am. J. Med. *85:* 481 (1988).
VOLBERDING, P. A., et al.: Zidovudine in asymptomatic human immunodeficiency virus infection. N. Engl. J. Med. *322:* 941 (1990).
WHARTON, J. M., D. L. COLEMAN, C. B. WOFSY et al.: Trimethoprim-sulfamethoxazole or pentamidine for Pneumocystis carinii pneumonia in the acquired immunodeficiency syndrome. A prospective randomized trial. Ann. Intern. Med. *105:* 37 (1986).
YARCHOAN, R., et al.: Phase I studies of 2'3'-dideoxycytidine in severe human immunodeficiency virus infection as a single agent and alternating with zidovudine (AZT). Lancet *1:* 76 (1988).
YARCHOAN, R., et al.: Initial clinical studies of 2'3'-dideoxyadenosine (ddA) and 2'3'-dideoxyinosine (ddI) in patients with AIDS or AIDS-related complex (ARC) (abstr.). J. Cell. Biochem. *138:* 313 (1989).

32. Therapie von Pilzinfektionen

Die fakultativ pathogenen Pilze sind eine große Gruppe von unterschiedlichen Erregern. Für praktische Zwecke ist folgende Unterscheidung sinnvoll:
1. Dermatophyten (Trichophyton, Microsporum, Epidermophyton).
2. Fakultativ pathogene Hefen (Candida, Torulopsis, Cryptococcus u. a.).
3. Fakultativ pathogene Schimmelpilze (Aspergillus, Mucor u. a.).
4. Dimorphe Pilze (Erreger von Systemmykosen, wie Histoplasma, Coccidioides u. a.).

Fadenförmige Bakterien, wie Aktinomyzeten und Nocardien, wurden früher zu den Pilzen gerechnet; sie sind ihnen aber nur morphologisch ähnlich und werden wie Bakterien durch antibakteriell wirksame Mittel gehemmt.
Der mikroskopische und kulturelle **Erregernachweis** ist bei fakultativ pathogenen Pilzen im allgemeinen einfach. Da sie aber Teil der normalen Körperflora oder der unbelebten Umwelt des Patienten sein können, ist die Interpretation von Pilzbefunden häufig schwierig. Dermatophyten erkennt man mikroskopisch in einem Deckglaspräparat mit 10%iger Kalilauge, andere Pilze in gefärbten Präparaten (z. B. mit Methylenblau). Dabei wird man vor allem Material vom Rande einer Hautläsion untersuchen; bei Bläschen findet man die Hyphen am

32. Therapie von Pilzinfektionen

ehesten in der Bläschenwandung (nicht in der Flüssigkeit und am Grund). Haare entfernt man in voller Länge mit der Pinzette. Nagelproben sollen in voller Dicke und soweit wie möglich hinten abgeschnitten werden. Bei Candida-Infektionen sind Sproßzellen und Pseudomyzelien typisch. Bei Hefen und Schimmelpilzen ist eine Bestimmung der Spezies notwendig, da Candida albicans und Aspergillus fumigatus eine größere klinische Bedeutung als andere Arten haben. Wichtig ist auch die Korrelation zum Krankheitsbild. Ein Pilznachweis auf der Haut ohne klinisches Korrelat rechtfertigt in der Regel keine Therapie.

Die Nachweismöglichkeiten bei Pilzsepsis und Organmykosen sind in den entsprechenden Kapiteln beschrieben. Häufig wird beim Versagen einer ungezielten Antibiotika-Therapie eine systemische Pilzinfektion angeschuldigt, was allenfalls bei Patienten mit myeloischer Insuffizienz oder finalem AIDS oder bei Intensivpflegepatienten mit Dauervenenkatheter manchmal zutrifft. Bei Patienten ohne besondere Gefährdung finden sich dafür stets andere Ursachen! Tab. 77 gibt einen Überblick über die Anwendungsmöglichkeiten systemischer Antimykotika.

▶ **Dermatophytien: Erreger** sind diverse Trichophyton- und Epidermophyton-Arten. Meist werden sie durch direkten Kontakt (z. T. von Tieren) übertragen. Die Anzüchtung und Identifizierung der Erreger erfordern ein Speziallaboratorium; bei typischem klinischen Bild kann man darauf verzichten. Die Unterscheidung einer Candida- von einer Dermatophyteninfektion durch die Kultur ist bei einer entzündlichen Intertrigo wichtig, da Griseofulvin oder Tolnaftat nicht gegen Candida wirken. Eine Vielzahl von Lokalisationen (Tinea) ist möglich, jedoch kommt eine Invasion von tiefem Gewebe und von Schleimhäuten nicht vor. Nicht

Tab. 77. Wirkungsspektrum systemischer Antimykotika.

Pilzkrankheit	Amphotericin B	Flucytosin	Ketoconazol	Miconazol	Itraconazol	Fluconazol
Aspergillose	●	+	+	+	●	−
Candidiasis	●	+	+	+	+	●
Coccidioidomykose	●	−	●	+	●	+
Cryptococcose	●	+	+	+	+	+
Histoplasmose	●	−	●	+	●	+
Mucormykose	●	−	−	−	−	−
Pseudallescheriasis	−	−	+	●	−	−

● = Mittel der Wahl, + = wirksam, − = nicht wirksam.

Therapie wichtiger Infektionen

selten entwickelt sich dabei eine Infektionsallergie (ein sog. Mykid) mit Bläschen auch an nichtinfizierten Hautstellen.

Systemische Therapie schwerer Dermatophytien: Die längsten Erfahrungen liegen mit Griseofulvin vor. Dabei ist ein Therapieversagen nicht selten. Tagesdosis 500(–750) mg bzw. 10 mg/kg. Es wurde die einmalige Einnahme der Tagesdosis mit einer fettreichen Mahlzeit empfohlen. Therapiedauer 3–6 Wochen, evtl. länger. Kontraindikationen sind Gravidität und Leberschäden. Wegen der Toxizität und Onkogenität ist heute größte Zurückhaltung geboten. Alternativen sind Itraconazol (s. S. 325) und andere neue Pilzmittel. Man gibt Itraconazol 1mal täglich 0,1–0,2 g oral für 2–4 Wochen, oder Terbinafin, 1mal tgl. 0,25 g oral für 4–6 Wochen.

Leichtere Infektionen sprechen auf Lokalpräparate (z. B. Ketoconazol-Shampoo) gut an. Kopfhaut- und Haarinfektionen erfordern oft eine systemische Therapie. Neben zahlreichen alten Benzoesäure-Derivaten gilt Tolnaftat (Tonoftal) als Standardmittel zur Lokaltherapie von Dermatophytien. Neuere Präparate wie die Azole (Clotrimazol = Canesten, Miconazol = Daktar, Bifonazol = Mycospor), Naftifin (Exoderil) oder Ciclopiroxolamin (Batrafen) haben den Vorteil einer zusätzlichen Wirkung auf Candida albicans. Eine längere Lokalbehandlung ist ratsam.

▶ **Nagelmykosen:** Die häufigsten Erreger sind Dermatophyten; auch Candida-Arten und Schimmelpilze (Scopulariopsis, Hendersonula, Aspergillus u. a.) können zu ähnlichen Nagelinfektionen führen. Mischinfektionen, z. B. von Candida und Dermatophyten, sind nicht selten. Häufiger sind Zehennägel befallen (allein oder bei einer Tinea pedis oder Tinea an anderen Stellen). In schweren Fällen ist eine orale Therapie mit Ketoconazol oder Itraconazol indiziert, die lange genug dauern soll, da die gehemmten, aber nicht abgetöteten Pilze mit dem Nagel herauswachsen müssen. Dermatophyten-Infektionen der Fingernägel erfordern in der Regel eine 4–8monatige Behandlung (unter regelmäßiger Kontrolle der Leberwerte). Diese muß ergänzt werden durch lokal wirkende Chemotherapeutika (Clotrimazol, Miconazol, Ciclopiroxolamin) und durch mechanische Maßnahmen (Dünnfeilen der Nägel). Besonders schwierig ist die Behandlung von Infektionen der Großzehennägel. Dabei läßt sich eine operative Entfernung der Nägel oft nicht vermeiden. Eine neue Behandlungsmethode ist die Applikation von antimykotischem Nagellack (Amorolfin) auf den dünn gefeilten Nagel. Das gefährliche und wenig wirksame Griseofulvin sollte bei Nagelmykosen heute nicht mehr gegeben werden.

▶ **Mikrosporie:** Infektionen der Kopfhaut mit anthropophilen Stämmen (Microsporum audouinii) sind hoch kontagiös, besonders unter Schulkindern. Mikrospo-

32. Therapie von Pilzinfektionen

rie ist meldepflichtig. Die Kopfhaare zeigen Fluoreszenz unter der Wood-Lampe. Bei Tinea capitis kommt differentialdiagnostisch auch eine Trichophytie in Frage. Die Therapie wurde früher mit Griseofulvin durchgeführt. Heute sollen weniger riskante Behandlungsformen (z. B. Terbinafin) verwendet werden.

▶ **Pityriasis versicolor:** Erreger Pityrosporum (Malassezia) furfur. Das Auftreten ist stark abhängig von Wirts- und Umweltfaktoren (Hitze, Schwitzen, Kortikosteroide). Viele Lokaltherapeutika sind wirksam. Als Mittel der Wahl galt Selensulfid, 2,5%ig (Selsun). Clotrimazol, Miconazol und Ketoconazol sind ebenfalls lokal wirksam. Systemisch kann Itraconazol gegeben werden.

▶ **Die seborrhoische Dermatitis** durch Pityrosporum ovale (orbiculare) spricht ebenfalls auf Azole lokal, aber auch systemisch an. Die Erkrankung kommt auch bei AIDS-Patienten häufiger und in relativ schwerer Form vor. Die Meinungen über die Kausalität des Pilzbefalles bei der seborrhoischen Dermatitis sind geteilt. Der Name »seborrhoische Dermatitis« wird auch für andere nichtinfektiöse Dermatitiden verwendet.

▶ **Candida-Infektionen:** Häufigster Erreger Candida albicans. Seltener sind andere Candida-Arten (C. tropicalis, C. pseudotropicalis, C. krusei u. a.). Torulopsis-Stämme (heute Candida glabrata genannt) lassen sich zwar häufig nachweisen, führen aber sehr selten zu Erkrankungen. C. albicans ist eine häufige Komponente der normalen Körperflora (Darm, Mund). Infektionen werden begünstigt durch Antibiotika, Ovulationshemmer, Gravidität, Diabetes, Eisenmangel, Abwehrschwäche, AIDS. Bei vielen Patienten ist die auslösende Ursache für eine Candida-Infektion nicht bekannt.
Candida-Infektionen können verschieden lokalisiert sein:

Genitalsoor: Bei Frauen als Vulvitis und Kolpitis mit Rötung, Juckreiz, weißlichen Belägen und cremeartigem Ausfluß. Bei Männern als Balanitis. Oft Partnerinfektionen. Für eine lokale Therapie kommen Azole, wie Clotrimazol (Canesten), Miconazol (Gyno-Daktar), Econazol, aber auch Ciclopiroxolamin (Batrafen) und Nystatin in Frage. Ggf. können auch Povidon-Jod oder Amphotericin B lokal angewandt werden. Therapiedauer (3–) 6–14 Tage. Möglichst sollte der Partner mitbehandelt werden. Die Rezidivneigung ist hoch, jedoch liegt dabei fast nie eine Resistenzentwicklung zugrunde. Auch eine systemische Einmaltherapie des Vaginalsoors mit Fluconazol (150 mg) ist wirksam. Eine Alternative ist die Eintagestherapie mit 2mal 0,2 g Itraconazol.

Mundsoor: Häufig bei abwehrgeschwächten Frühgeborenen und Säuglingen, auch unter Antibiotika-Therapie, bei Abwehrschwäche, AIDS und bei schwerkranken älteren Patienten. Therapie der Wahl ist die lokale Gabe von Nystatin als

Suspension. 1 ml Suspension mit 100000 E/ml muß alle 3–6 Stunden in den Mund geträufelt werden. Ein Herunterschlucken ist sinnvoll, um eine manchmal gleichzeitig vorhandene Candida-Ösophagitis zu behandeln. Auch Lutschtabletten mit Pimaricin und Amphotericin B, Mundgel (Daktar) und Miconazol-Tabletten sind erhältlich. Mundsoor bei AIDS spricht auf eine Lokalbehandlung schlecht an und muß systemisch mit Fluconazol oder Itraconazol behandelt werden.

Soor-Ösophagitis: Relativ häufige, gefährliche Komplikation bei Patienten mit myeloischer Insuffizienz oder schwerem T-Zell-Defekt (oft zusammen mit Mundsoor). Bei anderen Patienten ist eine Soor-Ösophagitis sehr selten. Die Diagnose ist relativ schwierig (Röntgenuntersuchung mit Breischluck, evtl. Ösophagoskopie). Da es bei Soor-Ösophagitis auch zu einer Pilzinvasion in die Blutbahn kommen kann, ist bei klinischem Verdacht (Schluckschmerzen, retrosternales Druckgefühl) eine ungezielte Therapie berechtigt. Mittel der Wahl ist die orale Gabe von Nystatin oder Amphotericin B als Suspension. Bei schweren Formen oder bei hochgradiger Abwehrschwäche sollte zusätzlich eine systemische Therapie mit Fluconazol, Itraconazol oder Ketoconazol erfolgen.

Candida-Infektionen des Darmes sind selten. Im Stuhl nachweisbare Hefen haben meist keine klinische Bedeutung. Nur bei onkologischen Patienten mit hochgradiger Abwehrschwäche können durch Candida albicans entzündliche Veränderungen im Darm hervorgerufen werden. Der Darmtrakt kann bei rezidivierender Genital-Candidiasis jedoch als Erregerreservoir dienen. In diesem Falle kann man zur Reduktion von Candida aus dem Darm Nystatin oder Amphotericin B oral verordnen.

Candida-Pneumonie: Selten (nur bei Abwehrschwäche). Sie entsteht meist hämatogen (bei einer Candida-Sepsis, z. B. bei infiziertem Venenkatheter), manchmal auch durch Aspiration. Die Erkennung ist schwierig. Ein Nachweis von Hefen im expektorierten Sputum rechtfertigt keineswegs die Diagnose einer Candida-Pneumonie. Candida albicans sollte zumindest durch Bronchoskopie in größerer Zahl nachgewiesen werden. Bei längerer Intubation und Beatmung findet man häufig Hefen (oft Candida glabrata) im Trachealsekret ohne Pneumonie (meist liegt eine harmlose Selektion von Candida unter einer Azolbehandlung vor). Eine Prophylaxe mit Fluconazol bei Intensivpflegepatienten ist umstritten. Sie kommt allenfalls bei langdauernden schweren Prozessen bei sekundärer Abwehrschwäche in Betracht.
Bei gesicherter Candida-Pneumonie wird eine systemische Chemotherapie mit Amphotericin B + Flucytosin durchgeführt; bei leichteren Formen kommt auch Fluconazol i. v. oder oral in Betracht. Eine Inhalation von Nystatin ist wegen der großen Partikelgröße nicht sinnvoll.

32. Therapie von Pilzinfektionen

▶ **Candida-Infektionen der Harnwege:** Der Nachweis von Hefepilzen im normalen Urin ist selten; meist findet man dann nur geringe Keimzahlen. Außer Candida albicans können auch Torulopsis glabrata und Candida tropicalis nachgewiesen werden, deren klinische Bedeutung gering ist. Häufig stammen die Hefen nicht aus der Harnblase, sondern sind Kontaminationen bei einem Genitalsoor. Daher ist vor Einleitung einer riskanten Pilz-Chemotherapie eine Blasenpunktion ratsam. Eine symptomlose Fungurie mit hohen Keimzahlen kann nach kurzer Zeit spontan verschwinden. Diabetes mellitus, Dauerkatheter und Nierentransplantation sind wichtige Prädilektionsfaktoren für eine Harnwegsinfektion durch Hefepilze. Candida albicans kommt in geringer Keimzahl im Urin auch bei Candida-Sepsis mit multiplen Nierenherden vor; dabei kann die Blasenschleimhaut ebenfalls befallen sein.

Zur Therapie verwendet man am besten Fluconazol, mit dem im Urin sehr hohe Konzentrationen erreicht werden. Die i. v. Gabe von Amphotericin B kommt allenfalls bei nachgewiesener Candida-Sepsis in Frage. Dabei muß die Nierenfunktion genau überwacht werden.

▶ **Candida-Sepsis:** Die häufigste Eintrittspforte stellen langliegende Venenkatheter dar. Selten, aber sehr gefährlich ist eine postoperative Endokarditis nach Implantation künstlicher Herzklappen. Gelegentlich kommt es bei myeloischer Insuffizienz zur Invasion von Candida albicans in die Blutbahn. Eine Candida-Sepsis ist in anderen Situationen extrem selten. Das wichtigste Symptom einer Candida-Sepsis ist Fieber; relativ häufig entstehen Absiedlungen in Retina, Gehirn und Nieren. Nur bei massiver Fungämie lassen sich die Erreger in der Blutkultur nachweisen; häufig findet man dabei aber Candida albicans im Urin. Therapie der Wahl ist die Kombination von Amphotericin B + Flucytosin. Ein infizierter Fremdkörper sollte, wenn möglich, entfernt werden; auch nach Herausnehmen eines infizierten Venenkatheters sollte eine 10tägige systemische Nachbehandlung mit Fluconazol erfolgen. Bei Candida-Endokarditis ist eine Operation der infizierten Herzklappe meist nicht zu vermeiden. Bei schweren Formen ist eine Therapie mit liposomalem Amphotericin B diskutabel. Bei geringerer Symptomatik (vorübergehende Fungämie, keine Abwehrschwäche) kann Fluconazol oder Itraconazol gegeben werden. Bei Candida-Retinitis kommt auch die Kombination von Fluconazol (tgl. 0,4 g) + Flucytosin oral (tgl. 5 g) in Frage.

▶ **Candida-Infektionen der Haut:** Relativ häufig, nicht gefährlich, aber lästig. Intertrigo, Perianal-Ekzem, Windeldermatitis, Balanitis, chronische Paronychie, Perlèche und Otitis externa werden überwiegend durch Candida albicans verursacht. Eine lokale Mazeration der Haut und bakterielle Superinfektionen können bei der Pathogenese eine Rolle spielen. Auf eine Candida-Infektion deuten Rötung, erheblicher Juckreiz, weiße Beläge, manchmal auch Schuppung hin. Es

Therapie wichtiger Infektionen

gibt auch sog. Candida-Granulome (besonders bei jüngeren Kindern mit angeborenem Immundefekt), die besonders im Gesicht und auf der behaarten Kopfhaut vorkommen.
Die Therapie oberflächlicher Infektionen besteht in der lokalen Anwendung von Antimykotika. Meist werden Polyene (Nystatin, Amphotericin B) oder Azole (Clotrimazol, Miconazol, Bifonazol) als Salbe, Creme oder Lösung angewandt. Alternativen sind Ciclopiroxolamin, Naftifin, Haloprogin, Pimaricin und Povidon-Jod. Griseofulvin und Tolnaftat wirken bei Candida-Infektionen nicht. Flucytosin sollte wegen der Gefahr einer Resistenzentwicklung vermieden werden. Die systemische Gabe von Fluconazol ist nur bei schweren Infektionen indiziert. Bei starkem Juckreiz kann eine zusätzliche Infektionsallergie vorliegen. Dann ist manchmal eine kurzdauernde topische Therapie mit einem Kortikosteroid erfolgreich. Auslösende Faktoren, wie Hautmazerationen, sind möglichst zu beseitigen.

▶ **Chronische mukokutane Candidiasis:** Eine chronische mukokutane Candida-Infektion (Candidiasis granulomatosa) findet sich meist bei Kindern. Ursache ist stets ein primärer oder erworbener Immundefekt. Dabei handelt es sich entweder um einen isolierten oder einen kombinierten Immunmangel (mit T-Zell-Mangel). Die Therapie einer chronischen mukokutanen Candidiasis ist schwierig. Bei primärem Immundefekt ist eine Heilung oder Besserung oft nicht möglich. Eine langdauernde topische Therapie führt zu unbefriedigenden Ergebnissen. Die orale Gabe von Fluconazol für längere Zeit erscheint als die derzeit günstigste Alternative. Mit Rezidiven ist zu rechnen. Die Kombination Amphotericin B + Flucytosin kommt kurzfristig bei schweren therapieresistenten Formen in Betracht.

▶ **Aspergillus-Infektionen:**
Wichtigster Erreger ist der thermophile Schimmelpilz Aspergillus fumigatus; selten sind andere Aspergillus-Arten (A. nidulans, A. niger, A. glaucus) beteiligt. A. flavus ist medizinisch wichtig durch die Bildung von Aflatoxinen in Speisen, führt aber kaum zu invasiven Infektionen. A. fumigatus ist weit verbreitet in der Umwelt (Erde, Feuchtzonen, Blumentöpfe, Hausstaub, faulendes Holz, schimmelnde Pappe, Tapeten). Aspergillussporen werden von allen Menschen häufig inhaliert und ohne Folgen wieder expektoriert. Einmaliger Nachweis einer einzigen Kolonie von A. fumigatus im Sputum bedeutet daher noch keine Erkrankung; wiederholter oder massiver Nachweis ist jedoch nahezu beweisend, da A. fumigatus nicht zur normalen Körperflora gehört. Der kulturelle Nachweis gelingt am besten auf einem Pilzmedium, das bei erhöhten Temperaturen (40–45° C) bebrütet wird. Im Serum lassen sich Aspergillus-fumigatus-Antigene nachweisen (z. B. mit der ELISA-Technik), aber auch spezifische Antikörper (unzuverlässig bei Abwehrschwäche). A. fumigatus kann zu verschiedenartigen Erkrankungen führen:

32. Therapie von Pilzinfektionen

1. **Bronchopulmonale Aspergillose:** Neben rein allergischen Formen, die sich als Asthma manifestieren und durch Inhalation von Sporen entstehen, kann es auch zu einem Befall der Bronchien mit Destruktionen der Bronchialwand kommen. Eine Chemotherapie ist nur bei Pilznachweis sinnvoll. Rein allergische Formen müssen ggf. mit einem Kortikosteroid behandelt werden.
2. **Aspergillom:** Dabei handelt es sich um eine nichtinvasive Infektion präformierter Höhlen (Lungenzysten, alte Kavernen). Das Röntgenbild ist typisch (Pilzbefall mit Luftsichel). Oft kommt es dabei zu Hämoptoe. Ein Aspergillom ist bislang **keiner** systemischen oder lokalen Chemotherapie zugänglich und muß operiert werden.
3. **Invasive pulmonale Aspergillose:** Diese gibt es als therapieresistente Pneumonie bei hochgradiger Abwehrschwäche (z. B. Leukämie, AIDS), z. T. mit Kavernenbildung. Oft blutiger Auswurf, schlechte Prognose, meist im Finalstadium des Grundleidens.
4. **Aspergillus-Sepsis:** Vorkommen bei schwerer Abwehrschwäche. Eintrittspforte ist manchmal ein infizierter Venenkatheter; oft ist diese jedoch nicht erkennbar (Lungen, Darm, Nasennebenhöhlen). Häufig hämatogene Absiedlungen (Organabszesse, infizierte Infarkte), vor allem im Gehirn, Nieren, Myokard, Leber. Blutkultur meist negativ.
5. **Selten** sind Augeninfektionen, Otitis externa, Sinusitis und Besiedlung chronischer Hautulzera oder Brandwunden sowie Fremdkörper-Infektionen.

Therapie: Die Chemotherapie von Aspergillus-Infektionen ist schwierig; man verwendet die relativ toxische Kombination von Amphotericin B und Flucytosin in voller Dosierung (s. S. 315 u. 335). Eine besser verträgliche Alternative ist in schweren Fällen das liposomale Amphotericin B (s. S. 315). Die Erfahrungen mit dieser umständlichen und extrem teuren Präparation sind aber gering. Eine längere Therapiedauer ist ratsam. Eine neue offenbar schwächere Alternative ist die orale Gabe von Itraconazol (s. S. 325). Die Gabe von anderen Azolen (Miconazol i. v., Ketoconazol oral) ist wenig erfolgversprechend. Eine Lokaltherapie ist selten erfolgreich (evtl. Inhalation von Amphotericin B bei bronchopulmonaler Aspergillose). Die **Prognose** invasiver Aspergillus-Infektionen bei Leukämie ist auch bei optimaler Therapie schlecht.

▶ **Mucormykosen** werden durch verschiedene Pilzarten (Phykomyzeten) hervorgerufen. Am häufigsten sind Infektionen durch Rhizopus und Mucor (Mucormykosen). Eintrittspforten sind Haut, Schleimhäute, infizierte Venenkatheter. Die Pilze können bei immunsupprimierten Patienten sowie bei ketoazidotischen Diabetikern die Arterienwände durchdringen und Thromben und Infarkte in Gehirn und anderen Organen erzeugen. Oberflächliche Infektionen an der Haut, im äußeren Gehörgang und an der Ösophagus- und Magen-Darm-Schleimhaut, die zu eitrigen Nekrosen führen, sind leichter zu diagnostizieren als Lungenerkrankungen (Infarkte), zum Gehirn fortgeleitete Infektionen (z. B. aus der Orbita) und disseminierte Erkrankungen. Amphotericin B ist in maximaler Dosierung bei der Behandlung manchmal erfolgreich.

Über **Histoplasmose** s. S. 438 und **Kryptokokkose** s. S. 409 und 603.

▶ **Die Coccidioidomykose** wird hervorgerufen durch Coccidioides immitis (Vorkommen in Nord-, Mittel- und Südamerika). Sie tritt in 3 Formen auf: als primäre pulmonale Form, als primäre extrapulmonale Form und als disseminierte Form. Die Diagnose wird mikroskopisch, kulturell und serologisch gestellt, evtl. auch durch einen Hauttest. Amphotericin B, Itraconazol, Ketoconazol und Miconazol sind wirksam, wenn auch nicht sehr zuverlässig.

Literatur

AMPEL, N. M. et al.: Coccidioidomycosis: Clinical update. Rev. Infect. Dis. *11:* 897 (1989).
DENNING, D. W. et al.: Treatment of invasive aspergillosis with itraconazole. Am. J. Med. *86:* 791 (1989).
EDWARDS, J. E., JR.: Candida Species. In: G. L. MANDELL, R. G. DOUGLAS, JR., and J. E. BENNETT (eds.), Principles and Practice of Infectious Diseases (3rd ed.). New York: Churchill Livingstone, 1990. P. 1943.
HAY, R. (Ed.): Fungal infection in the nineties and the role of oral therapy. Brit. J. Clin. Practice 44, Suppl. 7 (1990).
LEVITZ, S.: Aspergillosis. Infect. Dis. Clin. North Am. *3:* 1, 1989.
SAAG, M. S., W. E. DISMUKES: Azole antifungal agents: Emphasis on new triazoles. Antimicrob. Agents Chemother. *32:* 1 (1988).

33. Toxoplasmose

Diagnose: Für eine aktive Toxoplasmose-Infektion sprechen folgende Befunde:
1. Bei angeborener Toxoplasmose können in einem Teil der Fälle Toxoplasmen im gefärbten Liquorsedimentausstrich mikroskopisch nachgewiesen werden. Der Liquor hat einen hohen Eiweißgehalt und eine geringe Pleozytose (Erythrozyten, manchmal eosinophile Zellen).
2. Serologie: Ein signifikanter Serumtiteranstieg um mindestens 2 Stufen im Sabin-Feldman-Test, im direkten Fluoreszenz-Antikörpertest (IFA) oder im indirekten Hämagglutinationstest sind bei Vorhandensein klinischer Symptome fast beweisend. Eindeutig ist das Auftreten von Toxoplasma-spezifischen IgM und ihr späteres Verschwinden. Eine kritische Interpretation der serologischen

33. Toxoplasmose

Befunde ist wichtig, da IgG-Antikörper mit höherem Titer auch bei stummer Infektion lange persistieren können.

Neugeborene können ohne Erkrankung im Serum einen von der Mutter stammenden Leihtiter (IgG) haben, der in den ersten Lebensmonaten allmählich abfällt. Beweisend ist die Feststellung von spezifischen IgM mit ansteigendem Titer beim Neugeborenen. Ein rasch abfallender Titer von IgM kann auf dem seltenen Übergang mütterlicher Antikörper auf das Kind durch einen Plazentariß vor der Geburt beruhen. Viele Neugeborene mit angeborener Toxoplasmose haben in den ersten Lebenswochen noch keine Toxoplasma-spezifischen IgM gebildet, und es kommt erst später zu einem Titeranstieg. Bei Krankheitsverdacht sollten Neugeborene mit negativem IgM-Test nach 2–4 Wochen serologisch mit der Doppel-Sandwich-IgM-ELISA-Technik kontrolliert werden, welche empfindlicher ist als die gewöhnliche IgM-Immunfluoreszenzreaktion. Mit diesem Test können auch falsch positive Reaktionen in der IgM-ELISA erkannt werden.

Toxoplasma-spezifische IgM in der Gravidität deuten meist auf eine kürzlich erworbene Infektion der Mutter hin, da diese nach einigen Wochen wieder verschwinden, während IgG-Antikörper lebenslang bestehen bleiben.

Bei immunsupprimierten Patienten mit einer aktiven Toxoplasmose (besonders bei AIDS) ist die serologische Erkennung schwierig. Wichtig ist die Erkennung einer Infektion mit lebenden Erregern. Nur hierbei droht eine Aktivierung. Bei isolierter Toxoplasmose-Chorioretinitis oder Hirnabszeß (im Rahmen von AIDS) sind die Serumtiter oft auffallend niedrig. Dann kann das Kammerwasser bzw. der Liquor Antikörper in höherer Konzentration enthalten.

3. Histologischer Nachweis von Toxoplasmen oder typisches histologisches Bild im Lymphknotengewebe: Das Vorkommen von Trophozoiten beweist eine aktive Toxoplasmose, während bekapselte Formen (Pseudozysten) bei inaktiver Toxoplasmose gefunden werden. Bei immunsupprimierten Patienten (z. B. mit AIDS) ist bei klinischem Verdacht eine Computertomographie indiziert. Hirnbiopsien sind kaum zu rechtfertigen.
4. Erregernachweis durch den diagnostischen Tierversuch möglich, in Zukunft besser durch PCR.

Die **klinische Symptomatik** ist vieldeutig und beweist allein keine Toxoplasmose. Die bei angeborenen Formen vorkommenden Organmanifestationen (Enzephalitis, intrazerebrale Verkalkungen, Chorioretinitis, Hydro- oder Mikrozephalus, Hepatosplenomegalie und Ikterus) können auch bei konnataler Zytomegalie vorkommen. Die Erkennung einer erworbenen Toxoplasmose-Erkrankung (Enzephalitis, Lymphadenitis) ist ebenfalls schwierig, da andere Erreger ähnliche Krankheitserscheinungen hervorrufen. Bei onkologischen Patienten (vor allem mit einem Lymphom) und Patienten unter immunsuppressiver Behandlung sowie bei AIDS-Patienten (s. S. 599) können tödlich ausgehende Toxoplasmose-Erkran-

Therapie wichtiger Infektionen

kungen (mit Enzephalitis, Pneumonie, Myokarditis usw.) auftreten. Diese entstehen üblicherweise durch Reaktivierung einer chronischen latenten Infektion oder selten durch eine Primärinfektion. Toxoplasmen-Infektionen können bei einer Organtransplantation auch von einem infizierten Spender ausgehen, wenn der Empfänger seronegativ ist.

Grundlagen der Therapie: Pyrimethamin (Daraprim) und Sulfonamide hemmen mit verschiedenem Angriffspunkt die Folsäuresynthese der Erreger. Sie wirken synergistisch auf die proliferativen Toxoplasmen (Trophozoiten), nicht aber auf die Pseudozysten im Gewebe. Mit den heutigen Erfahrungen über die längere Anwendung dieser Mittel sind beträchtliche Erfolge erzielt worden. Vor allem durch die Therapie in der Schwangerschaft und im ersten Lebensjahr sind viele Kinder geheilt worden (im Gegensatz zu früher), und der Prozentsatz neurologischer Spätschäden ist durch die intensivere Therapie stark zurückgegangen.

Es gibt jedoch unterschiedliche Therapieschemata und Dosierungsempfehlungen. Bei zu niedriger Dosierung kann der Behandlungserfolg ausbleiben; bei höherer Dosierung ist die Gefahr von Blutschäden größer. Kontrovers diskutiert werden die notwendige Behandlungsdauer, die Wahl des Sulfonamidpräparates und die Frage, welche Mittel bei Pyrimethamin-Sulfonamid-Unverträglichkeit gegeben werden können. Zu den Schwierigkeiten der Verwendung eines geeigneten Sulfonamides: s. S. 601. Co-Trimoxazol wirkt bei Toxoplasmose schwächer, eignet sich aber zur Suppressionsprophylaxe. Nach tierexperimentellen Untersuchungen sind Roxithromycin (s. S. 179) und Azithromycin (s. S. 182), aber auch Minocyclin bei Toxoplasmose wirksam. Die Wirkung von Spiramycin ist umstritten.

Die Nebenwirkungen des Pyrimethamins (Daraprim) äußern sich vor allem in einer Leukozytopenie, einer Thrombozytopenie oder einer Anämie. Bei Patienten mit zerebralen Anfallsleiden sind zentralnervöse Störungen (z. B. Krämpfe) möglich (einschleichende Dosierung ratsam). Sulfonamid-Nebenwirkungen sind u. a. Neutropenie, Hämaturie, Fieber, flüchtige Exantheme. Sulfadiazin wird intestinal schlecht vertragen. Unter der Therapie sind regelmäßige Blutbildkontrollen notwendig. Bei den ersten Anzeichen einer toxischen Knochenmarkschädigung kann zunächst eine Dosisreduzierung versucht werden. Als Antidot gibt man therapeutisch Folinsäure (Lederfolat), bei Erwachsenen tgl. 10–15 mg oral. Oft normalisiert sich das Blutbild wieder, und man kann die Pyrimethamin-Sulfonamid-Behandlung in vorsichtiger Dosierung fortsetzen. Andernfalls muß die Behandlung abgebrochen werden; nach einer kurzen Erholungspause schließt sich ggf. eine Therapie mit Clindamycin an.

▶ **Angeborene Toxoplasmose:** Im 1. Lebensjahr sollte jedes nachweislich infizierte Kind behandelt werden unabhängig davon, ob es Symptome hat oder nicht. Die Einzeldosis von **Pyrimethamin** ist 1 mg/kg (oder 15 mg/m^2), die an den ersten 2 Tagen tgl. verabreicht wird, danach jeden 2. oder jeden 3. Tag (Pyrimethamin hat eine Halbwertszeit von 4–5 Tagen). Bei schweren Erkrankungen kann dieselbe Einzeldosis für 3 Wochen auch tgl. gegeben werden. Immer erhält das Kind zusätzlich ein **Sulfonamid** (z. B. Sulfadiazin, tgl. 100 mg/kg). Zur Verhinderung einer Knochenmarkschädigung bekommt das Kind mit jeder Pyrimethamin-Gabe 5 mg **Folinsäure** oral (Lederfolat). An eine 3wöchige Pyrimethamin-Sulfonamid-Behandlung kann sich eine 6wöchige orale Behandlung mit **Spiramycin** (s. S. 186) anschließen, von dem das Kind tgl. 100 mg/kg (in 3 oralen Einzelgaben) erhält (Wirkung unsicher, daher nicht generell empfohlen). Je nach klinischem Befund wiederholt man diese Anfangsbehandlung im Laufe des 1. Lebensjahres 3- bis 4mal (3 Wochen Pyrimethamin + Sulfonamid, evtl. gefolgt von 6 Wochen Spiramycin). Bei aktiver ZNS-Infektion oder aktiver Chorioretinitis (mit Erblindungsgefahr) wendet man außerdem **Prednison** (1–2 mg/kg/Tag) an, bis eine deutliche Besserung eingetreten ist (evtl. mehrere Monate lang).

Bei asymptomatischen Neugeborenen, deren Mütter in der Schwangerschaft mit Sicherheit eine akute Toxoplasmose erworben haben, wird im ersten Lebensmonat eine 3wöchige Pyrimethamin-Sulfonamid-Behandlung begonnen und evtl. anschließend für 4–6 Wochen Spiramycin gegeben, bis nach dieser Zeit eine angeborene Infektion klinisch und serologisch ausgeschlossen werden kann (etwa 70% der infizierten Kinder sind als Neugeborene noch erscheinungsfrei und entwickeln erst Monate oder Jahre später Symptome). Bei später nachgewiesener Toxoplasmose-Erkrankung des Kindes wird die Behandlung wie üblich fortgesetzt. Nach dem 1. Lebensmonat ist eine weitere Behandlung nicht mehr notwendig.

▶ **Toxoplasmose in der Schwangerschaft:** Eine in der Schwangerschaft erworbene Infektion darf in den ersten 3 Schwangerschaftsmonaten wegen der möglichen Teratogenität nicht mit Pyrimethamin + Sulfonamid behandelt werden. Statt dessen kann Spiramycin (tgl. 3 g oral) gegeben werden, das eine fetale Infektion verhindern soll. Ist eine Infektion des Feten bereits erfolgt, beeinflußt Spiramycin die Erkrankung nicht mehr. In der 2. Hälfte der Schwangerschaft kann bei sicherer Infektion der Schwangeren die Behandlung mit Pyrimethamin/Sulfonamid erfolgen.

Zwei Therapieformen stehen zur Wahl:

1. 3wöchige Zyklen von Pyrimethamin (25 mg jeden 3. Tag)
   + Sulfonamid (Tagesdosis: s. Tab. 78)
   + Folinsäure (Lederfolat, 5 mg jeden 3. Tag oral)
   werden von 4wöchigen Behandlungspausen unterbrochen. Durchführung ab 17. Schwangerschaftswoche bis zum Ende der Schwangerschaft.

2. Orale Gaben von Spiramycin (3 g tgl.) von Beginn bis zum Ende der Schwangerschaft. Die Verträglichkeit des Makrolids Spiramycin ist gut, die therapeutische Wirksamkeit umstritten.

Therapie wichtiger Infektionen

Tab. 78. Dosierung von Medikamenten bei Toxoplasmose (Einzelheiten: s. Text).

Mittel	Tagesdosis (bei Erwachsenen)
Pyrimethamin (Daraprim)	25 mg (bei AIDS 50–100 mg)
Sulfadiazin oder Sulfalen (Longum)	4 g 2 g alle 3–7 Tage
Spiramycin (Selectomycin)	3 g
Clindamycin (Sobelin)	1,8–2,4 g
Rezidivprophylaxe der Hirn-Toxoplasmose bei AIDS mit Fansidar	einmal wöchentlich 2 Tabl. à 0,525 g (1 Tabl. enthält 25 mg Pyrimethamin und 0,5 g Sulfadoxin)

▶ **Die erworbene Lymphknoten-Toxoplasmose** braucht bei immunologisch gesunden Personen nicht unbedingt behandelt zu werden und heilt spontan. Nur bei schweren Erkrankungen ist eine Therapie mit Pyrimethamin (am 1. Tag 50 mg, dann tgl. 25 mg) + Sulfonamid (Tagesdosis: s. Tab. 78) für 3 Wochen ratsam. Keine Wiederholungskur (auch bei weiterhin hohen Antikörpertitern im Serum).

▶ **Reaktivierte Toxoplasmose:** Bei immunsupprimierten Patienten und AIDS-Patienten können durch Reaktivierung einer älteren Toxoplasmose-Infektion eine schwere Enzephalitis oder andere Organerkrankungen auftreten. Es gibt aber auch schwere Primärinfektionen bei immunsupprimierten Patienten. Hierbei gibt man Pyrimethamin (tgl. 25 mg) und ein Sulfonamid (Tagesdosis: s. Tab. 78) über längere Zeit, bis alle Zeichen einer aktiven Infektion verschwunden sind (mindestens 2, meistens 6 Monate oder länger). Bei AIDS-Patienten ist in der Regel eine Dauertherapie notwendig. Die Kombination kann auch eine Pneumocystis-Pneumonie verhindern und ersetzt während der Therapie das sonst erforderliche Co-Trimoxazol. Bei sehr schweren Erkrankungen von AIDS-Patienten kann die Einzeldosis von Pyrimethamin auf 100 mg erhöht werden. Bei Unverträglichkeit des Sulfonamids (häufig bei AIDS-Patienten) kann Pyrimethamin mit Clindamycin (tgl. 2,4 g oral) oder Dapson (s. S. 277) kombiniert werden.
Zur Rezidivprophylaxe und Primärprophylaxe der Hirn-Toxoplasmose bei AIDS wird auch die orale Einnahme von 2 Tabletten Fansidar à 0,525 g pro Woche (in Europa nicht mehr erhältlich), aber auch von Co-Trimoxazol (tgl. 0,96 g) über lange Zeit empfohlen.

▶ **Chorioretinitis:** Eine Chorioretinitis kann bei angeborener Toxoplasmose, aber auch bei einer reaktivierten Toxoplasmose-Infektion isoliert auftreten. Sie sollte dann immer für 4 Wochen mit Pyrimethamin (tgl. 25 mg) + Sulfonamid (Dosierung: s. Tab. 78) behandelt werden. Bei Toxoplasmose-Herden in Nähe der Macula gibt man zusätzlich Prednison (tgl. 60–100 mg). Etwa ⅔ der Patienten sprechen gut auf diese Behandlung an und benötigen keine weitere Therapie. Bei den übrigen Patienten sind wiederholte Zyklen von Pyrimethamin und Sufonamid notwendig. Clindamycin wirkt bei Augen-Toxoplasmose unsicher.

Literatur

DANNEMANN, B. R., D. M. ISRAELSKI, J. S. REMINGTON: Treatment of toxoplasmic encephalitis with intravenous clindamycin. Arch. Intern. Med. *148:* 2477 (1988).
DESMONS, G., J. COUVREUR: Congenital toxoplasmosis. A prospective study of 378 pregnancies. New Engl. J. Med. *290:* 1110 (1974).
HOHLFELD, P., F. DAFFOS, P. THULLIEZ et al.: Fetal toxoplasmosis: outcome of pregnancy and infant follow-up after in-utero treatment. J. Pediatr. *115:* 765 (1989).
JEANNEL, D., D. COSTAGLIOLA, G. NIEL, B. HUBER, M. DANIS: What is known about the prevention of congenital toxoplasmosis? Lancet *336:* 359 (1990).
MCCABE, R. E., S. OSTER: Current recommendations and future prospects in the treatment of toxoplasmosis. Drugs *38:* 973–987 (1989).
MCCABE, R. E., J. S. REMINGTON: Toxoplasma gondii. In: G. L. MANDELL, R. G. DOUGLAS, JR., and J. E. BENNETT (eds.), Principles and Practice of Infectious Diseases (3rd ed.). New York: Churchill Livingstone, 1990.
WILSON, C. B.: Treatment of congenital toxoplasmosis during pregnancy. J. Pediatr. *116:* 1003 (1990).

34. Malaria

Vorkommen: Bei Rückreisenden aus tropischen Ländern treten infolge Unterlassung oder unvollständiger Durchführung der Malaria-Prophylaxe jedes Jahr in Europa Malaria-Erkrankungen auf. Wie in den Endemiegebieten gibt es hierbei verschiedene **Malaria-Erreger und Verlaufsformen:**
1. **Malaria tertiana** (durch Plasmodium vivax, selten Pl. ovale) – Fieberanfälle in 48stündigem Abstand.
2. **Malaria quartana** (durch Pl. malariae) – Fieberanfälle in 72stündigem Abstand.
3. **Malaria tropica** (durch Pl. falciparum) – Fieberanfälle unregelmäßig, schwerste Form mit verschiedenartigen Symptomen.
4. **Doppelinfektionen.**

Die Erkrankungen, welche nach Verlassen des Malaria-verseuchten Landes kürzere oder längere Zeit später auftreten, werden manchmal nicht sofort erkannt und nehmen – wenn es sich um die Malaria tropica handelt – einen schweren, oft tödlichen Verlauf, weshalb eine rasche Diagnosestellung und sofortige Einleitung der Behandlung geboten sind. Die Laboratoriumsdiagnose gelingt am besten aus einem dicken Tropfen und einem dünnen nach Giemsa gefärbten Blutausstrich (auch im Fieberintervall). Blutausstriche sollten mehrmals am Tage angefertigt werden. Die Identifizierung der verschiedenen Malariaerreger erfordert Erfahrung. Sie ist besonders bei Pl. falciparum wichtig, da heute Chloroquin-resistente Stämme dieser Spezies weit verbreitet sind. Mit der indirekten Immunfluoreszenztechnik lassen sich spezifische Antikörper im Serum nachweisen (nützlich ggf. zur retrospektiven Diagnostik bei ungezielter Stand-by-Therapie). Zur Behandlungskontrolle sind in den ersten Tagen tägliche Blutausstriche erforderlich, um eine Persistenz der Erreger (Therapieversagen) rechtzeitig zu erkennen.

Wahl der Mittel: Von den verfügbaren Malariamitteln wirkt **Chloroquin** (Resochin), ein 4-Aminochinolin, auf die in den Erythrozyten befindlichen Schizonten und Trophozoiten (Ringformen) und heilt bei alleiniger Anwendung eine sensible Malaria tropica, bei der keine sekundären Gewebeformen auftreten, sicher aus (klinische Heilung). Bei der Tertiana und Quartana beseitigt erst **Primaquin**, ein 8-Aminochinolin, die Gameten und die extraerythrozytären Formen (nicht die Schizonten). Primaquin ist aber in Europa nicht mehr erhältlich. Eine Nachbehandlung mit tgl. 0,2 g Doxycyclin ist diskutabel.

Pyrimethamin, ein Diaminopyrimidin, das vorwiegend die extraerythrozytären Formen hemmt, wird in den Tropen in Kombination mit dem Sulfonamid Sulfadoxin als **Fansidar** zur Behandlung der Chloroquin-resistenten Malaria tropica durch Plasmodium falciparum eingesetzt. Eine Prophylaxe mit Fansidar wird aber wegen gefährlicher Nebenwirkungen und gelegentlicher Resistenz heute nicht mehr empfohlen. **Chinin** dient zur Initialbehandlung sehr schwerer Malaria-Erkrankungen, zur Therapie von Prophylaxe-Versagern und zur Therapie der Chloroquin-resistenten Malaria. **Mefloquin** (Lariam) wird zur Behandlung der Malaria tropica (durch Plasmodium falciparum) verwendet (besonders bei Versagen einer Prophylaxe mit Chloroquin). Es ist auch zur Prophylaxe von Europäern bei Reisen in Gebiete mit Chloroquin-resistenter Malaria tropica anwendbar; allerdings hat es häufig Nebenwirkungen. **Halofantrin** (Halfan) ist ein neues Mittel zur Stand-by-Behandlung der Chloroquin-resistenten Malaria (trotz Chloroquin-Prophylaxe sofortige Einnahme von Halofantrin bei jedem Fieberschub). Eine Malaria-Prophylaxe im engeren Sinne, d. h. die Verhinderung einer Infektion überhaupt, gelingt nicht, da es bisher kein Mittel gegen die durch den Mückenstich übertragenen Sporozoiten gibt. Die regelmäßige Einnahme von Chloroquin oder anderen Mitteln zur Malaria-Prophylaxe (s. Tab. 79) stellt daher in Wirklichkeit nur eine Suppressionsbehandlung dar, welche die Entwicklung der Blutschizonten hemmt und damit eine Erkrankung verhindert.

34. Malaria

Tab. 79. Chemoprophylaxe der Malaria (Behandlungsdauer bis 6 Wochen nach Verlassen des Endemiegebietes).

Freiname	Handelsnamen	Dosierung	
		Erwachsene	Kinder
Chloroquin	Aralen, Avloclor, Resochin	300 mg Base/Woche oder 75 mg täglich	<1 J. 37,5–50 mg Base 1–3 J. 75 mg Base 4–6 J. 100 mg Base 7–10 J. 150 mg Base 11–16 J. 200–300 mg Base (einmal wöchentlich)
Mefloquin	Lariam	250 mg Base/Woche	15–19 kg: 62,5 mg 20–30 kg: 125 mg 31–45 kg: 187,5 mg (einmal wöchentlich)
Pyrimethamin-Sulfadoxin	Fansidar	25 mg Pyrimethamin + 0,5 g Sulfadoxin/Woche (= 1 Tabl.)	<1 Jahr ⅛ Tablette 1–4 Jahre ¼ Tablette 5–8 Jahre ½ Tablette 9–12 Jahre ¾ Tablette
Doxycyclin	Vibramycin	1mal tgl. 0,1 g	ab 8. Lebensjahr 1mal tgl. 0,1 g
Proguanil	Paludrin	100 mg täglich (+ Chloroquin)	1–2 J. 25–50 mg/Tag 3–6 J. 50–75 mg/Tag 7–10 J. 100 mg/Tag (+ Chloroquin s. o.)

Therapie des Malaria-Anfalles: Das klassische Konzept war: Bei nichtimmunen Personen (Europäern) gibt man initial 0,6 g **Chloroquin-Base** (entsprechend 1 g Chloroquin-Diphosphat = 4 Tabletten) und weiterhin nach 6 h, 24 h und 48 h je 0,3 g Chloroquin-Base. Säuglinge, Kleinkinder und Schulkinder erhalten initial 0,1 g bzw. 0,2 g bzw. 0,3 g und weiterhin nach 6 h, 24 h und 48 h je 50 mg bzw. 100 mg bzw. 150 mg. Diese Therapieempfehlung ist heute wegen Chloroquin-Resistenz nur noch eingeschränkt gültig.

Eine Chloroquin-resistente Malaria tropica kommt besonders häufig in Zentral- und Ostafrika, neuerdings auch in Westafrika, außerdem in Südostasien, auf dem indischen Subkontinent, auf Inseln im westlichen Pazifik und in Südamerika vor. Eine Chloroquin-Resistenz muß angenommen werden, wenn es trotz regelmäßiger prophylaktischer Einnahme von Chloroquin zu einer Malaria tropica gekommen ist. Man erkennt sie auch an dem Nichtverschwinden der Trophozoiten (Ringformen) aus dem Blut und dem Ausbleiben einer Entfieberung nach 1–2tägiger Behandlung mit Chloroquin, bei leichteren Formen nur an Rezidiven.

Therapie wichtiger Infektionen

Nicht selten ist die Chloroquin-Resistenz mit einer Pyrimethamin-Resistenz gekoppelt.
Es gibt für die Chloroquin-resistente Malaria verschiedene Behandlungsempfehlungen, da die Empfindlichkeit der Erregerstämme stark variiert. Entweder gibt man Chininsulfat plus Pyrimethamin-Sulfadoxin (Dosierung: Tab. 80), oder man behandelt mit Mefloquin allein (initial 3 Tabletten à 0,25 g Base, nach 6 h 2 Tabletten, nach 12 h 1 Tablette). Anstelle von Mefloquin kann auch Halofantrin verwendet werden (3mal 0,5 g in 6stündigem Abstand als Eintagesdosis). In der Gravidität sind Mefloquin, Halofantrin, Chinin und Pyrimethamin-Sulfadoxin problematisch; allerdings ist eine Gravidität durch eine Malaria tropica stark gefährdet. Bei Chloroquin- und Pyrimethaminresistenz kommt die Kombination von Chinin (Dosierung s. Tab. 80) und Doxycyclin (0,1 g alle 12 h für 10 Tage) in Frage.

Wegen des bedrohlichen Charakters der **Malaria tropica** mit u. U. tödlichen Komplikationen gehört in Europa jeder Patient mit dem Verdacht auf Malaria tropica in eine große Klinik, welche die notwendigen Voraussetzungen für die Diagnostik und eine entsprechende Intensivpflege bietet. Bei Patienten aus Afrika ist eine sofortige Therapie mit Halofantrin indiziert. Bei sehr schweren Erkrankungen (vor allem aus Gebieten mit Chloroquin-resistenter Malaria) kann statt Halofantrin oder Mefloquin initial auch die intravenöse Infusion von **Chinindihydrochlorid** (s. Tab. 80) oder von **Chinidin** (gleiche Dosierung wie Chinin) indiziert sein (s. u.). Patienten, die Chinin parenteral erhalten, müssen durch einen Blutdruck- und EKG-Monitor laufend überwacht werden (Gefahr einer Hypotension und von Herzarrhythmien). Auf Anzeichen eines Nierenversagens und eines Schwarzwasserfiebers (durch massive intravasale Hämolyse) ist sorgfältig zu achten. Bei starker Parasitämie (>10% der Erythrozyten befallen) ist häufig mit Komplikationen zu rechnen. Bei partiell immunen Personen (erwachsenen Einwohnern von Endemiegebieten ohne medikamentöse Prophylaxe) sind zur Therapie der Malaria geringere Chloroquin-Dosen ausreichend.

Malaria-Prophylaxe: Bei der Entscheidung, welches Mittel zur Prophylaxe dienen soll, ist die Malaria-Situation in dem zu besuchenden Gebiet zu berücksichtigen. Wegen der häufig wechselnden Medikamentenresistenz in einem Land sind allgemein gültige Prophylaxeempfehlungen nicht mehr möglich. Man nimmt in Gebieten ohne Chloroquin-Resistenz Chloroquin (Resochin) regelmäßig 1mal wöchentlich 0,3 g Base (entspr. 0,5 g Diphosphat = 2 Tbl.); Kinder im 1. Lebensjahr erhalten 50 mg, Kinder von 1–4 Jahren 50–100 mg, Kinder von 5–8 Jahren 100–150 mg, Kinder von 9–15 Jahren 150–300 mg. Dauer: 1 Woche vor Einreise, während des Aufenthaltes im Endemiegebiet bis 6 Wochen nach Ausreise. In der Schwangerschaft ist Chloroquin unbedenklich.

Mefloquin ist als alleiniges Mittel zur Prophylaxe bei kürzerem Aufenthalt (bis zu 3 Monaten) in Endemiegebieten mit Chloroquin-resistenter Malaria gut wirksam.

Tab. 80. Medikamente und Dosierung zur Malariabehandlung.

Indikation	Mittel	Dosierung	
		Erwachsene	Kinder
Unkomplizierte Malaria (außer in Gebieten mit Chloroquin-Resistenz) – vorher keine Prophylaxe durchgeführt	Chloroquin (diphosphat) oral	0,6 g Base, gefolgt von 0,3 g Base nach 6 h, 24 h und 48 h (1 Tbl. = 0,15 g Base = 0,25 g Salz)	10 mg/kg Base (maximal 0,6 g), gefolgt von 5 mg/kg Base nach 6 h, 24 h und 48 h
Unkomplizierte Malaria durch Pl. falciparum in Gebieten mit Chloroquin-Resistenz, vor allem bei Versagen einer Prophylaxe mit Chloroquin	Halofantrin **oder** Chinin(sulfat) plus Pyrimethamin oral **oder** Mefloquin oral	0,5 g alle 6 h (3×) für einen Tag 0,65 g Chinin(sulfat) alle 8 h für 5 Tage 2mal täglich 25 mg für 3 Tage 1,25–1,5 g Base (initial 3 Tabl. à 0,25 g, nach 6 h 2 Tabl. à 0,25 g, nach 12 h 1 Tabl. à 0,25 g)	15 mg/kg alle 6 h (3×) für einen Tag 8 mg/kg Chinin(sulfat) alle 8 h (maximal 0,65 g tgl.), <10 kg: 6,25 mg/Tag 10–20 kg: 12,5 mg/Tag 20–40 kg: 25 mg/Tag für 3 Tage 25 mg/kg Base (einmalig), d. h. 1 Tabl. (à 0,25 g) pro 10 kg, ¼ Tabl. (à 0,25 g) pro 2,5 kg
Schwere Erkrankung (orale Gabe unmöglich) in Gebieten mit Chloroquin-Resistenz	Chinin(dihydrochlorid) i. v. (wenn nicht erhältlich, auch Chinidin i. v.)	0,6 g Salz in 300 ml phys. NaCl-Lösung als 4-h-Infusion alle 8 h, bis orale Gabe wieder möglich ist (maximal 1,8 g tgl.)	8 mg Salz/kg als 4-h-Infusion alle 8 h, bis orale Gabe wieder möglich ist (maximal 1,8 g tgl.)
Chloroquin- und Fansidar-resistente Malaria durch Pl. falciparum	Doxycyclin plus Chinin(sulfat)	0,1 g oral alle 12 h für 7 Tage s. o.	Vorsicht bei Kindern unter 8 Jahren s. o.
Nachbehandlung der Malaria durch Pl. vivax oder Pl. ovale oder Pl. malariae (Rezidivprophylaxe)	Primaquin oral (z. Z. nicht mehr erhältlich)	15 mg Base tgl. für 14 Tage	0,3 mg/kg Base tgl. (maximal 15 mg) für 14 Tage

Man beginnt die Prophylaxe 1 Woche vor Ankunft im Endemiegebiet und gibt 1mal wöchentlich 0,25 g Base bis 2 Wochen nach Verlassen des Endemiegebietes. Bei längerem Aufenthalt (>3 Wochen) genügt 0,25 g Base alle 2 Wochen. Mefloquin wird nicht empfohlen für Schwangere, Piloten, Kinder unter 15 kg Gewicht, Epileptiker, psychiatrische Patienten und Patienten, die β-Blocker erhalten. Eine Resistenz gegen Mefloquin ist selten.

In Gebieten mit Chloroquin-resistenter Malaria tropica kann auch die Kombination von Chloroquin mit Pyrimethamin-Sulfadoxin (Fansidar) verwendet werden; sie ist jedoch in Ländern mit vorkommender Pyrimethamin-Resistenz problematisch. Da Sulfadoxin häufig allergisiert (Lyell-Syndrom, Absetzen bei Hautjucken oder Exanthem) und Pyrimethamin teratogen ist, sollte man gegenüber dieser Kombination zurückhaltend sein. Die Kombination von Chloroquin plus Proguanil (Paludrin) wird ebenfalls empfohlen und verhindert weitgehend eine Chloroquin-resistente Malaria.

In Gebieten mit Chloroquin-Resistenz oder Mehrfachresistenz kann die alleinige orale Gabe von Doxycyclin (0,1 g tgl.) nützlich sein (beginnend 2 Tage vor Einreise ins Endemiegebiet bis 4 Wochen nach Verlassen des Endemiegebietes). Die Möglichkeit einer Photosensibilisierung durch Doxycyclin limitiert bei Europäern den Einsatz in den Tropen.

Literatur

Brasseur, P., J. Kouamouo, R. S. Moyou, P. Druilh: Emergence of mefloquine-resistant malaria in Africa without drug pressure. Lancet *336:* 59 (1990).
Breckenridge, A.: Risks and benefits of prophylactic antimalarial drugs. Brit. med. J. *299:* 1057 (1989).
Cook, G. C.: Prevention and treatment of malaria. Lancet *1:* 32–37 (1988).
Centers for Disease Control: Recommendations for the preventing of malaria among travelers. M.M.W.R. *39* (RR-3): 1–10 (1990).
Centers for Disease Control: Recommendations for the prevention of malaria among travelers. J. amer. med. Ass. *263:* 2739, 2734, 2737 (1990).
De Souza, J. M., U. K. Sheth, R. M. G. De Oliveira et al.: An open, randomized, phase III clinical trial of mefloquine and of quinine plus sulfadoxine-pyrimethamine in the treatment of symptomatic falciparum malaria in Brazil. Bull. Wld. Hlth. Org. *63:* 603 (1985).
Gay, F., M. H. Binet, M. D. Bustos et al.: Mefloquine failure in a child contracting falciparum malaria in West Africa. Lancet *335:* 120 (1990).
Guinn, T. C., R. F. Jacobs, G. J. Mertz: Congenital malaria: a report of four cases and a review. J. Pediatr. *101:* 229 (1982).
Looareesuwan, S., R. E. Phillips, N. J. White et al.: Quinine and severe falciparum malaria in late pregnancy. Lancet *2:* 4 (1985).
Malin, A. S., A. P. Hall: Falciparum malaria resistant to quinine and pyrimethamine-sulfadoxine successfully treated with mefloquine. Brit. med. J. *300:* 1175 (1990).

MARTIN, S. K., A. M. J. ODUOLA, W. K. MILHOUS: Reversal of chloroquine resistance in Plasmodium falciparum by verapamil. Science *235:* 899–901 (1987).
MILLER, K. D., H. O. LOBEL, R. F. SATRIALE et al.: Severe cutaneous reactions among American travellers using pyrimethamine-sulfadoxine (Fansidar) for malaria prophylaxis. Am. J. Trop. Med. Hyg. *35:* 451 (1986).
PETERSEN, E., B. HOGH, I. C. BYGBERG, F. T. BLACK: Malaria chemoprophylaxis: why mefloquine? Lancet *336:* 811 (1990).
Practical Chemotherapy of Malaria: WHO Publications, Geneva 1990.
WERNSDORFER, W. H., I. MCGREGOR (eds.): Malaria. Churchill Livingstone, London 1989.

Spezielle Therapieprobleme

1. Behandlung bei unklarem Fieber 633

2. Antibiotika-Therapie in der Schwangerschaft 635

3. Antibiotika-Therapie in der Neugeborenenperiode 637

4. Antibiotika-Therapie bei gestörter Leberfunktion 640

5. Antibiotika-Therapie bei Niereninsuffizienz 642

6. Antibiotika-Therapie von Infektionen bei myeloischer Insuffizienz 648

1. Behandlung bei unklarem Fieber

Unklares Fieber ist in der Praxis häufig durch Virusinfektionen bedingt. Zur Klärung von länger dauerndem unklaren Fieber ist in der Regel eine Einweisung in die Klinik notwendig, um den Patienten genau überwachen und schwierigere Untersuchungen durchführen zu können. Die Differentialdiagnose unklaren Fiebers ist umfangreich und manchmal sehr schwierig. Nur in einem Drittel der Fälle finden sich Infektionen als Ursache; etwa gleich häufig liegen nichtinfektiöse Systemerkrankungen oder Prozesse mit Fieber vor. Bei einem weiteren Drittel sind andere Ursachen vorhanden (Allergie, Tumoren, tiefe Thrombophlebitis u. v. a.). Unter den infektiösen Ursachen müssen gefährliche, aber schwer zu diagnostizierende Infektionen, wie bakterielle Endokarditis, Typhus, Malaria, Amöbenabszeß, Miliartuberkulose und AIDS, berücksichtigt werden.

Zur Klärung der Ätiologie sind folgende **Kriterien** heranzuziehen:
1. **Epidemiologische Anamnese** (infektiöse Erkrankung in der Umgebung des Patienten, Beruf, Reisen, Tierkontakte, Hobbys, Vorkrankheiten, Tbc-Anamnese, AIDS-Anamnese, Verletzungen).
2. **Klinische Befunde** (Fiebertyp, Lymphknotenschwellung, Milzvergrößerung, Palpationsbefund der Leber, Lungeninfiltrationen) sowie Blutbild, BSG, Elektrophorese, Urindiagnostik, Serumtransaminasen, Liquoruntersuchung bei den geringsten Anzeichen für eine Meningitis, Inspektion des Augenhintergrundes, ggf. Untersuchung der Nebenhöhlen und der Genitalorgane, Tuberkulintestung, Röntgenaufnahmen der Lungen, ggf. Sonographie (Leber, Herzklappen usw.), bei Verdacht auch Computertomographie.
3. **Bakteriologische Untersuchungen** von Blut, Urin, Stuhl, Sputum, Rachen- und Nasenabstrich, ggf. Wundabstrich.
4. **Serologische Untersuchungen** auf Typhus, Paratyphus, Brucellose, Ornithose, Q-Fieber, Leptospirose, Toxoplasmose, infektiöse Mononukleose, Lues, HIV, rheumatische Krankheiten, Antistreptolysin- und Antistaphylolysinreaktion. Bei entsprechenden klinischen Hinweisen müssen eine serologische Virusdiagnostik sowie Versuche zur Virusanzüchtung durchgeführt und bei begründetem Verdacht (Exposition) auch Tropenkrankheiten (Malaria, Amöbiasis, usw.) berücksichtigt werden.

Bei **Fehlen charakteristischer Symptome** ist vor allem an bakterielle Endokarditis, Sepsis, Typhus, Tuberkulose, Osteomyelitis, Organabszesse, intraabdominelle Entzündungen (Divertikulitis, Appendizitis, Lymphadenitis mesenterialis), Adnexitis, Kollagenosen (rheumatisches Fieber usw.) und Allergien zu denken. Eine andere Ursache für unklares Fieber ist das Lymphadenopathie-Syndrom bei AIDS.

Spezielle Therapieprobleme

Differentialdiagnostisch sind nichtinfektiöse Krankheiten, die mit Fieber einhergehen können, auszuschließen: z. B. Lymphogranulomatose, Leukämie, Periarteriitis nodosa, Erythematodes, maligne Tumoren mit paraneoplastischem Fieber, Durstfieber bei Neugeborenen und Säuglingen, Drug-Fieber, habituelle Hyperthermie, Hyperthyreose, M. Addison, simuliertes Fieber (Münchhausen-Syndrom). Wenn sich die Fieberursache auch nach der Klinikaufnahme nicht alsbald klären läßt, kann bei leichterer Symptomatik die weitere Entwicklung des Fiebers ohne antibakterielle Therapie abgewartet werden. Dabei sollte man auf eine medikamentöse Fiebersenkung nach Möglichkeit verzichten, da der Fieberverlauf wichtige Hinweise auf die Art der Erkrankung geben kann.

Wenn die Diagnostik abgelaufen ist, ist eine **ungezielte Behandlung** nach einem Stufenplan gerechtfertigt. Da das Ansprechen auf eine Therapie diagnostische Rückschlüsse erlaubt, ist bei leichteren Erkrankungen eine Anfangsbehandlung mit Cefazolin ratsam. Falls es dabei nach 3–5 Tagen nicht zur Entfieberung kommt oder das Krankheitsbild von Anfang an bedrohlich ist, müssen Omnispektrum-Kombinationen, z. B. Cefotaxim + Piperacillin, Ceftazidim + Gentamicin oder Ciprofloxacin + Clindamycin eingesetzt werden. Mit Doxycyclin kann eine mögliche Infektion durch Chlamydien, Rickettsien, Borrelien und Mykoplasmen erfaßt werden. Wenn eine Anaerobier- und Staphylokokken-Genese möglich erscheint, ist besonders Clindamycin sinnvoll. Bei Verdacht auf einen Amöben-Leberabszeß ist Metronidazol indiziert. Resistente Enterobakterien erfaßt man meistens mit einem Gyrase-Hemmer.

Eine probatorische Behandlung mit Tuberkulostatika sollte mit einer Kombination ohne Aktivität gegen andere Erreger erfolgen (z. B. INH + Ethambutol). Bei Rifampicin ist zu berücksichtigen, daß es auch sehr gut gegen Staphylokokken, Chlamydien, Anaerobier, Brucellen und Legionellen wirkt. Bei unklarem Fieber von Ausländern, die aus Gebieten mit starker Tbc-Durchseuchung kommen (Afrika, Indien u. a.), ist nach wie vor eine Tuberkulose die häufigste Ursache.

Kortikosteroide sind bei unklarem Fieber problematisch, da sie in der Frühphase einer bakteriellen Infektion die Abwehr beeinträchtigen können. Bei AIDS-Verdacht sind Kortikosteroide im allgemeinen kontraindiziert. Viele infektiöse Prozesse sprechen kurzfristig auf Kortikosteroide an; die klinische Situation wird jedoch verschleiert. Eine bei unklarem Fieber notwendige Kortikosteroid-Therapie muß daher sorgfältig abgewogen werden. Die häufig praktizierte, ungezielte Gabe von Immunglobulinen ist bei unklarem Fieber unnötig, beim Vorliegen eines generalisierten Lupus erythematodes sogar gefährlich.

Wenn alle Behandlungsversuche erfolglos bleiben, sind nichtinfektiöse Ursachen am wahrscheinlichsten (Lymphome, Morbus Crohn, Kollagenosen usw.). Auch an ein Münchhausen-Syndrom ist zu denken, d. h. artifiziell durch den Patienten herbeigeführtes Fieber als neurotische Fehlhaltung meist im Rahmen einer Persönlichkeitsstörung (Borderline-Syndrom).

2. Antibiotika-Therapie in der Schwangerschaft

Verträglichkeit: Chemotherapeutika dürfen in der Gravidität weder den Organismus der Schwangeren noch die Entwicklung des Embryos bzw. Feten schädigen. Für die Schwangere können Tetracycline (vor allem bei parenteraler Gabe in höherer Dosierung und gleichzeitiger Nierenerkrankung) hepatotoxisch sein. Andere Antibiotika, welche die Leber schädigen können (z. B. Rifampicin), dürfen nur streng indiziert und unter laufender Kontrolle der Leberfunktion angewendet werden. Bei Vorschädigung der Nieren (Schwangerschaftspyelonephritis) sind potentiell nephrotoxische Antibiotika mit besonderer Vorsicht einzusetzen.

Eine **Teratogenität** für den Menschen ist anzunehmen, wenn entsprechende tierexperimentelle Befunde vorliegen. Daher sind im ersten Drittel der Schwangerschaft Therapeutika mit der Möglichkeit einer zytotoxischen oder mutagenen Wirkung (Griseofulvin, Nitrofurantoin, Gyrase-Hemmer, Co-Trimoxazol, Pyrimethamin, Nitroimidazole, Flucytosin, Amphotericin B, Rifampicin, Chloramphenicol u. a.) von der Therapie auszuschließen (s. Tab. 81).

Vom 4.–10. Monat dürfen Tetracycline wegen der Gefahr von Wachstumsstörungen und einer Gelbfärbung der kindlichen Zähne nur bei Unwirksamkeit anderer Antibiotika verordnet werden. Ototoxische Antibiotika (Aminoglykoside) haben in der Schwangerschaft zu Innenohrschäden des Kindes geführt. Deshalb sollten Aminoglykoside nicht eingesetzt werden (außer bei vitaler Indikation). Gyrase-Hemmer sind in der Gravidität kontraindiziert (s. S. 231). Flucytosin kann u. a. die fetalen Blutzellen schädigen und ist in der gesamten Gravidität kontraindiziert, ebenso Amphotericin B und Ketoconazol. Generell sollten neu entwickelte Antibiotika nur mit größter Zurückhaltung an Schwangere gegeben werden.

In der **letzten Woche** vor dem errechneten Entbindungstermin dürfen keine Sulfonamide und kein Co-Trimoxazol verordnet werden, da sie beim Neugeborenen durch Verdrängen von Bilirubin aus der Plasmaeiweißbindung einen verstärkten Ikterus mit der Gefahr einer Bilirubin-Enzephalopathie (durch Kernikterus) hervorrufen können. Nitrofurantoin kann beim Neugeborenen, wenn es kurz vor der Geburt an die Mutter verabreicht worden ist, wegen Enzymunreife eine hämolytische Anämie auslösen.

In der Schwangerschaft gut vertragen werden Penicilline und Cephalosporine sowie Erythromycin, auf die sich die Therapie in erster Linie stützen sollte. Durch

Spezielle Therapieprobleme

Tab. 81. Anwendbarkeit von wichtigen Antibiotika und Chemotherapeutika in der Gravidität.

Periode	Weitgehend unbedenklich	Sicherheit nicht erwiesen	Bedenklich wegen Nebenwirkungen	Potentiell teratogen oder zytotoxisch
1.–4. Monat	Penicillin G, V Ampicillin Amoxicillin Azlocillin Aztreonam Mezlocillin Pipcracillin Di-, Flucloxacillin Cefazolin Cefuroxim Cefoxitin Cefotaxim Ceftriaxon Ceftazidim Oralcephalosporine Erythromycin Fusidinsäure Ethambutol Isoniazid	Neue Cephalosporine Imipenem Clavulansäure Sulbactam Tazobactam neue Makrolide Andere neue Substanzen Vancomycin	Tetracycline Aminoglykoside Amphotericin B Clindamycin Ketoconazol Fluconazol Itraconazol	Acyclovir Azidothymidin Ganciclovir Trimethoprim Pyrimethamin Gyrase-Hemmer Rifampicin Prothionamid Chloramphenicol Sulfonamide Flucytosin Nitrofurantoin Nitroimidazole Griseofulvin
5.–10. Monat	s. 1.–4. Monat	–	s. 1.–4. Monat	–
Letzte Woche vor Termin	s. 1.–4. Monat	–	s. 1.–4. Monat, zusätzlich: Sulfonamide Co-Trimoxazol Nitrofurantoin	–

Bei nicht genannten Substanzen muß davon ausgegangen werden, daß sie für die Anwendung in der Schwangerschaft **nicht** geeignet sind!

die Penicilline Azlocillin, Mezlocillin, Piperacillin und die bewährten Cephalosporine, vor allem Cefotaxim, Ceftriaxon, Cefuroxim und Cefoxitin, ist das Spektrum der β-Lactam-Antibiotika stark verbreitert worden, so daß auch bei schweren Infektionen auf Aminoglykoside und andere potentiell toxische Antibiotika meist verzichtet werden kann.

Plazentagängigkeit: Penicilline und Cephalosporine treten in unterschiedlichem Maß in den fetalen Kreislauf über. Von Penicillin G, Acylaminopenicillinen und Cephalosporinen ist bekannt, daß die Konzentrationen im Nabelschnurblut etwa

50% der mütterlichen Serumspiegel betragen. Aminoglykoside, Erythromycin und Clindamycin sind relativ schlecht plazentagängig. Bei den vorwiegend renal ausgeschiedenen Penicillinen und Cephalosporinen tritt infolge Ausscheidung durch die fetalen Nieren eine Anreicherung in der Amnionhöhle ein; von dort gelangt das Antibiotikum mit dem verschluckten Fruchtwasser in den Magen-Darm-Kanal des Feten und wird hier zum Teil wieder resorbiert. So lassen sich im Fruchtwasser bei genügend hoher Dosierung und bei kontinuierlicher Therapie vielfach höhere Konzentrationen als im mütterlichen Blut erzielen, und auch im fetalen Blut sind therapeutisch wirksame Antibiotikaspiegel möglich.

Literatur

CHOW, A. W., P. J. JEWESSON: Pharmacokinetics and safety of antimicrobial agents during pregnancy. Rev. Infect. Dis. 7: 287 (1985).
GIBBS, R. S.: Severe infections in pregnancy. Med. Clin. North. Am. 73: 713–721 (1989).
Medical Letter. Nitrofurantoin in pregnancy. Med. Lett. Drugs Ther. 28: 32 (1986).
Medical Letter. Safety of antimicrobial drugs in pregnancy. Med. Lett. Drugs Ther. 29: 61 (1987).

3. Antibiotika-Therapie in der Neugeborenenperiode

Erregerspektrum: Neugeboreneninfektionen können durch Bakterien, Viren oder Pilze hervorgerufen werden und pränatal, perinatal oder postnatal zustande kommen. Häufige Ursachen sind Fruchtwasserinfektion bei vorzeitigem Blasensprung, Aspiration, mechanische Beatmung, Blutgefäßkatheterisierung, Hautverletzung bei der Geburt, Immuninsuffizienz.
Gramnegative Stäbchen (E. coli, Klebsiella, Enterobacter, Pseudomonas u. a., auch Bacteroides-Arten) kommen als Pneumonie- und Sepsiserreger vor allem bei Fruchtwasserinfektion, Aspiration und mechanischer Beatmung vor (oft als Mischinfektion). Enterotoxin-bildende E. coli können eine gefährliche pseudomembranöse Enterokolitis auslösen, die oft zu Geschwürsperforation und paralytischem Ileus führt. Gramnegative Stäbchen unterscheiden sich erheblich in der Antibiotikaempfindlichkeit und sind meist gegen Cefotaxim, Piperacillin, Mezlocillin und Gentamicin empfindlich. Gegen Pseudomonas wirken unter den Penicillinen Azlocillin und Piperacillin am besten, unter den Cephalosporinen Ceftazidim. Bacteroides-Arten sind bei Neugeborenen-Peritonitis häufige

Mischinfektionserreger und am empfindlichsten gegen Clindamycin, Metronidazol und Cefoxitin.
Grampositive Keime, wie Listerien, B-Streptokokken oder Enterokokken, werden von Acylaminopenicillinen (z. B. Piperacillin), aber auch von Ampicillin erfaßt. Bei Staphylokokken ist die Antibiotika-Empfindlichkeit unterschiedlich und eine Behandlung immer nach dem Antibiogramm durchzuführen (mit dem am besten verträglichen Mittel).

Verträglichkeit von Antibiotika: Bei Neugeborenen, besonders Frühgeborenen können wegen Leberunreife bestimmte Antibiotika nicht in normaler Weise metabolisiert und entgiftet werden. Chloramphenicol ruft daher bei Neugeborenen bei der sonst üblichen Dosierung von 80 mg/kg das gefürchtete Gray-Syndrom (s. S. 150) hervor, so daß in der 1.–2. Lebenswoche pro Tag nur 25 mg/kg, in der 3.–4. Lebenswoche 50 mg/kg gegeben werden dürfen. Sulfonamide, Co-Trimoxazol, Nitrofurantoin und Tetracycline kommen wegen schlechter Verträglichkeit für die Behandlung nicht in Frage.
Penicilline, wenn sie Neu- und Frühgeborenen in höherer Dosierung verabreicht werden, können wegen Nierenunreife kumulieren und zerebrale Krämpfe auslösen, die nach Aufhören der Medikation sistieren. Bei einigen Mitteln, z. B. Clavulansäure, liegen bei Neugeborenen noch keine Erfahrungen vor, so daß sie bislang in dieser Altersstufe nicht eingesetzt werden dürfen. Generell sind neu eingeführte Antibiotika für Neugeborene noch nicht zugelassen.

Antibiotika in der Muttermilch: Wenn die Mutter in der Stillperiode Antibiotika erhält, ist immer mit einem Übertritt in die Milch zu rechnen (in stärkerem Maße bei Sulfonamiden, Tetracyclinen, Chloramphenicol und Isoniazid). Es sollten alle Mittel vermieden werden, welche bei Neugeborenen kontraindiziert sind. Penicilline, Cephalosporine und Aminoglykoside sind im allgemeinen unschädlich, da sie nur in geringer Menge in die Milch gelangen, es sei denn, das Kind hat bereits eine Allergie gegen das betreffende Mittel.

Pharmakokinetik: Die Besonderheiten der Pharmakokinetik von Antibiotika beim Neugeborenen werden impliziert durch
1. Nierenunreife,
2. Leberunreife,
3. verminderte Plasmaeiweißbindung,
4. gesteigerte Gefäßpermeabilität und
5. einen größeren Extrazellularraum.

Bei bestimmten Antibiotika ist die Resorption nach oraler Gabe im Vergleich zum älteren Kind herabgesetzt. Daher ist bei schweren bakteriellen Infektionen die parenterale Gabe zu bevorzugen.

3. Antibiotika-Therapie in der Neugeborenenperiode

Nierenunreife: Bei fast allen Antibiotika ist die mittlere Halbwertszeit bei Neugeborenen je nach Lebenswoche verschieden und beträgt z. B. bei dem heute verlassenen Carbenicillin 5 h (in der 1. Woche), 3 h (in der 2. Woche) und 2,5 h (in der 3. und 4. Woche). Die Unterschiede in der Halbwertszeit sind bei den gut verträglichen Penicillinen und Cephalosporinen bei richtiger Dosierung aber ohne größere Bedeutung. Zwischen Früh- und Reifgeborenen bestehen mehr oder weniger große Unterschiede in der Halbwertszeit, die bei der Dosierung berücksichtigt werden (s. Tab. 82). Die Dosierung der Aminoglykoside sollte bei Frühgeborenen durch Blutspiegelbestimmungen (s. u.) überwacht werden.

Leberunreife: Daß Leberunreife die Halbwertszeit eines Medikamentes verlängern kann, gilt besonders für Chloramphenicol.

Plasmaeiweißbindung: Die Plasmaeiweißbindung von Antibiotika unterscheidet sich beim Neugeborenen teilweise von der beim Erwachsenen. Die Differenz zwischen Neugeborenen und Erwachsenen beträgt unter therapeutisch erreichbaren Konzentrationen z. B. bei Cefazolin 26% und ist statistisch signifikant. Die Ursache für die geringere Proteinbindung von Cefazolin liegt in einer geringeren Bindungsaffinität des Neugeborenen-Albumins. Ähnliche Ergebnisse sind mit anderen Antibiotika sowie mit Diphenylhydantoin und Barbituraten gefunden

Tab. 82. Antibiotika-Dosierung im 1. Lebensmonat.

Antibiotikum	Tägliche Dosis (mg/kg)		
	1.–4. Lebenswoche <2000 g	1. Lebenswoche >2000 g	2.–4. Lebenswoche >2000 g
Penicillin G	60**	90–120**	90–120**
Ampicillin*, Piperacillin*, Mezlo-, Azlocillin*, Flucloxacillin*	100	100–200	100–200
Cefotaxim,* Ceftazidim,* Cefuroxim*	(60–)100	100	100(–150)
Gentamicin, Tobramycin	2	2	3
Amikacin	10	15	15
Vancomycin	20	20	30
Metronidazol	10	10	20
Amphotericin B	0,5	0,5	0,5(–1)
Chloramphenicol*	25	25	25–50

* Bei Meningitis höhere Dosierung. ** 0,6 mg = 1 E

worden. Es ist nicht bekannt, welche Auswirkungen die herabgesetzte Plasmaeiweißbindung von Antibiotika auf die Verträglichkeit und Gewebepenetration hat. Resorption: Eine verminderte Resorption von Chloramphenicol nach oraler Gabe wurde bei Säuglingen festgestellt, die das Antibiotikum als Ester erhalten hatten. Daher sollten Resorptionsester (z. B. Bacampicillin, Cefpodoxim-Proxetil, Pivmecillinam, Cefuroxim-Axetil) vor ihrer Zulassung auf ihre biologische Verfügbarkeit im 1. Lebensjahr geprüft werden.

Dosierung: Die Tagesdosen, welche für Früh- und Neugeborene angegeben werden, richten sich nach dem Geburtsgewicht und der Lebenswoche (Tab. 82).

Literatur

GREENOUGH, A., J. OSBORNE, S. SUTHERLAND (eds.): Congenital, perinatal and neonatal infections. Churchill Livingstone, London 1992.
ISAACS, D., E. R. MOXON (eds.): Neonatal infection. Butterworth-Heinemann, Oxford 1991.
MCCRACKEN, G. H., JR., J. D. NELSON: Antimicrobial Therapy for Newborns. Grune and Stratton, New York 1977.
MCCRACKEN, G. H., B. J. FREIJ: Clinical pharmacology of antimicrobial agents. In: REMINGTON, J. S., J. O. KLEIN (eds.): Infectious Diseases of the Fetus and the Newborn Infant. pp. 1020–1078, Saunders, Philadelphia 1990.
REMINGTON, J. S., J. KLEIN (eds.): Infectious Diseases of the Foetus and Newborn Infant. WB Saunders, Philadelphia 1990.
SEVER, J. L., J. W. LARSEN, J. H. GROSSMAN: Handbook of perinatal infections. 2nd ed. 1989.
SPRITZER, R., H. J. VAN DE KAMP, G. DZOLJIC, P. J. SAUER: Five years of cefotaxime use in a neonatal intensive care unit. Pediatr. infect. Dis. J. 9: 92 (1990).

4. Antibiotika-Therapie bei gestörter Leberfunktion

▶ **Unbedenklich** sind Antibiotika, die in unveränderter Form überwiegend renal ausgeschieden werden (z. B. Penicillin G, Cefalexin, Cefoxitin, Cefuroxim, Imipenem, Ofloxacin, Gentamicin). Bei allen β-Lactam-Antibiotika kommen bei ca. 1% der Patienten geringe Transaminasenerhöhungen im Serum (z. B. von 10 auf 25 E/ml) vor. Diese ätiologisch unklaren Transaminasenerhöhungen sind harmlos und beruhen nicht auf einer faßbaren Leberfunktionsstörung.

▶ **Mit Vorsicht anwendbar:** Vorsicht ist bei **Hepatitis** und **Leberzirrhose** mit Antibiotika geboten, die in stärkerem Maße durch die Leber metabolisiert und in

4. Antibiotika-Therapie bei gestörter Leberfunktion

den Darm ausgeschieden werden (z. B. Doxycyclin, Erythromycin und andere Makrolide, Fusidinsäure, Ciprofloxacin, Mezlocillin, Apalcillin, Ceftriaxon). Chloramphenicol, Metronidazol, Co-Trimoxazol und Sulfonamide werden in der Leber in stärkerem Maße metabolisiert, so daß ihre Anwendung bei gestörter Leberfunktion problematisch ist.

Wegen Störung der Blutgerinnung bei schweren Leberkrankheiten sollten Antibiotika, die ihrerseits zu Blutungsneigung führen können (z. B. Ticarcillin, Latamoxef, Cefoperazon), bei Leberkranken vermieden werden.

▶ **Potentiell hepatotoxische Medikamente:** Bestimmte Antibiotika (s. Tab. 83) können bei vorgeschädigter Leber oder bei Überdosierung schädlich wirken. Eine Kombination mit anderen potentiell lebertoxischen Medikamenten ist zu vermeiden. Hier besteht auch die Gefahr von Interaktionen.
Rifampicin führt relativ häufig zu Enzyminduktion mit Transaminasenerhöhung und anderen Störungen der Leberfunktion (z. T. mit Ikterus). In einigen Fällen sind tödliche Leberdystrophien beobachtet worden. Floride Lebererkrankungen, insbesondere eine akute Hepatitis, sind eine Kontraindikation für Rifampicin. Auch **Isoniazid** (INH), **Prothionamid** und **Pyrazinamid** können lebertoxisch sein. Das gefährliche **Griseofulvin** wirkt hepatotoxisch. Es kommt für die Langzeittherapie von Fadenpilzerkrankungen generell nicht mehr in Frage. Auch Ketoconazol und Miconazol, selten Fluconazol können die Leber schädigen (s. S. 322). Während einer **Clindamycin-Therapie** sind vereinzelt Ikterus und pathologische Leberfunktionswerte beobachtet worden.

Tab. 83. Antibiotika, die bei gestörter Leberfunktion nicht oder mit Vorsicht anwendbar sind.

Möglichst vermeiden (potentiell hepatotoxisch)	Mit Vorsicht anwendbar (stärkere biliäre Ausscheidung oder Metabolisierung)
Clindamycin	Apalcillin
Ethionamid	Cefoperazon
Griseofulvin	Ceftriaxon
Isoniazid	Chloramphenicol
Ketoconazol	Ciprofloxacin
Miconazol	Co-Trimoxazol
Nitrofurantoin	Doxycyclin
Prothionamid	Erythromycin
Pyrazinamid	Fusidinsäure
Rifampicin	Metronidazol
	Mezlocillin
	Sulfonamide

▶ **Intrahepatische Cholestase: Erythromycin-Estolat** (E.-Laurylsulfat) und **Triacetyl-Oleandomycin,** selten auch andere Makrolide können bei längerer Anwendung (über 10 Tage) oder wiederholter Therapie mit diesen Mitteln zu einer offenbar allergisch bedingten cholestatischen Hepatose führen. Dabei treten Symptome eines Verschlußikterus mit Anstieg der alkalischen Serumphosphatase auf, außerdem Fieber und Eosinophilie. Die Veränderungen sind gutartig und gehen nach Absetzen des Mittels rasch zurück, sind aber der Grund dafür, heute das besser verträgliche Erythromycin-Äthylsuccinat oder Clarithromycin zu verwenden.

▶ Bei **Leberkoma** ist zur Verringerung einer intestinalen Ammoniak-Produktion eine orale Aminoglykosidbehandlung, z. B. mit Neomycin, üblich. Dieses führt bei vielen Patienten zu einer Besserung, auch wenn hierfür eine befriedigende Erklärung fehlt. Oral verabreichte Aminoglykoside (auch Neomycin) erreichen keine Darmsterilisierung, sondern allenfalls eine Verminderung der Enterobakterien. Eine längere orale Anwendung von Aminoglykosiden ist bedenklich, da sie eine Zottenatrophie im Dünndarm auslösen kann.

Literatur

LEBEL, M. H.: Pharmacology of antimicrobial agents in children with hepatic dysfunction. Pediatr. Infect. Dis. 5: 686 (1986).

5. Antibiotika-Therapie bei Niereninsuffizienz

Ausscheidungsmodus

Während z. B. Penicillin G, Cefazolin, Ofloxacin, Gentamicin und Vancomycin fast ausschließlich mit dem Harn ausgeschieden werden, erfolgt die Ausscheidung bei den meisten übrigen Antibiotika nur zum Teil durch die Nieren (entweder unverändert in aktiver Form oder als Metabolit in inaktiver Form), zu einem anderen Teil durch die Galle und den Darm.

Die Wiederfindungsrate im Urin **(recovery rate)** ist ein wichtiger Basisparameter der Antibiotika-Therapie. Bei Minocyclin, Erythromycin, Fusidinsäure, Oxacillin und Cefoperazon erscheinen im Harn nur geringe aktive Konzentrationen; der

5. Antibiotika-Therapie bei Niereninsuffizienz

größte Teil wird im Organismus metabolisiert und überwiegend mit dem Stuhl ausgeschieden. Eine Kumulierung ist an einer Verlängerung der Eliminationshalbwertszeit zu erkennen (Tab. 84, S. 644) und hängt bei eingeschränkter Nierenfunktion von Ausscheidungsmodus und Metabolisierungsrate des Antibiotikums ab. Der Schweregrad der Niereninsuffizienz ist am besten an der Verminderung der Kreatinin-Clearance (weniger am Serumharnstoff und Serumkreatininwert) zu erkennen. Der **Kreatinin-Clearance** von >40 ml/min entspricht im allgemeinen ein Serum-Kreatininwert von <2 mg/dl, der Kreatinin-Clearance von 40–20 ml/min ein Serum-Kreatininwert von 2–4 mg/dl und der Kreatinin-Clearance von 20–10 ml/min ein Serum-Kreatininwert von 4–8 mg/dl. Die Gefahr von Nebenwirkungen ist abhängig einerseits von der Stärke der Kumulation, andererseits von der Toxizität des verabreichten Antibiotikums. Daraus lassen sich für die Dosierung bei Niereninsuffizienz Erfahrungsregeln ableiten, die in Tab. 84 zusammengefaßt sind.

Potentiell nephrotoxische Antibiotika

Dazu gehören **Amphotericin B,** das für die Therapie von generalisierten Pilzinfektionen benötigt wird und bei schwerer Niereninsuffizienz kontraindiziert ist, sowie **Bacitracin, Neomycin** und **Paromomycin,** die nur noch als Lokalantibiotika dienen.
Das heute veraltete **Cefaloridin** kann bei Überdosierung (mehr als 4–6 g tgl.) Tubulusnekrosen erzeugen. Daraus wurde der falsche Schluß gezogen, alle Cephalosporine seien nephrotoxisch. **Cefalothin** und **Cefradin** sind bei sehr hoher Dosierung wegen ihrer Nephrotoxizität ebenfalls bedenklich. Dagegen ist die Nephrotoxizität der **neuen Cephalosporine** zu vernachlässigen.
Polymyxine können bei Niereninsuffizienz kumulieren und neurologische Störungen hervorrufen, so daß sie heute nicht mehr systemisch angewandt werden dürfen.
Alle Aminoglykoside (Streptomycin, Kanamycin, Amikacin, Gentamicin, Tobramycin, Netilmicin und Capreomycin) können bei Kumulierung neurotoxisch wirken und dürfen bei Niereninsuffizienz nur aus vitaler Indikation in reduzierter Dosierung (möglichst unter Kontrolle des Blutspiegels) verabreicht werden. Die Ototoxizität wird bei gleichzeitiger Gabe von bestimmten Diuretika, z. B. Furosemid, gesteigert (s. S.157). Für die Bestimmung der Blutspiegel von Gentamicin, Tobramycin und Amikacin sind Testbestecke im Handel, mit denen bereits wenige Stunden nach Blutentnahme ein Ergebnis zu erhalten ist. Von besonderem Interesse ist dabei der vor einer erneuten Gabe nachweisbare Blutspiegel (Trough- oder Tal-Spiegel), der bei richtiger Wahl des Dosierungsintervalles nicht wesentlich höher liegt als der von Nierengesunden bei normalem Dosierungsintervall. Unter den Penicillinen ist nur **Methicillin** nephrotoxisch;

Tab. 84. Dosierungsintervalle zwischen Einzeldosen bei Niereninsuffizienz.

Antibiotikum	Halbwertszeit (h)		Dosierungsintervall (h) bei Kreatinin-Clearance (ml/min)				Urin-Recovery in % (parenteral; normale Nierenfunktion)
	normal	Niereninsuffizienz (schwer)	>80	80 – 50	50 – 10	<10	
Amikacin	2,3	72–96	8	24	24–72	72–96	90
Ampicillin	1,0	8,5	6	8	12	12–24	60
Azlocillin	1,25	8–10	6	8	8	12–24	95
Aztreonam	1,7	6–9	6	8	12	24	70
Cefaclor	1,0	6–10	6	6	8	12	60
Cefadroxil	1,5	5–20	12	12	24	36	85
Cefalexin	1,0	30	6	6	8	24–48	90
Cefazolin	1,5	5–20	6	8	12	24	90
Cefixim	2,5	5–10	24	24	24	24	20
Cefoperazon	2,0	5–10	8	8	8	12	20
Cefotaxim	1,0	14	8	8	8	12	50
Cefotiam	0,75	5–10	6	8	12	24	70
Cefoxitin	0,75	5–10	6	8	12	24	90
Cefpodoxim	2,3	5–10	12	12	12	24	40
Ceftazidim	2,0	15–25	8	12	24	48	90
Ceftriaxon	7–8	12–15	12–24	24	24	24	50
Cefuroxim	1,2	5–20	6	8	12	24	90
Ciprofloxacin	3–4	10	12	12	12	24	40
Clindamycin	3	3–5	6	6	8	12	40
Chloramphenicol	3	3	8	8	8	8	12
Clarithromycin	5	10–20	12	12	12	12	18
Doxycyclin	15	24	24	24	24	24	70
Erythromycin	2	8	8	8	8	8	12
Flucloxacillin	0,75	8	6	8	8	12	35
Fluconazol	25	98	24	48	72	96	70
Flucytosin	3–4	70	6	8	12–24	–	90
Fusidinsäure	5	5	8	8	8	8	1
Gentamicin	2	60	8	12	18–24	48	90
Imipenem	1	3–4	6	8	12	12–24	20
Itraconazol	24	24	24	24	24	24	0
Metronidazol	7	8–12	8	8	12	24	30
Mezlocillin	0,8	6–14	6	8	8	12–24	60
Penicillin G	0,65	7–10	6	8	8	12	90
Ofloxacin	7	35	12	12	24	48	86
Oxacillin	0,4	2	4–6	6	6	8	25
Piperacillin	1,0	6–10	6	8	8	12–24	60
Rifampicin	3	3	12	12	12	12	30
Roxithromycin	10	10	12	12	12	12	12
Teicoplanin	3,6	?	24	24	?	?	50
Ticarcillin	1,1	16	6	8	12	24–48	95
Tobramycin	2	60	8	12	18–24	48	90
Trimethoprim	10	12–24	12	12	24	–	60
Sulphamethoxazol	12	24–48	12	12	24	–	80
Vancomycin	6	250	12	72	240	240	85

dieses wird seit Jahren durch die aktiveren und atoxischen Isoxazolylpenicilline (s. S. 48) ersetzt. Das vorwiegend biliär eliminierte Apalcillin führt bei Niereninsuffizienz zu einer Erschöpfung der biliären Ausscheidung und so zu überhöhten Blutspiegeln.

Antibiotika, die bei Niereninsuffizienz zur Dosisreduzierung zwingen

Tetracyclin, welches nach oraler Gabe zu 10–25%, nach i. v. Gabe zu 50–70% mit dem Harn ausgeschieden wird, kumuliert bei Niereninsuffizienz und kann zu einer toxischen Leberschädigung führen. **Doxy-** und **Minocyclin** dagegen führen bei Niereninsuffizienz nicht zur Kumulation.

β-Lactam-Antibiotika sollten generell bei Niereninsuffizienz vorsichtig dosiert werden. Extrem hohe Dosierungen sind zu vermeiden. Eine Kombination mit Gentamicin oder anderen potentiell nephrotoxischen Antibiotika (s. o.) ist bei drohendem akuten Nierenversagen nicht ratsam. Von **Lincomycin** und **Clindamycin** gibt man bei schwerer Niereninsuffizienz ¼–⅓ der Normaldosis. Eine Dosisreduzierung ist auch bei **Flucytosin** (Tab. 84 und S. 335) und **Fluconazol** (S. 328) sowie bei einigen **Gyrase-Hemmern** erforderlich.

Optimale Sulfonamide rufen infolge der besseren Wasserlöslichkeit und geringeren Azetylierung (bei normalen Ausscheidungsverhältnissen) keine Nierenschäden hervor. Bei eingeschränkter Nierenfunktion ist jedoch eine reduzierte Dosierung notwendig. Das gilt besonders für das heute veraltete **Sulfadiazin** (keine Anwendung bei Exsikkose, Urämie, Vorschädigung der Nieren). **Langzeitsulfonamide** werden bei einer Erniedrigung der Kreatinin-Clearance auf Werte unter 30 ml/min verzögert ausgeschieden, so daß eine Halbierung der Tagesdosis ratsam ist. **Co-Trimoxazol** soll bei einer Kreatinin-Clearance unter 15 ml/min nicht angewandt werden; bei einer Kreatinin-Clearance von 15–30 ml/min wird die Tagesdosis halbiert.

Das gefährliche **Nitrofurantoin** kann bei eingeschränkter Nierenfunktion schwere neurotoxische Nebenwirkungen (Polyneuritis usw.) auslösen und ist auch bei leichter Niereninsuffizienz generell zu vermeiden.

Antibiotika, die bei Niereninsuffizienz nicht zur Dosisreduzierung zwingen

Penicillin G ist so wenig toxisch, daß es trotz erheblicher Kumulation bei eingeschränkter Nierenfunktion in der normalen Tagesdosis gegeben werden kann. Die Dosierungsintervalle können je nach Grad der Niereninsuffizienz

Spezielle Therapieprobleme

verlängert werden. Maximaldosen über 10 Mill. E Penicillin G pro Tag allerdings können bei Urämie Krämpfe auslösen; daher sollte diese Grenze nicht überschritten werden.

Auch **Ampicillin, Amoxicillin, Azlocillin, Mezlocillin, Piperacillin, Oxacillin, Flu-** und **Dicloxacillin** können bei Niereninsuffizienz in mittlerer Dosierung verwendet werden. Bei Urämie muß der Elektrolytgehalt eines Antibiotikums berücksichtigt werden (besonders bei dem als Dinatriumsalz verabreichten Ticarcillin und Penicillin-G-Kalium).

Unter den **Cephalosporinen** werden u. a. Cefotaxim und Cefoperazon etwa zu einem Drittel im Organismus metabolisiert und kumulieren weniger als die übrigen Cephalosporine. Dementsprechend sind bei stärkerer Niereninsuffizienz die Dosierungsintervalle mehr oder weniger zu verlängern; mittlere Tagesdosen sind bei allen Cephalosporinen ungefährlich. β-Lactam-Antibiotika mit starker biliärer Elimination (Ceftriaxon, Cefoperazon, Mezlocillin) kumulieren weniger als die überwiegend renal ausgeschiedenen Derivate; eine Erschöpfung der biliären Elimination ist möglich (Apalcillin).
Erythromycin und andere Makrolide, **Fusidinsäure** und **Rifampicin** werden bei Niereninsuffizienz (sofern die Leberfunktion normal ist) gut vertragen. Auch **Doxycyclin** ist bei Niereninsuffizienz uneingeschränkt anwendbar.

Antibiotika-Therapie bei Anurie

Bei akuter Anurie können diejenigen Antibiotika, welche bei Niereninsuffizienz nicht zu einer Dosisreduzierung zwingen, in der Normaldosis verwendet werden: Penicilline (außer Apalcillin und Ticarcillin), Cephalosporine, Doxycyclin, Chloramphenicol, Erythromycin, Fusidinsäure, Rifampicin. Bei intermittierender **Hämo- oder Peritonealdialyse** ist oft (z. B. wegen einer Shunt-Infektion) eine Antibiotika-Behandlung notwendig. Wenn bei dem nachgewiesenen Erreger nichtkumulierende Mittel ungeeignet sind, kommen andere Antibiotika in Frage, die in größeren Abständen gegeben werden müssen. Die Dosierung richtet sich nach der Restdiurese, der Möglichkeit einer extrarenalen Elimination, der Häufigkeit der durchgeführten Dialysen und der Dialysierbarkeit des angewandten Antibiotikums. Harnstoff- und Kreatininwert dagegen sind bei Dialysepatienten kein Maßstab für die Antibiotika-Dosierung.
Stärker toxische Antibiotika, wie Amphotericin B und Vancomycin, dürfen bei anurischen Patienten im allgemeinen nur einmalig angewandt werden. Da diese nicht dialysierbar sind und kaum extrarenal ausgeschieden werden, bleiben sie u. U. wochenlang in ausreichenden Konzentrationen im Blut. Eine wiederholte Gabe ist nur in großem Abstand und nach Durchführung einer Blutspiegelbestim-

mung erlaubt. In der Regel führt man Antibiotika bei Urämie parenteral zu, da Resorption und Verträglichkeit oraler Gaben bei urämischer Gastroenteritis beeinträchtigt sein können. Eine Verabreichung am Ende jeder Dialyse (normale Einzeldosis) ist zweckmäßig, weil die meisten Antibiotika dialysierbar sind (mit Ausnahme von Clindamycin, Fusidinsäure, Vancomycin, anscheinend auch Rifampicin). Penicillin G und penicillinasefeste Penicilline, wie Flucloxacillin, werden durch Dialyse nur z. T. entfernt. Die Angaben in der Literatur über Halbwertszeiten von Antibiotika während Hämodialyse sind widersprüchlich, was teilweise mit den unterschiedlichen Membraneigenschaften der Dialysatoren und den verschiedenen Dialysezeiten zusammenhängt. Ein möglicher Antibiotika-Zusatz zur Dialyseflüssigkeit ist bei der Dosierung zu berücksichtigen, da bei den meisten Antibiotika auch eine Diffusion ins Blut möglich ist. Die Aussagen über Dialysierbarkeit gelten nicht für die Hämofiltration.

Bei **Peritonealdialyse** werden bestimmte Antibiotika, z. B. Penicillin G und Cefazolin, die hämodialysierbar sind, nicht oder nur teilweise entfernt. Die meisten Antibiotika verhalten sich bei Peritoneal- und bei Hämodialyse ungefähr gleich. Wenn bei der Peritonealdialyse der Spülflüssigkeit ein Antibiotikum zugesetzt wird, kann es zur Antibiotika-Diffusion ins Blut und hierdurch zu Nebenwirkungen kommen. Relativ ungefährlich sind Ampicillin, Oxacillin, Cefotaxim oder Cefazolin, die bei einer peritonealen Infektion in Mengen von 50 mg/l der Spülflüssigkeit zugefügt werden können, wodurch die Serumkonzentrationen zunächst ansteigen; danach fallen diese infolge Metabolisierung und extrarenaler Ausscheidung allmählich ab. Aminoglykoside sollen nicht intraperitoneal gegeben werden (Gefahr der neuromuskulären Blockade)! Bei einer Pilzinfektion der Bauchhöhle (infolge Peritonealdialyse) kann Amphotericin B oder Fluconazol instilliert werden. Zur Behandlung der Peritonitis bei CAPD: s. S. 466.

Literatur

GILBERT, D. N., W. M. BENNETT: Use of antimicrobial agents in renal failure. Infect. Dis. Clin. North Am. *3:* 517 (1989).

Spezielle Therapieprobleme

6. Therapie von Infektionen bei myeloischer Insuffizienz

Bei myeloischer Insuffizienz, d. h. im fortgeschrittenen Stadium einer Leukämie, Agranulozytose oder Panmyelophthise (Abnahme der Granulozyten auf Werte unter 700/µl), besteht eine so hochgradige Abwehrschwäche, daß fast regelmäßig schwerste Infektionen der Haut, der Schleimhäute oder der inneren Organe auftreten, die das weitere Krankheitsgeschehen bestimmen. Auch durch die immunsuppressive Wirkung der meisten Zytostatika wird die Infektionsresistenz stark herabgesetzt.

Erreger: Die wichtigsten Erreger (Tab. 85) sind Pseudomonas, Bacteroides, Klebsiella, E. coli und Staphylokokken. Es muß mit dem gesamten Spektrum der fakultativ pathogenen Keime gerechnet werden. Als Erregerreservoir kommt in erster Linie die normale Dickdarm- und Mundflora in Betracht. Exogene Infektionen können sich unter geeigneten Bedingungen rasch ausbreiten. So werden relativ häufig auch Meningokokken, Listerien, Legionellen, Salmonellen

Tab. 85. Häufige Fieberursachen bei myeloischer Insuffizienz.

Klinische Situation	Fieberursachen
	Infizierter Venenkatheter (mit Thrombophlebitis)
	Pneumonie
	Enteritis
	Stomatitis mit Nekrosen
	Ösophagitis
	Hautinfektion (Abszeß, Ekthyma usw.)
	Sepsis oder Bakteriämie
	Grundleiden (Lymphome, Tumornekrosen usw.)
	Bluttransfusion
	Medikamentenfieber
Typische Erreger	Bakterielle Infektion (u. a. Enterobakterien, Pseudomonas, Staphylokokken, Streptokokken, Legionellen, Salmonellen, Anaerobier, Listerien, Mykobakterien)
	Virusinfektion (Hepatitis, Zytomegalie, Herpes simplex, Zoster, Varizellen, Papova u. a.)
	Pilzinfektion (Candida, Aspergillus u. a.)
	Parasitäre Infektion (Pneumocystis carinii, Toxoplasma gondii, Amöben u. a.)

6. Antibiotika-Therapie von Infektionen bei myeloischer Insuffizienz

und Gasbranderreger nachgewiesen. Nicht selten manifestiert sich eine Tuberkulose (meist als Exazerbation einer früheren Infektion). Oft treten Pilzinfektionen auf (Candida, Cryptococcus, Aspergillus u. a.), seltener Protozoen-Infektionen (Pneumocystis, Toxoplasma). Latente Virusinfektionen (Zytomegalie, Zoster, Herpes) flackern auf und verlaufen besonders schwer.

Therapie: Wichtig ist, daß eine Antibiotika-Therapie bei myeloischer Insuffizienz unverzüglich einsetzt. Nach Entnahme von Untersuchungsmaterial für die Kulturen wird sofort mit einer **bakteriziden Kombinationstherapie** begonnen. Ein Abwarten auf die Ergebnisse bakteriologischer Untersuchungen ist bei myeloischer Insuffizienz nicht gerechtfertigt. Es gibt viele Fieberursachen bei Knochenmarkinsuffizienz. Eine gezielte Antibiotika-Therapie ist daher **nicht** sinnvoll. Auch bei nachgewiesenen Erregern muß immer das ganze Spektrum der fakultativ pathogenen Keime mit bakteriziden Antibiotika-Kombinationen erfaßt werden.

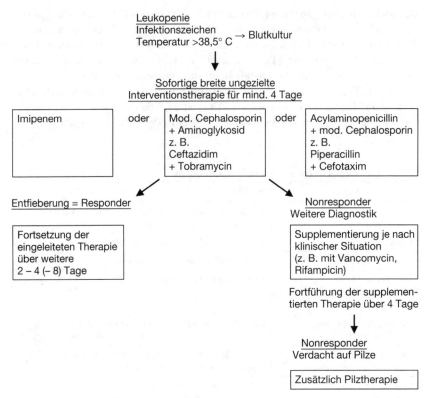

Abb. 56. Schema einer Interventionstherapie bei neutropenischen Patienten.

Spezielle Therapieprobleme

Durch eine gezielte Chemotherapie kommt es bei myeloischer Insuffizienz rasch zu einem Keimwechsel. Bei der Auswahl der optimalen Antibiotika-Kombination muß eine vorangegangene Therapie berücksichtigt werden. Wenn möglich, sollte eine in letzter Zeit nicht angewandte Kombination bevorzugt werden. Omnispektrumkombinationen, die gegen fast alle fakultativ pathogenen Bakterien wirken, wie Cefotaxim + Azlocillin, sollten durch ein Aminoglykosid (z. B. Gentamicin) ergänzt werden, um die Bakterizidie zu verstärken.

Das prinzipielle Vorgehen einer **Interventionstherapie** bei myeloischer Insuffizienz ist in Abb. 56 dargestellt. Entscheidend ist das Ansprechen auf die Interventionstherapie. Probleme treten bei den Patienten auf, die unter einer optimalen Interventionstherapie nicht entfiebern. Je nach klinischer Konstellation muß die Chemotherapie supplementiert werden, wofür es gut begründete Regeln gibt. Eine Interventionstherapie bei myeloischer Insuffizienz ist ebenfalls erheblich erschwert, wenn es unter einer β-Lactam-Kombination zum Auftreten allergischer Erscheinungen gekommen ist. Eine weitere Therapie trotz Exanthem ist bedenklich.

Der wichtigste **Erfolgsparameter** ist die Entfieberung des Patienten. Das Ansprechen auf die Antibiotika-Therapie ist allerdings oft schwer zu beurteilen. Weiterbestehen des Fiebers über längere Zeit deutet auf das Vorliegen von resistenten Erregern hin. Dann handelt es sich häufig um nichtbakterielle Infektionen, z. B. durch Aspergillus fumigatus, Pneumocystis oder Zytomegalie-Virus. Die Therapie kann dabei manchmal nur nach dem klinischen Bild, selten nach dem Erregerbefund erfolgen. Es sollten alle Versuche unternommen werden, den Erreger einer Pneumonie (Tab. 86) oder Enteritis (Tab. 87) festzu-

Tab. 86. Pneumonieerreger bei myeloischer Insuffizienz.

Pneumonieerreger	Nachweis
Pneumokokken Haemophilus	Kultur, mikroskopisch (Bronchussekret), Antigennachweis mit Latex-Agglutinationstest (Serum, Urin)
Staphylokokken	Kultur (Bronchussekret), evtl. Blutkultur
Mycobacterium tbc.	Kultur, mikroskopisch (Bronchussekret)
Enterobakterien Pseudomonas Anaerobier	Kultur (Bronchussekret)
Zytomegalie-, Masern-, Varizellen-Virus	Gewebekultur, mikroskopisch (Immunfluoreszenz), Antigennachweis, evtl. serologisch oder histologisch
Candida, Aspergillus Cryptococcus neoformans	Kultur (Bronchussekret), Antigennachweis mit Latex-Agglutinationstest (Serum)
Pneumocystis carinii Toxoplasma gondii	Mikroskopisch (Bronchoskopie mit Lavage), evtl. serologisch (fluoreszierende Antikörper)

6. Antibiotika-Therapie von Infektionen bei myeloischer Insuffizienz

Tab. 87. Enteritiserreger bei myeloischer Insuffizienz.

Enteritiserreger	Nachweis
Salmonellen Shigellen Yersinien Pseudomonas Campylobacter jejuni	Kultur
Clostridium difficile	Endoskopie, Kultur, Toxinnachweis (Stuhlfiltrat)
Rotavirus	ELISA-Technik oder Latextest
Candida	mikroskopisch, Kultur
Cryptosporidium	mikroskopisch, Biopsie
Giardia lamblia	mikroskopisch, Antigennachweis
Strongyloides	mikroskopisch, Antikörper (EIA)

stellen. Die Therapie ist fast immer ungezielt. Wenn antibakteriell wirksame Antibiotika versagt haben, sollte eine vermutete Pilzinfektion probatorisch mit Fluconazol oder Itraconazol oder mit Amphotericin B + Flucytosin behandelt werden.

Oberflächliche Candida-Infektionen bei myeloischer Insuffizienz sprechen auf eine Nystatin-Behandlung schlecht an; meist ist eine Therapie mit Fluconazol oder Itraconazol notwendig. Bei begründetem Verdacht auf eine **generalisierte Pilzinfektion** kann Flucytosin (tgl. 6–10 g per os) in Kombination mit Amphotericin B gegeben werden. Das oral applizierbare Fluconazol wirkt dabei schwächer, kann aber versucht werden. Eine **Aspergillus-Infektion** äußert sich oft nur durch Fieber, z. T. auch als therapieresistente Pneumonie; der Erregernachweis ist schwierig und gelingt oft erst bei der Autopsie. Die Therapie mit Amphotericin B + Flucytosin oder mit Itraconazol muß möglichst frühzeitig bereits auf Verdacht begonnen werden. Auch andere Pilzarten, z. B. Cryptococcus neoformans und Mucor, kommen vor.

Bei **Herpes-simplex-** und **Varizella-Zoster-**Virusinfektionen ist Acyclovir i. v. (Zovirax) wirksam. Bei klinischen Zeichen für **Pneumocystis-Pneumonie** ist Co-Trimoxazol (in hoher Dosierung) indiziert. Bei **Toxoplasmose** ist eine hoch dosierte Therapie mit Pyrimethamin + Sulfonamid erforderlich.

Manifeste Infektionen bei myeloischer Insuffizienz haben eine schlechte **Prognose**. Häufig entwickelt sich eine Sepsis mit Schock, oder es treten große areaktive Nekrosen auf. Das Fehlen funktionstüchtiger Granulozyten kann durch eine Antibiotika-Therapie nicht voll kompensiert werden. Wo die Möglichkeit zur

Spezielle Therapieprobleme

Granulozyten-Transfusion gegeben ist, sollte sie erwogen werden (insbesondere bei reversiblen Formen der myeloischen Insuffizienz).

Prophylaxe: Die schlechte Prognose manifester Infektionen ist die Begründung für prophylaktische Maßnahmen im Stadium der Granulozytopenie. Das aufwendigste Verfahren ist eine protektive Isolierung in Isoliereinheiten mit Dekontamination. Es gibt unterschiedliche Systeme von Isoliereinheiten (Inkubatoren, »Life Island«, sterile Station, »Laminar Air Flow«-Räume). Der Zweck dieser Systeme ist es, den Kontakt des Patienten mit exogenen Erregern auszuschalten. Alle Isoliereinheiten sind sehr teuer und personalintensiv; sie reichen für die Zahl der vorhandenen Patienten bei weitem nicht aus. Außerdem führen sie beim Patienten z. T. zu erheblichen psychischen Problemen. Bei Leukämie sind sie daher weitgehend verlassen, kommen aber weiterhin bei Knochenmarktransplantationen und bei schweren angeborenen Immundefekten in Betracht. Es ist auch noch unklar, ob exogene Infektionen oder endogene Infektionen häufiger sind. Zweifellos spielen die endogenen Infektionen eine wichtige Rolle. Ohne Dekontamination – hierunter wird eine weitgehende Reduzierung, wenn möglich sogar Elimination der körpereigenen Bakterienflora verstanden – sind Isoliereinheiten nutzlos und können sogar gefährlich sein, weil sie zu einer Kumulation von körpereigenen Bakterien führen können.

Eine **Dekontamination** besteht im wesentlichen aus einer Reduktion der Darmflora und der Mundflora sowie einer weitgehenden Elimination der Hautflora. Für eine Darmdekontamination, die oft auch Darmsterilisation genannt wird, gibt es keine optimalen Medikamente. Traditionell werden Neomycin (tgl. 2–4 g), Polymyxin B (tgl. 0,4–0,6 g) und Nystatin (tgl. 1,5–3 Mill. E) oral kombiniert. Damit werden u. a. Bacteroides-Keime in der Darmflora nicht beseitigt. Belastend ist die große Anzahl von Tabletten (ca. 20 pro Tag). Die Antibiotika können auch als Pulver zugeführt werden. In den USA ist außerdem die orale Gabe von Gentamicin, Vancomycin und anderen Antibiotika üblich. Eine Reduktion der Mundflora ist mit Lokalantibiotika und Lokaldesinfizienzen möglich. Dabei wird eine völlige Suppression des Bakterienwachstums kaum erreicht. Zur Hautdesinfektion verwendet man gut verträgliche Desinfektionsmittel. Hier ist besonders auf die Pflege von bestimmten Hautpartien (Axilla, Analregion) zu achten. Jede Dekontamination hat das Risiko einer Selektion resistenter Erreger; daher sind regelmäßige bakteriologische Kontrollen sinnvoll (Überwachungskulturen).
Prinzipiell günstiger ist eine **selektive Dekontamination**, bei der nur die fakultativ pathogenen Erreger eliminiert werden und apathogene Keime der normalen Körperflora (z. B. Laktobakterien) erhalten bleiben. Das Aufrechterhalten einer natürlichen Kolonisationsresistenz im Kolon ist hierbei wichtig. Die vorhandenen Chemotherapeutika genügen jedoch kaum den Ansprüchen. Die meisten Erfahrungen gibt es mit Co-Trimoxazol und Polymyxinen. Norfloxacin und Ciprofloxa-

cin kommen ebenfalls in Frage. De facto handelt es sich um eine selektive Darmdekontamination mit einer gleichzeitigen systemischen Prophylaxe gegen oft foudroyant verlaufende Pneumokokken-, Streptokokken- und Enterobakterien-Infektionen. In mehreren Studien hat sich die prophylaktische Darmdekontamination mit oder ohne systemische Anwendung von Antibiotika zur Reduktion der Frequenz bakterieller Superinfektionen bei myeloischer Insuffizienz als wirksam erwiesen.

Immunglobuline sind nur bei nachgewiesenem Mangel sinnvoll. Zur Vorbeugung der Zytomegalie (z. B. bei Knochenmarktransplantation) gibt es ein Zytomegalie-Immunglobulin. Gegen die Pneumocystis-Pneumonie ist eine Prophylaxe mit **Co-Trimoxazol** (S. 438) möglich, evtl. auch mit Pentamidin-Inhalationen.

Literatur

Armstrong, D.: Infection in the Patient with Neoplastic Disease. In: R. E. Wittes (ed.). Manual of Oncologic Therapeutics. Philadelphia: Lippincott, 1989.
Bodey, G.: Antimicrobial Prophylaxis for Infection in Neutropenic Patients. In: J. S. Remington, M. N. Swartz (eds.). Current Clinical Topics in Infectious Diseases. New York: McGraw-Hill, 1988, pp. 1–43.
EORTC International Antimicrobial Therapy Cooperative Group: Gram-positive bacteraemia in granulocytopenic cancer patients. Eu. J. Cancer. *26:* 569–574 (1990).
Hauer, C., C. Urban, I. Slavc: Imipenem-antibiotic monotherapy in juvenile cancer patients with neutropenia. Pediatr. Hematol. Oncol. *7:* 229–241 (1990).
Holleran, W. M., J. R. Wilbur, M. W. De Gregorio: Empiric amphotericin B therapy in patients with acute leukemia. Rev. Infect. Dis. *7:* 619 (1985).
Hughes, W. T., et al.: Guidelines for the use of antimicrobial agents in neutropenic patients with unexplained fever. J. Infect. Dis. *161:* 381 (1990).
Kovatch, A. L., E. R. Wald, V. C. Albo et al.: Oral trimethoprim/sulfamethoxazole for prevention of bacterial infection during the induction phase of cancer chemotherapy in children. Pediatrics *76:* 754 (1985).
Lundgren, G., H. Wilczek, B. Lönnqvist et al.: Acyclovir prophylaxis in bone marrow transplant recipients. Scand. J. Infect. Dis. *Suppl. 47:* 137 (1985).
Rubin, M., et al.: Gram-positive infections and the use of vancomycin in 550 episodes of fever and neutropenia. Ann. Intern. Med. *108:* 30 (1988).

Sachverzeichnis

A
Abort, septischer 508
Abszeß, extraduraler 414
–, Haut- 542
–, Hirn- 412
–, Leber- 467
–, Lid- 520
–, Lungen- 442
–, Peritonsillar- 417
–, Retropharyngeal- 417
–, Ring- 526
–, Schweißdrüsen- 542
Acanthamoeba 410
Achromycin 141
Acquired immune deficiency syndrome (AIDS) 590
Acyclovir 284
Acrodermatitis atrophicans 571
Acylaminopenicilline 61
Adnexitis 507
AIDS 590
Akne 545
Aktinomykose 544, 575
Amantadin 307
Ambacamp 56
Amblosin 52
Amdinocillin 68
Amidino-Penicilline 68
Amifloxacin 233
Amikacin 163
Amin-Kolpitis 504
Aminobenzylpenicilline 52
Aminoglykoside 153
Aminopenicilline 52
Aminothiazol-Cephalosporine 89
Amnioninfektions-Syndrom 510
Amöben-Meningoenzephalitis 409
Amöben-Ruhr 460
Amorolfin 341
Amoxicillin 55
Amoxypen 55
Ampho-Moronal 313
Amphotericin B 313
Ampicillin 52
Anaerobier-Infektionen 365
Anoctil 333

Angina 416
–, Begleit- 421
– Plaut-Vincenti 416
Angiomatose, bazilläre 558
Angulus infectiosus 533
Ansamycin 262, 266
Antagonismus 3
Apalcillin 67
Apatef 83
Appendizitis 464
Applikationsweise 14
ARC (AIDS) 592
Arthritis purulenta 498
Aspergillus-Infektionen 604, 616
Aspirationspneumonie 433
Atovaquon 599
Augensalben 518
Augentropfen 518
Augmentan 131
Azactam 128
Azidamphenicol 147
Azidocillin 46
Azidothymidin 292
Azithromycin 182
Azlocillin 61
Azole 319, 546
Aztreonam 128
Azulfidine 463

B
Bacampicillin 56
Bacitracin 207
Bacteroides fragilis 369
Bacteroides-Sepsis 384
Bactrim 219
Bakteriostase 3
Bakteriurie, asymptomatische 479
Bakterizidie 3
Balantidien-Ruhr 461
Barazan 233
Bartholinitis 501
Basis-Cephalosporine 72
Batrafen 338
Baycillin 46
Baypen 63
Bay Y 3118 251

Sachverzeichnis

Behandlungsdauer 14, 15
Benzathin-Penicillin G 39
Benzyl-Penicillin 39
Berofor 308
Beromycin 46
Betabactyl 59, 134
Biapenem 128
Bidocef 106
Bifonazol 333
Biklin 163
Binotal 52
Biofanal 317
Bioverfügbarkeit 10
Bipensaar 46
Blasensprung, vorzeitiger 378
Blasenspülung 474
Blepharitis 519
Bolusinjektion 14
Borreliose 409, 543, 571
Botulismus 459
Breitspektrum-Cephalosporine 89
Bronchiektasien 424
Bronchiolitis 425
Bronchitis, akute 422
–, chronische 423
Brucellosen 569
Buruli-Ulkus 544

C

Campylobacter fetus 385
Campylobacter-Endokarditis 387
Campylobacter-Enteritis 454
Campylobacter-Sepsis 385
Candida-Endokarditis 391
Candida-Enteritis 614
Candida-Infektionen 601, 613
– der Harnwege 615
– der Haut 615
–, Kolpitis 613
Candida-Ösophagitis 614
Candida-Pneumonie 614
Candida-Sepsis 615
Candida-Stomatitis 613
Candida-Vaginitis 504
Candidiasis, chronische mukokutane 616
–, granulomatöse 616
Candio-Hermal 317
Canesten 330
Capreomycin 273
Carbapeneme 122
Carbenicillin 59

Carbenicillin-Ester 59
Carboxypenicilline 59
Cardiobacterium hominis 391
Carfecillin 59
Carindacillin 59
Cefaclor 106
Cefadroxil 106
Cefalexin 106
Cefaloridin 71
Cefalothin 71
Cefamandol 75
Cefazedon 72
Cefazolin 72
Cefbuperazon 103
Cefdinir 120
Cefepim 102
Cefetamet 118
Cefixim 112
Cefmenoxim 89
Cefmetazol 85
Cefminox 103
Cefobis 105
Cefodizim 97
Cefonicid 103
Cefoperazon 105
Ceforanid 103
Cefotaxim 89
Cefotetan 83
Cefotiam 75
Cefotiam-Hexetil 119
Cefoxitin 81
Cefpimazol 103
Cefpiramid 103
Cefpirom 100
Cefpodoxim-Proxetil 115
Cefprozil 111
Cefradin 106
Cefrom 100
Cefsulodin 103
Ceftazidim 99
Ceftibuten 121
Ceftix 89
Ceftizoxim 89
Ceftriaxon 89
Cefuroxim 75
Cefuroxim-Axetil 116
Cefzil 111
Cemetol 85
Cephalosporine 70
Cephalosporine, 7-Methoxy- 80
Cephamycine 80

Sachverzeichnis

Cephoral 112
Ceporexin 106
Certomycin 162
Cervicitis 507
Chalazion 519
Chinolone 231
Chlamydia-trachomatis-Urethritis 482
Chlamydien-Pneumonie 432
Chloramphenicol 147
Chloroquin 624
Cholangitis 468
Cholera 454
Cholezystitis 468
Chlorioamnionitis 510
Ciclopiroxolamin 338
Cilastatin 122
Cinoxacin 231
Ciprobay 236
Ciprofloxacin 236
Citrobacter-Infektionen 354
Claforan 89
Clamoxyl 55
Clarithromycin 177
Clavulansäure 131
Clearance 10
Clemizol-Penicillin G 39
Clindamycin 189
Clofazimin 279
Clont 252
Clostridium difficile 458
– perfringens 384
Clotrimazol 330
Cloxacillin 48
CMV-Infektion 439, 607
Co-Amoxiclav 131
Coccidien-Enteritis 461
Coli-Enteritis 455
Colistin 208
Colitis ulcerosa 463
Co-Trimoxazol 219
Crohnsche Krankheit 463
Cryptocillin 48
Cryptococcus 603
Cryptosporidium-Enteritis 462
Cyllind 177
Cymeven 289
Cytoven 289

D
Dakryoadenitis 520
Dakryozystitis 521

Daktar 319
Dapson 277
Daraprim 620
Darmdekontamination 15
DDC 298
DDI 295
Dekontamination 15, 652
Demeclocyclin 145
Depotpenicillin 39
Dermatitis exfoliativa 541
Dermatitis, seborrhoische 613
Dermatophytie 611
Dialysierbarkeit 10
Diaminopyrimidin-Sulfonamid-
  Kombinationen 225
Dichlor-Stapenor 48
Dicloxacillin 48
Didanosin 295
Didesoxycytidin 298
Didesoxyinosin 295
Difloxacin 233
Diflucan 327
Diphtherie 418
Dirithromycin 184
Donovanosis 555
Dosierung, Antibiotika 15
– bei Kindern 16
– bei Neugeborenen 639
Dosierungsintervall 18
Doxycyclin 141

E
Eagle-Effekt 4
E.-coli-Infektionen 353
Econazol 331
Ecthyma 541
Einmaltherapie 18
Einschlußblennorrhoe 523
Eismycin 212
Eiweißbindung 11
Ektebin 275
Elobact 116
Elzogram 72
EMB 267
Endokarditis 386
–, Prophylaxe 392
Endometritis 507
Endophthalmitis 527
Enoxacin 245
Enteritis 447
–, Camyplobacter- 454

Sachverzeichnis

Enteritis, Coli- 455
–, postantibiotische 458
–, Salmonellen- 453
–, Vibrio parahaemolyticus 460
Enterobacter-Infektionen 354
Enterocura 214
Enterokokken-Infektionen 364
Enterokolitis des Neugeborenen 458
–, postantibiotische 458
Epididymitis 484
Epidural-Abszeß 414
Epiglottitis 421
Epi-Monistat 319
Epi-Pevaryl 331
Erysipel 542
– des Augenlides 520
– der Ohrmuschel 533
–, rezidivierendes 542
Erysipeloid 543
Erythema migrans 543, 571
Erythema nodosum leprosum 587
Erythrasma 543
Erythrocin 168
Erythromycin 168
Esclama 252
Ethambutol 267
Ethionamid 275
Etibi 267
Eusaprim 219
Exoderil 340

F
Fansidar 624
Fasciitis, nekrotisierende 500, 510
Feldfieber 573
Festamoxin 86
Fiblaferon 308
Fieber, rheumatisches 556
–, unklares 633
– unter der Geburt 510
Flagyl 252
Flammazine 490
Fleckfieber 574
Fleroxacin 247
Flomoxef 88
Flucloxacillin 48
Fluconazol 327
Flucytosin 333
Fludrithromycin 168
Flumequin 233
Fluochinolone 231

Flurithromycin 168
Formophthalylsulfacarbamid 214
Fortum 99
Foscarnet 304
Foscavir 304
Fosfocin 204
Fosfomycin 204
Fosfomycin-Trometamol 206
Fournier-Ganggrän des Skrotums 484
Framycetin 210
Fremdkörpersepsis 377
Fucidine 193
Fulcin 336
Fungata 327
Furacin 231
Furadantin 227
Furunkel 543
–, Lid- 520
–, Lippen- 532
–, Nasen- 532
–, Ohr- 533
Fusidinsäure 193
Fuß, diabetischer 494

G
Gallenblasen-Empyem 469
Gallenspiegel 11
Gallenwegsinfektion 467
Ganciclovir 289
Gangrän, infizierte 493
Gardnerella 504
Gasbrand 560
Gastritis, Antrum- 446
Gentamicin 154
Gernebcin 160
Gewebespiegel 11
Giardiasis 461
Gingivitis, nekrotisierende 420
– simplex 421
Glykopeptid-Antibiotika 196
Gonoblennorrhoe 523, 553
Gonokokken-Vulvovaginitis bei Kindern 502, 553
Gonorrhoe 551
Gramaxin 72
Gramicidin 72
Granuloma inguinale 555
Grippe 441
Grippe-Otitis 535
Grippe-Pneumonie 441
Griseofulvin 336

Sachverzeichnis

Gyno-Daktar 319
Gyno-Pevaryl 331
Gyno-Travogen 332
Gyramid 245
Gyrase-Hemmer 231

H
Hämodialyse 646
Haemophilus-Infektionen 358
Haemophilus-influenzae-Endokarditis 391
Haemophilus-influenzae-Meningitis 405
Haemophilus-influenzae-Pneumonie 437
Haemophilus-influenzae-Sepsis 384
Halbwertszeit 12
Handinfektionen 491
Harnwegsinfektionen 476
Helicobacter pylori 446
Hemmhoftest 4
Hemmkonzentration, minimale 5
Herpes 607
Herpes-Meningoenzephalitis 410
Herpes-simplex-Infektion des Augenlides 520
Herpes-simplex-Vulvovaginitis 506
Herxheimersche Reaktion 44
Hirnabszeß 412
Histoplasmose 438
Hivid 298
HIV-Infektion 590
Hoigné-Syndrom 44
Hordeolum 519
Hornhautgeschwüre 525
Hostacyclin 141
Humatin 212
Hydracillin 46
Hypopyon 525

I
Idoxuridin 302
IDU 302
Imipenem 122
Immunglobuline 653
Impetigo 541
Influenza 441
Infusionsbakteriämie 378
INH 259
Instillationen 18
Interferone 308
Intermediär-Cephalosporine 75
Interventionstherapie 18, 348, 597, 650
Intestin-Euvernil 214

Intron A 308
Isocillin 46
Isoconazol 332
Isoniazid 259
Isospora belli 462
Isoxazolylpenicilline 48
Isozid 259
Itraconazol 325
Ivermectin 168

J
Josamycin 188

K
Kanamycin 211
Katzenkratzkrankheit 558
Kelfizin W 214
Keratitis herpetica 526
– parenchymatosa 526
Keratoconjunctivitis allergica 527
Keratomykose 527
Ketoconazol 322
Keuchhusten 425
Klacid 177
Klebsiella-pneumoniae-Infektionen 354
Klebsiellen-Endokarditis 390
Klebsiellen-Meningitis 408
Klebsiellen-Pneumonie 436
Klebsiellen-Sepsis 383
Klinomycin 141
Kokzidien-Enteritis 461
Kokzidioidomykose 618
Kolpitis 503
–, Candida- 504
–, Trichomonaden- 506
Kombinationstherapie 5, 18
Konjunktivitis 522
Kosten 19
Kreuzresistenz 6
Kryptizität 6
Kryptosporidiose 601

L
β-Lactam-Antibiotika 29, 32
β-Lactamase-Inhibitoren 131
β-Lactamasen 3
Lambliasis 461
Lamisil 340
Lamoxactam 86
Lampren 279
Lariam 624

Sachverzeichnis

Laryngitis 421
LAS (AIDS) 591
Latamoxef 34, 86
Lebensmittelvergiftung 459
Leberabszeß 467
Leberfunktion und Antibiotika 640
Legionelliose 439
Lepra 587
Leptospirosen 573
Letrazuril 601
Lidabszeß 520
Lidaprim 225
Liderysipel 520
Lidfurunkel 520
Lidphlegmone 520
Likuden M 336
Lincomycin 189
Lincosamide 189
Liquorspiegel 12
Listeriose 563
Loading-Dosis 21
Loceryl 341
Lokalantibiotika 21, 30, 207
Lomefloxacin 250
Longum 214
Lorabid 109
Loracarbef 109
Lues 547
– connata 550
Lumota 67
Lungenabszeß 442
Lupus vulgaris 543
Lymesche Krankheit 409, 571
Lymphadenitis colli 536
Lymphogranuloma venereum 553

M

Magenulzera 446
Makrolide 168
Malaria 623
Malariaprophylaxe 626
Mandokef 75
Masern-Otitis 535
Mastitis 511
Mastoiditis 536
Maxaquin 250
Mecillinam 68
Mefloquin 624
Mefoxitin 81
Megacillin 46
Melioidose 437

Meningitis 399
– bei Leptospirose 573
–, Neugeborenen- 404
–, Shunt- 407
– tuberculosa 585
Meningokokken-Sepsis 382
Meropenem 127
Metabolisierung 12
Methicillin 48
Metronidazol 252
Mezlocillin 63
Miconazol 319
Midekamycin 168
Mikrosporidien-Enteritis 462
Mikrosporie 612
Miliartuberkulose 584
Milzbrand 562
Minocin 141
Minocyclin 141
Miocamycin 168
Miraxid 68
Modivid 97
Monitoring 12
Monobactame 128
Mononukleose, infektiöse 419
Monuril 206
Moronal 317
Moxalactam 86
Mucormykosen 617
Mukoviszidose 427
Mundbodenphlegmone 417
Mupirocin 212
Muttermilch 638
Myambutol 267
Mycobacterium avium-intracellulare 258
– marinum 258
– ulcerans 258
Mycoplasma pneumoniae 432
Mycospor 333
Mykobakterien-Infektionen 604
Myokarditis 397

N

Naegleria fowleri 409
Naftifin 340
Nalidixinsäure 231
Natamycin 318
Nebenwirkungen 21
Neomycin 210
Netilmicin 162
Neugeborene und Antibiotika 637

Sachverzeichnis

Neugeborenen-Konjunktivitis 522
Neugeborenen-Meningitis 404
Neugeborenen-Pneumonie 434
Neugeborenen-Sepsis 378
Nicolau-Syndrom 44
Niereninsuffizienz 642
Nimorazol 252
Nitrofurane 227
Nitrofurantoin 227
Nitrofurazon 231
Nitroimidazole 252
Nizoral 322
Nocardiose 575
Nogram 231
Nosokomiale Infektionen 23
Norfloxacin 233
Nystatin 317

O
Oceral 332
Ösophagitis, Candida- 614
Ofloxacin 241
Ogostal 273
Oleandomycin 168
Omnispektrum-Antibiotikatherapie 23, 29, 349
Ophthalmia neonatorum 522
Optocillin 70
Oracef 106
Oralcephalosporine 106
Oralpenicilline 46
Orbitalphlegmone 521
Orchitis 484
Orelox 115
Oricillin 46
Ornidazol 252
Ornithose 432
Osteomyelitis 495
– des Oberkiefers 421, 532
Otitis externa 533
– – maligna 534
– media 534
Ovarialabszeß 508
Oxacepheme 80
Oxacillin 48
Oxiconazol 332
Oxytetracyclin 141

P
Paediathrocin 168
Palacos R 159

Panaritium 491
Pankreatitis 466
Panoral 106
Papova-Viren 608
Paratyphus 565
Paromomycin 212
Paronychie 612
Parotitis purulenta 532
Pasteurella multocida 345
Peflacin 249
Pefloxacin 249
Pelvoperitonitis 507
Penglobe 56
Penicillin G 39
– V 46
Penicillin-Allergie 41
Penicilline 35
Penicillin-Kombinationen 70
Pentamidin 599
Peptostreptokokken 369
Perichondritis der Ohrmuschel 533
Perikarditis 395
Peritonealdialyse 466, 647
Peritonitis 465
Peritonsillarabszeß 417
Perlèche 533
Persister 6
Pertussis 425
Peteha 275
Pezetamid 269
Pharmakokinetik 10
– beim Neugeborenen 638
Pharyngitis 417
Phenoxymethyl-Penicillin 46
Phenoxypenicilline 46
Phlegmone 542
Pilzinfektionen 610
Pima Biciron 319
Pimafucin 318
Pimarektal 319
Pimaricin 318
Pipemidsäure 231
Piperacillin 65
Pipril 65
Pityriasis versicolor 613
Plasmide 6
Plazentagängigkeit 636
Pleuraempyem 443
Pleuritis exsudativa 584
Pneumocystis-carinii-Pneumonie 438, 597
Pneumokokken-Infektionen 364

Sachverzeichnis

Pneumokokken-Meningitis 405
Pneumokokken-Pneumonie 434
Pneumokokken-Sepsis 381
Pneumonie 427
–, Grippe- 434
–, Pilz- 437
–, postoperative 492
Podomexef 115
Polyene 313
Polyferon 308
Polygris 336
Polymyxin B 208
Polymyxine 208
Pontiac-Fieber 440
Postantibiotischer Effekt 6
Povidon-Jod 539
Primaquin 624
Primaxin 122
Pristinamycin 203
Probenecid 45
Procain-Allergie 42
Procain-Penicillin G 39
Proktitis, Gonokokken- 552
Prophylaxe 24
Prophylaxe, perioperative 24, 488
Propicillin 46
Propionibacterium acnes 545
Prostatitis 483
Proteinase-Inhibitoren 312
Proteinbindung 11
Proteus-Infektionen 355
Prothionamid 275
Pseudocef 103
Pseudomonas-Infektionen 356
Pseudomonas-Meningitis 408
Pseudomonas-Pneumonie 436
Pseudomonas-pseudomallei-Pneumonie 437
Pseudomonas-Sepsis 384
Puerperalfieber 510
Puerperalsepsis 510
Pulpitis 421
Pyelonephritis 476
Pyodermien 541
Pyomyositis 500
Pyrafat 269
Pyrazinamid 269
Pyrimethamin 620

Q
Q-Fieber 574
Quinodes 247

R
Reaszensionsprophylaxe 479
Refobacin 154
Refosporin 72
Reisediarrhoe 456
Resistenz 6, 37
Resistenzmechanismen 7
Resistenzübertragung 7
Resochin 624
Resorptionsrate 12
Retinitis 528
Retropharyngealabszeß 417
Retrovir 292
Reverin 141
Rezidivprophylaxe 24
Rhinitis 415, 530
Ribavirin 300
Rickettsiosen 574
Rifa 262
Rifabutine 266
Rifampicin 262
Rifoldin 262
Rimactan 262
Ringabszeß 526
Rocephin 89
Rocky-Mountains-Spotted-Fieber 574
Roferon-A3 308
Rokitamycin 168
Rolitetracyclin 141
Rosaramycin 168
Rosazea 545
Rosoxacin 231
Rotlauf 543
Rovamycine 186
Roxithromycin 179
Ruhr 453
–, Amöben- 460
–, Balantidien- 461
Rulid 179

S
Salmonellen-Ausscheider 567
Salmonellen-Enteritis 453, 566
Salmonellosen 565, 606
Salpingitis 507
Scharlach 417
Scharlach-Prophylaxe 418
Schock, septischer 379
Schwangerschaft 635
Schwangerschafts-Pyelonephritis 479, 512
Schweißdrüsenabszeß 542

Sachverzeichnis

Schwimmbad-Dermatose 544
Securopen 61
Sefril 106
Selectomycin 186
Selektionsdruck 25
Sempera 325
Sepsis 370
–, Fremdkörper- 377
–, Neugeborenen- 378
–, postoperative 375, 492
–, Puerperal- 376
Septopal 159
Serratia-Infektionen 355
Shigellen-Ruhr 453
Silber-Sulfadiazin 490
Simplotan 252
Sinusitis 530
Sobelin 189
Solitäraphthen 533
Soor 613
–, Vaginal- 504
Soor-Stomatitis 419
Soor-Urethritis 482
Sorquetan 252
Sparfloxacin 244
Spectinomycin 166
Spiramycin 186
Spitzenspiegel 13
Spizef 75
– Oral 119
Sprue, tropische 463
Stanilo 166
Stapenor 48
Staphylex 48
Staphylokokken-Infektionen 360
Staphylokokken-Penicilline 48
Staphylokokken-Toxin-Schock 512
Stavudin 299
Sterinor 225
Stomatitis 532
– aphthosa 533
–, Soor- 533
Streptococcus-agalactiae-Infektionen 364
Streptogramine 203
Streptokokken-Infektionen 363
Streptomycin 270
Strongyloides 462
Subdural-Empyem 413
Sulbactam 135
Sulfadiazin 214, 225
Sulfadoxin 214

Sulfalen 214
Sulfametopyrazin 214
Sulfametrol 225
Sulfonamide 214
Sulphaguanol 214
Sulphaharnstoff 214
Sulphamethoxazol (Gantanol) 214
Sulphamethoxydiazin 214
Sulphonamid-Diaminopyrimidin-
  Kombinationen 225
Symmetrel 307
Syncillin 46
Synergismus 8
Synmiol 302
Syphilis 547

T
Tacef 89
Talspiegel 13
Tardocillin 46
Targocid 200
Tarivid 241
Tazobac 138
Tazobactam 138
Tebesium 259
Teicoplanin 200
Temafloxacin 233
Temocillin 59
Temopen 59
Tendovaginitis 491
Terbinafin 340
Terizidon 276
Terramycin 141
Terzolin 322
Tetanus 559
Tetracyclin 141
Tetroxoprim 225
Thiacytidin 299
Thiamphenicol 147
Thienamycin 122
Thrombophlebitis 397, 509, 510
Tiberal 252
Tibol-Derivate 312
Ticarcillin 59
Timentin 134
Tinidazol 252
Tobramycin 160
Toleranz 8
Tolnaftat 339
Tonoftal 339
Tonsillitis 416

Sachverzeichnis

Tonsillitis, chronische 417
Tosufloxacin 233
Toxic-Shock-Syndrom 512
Toxoplasmose 599, 618
Trachom 524
Travogen 332
Trichomonaden-Kolpitis 506
Trichomonas-Urethritis 483
Trifluorothymidin 303
Trifluridin 303
Triglobe 225
Trimanyl 226
Trimethoprim 226
Trimetrexat 599
Trimono 226
Tuberkulose 576
–, Haut- 543
Tularämie 570
Typhus 565
Tyrocidin 208
Tyrothricin 208

U
UK-109.496 329
Ulcus molle 554
Unacid 135
Ureidopenicilline 61
Urethritis 482
–, Einschlußkörperchen- 482
–, Soor- 482
–, Trichomonas- 483
Urin-Recovery 13
Urosepsis 374

V
Vaginalsoor 504
Vaginitis 503
Vaginose 504
Vancomycin 196
Varizellen 439, 607
Verbrennungen 489
Verteilungsvolumen 13

Vibramycin 141
Vibrio-parahaemolyticus-Enteritis 460
Vidarabin 303
Videx 295
Virazid 300
Virazol 300
Virunguent 302
Virustatika 9, 281
Vulvitis 502
Vulvovaginitis bei Kindern 502
–, Herpes-simplex- 506

W
Waterhouse-Friderichsen-Syndrom 382
Weilsche Krankheit 573
Whipple-Krankheit 464
Wilprafen 188
Wirkungsmechanismus 9, 37
Wirkungsspektrum 10
Wundinfektionen 486

Y
Yersiniosen 454

Z
Zagam 244
Zahnabszeß 420
Zahninfektionen 420
Zalcitabin 298
Zeckenbiß-Fleckfieber 574
Zefazone 85
Zidovudin 292
Zienam 122
Zinacef 75
Zinnat 116
Zithromax 182
Zoster 607
Zoster ophthalmicus 526
Zovirax 284
Zystitis 480
Zytomegalie 439, 607